TRAITÉ

DE L'ART DES

ACCOUCHEMENTS

PAR

S. TARNIER

Professeur de Clinique obstétricale à la Facu[illegible]
Membre de l'Académie de médecine de Paris, etc.

ET

P. BUDIN

Professeur de Clinique obstétricale à la Faculté,
Membre de l'Académie de médecine de Paris, etc.

TOME QUATRIÈME

DYSTOCIE FŒTALE
ACCIDENTS DE LA DÉLIVRANCE
OPÉRATIONS
INFECTIONS PUERPÉRALES

Avec **250** figures intercalées dans le texte

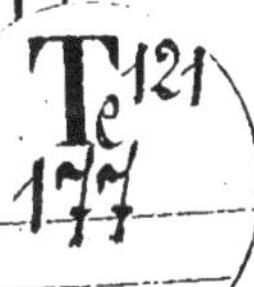

PARIS

G. STEINHEIL, LIBRAIRE-ÉDITEUR

2, RUE CASIMIR-DELAVIGNE, 2

1901

TRAITÉ

DE L'ART DES

ACCOUCHEMENTS

IMPRIMERIE A.-G. LEMALE, HAVRE

TRAITÉ

DE L'ART DES

ACCOUCHEMENTS

PAR

S. TARNIER
Professeur de Clinique obstétricale à la Faculté,
Membre de l'Académie de médecine de Paris, etc.

ET

P. BUDIN
Professeur de Clinique obstétricale à la Faculté,
Membre de l'Académie de médecine de Paris, etc.

TOME QUATRIÈME

DYSTOCIE FŒTALE
ACCIDENTS DE LA DÉLIVRANCE
OPÉRATIONS
INFECTIONS PUERPÉRALES

Avec **250** figures intercalées dans le texte

PARIS
G. STEINHEIL, LIBRAIRE-ÉDITEUR
2, RUE CASIMIR-DELAVIGNE, 2
1901

PRÉFACE

Le premier volume de ce Traité date de 1881 ; il avait été commencé en 1873.

Aussitôt après la mort de Chantreuil, Tarnier nous a demandé de devenir son collaborateur et nous avons, en 1886, fait paraître ensemble le Tome II, qui comprend la PATHOLOGIE DE LA GROSSESSE.

En mai 1898, six mois après la mort de notre regretté Maître, nous avons livré au public le Tome III, la DYSTOCIE MATERNELLE. Nous avons alors pris l'engagement d'achever le dernier volume de l'ouvrage aussi rapidement qu'il nous serait possible. Nous tenons parole. Ce quatrième et dernier volume comprend la DYSTOCIE FŒTALE, les ACCIDENTS et les COMPLICATIONS de la DÉLIVRANCE, les PRINCIPAUX MÉDICAMENTS EMPLOYÉS EN OBSTÉTRIQUE et les OPÉRATIONS.

Dans le plan primitif, Tarnier n'avait pas l'intention de faire l'exposé des Suites de couches pathologiques. Nous avons pensé qu'un Traité de l'Art des accouchements ne serait actuellement complet que si l'on y trouvait la description des INFECTIONS PUERPÉRALES qui surviennent chez la mère et chez le nouveau-né.

Pour ce quatrième volume nous nous sommes associé, comme pour le troisième, un certain nombre d'accoucheurs des hôpitaux et de professeurs agrégés à la Faculté de médecine, MM. Maygrier, Bonnaire, Tissier, Demelin et Brindeau. Ils ont été les élèves de Tarnier et les nôtres. Nous avons étudié avec eux chacun des articles qu'ils préparaient et nous avons apporté tous nos soins à la correction des manuscrits et des épreuves ; de la sorte l'ouvrage conserve l'unité qui lui est indispensable et à laquelle notre Maître attachait une si grande importance.

« Achever l'œuvre de Tarnier, avons-nous dit dans la préface du Tome III, propager ses idées si sages, si pondérées, c'est le meilleur hommage que ses élèves puissent rendre à sa mémoire. » Cet hommage, il le reçoit aujourd'hui. Nous y ajoutons l'Éloge que nous avons prononcé de lui lorsque nous avons été appelé à lui succéder comme professeur de Clinique obstétricale à la Faculté de médecine de Paris.

PIERRE BUDIN.

31 juillet 1900.

LE PROFESSEUR TARNIER

LEÇON D'OUVERTURE
DU COURS DE CLINIQUE OBSTÉTRICALE
A LA
CLINIQUE D'ACCOUCHEMENT TARNIER

MESSIEURS,

En prenant possession de cette chaire, mes premières paroles seront des paroles de remerciement pour les professeurs qui, à la presque unanimité, m'ont désigné pour l'occuper. Je les remercie pour l'accueil si bienveillant qu'ils m'ont fait ; je remercie particulièrement M. le Doyen, le professeur Brouardel ; non seulement il m'a donné son appui scientifique, mais encore pendant une longue et pénible période de ma vie, il m'a soigné avec un dévouement et une constance dont je lui serai toujours profondément reconnaissant. Je remercie également les professeurs Bouchard et Potain qui, dans les mêmes circonstances, m'ont prodigué leurs savants conseils et n'ont pas hésité à venir à mon chevet, même quand je me trouvais éloigné de Paris.

La tâche qui m'incombe est lourde : il me faut succéder à Tarnier dans sa chaire, et mon premier devoir est de rendre hommage à sa mémoire. Mais que vous dire après tous les éloges prononcés sur sa tombe, après tout ce qui a été si excellemment exprimé ici même par M. le professeur agrégé Paul Bar qui le remplaçait au moment de sa mort, après tout ce qui a été écrit par MM. Maygrier, Vidal (d'Hyères), Huchard, Dureau, Heinricius (d'Helsingfors), et tant d'autres dans la presse française et étrangère ?

Tarnier naquit à Aizeray, dans la Côte-d'Or. Quelques années plus tard, son père, qui était médecin, vint s'installer à Arc-sur-Tille, et c'est dans ce village que, jusqu'à la fin de sa vie, Tarnier aimait à passer ses vacances. Il commença ses études de médecine à Dijon, y resta de 1846 à 1848, puis se rendit à Paris pour les achever. Mais pendant le choléra qui sévit en 1849, il retourna près de son père pour l'aider. L'épidémie terminée, il revint dans la capitale, fut nommé externe des hôpitaux en 1850, interne provisoire en 1852, interne titulaire en 1853, le deuxième de sa promotion.

A l'exception de quelques notes peu importantes à la Société anatomique, à l'exception d'un court travail présenté à la Société de Biologie, en collaboration avec Vulpian, Tarnier n'avait rien produit, lorsque sa thèse, soutenue en 1857, le rendit immédiatement célèbre. Tarnier, en effet, y démontra la différence de mortalité qui existait chez les femmes suivant qu'elles accouchaient soit à l'hôpital, soit en ville.

A la Maternité, dans l'année où il y fut interne, sur 2,237 accouchements, 132 femmes succombèrent ; la mortalité y fut donc de 6 p. 100 ; 1 femme sur 19 mourut. En avril, on nota 315 accouchements et 32 décès ; du 1er au 10 mai, 32 accouchements et 31 décès.

En ville, au contraire, dans le même arrondissement, sur 3,230 accouchements, 14 femmes seulement étaient mortes, soit 1 sur 322.

Étudiant les causes de cette mortalité considérable à l'hôpital, Tarnier disait dans les conclusions de sa thèse : « La fièvre puerpérale existe, elle est épidémique et contagieuse. » Mais pour lui, la contagion avait lieu surtout par l'air. Il écrivait, en effet (page 71) : « Pendant le cours des épidémies de fièvre puerpérale nous avions souvent remarqué, à la vulve des femmes malades et même de celles qui n'étaient qu'indisposées, des plaques gangréneuses d'étendue variable, dont la présence coïncidait presque toujours avec des accidents saburraux. Nous aurions donc pu penser qu'elles étaient le produit d'une action septique qui s'exercerait par les parties génitales. Mais il est probable que les poumons, par leur étendue et leur activité, offrent des conditions plus faciles à l'absorption, et que souvent, sinon toujours, c'est par eux qu'a lieu l'empoisonnement. »

Voici, d'autre part, ce que Tarnier disait alors relativement à la contagion par les médecins : « Lorsqu'un médecin a fait lui-même une autopsie, il est évident qu'il se trouve dans toutes les conditions favorables au transport du virus contagieux s'il vient à faire un accouchement, et dans ces circonstances il devrait s'abstenir d'assister une femme en travail d'enfantement ; mais c'est dépasser la vérité que d'accuser les médecins ou les accoucheurs, qui soignent une femme malade, de servir de moyen de transport au germe de la fièvre puerpérale. »

Donc, à cette époque, Tarnier croyait surtout à la contagion par l'air. Cette remarque a une certaine importance; elle permet, comme vous le verrez, de comprendre les propositions qu'il fit plus tard pour la construction des Maternités.

Messieurs, en science il est rare qu'un homme fasse d'emblée des découvertes complètes et qu'elles soient immédiatement acceptées. Avant lui ou à côté de lui, d'autres trouvent des parties du vrai et lui-même ne parvient que progressivement à voir la vérité tout entière. C'est ce qui est arrivé pour Tarnier. En effet, il raconte dans un de ses derniers ouvrages qu'il n'avait pas été le premier à entrer dans la bonne voie. En 1846, un médecin américain, Samuel Kneeland, avait parlé de la contagion en des termes très précis : « La fièvre puerpérale se transmet de plusieurs manières. Ainsi, elle peut être inoculée directement par des liquides recueillis sur une femme vivante et malade, ou sur le cadavre d'une femme morte en couches. Les émanations qui se dégagent des malades et surtout l'air des salles d'hôpitaux, où sont réunies plusieurs femmes atteintes de fièvre puerpérale, propagent la maladie. Enfin, elle est transportée par les médecins, par les habits, le linge, la literie, etc., qui ont été en contact avec une personne infectée (1). »

Mais le mémoire de Kneeland était ignoré, il avait passé complètement inaperçu. On ne connaissait pas non plus, en France, le travail de Semmelweis. Ce dernier avait démontré la contagion par les étudiants qui pratiquaient des autopsies ou qui faisaient des manœuvres opératoires sur des cadavres de femmes mortes pendant leurs suites de couches. « Dès le mois de mai 1847, dit Tarnier, Semmelweis obligea les étudiants à se laver les mains avec une solution de chlorure de chaux, et à faire usage de la brosse à ongles avant de pratiquer un examen ou un accouchement. Cette mesure ne tarda pas à être couronnée de succès, car on

(1) TARNIER. *De l'asepsie et de l'antisepsie en obstétrique*, p. 6.

observa immédiatement une diminution considérable de la mortalité; les femmes tombèrent moins souvent malades à partir du moment où les instructions de Semmelweis furent scrupuleusement observées.

« Ainsi, Semmelweis a eu le grand mérite de toucher du doigt la vérité, et d'indiquer du même coup un moyen antiseptique capable de prévenir l'éclosion des accidents (1). »

En 1857, lorsque parut la thèse de Tarnier, elle fit grand bruit ainsi que son traité sur la fièvre puerpérale, qui date de 1858. De tous côtés, on fit des recherches dans le même sens. Je citerai Trébuchet, à Paris ; Barnes, à Londres, en 1858; Credé, à Leipzig, en 1860 ; Husson, en 1862 ; Hugenberger, à Saint-Pétersbourg, en 1863 ; Spæth et Braun, à Vienne, en 1864 ; Malgaigne, à Paris, en 1866 ; enfin Le Fort, dans son beau livre sur les Maternités ; tous confirmèrent que la mortalité était beaucoup plus considérable dans les hôpitaux qu'en ville. Pendant les années qui suivirent, Tarnier s'efforça de répandre ses idées. En 1864, puis en 1867, il exposa comment il comprenait la disposition d'une Maternité. Il demandait que toutes les femmes fussent isolées ; elles devaient avoir chacune une chambre avec une fenêtre donnant sur le dehors. On ne pouvait pénétrer d'une pièce dans l'autre qu'en passant par l'extérieur. En quittant une salle, il fallait secouer pour ainsi dire ses vêtements pour ne pas transporter les germes dans la suivante. Tarnier avait aussi accepté la proposition de Le Fort, de faire accoucher les femmes chez les sages-femmes de la ville. Ne pouvant obtenir immédiatement ce qu'il désirait, il demanda tout au moins qu'un pavillon à chambres séparées fut organisé à la Maternité.

Vous le voyez, la grande idée de Tarnier était d'empêcher la contagion et surtout la contagion par l'air des salles.

Sur ces entrefaites, la place de chirurgien en chef devint vacante à la Maternité, Tarnier y entra (1867). Il s'efforça d'obtenir les modifications et les réformes qu'il avait proposées. En 1870, il eut en partie gain de cause : l'infirmerie fut réservée aux femmes malades et eut un personnel absolument distinct, n'ayant avec l'autre aucune communication. L'interne du service d'accouchement ne dut plus faire d'autopsies. Enfin, on construisit un pavillon avec des chambres séparées. Qu'en est-il résulté ?

En prenant les statistiques de 1858 à 1870, on voit que, pendant

(1) TARNIER. *Loco citato*, p. 10.

cette période appelée par Tarnier période d'inaction, la mortalité a été de 9,3 p. 100; 93 femmes sur 1,000 succombaient.

De 1870 à 1880, on lutta contre la contagion par l'isolement, la mortalité tomba à 2,32 p. 100. Cela faisait une différence en moins de 7 p. 100, soit de 70 pour 1,000. Le résultat obtenu était donc considérable.

Cependant Tarnier poursuivait ses recherches, se demandant ce qui pourrait encore être fait pour diminuer la mortalité. Pour ma part, j'avais vu Lister à Edimbourg, en 1874 et en 1876; en 1877 et en 1878, je visitai l'Allemagne, la Russie, la Hollande, étudiant surtout les Maternités. Partout on commençait à essayer l'antisepsie. Or, après chacun de mes voyages, je rendais compte à Tarnier de ce que j'avais vu; je lui montrais mes notes et les plans que j'avais relevés. Il pensait toujours qu'on devait reconstruire les Maternités sur un type différent, je l'assurai qu'en attendant il fallait user des moyens antiseptiques. J'en proposai aussi l'essai à Depaul dont j'étais devenu le chef de clinique, mais il ne croyait pas à la contagion, il trouvait que l'acide phénique sentait mauvais. C'est à grand'peine que je pus lui faire accepter les solutions de chloral. Tarnier, au contraire, esprit largement ouvert, adopta de suite pour le lavage des mains et pour les injections l'acide phénique, déjà employé en chirurgie et à la Maternité de Cochin par M. Lucas-Championnière. Toujours pénétré de cette idée de contagion par l'air, Tarnier avait fait installer dans ses salles des marmites qui remplissaient l'atmosphère de vapeurs d'acide phénique.

C'est à cette époque aussi (1879), que parurent les travaux de Pasteur sur la septicémie puerpérale, puis en 1880, la thèse de Doléris. Tarnier s'efforça de chercher un antiseptique plus puissant que l'acide phénique. Connaissant les travaux de Davaine, il chargea son interne, M. Bar, d'étudier le sublimé. En 1881, il fit une communication sur cet antiseptique au Congrès de Londres, et, en 1882, un autre de ses internes, M. Olivier, publiait dans les *Annales de Gynécologie* les résultats obtenus. Si l'action de l'acide phénique avait été montrée aux accoucheurs par les chirurgiens, c'est par un accoucheur que les propriétés du sublimé ont été bien mises en lumière. Le résultat fut celui-ci : la mortalité tomba à 1 p. 100 (mortalité totale); la mortalité par infection fut inférieure à ce chiffre.

Continuant ses travaux sur le même sujet, Tarnier fit paraître en 1894 son beau livre : *De l'Asepsie et de l'Antisepsie en obstétrique*. Il y montre la contagion se faisant par les médecins et les sages-femmes, par le personnel hospitalier, par les poussières, par l'air. Il ne faut plus épousseter, mais essuyer; il ne faut plus balayer, mais laver.

Vous voyez, Messieurs, quel chemin a été parcouru par Tarnier depuis sa thèse de 1857. Il commença par montrer la contagion, puis il en connut les divers modes de propagation, ce qui le conduisit d'abord à proposer l'isolement, à accepter ensuite l'antisepsie. Qu'en résulte-t-il? La mortalité qui était de 9,31 p. 100, tomba à 2,82 p. 100 par l'isolement et à 1 p. 100 avec l'antisepsie.

Chose singulière, Messieurs, Tarnier qui a tant fait pour l'isolement des femmes en couches, Tarnier, grâce à qui des pavillons ou des services d'isolement existent dans toutes les maternités de Paris, Tarnier, dans l'hôpital où il a fini sa carrière, n'avait pas lui-même de service d'isolement. C'est à peine s'il existe dans cette clinique deux petites chambres, placées dans le voisinage des grandes salles; dans l'esprit du fondateur de l'hôpital, elles étaient réservées aux éclamptiques. Tarnier faisait des projets, il songeait à un pavillon, à un service séparé, mais il n'avait encore rien obtenu. Nous espérons être plus heureux que lui. Il n'est pas possible que la clinique qui porte le nom de celui qui a le plus fait pour l'isolement des femmes en couches, la Clinique Tarnier, n'ait point un service d'isolement.

Tarnier avait bien montré les risques que courent les parturientes pendant les accouchements simples, mais la mortalité était plus grande encore quand les accouchements étaient laborieux. Après les interventions, la mortalité était considérable. A cette époque, du reste, les instruments étaient peu perfectionnés; ceux qui ont vu opérer en 1871-72 et plus tard, ceux de ma génération, en ont conservé de pénibles souvenirs : quelles difficultés on rencontrait parfois pour l'extraction de l'enfant! Que de fois aussi j'ai vu, après ces opérations, Tarnier rester silencieux, tâchant de se rendre compte des difficultés éprouvées et de trouver la meilleure manière d'en triompher dans l'avenir! C'est alors qu'il essaya, sans grand succès, les tractions mécaniques ajoutées au forceps.

En 1873, Tarnier tomba gravement malade, il quitta Paris pour aller dans le Midi, à Hyères. Il y resta plusieurs années, ne revenant dans la capitale qu'à partir du mois de mai, pour les examens de la Maternité. Mais ne croyez pas que ce temps de repos fut perdu. Tarnier travaillait. Au commencement de l'hiver de 1876-77, il nous pria, M. Pinard et moi, de nous rendre un soir chez lui;

il avait, disait-il, une communication importante à nous faire. Nous y allâmes et nous trouvâmes là un de ses parents qu'il affectionnait beaucoup, le colonel d'artillerie Voyard, familier de l'épure et des démonstrations géométriques. Tarnier nous fit alors cette question : « Croyez-vous que le forceps soit un bon instrument ? » Nous étions bien tentés de lui répondre : « Oui, entre vos mains », mais il nous déclara de suite qu'il le considérait comme très imparfait et nous le démontra. Il faisait au forceps de Levret deux grands reproches : 1° il ne permettait pas à l'opérateur de tirer dans l'axe du bassin ; 2° il ne laissait pas à la tête une mobilité suffisante pour qu'elle pût suivre librement la courbure pelvienne.

Il nous montra alors le forceps qu'il avait construit : 1° il avait recourbé les branches de l'instrument de Levret, de telle sorte qu'il existait sur elles une courbure destinée à permettre, malgré la présence du périnée, les tractions dans l'axe du détroit supérieur et de l'excavation : cette courbure fut appelée pour cela courbure périnéale ; 2° il avait attaché au-dessous des branches de préhension des tiges de traction métalliques disposées de telle manière qu'elles laissaient la tête fœtale absolument libre d'exécuter dans l'excavation les mouvements necessaires, les mouvements qu'elle décrit dans l'accouchement spontané.

Pour que la traction soit faite dans l'axe, avec ce forceps, il faut que les tiges dites de traction soient à un centimètre au-dessous des branches de préhension ; ces dernières, fixées sur la tête et par conséquent mobiles, constituent par cela même une sorte d'aiguille indicatrice : on a donc en elles un guide excellent.

Inutile de vous dire que nous fûmes convaincus et je n'oublierai jamais, pour ma part, notre retour, à une heure très tardive, de la rue Duphot au quartier latin où nous habitions.

Tarnier ne publia son forceps qu'un peu plus tard, le 23 janvier 1877. Dans un mémoire admirable, de 56 pages, comprenant 43 figures, il exposa la théorie de son instrument avec une netteté et une précision remarquables, tout en rendant justice à ses devanciers. Depuis deux ans, un pli cacheté avait été déposé par lui à l'Académie de Médecine (1875). Des recherches expérimentales avaient été faites ; deux fois Tarnier avait employé son forceps à l'hôpital ; moi-même j'avais eu la bonne fortune de l'appliquer le premier en ville, sur la femme d'un de mes amis, et j'avais été frappé de la facilité avec laquelle j'avais fait l'extraction.

L'apparition de cet instrument fit grand bruit et, au mois de mai 1877, en traversant Berne, où les médecins suisses se trouvaient réunis en congrès, on me demanda le forceps de Tarnier que je pus montrer. Il en fut de même à Vienne. De leur côté, certains accoucheurs étrangers venaient à Paris pour le voir et l'étudier, tels que Fancourt Barnes et plusieurs de ses collègues d'Angleterre.

Mais le mémoire de Tarnier ne fut pas sans soulever de grandes discussions. Tout le monde se rappelle les articles spirituels que le professeur Pajot publia sur ce qu'il appelait le *forceps à aiguille*. Au premier de ces articles, Tarnier répondit avec calme et par des arguments topiques. Pajot en fit alors paraître un autre : *La seconde au forceps à aiguille*. Cette fois, Tarnier ne répondit pas. Beaucoup se sont demandé pourquoi. Eh bien, Messieurs, si Tarnier n'a pas répondu, ce fut par bonté. Voici ce qui s'était passé. L'éditeur des *Annales de Gynécologie* raconta devant Tarnier que le professeur Pajot se trouvait dans une grande agitation en préparant ses articles et ne dormait plus depuis quelque temps. « Si Tarnier me répond encore, s'était écrié Pajot, j'en serai malade! » Et Tarnier a préféré se taire. D'ailleurs, il savait qu' « avec le temps », comme je l'ai dit sur sa tombe, « ce qui ne vaut rien disparaît vite, quoi qu'on dise, quoi qu'on écrive, quoi qu'on proclame. Au contraire, ce qui est bon demeure et la vérité triomphe ». Et le forceps de Tarnier est demeuré. Aujourd'hui, il est entre les mains de tous, et les différents forceps, que l'on a construits depuis, l'ont été suivant les préceptes de Tarnier; ils ont pour base ces trois principes : tractions dans l'axe, mobilité de la tête, aiguille indicatrice.

Tarnier a vu combien était grande sa réputation lorsque, nommé en 1885 docteur *honoris causâ* de l'Université d'Edimbourg, il fut l'année suivante convoqué dans la ville où Simpson découvrit l'action du chloroforme, pour y être publiquement reçu, le 2 août 1886. Il m'avait prié de l'accompagner dans ce voyage et de lui servir d'interprète. Lorsque, au milieu de l'immense salle de l'Université remplie d'étudiants, Tarnier entendit prononcer son nom et dut se lever, des tonnerres d'applaudissements prolongés le saluèrent. On acclamait celui qui avait perfectionné le forceps et dont le nom devait être désormais placé à côté de ceux de Chamberlen et de Levret.

Laissez-moi, à propos de ce voyage, vous raconter un fait que bien peu connaissent. En quittant Edimbourg, nous nous rendîmes dans le nord de l'Écosse : nous voulions voir le Caledonian canal et revenir par les lacs. A Inverness, nous nous promenâmes jusqu'à près de dix heures du soir et quand nous rentrâmes à l'hôtel, il faisait encore jour. Nous nous quittâmes. Quelque temps plus tard, la nuit étant venue, j'entendis la porte de ma chambre s'ouvrir et je vis Tarnier, une bougie à la main, se diriger vers l'endroit où se trouvait le bec de gaz; il s'assura qu'il était bien fermé. Puis se tournant vers moi : « J'ai failli mourir, me dit-il; je m'endormais lorsque j'éprouvai un malaise indéfinissable. Cherchant à analyser mes sensations, il me sembla qu'il y avait dans ma chambre une forte odeur de gaz. Je me levai en chancelant, j'allai ouvrir la fenêtre, respirai de l'air pur et m'approchai du bec de gaz : il était ouvert. Je suis venu m'assurer que vous ne couriez pas les mêmes risques que moi. » Je le remerciai, mais j'avoue que je dormis peu, je pensai toute la nuit au malheur qui avait failli arriver loin de France, quelques jours après un aussi grand triomphe.

Messieurs, le forceps de Tarnier réalise un grand progrès, mais il y a des cas où l'on est obligé d'intervenir autrement qu'avec cet instrument, par exemple quand l'enfant a succombé, qu'il est trop volumineux, ou que le bassin est trop petit. On doit alors recourir à l'embryotomie. On peut faire deux choses : ou se contenter de perforer la voûte du crâne, ou, après avoir perforé la voûte, broyer la base.

La perforation de la voûte permet une certaine diminution des diamètres, et avec le forceps, on peut alors extraire la tête. Mais si le bassin est notablement rétréci, cette opération est insuffisante; la base ne franchissant pas le détroit supérieur, il faut la réduire. On a imaginé, pour obtenir ce résultat, un instrument appelé céphalotribe.

Le céphalotribe primitif bien appliqué déterminait la réduction de tous les diamètres; malheureusement, quand on voulait ensuite tirer, il n'entraînait pas la tête. Bon pour le broiement, il était mauvais pour l'extraction. Et cela est si vrai que Paul Dubois ayant vu des cas dans lesquels, après avoir fait usage du céphalotribe à diverses reprises et à plusieurs heures d'intervalle, les contractions utérines avaient ensuite expulsé spontanément l'enfant, Pajot avait érigé en méthode cette manière de procéder et avait décrit la *céphalotripsie répétée sans tractions*. M. Tarnier rencontrant, lui aussi, les mêmes difficultés, avait fait publier par Bertin une thèse dans laquelle il recommandait de recourir à la version pour extraire l'enfant après la céphalotripsie.

A l'étranger, on faisait surtout usage d'une pince à os appelée cranioclaste, mais cette pince ne détruisant pas la base, on rencontrait dans les bassins très rétrécis des difficultés presque insurmontables. On avait beau, comme le conseillaient les Italiens, saisir la tête dans la région frontale, et s'efforcer de faire passer la base *di sbieco*, on échouait souvent. Le cranioclaste permettait cependant une prise solide, mais il était insuffisant pour le broiement. Le céphalotribe et le cranioclaste étaient donc l'un et l'autre imparfaits.

Tarnier essaya le forceps-scie de Van Huevel, avec lequel on pouvait sectionner la voûte et la base du crâne ; une moitié de la tête sortant aisément, le reste passait sans difficulté. Un jour cependant, en 1872, alors que nous étions son interne, après avoir scié la tête, il eut une peine infinie à en détacher une moitié. La section avait été si parfaite, qu'elle avait porté non seulement sur le crâne, mais encore sur la colonne cervicale ; cette dernière se trouvait, dans sa partie supérieure, partagée elle-même en une moitié antérieure et une moitié postérieure et à chacune d'elles une moitié du crâne restait adhérente : de là des difficultés considérables. Tarnier, pour éviter cet inconvénient, imagina le forceps-scie à double-chaîne, avec lequel on pouvait enlever dans le crâne une tranche triangulaire comme un quartier d'orange. Mais si cet instrument était excellent, il se trouvait beaucoup trop compliqué.

Il revint alors au céphalotribe qu'il cherche à perfectionner ; il lui donna, comme Bailly, des cuillers fenêtrées et y ajouta des bandes transversales qui devaient pénétrer dans les tissus de la tête pour en empêcher le glissement après le broiement. Malgré cela, il était toujours difficile de bien placer l'instrument sur la base ; sa courbe faisait porter les cuillers trop en avant et saisir surtout la voûte. C'est alors que Tarnier appliqua au céphalotribe la courbure périnéale du forceps ; il maintient les fenêtres aux cuillers et mit sur leur face interne des saillies métalliques appelées dents de souris. Le céphalotribe ainsi constitué était un excellent instrument de broiement et un bon instrument d'extraction ; avec lui on pouvait opérer d'une façon méthodique et sûre.

Tarnier, cependant, chercha mieux encore, et le 1er décembre 1883, il présentait à l'Académie de Médecine son *basiotribe*. Cet instrument se compose essentiellement de trois branches de longueur inégale : 1° une branche médiane qui constitue le perforateur et qui, introduite dans la cavité crânienne, y est laissée en place ; 2° une branche analogue à une branche de forceps, avec laquelle, grâce à une vis spéciale, on fait un premier broiement ; 3° une seconde branche semblable à la première, avec laquelle on opère un deuxième broiement. Les trois parties restant réunies, on entraîne la tête au dehors.

On fait facilement avec le basiotribe le broiement de la voûte et celui de la base du crâne ; de plus, il ne dérape pas et permet l'extraction. Il réunit donc les avantages du céphalotribe et du cranioclaste. C'est un instrument qui semble parfait et rend les plus grands services aux praticiens.

Heureusement, d'autres moyens sont à notre disposition qui nous permettent d'obtenir des enfants vivants dans les bassins rétrécis, par exemple la provocation du travail avant la fin de la grossesse. Tarnier, grâce au *ballon* et à l'*écarteur* qui portent son nom, a perfectionné l'accouchement prématuré artificiel. Et pour faciliter l'élevage des enfants nés avant terme, soit dans ces conditions, soit spontanément, il a aussi conseillé l'emploi des *couveuses* et celui du *gavage*. Notre Maître a donc fait faire des progrès très importants aux opérations obstétricales.

Tarnier a su grouper et faire travailler autour de lui d'assez nombreux élèves à la Maternité. J'ai été son interne en 1872 et en 1875, Pinard le fut en 1873, Ribemont en 1874 et en 1877, puis vinrent Champetier de Ribes, Maygrier, Labat, Bar, Olivier, Auvard, Bonnaire, etc. Tarnier nous conseillait les recherches anatomiques, cliniques, surtout expérimentales, car il pensait avec juste raison qu'on peut tirer beaucoup de l'expérimentation : avant de laisser publier ou de publier lui-même, que de discussions, que de corrections ! Son exemple est bon à rappeler, surtout à notre époque où on fait si souvent des publications trop hâtives.

Tarnier fut ainsi un chef d'école, le chef de ce qu'on appelait l'École de la Maternité, et il contribua beaucoup par son influence à la création des Accoucheurs des hôpitaux. Le Dr Bourneville avait demandé au Conseil municipal cette organisation nouvelle qui rencontrait beaucoup d'opposition. En 1878, une Commission fut nommée par l'Assistance publique, Tarnier en fit partie. Malgré les objections qui lui furent faites, il resta toujours inébranlable dans ses convictions. En 1882, le premier concours avait lieu.

Tarnier fut à la Maternité d'abord, puis dans la chaire théorique d'accouchements de la Faculté et enfin à la Clinique, un excellent professeur. Il enseignait avec une grande simplicité et une grande clarté, il voulait absolument convaincre.

Tarnier fut encore un vulgarisateur par ses mémoires, surtout par ses ivres. Après avoir achevé l'ouvrage de Lenoir et Sée, il ajouta des notes au Traité d'accouchement de Cazeaux et, en dernier lieu, commença la publication d'un grand traité personnel. Avec quel soin scrupuleux il corrigeait toutes les épreuves ! Que de fois j'ai reçu de lui des dépêches afin de changer au dernier moment une seule expression ! On peut dire que chaque mot écrit par lui avait sa valeur propre. Le premier volume de Tarnier a été fait en collaboration avec Chantreuil. J'ai été appelé à rédiger le second ; pour le troisième, M. Tarnier et moi nous sommes associé un certain nombre de nos anciens élèves, MM. Bar, Bonnaire, Maygrier et Tissier. Cet ouvrage, qui comprendra la dystocie maternelle, est complètement fini, les tables même sont faites, il paraîtra donc dans quelques jours. Nos dispositions sont prises pour que le quatrième et dernier volume soit terminé dans l'espace d'une année. Achever son œuvre, propager ses idées si sages, si pondérées, c'est le meilleur hommage que ceux de ses élèves dont il avait demandé le concours puissent rendre à sa mémoire.

« En témoignage de sincère affection et en souvenir de sa collaboration, » a-t-il écrit dans son testament, « je lègue au Dr Budin tous les droits qui me seront dus chez l'éditeur Steinheil. Le Dr Budin sera complètement mon héritier pour tout ce qui est relatif à ces droits». Ce dernier souvenir de mon vénéré Maître m'impose des devoirs auxquels, vous pouvez en être surs, je ne faillirai pas.

Vous voyez, Messieurs, combien l'œuvre de Tarnier a été considérable. Depuis sa thèse en 1857 jusqu'à la fin de sa carrière, on le voit démontrer la contagion et la combattre. Il lutte contre elle par l'isolement des femmes en couches, il lutte contre elle par l'antisepsie qu'il porte à un haut degré de perfection avec le sublimé. La mortalité des maternités de 9,32 p. 100 tombe à 2,31, puis à 1 p. 100 et moins.

La disparition de l'infection puerpérale, tel a été le but constant de toute son existence. Il commence sa vie scientifique par sa thèse sur la fièvre puerpérale, il la termine en écrivant son beau volume *Asepsie et Antisepsie*, c'est-à-dire en démontrant qu'on a obtenu la disparition de la fièvre puerpérale. Est-il possible de compter combien de femmes il a contribué à sauver ?

De plus il a beaucoup simplifié et perfectionné les opérations. Comme elles sont aujourd'hui relativement faciles, sûres, inoffensives !

Forceps Tarnier, basiotribe Tarnier, couveuse Tarnier, que de choses auxquelles il a attaché son nom, sans compter toutes celles dont je n'ai pu parler ! Aussi, à peine fut-il mort qu'il est apparu grand entre tous. L'Assistance publique donna immédiatement à cet hôpital le nom de Clinique d'accouchements Tarnier, et ses élèves, ses amis, ses collègues, tous ceux qui lui étaient reconnaissants eurent vite réuni la somme nécessaire pour lui élever un monument.

On peut se demander quel est, depuis plusieurs siècles, l'accoucheur français ou étranger qui a, autant que Tarnier, fait faire des progrès à la science et à la pratique obstétricale. Aussi, ceux qui connaissent son œuvre considérable sont-ils convaincus que, dans l'histoire, avec le recul des années, son nom apparaîtra plus grand encore.

PIERRE BUDIN.

30 avril 1898.

TRAITÉ

DE L'ART DES

ACCOUCHEMENTS

NEUVIÈME SECTION (*suite*)

DYSTOCIE FŒTALE

Pour que l'accouchement s'accomplisse heureusement, des parties molles et un bassin bien conformés chez la femme, ainsi que des contractions qui se succèdent énergiques et soutenues ne suffisent pas ; il faut encore que le fœtus et les annexes contenus dans la cavité utérine ne présentent pas des dispositions ou des proportions telles qu'il y ait rupture dans les justes rapports qui doivent exister entre ces parties et les dimensions du canal pelvien.

La dystocie, qui tient à l'œuf contenu dans la cavité utérine, peut être due soit au fœtus lui-même, soit aux annexes du fœtus, de là 1° la dystocie fœtale proprement dite et 2° la dystocie des annexes.

La dystocie fœtale proprement dite peut être causée :

1° Par des anomalies dans la présentation ou dans la position de l'enfant ou par des irrégularités dans le mécanisme de l'accouchement;

2° Par la situation anormale d'un membre du fœtus et surtout par des procidences d'un ou plusieurs membres ;

3° Par des anomalies dans le volume et la consistance soit de la totalité, soit de certaines parties du fœtus, sans altérations morbides;

4° Par l'excès de volume total ou partiel du fœtus, conséquence d'un état pathologique ;

5° Par des vices de conformation du fœtus;

6° Par la présence de plusieurs fœtus dans la cavité utérine, fœtus isolés ou fœtus adhérents.

La dystocie des annexes peut être due :

1° A la procidence du cordon ombilical;

2° A la brièveté de la tige funiculaire;

3° A la quantité anormale du liquide amniotique, par excès ou par défaut : hydramnios ou oligoamnios;

4° A l'adhérence anormale des membranes au segment inférieur de l'utérus.

L'étude d'un certain nombre de ces facteurs de dystocie a occupé plusieurs chapitres de cet ouvrage. Les irrégularités dans le mécanisme de l'accouchement ont été exposées successivement dans le tome I, pour la présentation du sommet (p. 650-654), pour la présentation de la face (p. 661-663) et pour la présentation du siège (p. 668-671). Les présentations de l'épaule ont aussi été décrites dans le tome I (p. 671-674), et les ruptures utérines, qui en sont si souvent la conséquence, dans le tome III, p. 505 et suivantes.

L'hydramnios et l'insuffisance de liquide amniotique ont été étudiées dans le tome II, p. 278-296.

Nous ne reviendrons point sur ces différents sujets.

CHAPITRE XII

DYSTOCIE FŒTALE PROPREMENT DITE

ARTICLE PREMIER

SITUATION ANORMALE D'UN MEMBRE DU FŒTUS DE LA PROCIDENCE DES MEMBRES

Bibliographie chronologique. — LACHAPELLE. Pratique des accouchements, 1825, 9e mémoire, t. III, p. 212. — JOERG. Handbuch der Geburts., 1833, p. 285. — J. SIMPSON. Edinb. med. journ., 1850. — JOULIN. Thèse de Paris, 1863. — CAZEAUX. Traité d'accouchements, 1869. — DEPAUL. Clinique obstétricale, 1872, p. 622. Arch. de Tocol., 1875, p. 723. — RUBÉ. Thèse de Paris, 1872. — HUNTER. Edinb. med. journ., 1878, p. 265. — ROPER. British med. journ., 1878, 23 février, p. 255. — R. SIMPSON. Edinb. med. journ., mai 1879, p. 961. — SPIEGELBERG. Lehrb. der Geb., 1880, p. 548. — ATWATER. Americ. journ. of obstetrics, 1882, p. 434. — LANDIS. Americ. journ. of obstetrics, 1882, p. 127. — MILNE MURRAY. Americ. journ. of obstetrics, 1882, p. 443. — SMITH. British med. journ., 30 sept., 1882, p. 633. — GREGORIE. Arch. de Tocol., 1884, p. 526. — LONG. Americ. journ. of obstetrics, 1884, p. 746. — BARBOUR. Edinburgh med. Journ., 1887, p. 891, 990, 1082. — TARNIER. Clinique du 28 déc. 1889. Journ. des sages-femmes, 16 avril, 1894, p. 57. — WINCKEL. Lehrb. der Geb., 1889, p. 274. — CHARPENTIER. Traité d'accouchements, 2e édition, t. II, p. 568. — KÆSER. Thèse inaug. de Berne, 1890. — KIETZ. Thèse de Berlin, 1890. — GAUTIER. Revue médicale de la Suisse Romande, 20 déc. 1893, no 12, p. 776. — CZARNECKI. Répert. universel d'obstétrique, avril 1894, p. 186.

Nomenclature alphabétique des auteurs :

ATWATER, 1882.
BARBOUR, 1887.
CAZEAUX, 1869.
CHARPENTIER, 1889.
CZARNECKI, 1894.
GAUTIER, 1893.
GREGORIE, 1884.
HUNTER, 1878.
JOULIN, 1863.
JŒRG, 1833.
KÆSER, 1890.
KIETZ, 1890.
LACHAPELLE, 1825.
LANDIS, 1882.
LONG, 1884.
MILNE MURRAY, 1882.
PLAYFAIR, 1879.
ROPER, 1878.
RUBÉ, 1877.
A. R. SIMPSON, 1879.
J. SIMPSON, 1850.
SMITH, 1882.
SPIEGELBERG, 1880.
TARNIER, 1889.
WINCKEL, 1889.

Il y a procidence d'un membre, lorsque ce membre descend au-devant ou à côté de la partie fœtale qui se présente.

Pour qu'il y ait procidence, il faut de plus que le membre n'appartienne pas à la présentation, c'est-à-dire à la région du fœtus qui est en rapport avec le détroit supérieur ou qui se trouve engagée dans l'excavation pelvienne. Si, dans un cas de présentation du siège, on trouve un genou ou un pied dans le vagin, cela ne constitue pas, à proprement parler, une procidence ; il en est de même si, dans un cas de présentation de l'épaule, le bras appartenant à cette épaule se trouve descendu dans l'excavation pelvienne.

Dans les espèces animales, la tête s'engage dans le conduit vaginal et progresse flanquée des membres antérieurs allongés comme deux attelles ; dans l'espèce humaine, la tête a pris un tel développement qu'elle remplit à elle seule l'excavation : les bras restent croisés au-devant de la poitrine, les membres inférieurs sont pelotonnés au-devant du siège. Si l'une de ces parties, bras ou jambe, descend avec la tête, il y a procidence et dystocie possible.

D'après la définition et d'après les distinctions établies ci-dessus, il y a procidence lorsque, avec une présentation de l'extrémité céphalique, fléchie ou défléchie, on constate l'abaissement d'un membre supérieur, de deux membres supérieurs, d'un membre inférieur, de deux membres inférieurs, ou l'abaissement simultané d'un membre supérieur et d'un ou deux membres inférieurs, de deux membres supérieurs et d'un ou deux membres inférieurs.

Il y a procidence aussi lorsqu'un ou deux membres supérieurs accompagnent le siège qui tend à s'engager ou s'engage dans l'excavation pelvienne.

Enfin il y a encore procidence lorsque, une épaule se présentant, le membre supérieur du côté opposé est descendu avec elle, quand il y a par exemple chute du bras droit avec une présentation de l'épaule gauche, ou chute du bras gauche avec une présentation de l'épaule droite.

On décrit parfois la procidence d'un membre inférieur avec la présentation de l'épaule, mais il semble que cette dernière variété soit surtout la conséquence d'interventions malhabiles ou inachevées.

Nous laisserons de côté les cas où les enfants sont des avortons ; la procidence, incapable d'apporter le moindre trouble à la marche du travail, est alors sans intérêt.

Quand les enfants sont morts depuis longtemps, ils pénètrent dans le bassin en paquet amorphe, n'importe comment, sans qu'on ait à s'en occuper.

Dans les grossesses doubles, du fait de l'enchevêtrement des fœtus et des procidences multiples, il existe toute une dystocie que nous traiterons dans un chapitre à part.

Il y a surtout à consigner les procidences d'un ou de deux bras se produisant à terme ou près du terme dans la présentation du sommet, et par exception les procidences d'un ou de deux pieds beaucoup plus périlleuses. Dans les présentations de la face, les procidences analogues sont plus rares sans qu'on en sache bien la raison ; mais elles ont l'inconvénient de s'ajouter à une présentation déjà moins favorable.

Dans les présentations du siège, la main, dans l'extension maximum du bras et de l'avant-bras, ne peut descendre plus bas que la pointe coccygienne, c'est dire combien elle apporte peu de gêne à l'accouchement.

Enfin le déplacement des bras et des pieds, si tant est qu'il existe dans la présentation transversale, se rattache à l'étude des complications de la version.

En résumé, nous n'avons guère à envisager, au point de vue pratique, que la procidence des membres supérieurs et des membres inférieurs dans les présentations de l'extrémité céphalique fléchie ou défléchie et surtout dans les présentations du sommet. Nous ne dirons que quelques mots des autres variétés.

On dit qu'il y a procidence *simple* quand un seul membre est prolabé ; procidence *complexe*, s'il y a plusieurs procidences qui se combinent ; procidence *compliquée* quand il se joint quelque autre anomalie, telle qu'angustie pelvienne, gémellité, chute du cordon.

Budin pense qu'on peut donner le nom de latérocidences aux déplacements des membres qui ne descendent pas au-dessous de la tête, mais lui restent accolés.

Simpson, Eyssautier, Barbour, etc., ont décrit, parmi les procidences, les déplacements dorsaux du bras qui, dans la présentation du sommet, s'opposent au dégagement de la tête ; Smith et Ewetson ont observé ces mêmes déplacements dans la présentation de la face. Mais ce ne sont pas plus des procidences que les redressements du bras en arrière dans l'accouchement par le siège auxquels pourtant Stoltz et Rubé ont attribué, par abus, ce même nom de procidence.

Les procidences se produisent pendant la grossesse ou pendant le travail, et, dans ce dernier cas, avant ou après la rupture des membranes.

Étiologie. — Toutes les conditions qui font obstacle à la bonne accommodation fœtale favorisent naturellement les procidences.

Les causes peuvent tenir soit à l'œuf, soit à la mère, soit à l'opérateur.

1° *Causes tenant à l'œuf.* — Les présentations inclinées et la petitesse exagérée de la tête peuvent favoriser la descente d'un membre, mais c'est surtout l'exagération de la quantité du liquide amniotique qui est une des causes principales de la procidence. Dans ce cas, la partie fœtale qui se présente est, en général, élevée et, au moment où les membranes se rompent, l'écoulement rapide du liquide amniotique en excès entraîne aisément dans son torrent un membre qui flottait. Les procidences s'appellent (Lachapelle), une procidence déjà produite en favorise une seconde, en créant un espace par lequel une autre partie fœtale ou le cordon s'insinue.

2° *Causes maternelles.* — Nous citerons principalement les viciations pelviennes qui laissent sur les parties latérales, en arrière au niveau des articulations sacro-iliaques, ou bien sur le côté, un espace vide, non rempli par la présentation et où peut glisser un membre.

3° *Causes dues à l'opérateur.* — Des tentatives de version par manœuvres externes, par manœuvres mixtes ou par manœuvres internes peuvent amener un membre au devant de la présentation ; parfois des essais de version podalique amènent la saisie d'un membre supérieur qu'on attire dans le vagin au lieu du pied qu'on avait cru prendre ; d'autres fois c'est bien le membre inférieur qui est attiré, mais, par suite de la rétraction utérine, l'évolution ne peut s'achever et l'extrémité céphalique reste au détroit supérieur ; on y trouve alors simultanément la tête et un pied.

Fréquence. — Beaucoup de procidences ne sont que transitoires ; elles se produisent au dernier moment de la grossesse et se réduisent spontanément ; plus souvent elles apparaissent au début du travail, aussitôt que les premières douleurs poussent en bas la masse fœtale. Mais les contractions s'accentuent, pressent plus fort la tête ; celle-ci fait remonter, en le chassant comme un noyau de cerise, le membre pincé entre elle et les parois du bassin ; la forme conique à base supérieure de l'avant-bras, qui se termine par une main effilée, facilite la réduction ; il n'en est pas de même pour le membre inférieur, car le pied est plus volumineux que la partie inférieure de la jambe.

Suivant qu'on examine plus ou moins attentivement, on trouve une proportion bien différente dans le chiffre des procidences. Si, dès le début du travail, l'accoucheur touche profondément toutes les parturientes, il reconnaît bien souvent des membres déplacés qui remontent d'eux-mêmes et dont, faute d'examen minutieux, on eût ignoré l'ectopie passagère. C'est l'explication des chiffres si dissemblables indiqués par les auteurs : pour Mme Lachapelle, il y aurait une procidence sur 1,423 accouchements ; pour Depaul, au contraire, une sur 102.

Sur 278 procidences se produisant conjointement avec la présentation céphalique, Depaul a compté 260 procidences du membre supérieur et 18 du membre inférieur.

D'après Hugenberger (de Saint-Pétersbourg), sur 152 procidences, 143 coïncidèrent avec le sommet, 7 avec le siège, 2 avec la face. Mme Lachapelle avait déjà signalé cette rareté dans la présentation de l'extrémité céphalique défléchie ; cependant Winckel, sur 200 présentations de la face, aurait trouvé 25 procidences des membres. Dans un cas de Cazeaux, il y eut une procidence du pied avec une présentation de la face en position mento-postérieure et l'accouchement dut être terminé par la céphalotripsie.

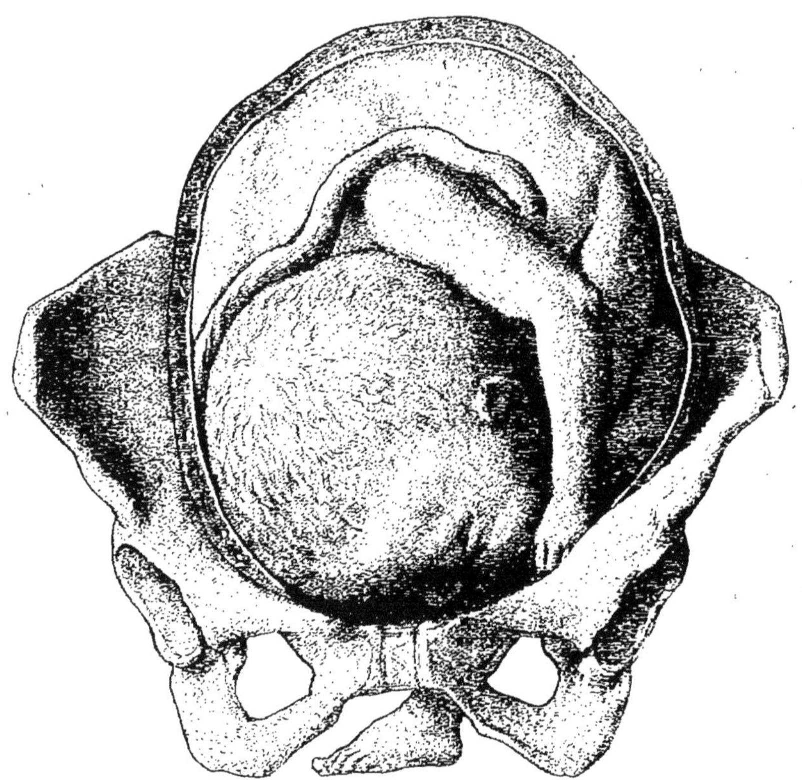

FIG. 1. — Procidence du pied dans un cas de présentation de la face. (CAZEAUX.)

Signes et diagnostic. — Pendant les dernières semaines de la grossesse, surtout quand le bassin est ample et quand la tête petite n'a pas encore effectué sa descente, le toucher peut découvrir de petits doigts mobiles. Comme généralement la présentation est assez haute, il n'est pas rare qu'on s'imagine être en présence d'un siège complet ; mais le palper abdominal et le toucher plus profond contredisent cette supposition. Il y a chute d'une petite main qui bientôt s'élèvera et réintégrera sa place normale.

Néanmoins, certaines observations établissent qu'on a pu, préalablement à l'accouchement, reconnaître un petit pied à côté d'une tête. Les douleurs ayant commencé et s'étant accentuées, le pied a été trouvé, à la fin du travail, là où le premier examen l'avait fait découvrir.

S'il y a procidence et que les membranes soient intactes, la présentation reste en général élevée; au toucher, derrière la poche des eaux, dans l'intervalle des contractions, on sent un petit membre flottant qui fuit sous le doigt. Le difficile est alors de reconnaître la présentation, attendu que le palper, pendant les douleurs, fournit peu de renseignements et que le toucher doit rester discret, sinon on risque d'ouvrir l'œuf. Fatalement, s'il s'agit d'un pied, on croit à une présentation du siège, et si on sent une main, à une présentation de l'épaule; ces erreurs sont ordinaires. Mieux vaut d'ailleurs demeurer prudemment dans le doute en attendant une phase plus avancée du travail.

Quant au membre procident lui-même, en raison de sa mobilité, il n'est pas toujours facile à diagnostiquer. On l'appuie contre la tête ou contre les parois latérales du bassin et l'on arrive ainsi à pouvoir étudier ses caractères. Après l'écoulement des eaux, un médecin attentif n'a plus à hésiter : en abaissant fortement la présentation par pression hypogastrique, en touchant profondément puisqu'on n'a plus l'appréhension d'ouvrir les membranes, on reconnaît quelle est la région qui se trouve en rapport avec le détroit supérieur et qu'il y a en même temps chute d'un membre. On doit distinguer le membre prolabé. La main est plus petite; elle est plate; son axe continue celui de l'avant-bras; elle est munie de doigts qui paraissent démesurément longs et l'un de ces doigts, le pouce, est séparé des autres. Le pied, au contraire, est attaché sur la jambe à angle droit; au niveau de l'articulation sont les deux saillies malléolaires auxquelles vient s'ajouter la saillie très marquée formée par le talon; le bord interne du pied est beaucoup plus épais que le bord externe et les orteils, quoique longs d'apparence, le sont moins que les doigts. Il est donc facile de distinguer le membre inférieur du membre supérieur, on arrive aussi à dire si le membre, supérieur ou inférieur, appartient au côté droit ou au côté gauche.

Il faut noter la place occupée par la procidence par rapport à l'enfant, à sa face ventrale ou dorsale, et surtout par rapport au bassin. Le membre prolabé peut être situé : 1° en arrière, au niveau d'une des symphyses sacro-iliaques du bassin; 2° sur les côtés, sur le pourtour du bassin; 3° en avant, derrière la symphyse pubienne. Les difficultés varieront avec chacune de ces situations.

Le degré de la procidence a une importance majeure. Si la main est seulement appliquée sur les parois latérales du crâne ou si l'avant-bras est prolabé, le coude ne dépassant pas la grande circonférence de la tête, l'inconvénient n'est pas aussi considérable que si une partie du bras a dépassé le niveau des bosses pariétales et descend dans le vagin.

Les complications influent grandement sur la conduite à conseiller, aussi ne faut-il pas les méconnaître. La plus redoutable est la chute du cordon; après avoir reconnu l'existence d'une procidence, on ne doit donc jamais manquer de rechercher avec tout le soin désirable, dans tout le champ d'exploration, s'il n'y en a pas une autre et surtout une procidence de la tige funiculaire. De même il faut s'assurer s'il y a ou non un rétrécissement plus ou moins marqué du bassin, si la grossesse est simple ou double, etc. Dans le cas de Plessmann, on sentait quatre pieds et un bras; le diagnostic de grossesse gémellaire était donc facile ; mais s'il y a deux pieds ou deux mains appartenant au même côté, droit ou gauche, cela doit suffire pour renseigner un observateur attentif.

Les déplacements dorsaux du bras, dont nous avons dit un mot, ne sont jamais reconnus, si ce n'est quand l'arrêt du travail oblige à porter la main profondément à la recherche de l'obstacle. Pourtant Long, dans une présentation du sommet, en occipito-iliaque droite postérieure, aurait été frappé d'une petite saillie à la paroi hypogastrique, saillie formée par le coude arcbouté derrière et au-dessus de la symphyse.

Quand l'œuf est ouvert, pour peu que la dilatation dépasse les dimensions d'une pièce de cinq francs, on ne court guère le risque de confondre la procidence d'un membre avec un autre état anormal. On a parlé de diagnostic différentiel avec les fibromes du col, le cancer utérin et le placenta prævia; on a dit aussi qu'en sentant le cartilage de l'oreille on pouvait croire à la présence des petits doigts d'une main appliquée contre la tête, mais les confusions doivent se dissiper dès qu'on examine plus attentivement.

Influence sur la marche de l'accouchement. — Elle peut être nulle ; souvent l'enfant vient avec la main à plat sur le pariétal sans qu'il y ait aucune entrave à la marche régulière du travail. Cazeaux rapporte que Dubois, en faisant l'extraction d'une tête avait pincé, sous la cuiller de son forceps, une main en latérocidence dont il n'avait pas soupçonné la présence. On comprend que les dimensions du bassin et les proportions de la tête puissent accepter fort bien le léger appoint qu'apporte le petit cylindre de l'avant-bras ; néanmoins il n'en est généralement pas ainsi ; le travail s'opère d'habitude avec une grande lenteur : les parties fœtales qui tendent à s'engager forment un ensemble irrégulier, les contractions utérines n'ont pas une marche normale et la dilatation se fait difficilement.

La place occupée par la procidence a, nous l'avons dit, son importance. Si les parties fœtales sont en rapport avec la symphyse sacro-iliaque, elles trouvent un vide latéralement et elles peuvent ainsi ne pas trop gêner l'engagement ; il en est de même si elles sont du côté de la ligne innominée, à l'une ou à l'autre extrémité du diamètre transverse. Mais si les membres sont derrière la symphyse pubienne, ils sont comprimés entre la paroi antérieure du bassin et la tête ; le diamètre minimum du pelvis se trouve ainsi réduit, diminué de toute l'épaisseur du membre procident.

Donc, suivant les circonstances, l'accouchement peut être arrêté dans sa marche ou se terminer spontanément : dans ce dernier cas, le volume du membre n'empêche pas la sortie de la tête ou bien la procidence paraît remonter au-dessus de la partie fœtale.

Parfois, la présence d'un bras procident trouble le troisième temps, c'est-à-dire le mouvement de rotation : si on a une présentation du sommet, cela n'a pas toujours une grande gravité, parce que l'évolution qui doit amener l'occiput sous la symphyse pubienne n'est pas toujours indispensable ; dans une présentation de la face au contraire, il faut, pour que l'expulsion se fasse, que le menton ne soit pas empêché de revenir en avant.

De sorte que, selon le volume de la tête, l'amplitude du bassin, la force des contractions utérines, la variété de présentation, le degré de procidence, on verra l'accouchement soit se poursuivre spontanément, soit tarder ou s'arrêter définitivement jusqu'à ce qu'une intervention soit pratiquée.

Un autre effet de la procidence peut être une transformation de présentation : la tête ne pénétrant pas dans l'excavation en raison de l'obstacle créé par la présence du bras, glisse au-dessus de la marge du détroit supérieur, passe dans la fosse iliaque et laisse la place à l'épaule : on a alors une présentation transversale. Une transformation inverse peut s'observer et Tissier a pu, ces jours derniers, voir à l'hôpital Saint-Antoine une version spontanée s'effectuer sous ses yeux et sous ses doigts. Primitivement on était en face d'une épaule qui remonta peu à peu, la tête descendit et se substitua à l'acromion ; mais le bras resta pendant dans le vagin et on put le réduire avant de terminer l'accouchement par le forceps. Dans la clinique obstétricale de Mattei un fait semblable est rapporté.

Si la procidence est une procidence des membres inférieurs, la dystocie, malgré l'opinion de Depaul, est beaucoup plus à craindre ; ce n'est point parce que le pied tient beaucoup plus de place que l'avant-bras, mais parce que ce pied, entraîné en bas avec la tête, amène avec lui, à l'orifice du bassin, tout le tronc plié en deux. Cet engagement *conduplicato corpore* n'est possible que si l'enfant est tout petit et extrêmement souple. Tarnier, en 1889, a cité dans une leçon clinique un fait de procidence des deux pieds avec le sommet. Il put réussir à refouler la tête et fit la version. Johnson avait observé un cas de fracture spontanée du rachis chez un enfant extrait au forceps ; il était exagérément plié en deux, du fait d'une procidence du pied qui coïncidait avec une présentation du sommet.

Pronostic. — Tout retard apporté à la terminaison de l'accouchement expose l'enfant à l'asphyxie : le danger est encore accru en raison des risques de chute du cordon. Enfin les opérations auxquelles on est souvent conduit compromettent naturellement la vitalité fœtale.

En dehors des risques d'asphyxie, l'enfant peut subir diverses lésions conséquences de l'interposition du membre procident entre la présentation et le bassin. Joerg avait décrit les attritions profondes et les ecchymoses, voire les fractures et les arrachements ligamenteux du membre procident. Le bras peut marquer profondément son empreinte sur la voûte crânienne ; dans une observation de Winckel, l'os pariétal fut fissuré et l'enfant succomba à une hémorrhagie méningée.

Bar a cité dans ses cours un fait de procidence du pied où l'on put constater une plaque de sphacèle sur le front de l'enfant et le dos du pied trop longtemps et trop étroitement maintenus en contact. Après la naissance, le pied ou les pieds procidents reprennent élastiquement l'attitude en attelle, comme dans les présentations primitives du siège mode des fesses. Budin a pu, dans une leçon, relater le fait observé par un de ses élèves où le membre inférieur procident au moment du travail resta dévié et paralysé pendant un certain temps.

On voit que, pour le produit de conception, bien plus que pour la mère, le pronostic est réservé. Franque rapporte que, sur 85 cas de la Clinique de Nassau, 53 applications de forceps et 17 versions furent pratiquées, ce qui constitue un chiffre considérable d'interventions. A la suite des applications de forceps il y eut 36 fois décès du fœtus et 13 fois après la version. La mortalité aurait donc été de 67 p. 100 avec le forceps et de 76 p. 100 avec la version. Nous pouvons croire que cette statistique est particulièrement mauvaise ; si on devait la tenir pour moyenne, on voit quelles hécatombes résulteraient de cette complication et des opérations qu'elle nécessite.

Pour les mères, les risques sont infiniment moindres. Il faut pourtant tenir compte de certains dégâts imputables à la procidence des membres. La contusion produite par l'application prolongée d'un petit membre contre la muqueuse vaginale peut déterminer ultérieurement de la gangrène et des fistules vésico-vaginales. La fistule peut se produire traumatiquement et immédiatement par perforation de la cloison recto-vaginale et passage de la main dans le rectum (Winckel, Charpentier).

Dans les cas de présentation du sommet, la procidence d'un membre inférieur est plus grave que la procidence d'un membre supérieur.

L'accouchement peut être plus difficile, lorsque la procidence complique une présentation de la face.

La procidence d'un membre supérieur avec la présentation du siège ne constitue généralement pas une difficulté, car la main remonte facilement pendant que l'extrémité pelvienne descend.

Si, dans un cas de présentation de l'épaule, il y a procidence du bras n'appartenant pas à l'épaule qui se trouve au détroit supérieur, l'application d'un lacs sur le poignet est utile pour empêcher ce bras de remonter pendant l'extraction.

Si la procidence se complique de la présence d'un rétrécissement pelvien, on aura de plus tous les dangers inhérents aux extractions laborieuses dans les bassins viciés. Cazeaux a publié une intéressante observation où l'on trouve réunies plusieurs sortes de difficultés : il y avait procidence d'un membre inférieur, présentation de la face et rétrécissement du bassin : il a dû recourir à l'embryotomie.

Traitement. — D'une façon générale, dans la procidence des membres, il ne faut pas que le médecin se hâte trop d'intervenir ; sa conduite ne doit jamais être précipitée. Dans bon nombre de circonstances, la situation anormale du membre prolabé disparaît sous l'influence des contractions utérines et l'accouchement se termine spontanément ; il est donc prudent d'être ménager d'interventions, au commencement du moins.

Pendant *la grossesse*, l'expectation seule convient.

Pendant *le travail*, les membranes peuvent être intactes ou rompues, la dilatation peut être incomplète ou complète. Passons successivement en revue ces différents cas.

A. — Membranes intactes. — Si la dilatation commence, on doit attendre ; il faut surtout éviter de rompre la poche des eaux. On laissera la parturiente étendue horizontalement dans son lit ; de la sorte, si l'écoulement des eaux vient à se faire brusquement, l'entraînement en bas des petits membres aura moins de chances de s'accentuer.

Anciennement, on espérait par une attitude spéciale favoriser la réduction du membre prolabé : on faisait coucher la parturiente sur le côté répondant à la face ventrale du fœtus pour incliner le siège du même côté, soulever un peu la tête et faciliter l'ascension du petit membre. On a même eu l'idée de conseiller la suspension des malades par les jarrets pour faire remonter le membre en état de prolapsus. Ce traitement par la position n'a guère d'utilité. L'important est de laisser la malade immobile et de l'examiner le moins souvent possible.

Si la dilatation est complète, il faut, après avoir tout préparé, rompre les membranes, et s'efforcer de repousser doucement le membre procident; l'accouchement aura peut-être lieu spontanément. S'il ne se fait pas, nous verrons plus loin quelle conduite on doit préférer.

B. — Membranes rompues, dilatation incomplète. — S'il y a présentation du sommet et procidence d'une main, il faut attendre. Peut-être cette main se réduira-t-elle d'elle-même; sinon, pendant les douleurs, maintenez l'avant-bras en place pour l'empêcher de descendre avec la tête, ou bien dans l'intervalle des contractions, poussez doucement la main et l'avant-bras sur le côté de la tête vers le plan antérieur du fœtus. Au cas où le bras serait pendant dans le vagin, il faudrait d'abord faire rentrer la main en appuyant sur elle de manière à fléchir le coude, puis refouler doucement l'avant-bras et le bras. De quelle main devrait-on se servir dans ce cas? Si la procidence est à droite, il faut introduire la main gauche; il faut user de la main droite, au contraire, si la procidence est à gauche. En cas d'échec, on doit attendre que la dilatation soit complète.

Si le membre procident était le pied, on agirait de la même façon ; le pied, à cause de la double saillie malléolaire, est parfois bien difficile à remonter.

C. — Membranes rompues, dilatation complète. — Si l'accouchement ne se termine pas et si l'enfant commence à souffrir, il faut repousser la main, l'avant-bras et le bras, puis appliquer le forceps sur la tête, en prenant bien garde de ne saisir dans les cuillers ni le membre supérieur, ni le cordon qui pourrait bien ramper dans le voisinage.

Lorsqu'il existe une procidence du membre inférieur, on a toujours une grande tendance à tirer sur le pied et beaucoup d'auteurs conseillent de recourir à la version. Elle n'est facile que si les membranes viennent de se déchirer et s'il reste du liquide amniotique dans l'utérus. Elle peut être impossible, au contraire, si les membranes sont rompues depuis un certain temps et on voit que, dans beaucoup d'observations, les opérateurs ont échoué : le fœtus étant plié en deux et comprimé dans cette situation par l'utérus rétracté, on ne peut le faire évoluer. Il faut, dans ces conditions, essayer de refouler le membre procident et appliquer de préférence le forceps.

Dans quelques cas, on ne réussit pas avec le forceps : alors, si l'enfant est vivant, on essaie prudemment la version. Si elle est impossible, s'il y a danger pour la mère, si surtout l'enfant est mort, il faut faire l'embryotomie : on perfore le crâne, puis on applique le forceps ou on fait la basiotripsie. Toute complication qui s'ajoute à la procidence, l'existence d'un rétrécissement du bassin, d'une hémorrhagie, etc., peut apporter des modifications dans la conduite à tenir.

Dans les cas de présentation de la face, on se comporte en général comme dans ceux de présentation du sommet; cependant si les membranes sont intactes et si la dilatation est complète, l'application de forceps sur une tête non très défléchie étant parfois difficile, on aura recours à la version aussitôt après la rupture de la poche des eaux.

Si au contraire la dilatation n'est pas complète ou si les membranes sont rompues depuis longtemps, on se conduit comme dans les présentations du sommet.

Nous avons vu que, dans les présentations du siège et dans celles de l'épaule, la procidence d'une main n'apportait aucune difficulté à l'accouchement ; quant à la procidence d'un membre inférieur dans les cas de présentation du tronc, elle favorise la version pelvienne. Cependant quand il s'agit d'une présentation de l'épaule négligée, quand surtout on a déjà fait sans résultat des tentatives de version, il vaut mieux aller chercher l'autre pied.

P. Budin et L. Tissier.

ARTICLE II

ANOMALIES DANS LE VOLUME ET LA CONSISTANCE SOIT DE LA TOTALITÉ, SOIT DE CERTAINES PARTIES DU FŒTUS, SANS ALTÉRATIONS MORBIDES

Dans cet article, nous passerons successivement en revue l'excès de volume total du fœtus, les modifications de volume et de consistance qui peuvent exister du côté de la tête, enfin l'excès de volume des épaules.

§ 1. — Excès de volume total.

Bibliographie chronologique. — Jacquemier. Gaz. hebd., 1860, p. 644, 661, 692 et 775. — Joulin. Thèse agrég., 1863. — Bailly. Gaz. Hôp., 1868, p. 530. — Spiegelberg. Lehrbuch der Geb., 1880, p. 522. — Ribemont-Dessaignes. Ann. de Gyn., 1886, p. 81, et 1887, p. 343. — Desmontils. Th. de Bordeaux, 1887. — Pinard. Annales de Gyn., 1888, p. 161. — Bailly. Soc. obst. et gyn. de Paris, 1888, p. 6. — Charles. Traité d'accouch., t. II, p. 159. — Küstner. In Müller's Handbuch, p. 674, 1889. — Vilpelle. Thèse de Paris, 1891. — Chaleix. Arch. de Tocol., 1894, p. 270. — H. Dubois. Thèse de Paris, 1897. — Strassmann. Arch. f. Gynæk., 1897, p. 135. — v. Herff. Arch. f. Gynæk., 1897, p. 542.

Nomenclature alphabétique des auteurs :

BAILLY, 1868.	H. DUBOIS, 1897.	PINARD, 1888.
BLANC, 1893.	HERFF, 1897.	RIBEMONT, 1887.
CHALEIX, 1894.	JACQUEMIER, 1860.	SPIEGELBERG, 1880.
CHARLES, 1892.	JOULIN, 1863.	STRASSMANN, 1897.
CHARPENTIER, 1889.	KÜSTNER, 1889.	VILPELLE, 1891.
DESMONTILS, 1887.		

Le développement trop considérable du fœtus est beaucoup plus rarement qu'on ne le croit cause de dystocie.

Les accoucheurs les plus expérimentés, en rassemblant leurs souvenirs, ne retrouvent pas souvent d'enfants de plus de 6 kilog. (Cazeaux, Spiegelberg, Küstner). Seulement, dans les récits, les dimensions fœtales s'exagèrent ; on constate que les pesées n'ont été pratiquées que tardivement, sans exactitude et, dans la suite, on parle de poids considérables en désaccord avec toute réalité. Longtemps on a accepté que Levret avait mis au monde deux enfants, l'un de 22 et l'autre de 25 livres : vérification faite, une faute typographique, corrigée dans la quatrième édition, avait altéré le poids de près du double, ce qui constituait encore une fort jolie proportion. Cependant plusieurs exemples de fœtus extrêmement volumineux ont été publiés avec le soin de se garder de toute erreur ; A. Martin a pesé un enfant de 7 kilog. 470 sans le cerveau ni la voûte du crâne, l'embryotomie céphalique ayant été pratiquée.

Riembault, en 1849, avec Cazeaux, vit un enfant nouveau-né qui fut placé successivement sur trois balances, il pesait 9 kilog. ; sa longueur totale était de 64 centimètres, son diamètre bisacromial de 23 centimètres et la circonférence de la tête de 41 centimètres. Crantz aurait vu un enfant mort de 23 livres. Kysin dit avoir pesé, devant deux témoins, un enfant né par le siège, dont le poids était de 9,800 grammes.

Enfin un enfant géant, né de parents géants, est signalé par Beach. Le père mesurait 7 pieds 7 pouces, la taille de la mère atteignait 7 pieds 9 pouces. La femme accouchait pour la seconde fois et le travail dura trois jours ; le dégagement de la tête se fit spontanément, mais la sortie des épaules fut des plus laborieuses. L'enfant, du sexe masculin, vint mort ; il pesait 23 livres 3/4. Le poids du placenta et des membranes était de 5 kilogrammes.

Nous pourrions allonger cette énumération. Dugès, Nægele et Grenser, Charpentier, ont collationné un certain nombre de faits analogues ; il nous suffit d'avoir indiqué quelques-uns des spécimens les plus rares.

Le poids total n'est pas toujours en rapport soit avec la longueur du corps, soit avec les dimensions de la tête ; quelquefois l'extrémité céphalique, bien que très forte, est essentiellement réductible et le chevauchement des pariétaux permet une pénétration facile du sommet dans l'excavation.

Étiologie. — La cause qui favorise ce développement du produit de conception est l'influence héréditaire, principalement l'hérédité paternelle. Nous savons en outre que les enfants du sexe masculin, issus de multipares, sont plus susceptibles que les filles de prendre un grand accroissement. La prolongation de la grossesse au delà des limites habituelles favorise l'augmentation de volume de l'enfant. Budin a vu deux faits de ce genre chez une même femme : l'un des enfants pesait 5,070 grammes et l'autre 5,090 grammes ; chaque grossesse avait duré près de dix mois. Dans le cas de Riembault, on avait des raisons de penser que le terme était dépassé de 15 jours, de même dans celui de Kysin.

Symptômes et diagnostic. — Pendant la grossesse on croit souvent, au premier abord, à l'existence d'une tumeur ou à la présence de deux fœtus. Mais l'examen attentif permet de ne trouver qu'une seule tête et qu'un seul tronc : on reconnaît donc qu'il n'y a qu'un enfant, mais de proportions insolites. La mensuration faite avec le compas de Baudelocque, ou avec les céphalomètres soit de Budin, soit de Perret, et l'essai d'engagement artificiel de Müller, peuvent faire reconnaître avec assez de précision les dimensions de la tête du fœtus.

Avec l'enfant très développé il existe souvent une grande quantité de liquide amniotique ; les annexes placentaires et membraneuses sont volumineuses, de sorte que la marche est lourde et fatigante, que la circulation veineuse est embarrassée et qu'il existe souvent de l'œdème des membres inférieurs ou de la région sus-pubienne, de la gêne de la circulation viscérale, de l'ascite et même de l'albuminurie. Tous les troubles qui se déroulent du fait d'une grossesse double peuvent donc se produire à la fin d'une grossesse avec un très gros fœtus.

Si on a su apprécier le volume de l'enfant, on ne confondra pas cette cause de dystocie avec l'hydrocéphalie, la brièveté du cordon, les rétrécissements du bassin, la résistance du périnée, etc. ; ils présentent du reste des éléments de diagnostic qui leur sont propres.

Au moment de l'accouchement, les phénomènes physiologiques et les phénomènes mécaniques s'accomplissent avec lenteur, il y a des retards et des arrêts ; par suite de la longueur du travail, le segment inférieur s'amincit, l'utérus menace de se rompre, le fœtus lui-même peut succomber. Pendant l'expulsion, on observe de la surdistension des parties molles et parfois des délabrements étendus de la vulve et du périnée.

Si l'accouchement ne se termine pas spontanément, si la vie de l'enfant est très compromise, il faut hâter sa sortie par une application de forceps. Il ne semble pas qu'on trouve bénéfice à tenter la version. Une si grosse masse glissant malaisément n'évolue pas promptement pieds devant et l'on risque fort d'être long avant de faire passer successivement le tronc, les épaules et la tête, d'autant que des complications peuvent surgir dues à la compression du cordon et au redressement des bras.

Si les battements du cœur viennent à cesser, il ne faut pas vouloir extraire quand même le fœtus en lui conservant son intégrité, mieux vaut faire la réduction céphalique pour ménager les parties molles maternelles.

§ 2. — Modifications de volume et de consistance qui peuvent exister du côté de la tête.

Bibliographie chronologique. — BLAKE. Amer. journ. of obst., avril 1879, n° 2, p. 225. — TRUZZI. Ann. univ. di med., 1882, p. 205. — GOENNER. Zeitschrift für. Geb. Bd XXXIII, p. 1, 1895. — DREUMONT. Anomalies de l'accouchement dues à la petitesse de la tête. Thèse de Paris, 1891. — BONNAIRE. Le Progrès médical, 1891, p. 481 et 497. — BLANC. Loire médicale, 15 février 1893, p. 29. — PUECH. Nouveau Montpellier médical, 1896, 5 décembre, p. 990.

Nomenclature alphabétique des auteurs :

BLAKE, 1879.
BLANC, 1893.
BONNAIRE, 1891.
DREUMONT, 1891.
GOENNER, 1895.
PUECH, 1896.
TRUZZI, 1882.

Les modifications de volume et de consistance qui peuvent exister du côté de la tête comprennent : l'excès de volume, la petitesse exagérée, l'excès de dureté et l'excès de mollesse.

A. — **Excès de volume de la tête.** — En l'absence de toute autre anomalie de développement, le fœtus peut avoir la tête très grosse sans qu'il y ait la moindre trace d'hydrocéphalie.

Charles en cite un certain nombre d'exemples tirés de sa pratique. Le diamètre bipariétal mesure souvent 10 et 11 centimètres ; dans ces cas, les sutures et les fontanelles sont à peine aussi larges qu'à l'état normal ; souvent même il existe un degré d'ossification très accentué ; cette ossification coïncide parfois avec la présence d'os wormiens autour du lambda (Saxtorph), de sorte que la tête quasiment irréductible ne subit pas les transformations qui facilitent son accommodation et que la dystocie s'en trouve accrue.

L'application du forceps peut réussir à déterminer la descente et le dégagement de la tête, mais parfois aussi l'enclavement est tel qu'on est obligé, après la mort de l'enfant, de recourir à l'embryotomie céphalique.

B. — **Petitesse exagérée de la tête.** — Quand la tête est trop petite, les lois de l'accommodation sont changées. Il peut s'ensuivre un certain nombre d'anomalies dans le travail. Nous avons déjà vu que c'était une des causes de présentation du front (Hecker). Citons encore les procidences du cordon ou des membres, le segment inférieur de l'utérus ne s'appliquant pas intimement sur la tête trop petite. Enfin signalons avec Dreumont la petitesse de la tête, comme cause des déchirures du périnée, étant donnée la rapidité ordinaire de l'accouchement dans ces cas.

C. — **Excès de dureté de la tête.** — Cette anomalie, bien étudiée par Blake et Bonnaire, joue un certain rôle dans la marche de l'accouchement. Ces têtes se réduisent mal et elles restent rondes, ce qui rend la période d'expulsion plus pénible. Dans les cas de viciations pelviennes on comprend que l'excès de dureté de la tête aggrave le pronostic de l'accouchement.

D. — **Excès de mollesse de la tête.** — Cet excès de mollesse est dû à un défaut d'ossification du crâne. Il en résulte un élargissement des sutures et des fontanelles et la présence des fontanelles supplémentaires. Les pariétaux sont très peu ossifiés et dépresssibles, ils donnent quelquefois la sensation de crépitation parcheminée. Il peut même exister des fractures ou des pertes de substance comme taillées à l'emporte-pièce (Bonnaire). Ces têtes molles mettent quelquefois obstacle à l'accouchement. Elle s'aplatissent sous la poussée utérine en se déformant sur place ainsi que le ferait une boule de mastic tombant sur le sol (Blanc). La rotation ne se fait pas, ou se fait en occipito-sacrée, et la tête n'arrive point à forcer la résistance du périnée. Il s'ensuit un arrêt de la période d'expulsion qui nécessite souvent une application de forceps.

§ 3. — Excès de volume des épaules.

Bibliographie chronologique. — MAURICEAU. Traité des maladies des femmes grosses, obs. 339 (1683), 445 (1686) et nouv. observ. n° 18 (1694). Édit. 1738. — DELAMOTTE. Traité complet des accouchements, p. 223 (obs. de l'aut. de 1689 et 1712). Édit. 1765. — LEVRET. Accouchements laborieux. Suite des observ., p. 1-17, 1751. — SMELLIE. Observations sur les accouchements. Édit. française, 1765, t. III, obs. V et VI, p. 11 et 12. — RŒDERER. — Art des accouchements, 1765, p. 479. — LACHAPELLE. Pratique des accouchements, t. I, p. 290, 295, 1821. — JACQUEMIER. Dystocie par volume exagéré des épaules. Gaz. hebdomadaire, 1860, p. 644, 661, 692 et 775. — BAILLY. Gaz. hebd., 1868. — CAZEAUX. Traité d'accouchements. Édit. 1870, p. 856. — A. MARTIN. Zeitsch. für Geb., 1877, Bd I, H. I, p. 43. — BEACH. Medic. Record, 15 mars 1879, p. 271. — KYSIN. Wiener medical Press, 1882. — GARRIGUES. Americ. Journ. of Obst., 1885, p. 410. — DESMONTILS. Thèse de Bordeaux, 1887. — CHARPENTIER. Traité d'accouch., 2e édit., t. II, p. 538. — KÜSTNER. Müller's Handbuch, 1889, t. II. — MAYGRIER. Bull. de la Soc. obst. et gyn. de Paris, 12 fév. 1891, p. 31. — G. READ. Australian Med. Gazette, 15 juin 1893. — VALLOIS. Arch. de Tocologie, 1894, p. 801. — CHAMBRELENT. Soc. de Gyn. et d'Obst. de Bordeaux, 1895, p. 80. — H. DUBOIS. Les gros enfants au point de vue obstétrical, Th. de Paris, 1897. — PIERING. Monatschr. f. Geb. u. Gyn., 1899, Bd X, H. 3, S. 303.

Nomenclature des auteurs :

BAILLY, 1868.
BEACH, 1879.
CAZEAUX, 1870.
CHAMBRELENT, 1895.
CHARPENTIER, 1889.
CRANTZ, 1756.
DELAMOTTE, 1765.
H. DUBOIS, 1897.
GARRIGUES, 1885.
JACQUEMIER, 1860.
KÜSTNER, 1889.
KYSIN, 1882.
LACHAPELLE, 1821.
LEVRET, 1751.
A. MARTIN, 1877.
MAURICEAU, 1738.
MAYGRIER, 1891.
PIERRING, 1899.
READ, 1893.
RŒDERER, 1765.
SMELLIE, 1765.
VALLOIS, 1894.

L'excès de volume des épaules peut empêcher leur engagement à travers le détroit supérieur et mettre ainsi obstacle à la sortie de la tête qui reste dans l'excavation. D'autres fois, l'extrémité céphalique s'est dégagée, grâce aux contractions puissantes des muscles utérins et des muscles abdominaux, mais ces contractions ne se produisent plus ou elles sont insuffisantes pour déterminer l'expulsion du tronc.

Nous avons indiqué quelle conduite devait être tenue dans le premier cas, lorsque nous avons parlé de la dystocie par excès de volume total du fœtus (voyez p. 14). Il faut recourir au forceps ; cela peut paraître irrationnel, mais Baudelocque et Jacquemier ont montré que, grâce à l'extensibilité du cou et à la dépressibilité des épaules, on pouvait espérer amener la tête au dehors sans que le tronc descendît complètement dans l'excavation.

Si on échoue avec le forceps et si l'enfant a succombé, on a recours à la perforation du crâne et à la basiotripsie, puis on va successivement chercher les deux bras et on les abaisse (voir plus loin, p. 17-18). En cas d'insuccès, si le volume du tronc était encore trop considérable, il faudrait, avec les ciseaux de Dubois, ouvrir le thorax et faire l'éviscération.

Mais il se peut que la tête ayant été expulsée, les épaules soient retenues au détroit supérieur ou dans l'excavation pelvienne. Cet arrêt est dû soit à un volume exagéré du diamètre bisacromial, soit à une mauvaise situation de ce diamètre. C'est ce qui arrive surtout quand, après l'expulsion de la tête, on veut extraire trop rapidement le tronc du fœtus, avant que le mouvement de rotation n'ait amené le diamètre bisacromial dans le sens antéro-postérieur. Cette dystocie, bien décrite par Levret et Jacquemier, se reconnaît assez facilement. La tête, après son dégagement, se trouve, accolée à la vulve, et si l'on cherche à dégager l'épaule antérieure, on éprouve une résistance plus ou moins considérable. Dès que les mains abandonnent la tête, elle remonte vers la vulve étant comme aspirée par le vagin. Il faut alors mettre immédiatement en position obstétricale et rechercher quel est l'obstacle à la sortie du tronc. La brièveté accidentelle du cordon se reconnaîtrait immédiatement en passant les doigts autour du cou; on trouverait alors un ou plusieurs circulaires. S'il n'en existe pas, l'accoucheur devra pratiquer le toucher manuel pour se rendre compte de la nature de l'obstacle. Ce toucher profond permettra de voir s'il ne s'agit pas d'une tumeur abdominale du fœtus ou d'une brièveté naturelle du cordon.

Quand on aura reconnu que l'arrêt dans l'expulsion du tronc est bien dû à l'enclavement des épaules, quelle conduite devra-t-on tenir?

Si l'enfant est vivant, la parturiente étant en travers du lit, on exerce sur la tête et sur le cou de l'enfant des tractions de haut en bas, suivant l'axe du détroit supérieur. On réussit parfois ainsi à entraîner la partie supérieure du tronc dans l'excavation, on lui imprime alors un mouvement de rotation et on amène sous la symphyse pubienne une des extrémités du diamètre bisacromial qu'on dégage. Tirant ensuite en avant, puis en haut, on détermine la sortie des épaules. Il est bon de ne pas trop se précipiter, d'agir au moment des contractions utérines et de faire faire, par un aide, une expression aussi puissante que possible sur le fond de l'utérus. Des tractions assez fortes peuvent être exercées; cependant, si elles le sont trop, on risque de déterminer des lésions du plexus brachial et des paralysies.

Si on ne réussit pas facilement à faire tourner le tronc abaissé dans le bassin, on peut aider à la rotation en exerçant, avec l'extrémité des doigts, des pressions en sens inverse sur chacune des deux épaules. On peut aussi faire pénétrer deux doigts sous les aisselles, les recourber en crochet et tirer avec ménagement, mais avec une force continue.

D'autres fois, on enfonce profondément la main à plat, on saisit la racine du membre supérieur et on tire.

Si on n'entraîne pas la tête, il faut, comme l'ont conseillé Mauriceau, Delamotte et surtout Jacquemier, abaisser les bras du fœtus. Pour cela, on fait pénétrer une main, en arrière, dans l'excavation sacrée, on atteint le bras postérieur, on le défléchit et on l'amène au dehors; on passe ensuite en avant et on va chercher et abaisser de même le bras antérieur. Non seulement on a dès lors une prise solide sur les deux membres supérieurs, mais encore le volume de la poitrine se trouve réduit. Des tractions sur les bras, combinées avec l'expression abdominale faite par un aide, permettent de terminer l'accouchement. On peut risquer quelquefois de fracturer un bras pendant les manœuvres, mais mieux vaut avoir un enfant vivant avec un bras cassé, que de n'extraire qu'un enfant mort. Si le fœtus avait succombé, on ne serait plus retenu par la crainte de produire cette fracture; on pourrait même recourir, en cas de besoin, à la cléidotomie et à l'éviscération.

ARTICLE III

EXCÈS DE VOLUME TOTAL OU PARTIEL DU FŒTUS CONSÉQUENCE D'UN ÉTAT PATHOLOGIQUE

L'excès de volume du fœtus, lorsqu'il est déterminé par son altération pathologique, peut être total ou partiel, c'est-à-dire envahir tout le fœtus ou ne porter que sur une des parties de son corps.

§ 1. — Excès de volume total du fœtus.

L'excès de volume total par altération pathologique est dû surtout à une infiltration soit gazeuse, soit liquide. Dans le premier cas, il s'agit de l'emphysème généralisé produit par la putréfaction; cette complication a été étudiée tome II, p. 370 et 379.

L'infiltration liquide de la totalité du fœtus ou anasarque est consécutive soit à un état pathologique de la mère (syphilis, néphrite chronique, etc.), soit à un vice de nutrition du produit de conception dont la cause première échappe à l'interprétation. S'il y a dystocie, elle est surtout la conséquence de l'ascite accompagnée d'hydrothorax et nous l'étudierons plus loin (voir p. 35).

§ 2. — Excès de volume partiel du fœtus.

L'excès de volume partiel du fœtus considéré comme cause de dystocie peut porter sur la tête, soit sur le tronc, soit sur le siège. L'excès de volume de la tête est généralement constitué par l'hydrocéphalie.

A. — Hydrocéphalie congénitale.

Bibliographie chronologique. — Peu. La pratique des accouchements, Paris, 1694. — Delamotte. Traité d'accouchements. Paris, 1721. — Wepfer. Observationes de affectibus capitis, obs, 26, p. 51. Scaphusii, 1727. — NAUMANN. De partu difficile ex hydrop. fœtu, Leipsiæ, 1762. — SMELLIE. Traité pratique des accouchements, Paris, 1771, t. II, p. 407. — DELATOURETTE. Art des accouchements, 1787. — BAUDELOCQUE. Art. des accouchements. 1815. — DUGÈS. Mémoires de l'Académie royale de médecine, 1828, t. I, p. 317. — LEGOUX. Th. de Paris, 1840. — VERDU. Th. de Paris, 1846. — VAN HUEVEL. Presse médicale belge, 1849. — AUDRIOT. Abeille médicale, 1849. — DUVERNAY. Revue médico-chirurgicale, 1849. — MALGAIGNE. Revue médico-chirurgicale, 1849. — STOLTZ. Mémoires de la Soc. méd. de Strasbourg, 1851. — BLOT. Mém. de la Soc. de Biologie, 1853, t. V, p. 86. — HOUEL. Mém. de la Soc. de Biologie, 1853, p. 211. — CAZEAUX. Bull. de la Soc. de Chir. de Paris, 1855-56, p. 405. — GILES. Medical Times and Gazette, 1857. — SIMPSON. Société obstétricale d'Edimbourg, 1860. — TARNIER. Thèse d'agrégation, 1860. — ARCHAMBAULT. Soc. de biologie, janv. 1863. — CRUVEILHIER. Anatomie pathologique, vol. IV, 1863. — JOULIN. Thèse d'agrégation, 1863. — VIGNARD. Gazette médicale, 1863. — CHASSINAT. Gaz. méd. de Paris, 1864, p. 442. — BLOT. Bullet. de la Soc. de chirurgie, 1866. — OUVRIER. Th. de Paris, 1869. — DEPAUL. Gaz. des hôpitaux, 11 fév. 1873. — SCHRŒDER. Gaz. obstétricale, 5 mars 1873. — BUDIN. Hydropisie anencéphalique. Le Progrès médical, 1875, p. 475. — EDIS. Obstetrical journal, 1875. — FRITSCH. Thèse de Halle, 1876. — KLEBS. Lésions congénitales du crâne et du cerveau, Prague, 1876. — POLAILLON. Société de chirurgie, avril 1877. — WEBER. Peterb. med. Wochensc., 1878. — MAC DONALD. Edinb. obst. Society, 1878. — SPIEGELBERG. Lehrb. der Geburst., 1878. — HERRGOTT. Th. d'agrégation, 1878. — POULLET. Thèse d'agrégation, 1880. — DARESTE. Recherches sur la production artif. des monstruosités, 1880. — DESCHAMPS. Archiv. de Tocologie, 1880, p. 46. — AHLFELD. Die Missbildungen der Menschen. Leipsig, 1882. — RIVET. Progrès médical, 7 juin 1884. — SCHUCHARD. Uber die Schwiegrigkeit. der Diagn., etc., Thèse Berlin, 1884. — KIRSCH. Glascow medical journal, 1885. — BOURDIER. Th. de Paris, 1885. — HUBERT. Cours d'accouchement, 1885. — CHARLES. Cours d'accouchements, 1887. — SWAYNE. Obstetrical transactions, 1887. — KUSTNER. Müller's Handbuch, t. II, 1887. — MABARET DU BASTY ET VALLIÈRE. Progrès médical, 28 juillet 1888. — STARCH. Medical new's, 1888. — SANDOZ. Revue médicale de la Suisse Romande, 1888. — MURRAY. Edinb. medical Journal, 1889. — PUJOL. Th. de Paris, 1889-90. — FAUVEL. Th. de Paris, 1889-90. — VARNIER. Revue pratique d'obstétrique et d'hygiène de l'enfance, 1890. — OUI. Archives de tocologie, 1891, p. 617. — BONNAIRE. Archives de tocologie, 1891, p. 407. — BONNAIRE. Soc. obstétr. et gynéc. de Paris, 11 janv. 1894. — LEDRAIN. Progrès médical, 6 oct. 1894. — A. GAUTIER. Chimie biologique, Paris, 1895. — SERGENT. Th. de Paris, 1897.

Nomenclature alphabétique des auteurs.

AHLFELD, 1882.
ARCHAMBAULT, 1863.
AUDRIOT, 1849.
BAUDELOCQUE, 1815.
BLOT, 1853.
BONNAIRE, 1891, 1894.
BOURDIER, 1885.
BUDIN, 1875.
CAZEAUX, 1855.
CHARLES, 1887.
CHASSINAT, 1864.
CRUVEILHIER, 1862.
DARESTE, 1880.
DELAMOTTE, 1721.
DELATOURETTE, 1787.
DEPAUL, 1873.
DESCHAMPS, 1880.
DUGÈS, 1828.
DUVERNAY, 1849.
EDIS, 1875.
FAUVEL, 1889.
FRITSCH, 1876.
GAUTHIER, 1895.
GILES, 1857.
HERRGOTT, 1878.
HOUEL, 1853.
HUBERT, 1885.
VAN HUEVEL, 1849.
JOULIN, 1863.
KIRSCH, 1885.
KLEBS, 1876.
KÜSTNER, 1887.
LEDRAIN, 1894.
LEGOUX, 1840.
MABARET DU BASTY, 1888.
MAC DONALD, 1878.
MALGAIGNE, 1849.
MURRAY, 1889.
NAUMANN, 1762.
OUVRIER, 1869.
OUI, 1891.
PEU, 1694.
POLAILLON, 1877.
POULLET, 1880.
PUJOL, 1889.
RIVET, 1884.
SANDOZ, 1888.
SCRŒDER, 1874.
SCHUCHARD, 1884.
SERGENT, 1897.
SIMPSON, 1860.
SMELLIE, 1765.
SPIEGELBERG, 1878.
STARCH, 1888.
STOLTZ, 1851.
SWAYNE, 1887.
TARNIER, 1860, 1881.
VARNIER, 1890.
VERDU, 1846.
VERRIER, 1873.
VIGNARD, 1863.
WEBER, 1878.
WEPFER, 1727.

On appelle hydrocéphalie tout épanchement de sérosité à l'intérieur de la boîte crânienne. Cette hydrocéphalie siège soit dans les ventricules cérébraux, soit entre les méninges. Elle est constituée par une production en excès de liquide céphalo-rachidien.

Bien que certains auteurs, s'autorisant de Cazeaux et d'Hubert, distinguent encore l'hydrocéphalie en interne et externe, selon que l'épanchement a son foyer dans l'intérieur ou à l'extérieur du crâne, nous devons dire que l'hydrocéphalie externe n'existe pas ou du moins n'existe que secondairement ; à la suite d'une fissure produite au cours du travail, traumatique ou spontanée, le liquide peut passer à travers l'os ou la suture et former une poche surajoutée sous le cuir chevelu.

C'est de la même manière qu'il faut comprendre les hydrocéphalies mixtes de Chassinat ; elles sont formées de collections interne et externe qui communiquent entre elles.

Historique. — Cette complication ne paraît pas avoir été connue des anciens accoucheurs. Ni A. Paré, ni Guillemeau, ni Mauriceau n'en parlent. Ce serait à Peu ou à Delamotte (1704) qu'il faudrait en faire remonter la première mention. En 1675, Wepfer (de Bâle) l'avait observée sans en donner connaissance à ses contemporains. En 1762, Salomon Naumann (de Leipzig) écrivait un important travail d'ensemble sur la question. Plus tard, en 1771, Smellie publia une observation complète et pratiqua la perforation crânienne, qui permit à l'accouchement de se terminer. En France, Lachapelle et Dugès (1828) s'en occupèrent ; puis, successivement, parurent les thèses de Legoux (1840), de Verdu (1846), de Cazeaux (1855), de Tarnier (1860) de Joulin (1863), l'étude de Chassinat (d'Hyères) dans la *Gazette médicale de Paris* en 1864, enfin les thèses d'Ouvrier (1869), d'Alphonse Herrgott (1878) et de Poullet (1880).

A l'étranger nous signalerons particulièrement les mémoires de Simpson, de Keith et d'Angus Mac Donald (1878) en Grande-Bretagne ; ceux de Fritsch et de Klebs en Allemagne.

Plus récemment, chez nous, nous avons eu enfin les travaux de Rivet, Schuchard, Fauvel, Sandoz et Sergent.

Fréquence. — L'hydrocéphalie est rare ; on peut admettre qu'on l'observe une fois sur 3,000 accouchements. C'est le chiffre de Lachapelle, de Dugès et de Mac Donald ; Schuchard, de Berlin (1884), estime qu'elle se rencontre une fois sur 750 et Charpentier considère que cette proportion est trop faible encore puisqu'il en a personnellement observé 11 cas sur 3,000, c'est-à-dire 1 sur 273 accouchements.

Il ne faut pas tenir grand compte de tels chiffres, nécessairement inexacts, les statistiques étant toujours dressées dans les cliniques où sont transportés la majeure partie des cas d'hydrocéphalie, ce qui vicie forcément les proportions et trompe sur la fréquence réelle.

Étiologie. — Les causes sont bien hypothétiques. Tour à tour l'alcoolisme, le crétinisme, la syphilis (Lancereaux, Sandoz), la consanguinité (Bouchacourt), l'âge avancé des parents, ont été incriminés. Sauf en ce qui concerne la syphilis, les auteurs n'ont guère justifié leurs accusations.

Franck a publié le fait d'une femme qui mit au monde sept enfants hydrocéphales. Underwood et Gelis ont fait connaître des exemples analogues. Bruchet cite l'observation d'un sujet alcoolique, qui eut trois enfants hydrocéphales.

Dareste, expérimentant avec des œufs de poulets l'influence extérieure sur le développement de l'embryon, a montré qu'on pouvait, par l'échauffement inégal, favoriser certaines anomalies, mais il n'est pas possible d'appliquer ses conclusions à la production de l'hydrocéphalie.

Anatomie pathologique. — Dans l'hydrocéphalie nous devons nous occuper

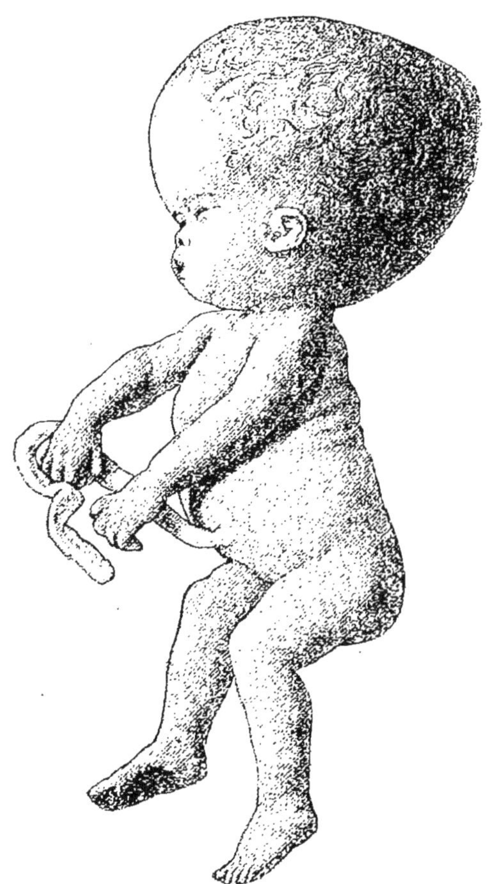

Fig. 2. — Hydrocéphalie congénitale. — Exagération du volume de la tête par rapport à celui du tronc.

1° du volume et du caractère de la tête fœtale ; 2° du liquide qu'elle contient et des altérations encéphaliques ; 3° des perturbations organiques qui peuvent accompagner cette affection.

1° La tête mesure des dimensions extrêmement variables, elle paraît énorme relativement au reste du corps. Sous la poussée exercée de dedans en dehors par le liquide accumulé dans la boîte cranienne, les sutures et les fontanelles s'élargissent considérablement.

On peut observer cependant deux variétés distinctes.

Dans la première, qui est la plus rare, les os ont conservé leur consistance et leur forme habituelles, si bien que si on enlevait les parties molles et si on mettait les bords des os en contact, il serait difficile de reconnaître qu'il y avait hydrocéphalie. Les os ont donc leurs caractères normaux et l'exagération du

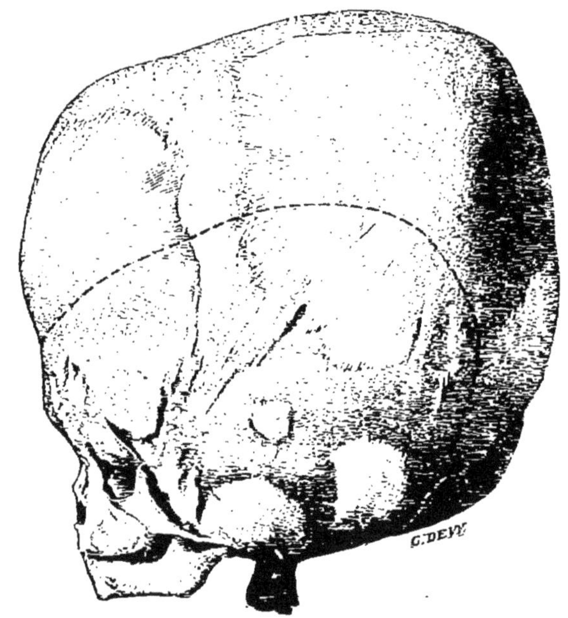

FIG. 3. — Hydrocéphalie congénitale. — Disposition des os des sutures et des fontanelles. — La ligne pointillée indique quel serait le volume de la tête normale.

volume n'est due qu'à la distension des parties molles, fontanelles et sutures.

Dans la seconde variété, qui est la plus fréquente, les os du crâne sont eux-même modifiés; non seulement ils sont écartés les uns des autres, mais encore ils sont amincis, étendus en surface et n'ont plus, par places, qu'une consistance papyracée, si bien que sous la pression ils donnent lieu à la sensation de crépitation parcheminée.

Budin a fait remarquer qu'on trouve quelquefois une forme spéciale aux pariétaux. Chez l'enfant à terme, il existe assez souvent une fissure ou même un petit espace membraneux qui constitue une fontanelle supplémentaire sur le bord d'un pariétal ou même sur le bord des deux pariétaux, le long de la suture lambdoïde ; chez l'hydrocéphale, cet espace membraneux peut devenir extrêmement large (voir fig. 4).

Parfois même, mais exceptionnellement, les pariétaux subissent une véritable usure qui favorise l'issue du liquide sous le cuir chevelu. Dans cette variété, toute la tête, os et membranes, participe à l'augmentation de volume.

Il faut signaler à part certains faits d'hydrocéphalie dans lesquels la tête conserve ses dimensions normales : le liquide s'accumule en se faisant une place au détriment de la substance encéphalique qui s'atrophie et disparaît. C'est la forme d'hydrocéphalie signalée par Billard, Cruveilhier, Stoltz,

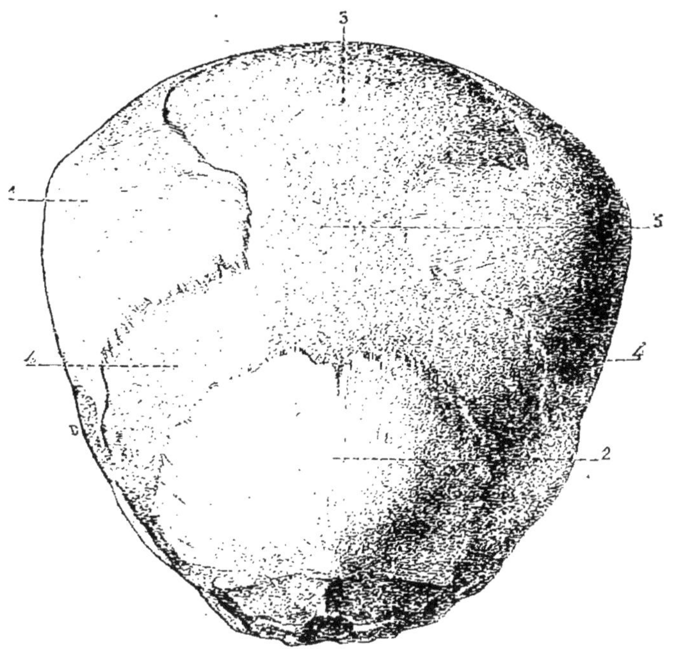

FIG. 4. — Hydrocéphalie congénitale. — On voit en 3 le large espace membraneux qui correspond à la fontanelle supplémentaire. (P. BUDIN.)

1. Pariétal.
2. Occipital.
4. Suture lambdoïde.
5. Extrémité postérieure de la suture sagittale.

Breschet, Budin, Tarnier, Fritsch, Klebs et Poullet ; les accoucheurs sont dans l'impossibilité de la reconnaître au cours du travail. Parfois même cette variété d'hydrocéphalie anencéphalique pourrait s'accompagner de microcéphalie.

Dans l'immense majorité des cas, l'accumulation du liquide se traduit par une distension énorme du crâne, qui est souvent asymétrique ; dans les espaces membraneux s'intercalent quelquefois des portions d'os isolés, semblables à des os wormiens.

Barnes signale un cas où la tête mesurait 59 centimètres de circonférence ; Wrisberg vit une tête hydrocéphale dont le grand diamètre était de 27 centimètres avec une circonférence de 81 centimètres ; Meckel mesura 43 centimètres de diamètre transversal; enfin, dans la thèse de Verdu (1840), une tête est mentionnée qui avait 10 pouces de longueur et 30 pouces de circonférence. Sergent considère que la circonférence moyenne des cas qui lui ont servi à tirer les conclusions de sa thèse était de 50 centimètres à peu près.

2° Le liquide contenu dans les ventricules agrandit considérablement ces cavités, il refoule à la périphérie la substance des hémisphères cérébraux et l'accole contre les parois osseuses. A la Clinique d'accouchement, en 1891, Tarnier fit, après congélation d'une tête d'hydrocéphale, des sections horizontales ; on voyait un bloc de glace bordé en dehors par la paroi crânienne, à la face interne de laquelle était appliquée une mince bandelette blanchâtre de quelques millimètres d'épaisseur, unique vestige des hémiphères cérébraux.

L'épendyme serait toujours malade : on voit ordinairement la pie-mère rougeâtre et augmentée de volume.

Le liquide ne reste point forcément collecté dans les cavités ventriculaires, il peut s'engager dans le tissu interstitiel du cerveau, dans les mailles de la pie-mère et les espaces sous-arachnoïdiens. Il est clair et transparent, légèrement jaunâtre comme les liquides des diverses hydropisies et d'une densité de 1008; il contient quelques sels de soude avec de l'albumine en faible quantité, dans la proportion de 0,246 p. 100, plus par conséquent que le liquide céphalo-rachidien normal et moins que le liquide d'ascite ou d'hydrothorax. Dans les cas où il y a concurremment anencéphalie, la teneur en albumine du liquide hydrocéphalique peut être considérable.

Pour la quantité elle oscille de quelques cuillerées à plusieurs litres; celle qu'on rencontre dans les cas ordinaires rapportés comme causes de dystocie est de 1,000 à 2,000 grammes à peu près ; elle pourrait atteindre 8 à 10 litres.

L'aspect du fœtus est assez caractéristique : la face est toute petite et cachée sous un énorme front olympien qui surplombe; les sutures peuvent être larges de plusieurs doigts et les fontanelles énormes. Toute la tête donne la sensation nette de fluctuation.

3° Il n'est pas rare que d'autres déformations existent avec l'hydrocéphalie. Bien qu'Archambault ait noté l'ordinaire oblitération de l'aqueduc de Sylvius et du trou de Magendie, l'hydrorachis avec ou sans spina-bifida n'est pas très rare (Budin, Delore, Charles). Harel a signalé l'ectromélie chez un hydrocéphale; on rencontre le bec-de-lièvre et les pieds bots. Cependant, sauf les cas de malformations multiples sous la dépendance ordinaire d'une hydramnios concomitante, le tronc fœtal est communément assez bien constitué, il n'est ni maigre, ni mal développé, quelquefois même il est volumineux.

Symptômes et diagnostic. — PENDANT LA GROSSESSE. — Le plus souvent l'attention n'est attirée par aucun symptôme. Dans 8 p. 100 des cas à peu près (c'est loin d'être la règle, par conséquent), il existe de l'hydramnios ; il peut y avoir alors œdème généralisé ou œdème localisé soit à l'hypogastre, soit aux membres inférieurs; de la dyspnée, des troubles digestifs, des vomissements opiniâtres surviennent parfois qui sont imputables à la distension du ventre. Le plus souvent tout semble normal ; l'hydrocéphalie reste méconnue, elle ne sera diagnostiquée que plus tard, quand les difficultés de la parturition attireront particulièrement l'attention.

En dehors des maternités où toutes les femmes sont examinées en détail c'est presque fortuitement que la malformation est reconnue.

Il y a souvent présentation vicieuse : dans les conditions normales, c'est le sommet qui se présente presque constamment, 95 fois sur 100 et on ne rencontre, à terme, la présentation du siège qu'une fois sur 62; mais, avec l'hydrocéphalie, les conditions de l'accommodation ont changé et la tête volumineuse a tendance à se loger au fond de l'utérus; une fois sur 5 ou une fois sur 4 le siège est en bas et, plus l'hydrocéphalie est considérable, plus il y a chance pour qu'il y ait présentation pelvienne. Ce n'est qu'exceptionnellement qu'on rencontre le tronc au détroit supérieur, on peut en compter les cas; et, comme la face n'existe pour ainsi dire pas, car elle tient très peu de place dans l'ensemble de l'extrémité céphalique, on comprend qu'elle ne se présente guère (1 cas, Budin).

Si le sommet est en rapport avec le bassin, le palper met en évidence le non engagement de la présentation, son élévation au-dessus du détroit supérieur, la saillie de la bosse pariétale au-dessus des pubis et l'étendue des dimensions occipito-frontales que le céphalomètre peut directement et méthodiquement apprécier. Dès 1868, Tarnier reconnut ainsi, pendant la grossesse, la présence à l'hypogastre d'une tête hydrocéphale. Il racontait volontiers qu'il avait été mis sur la voie de ce diagnostic par l'affirmation, qui ne l'avait pas peu surpris, d'une élève de la Maternité.

Dans les cas où le fœtus se présente par le siège, il est plus malaisé de mesurer à l'aide du palper la tête en partie cachée sous les fausses côtes au fond de l'utérus. De l'aveu de presque tous les auteurs, d'Ahlfeld, de Herrgott notamment, on passe presque fatalement à côté du diagnostic. La tête ballotte peu ou pas (Senkins); la crépitation parcheminée est loin d'être caractéristique malgré ce qu'a dit Kaltenbach. Cependant, une fois en éveil, on peut arriver, par une analyse soigneuse, à ne pas se tromper. Dans un cas, Depaul aurait reconnu la fluctuation au niveau de la tête.

L'auscultation peut-elle servir? Grâce à son secours, Blot, interne à la Maternité en 1853, reconnut une hydrocéphalie, en tenant compte de la hauteur où s'entendait le maximum des battements fœtaux. Ce succès ne doit pourtant pas nous illusionner. L'auscultation a, en cette occurrence, une valeur minime et elle doit s'effacer entièrement devant le palper qui seul peut nous renseigner utilement, si la paroi est assez souple et si le liquide amniotique n'est pas en excès.

Si la tête est en bas, le toucher nous fait constater avant le début du travail combien la présentation est élevée; dans les cas où le siège se trouve en bas, il ne peut évidemment plus rien nous apprendre quant à la conformation anormale de la tête.

Pendant le travail. — A) *Présentation du sommet.* — La dilatation se fait lentement et péniblement, la présentation restant élevée et n'appuyant guère sur les lèvres du col; la poche des eaux se produit plus ou moins volumineuse et plus ou moins allongée ; elle peut se rompre prématurément, avant la dilatation complète. Il n'est pas rare d'observer alors la rétrocession du travail ; les bords de l'orifice utérin reviennent sur eux-mêmes.

Lorsque les membranes sont déchirées, la saillie molle que forme la tête, saillie qui devient plus dure pendant les contractions, fait croire parfois qu'on est en présence d'une poche des eaux et que les membranes sont intactes, ou bien encore qu'il y a un second enfant dont les enveloppes viennent bomber au niveau du col.

On peut encore ne point rencontrer la dureté habituelle de la tête et diagnostiquer une présentation du siège.

Ces méprises assez fréquentes entraînent un grand retard dans l'intervention et causent ainsi la gravité de la complication. Néanmoins, si on examine avec attention, on arrive à déterminer la raison de l'arrêt du travail ; la tumeur qu'on a sous le doigt est liquide et fluctuante, elle devient plus bombée au moment des contractions, mais, dans leur intervalle, elle reste encore tendue ; elle est recouverte de cheveux qu'on parvient à sentir avec la pulpe de l'index et qu'à la rigueur on pourrait voir avec un spéculum. En promenant un peu largement le doigt, on arrive nécessairement sur des îlots osseux et l'on reconnaît quelques larges sutures et des fontanelles. Enfin, en combinant l'exploration vaginale avec le palper, on trouve un gros ballon, une outre fluctuante, élastique au-dessus du détroit supérieur à travers lequel elle ne pénètre pas. On pourrait croire encore à une encéphalocèle ou à une tumeur sacro-coccygienne ; en introduisant toute la main et en explorant le voisinage, on ne reste pas dans l'erreur.

Il est arrivé que le forceps appliqué dans ces cas d'arrêt du travail a, par l'écartement excessif de ses branches, montré le diagnostic à l'opérateur qui n'avait su le voir auparavant.

D'autres fois, au cours des manœuvres, l'effusion du liquide s'échappant à flots a manifestement établi la nature de l'obstacle qui s'opposait à la terminaison.

B) *Présentation du siège.* — De la Tourette, en désaccord avec Baudelocque, déclarait que seuls les maîtres de l'art étaient capables de diagnostiquer exactement l'hydrocéphalie quand la tête venait seconde. Les phénomènes du travail se succèdent d'abord régulièrement, le siège et le tronc se dégagent, mais bientôt un arrêt se produit et tous les efforts les mieux dirigés n'aboutissent pas à l'engagement de la tête.

Si le bassin n'est pas rétréci, s'il n'y a pas grossesse gémellaire avec pénétration d'un deuxième fœtus qui s'oppose à la sortie du premier, s'il n'y a pas un bras relevé malencontreusement derrière la nuque, la tête ne peut être arrêtée que par les parties molles, c'est-à-dire par le col utérin contracté, ce qu'il est facile de constater, ou par une tumeur céphalique. Le toucher profond renseigne : en cherchant du côté de la nuque, on arrive sur les fontanelles postéro-inférieures qui sont très larges. Bonnaire, dans deux cas, put sentir distinctement à ce niveau la fluctuation symptomatique. Dans ces circonstances, la main placée sur le fond de l'utérus constate quelquefois que la tête remonte jusqu'au niveau de l'ombilic; enfin le palper, combiné avec le toucher, pourrait encore ici faire reconnaître la présence d'une poche volumineuse, fluctueuse au-dessus du petit bassin.

La présence d'un spina-bifida fit soupçonner à Budin l'existence d'une hydrocéphalie; l'accouchement prouva la justesse de sa prévision. Ledrain rapporte le fait d'un enfant hydrocéphale né par le siège, présentant un spina-bifida dont la poche se tendait à chaque contraction utérine.

En définitive, le diagnostic différentiel, quand on a éliminé l'hypothèse d'un fibrome utérin, d'un kyste intra-pelvien, d'un rétrécissement du bassin, d'un jumeau gênant la progression d'un premier fœtus, se borne en général à distinguer une poche des eaux d'une tête hydrocéphale qui se présente la première. Cette erreur commise par Stoltz conduisant à rompre la collection intra-crânienne, ne serait nullement préjudiciable. Nous ne parlons pas de la confusion qu'on pourrait faire avec une bosse séro-sanguine.

Marche de l'accouchement. — Si la tête se présente, ses dimensions excessives l'empêchent de pénétrer dans l'excavation; le travail se prolonge et le col ne se dilate que lentement et incomplètement. A la longue, si l'hydrocéphalie n'est pas très marquée, il se peut qu'avec des contractions énergiques la tête finisse par s'engager dans le bassin, progresse et se dégage, mais il n'y faut guère compter. Le travail d'ordinaire s'éternise sans aboutir. La pression persistante a pu, dans un cas rapporté par Colombe (1835), déterminer une fistule vésico-vaginale; c'est un fait isolé. L'accident commun et redoutable est la rupture du segment inférieur qui se produit tantôt en avant, tantôt en arrière, assez souvent sur les parties latérales et de préférence du côté gauche. Cette complication, le plus souvent mortelle, a été signalée dans une thèse célèbre de Keith, d'Edimbourg, où sur 74 cas d'hydrocéphalie, la déchirure utérine fut rencontrée 16 fois. Sur 159 cas réunis par Hohl, Schuchard, Veit, on trouva 21 ruptures utérines. Poullet rapporte 17 ruptures sur 106 observations.

A côté de ces accidents, il faut placer ceux qui sont dus à des interventions maladroites : des versions tentées sans précautions suffisantes peuvent en particulier amener l'éclatement du segment inférieur déjà fort aminci ; une application de forceps inopportune, accompagnée de tractions exagérées, entraîne des délabrements étendus des parties molles.

Au cours de l'intervention, une ponction peut être faite qui amène l'évacuation de la tête et permet la terminaison de l'accouchement. Baudelocque en rapporte un exemple. Une rupture heureuse de la poche hydrocéphalique pourrait même se produire spontanément et permettre une terminaison prompte et facile (Stoltz).

Si l'enfant se présente par le siège, l'évolution du travail n'offre rien d'anormal jusqu'au moment où la tête arrive au niveau du bassin. Alors un arrêt survient, mais comme l'utérus est aux trois quarts vidé, il n'a jamais la même importance fâcheuse que dans les cas de présentation céphalique ; le danger de rupture spontanée n'existe pour ainsi dire plus et pas une observation n'en a été publiée. Si le fœtus est très malléable ou s'il est ramolli par un commencement de macération, on a vu parfois sa tête s'engager et être expulsée. La sortie de l'enfant a quelquefois lieu par d'autres mécanismes. Dans certains cas, la paroi crânienne se rompt et le liquide passe sous le cuir chevelu; on a alors deux tumeurs en forme de gourde qui franchissent l'une après l'autre le détroit supérieur. D'autres fois, sous l'action d'efforts excessifs, la colonne vertébrale se rompt partiellement et le liquide céphalo-rachidien passe soit dans la cavité péritonéale, soit dans la cavité pleurale, soit même dans le tissu cellulaire sous-cutané. On voit alors, en cette dernière circonstance, le tronc du fœtus qui augmente rapidement de volume sous les yeux ; il se produit une sorte d'œdème suraigu du tronc.

En tirant violemment, on a même arraché complètement la colonne vertébrale; le liquide s'étant écoulé par le canal rachidien, le crâne s'est affaissé et l'expulsion du fœtus a eu lieu.

Sauf circonstances exceptionnelles, l'accouchement abandonné à lui-même ne se termine pas. L'intervention obstétricale est nécessaire dans la plupart des cas. Sur 94 faits rapportés par Barnes, 73 fois il fallut agir ; Schuchard note 62 interventions sur 73 cas ; Hohl 63 sur 77 et Veit 9 sur 9. Les 6 observations provenant des services de Lariboisière et de Baudelocque, que Sergent relate dans sa thèse, ont nécessité 5 interventions.

Pronostic. — Le pronostic est donc assez sombre ; on peut le résumer en quelques mots : risques de rupture utérine, de délabrements pelviens à la suite d'accouchements laborieux, d'épuisement mortel si la parturiente ne peut accoucher, et de lésions graves si le médecin pratique des interventions non réglées.

Les statistiques additionnées de Hohl, Spiegelberg et Poullet donnent une mortalité de 25 p. 100. Mais hâtons-nous d'ajouter que ce pronostic est essentiellement modifiable suivant que la parturiente est abandonnée à la nature ou qu'elle se confie aux mains d'un homme de l'art.

Si l'hydrocéphalie est reconnue, presque tout danger s'évanouit. Le traitement convenable fait en temps utile met à l'abri de toutes les complications énumérées et rend facile et prompt un accouchement qui s'annonçait gros de menaces. Sur quatre hydrocéphalies qu'il eut à traiter, et où le diagnostic avait été fait, Budin note quatre terminaisons heureuses et des plus simples pour les mères.

Quant à l'enfant, le pronostic en ce qui le concerne est très mauvais. Comme nous le verrons, on est obligé de le sacrifier dans l'intérêt de la mère quand il n'a pas succombé déjà au cours du travail, et l'on a d'autant moins de scrupules à s'y résoudre qu'il est pour ainsi dire perdu d'avance. Chassinat, sur 60 cas qu'il a rassemblés dans son mémoire, a vu 40 fœtus nés morts, 5 ont succombé dans le premier mois et 9 dans la seconde année; 4 ont vécu plus longtemps, mais c'étaient des enfants nés spontanément. A supposer qu'ils survivent affligés ou non d'autres déformations, ils sont atteints d'impotence cérébrale et ne peuvent guère être que des crétins ou des idiots.

Budin s'est étendu dans sa leçon de la Charité sur le pronostic particulier aux enfants hydrocéphales anencéphaliques qui, nés avec toute l'apparence de la bonne santé, succombent fatalement de mort subite dans les premiers jours qui suivent la naissance sans que rien puisse expliquer ce dénouement imprévu; ce fait peut présenter une certaine importance au point de vue médico-légal.

Traitement. — Existe-t-il un traitement préventif quand on craint ou soupçonne l'hydrocéphalie au cours de la grossesse? On a donné le conseil d'administrer l'iodure de potassium à fortes doses aux femmes qui, à des grossesses antérieures, ont eu des enfants atteints de cette affection; quelques-unes ont paru bien se trouver de cette médication. Mais, à vrai dire, on pratique ainsi le traitement de la syphilis qui peut réussir si la maladie doit lui être attribuée. Quand aux hydrocéphalies qui ont pour origine l'alcoolisme, l'âge avancé des parents ou tant d'autres causes inconnues, les médicaments spécifiques ne semblent pas le moins du monde indiqués pour elles.

Simpson, en 1860, à la Société obstétricale d'Édimbourg, a fait connaître qu'il s'était cru autorisé à provoquer l'accouchement prématuré chez une femme qui avait eu précédemment et successivement deux enfants devenus hydrocéphales dans le dernier mois de la grossesse. Ce troisième enfant naquit bien portant, mais quoique le succès ait répondu à cette tentative, l'exemple de Simpson n'a guère été suivi.

Si l'hydrocéphalie ne devient manifeste pour l'accoucheur que dans la dernière période de la maladie, il est vraisemblable qu'elle existe en germe depuis longtemps déjà; la perspective de faire naître avant terme un enfant déjà compromis, et dans les conditions de fragilité que comporte l'accouchement prématuré, n'est pas séduisante. Il vaut donc mieux ne pas s'étendre sur cette question du traitement prophylactique de l'hydrocéphalie et ne s'occuper que de savoir quelle conduite l'accoucheur doit tenir dans les cas d'hydrocéphalie reconnue.

Traitement pendant la grossesse. — On peut se trouver en face d'un fœtus hydrocéphale qui se présente par la tête, le siège ou l'épaule. Dans ce dernier cas il convient naturellement de modifier la situation du fœtus à l'aide de manœuvres externes de façon à ramener le sommet en bas ou en haut et à maintenir du mieux possible la présentation qu'on aura obtenue. Mais est-il meilleur d'avoir un sommet ou un siège en rapport avec le détroit supérieur? Les avis diffèrent; il ne paraît cependant pas qu'il y ait lieu de beaucoup discuter. Quand l'accoucheur est averti de la situation, l'accouchement s'effectuera toujours bien, en quelque point que se trouve la tête, car on la videra de son excès de liquide au moment utile.

Si quelque doute subsistait, on pourrait de préférence amener le sommet en bas. Si au contraire le diagnostic est ferme, il est plus avantageux d'avoir une présentation pelvienne, non pas que nous pensions que la tête traversera plus aisément le bassin, mais parce que la marche du travail sera plus régulière et parce qu'on a beaucoup plus de chances d'échapper de la sorte, en cas de retard dans l'intervention, aux risques d'éclatement du segment inférieur. La partie inférieure du corps fœtal se dégagera sûrement, sauf conditions particulières de passage étroit ou de tumeurs surajoutées, et l'on aura toujours le temps d'arriver pour terminer.

En sorte qu'il nous paraît recommandable, si pendant la grossesse l'enfant hydrocéphale est en présentation du siège, de le laisser dans la situation qu'il occupe; s'il est en présentation céphalique, il y aura avantage à ramener le siège au détroit supérieur, lorsque ce déplacement pourra s'opérer sans difficultés.

Traitement pendant le travail. — Il est rare, avons-nous dit, sinon dans les Maternités, qu'on reconnaisse à l'avance la dystocie qui se prépare. C'est donc pendant le travail qu'on est appelé pour intervenir. Étudions la conduite à tenir suivant que le sommet, le siège ou l'épaule se présentent.

A. — *Présentation du sommet.* — Si la dilatation du col est complète et si la tête, médiocrement volumineuse, tend à s'engager, on peut essayer une application de forceps qui amènera peut-être un enfant vivant.

On ne se trouvera pas ordinairement appelé dans de telles conditions. D'habitude la tête est élevée, elle déborde les pubis et le col est insuffisamment ouvert pour permettre l'introduction du forceps ; on devra donc et le plus tôt possible, sans retard et sans remords, si le diagnostic est indiscutablement établi, procéder à la ponction de la cavité crânienne.

En cas de contractions utérines modérées, si la pression sur le segment inférieur est minime, il va de soi qu'on a la liberté d'attendre quelque peu; mais dès que le travail est en pleine marche, il importe de ne pas temporiser et de donner issue au liquide qui grossit la tête fœtale et l'immobilise au-dessus du bassin.

Si l'enfant était mort dans l'utérus, on hésiterait encore moins, mais il ne faut pas s'attarder même si l'enfant est vivant, quoique le résultat non douteux de la ponction crânienne soit la mort du fœtus : sur 28 cas, Chassinat a eu 28 morts; sur 17, Ouvrier en compte 17, et Herrgott, 20 sur 21. On a conseillé (Küstner notamment) de se servir d'un trocart capillaire plutôt que d'un perforateur, espérant ainsi ménager les jours de l'enfant. Rien n'empêche de recourir au trocart qu'on enfonce dans le large espace membraneux interosseux ; on a même l'avantage d'éviter les esquilles et les fragments osseux que produiraient les ciseaux de Smellie ou l'instrument de Blot et qui pourraient blesser les parties maternelles pendant l'extraction. Quant au profit que peut tirer l'enfant de l'emploi du trocart, il est douteux. Novi, Mac Donald, après ponction à l'aide d'un fin trocart, ont vu l'enfant survivre quelques heures; plus récemment Bonnaire enfonça dans le crâne d'un hydrocéphale une aiguille aspiratrice de Potain, et l'enfant survécut vingt heures. Mais cela est de peu d'importance et parfaitement illusoire. Nous savons l'enfant condamné, que nous opérions d'une façon ou d'une autre et c'est ce qui nous rend si résolu. On ponctionne donc avec l'instrument qu'on a sous la main.

Une fois le liquide écoulé, la tête se réduit, descend dans l'excavation, dans le col, le dilate et généralement l'accouchement se termine spontanément, sans autre manœuvre.

Il peut arriver cependant que l'inertie succède aux efforts trop prolongés et inefficaces du début. Il faut alors achever la dilatation soit avec l'écarteur Tarnier, soit avec un ballon dilatateur, soit manuellement selon les circonstances, puis saisir la tête fœtale et l'entraîner. Le forceps, fait pour s'appliquer sur une tête normale, est de mauvaise prise sur une tête toute amollie et déformée, il risque de déraper. Mieux vaut user d'un cranioclaste ou d'un basiotribe. Cette conduite est assurément préférable à la version que préconisaient Lachapelle, Simpson et Schrœder et qui expose à distendre encore le segment inférieur déjà trop éprouvé et peut-être à le rompre.

B. — *Présentation du siège.* — Lorsque l'extrémité pelvienne se présente, le dégagement des membres inférieurs, du tronc et des épaules s'accomplit au fur et à mesure des efforts d'expulsion de la femme, puis la tête est arrêtée. C'est à ce moment que souvent de violentes et infructueuses tractions sont exercées au cours desquelles une fracture du crâne fœtal peut se produire qui livre passage au liquide intra-céphalique. Mais l'introduction totale de la main dans les voies génitales, malgré la gêne qu'apportent les épaules, permet généralement de se rendre compte de la nature de l'obstacle. Il n'y a plus qu'à le faire disparaître. On y parvient aisément en enfonçant, avec la main gauche qui sert de guide, un perforateur dans l'intérieur du crâne, soit au niveau de la nuque (mais il faut se garder de glisser et d'atteindre la paroi maternelle), soit au niveau de l'apophyse mastoïde, derrière l'oreille ainsi que le recommandait Chamiso, soit au niveau de l'orbite. Il semble que la méthode la plus sûre consiste à passer par la cavité buccale et à traverser la voûte palatine ; par cette voie les maxillaires protègent de chaque côté contre les échappées.

On a proposé plus simplement quand tout le tronc est au dehors, trouvant malaisé de manœuvrer au long des épaules qui obstruent le vagin, de sectionner le cou pour se débarrasser du corps décapité et pour attaquer ensuite plus facilement la tête restée seule. Cette décollation, en ouvrant largement la colonne vertébrale, peut d'ailleurs permettre, sans autre action, l'écoulement du liquide intra-crânien, l'affaissement du globe céphalique et son extraction facile avec un crochet ou simplement avec les doigts qui font office de crochet. Dubois, en 1841, avait eu recours à ce procédé, Delaunay l'employa en 1847, puis Malgaigne et Verrier l'érigèrent en méthode.

Une conduite encore plus simple fut imaginée par Van Huevel (1848), qui théoriquement engagea à ouvrir au milieu du dos le rachis à l'aide d'une incision, puis à glisser par cette voie de pénétration une sonde armée d'un mandrin qui serait poussée de bas en haut dans le canal vertébral jusque dans la cavité crânienne ; par cette sonde, le liquide serait drainé aussi sûrement que par une ouverture faite directement au crâne. Tarnier, dans sa thèse d'agrégation de 1860, se déclara très partisan de cette méthode opératoire et, en 1868, permit à un accouchement considéré comme très difficile de s'accomplir en quelques instants après la simple introduction d'une longue canule dans le canal médullaire. Depuis tous ses élèves l'ont imité.

Il importe cependant de mentionner que ce procédé de Van Huevel-Tarnier a été revendiqué par Hubert en faveur de Lacoux.

Le procédé est excellent, à la portée de tous; on peut dire qu'il réussit toujours. Pourtant Oui a relaté, en 1891, un cas où la sonde fut arrêtée dans

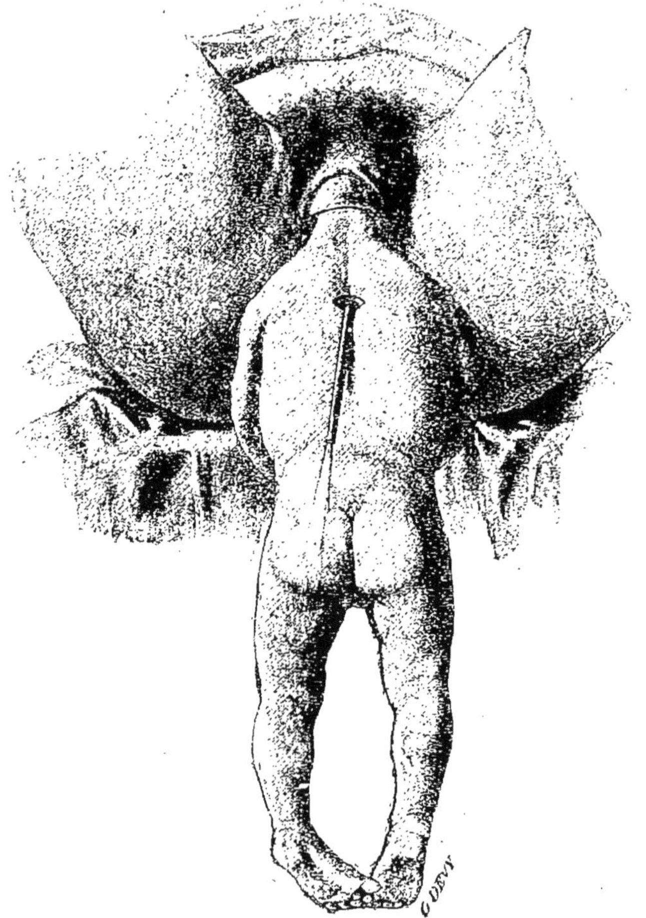

Fig. 5.— Hydrocéphalie; tête retenue dans les parties génitales. (Procédé de Van Huevel-Tarnier.)

son trajet ascendant et où l'accouchement ne fut achevé qu'après perforation de la voûte palatine et de la base du crâne. L'échec était dû à ce que des tractions excessives avait été pratiquées sur la colonne vertébrale et en avaient entraîné la fracture; la sonde avait été arrêtée par la saillie d'un des fragments qui obturait la lumière du conduit rachidien.

C. — *Présentation de l'épaule.* — Si par hasard l'enfant hydrocéphale se présentait par l'épaule, ce que Budin vit une fois et ce qui fut le cas de Tarnier en 1868 traité par la ponction dorsale, on devrait ou faire la version podalique préalable ou l'embryotomie cervicale. Si la femme est depuis longtemps en travail, c'est à cette dernière conduite qu'il convient ordinairement de se ranger dans la crainte des dangers qu'entraîne avec elle une version faite en une semblable occurrence.

P. BUDIN et L. TISSIER.

B. — Excès de volume du tronc.

Bibliographie chronologique. — PORTAL. Traité des accouchements, 1685. — PEU. Accouchements, 1694. — MANSA et JACOBSON. Journal de Siebold, t. XV, p. 683, 1828. — BOUCHACOURT. Gaz. méd. de Paris, p. 65, 1845. — DEPAUL. Mém. Bull. Acad. méd., 1850, p. 465. — HOHL. Die Geburten missgestalteten kranker und todter Kinder. Halle, 1850. — TARNIER. Thèse d'agrégation, 1860. — JOULIN. Thèse d'agrégation, 1863. — VIRCHOW. Die krankh. Geschw., 1863, II, et Verh. der Berlin. Geb. Gesels., Bd III, p. 130. — GERVIS. Transactions of the London Obst. Society, vol. VI, p.22, 1865.— MARTIN. Geburtserschwerung durch missgestaltete Früchte. Zeitschrift f. Geb. und Gyn., Bd I, p. 43, 1877. — A. HERRGOTT. Thèse d'agrég., 1878. — NŒGGERATH. Amer. j. of obst., 1879, p. 602. — PHENOMENOW. Centralblatt f. Gyn., 1880, p. 626. — SCHÜCKING. Centralblatt f. Gynäk., 1882, p. 369. — PORAK. Soc. d'Obst. et de Gyn. de Paris et Arch. de Tocol., 1885, p. 1073. — ANGELBY. Ascite fœtale. Thèse de Paris, 1887. — LEFOUR. Rétention d'urine et perméabilité de l'urèthre. Le Progrès médical, 21 mai 1887, p. 411. — AUVARD. De la dystocie par excès de volume du tronc. Semaine médicale, 1888, n° 11, p. 90. — MÜLLER's Handbuch, t. II, p. 675, 1888. — BAGOT. British med. j., 19 décembre 1891. — BAR et LAMOTTE. Bull. de la Soc. Obst. et Gyn. de Paris, 1891, p. 74. — PARISOT. Rev. méd. de l'Est, 1er déc. 1892, et Arch. de Toc., 1893, p. 291. — STRASSMANN. Central. f. Gyn., 1893 p. 162. — SCHWYZER. Arch. f. Gyn., Bd XLIII, p. 333, 1893. — VON WOERZ. Central. f. Gyn., 1894, n° 5, p. 118. — BUDIN et APERT. Soc. Obst. et Gyn. de Paris, 1895, 11 avril, p. 203. — DEVÉ et CUBERTAFON. Rétention d'urine chez le fœtus. Soc. Obst. et Gyn. de Paris, 9 mai 1895. — EBERHART. Monats. f. Geb., Bd VI, H. 3, p. 246, 1895.— DEMELIN. Ascite fœtale et hypertrophie placentaire. J. des Praticiens, 17 déc. 1898, n° 51, p. 810. — BAR. Soc. d'Obst. de Paris. Kystes du rein chez le fœtus, 1899, p. 32. — BRINDEAU et MACÉ. Kystes du rein chez le fœtus. L'Obstétrique, 1899, p. 42. — COUVELAIRE. Dégénérescence kystique congénitale des organes glandulaires. Ann. de Gyn., nov. 1899, p. 493.

Nomenclature alphabétique des auteurs.

ANGELBY, 1887.
AUVARD, 1888.
BAGOT, 1891.
BAR, 1899.
BAR et LAMOTTE, 1891.
BOUCHACOURT, 1845.
BRINDEAU et MACÉ, 1899.
BUDIN et APERT, 1895.
COUVELAIRE, 1899.
DEMELIN, 1898.
DEPAUL, 1850.
DEVÉ et CUBERTAFON, 1895.
EBERHART, 1897.
GERVIS, 1865.
HERRGOTT, 1878.
HOHL, 1850.
JOULIN, 1863.
LEFOUR, 1887.
MANSA et JACOBSON, 1828.
MARTIN, 1877.
NŒGGERATH, 1879.
PARISOT, 1893.
PEU, 1694.
PHENOMENOW, 1880.
PORAK, 1885.
PORTAL, 1685.
SCHÜCKING, 1882.
SCHWYZER, 1893.
STRASSMANN, 1893.
TARNIER, 1860.
VIRCHOW, 1863.
VON WOERZ, 1894.

Dans les cas où il y a excès de volume du tronc, le thorax est rarement seul intéressé; ordinairement l'abdomen est le siège principal de l'augmentation de volume, qui atteint accessoirement la poitrine. Cependant l'hydrothorax a été observé (cas de Peu, de Hohl, etc.), à un degré suffisant pour agrandir les espaces intercostaux et y laisser percevoir de la fluctuation. Nous retrouverons ces faits en étudiant l'ascite (voir p. 35).

Il est d'autres productions pathologiques qui tout en n'appartenant pas au thorax à proprement parler, en sont cependant très voisines, et doivent être de ce chef signalées ici. Ce sont du reste des raretés. Ainsi Schücking a cité une énorme tumeur kystique du cou, qui arrêta l'accouchement et dut être ponctionnée. Strassmann a vu un fait du même genre. Eberhart, von Woerz, ont relaté, comme causes de dystocie, des exemples de lymphangiomes de l'épaule et du bras. En général, le diagnostic exact n'est fait qu'après l'extraction du fœtus, et la conduite à tenir est sensiblement la

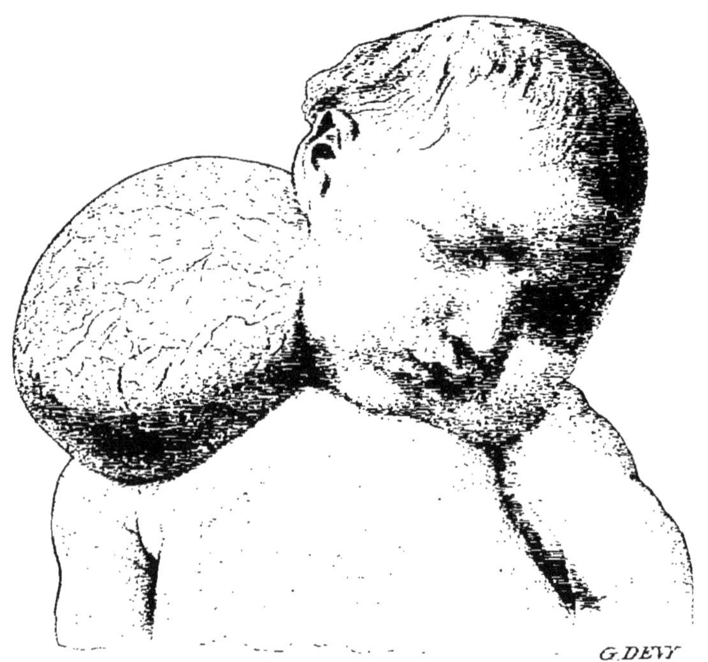

FIG. 6. — Tumeur kystique du cou.

même que pour les cas de tumeurs de l'abdomen que nous allons examiner maintenant.

Le ventre du fœtus est parfois le siège d'une augmentation de volume, isolément ou en même temps que le thorax. Les tumeurs de l'abdomen fœtal, qui peuvent être causes de dystocie, sont ou liquides ou solides.

Parmi les premières, les moins rares sont l'ascite, puis les collections d'urine dans la vessie (rétention d'urine) ou dans les bassinets (hydronéphrose). A titre de raretés nous citerons, pour ne plus y revenir, la distension de l'utérus fœtal par un demi-litre environ d'un liquide séreux (Gervis), celle du vagin imperforé et contenant 180 grammes de liquide clair (Davis), un kyste du foie formé aux dépens du lobe gauche et dans lequel près de 1,500 grammes de liquide s'étaient accumulés (Bagot), une hypertrophie considérable du pancréas (Ed. Martin), un anévrysme colossal de l'aorte abdominale (Phenomenow).

Ascite. — L'ascite fœtale n'est pas très fréquente. La maladie causale à incriminer est le plus souvent la syphilis, qui agit sans doute par l'intermédiaire de lésions hépatiques ou péritonéales. Cependant, en dehors de la syphilis, l'ascite est observée comme complication d'une rétention d'urine par malformation des voies urinaires ou de toute autre altération pathologique des viscères abdominaux.

La quantité de liquide ascitique contenu dans l'abdomen fœtal varie de

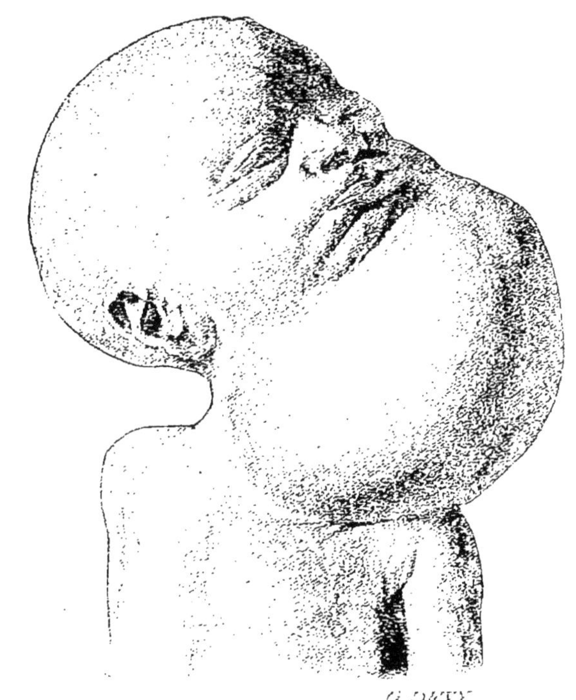

Fig. 7. — Tumeur du cou.

100 ou 200 grammes à plusieurs litres. Dans un cas de Budin et Apert, la ponction de l'hypogastre fit couler un liquide de couleur jaune safran dont on put recueillir 840 grammes. Le diamètre transversal de l'abdomen, regonflé après l'accouchement avec de l'eau pour lui rendre son volume primitif, était de 17 centimètres, et la circonférence de 50 centimètres.

Le liquide contenu dans la cavité péritonéale est composé d'eau, d'albumine (sérine, mucine, fibrine, etc.), d'urée, de sels, etc.

Les viscères thoraco-abdominaux sont souvent altérés, quelquefois ils restent sains : les poumons ont été trouvés atteints de pneumonie syphilitique ; le foie, la rate sont d'un volume normal ou au contraire exagéré ; le péritoine a un aspect lavé, blanchâtre, sans présenter d'autre modification ; quelquefois au contraire il est épaissi, couvert de fausses membranes.

A part les diverses anomalies qui viennent d'être citées du côté du ventre et du thorax, le fœtus ascitique est parfois, mais non constamment, atteint de malformations diverses, de bec-de-lièvre, de gueule-de-loup, de dystrophie des oreilles (Apert), de syndactylie, etc.

Le placenta est de poids normal, parfois il est plus ou moins hypertrophié. Parisot a cité une observation où l'arrière-faix pesait 1,600 grammes ; Demelin a publié récemment un cas de dystocie par ascite fœtale où le placenta atteignait le chiffre énorme de 2,650 grammes.

Appareil urinaire. — L'excès de volume du ventre du fœtus est dû encore à des anomalies qui portent sur les voies urinaires. Dans son cours, Bar les divise en *anomalies extra-rénales* et *anomalies rénales*. Les anomalies extra-

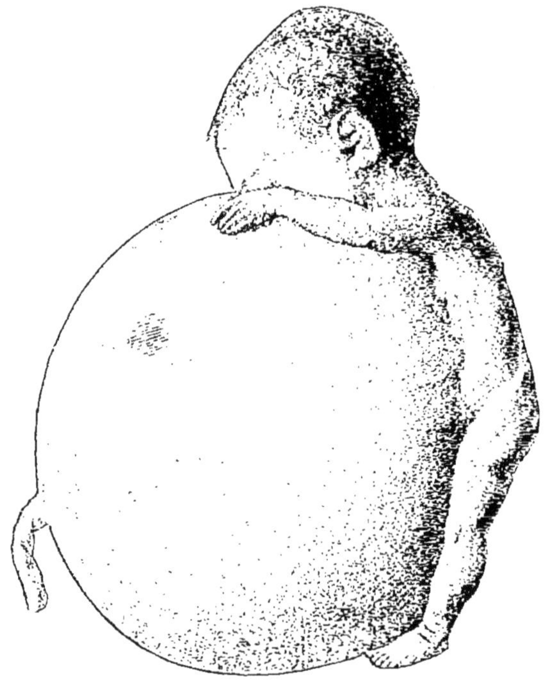

Fig. 8. — Tumeur formée par l'accumulation de liquide dans la vessie.

rénales consistent toutes en un obstacle au libre écoulement des urines ; cet obstacle siège tantôt sur un point, tantôt sur un autre, soit au niveau du bassinet, soit au niveau de l'uretère, soit au niveau de l'urèthre. Le plus souvent l'urèthre est obturé dans la région du méat chez les petites filles, dans sa portion membraneuse chez les garçons. Il s'agit ou bien d'imperforation vraie du canal qui est alors transformé en un cordon plein, fibreux, sur une étendue variable de son parcours, et en pareil cas, il est fréquent d'observer en même temps des anomalies du côté des organes génitaux et de l'intestin ; ou bien, comme dans le cas de Lefour, l'urèthre est partout perméable au cathéter, mais ses parois sont accolées l'une contre l'autre, ce qui amène la distension de la vessie. Le liquide peut s'accumuler dans le rein, qui se trouve aplati et plus ou moins transformé, c'est l'hydronéphrose, dont la première relation est due à Portal (1685). D'autres fois, c'est la vessie elle-même qui contient une quantité variable d'urine accumulée, en moyenne de 300 et 400 grammes, quelquefois davantage: on a cité une obvervation où la quantité d'urine retenue atteignait le chiffre de 6 litres et demi (Schwyzer).

Les anomalies des voies urinaires, qui portent sur le rein, donnent lieu le plus souvent à des tumeurs solides capables d'augmenter le volume du ventre fœtal dans des proportions parfois très grandes. C'est ce qu'on désigne sous le nom de *dégénérescence polykystique des reins*. Depuis la première relation authentique concernant ces reins polykystiques, due à Mansa et Jacobson en 1828, on en a publié une cinquantaine de cas; Bouchacourt, en 1845, en avait déjà rassemblé quelques-uns, puis Tarnier en 1860 et Alph. Herrgott, en 1878, ont eu à s'occuper de ces tumeurs dans leurs thèses d'agrégation. Dans ces dernières années, Bar en a publié cinq faits personnels. Enfin Brindeau et Macé d'une part, Bar d'autre part, à la Société d'obstétrique de Paris (1899), puis Couvelaire (1899), ont apporté de nouvelles contributions à l'étude anatomo-pathologique et pathogénique de ces tumeurs.

Chez les fœtus atteints de dégénérescence polykystique des reins, le ventre est volumineux, étalé, non fluctuant. Parfois la paroi abdominale est plissée, comme trop grande pour les viscères qu'elle recouvre, et comme si, après avoir été fortement distendue, elle était devenue trop large pour le contenu de l'abdomen qui aurait diminué de volume. La cavité abdominale est remplie d'une production solide, développée aux dépens des reins, lesquels au lieu du poids normal de 11 grammes pour chacun d'eux, arrivent à peser ensemble 48, 120, 200, et jusqu'à 1,500 grammes. La tumeur est de couleur brunâtre en général ; elle est criblée de kystes de dimensions variables, souvent petits quand ils sont localisés à la substance corticale, et même visibles seulement à la loupe ; d'autres fois, les kystes envahissent la profondeur de la masse, leurs dimensions augmentent, ils se groupent comme des raisins en grappe, ou se tassent les uns contre les autres. Le liquide qu'ils renferment est transparent, jaunâtre ou brunâtre ; il contient de l'eau, de l'acide urique, des urates, et quelquefois de l'albumine. Sur la paroi kystique, on trouve de temps en temps une petite saillie rouge qui représente un glomérule de Malpighi.

Ces kystes sont formés par l'ectasie des canaux urinifères. Pour Virchow, cette ectasie résulte d'une sclérose spéciale siégeant au niveau des papilles, amenant à sa suite l'occlusion des canaux urinifères et la dégénérescence kystique par rétention d'urine. Une autre théorie pathogénique plus nouvelle invoque une dégénérescence adénomateuse spéciale évoluant au cours de la vie intra-utérine. Il semble démontré que la dégénérescence kystique des reins n'est pas une simple tumeur par rétention. Dans un cas de Bar, chacun des kystes était recouvert d'un épithélium cubique, généralement en une seule couche, mais par places au contraire disposé en plusieurs couches de cellules superposées; « dans quelques kystes même, on pouvait observer qu'une partie des canalicules dilatés était comblée par des cellules épithéliales tassées les unes contre les autres. A côté des tubes dilatés on en observait d'autres non ectasiés, à la lumière libre ou remplie par des éléments cellulaires » (Bar) ; Brindeau et Macé ont vu des faits du même genre. Ce qui prouve bien que la théorie de la sclérose admise par Virchow et Foa n'est pas acceptable, c'est que la sclérose n'est pas constante. Elle manquerait dans les formes jeunes de ces dégénérescences, elle apparaîtrait autour des papilles d'abord, puis le long des canalicules et ne se développerait autour des vaisseaux que secondairement (Bar).

Un autre argument vient de ce que chez des fœtus atteints de dégénérescence kystique des reins, on a trouvé conjointement une dégénérescence de même nature portant sur le foie, avec sclérose secondaire autour des canaux biliaires et non pas autour des vaisseaux portes, comme celle qu'on observe dans un certain nombre de cas de foie syphilitique ou de foie infectieux du nouveau-né (Bar et Rénon). La tumeur se développerait donc d'abord sans sclérose, atteindrait des dimensions plus ou moins vastes ; puis la sclérose apparaîtrait, qui en s'accentuant déterminerait une rétraction, une sorte d'atrophie consécutive de la masse. De là, l'apparence de laxité si singulière présentée par la paroi abdominale chez quelques fœtus (Bar). Quand il y a dégénérescence kystique des reins, les voies de l'excrétion urinaire ont un aspect exactement inverse de celui qu'elles présentent dans la rétention d'urine. Ici, en effet, tout est dilaté en arrière de l'obstacle, urèthre, vessie, uretères et bassinets ; en cas de dégénérescence kystique, au contraire, les bassinets sont vides, les uretères sont filiformes, la vessie est rétractée, ratatinée derrière le pubis (Bar).

A titre d'exception, on a cité d'autres tumeurs solides de l'abdomen fœtal : tel le cas de Nœggerath, où il s'agissait d'une masse développée aux dépens du foie et présentant l'aspect du cancer encéphaloïde. Mais ce sont là de véritables curiosités pathologiques et le clinicien doit penser presque uniquement à la dégénérescence kystique des reins, quand il se trouve en présence d'un néoplasme solide augmentant le volume du ventre du fœtus.

Ces tumeurs peuvent, comme les collections liquides, être accompagnées d'autres malformations, mais cette coïncidence n'est pas très fréquente.

Étude clinique. — La marche de la grossesse est souvent influencée par les anomalies que nous venons de décrire du côté du tronc fœtal. Il n'est pas rare d'observer l'hydramnios qui accompagne si souvent les malformations en général. D'un autre côté, l'accouchement se fait souvent avant terme.

Quant au diagnostic de l'excès de volume du tronc pendant la grossesse, il ne saurait, bien entendu, en être question.

Le plus ordinairement, c'est d'une façon tout à fait imprévue que l'accouchement est rendu difficile par cette anomalie. Si l'enfant se présente par le sommet, la dilatation une fois terminée, la tête descend et sort de la vulve, soit spontanément, soit au prix d'une application de forceps qui nécessite quelquefois des tractions énergiques. Une fois la tête hors des voies génitales, si l'excès de volume du tronc est suffisamment marqué, l'accouchement s'arrête de nouveau. Les tractions qu'on exerce avec les mains sur le cou sont vaines. Si on persiste à vouloir tirer quand même sur la tête, sans chercher à reconnaître la nature de l'obstacle, on s'expose à décapiter l'enfant par arrachement. On essaie encore d'abaisser un bras, puis l'autre, et on recommence à tirer sans obtenir d'autre résultat que d'arracher à leur tour les membres supérieurs. Telle est la scène qui se déroule jusqu'à ce qu'un second accoucheur, plus expérimenté que le premier, fasse le diagnostic en introduisant la main profondément dans les voies génitales.

Si l'enfant se présente par le siège, soit primitivement, soit consécutivement à la version podalique par manœuvres internes, les difficultés ne sont pas moindres. Le siège ne descend pas : on abaisse un pied, on tire sur lui avec plus ou moins de violence et on l'arrache : on recommence de même avec l'autre pied et, de guerre lasse, on a recours à l'assistance d'un confrère. Il peut arriver que, sous l'influence de ces tractions aveugles, le fœtus finisse par sortir des voies génitales ; c'est alors, ou que la disproportion entre le tronc fœtal et le bassin n'était pas très marquée, ou encore, qu'il s'agissait d'une accumulation de liquide (ascite, rétention d'urine, etc.) et que la poche a fini par se rompre soit dans le thorax, soit dans le scrotum, soit dans le tissu cellulaire sous-cutané, ou encore au dehors.

On le voit, l'accouchement est souvent fort laborieux et cela principalement parce que le diagnostic n'est pas fait, que les efforts d'extraction sont effectués à l'aveugle et avec violence.

Est-il donc possible de reconnaître la cause de dystocie?

Une première présomption résulte de la présentation. Les fœtus atteints d'ascite ou de rétention d'urine viendraient le plus souvent par l'extrémité céphalique (Herrgott). Dans les cas de dégénérescence kystique des reins, la présentation du siège serait au contraire la plus fréquente, et il y aurait souvent en même temps oligoamnios (Bar). Les reins du fœtus sécrètent en effet dans les conditions normales un liquide qui est déversé dans la cavité de l'amnios : c'est une des origines du liquide amniotique ; en cas de dégénérescence kystique des reins, cette source du liquide amniotique est tarie : de là l'oligoamnios.

Lorsque la tête vient première et qu'elle se trouve dans l'excavation, si l'accouchement s'arrête, on est souvent fort embarrassé de savoir exactement pourquoi. Les obstacles venant du bassin, du plancher périnéal, des tumeurs développées aux dépens des parties maternelles étant écartés, ainsi que les anomalies de la contraction utérine et abdominale, on est encore dans le doute. S'agit-il en effet d'un cas de brièveté naturelle ou accidentelle du cordon ombilical, ou bien d'un excès de volume des épaules, ou enfin d'un excès de volume du tronc produit par une des altérations que nous venons d'étudier? On est bien en peine de se prononcer. D'ailleurs la conduite à tenir est la même : si le sommet est engagé, il faut faire une application de forceps qui souvent sera pénible ;

une fois la tête hors de la vulve, on cherche immédiatement s'il existe un ou plusieurs circulaires du cordon ombilical serrés autour du cou. S'il n'y en a pas, on abaissera un ou deux bras, et on verra alors si les épaules descendent facilement. Si l'obstacle persiste, on glissera la main tout entière dans les parties maternelles, à côté du fœtus, et on reconnaîtra ainsi la cause de la dystocie ; on constatera, tout au moins, qu'il existe au-dessus du thorax une masse volumineuse retenue par le détroit supérieur, et que cette masse est développée aux dépens de l'abdomen. On pourra sentir si on a affaire à une collection liquide fluctuante, ou à une tumeur solide. La notion de fréquence donnera la présomption que, si la tumeur est liquide, elle est le plus souvent due à l'ascite ou à la rétention d'urine dans la vessie, et que si elle est solide, elle est produite ordinairement par la dégénérescence kystique des reins ; mais on ne pourra guère aller plus loin dans le diagnostic. S'il y a en même temps hydrothorax, on le soupçonnera en constatant la largeur inusitée des espaces intercostaux et leur fluctuation. C'est aussi lorsqu'il y a hydrothorax que l'auscultation du cœur fœtal peut rester négative et faire croire à la mort de l'enfant, tandis qu'en réalité il est vivant. Les battements du cœur sont alors plus ou moins assourdis par la couche de liquide qui entoure le cœur, qu'il y ait simplement accumulation de sérosité dans la plèvre, ou au contraire que la cavité du péricarde contienne aussi sa part de sécrétion pathologique.

Si l'enfant vient par le siège, primitivement ou secondairement, les tractions effectuées sur les membres inférieurs restent vaines. On ne doit pas s'obstiner à les continuer à l'aveugle, et on a le devoir de faire le toucher manuel pour reconnaître l'obstacle à l'accouchement. On arrive ainsi jusqu'à la racine des membres inférieurs, jusqu'à l'abdomen, et on se convainc qu'il est anormalement distendu par une masse fluctuante ou solide. C'est tout ce qu'on peut faire comme diagnostic, et c'est d'ailleurs suffisant.

Le pronostic est toujours grave pour le fœtus qui est déjà très compromis par les altérations pathologiques dont ses organes splanchniques sont le siège, sans compter qu'il doit subir des traumatismes pendant l'extraction. Depaul et plus récemment Lefour ont pensé que certains fœtus, atteints de rétention d'urine, pouvaient survivre en raison de la perméabilité, normale ou artificiellement créée, de leur urèthre, mais c'est là l'exception.

En ce qui concerne la mère, le pronostic dépend presque uniquement de la manière dont le diagnostic aura été fait. Si on attend trop longtemps sans rien tenter, ou si on tire aveuglément et violemment sur le fœtus, on peut observer des accidents plus ou moins graves, tels que la déchirure du périnée ou du vagin, et même la rupture utérine avec ses conséquences ; si au contraire l'obstacle est reconnu, on va se comporter de façon à réduire le traumatisme opératoire au minimum, et la femme sera dans les meilleures conditions pour se rétablir.

La conduite à tenir sera la suivante.

En cas de présentation de l'extrémité céphalique, s'il y a arrêt de l'accouchement sans qu'on sache exactement pourquoi, si la tête reste dans l'excavation pelvienne sans faire de progrès malgré la dilatation complète de l'orifice utérin et malgré les efforts d'expulsion, on doit appliquer le forceps : nous savons que cette opération est souvent pénible. La tête étant amenée hors de la vulve, on s'assure immédiatement qu'il n'y a pas de circulaire du cordon serré autour du cou, puis on exerce des tractions soutenues mais prudentes sur la tête de l'enfant. En cas d'échec, on abaisse un bras, puis l'autre, et l'on renouvelle les tractions. En présence d'un nouvel insuccès, on doit faire le toucher manuel, compléter le diagnostic et reconnaître si la tumeur qui augmente le volume du tronc est liquide ou solide.

Si la tumeur est liquide et si l'enfant est mort, on n'a pas à hésiter : il faut, après avoir introduit une main, glisser entre cette main qui protège les parties maternelles et le corps du fœtus, un perforateur quelconque (perforateur de Blot, perforateur du basiotribe, ciseaux de Dubois, etc.), et ouvrir l'abdomen. Le liquide s'écoule alors, et l'extraction se termine avec la plus grande facilité.

Si, avec une accumulation de liquide dans l'abdomen fœtal, on pense que l'enfant est vivant, il faut se rappeler que la survie est possible selon l'opinion de Depaul et Lefour, et rejeter l'emploi des gros perforateurs ; on se servira alors d'un trocart fin, avec lequel on fera une ponction au-dessous de l'ombilic, c'est-à-dire entre l'attache du cordon à l'abdomen et les pubis.

Si la tumeur est solide, il n'y a pas lieu d'hésiter ; mais l'acte opératoire deviendra ordinairement laborieux. Avec un gros perforateur ou avec de longs ciseaux glissés sur la main qui sert de guide, on ouvrira la paroi abdominale du fœtus ; puis avec les doigts introduits dans l'intérieur du ventre, doigts aidés au besoin de l'action des ciseaux, on procède à la dilacération, au morcellement de la tumeur, suivie de l'extraction des débris du néoplasme. On exécutera en un mot l'éviscération, jusqu'à ce que le volume du tronc soit suffisamment réduit pour permettre la terminaison de l'accouchement.

Si l'enfant vient par le siège, la conduite sera la même ; mais l'opération sera plus facile : il suffit de faire fixer le tronc augmenté de volume, par des tractions modérées qu'un aide exercera sur un pied abaissé préalablement, pour pouvoir ensuite faire la ponction ou la perforation du ventre suivie s'il y a lieu de l'éviscération.

L'enfant né, on se rappellera que parfois l'ascite fœtale s'accompagne d'un excès de volume quelquefois énorme du placenta. On évitera ainsi les erreurs de diagnostic provenant du volume anormal conservé par l'utérus après la sortie de l'enfant : on éloignera, grâce à un examen attentif, les hypothèses de grossesse double ou d'hémorrhagie interne de la délivrance, et on se tiendra prêt à aller chercher le placenta avec la main introduite dans la cavité utérine.

L'accouchement terminé, on s'assurera que l'utérus n'est pas rompu, qu'il n'y a pas de lésions vulvo-vaginales ou qu'elles sont insignifiantes. Dans le cas contraire, on se comportera comme on le fait lorsqu'un de ces accidents est survenu.

P. Budin et L. Demelin.

C. — Excès de volume du siège.

Bibliographie chronologique. — PEU. Accouchements, 1694, livre II, p. 469. — DIONIS. Traité général des accouch., 1724. — GILLES. Diss. inaug., Bonn, 1832. — VELING. Th. Strasbourg, 1846. — TARNIER. Thèse d'agrég., 1860. — GIRALDÈS. Bull. de la Soc. de chir., 1860, t. I, p. 610. — BRAUNE. Doppelbildungen und angeborene Geschwülste der Kreuzbeingegend, Leipzig, 1862. — JOULIN. Thèse d'agrég., 1863. Des cas de dystocie appartenant au fœtus — MOLK. Thèse de Strasbourg, 1868. — HYVERT. Lyon médical, 1873, n° 10. — DE SOYRE. Des tumeurs congénitales de la région sacro-coccygienne. Arch. de Tocol., 1874, p. 156-248. — CHARPENTIER et BOURGEOIS. Arch. de Tocol., 1874, p. 166. — BROCA. Tumeurs sacro-coccygiennes. Arch. de Tocol., 1876, p. 425. — MARTIN. Geburtserschwerung durch missgestaltete Früchte. Zeitsch. f. Geb. und Gyn., Bd I, p. 43, 1877. — DEPAUL. Tumeurs sacro-coccygiennes. Arch. de Tocol., 1877, p. 449. — A. HERRGOTT. Thèse d'agrég., 1878. — LACHAUD. Thèse de Paris, 1883. — TOURNEUX et HERMANN. Acad. des sciences, 9 mai 1887. — COUDÈRE. Thèse de Paris, 1890. — P. BAR. Bullet. de la Soc. d'Obstétr. et de Gynéc. de Paris, 1890, p. 274. — CALBET. Thèse de Paris, 1893. — RÉPIN. Thèse de Paris, 1894. — BROCA et CAZIN. Revue d'orthopédie, novembre 1895, p. 437. — RIVIÈRE. Dystocie causée par les tumeurs sacro-coccygiennes. Société obstétricale de France, 1895. — P. BUDIN. Femmes en couches et nouveau-nés, 1897, p. 237. — ROTHSCHILD et SCHWAB. Soc. d'Obst. de Paris, février 1899, p. 71.

Nomenclature alphabétique des auteurs.

BAR, 1890.
BRAUNE, 1862.
BROCA, 1876.
BROCA et CAZIN, 1895.
BUDIN, 1897.
CALBET, 1893.
CHARPENTIER et BOURGEOIS, 1874.
COUDÈRE, 1890.
DEPAUL, 1877.
DE SOYRE, 1874.
DIONIS, 1724.
GILLES, 1832.
GIRALDÈS, 1860.
HERRGOTT (A.), 1878.
HYVERT, 1873.
JOULIN, 1863.
LACHAUD, 1883.
MARTIN, 1877.
MOLK, 1868.
PEU, 1694.
REPIN, 1894.
RIVIÈRE, 1895.
ROTHSCHILD et SCHWAB, 1899.
TARNIER, 1860.
TOURNEUX et HERMANN, 1887.
VELING, 1846.

Le siège du fœtus est ordinairement augmenté de volume lorsqu'il donne attache aux *tumeurs dites sacro-coccygiennes.*

Déjà vues autrefois par Peu, Dionis, etc., les tumeurs sacro-coccygiennes ont été étudiées par Braune (1862) et Joulin (1863) ; Tarnier, dans sa thèse d'agrégation de 1860, en avait rapporté quelques observations.

Le travail de Molk (1868) renferme un grand nombre de documents sur la matière. Depuis, de Soyre (1874), Depaul (1877), A. Herrgott (1878), Bar et Lamotte, Ribemont-Dessaignes, Budin, etc., en ont publié des exemples. Citons enfin les thèses de Lachaud, de Coudère, de Calbet et de Répin. Le mémoire de Rivière (1895) est surtout consacré au côté purement obstétrical de la question.

Anatomie pathologique. — Quelle est la nature anatomique des tumeurs sacro-coccygiennes ? La plupart d'entre elles sont regardées aujourd'hui comme des tératomes ou inclusions fœtales. On y rencontre tous les tissus élémentaires. De là les classifications complexes qu'on en a données autrefois, lorsqu'on les divisait en sarcomes, encéphaloïdes, myxomes, tumeurs à myélocytes, kystes dermoïdes, spina-bifida sacrés, hydrocèles, sarcocèles, tumeurs périnéales, etc., etc. Depaul pensait à la dégénérescence hyperplasique de la glande de Luschka.

En dehors des néoplasmes constitués par le développement anormal d'un embryon vivant en parasite sur un jumeau bien développé d'ailleurs, les tumeurs sacro-coccygiennes proviennent des organes de la région. Quand elles s'implantent en arrière du sacrum et du coccyx, il s'agit tantôt d'un spina-bifida sacré, tantôt de néoplasmes, dont le point de départ peut être rapporté aux vestiges médullaires coccygiens décrits par Tourneux et Herrmann (Broca et Cazin).

Bien plus souvent les tumeurs sacro-coccygiennes sont implantées non pas en arrière, mais en avant du coccyx. De là l'hypothèse de Depaul qui croyait à l'hypertrophie dégénérative de la glande de Luschka. Dans ces cas d'implantation antérieure au coccyx, on doit chercher le point de départ de la tumeur dans les débris de l'intestin post-anal et du canal neurentérique, qui fait communiquer la portion terminale de l'intestin avec le canal médullaire. Dans deux faits de Broca et de Cazin, il existait, au milieu du néoplasme sacro-coccygien, une portion d'intestin provenant sans doute d'une évolution anormale de l'intestin post-anal, à côté de kystes tapissés par un épithélium cilié, qui auraient pris naissance au niveau des vestiges de la partie épendymaire du canal neurentérique.

Rappelons que pour Calbet, toutes ces tumeurs ne sont que des inclusions fœtales commençant à se développer en avant du sacrum, pour s'accroître ensuite en arrière. Leur base d'implantation sur le siège est plus ou moins large ; quelquefois il existe un vrai pédicule entre les deux fesses.

Leur volume est variable ; ordinairement elles ont les dimensions du poing ; exceptionnellement elles sont grosses comme une tête d'adulte (Martin).

Leur consistance est rarement uniforme. A côté de masses solides et dures elles présentent des kystes en nombre variable.

La région sacro-coccygienne est déformée. Outre la saillie excessive formée par la tumeur, l'anus est déplacé, reporté en avant, ainsi que le rectum. Quelquefois au niveau du néoplasme ou sur sa surface même s'attachent soit des petits membres surajoutés, soit un véritable appendice caudal. Dans quelques cas, on a noté non plus une seule tumeur, mais deux masses plus ou moins accolées, attachées à la région du siège.

Partie clinique. — L'influence exercée par les tumeurs sacro-coccygiennes sur la grossesse peut être nulle. On a signalé une douleur éprouvée par les femmes dans le flanc droit, douleur de compression, comparée à celle qui se localise au fond de l'utérus dans les présentations du siège. C'est la tumeur elle-même qui déterminerait cette sensation pénible dans la région en contact avec elle ; ce signe est évidemment beaucoup trop vague pour avoir une bien grande valeur clinique. L'hydramnios accompagne souvent les tumeurs sacro-coccygiennes (7 cas sur 8, d'après Coudère). Quelquefois il existe de l'œdème des membres inférieurs et même de l'anasarque.

L'accouchement se fait presque toujours prématurément (Molk).

Relativement aux présentations, celle du sommet est de beaucoup la plus commune. Molk même dit à tort qu'elle est constante. En réalité, la présentation du siège peut exister, dans les cas de tumeur sacro-coccygienne ;

alors, on a toujours noté le mode des fesses. Ce qui est vraiment rare, c'est la présentation de l'épaule ; Charpentier et Bourgeois en ont signalé un exemple.

La terminaison de l'accouchement est le plus souvent spontanée. Sur 107 cas, Molk n'en a trouvé que 16 où une intervention était devenue nécessaire. C'est que le plus souvent la tumeur est petite. On conçoit que, si elle ne dépasse pas le volume d'une noix ou d'un œuf de poule, elle ne gêne guère

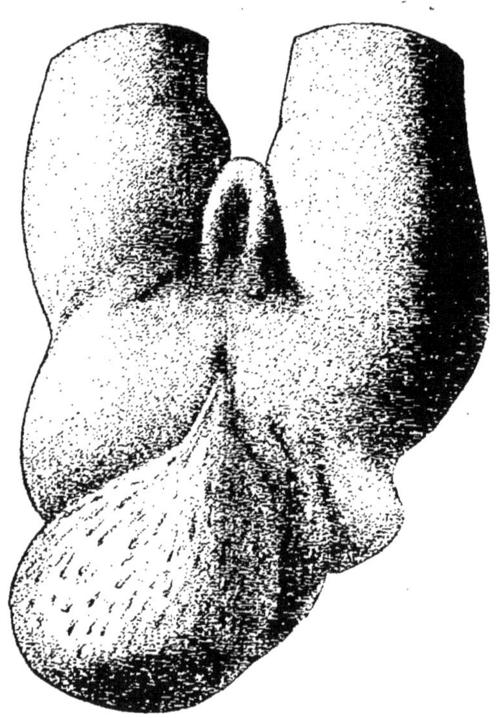

FIG. 9. — Tumeur sacro-coccygienne ayant mis obstacle à l'accouchement. Face antérieure. (P. BUDIN.)

la marche de l'expulsion. Mais si la tumeur atteint les dimensions d'une petite tête fœtale, elle devient susceptible de créer des difficultés, surtout lorsque, implantée sur une base large, elle est presque immobile, incapable par conséquent de se déplacer pour laisser passer le siège en premier lieu, ou pour descendre avant lui. Quand il existe un pédicule, les conditions sont plus favorables, même avec une masse néoplasique relativement grosse.

La consistance de la tumeur importe aussi beaucoup ; si elle est dure et sessile, bien que de volume moyen, elle peut devenir un obstacle sérieux au cours normal de l'accouchement (cas de Depaul). Au contraire, si la masse est kystique, le pronostic sera plus favorable. Dans une observation de [illegible] tumeur était énorme : elle représentait un ovoïde mesurant [illegible] centimètres de circonférence suivant son grand diamètre, et 29 centimètres [illegible] son petit axe : ses parois très minces auraient cédé à des tractions tant [illegible] énergiques : l'accouchement se fit bien, sans rupture de la poche.

[illegible] tumeur sacro-coccygienne est de consistance assez ferme et d'un [illegible] qui se rapproche de celui de la tête fœtale, le pronostic de l'accouchement varie selon que la région qui tend à s'engager la première est la tête, [illegible] tumeur elle-même, ou le siège (Rivière).

Si c'est la tête qui se présente la première, les difficultés ne seront pas très

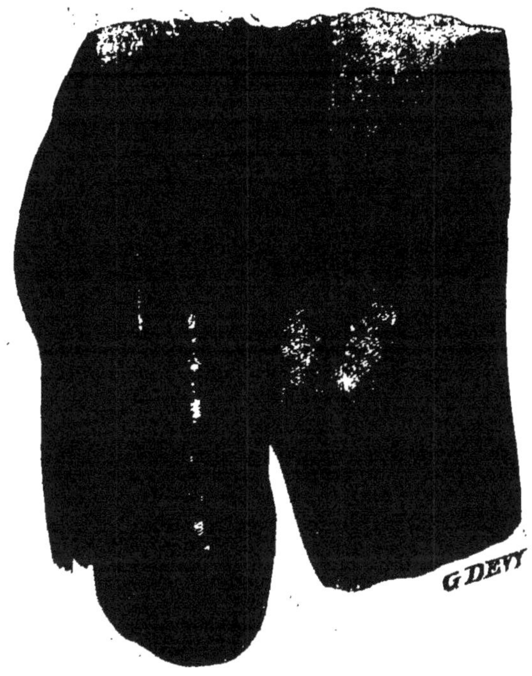

[illegible]IG. 10. — Tumeur sacro-coccygienne ayant mis obstacle à l'accouchement et s'étant rompue. Face postérieure. (P. BUDIN.)

[illegible]ndes en général, sauf le cas de tumeur volumineuse et dure. Il y aura en [illegible]alité trois accouchements successifs, celui de la tête, celui du tronc et du [illegible]ège, enfin celui de la masse pathologique. Il faut seulement laisser à la [illegible]meur venant dernière le temps de se mouler sur la filière pelvienne, si l'on [illegible] veut, comme dans un cas de Serrurier, s'exposer à voir la femme accou[illegible]er spontanément, après de nombreuses tractions sur la tête et le tronc, [illegible] énergiques qu'inutiles (Rivière).

[illegible]rement la tumeur sacro-coccygienne descend la première. Si cette éven[illegible] se produit (cas de Gilles et de Hyvert), l'accouchement se fait bien [illegible] souvent. Mais les erreurs de diagnostic sont des plus communes, tant les sensations perçues par le doigt qui pratique le toucher vaginal sont inattendues ou trompeuses.

Quand le siège se présente le premier, la dystocie peut être sérieuse, car la tumeur et le tronc tendent à s'engager simultanément, et leur masse trop considérable pour le détroit supérieur ne peut y descendre. Si les pieds sont abaissés, ils servent de point d'appui pour les tractions et le danger est le même que celui qui a été signalé à propos des altérations pathologiques qui augmentent les dimensions du tronc du fœtus. Si on n'a pas pris soin de faire le diagnostic aussitôt qu'on a reconnu une résistance inusitée, on se livre à des violences qui peuvent arracher les parties fœtales et causer en même temps des délabrements plus ou moins sérieux du côté des parties maternelles. Il en est de même dans les présentations du sommet, quand l'expulsion du siège est entravée par une tumeur sacro-coccygienne venant dernière, et si l'on s'obstine à tirer inconsidérément sur la tête ou le tronc qui sont déjà sortis. Ici la tumeur se trouve comprise entre les deux cuisses qui accroissent de leur diamètre le volume de la masse. Sans doute la rupture d'une collection liquide, ou l'arrachement d'un néoplasme par rupture du pédicule sous l'influence de tractions énergiques (Charpentier et Bourgeois), suppriment l'obstacle, mais les violents efforts sont dangereux, et ne sauraient être conseillés.

Le *diagnostic* n'est établi que par le toucher manuel profondément pratiqué, comme lorsqu'il s'agit d'un excès de volume du tronc. La main tout entière glissée dans l'utérus, au besoin après administration du chloroforme, reconnaîtra la cause de dystocie. Les erreurs sont fréquentes et il est facile de confondre une tumeur sacro-coccygienne avec un développement exagéré du tronc du fœtus (par ascite, par rétention d'urine, par dégénérescence kystique des reins, etc.), avec un fibrome du segment inférieur de l'utérus, ou avec deux têtes de jumeaux enclavées au détroit supérieur. Si la tumeur sacro-coccygienne venant première est nettement fluctuante, elle en imposera aisément pour une poche des eaux, ou pour une tête hydrocéphale. On a cru aussi à une bosse séro-sanguine très développée, à des monstruosités fœtales et à la brièveté du cordon ombilical, qui arrête l'engagement comme toutes les tumeurs incapables, en raison de leur grosseur, de franchir le détroit supérieur. L'erreur la plus commune consiste à prendre la tumeur venant dernière pour un second fœtus adhérent par le siège au premier.

Dans tous ces cas, le toucher manuel est formellement indiqué et permet seul de sortir d'embarras.

Le *pronostic maternel* est généralement bon, puisque l'accouchement spontané est de règle. Mais lorsque la tumeur sacro-coccygienne devient cause de dystocie, le pronostic varie suivant que le diagnostic a été fait ou n'a pas été établi. Dans le second cas, avec des tractions violentes, on détermine des lésions du vagin et même de l'utérus. La rupture de la matrice peut d'ailleurs se produire spontanément. Quand, au contraire, on a reconnu la nature de l'obstacle, une intervention bien réglée termine sans danger l'accouchement.

Le *pronostic fœtal* est mauvais. Si la tumeur est grosse, les manœuvres d'extraction causent souvent des traumatismes qui entraînent la mort de l'enfant, soit pendant le travail même, soit peu de temps après la naissance ; Molk signale 61 enfants morts sur 70, et Coudère, 26 sur 29. Il y a très peu d'exemples jusqu'ici de fœtus portant un tératome assez volumineux pour gêner l'accouchement, et ayant survécu.

Si l'enfant naît vivant, il court encore des risques sérieux. La tumeur, en effet, a pu être contusionnée, elle est menacée de sphacèle ; alors si elle est kystique, le tégument cutané peut s'enflammer en un point, s'ulcérer et faire communiquer la cavité avec l'extérieur. La poche s'infecte, suppure et l'enfant meurt. D'après la statistique de Molk, presque tous les enfants ayant survécu à l'accouchement sont morts consécutivement et au plus tard dans le cours de la première année. Le même auteur rapporte pourtant quelques observations dans lesquelles les fœtus bien vivants peuvent être avec succès débarrassés de leur tumeur plus ou moins longtemps après la naissance. C'est ce qui eut lieu aussi dans un cas de Budin, dans celui de H. de Rothschild et Schwab. Broca a publié l'histoire d'une jeune fille qu'il opéra, à l'âge de 15 ans, de sa tumeur congénitale.

Traitement. — Les enfants porteurs de tumeurs congénitales sacro-coccygiennes sont moins compromis que ceux dont le tronc présente un volume exagéré consécutivement à des altérations pathologiques telles que l'ascite, la dégénérescence kystique des reins, etc. Si l'accouchement s'effectue spontanément, comme c'est la règle, il faudra s'efforcer d'élever le bébé et de le préserver des complications qui pourraient survenir du côté de sa tumeur. Les soins de propreté et l'asepsie seront plus que jamais nécessaires. Il est avantageux, en l'absence de toute indication pressante, d'attendre avant d'essayer l'ablation du néoplasme. Mais si la tumeur se développe, si elle menace de se sphacéler, de s'ouvrir ou de s'infecter, il y aura lieu d'agir immédiatement et d'enlever la tumeur en économisant le plus possible le sang du petit malade.

Si la tumeur sacro-coccygienne est assez volumineuse pour entraver la marche de l'accouchement, il est infiniment plus rare que l'enfant survive. Comme cela est possible néanmoins, on essaiera de le ménager dans les manœuvres employées pour l'extraire. La tumeur venant dernière et empêchant la sortie du siège, on abaissera les cuisses l'une après l'autre, exactement comme on abaisse les bras relevés à côté de la tête : la tumeur reste ainsi seule et dégagée des membres inférieurs, on exerce ensuite des tractions soutenues mais prudentes. En cas d'insuccès, on essaiera de ponctionner la tumeur sacro-coccygienne en un point et même en plusieurs, si c'est nécessaire. En présence d'un nouvel échec, ou quand on ne peut pas abaisser les membres inférieurs parce qu'on est gêné par le volume du corps engagé, on ouvre le tronc avec les ciseaux de Dubois pour se donner du jour, abaisser les membres inférieurs et dégager enfin le tératome.

Si la tumeur sacro-coccygienne volumineuse se présente la première, on devra, le diagnostic une fois fait et l'impossibilité de l'accouchement spontané reconnue, pratiquer une ou plusieurs ponctions pour évacuer les kystes qui existent peut-être dans l'épaisseur du néoplasme. On a aussi appliqué le forceps sur la tumeur; on l'a même réduite avec des instruments broyeurs; mieux vaudrait l'inciser ou la morceler avec les ciseaux de Dubois.

Enfin si le siège se présente sans pouvoir s'engager, la main profondément introduite, après avoir reconnu l'obstacle, essaiera de substituer la tumeur à l'extrémité pelvienne afin de se trouver dans la condition que nous avons précédemment décrite où la tumeur sacro-coccygienne venait la première. Malgré la prise solide qu'on peut avoir sur les membres inférieurs, il serait en effet préférable, d'après Rivière, d'abaisser la tumeur au-dessous du siège, car les tractions sur les jambes tendraient à faire pénétrer à la fois la tumeur et le siège dans l'excavation et à y enclaver ces deux parties. En dernière analyse, s'il était nécessaire de ponctionner ou de morceler le néoplasme, l'opération serait bien plus facile sur la tumeur devenue première et substituée au siège.

P. Budin et L. Demelin.

CHAPITRE XIII

DYSTOCIE DUE AUX ANNEXES DU FŒTUS

Nous étudierons successivement, dans ce chapitre, la procidence puis la brièveté du cordon ombilical. Nous dirons ensuite quelques mots de l'adhérence exagérée des membranes au segment inférieur de l'utérus, considérée comme cause de dystocie.

ARTICLE PREMIER

PROCIDENCE DU CORDON OMBILICAL

Bibliographie chronologique. — Lachapelle. 9e mémoire, 1821. — Schuré. Procidence du cordon ombilical. Th. de Strasbourg, 1835. — Hubert (de Louvain). Ann. Soc. Méd. Gand, 1844. — Jacquemier. Manuel d'accouchements, 1846. — Gaillard Thomas. 1858. Trans. of New-York Acad., t. 2, p. 21. — Hecker. Klin. der Geb., Bd I, p. 165, 1861. — Hildebrandt. Monatsch. f. Geb., Bd XXIII, p. 115, 1864. — Tarnier. Art. Cordon du Dict. de Jaccoud, 1868. — Depaul. Clinique Obstétr., 1872-76, p. 577. — Braxton Hicks. De la réduction du cordon prolabé. Obst. Journ., III, p. 84, 1875. — John Brunton. Soc. Obst. de Londres, 1875, et Arch. Tocol., 1875, p. 300 et 350. — Patrick Jamieson. Obst. Journ., III, 1875, p. 86. — Barnes. Lectures of obstet. operat., 3e éd., 1876, p. 370. — J. Matthews Duncan. Expression du cordon. Obstetric. Transactions, fév. 1879, vol. XXI, p. 305.

P. BUDIN. Des lésions traumatiques chez les femmes pendant les accouchements artificiels. Thèse agrég., 1880, p. 115. — MAYGRIER. Deux cas de procidence du cordon avant le travail. Progr. méd., 11 juin 1887. — PELLISSON. Procidences méconnues du cordon ombilical. Th. de Paris, 1890. — Mme HENRY. Circulaires lâches du cordon, in thèse de Pellisson. — Mme BOYER. De la conduite à tenir dans les cas de procidence du cordon ombilical. Th. de Paris, 1892. — GALLOIS. Mort du fœtus par procidence du cordon avant la rupture des membranes et le début apparent du travail. Nouv. Arch. d'obst., 1894, p. 415. — JAMIN. Position génu-pectorale pour la réduction du cordon. Thèse de Lyon, 1896. — P. BUDIN. Des latérocidences du cordon. Femmes en couches et nouveau-nés, 1897, p. 197. — TRIAIRE. Procidence du cordon. Gazette médicale du Centre, juillet 1897.

Nomenclature alphabétique des auteurs.

BARNES, 1876.
BOYER, 1892.
BRAXTON HICKS, 1875.
BRUNTON, 1875.
BUDIN, 1880, 1897.
DEPAUL, 1872-76.
DUNCAN, 1879.
GAILLARD THOMAS, 1858.
GALLOIS, 1894.
HECKER, 1861.
HENRY (Mme), 1890.
HILDEBRANDT, 1864.
HUBERT, 1844.
JACQUEMIER, 1846.
JAMIESON, 1875.
JAMIN, 1896.
LACHAPELLE, 1821.
MAYGRIER, 1887.
PELLISSON, 1890.
SCHURÉ, 1835.
TARNIER, 1868.
TRIAIRE, 1896.

On désigne sous le nom de procidence (procidere) du cordon la descente de la tige funiculaire au-devant de la partie fœtale qui se présente.

Cependant, un certain nombre d'auteurs ne bornent pas à ces faits leur définition ; Tarnier, par exemple, a écrit : « la procidence est l'engagement du cordon ombilical au-dessous ou à côté de la partie fœtale qui se présente la première pour descendre dans le petit bassin ».

Le cordon peut parfois tomber au-devant de la partie fœtale qui se présente alors que la poche des eaux est encore intacte : il se trouve arrêté par les membranes sur lesquelles il repose, de là le nom de *procubitus* (couché au devant), donné par les auteurs.

D'autres fois, une anse du cordon vient se placer entre la partie qui se présente et la paroi utérine ou vagino-pelvienne sans descendre au-devant de la région fœtale, sans être par conséquent facilement accessible au doigt qui pratique le toucher. Dans ces conditions, il n'y a pas procidence vraie, mais, suivant l'expression de Budin, *latérocidence*. Le cordon, en effet, ne passe pas au-devant de la présentation, mais sur le pourtour, sur les parties latérales de la tête, que ce soit en avant, en arrière ou sur les côtés du bassin.

Enfin la procidence du cordon est dite *compliquée* quand un membre fœtal se trouve prolabé à côté de lui.

Aussi, sans parler de certaines expressions qui ont été employées et qui sont peu précises, comme celles de présentation du cordon, de prolapsus du cordon, de chute du cordon, etc., nous distinguerons :

1° les procubitus ;

2° les procidences proprement dites, qui offrent deux degrés suivant que la tige funiculaire est encore contenue dans le vagin ou que, au contraire, elle fait hernie hors de la vulve ;

3° les latérocidences du cordon (Budin) ;

4° les procidences compliquées.

Fréquence. — Le degré de fréquence de cet accident est diversement apprécié par les auteurs. Pour Mme Lachapelle, la proportion serait de 1 cas de procidence du cordon sur 380 accouchements. Churchill arrive à un chiffre à peu près égal, 1 par 300. D'après Schuré, ce serait 1 sur 268; pour Jacquemier 1 pour 170; enfin Tarnier trouve 1 procidence du cordon sur 86 accouchements. Cette fréquence varie beaucoup suivant qu'on observe dans la clientèle privée ou bien au contraire dans les cliniques où on apporte surtout les cas difficiles.

Étiologie et pathogénie. — Le cordon est une tige pesante, mais molle, essentiellement mobile et glissante ; il flotte dans le liquide amniotique et on peut s'étonner au premier abord de la rareté relative de sa procidence, quand toutes les conditions paraissent réunies pour la favoriser.

En réalité, la tige funiculaire, à l'état normal, est dans l'impossibilité de s'engager à côté de la présentation. En effet, si l'accommodation est physiologique, le segment inférieur de l'utérus, tapissé par les membranes de l'œuf, s'adapte à la tête fœtale dirigée en bas. Seule, une mince couche de liquide amniotique s'interpose entre la présentation et la paroi du segment inférieur pour donner naissance à la poche des eaux pendant le travail. L'anneau de Bandl, surtout au moment de la contraction, s'applique exactement sur le fœtus et obture presque hermétiquement en haut le segment inférieur, à la manière des liens circulaires qui ferment une bourse. Le cordon ombilical, pelotonné sur le plan ventral du fœtus, flotte bien dans le liquide accumulé dans cette région, mais il ne peut pas dépasser en bas la grande circonférence de la présentation descendue dans le segment inférieur, surtout si l'engagement du tout, contenant et contenu, est effectué plus ou moins profondément dans le petit bassin. Dans ces conditions, la procidence est impossible.

Mais les choses ne se passent pas toujours ainsi : le segment inférieur et l'anneau de Bandl s'appliquent quelquefois moins intimement sur la partie fœtale et c'est alors que le prolapsus devient possible. Aussi a-t-on pu dire qu'il y avait procidence ou latérocidence dès que le cordon était descendu au-dessous de l'anneau de Bandl.

La condition primordiale pour qu'un tel accident puisse se produire, c'est que l'accommodation cesse d'être parfaite entre la présentation et la région utérine qui l'entoure immédiatement, c'est-à-dire le segment inférieur et l'anneau de Bandl qui le limite en haut.

Or les causes qui sont capables de vicier cette accommodation proviennent soit de l'œuf, soit des parties maternelles ; enfin, l'accoucheur peut être, lui aussi, responsable de certains faits de procidence funiculaire.

1° Les causes qui dépendent de l'œuf lui-même sont les suivantes :

La petitesse du fœtus, comme dans l'accouchement prématuré, a pour conséquence possible un défaut de contact entre la présentation et le segment inférieur : celui-ci n'est pas, dans ce cas, entièrement rempli par la partie fœtale ; du liquide amniotique s'interpose, entraînant quelquefois avec lui le cordon ombilical.

Les présentations autres que celles de l'extrémité céphalique fléchie n'ont pas la forme régulière et globuleuse du sommet. Il est plus fréquent de rencontrer une anse de cordon prolabé à côté d'une présentation de la face, du siège et surtout de l'épaule qu'à côté d'une tête bien fléchie.

Les malformations telles que l'anencéphalie, la méningocèle, l'encéphalocèle, etc., en déformant l'extrémité céphalique, la rendent irrégulière et agissent dans le même sens que les présentations vicieuses.

Dans la grossesse gémellaire, en se juxtaposant, deux extrémités plus ou moins sphériques laissent entre elles des intervalles que ne peut pas combler exactement la paroi du segment inférieur même contracté; le liquide amniotique remplit les vides et le cordon peut y tomber.

Les membres procidents, membre supérieur ou inférieur, placés à côté de la présentation agissent de la même manière; ils servent de conducteurs à la tige funiculaire et lui préparent la voie du prolapsus. Heureusement cette action mauvaise est contrebalancée en partie : le membre procident protège le cordon prolabé, en l'empêchant dans une certaine mesure d'être comprimé.

L'*hydramnios* est une cause de procidence du cordon. En effet, l'engagement de la présentation est retardé de ce chef et, de plus, la distension utérine par le liquide en quantité exagérée est alors assez prononcée pour que la paroi du segment inférieur cesse d'être en contact avec la présentation : c'est à peu près le même mécanisme que celui qui a été indiqué pour la petitesse du fœtus. Mais c'est surtout au moment de la rupture des membranes que le cordon ombilical, flottant dans un excès de liquide amniotique, risque de descendre. L'utérus, distendu jusqu'alors, revient bien sur lui-même au moment où les membranes s'ouvrent, mais les eaux s'échappant avec brusquerie et en abondance, entraînent avec elles le cordon. Le danger est porté au maximum si la rupture des membranes s'effectue quand la femme est debout, et quand en même temps la présentation est irrégulière.

La rupture prématurée spontanée prédispose à la procidence du cordon lorsque la terminaison de l'accouchement se fait longtemps attendre et que la rétraction utérine se produit. Nous reviendrons plus loin sur cette condition étiologique.

La rupture artificielle des membranes est parfois suivie de procidence du cordon, même sans qu'il y ait hydramnios : c'est lorsque la partie fœtale n'est pas engagée pour une raison quelconque, et surtout quand on perfore la poche des eaux au moment où la contraction utérine est à sa période d'acmé, que le danger est le plus à craindre. Aussi Léopold a-t-il formulé, comme un principe fondamental, qu'il est interdit d'ouvrir la poche des eaux pendant la contraction utérine sous peine de s'exposer à produire l'accident que nous étudions.

Les nœuds, les tumeurs du cordon ombilical l'alourdissent et prédisposent à sa chute pour peu que l'accommodation soit imparfaite.

L'excès de longueur de la tige funiculaire est incriminé par les uns, et considéré par les autres comme une cause des moins certaines.

On comprend que si l'attache placentaire du cordon est voisine de l'orifice utérin, le prolapsus soit facilité. C'est ce qu'on observe dans l'insertion vicieuse du placenta. Il y a là, du reste, plusieurs causes qui se combinent pour arriver au même résultat. Non seulement le cordon se trouve d'emblée placé dans le segment inférieur puisque le placenta s'y attache, mais en outre, l'adaptation de ce segment au fœtus n'est plus que médiate en raison même de la présence du placenta. Enfin, il est fréquent de rencontrer l'insertion du cordon en raquette ou vélamenteuse dans les cas d'ectopie placentaire, et le tout au voisinage immédiat de l'orifice utérin.

2° Quelles sont maintenant les causes maternelles? La multiparité prédispose à la procidence du cordon par l'amplitude de la cavité utérine, la flaccidité du segment inférieur et le défaut d'engagement de la partie fœtale. Hecker relève 28 cas de procidence du cordon avec 25 multipares et 3 primipares; Hildebrandt, 17 cas avec 15 multipares et 2 primipares.

Le rétrécissement du bassin est une cause puissante de prolapsus du cordon. Pour Litzmann, les procidences sont de 4 à 6 fois plus fréquentes quand le bassin est rétréci que lorsqu'il est normal. L'angustie pelvienne, surtout si elle occupe le détroit supérieur, empêche ou retarde l'engagement de la partie fœtale qu'elle maintient élevée et mobile ; elle favorise les présentations vicieuses ; en outre, elle gêne l'accommodation du segment inférieur avec l'extrémité fœtale d'une part, et avec le bassin, d'autre part ; les saillies anormales du pourtour osseux compriment inégalement la paroi utérine, l'excitent en certains points pour la paralyser dans d'autres, et il en résulte que le segment inférieur reste flottant dans les régions qui correspondent aux parties les plus larges du détroit supérieur, telles que les environs des symphyses sacro-iliaques. C'est là, en effet, que le cordon fait le plus aisément procidence.

On a dit que le bassin trop vaste laissait aussi un champ libre au prolapsus du cordon.

Les tumeurs du petit bassin, fibromes utérins, kystes de l'ovaire, exostoses, enchondromes, kystes hydatiques, etc., agissent dans le même sens que le rétrécissement rachitique pour favoriser la procidence du cordon.

3° Les manœuvres intempestives ou inexpérimentées exécutées par l'accoucheur ou la sage-femme ont quelquefois déterminé la procidence du cordon (Depaul). Telles sont les tentatives de version podalique par manœuvres internes, le refoulement de la tête par la main qui veut guider profondément une cuiller de forceps. Exceptionnellement, Tarnier a vu la procidence du cordon apparaître après une version par manœuvres externes effectuée pour transformer une présentation du siège en présentation du sommet.

Latérocidences du cordon. — Les *latérocidences* du cordon semblent reconnaître en général d'autres causes. En effet, c'est habituellement lorsque la partie fœtale est dans l'excavation pelvienne qu'elles se produisent. Il n'est pas douteux cependant qu'on peut les observer lorsque la présentation est arrêtée au-dessus du détroit supérieur ; mais, dans ce cas, la latérocidence doit vite se transformer en véritable procidence et le cordon devient accessible. Comme on ne soupçonne pas la situation anormale de la tige funiculaire descendue sur les côtés de la tête et qu'on ne peut facilement avoir la preuve qu'elle existe, ces faits ont été désignés encore sous le nom de *procidences méconnues* du cordon ombilical (Pellisson). Le mot latérocidence nous paraît mieux exprimer ce qui existe réellement, anatomiquement.

La production des latérocidences peut être aussi favorisée par les causes qui amènent les procidences ordinaires, la petitesse du fœtus, la grandeur anormale du bassin, la longueur exagérée du cordon, l'insertion vicieuse du placenta, etc., mais nous croyons devoir insister sur deux causes particulières : *l'expression du cordon*, étudiée par J. Matthews Duncan et les *circulaires lâches* décrits par Mme Henry.

Lorsque les membranes sont rompues et le liquide amniotique écoulé, le cordon, sous l'influence des contractions utérines, est exactement appliqué sur le corps de l'enfant ; au bout d'un certain temps, la tige funiculaire lisse, glissante, se trouve chassée entre la partie fœtale et la paroi de la matrice, elle est pour ainsi dire *exprimée* comme le serait un noyau de cerise pressé entre deux doigts ; de là le nom *d'expression du cordon* employé par J. Matthews Duncan.

« Depuis longtemps, dit Mme Henry, mon attention a été attirée sur ces faits où l'enfant naissant étouffé, on est pleinement autorisé à soupçonner la compression du cordon et je dis aux élèves : cette compression est due à une procidence ignorée que vous aurez méconnue. Il y avait autour du cou un circulaire lâche, qui aura glissé sur la présentation, et le cordon se trouvant comprimé entre deux surfaces osseuses, sa circulation a été momentanément interrompue ».

Le circulaire lâche n'est point à proprement parler la latérocidence, il peut néanmoins en être la cause prédisposante. Si parfois l'existence d'un circulaire lâche favorise, et céla se comprend aisément, la latérocidence du cordon, dans un certain nombre de cas on voit une anse exister sans qu'il y ait le moindre circulaire autour du cou ou autour du tronc ; il y a non pas alors un circulaire, mais seulement une anse du cordon dont les deux parties sont au contact ou presque au contact. De même l'expression du cordon, décrite par J. Matthews Duncan, ne constitue pas non plus la procidence, mais elle peut en être la cause efficiente (Budin).

Physiologie pathologique. — Quelle est l'importance clinique de la procidence du cordon, qui au point de vue mécanique est évidemment incapable d'apporter un obstacle quelconque à l'accouchement?

Le cordon ombilical, avec les gros vaisseaux qu'il contient, a pour but physiologique de transporter du fœtus au placenta et du placenta au fœtus, le sang nécessaire au développement du nouvel être, les matériaux nutritifs contenus dans le plasma, l'oxygène charrié par les globules. Voilà les produits utiles de l'importation. D'autre part, les produits toxiques qui résultent de la combustion cellulaire sont exportés vers les lacs sanguins où plongent les villosités choriales. Si le cordon ombilical avec ses vaisseaux vient à être comprimé, toute la nutrition est interrompue et des troubles se manifestent du côté de la respiration élémentaire. L'apport de l'oxygène est supprimé, l'élimination du poison carbonique est entravée : c'est l'asphyxie à bref délai, avec ses symptômes variés et progressifs : ralentissement, irrégularités des battements du cordon et du cœur fœtal, mouvements convulsifs de l'enfant, écoulement du méconium hors du tube intestinal, et bientôt arrêt de toutes les fonctions et mort, si la cause nocive n'est pas supprimée.

Or, lorsqu'il y a procidence ou latérocidence, les dangers de compression sont grands; la tige funiculaire est alors descendue à côté d'une partie fœtale souvent résistante, le long d'une paroi pelvienne dure et immuable, sans compter que le muscle utérin sert quelquefois d'agent compresseur.

Cependant la mort du fœtus n'est pas inévitable lorsque le cordon est procident. D'abord la tige funiculaire peut être protégée par un membre prolabé à côté d'elle et qui supporte à lui seul tout l'effort compressif. D'un autre côté, la mort ne survient pas instantanément aussitôt que la circulation fœto-placentaire est interrompue. Si l'accouchement se termine vite sous l'influence des seules contractions utérines, si les résistances sont réduites au minimum parce que le bassin est large et le fœtus petit, si, d'autre part, l'accoucheur intervient activement, s'il procède avec célérité à l'extraction au moyen du forceps ou de la version podalique, l'asphyxie aura duré peu de temps et le nouveau-né pourra être rappelé à la vie, d'autant plus qu'il résiste mieux que l'adulte au défaut d'oxygène et à la rétention de l'acide carbonique.

Tout l'intérêt clinique consistera donc à reconnaître le plus vite possible la procidence du cordon, afin de lui porter remède aussitôt.

Symptomatologie. — La procidence du cordon ombilical est dans l'immense majorité des cas un accident du travail. Parmi les moyens d'investigation clinique, le toucher vaginal est seul capable de conduire au diagnostic. La palpation ne peut indiquer que la présentation ou le défaut d'engagement de la partie fœtale. L'auscultation, plus précieuse dans le cas particulier, fait reconnaître l'état de souffrance du fœtus, au même titre que l'examen direct du liquide amniotique qui, après s'être écoulé clair au moment de la rupture des membranes, sort mélangé de méconium. Mais le toucher vaginal permet seul d'arriver directement sur l'anse prolabée.

Les conditions sont différentes alors que les membranes sont intactes ou rompues.

Dans le premier cas, il y a, comme on dit, *procubitus* du cordon. Si l'on soupçonne l'accident, on doit procéder au toucher avec beaucoup de douceur afin de ne pas ouvrir la poche des eaux: le liquide amniotique qu'elle contient atténue la compression exercée par la paroi utérine, et la tige funiculaire se trouve ainsi protégée. On devra donc explorer cette poche des eaux au moment où elle est le moins menacée, le moins tendue, c'est-à-dire dans l'intervalle des contractions utérines.

Si une anse de cordon est contenue dans la poche des eaux, on sent, par le toucher, à travers les membranes, un petit corps mobile qui se déplace avec la plus grande aisance sous la pression du doigt ; c'est une tige souple, qui flotte dans le liquide qui l'environne; si on vient à la fixer en l'appuyant modérément avec le doigt sur la présentation, on reconnaît qu'elle est formée par une masse peu résistante, mais qui, si l'enfant est vivant, est animée de battements plus ou moins rapides; ces battements ne sont pas isochrones avec les pulsations radiales de la parturiente. En pratiquant, en même temps que le toucher, l'auscultation abdominale, on constate au contraire qu'il y a isochronisme parfait entre les pulsations de la petite masse explorée par le toucher et les battements du cœur fœtal.

Si, malgré une exploration attentive, le doigt qui touche ne perçoit pas le moindre battement, il est fort à craindre que l'enfant ne soit mort, ou tout au moins bien près de succomber.

Quand les membranes sont rompues, le diagnostic est ordinairement plus facile. Le cordon se présente alors, au toucher vaginal, sous la forme d'une tige molle tombée plus ou moins bas vers la vulve, quelquefois même il apparaît en dehors des organes génitaux externes. S'il est encore contenu dans le vagin, il sera d'autant moins facile à explorer qu'il descendra moins bas. On le rencontrera habituellement au niveau des symphyses sacro-iliaques, plus rarement derrière la symphyse pubienne. L'anse du cordon prolabé sera plus ou moins étendue; tantôt ses deux extrémités seront éloignées l'une de l'autre, faisant hernie chacune en un point différent du détroit supérieur ; tantôt, au contraire, elles seront rapprochées. Les battements caractéristiques seront plus aisément perçus que dans le cas de procubitus: on pourra pour cela interposer l'anse procidente entre le doigt et la présentation, ou bien entre le doigt et la paroi pelvienne; ou mieux encore (car on pourrait sentir les battements d'une artère vaginale), on fera le toucher bidigital, et on saisira la tige funiculaire entre deux doigts, l'index et le médius. Si les battements ne sont pas perçus, on ne conclura pas immédiatement que le fœtus est mort, car ils s'atténuent ou même disparaissent complètement pendant la contraction utérine ainsi que les battements du cœur recherchés avec le stéthoscope. Il suffit d'attendre quelques instants le relâchement du muscle utérin pour sentir, si l'enfant n'est pas mort, un battement isolé, puis un autre, puis plusieurs autres de plus en plus rapprochés, jusqu'à ce que le rythme normal soit repris.

D'autres fois, la contraction utérine peut faire commettre une erreur en sens inverse. Au moment où elle se produit, elle chasse une ondée sanguine dans l'anse prolabée, et l'accoucheur peut croire à une pulsation du cœur fœtal, tandis qu'en réalité la mort est survenue déjà depuis quelque temps. Dans ces cas, le choc perçu au moment de la production de l'ondée ne se reproduit pas comme le font les battements du cordon chez l'enfant vivant.

L'examen attentif et répété de l'anse procidente, et en même temps l'auscultation du cœur fœtal dans l'intervalle des contractions utérines, conduisent à la vérité.

Diagnostic. — Le diagnostic différentiel doit être étudié pour le procubitus, c'est-à-dire avant la rupture des membranes et pour la procidence véritable.

Le procubitus du cordon pourra être confondu avec un petit membre très mobile dans la poche des eaux. L'observation patiente et minutieuse fera reconnaître la forme et la consistance du petit membre, l'absence de battements, etc.

L'insertion vélamenteuse du cordon ombilical, avec des vaisseaux artériels sillonnant les membranes au niveau de la poche des eaux, fait sentir des battements tout à fait comparables à ceux du cordon procident. Mais ces battements sont plus superficiels, dans l'intimité même des membranes qui limitent la poche des eaux ; on suit les vaisseaux, qui en sont le siège, dans un trajet plus ou moins long, trajet fixe, toujours le même et surtout on ne trouve pas, au milieu du liquide, le petit corps flottant, mobile, que forme l'anse funiculaire prolabée.

La procidence vraie du cordon ne sera pas prise pour un membre fœtal, dont on reconnaîtra les caractères propres.

Quelquefois les membranes rompues se plissent ou s'enroulent sur elles-mêmes, donnant ainsi l'apparence d'un cordon, mais elles n'en ont ni la consistance, ni les battements.

Un pli du cuir chevelu est recouvert de cheveux, souvent perceptibles à un toucher délicat. De plus, la continuité de ce pli avec la tête, son immobilité relative et l'absence de battements feront faire le diagnostic.

Les artères du vagin font sentir des battements réguliers qu'on a pu confondre avec ceux du cordon prolabé. Mais ils sont isochrones avec les pulsations radiales de la femme, et non pas avec les battements du cœur fœtal explorés par l'auscultation abdominale. Pour éviter, du reste, toute erreur, il suffit de placer le cordon entre l'index et le médius : les deux doigts perçoivent les battements, si l'enfant est vivant.

Exceptionnellement, une déchirure du cul-de-sac postérieur du vagin laisse passer une anse de l'intestin maternel : on a pu confondre cette hernie spéciale avec la procidence d'un cordon volumineux. Prendre une anse d'intestin grêle, pour une anse de cordon ombilical, ce fait semble presque impossible au premier abord. Cela n'en est pas moins arrivé plusieurs fois, et Barnes, cité par Budin, fait à ce propos de judicieuses remarques. « On a pris une anse intestinale pour le cordon ombilical ; cela, a-t-on dit, ne devrait pas arriver. Il est facile d'être sage après coup, mais nous sommes tous dominés par les lois de l'habitude. Nous croyons que le soleil se lèvera demain parce qu'il s'est levé jusqu'ici tous les jours. L'accoucheur, qui n'a jamais senti dans le vagin autre chose que le placenta et le cordon, est porté instinctivement à croire que tout ce qu'il touche dans le vagin et leur ressemble quelque peu, est le placenta ou le cordon.

« Quelques cordons sont si épais, si charnus, ainsi que le montre un spécimen déposé au musée de Saint-Georges' Hospital, qu'ils peuvent induire en erreur, aussi bien la vue que le toucher ; ils ressemblent à une anse intestinale qui a été séparée de son mésentère. De même l'intestin tiraillé a perdu ses caractères de tube creux, élastique, il forme une corde épaisse, ainsi que Tyler Smith me l'a fait voir et l'a démontré à un juge ; il ne faut pas peu de sang-froid et d'habileté pour ne pas les confondre alors avec une anse de cordon. »

En résumé, pour trouver la procidence, il faut d'abord y penser quand existent les conditions qui la favorisent ; il faut surtout pratiquer le toucher très largement et explorer avec soin la poche des eaux et son contenu ou, en cas de rupture des membranes, la présentation et ses environs.

D'autre part, il est essentiel de s'assurer que l'enfant est vivant ou mort, car la conduite à tenir est essentiellement différente dans les deux cas.

Pronostic. — Les procidences du cordon n'ont d'intérêt relativement à la santé de la mère que parce qu'elles nécessitent des interventions opératoires, qui doivent être faites pour essayer de sauver le produit de conception.

Le pronostic est grave pour les enfants qui meurent d'asphyxie dans la proportion de 55 p. 100 suivant Hubert de Louvain, de 34 p. 100 suivant Tarnier.

Il y a lieu pourtant d'établir des distinctions.

Avec une présentation du sommet, la procidence du cordon est relativement peu fréquente, mais elle est grave, car la tête est un agent de compression volumineux et dur.

Les présentations de la face se compliquent plus souvent de prolapsus du cordon. Les dangers de compression sont les mêmes, et de plus il y a fréquemment un rétrécissement du bassin qui ajoute encore aux difficultés.

La présentation du siège est une cause de procidence parce qu'elle s'accommode imparfaitement au détroit supérieur et qu'elle laisse ainsi se former une poche des eaux volumineuse ; rappelons de plus que la présence des membres inférieurs facilite le glissement de la tige funiculaire. Par compensation, le siège est moins dur que la tête et les membres inférieurs constituent comme des cylindres protecteurs. Le pronostic est donc moins grave.

Les présentations de l'épaule agissent de la même manière que celles du siège : élévation de la partie fœtale, poche des eaux volumineuse par accommodation insuffisante, descente d'un membre supérieur, tout est réuni pour produire la procidence du cordon, mais aussi pour en atténuer les effets. Ce qui est surtout grave ici, c'est la présentation elle-même.

Parmi les conditions défavorables, menaçantes pour le fœtus, il faut encore citer :

La rupture prématurée des membranes, qui permet l'écoulement du liquide amniotique et expose le cordon à être immédiatement atteint par les agents de compression, sans interposition de coussinet liquide ;

La longueur de l'anse procidente, qui court d'autant plus de risques d'être comprimée qu'elle descend plus bas ;

La dilatation incomplète de l'orifice utérin, qui retarde la terminaison de l'accouchement ;

Enfin la primiparité, qui fait durer le travail longtemps.

D'autre part certaines formes de la procidence du cordon sont plus menaçantes que d'autres : s'il s'agit d'un pincement de la tige funiculaire entre l'anneau de Bandl et le fœtus, ou encore d'une chute du cordon dans un segment inférieur rigide, les dangers de compression seront beaucoup plus grands et l'extraction du fœtus sera plus difficile.

Il est encore d'autres circonstances qui aggravent le pronostic. C'est par exemple le cas exceptionnel où le cordon fait procidence avant tout début de travail; comme Maygrier en a rapporté deux observations. Sous l'influence d'une rupture prématurée des membranes, d'un effort, etc., une anse de cordon fait hernie à travers le col. L'enfant meurt le plus souvent alors, avant tout examen médical. Si on arrivait assez tôt pour percevoir encore les battements du cœur fœtal, on pourrait peut-être agir, mais la lenteur et les difficultés de l'intervention dans de telles circonstances ne sont pas faites pour donner grand espoir de réussite.

Enfin les latérocidences ou procidences méconnues sont graves parce qu'elles tuent insidieusement ; si l'accoucheur n'a pas la volonté réfléchie d'exercer sur ce point l'attention la plus soutenue, il verra naître un enfant mort qu'on aurait peut-être sauvé si l'on avait reconnu la nécessité d'une intervention urgente. Quelquefois, en effet, la marche du travail paraît normale, mais à un moment donné, on s'aperçoit que les battements du cœur sont modifiés et on voit que le liquide amniotique est teinté de méconium. L'enfant souffre et pourtant on n'en reconnaît pas la cause : au toucher vaginal, on ne trouve que la présentation sans anomalie apparente ni procidence aisément appréciable. On fait néanmoins une application de forceps et, quand la tête se dégage, on voit qu'une anse de cordon ombilical sort en même temps qu'elle des voies génitales. Il peut arriver même que cette anse de cordon se trouve pincée entre la tête et la cuiller du forceps. En présence des signes qui indiquent l'état de souffrance du fœtus, on doit donc connaître ces faits où le cordon, bien que faisant procidence, ne descend pourtant pas assez bas pour être facilement senti par le doigt explorateur : un toucher plus profond est alors nécessaire.

D'autres fois, on n'a rien observé d'anormal dans la marche du travail, car la tête bouchant hermétiquement la voie pelvi-vaginale n'a pas permis au liquide teinté de méconium d'apparaître au dehors. L'enfant naît spontanément, mais en état de mort apparente, à un degré plus ou moins grave, ou même en état de mort réelle. L'explication est celle fournie par J. Matthews Duncan : il y a eu *expression* du cordon.

L'importance pratique de ces considérations, c'est que l'examen par le toucher ne permet pas toujours de reconnaître aisément la présence du cordon à côté de la présentation, principalement lorsqu'il s'agit d'une latérocidence : il est donc utile de penser à la possibilité de cet accident, d'ausculter avec autant de soin que de persévérance les battements du cœur fœtal pendant la période d'expulsion, et si quelque signe de souffrance apparaît pour l'enfant, de pratiquer le toucher aussi largement et aussi profondément que possible.

Traitement. — La première chose à faire, quand on a reconnu la procidence du cordon, c'est de s'assurer si l'enfant est mort ou vivant. S'il est mort, on n'a pas besoin d'intervenir : on laisse l'accouchement se terminer seul, et l'indication d'agir ne peut venir que d'un obstacle à l'expulsion du fœtus, ou d'un danger couru par la mère, abstraction faite par conséquent de la procidence.

Quand l'enfant est vivant, le devoir est de faire tout le possible pour l'empêcher de succomber.

La conduite à tenir varie avec chaque présentation. Examinons-les l'une après l'autre.

Présentation du sommet. — On doit distinguer suivant que la dilatation de l'orifice utérin est incomplète ou complète.

A. — Dilatation incomplète. — Il convient encore de diviser l'étude des faits, car l'intervention n'est pas la même si les membranes de l'œuf sont *intactes* ou si elles sont *rompues*.

a) *Dilatation incomplète, avec membranes intactes.* — La poche des eaux, avec le liquide qu'elle contient, protège le cordon dans une certaine mesure. Aussi le danger est-il moindre ou moins immédiat. Avec des battements cardiaques très réguliers, bien frappés, sans souffle ni intermittence, on peut supposer que le cordon, quoique procident, n'est pas comprimé pour le moment, et que l'enfant ne souffre pas. L'expectation, sous le contrôle d'une active surveillance, est possible à la condition qu'on évite, par tous les moyens, la rupture prématurée des membranes protectrices. C'est dire que la femme doit garder le lit et s'abstenir de tout effort : c'est recommander à l'accoucheur de pratiquer le toucher avec toute la prudence désirable, et même de s'abstenir de ce moyen d'investigation s'il ne doit pas être suivi d'une action plus efficace.

Mais si le fœtus commence à souffrir et si on le constate à des signes non douteux, alors l'expectation n'est pas permise.

L'idée la plus simple qui soit venue, c'est de réduire la procidence à l'aide de pressions répétées qu'on exerce doucement avec les doigts à travers la poche des eaux. C'est une manœuvre insuffisante et mauvaise en ce qu'elle expose à la rupture des membranes ; cette rupture est en effet fâcheuse si elle ne peut pas être immédiatement suivie d'une autre intervention qui termine l'accouchement.

On a pensé réussir à faire rentrer la tige funiculaire prolabée en donnant à la parturiente une attitude spéciale. Déjà recommandé par Deventer, ce moyen a été repris surtout par les Anglais et les Américains, et il a été désigné sous le nom général de *postural treatment*. Hardy et Mc Clintock conseillaient, si le cordon tombait d'un côté du bassin, de faire coucher la femme sur le côté opposé : si, par exemple, le cordon était passé du côté droit, on plaçait la parturiente sur le côté gauche ou réciproquement ; si, de plus, on mettait un coussin sous le bassin, l'inclinaison du pelvis favorisait encore la réduction. Gaillard Thomas (1858) a fait remarquer que le cordon était pesant, qu'il pouvait glisser sur un plan incliné, que les contractions utérines commençaient par en bas, c'est-à-dire au niveau du col, enfin qu'elles s'élevaient ensuite graduellement vers le fond de l'utérus. Si donc on met la femme sur les genoux et sur les coudes, dans la situation que prennent les Orientaux dans leurs prières, ou mieux si on la place dans la situation génu-pectorale, c'est-à-dire à genoux et le haut de la poitrine reposant sur le plancher du lit, les conditions les plus favorables sont réalisées pour obtenir la réduction du cordon.

En 1875, John Brunton cita, à la Société Obstétricale de Londres, dix exemples de procidence du cordon avec huit succès pour l'enfant attribués à la position génu-pectorale ; ses malades n'étaient jamais restées plus de dix minutes sur les coudes et les genoux. Peu de temps après, Patrick Jamieson publiait trois résultats favorables obtenus avec le même moyen; on avait combiné cette méthode avec des tentatives de réduction faites avec douceur.

Malgré les résultats heureux signalés par ces auteurs, on ne peut malheureusement pas compter beaucoup sur la position génu-pectorale ou sur toute autre attitude pour réduire la procidence du cordon ; on doit certes y recourir, mais être prêt à une intervention différente. Aussi a-t-on cherché d'autres procédés.

La version par manœuvres externes, destinée à remplacer la présentation du sommet, volumineuse et dure, par une présentation du siège plus dépressible, peut être efficace, mais elle n'est pas toujours possible pendant le travail.

La version par manœuvres mixtes, également recommandée, a pour inconvénient grave de nécessiter préalablement la rupture des membranes.

Récemment, on a conseillé d'introduire au-dessus de l'orifice utérin incomplètement dilaté, à côté de la poche des eaux intacte, un gros ballon de Champetier de Ribes. Gonflé d'eau, ce ballon déplace la tête, la refoule au-dessus du détroit supérieur et supprime, disent ses partisans, le danger de compression ; il a en outre l'avantage d'accélérer le travail et de hâter le moment où l'on pourra terminer l'accouchement. A la vérité, si la tête comprime le le cordon, le ballon est capable d'agir de même; de là des risques qu'il faut redouter.

Le véritable avantage du ballon est de hâter la dilatation du col. Or, il est possible d'arriver au même but en plaçant l'écarteur de Tarnier, qui ne refoule et ne comprime que l'orifice du col, ou mieux encore en effectuant la dilatation artificielle avec les doigts, et en ayant recours à l'accouchement méthodiquement rapide. Mais, pendant ces manœuvres, la poche des eaux peut se rompre.

Nous arrivons ainsi à l'étude des moyens qui conviennent lorsque les membranes sont déchirées.

b) *Dilatation incomplète avec membranes rompues.* — Si l'enfant ne souffre pas, on a le droit d'attendre dans une certaine mesure. On auscultera avec le plus grand soin et on s'assurera que les battements du cœur fœtal conservent leurs caractères physiologiques. On surveillera aussi la coloration du liquide amniotique, car en général le fœtus, s'il souffre beaucoup, perd son méconium. Quoi qu'il en soit, la position génu-pectorale ou autre est insuffisante; les versions par manœuvres externes ou mixtes sont souvent difficiles ou impraticables.

Reste la réduction de la procidence. Il n'est pas facile, avec les doigts seuls, de refouler le cordon assez haut pour qu'il ne redescende pas. Il faudrait le repousser au-dessus de l'anneau de Bandl et faire une sorte de taxis; mais le col est incomplètement dilaté et la tige funiculaire retombe sans cesse.

C'est pourquoi les accoucheurs se sont ingéniés à inventer des instruments nommés *rétropulseurs du cordon procident*.

Ils sont très nombreux, mais peu employés : les uns sont rigides, les autres sont souples. S'ils sont rigides, on ne les fait pénétrer qu'avec difficulté jusqu'au fond de l'utérus et ils risquent soit de se trouver arrêtés contre les parties fœtales, soit, ce qui est plus grave, de léser, de perforer les parois de la matrice : citons la fourche de Burton, la lyre d'Hyernaux, l'instrument de Schœller. Ce dernier se compose de deux tiges en baleine qui sont réunies de telle manière qu'elles peuvent glisser l'une sur l'autre (voyez fig. 11). L'une de ces baleines est complètement droite, l'autre forme à une de ses extrémités un demi-anneau. Si on place le cordon dans ce demi-anneau et si on pousse la tige droite de bas en haut, le cordon est emprisonné ; on le porte alors au fond de l'utérus et, en faisant glisser de haut en bas la tige droite, on rend au cordon sa liberté.

Malheureusement le cordon reste souvent dans le demi-anneau et il est

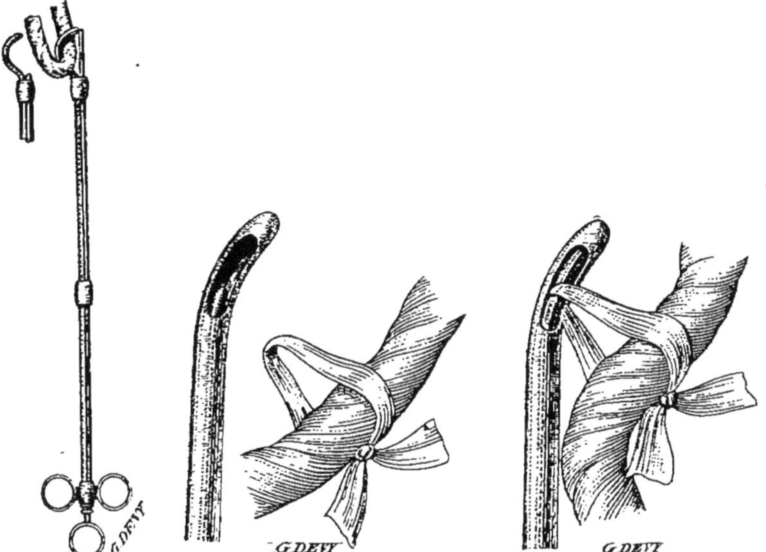

Fig. 11. — Instrument de Schœller.

Fig. 12. — Instrument de Dudan.

entraîné quand on retire l'instrument de Schœller : la procidence se reproduit. Pour éviter cet échec, Tarnier fixe un fil de soie à l'extrémité supérieure de la baleine recourbée. En mettant le cordon ombilical dans le demi-anneau, le fil de soie laissé flottant est refoulé. Lorsque l'instrument a été porté au fond de l'utérus et qu'on abaisse la tige droite, on tend le fil de soie qui chasse la tige funiculaire et la rend libre.

Les instruments souples sont surtout fabriqués séance tenante avec des sondes en gomme. Dudan se servait d'un cathéter élastique, d'un mandrin et d'un petit morceau de lacs : on place le lacs autour du cordon et on fait un double nœud, puis on introduit le mandrin dans la sonde en gomme (voyez fig. 12). Au niveau de l'œil de la sonde, le mandrin est passé dans l'anse du lacs et poussé jusqu'au bout du cathéter ; le cordon ombilical se trouve ainsi maintenu. On conduit au fond de l'utérus la sonde avec la tige funiculaire ; là, on retire le mandrin et le cordon est laissé libre. La sonde est retirée à son tour ; malheureusement, on voit souvent la procidence se reproduire.

On peut s'arranger pour laisser dans la cavité utérine et le cordon et l'instrument. Pour cela, on prend une grosse sonde en gomme sur laquelle, à une certaine distance de son extrémité, on perfore deux orifices l'un en face de l'autre. On passe à travers les deux yeux une anse de fil, on met le cordon ombilical entre les deux fils et la sonde, puis on va accrocher l'anse au bout de la sonde. Le tout est porté au fond de l'utérus ; si un mandrin a été

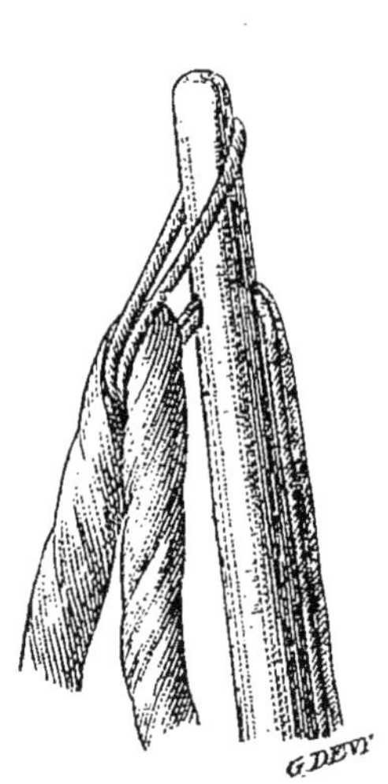

Fig. 13. — Porte cordon de G. Braun.

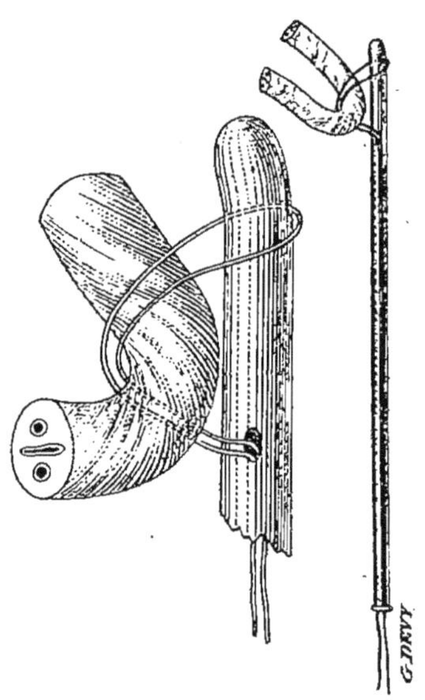

Fig. 14. — Autre procédé pour réduire le cordon (P. Budin).

mis pour faciliter la pénétration dans l'utérus, on le retire et on laisse en place la sonde et le cordon (voyez fig. 13).

La création sur la sonde de deux ouvertures, l'une en face de l'autre, lui enlève sa solidité ; mieux vaut procéder autrement. On prend une sonde en gomme qui a été lavée et plongée dans une solution de sublimé ; un orifice est pratiqué à 6 ou 7 centimètres du bout fermé de l'instrument et on introduit, par l'autre bout, un fil plié en deux qui sort au niveau de l'ouverture nouvellement créée. La sonde étant placée dans le vagin en arrière du cordon, deux doigts font passer l'anse du fil au-devant du cordon et ils vont l'accrocher au-dessus du bout arrondi de la sonde (voyez fig. 14). On pousse la sonde ainsi chargée jusque dans la cavité utérine : pour l'y maintenir, il suffit de replier son extrémité libre dans l'intérieur du vagin.

L'accélération du travail et la dilatation artificielle de l'orifice utérin trouvent encore ici leur place soit isolément, soit après rétropulsion. L'écarteur de Tarnier ou les procédés manuels sont de beaucoup préférables aux ballons dilatateurs.

On ne doit pas oublier que l'introduction de l'index et du médius, maintenus en place de chaque côté du cordon, peuvent l'empêcher d'être comprimé et permettre de sauver l'enfant. Tarnier a cité un fait de ce genre très concluant. Budin, arrivant près d'une secondipare qui était au début du travail et chez laquelle les membranes venaient de se rompre, trouva le cordon dans le vagin et ne constata ni battements de la tige funiculaire au toucher vaginal, ni battements du cœur fœtal à l'auscultation abdominale. Il plaça deux doigts de chaque côté du cordon, souleva la tête et sentit peu à peu revenir les battements dans le cordon. Il essaya la réduction, mais la procidence se reproduisit. Budin procéda alors à la dilatation progressive : à trois reprises, il constata la disparition des battements du cordon et ceux du cœur fœtal qui reparurent grâce au même procédé. Après trois heures de manœuvres, la dilatation étant presque complète et l'enfant de nouveau compromis, on pratiqua la version podalique : l'extraction de la tête dernière fut très difficile, une application de forceps dut être faite, l'enfant naquit en état de mort apparente, il put être ranimé et il est depuis très bien portant.

B. — Dilatation complète. — La situation est beaucoup moins difficile pour l'accoucheur, beaucoup plus favorable pour le fœtus quand la dilatation est complète; cela prouve l'importance et l'excellence des moyens qui accélèrent le travail sans comprimer la tige funiculaire. La seule conduite à tenir est d'entraîner le fœtus, à moins qu'il n'y ait aucun signe indiquant que l'enfant souffre, et que l'accouchement ne se termine spontanément très vite. Si les membranes sont intactes, on les déchire. La version podalique par manœuvres internes est généralement alors l'opération de choix. En poussant la main à la recherche des membres inférieurs du fœtus, on tâche de saisir le cordon procident et de le porter au fond de l'utérus. On termine la version comme dans toute autre circonstance.

Si la tête se trouve fixée au détroit supérieur ou engagée dans l'excavation et si, les membranes étant rompues depuis un certain temps, l'utérus se trouve rétracté sur le fœtus, la version est contre-indiquée, et on a recours à l'application du forceps. En introduisant les branches de l'instrument, on prendra la précaution de ne pas pincer l'anse procidente entre la tête et les cuillers.

II. — *Présentation de la face.* — Dans la présentation de la face compliquée de procidence du cordon, la conduite à tenir est la même que dans la présentation du sommet. La version podalique par manœuvres internes est, plus que jamais, l'opération de choix si la face est retenue au détroit supérieur, étant données les difficultés de l'application du forceps dans de pareilles conditions.

III. — *Présentation du siège.* — Nous avons vu que le cordon procident court moins de risques d'être comprimé par cette présentation.

Si *les membranes sont intactes*, en général l'enfant ne souffre pas : on n'aura donc qu'à surveiller les événements.

Si *les membranes sont rompues, avec une dilatation incomplète de l'orifice utérin*, il est bon de défléchir un membre inférieur et d'abaisser un pied, pour protéger le cordon procident et hâter en même temps la dilatation. Si ces moyens sont insuffisants, on procède à la rétropulsion avec la sonde et le mandrin. En fin de compte, on a toujours la ressource de dilater artificiellement l'orifice avec la main pour terminer ensuite l'extraction du fœtus.

Si *la dilatation est complète*, et si l'enfant ne souffre pas, on peut attendre l'expulsion spontanée. Dans le cas où les battements du cœur sont modifiés, on procède à l'extraction artificielle.

IV. — *Présentation de l'épaule*. — Quand il existe à la fois procidence du cordon et présentation de l'épaule, la version par manœuvres externes, céphalique ou mieux podalique, doit être tentée si la dilatation n'est pas complète.

Dès que le col est dilatable, si la présentation de l'épaule n'a pas été corrigée, on exécutera la version podalique par manœuvres internes.

Il nous reste à indiquer les moyens qui conviennent et aux procidences du cordon survenues avant le début de travail et aux latérocidences.

V. — *Procidence du cordon avant tout début de travail.* — Lorsque cet accident se produit à une époque de la grossesse où le fœtus est viable, et quand, ce qui est exceptionnel, l'enfant est vivant, il faut intervenir, mais les moyens d'action sont, en général, ou difficiles à mettre en pratique ou peu efficaces. On essaiera la position génu-pectorale, la version podalique par manœuvres externes, la rétropulsion avec la sonde, et enfin la dilatation artificielle rapide du col, suivie de l'extraction.

VI. — *Latérocidences.* — Les latérocidences sont infiniment plus fréquentes: elles se produisent surtout avec les présentations du sommet. L'accoucheur doit les prévoir et rechercher avec soin, par l'auscultation fréquemment répétée, les signes de souffrance de l'enfant. S'il les constate, il terminera l'accouchement par une une application de forceps, et si la dilatation est incomplète, il la rendra rapidement suffisante soit à l'aide des procédés instrumentaux, soit, ce qui est préférable, à l'aide de la dilatation manuelle, qui réussit surtout bien chez les multipares.

Enfin, on aura pris soin de préparer d'avance tout ce qui est nécessaire pour ranimer l'enfant, car la mort apparente du nouveau-né est souvent observée après les procidences du cordon ombilical.

ARTICLE II

BRIÈVETÉ DU CORDON OMBILICAL

Bibliographie chronologique. — PEU. Pratique des accouchements, 1694, livre II, p. 437. — SMELLIE. Traité pratique des accouchements, 1765. — BAUDELOCQUE. L'art des accouch., 1815, t. I, p. 251. — A. GUILLEMOT. Journ. univ. et hebdom. de médec. et de chirurg. pratiq., t. III, 1831. — SCLAFER. Gaz. des hôpitaux, 1855, p. 423. — VEIT. Monats. f. Geb. und Gyn., t. XIX, p. 290, 1862. — DEVILLIERS. Nouv. rech. sur la brièveté du cordon. Recueil de mémoires, p. 127, 1862. — TARNIER. Article Cordon du Dictionnaire de Jaccoud, 1868. — CHURCHILL. Proceedings of Dublin obstetric. Society, 1871-72, p. 113. — CHANTREUIL. Des difficultés de l'accouchement causées par le cordon ombilical, la procidence exceptée. Th. agrégation, Paris, 1875. — COMPAGNON. Thèse de Paris, 1879. — MENDE. Gem.

deutsche Zeit., t. III, p. 20. — YOUNG. Soc. Obst. d'Edimb., 1872, in Gaz. obst. de Verrier, 1872, p. 118. — GRYNFELTT. Quelques réflexions sur la version par man. externes, p. 16. Mémoire de Montpellier, 1882, p. 16. — LEFOUR. Arch. de tocol., 1888, p. 524. — CARBONELLI. Stud. di ost. e ginec., Milan, 1890, p. 347. — BUDIN et CROUZAT. La pratique des accouchements, 1891. — MALGOUYRÉ. Histoire de la médecine pratique de Montpellier, t. II. — LERAY. Thèse de Paris, 1893. — LA TORRE. Sui giri del cordone ombellicale. Annali di Ostetricia, 1894, p. 876. — WYGODSKI. Circulaires du cordon ombilical. Centralblatt für Gynäkologie, 1895, n° 48, p. 1278. — LA TORRE. Distocia per giri di funicolo ombellicale. Supplemento al Policlino, 1898.

Nomenclature alphabétique des auteurs.

BAUDELOCQUE, 1822.
BUDIN et CROUZAT, 1891.
CARBONELLI, 1890.
CHANTREUIL, 1875.
CHURCHILL, 1871.
COMPAGNON, 1879.
DEVILLIERS, 1862.
GRYNFELTT, 1882.
GUILLEMOT, 1834.
LA TORRE, 1894, 1898.
LEFOUR, 1888.
LERAY, 1893.
MALGOUYRÉ.
PEU, 1694.
SCLAFER, 1855.
SMELLIE, 1765.
TARNIER, 1868.
VEIT, 1862.
WYGODSKI, 1895.
YOUNG, 1872.

Au terme de la grossesse, le cordon a normalement une longueur qui varie de 45 à 60 centimètres.

La tige, qui relie l'enfant à la matrice par l'intermédiaire du placenta, est donc très largement suffisante pour permettre l'accouchement sans être tiraillée, d'autant plus que le fond de l'utérus, et par conséquent l'une des insertions funiculaires, se rapproche sensiblement de la vulve à mesure que le dégagement du fœtus s'effectue.

Mais, dans certains cas, le cordon est trop court pour permettre à l'enfant de sortir; des accidents peuvent alors survenir.

La brièveté du cordon peut être soit naturelle ou absolue, soit accidentelle ou relative. La brièveté est *absolue*, quand la distance réelle qui sépare l'insertion placentaire de l'insertion ombilicale est plus ou moins inférieure au chiffre de 45 centimètres.

La brièveté est *accidentelle* ou *relative*, quand le cordon, tout en ayant une longueur normale ou même excessive, s'enroule une ou plusieurs fois autour du cou, du tronc ou des membres du fœtus, en formant ainsi des *circulaires* plus ou moins nombreux; il en résulte que, en définitive, la distance qui sépare le dernier circulaire de l'attache au placenta est inférieure à la longueur normale de la tige funiculaire.

Il faut remonter jusqu'à Peu (1694), pour trouver une description de cette cause de dystocie. Admise par Mauriceau, Rœderer, Levret, Froriep, Lachapelle, Deneux, Siebold et tant d'autres, elle fut pourtant niée par Baudelocque et son école à la fin du siècle dernier.

Plus près de nous, il convient de citer le travail de Guillemot sur l'entortillement du cordon (1831), le mémoire de Devilliers (1862), l'article de Tarnier dans le dictionnaire de Jaccoud (1868), la thèse d'agrégation de Chantreuil (1875), les leçons cliniques de Tarnier et la thèse de son élève Leray (1893), les leçons inédites de Budin (1893), etc.

Fréquence. — La brièveté naturelle est considérée comme rare ou comme fréquente selon qu'il est question ou de cordons excessivement courts, ou au contraire de ceux qui ont un peu moins de 45 centimètres. Dans la statistique de Leray, on trouve sur un total de 10,457 cordons ombilicaux :

2 cordons	mesurant de	10 à 14	centimètres, soit	environ	1 pour	5000
13	—	15 à 19	—	—	1 —	800
19	—	20 à 24	—	—	1 —	500
71	—	25 à 29	—	—	1 —	160
211	—	30 à 34	—	—	2 —	100
416	—	35 à 39	—	—	4 —	100
984	—	40 à 44	—	—	10 —	100

Malgouyré a vu un cordon de 6 centimètres 75 ; Sclafer en signale un qui mesurait 10 millimètres à peine. Mende, cité par Cazeaux, relate l'observation d'un fœtus qui semblait adhérer au placenta par son abdomen, tant son cordon était court. Enfin, exceptionnellement, l'ombilic s'insère directement sur le placenta.

Quant à la proportion des circulaires, Chantreuil donne le chiffre de 1 sur 6 accouchements ; Veit également de 1 sur 6 ; Leray trouve 702 cas de circulaires sur 10,457 accouchements, soit la proportion de 1 sur 9.

Les 702 cas de circulaires se partagent de la façon suivante :

439	fois on trouva	1	circulaire	autour du cou,	soit environ	4 pour	100,
201	—	2	—	—	—	2 —	100,
33	—	3	—	—	—	1 —	300,
7	—	4	—	—	—	1 —	2,000,
1	—	5	—	—	—	1 —	10,000,

5 cas où il y eut à la fois circulaire autour du cou et autour du tronc,
3 — — — — d'un membre,
2 — — circulaire et nœud du cordon,
6 — circulaire autour d'un membre,
5 — plusieurs circulaires autour des membres.

Baudelocque, Campbell, etc., ont vu des cas où le cordon faisait 6 fois le tour du cou.

Wygodzki signale une observation où il y avait 7 circulaires ; Mme Waldvogel et Credé en ont vu 8.

Enfin on a noté différentes combinaisons plus ou moins compliquées de circulaires (cas de Siebold, de Trélat, etc.).

Pour apprécier l'importance des différents circulaires comme cause de raccourcissement du cordon ombilical, il faut savoir quelle est l'étendue de la circonférence du cou, des membres, etc.

Le circulaire du cordon autour du cou, c'est-à-dire l'anneau complet, mesure 20 centimètres.

L'anse simple autour du cou est une disposition comparée par Leray à un foulard passé derrière le cou, avec les deux chefs dénoués et pendant sur la face antérieure du tronc ; une anse simple de cordon mesure 12 centimètres.

L'anse et le circulaire réunis ont donc 32 centimètres.

Un circulaire autour de la cuisse mesure.................... 15 centimètres
— — du bras — .... 10 —
— — du tronc (au niveau du mamelon) mesure 32 —

(Leray).

Étiologie. — La brièveté naturelle est une anomalie de développement. Quelquefois elle est en rapport avec l'oligoamnios ou faible quantité de liquide amniotique. On a invoqué aussi une prédisposition individuelle: Young, par exemple, a observé une femme qui accoucha deux fois, et chez qui le cordon fut chaque fois atteint de brièveté; il mesurait 25 et 27 centimètres.

L'étiologie des circulaires, c'est-à-dire de la brièveté accidentelle, n'est pas nettement établie; on a invoqué le petit volume de l'enfant, les mouvements brusques et exagérés de la mère, les mouvements exagérés du fœtus, l'hydramnios, la longueur excessive du cordon, etc., qui donnent lieu à des interprétations plus ou moins satisfaisantes.

Physiologie pathologique. — On a cherché à évaluer mathématiquement la longueur minima que le cordon doit avoir pour que la grossesse et l'accouchement évoluent sans accidents. Tarnier et Leray, principalement, ont poursuivi ce but. Les chiffres qu'ils donnent ne doivent sans doute pas être acceptés avec une rigueur intransigeante, mais ils sont utiles à connaître pour préciser un peu les idées.

La distance du fond de l'utérus à la vulve est à peu près :

de 32 centimètres avant l'accouchement.
de 20 — après —

Le fond de l'utérus et l'insertion placentaire s'abaissent donc de 12 centimètres pendant l'expulsion. En admettant que l'insertion du cordon se fasse le plus loin possible de la vulve, au fond même de l'utérus, il sera nécessaire que la tige funiculaire ait au moins 20 centimètres de longueur pour que son attache ombilicale sorte de l'orifice vulvaire. Mais de l'ombilic à l'anus, il y a encore 7 centimètres chez le fœtus à terme, si bien que pour laisser un peu de jeu, et pour que l'expulsion puisse se faire aisément, le cordon devra mesurer 30 centimètres de long, dans les présentations de l'extrémité céphalique.

Dans l'accouchement par l'extrémité pelvienne, la tige funiculaire doit offrir une longueur plus grande pour que l'expulsion puisse s'effectuer sans peine. En effet, 20 centimètres sont d'abord nécessaires pour représenter la distance qui sépare le fond de l'utérus de l'orifice vulvaire de manière que l'attache ombilicale du cordon soit au niveau de cet orifice. Mais, à ce moment, les membres inférieurs et la région sous-ombilicale du tronc sont seuls hors de la vulve ; il faut encore ajouter une longueur égale à la distance qui sépare l'ombilic du sommet de la tête : or cette longueur est de 23 centimètres, l'ovoïde fœtal mesurant 30 centimètres en moyenne du sommet à l'anus. Il faut donc plus de 40 centimètres de longueur au cordon ombilical pour que l'accouchement par le siège se fasse aisément. Tarnier et Leray, en 1893, indiquent le minimum de 38 centimètres.

Il est un facteur qui permet de diminuer un peu ces chiffres, c'est l'extensibilité du cordon. D'après Tarnier et Leray, sous l'influence d'une traction de 500 grammes, le cordon s'allonge en moyenne de 1 *centimètre par décimètre*. En outre, le placenta s'insère bien souvent non pas au fond même de l'utérus, mais sur la paroi latérale de l'organe, plus près par conséquent de l'orifice vulvaire. On pourrait donc admettre l'opinion soutenue par Tarnier en 1868, à savoir que, pour que l'accouchement par le sommet soit possible, il faut un minimum de 20 centimètres de cordon ; pour l'accouchement par le siège, un minimum de 30 centimètres est nécessaire.

Influence de la brièveté du cordon sur la grossesse. — A moins que la brièveté ne soit excessive, la grossesse ne présente généralement rien d'anormal, mais la situation du fœtus dans la cavité utérine peut être influencée. En

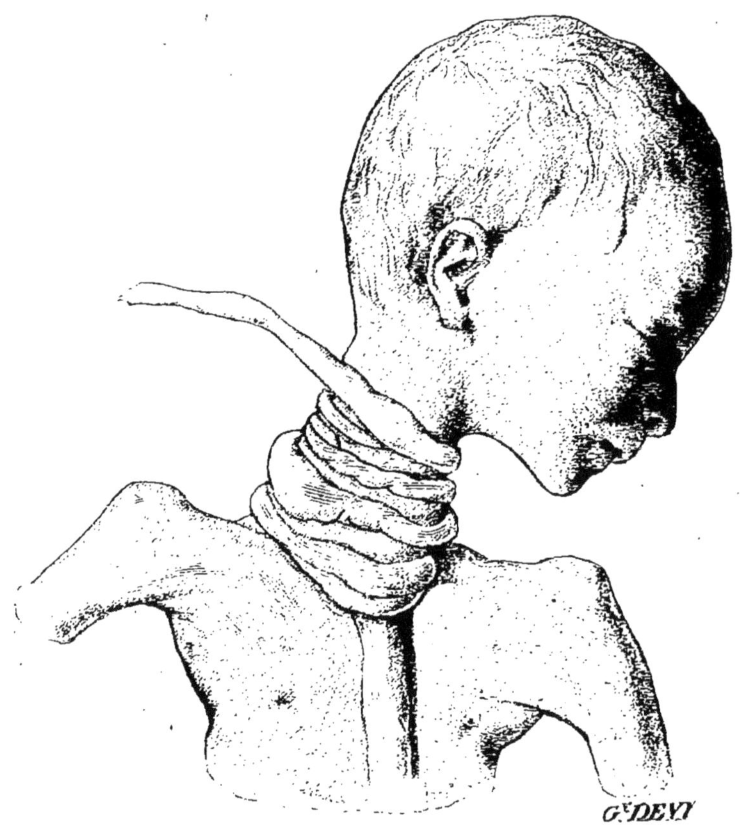

FIG. 15. — Brièveté accidentelle du cordon.

effet, si le cordon est trop court il peut empêcher l'enfant d'évoluer librement et mettre obstacle à la présentation du sommet. Il en est de même si l'existence de circulaires autour du cou, du tronc ou des membres détermine une brièveté relative de la tige funiculaire. La production des présentations du siège, de l'épaule et même de la face se trouve ainsi favorisée.

Quand le cordon est très court, son attache placentaire peut subir des tiraillements capables d'amener le décollement partiel du placenta ; de là des hémorrhagies suivies ou non d'avortement ou d'accouchement prématuré.

D'autres fois, le fœtus qui a succombé à la suite de ce décollement reste un certain temps dans la cavité utérine où il subit les modifications qui accompagnent la macération.

Le produit de conception est, dans de rares circonstances, exposé à d'autres dangers quand il est entouré de circulaires qui l'enserrent avec force. La région étreinte s'atténue, s'effile même et peut aller jusqu'à se détacher complètement : tel le cas de Taxil où le cou du fœtus, étranglé par le cordon, n'avait plus que 4 millimètres de diamètre ; telles encore les amputations congénitales signalées par divers auteurs, plus rares pourtant que celles qui sont produites par des brides amniotiques.

Cliniquement, la brièveté du cordon, qu'elle soit absolue ou relative, ne donne lieu qu'à des symptômes assez vagues. On a signalé la situation du fœtus qui reste élevé dans la cavité utérine, l'existence d'une douleur persistante en un point de la matrice toujours le même, au lieu d'insertion du placenta, la diminution des mouvements du fœtus surtout vers la fin de la grossesse, l'existence à l'auscultation d'un souffle fœtal et la rupture prématurée des membranes. Mais tous ces signes sont insuffisants pour permettre d'affirmer pendant la grossesse la brièveté du cordon.

Influence de la brièveté du cordon sur la marche de l'accouchement. — Devilliers pense qu'on peut parfois, dès le début du travail, reconnaître la brièveté du cordon ombilical aux signes suivants : « La persistance de l'élévation du fond de l'utérus, jusque dans la région épigastrique, même jusqu'à la dilatation avancée de l'orifice de l'utérus, chez une femme ne présentant aucun vice de conformation des parties osseuses du bassin, dont l'enfant ne présente pas un volume exceptionnel ou une position anormale, chez laquelle le liquide amniotique est modérément abondant, chez laquelle le segment inférieur de l'utérus a subi les modifications ordinaires de la grossesse. »

Mais c'est généralement à une période plus avancée du travail qu'apparaissent des symptômes ayant quelque valeur, quand il en survient. Cela dépend, en effet, du degré de la brièveté : si elle est peu marquée, l'expulsion se fait sans peine ; si, au contraire, le cordon est réellement trop court pour permettre le dégagement facile du fœtus, un certain nombre de signes attirent l'attention.

Malgré l'existence de contractions utérines assez fréquemment répétées, la marche du travail est lente ; les douleurs, quoique très vives, ne portent pas, suivant l'expression habituellement employée ; les contractions réveillent la douleur qui, pendant la grossesse, était déjà fixe en un point, au niveau de l'insertion du placenta : parfois alors elles deviennent irrégulières comme fréquence. Quant à la partie fœtale, sa descente se fait souvent mal. Si elle était engagée plus ou moins profondément, elle s'arrête et ne vient pas appuyer franchement sur le plancher périnéal ; malgré la puissance de fortes contractions l'abaissement est limité.

Si, ce qui est fréquent, il existe une position postérieure, la rotation interne de la tête, qui doit ramener l'occiput en avant, ne se fait pas ; elle semble commencer à s'exécuter, mais la contraction terminée, l'occiput, un moment déplacé retourne en arrière ; Budin a signalé un certain nombre de faits de ce genre, il en est de même de La Torre.

Quand la tête a pu descendre plus bas et qu'elle appuie sur le périnée, on la voit opérer des mouvements d'avance et de recul. Pendant la contraction, le plancher bombe, parce que l'utérus s'abaisse et que le cordon se laisse distendre, mais aussitôt que la douleur est passée, la tête recule entraînée par l'élasticité de la tige funiculaire. Ces mouvements cependant ne sont point pathognomoniques de l'existence d'une brièveté naturelle ou accidentelle du cordon ; on les observe en effet chez les primipares, car ils peuvent être dus à la résistance du plancher pelvien d'abord, de l'hymen ensuite (voir t. I, p. 611) ; on les constate aussi chez un certain nombre de multipares, mais ils durent beaucoup moins. Si donc ces mouvements de va-et-vient de la tête se produisent, surtout chez une multipare dont les organes génitaux sont souples, et s'ils se répètent pendant longtemps, on doit penser à une brièveté du cordon.

Quand la tête a fini par sortir, on la voit s'appliquer exactement contre l'orifice vulvaire ; elle est entraînée d'avant en arrière par le cordon tiraillé, jusqu'au moment où une nouvelle contraction détermine, si elle est possible, la sortie des épaules et du tronc. Il en est de même lorsqu'on a fait une application de forceps pour achever l'accouchement ; dès que la tête est dégagée et laissée libre, elle obstrue la vulve.

J. Matthews Duncan et Tarnier ont observé, dans ces circonstances, un mécanisme spécial de l'accouchement : la tête étant descendue et sortie, le tronc maintenu par la tige funiculaire subit une sorte de mouvement de bascule, de mouvement d'évolution autour du point fixe représenté par l'insertion ombilicale du cordon.

Pendant le travail, l'examen de l'enfant permet de constater parfois chez lui un état de souffrance. Nous avons déjà signalé, pendant la grossesse, l'existence d'un souffle fœtal qui peut être dû à la compression du cordon, lorsqu'il est enroulé sur le tronc ; ce souffle est aussi constaté pendant le travail.

L'enfant, au moment de l'accouchement, peut souffrir, soit parce que son cordon est comprimé, soit parce que la durée du travail est très prolongée : on constate alors un ralentissement des bruits du cœur fœtal qui, en même temps, deviennent irréguliers et sourds, la sortie du méconium et quelquefois, bien que rarement, l'existence de mouvements convulsifs.

D'autres accidents surviennent encore : le cordon, tiraillé, détermine un décollement partiel du placenta et il s'ensuit une hémorrhagie ; d'autres fois le placenta ne se détache pas, mais le cordon, mince, fragile, se déchire. Si la rupture du cordon est complète, l'enfant peut être rapidement expulsé et l'accident ne peut avoir de conséquences sérieuses ; si, au contraire, la tige funiculaire ne se déchire que lentement ou si l'accouchement ne se termine pas immédiatement, une hémorrhagie du cordon se produit qui cause la mort de l'enfant.

Mais si le placenta est resté adhérent à l'utérus, si le cordon résistant ne s'est pas déchiré, et si les contractions fortes et fréquentes ont déterminé la sortie du fœtus, ce dernier peut entraîner à sa suite les parois de la matrice, il y a inversion utérine : des symptômes généraux très sérieux et des hémorrhagies formidables en sont parfois la conséquence. Felkin a vu un cas dans lequel le cordon faisait cinq circulaires autour du cou, l'enfant, chassé, entraîna le placenta avec l'utérus et l'hémorrhagie fut très grave. Il observa le même accident dans un autre fait où le cordon formait un circulaire autour du cou.

Voilà ce qui se passe dans les présentations du sommet. Dans celles du siège, la brièveté du cordon peut apporter les mêmes obstacles, d'autant plus que, nous l'avons vu, le cordon a besoin d'être un peu plus long pour laisser sortir tout le corps du fœtus.

Pendant la grossesse, les signes de la brièveté de la tige funiculaire sont aussi à peu près nuls ; pendant l'accouchement, le siège ne pénètre parfois que très difficilement à travers le détroit supérieur ou, s'il est descendu dans l'excavation, il ne franchit qu'avec peine le détroit inférieur et le plancher périnéal. Il n'est pas rare, si le fœtus est à cheval sur le cordon, de voir ce dernier se rompre sous l'influence de tractions exercées pour opérer le dégagement.

On a vu les circulaires du cordon et la brièveté qui en était la conséquence déterminer la présentation de la face. En 1892, Carbonelli, voulant faire une version pour un accouchement qui ne se terminait pas, trouva le cordon enroulé autour du tronc ; il passait dans le creux axillaire droit, sur la clavicule gauche et venait faire cinq circulaires autour du cou. De là, il se rendait au placenta en passant sous l'angle droit du maxillaire inférieur ; il maintenait ainsi la face défléchie.

Mais les circulaires et la brièveté du cordon, quand ils mettent obstacle à l'accommodation, produisent surtout la présentation de l'épaule. En 1890, à la Charité, une femme se trouvait en travail chez laquelle on n'avait pu réussir à faire la version par manœuvres externes. Budin, ayant attendu que la dilatation fût complète, voulut procéder à la version podalique par manœuvres internes. La main droite, introduite, saisit le genou droit : un circulaire existait autour de la cuisse et gênait le dégagement, il fut enlevé. Un autre circulaire entourait aussi la cuisse gauche, on le retira et alors seulement l'évolution du fœtus put être pratiquée ; le dégagement du tronc et celui de la tête furent ensuite opérés sans difficulté. Après l'accouchement, on remit sur le corps de l'enfant le cordon dans la situation qu'il occupait antérieurement : il était facile de voir comment les circulaires, qui entouraient les membres inférieurs, avaient pu mettre obstacle à la version par manœuvres internes et aussi par manœuvres externes.

La brièveté du cordon empêche en effet quelquefois de pratiquer cette dernière opération, qu'il s'agisse d'une présentation du tronc ou d'une présentation de l'extrémité pelvienne. Grynfeltt, de Montpellier, l'essaya vainement chez une femme dont l'enfant se présentait par l'épaule droite, en variété dorso-antérieure ; il fit la version par manœuvres internes, le fœtus avait trois circulaires serrés autour du cou. Lefour, de Bordeaux, a rapporté deux faits qui ont une importance encore plus grande. Une de ses clientes avait une présentation du siège : il pratique la version par manœuvres externes et, comme la malade n'était pas tout à fait à terme, il appliqua une ceinture pour maintenir l'enfant dans sa nouvelle position. Il revint quelques jours plus tard et retrouva la tête au fond de l'utérus, le siège en bas; de plus, la femme luidit que l'enfant ne remuait plus autant. Il ausculta et perçut un souffle fœtal. Néanmoins,

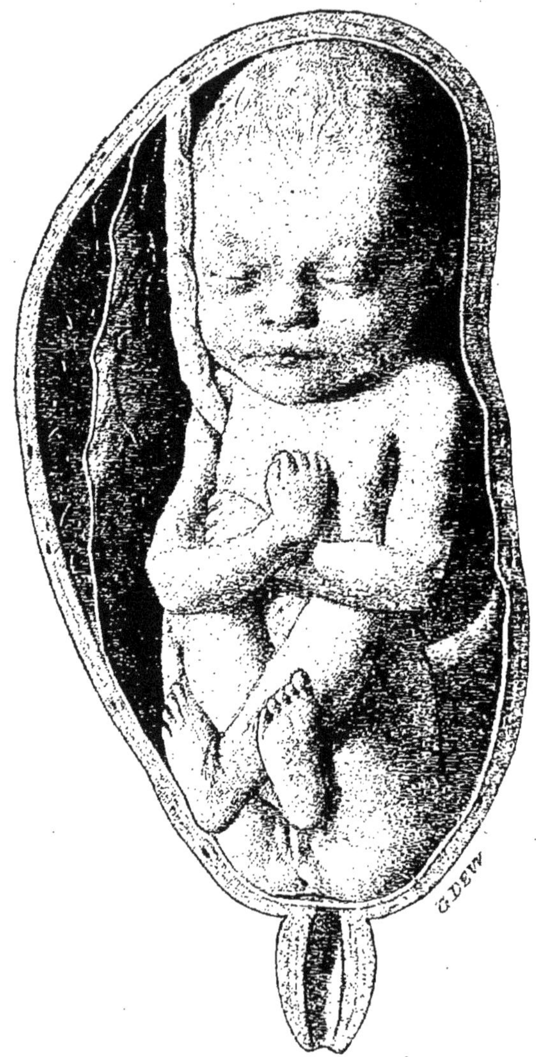

FIG. 16. — Brièveté accidentelle du cordon.

il fit de nouveau la version par manœuvres externes et appliqua encore la ceinture. Deux jours plus tard, il revint et ausculta : l'enfant était mort. L'accouchement montra qu'il avait deux circulaires très serrés autour du cou. Lefour se demanda si les manœuvres qu'il avait faites n'avaient pas été pour quelque chose dans la mort du fœtus, c'est-à-dire si ses tentatives n'avaient pas serré davantage les circulaires.

Quelque temps après, il eut à donner ses soins à une autre dame dont l'enfant se présentait encore par le siège. Les tentatives de version par manœuvres externes étant infructueuses, il se souvint du cas précédent et n'insista pas beaucoup. Cependant, le soir même, la malade eut un écoulement de sang, une petite hémorrhagie utérine. Quand l'accouchement eut lieu, il constata deux circulaires autour du cou de l'enfant et un décollement partiel du placenta qui remontait, selon toute apparence, au moment où les manœuvres avaient été pratiquées.

En 1888, Budin a observé un fait non moins intéressant. Il fut appelé près d'une dame russe dont l'enfant se présentait par le siège, en position sacro-iliaque gauche antérieure. Il essaya la version par manœuvres externes ; la tête, bien que très comprimée, ne descendit que peu à droite ; il tenta de la faire basculer du côté gauche, elle s'arrêta dans le flanc. De quelque côté qu'il cherchât à la pousser, dès qu'il cessait d'appuyer, elle revenait brusquement à sa position première, comme si un cordon élastique avait été tendu. Il n'insista pas davantage. La dame accoucha, l'enfant sortit par le siège. On put voir alors qu'il existait un circulaire autour du cou et un autre autour du tronc ; le cordon qui passait dans l'aisselle où il était retenu par le bras ne permettait au fœtus de basculer ni du côté droit, ni du côté gauche.

Donc le cordon peut mettre obstacle par sa brièveté naturelle ou accidentelle à la version par manœuvres externes; si on insiste pour donner une bonne position à l'enfant, on risque d'amener sa mort par compression du cordon ou par décollement du placenta : dans ce dernier cas, si une hémorrhagie sérieuse survenait, elle serait également dangereuse pour la mère.

Diagnostic. — De tout ce qui précède, il résulte que le diagnostic de la brièveté du cordon est toujours entouré de grandes difficultés. Pendant la grossesse, on demeure dans l'ignorance complète de cette disposition ; il en est souvent de même au début du travail, car les signes sur lesquels Devilliers et d'autres auteurs ont appelé l'attention n'ont qu'une valeur très relative.

Après la rupture des membranes, les symptômes observés peuvent avoir une plus grande importance, surtout la descente difficile de l'extrémité céphalique dans l'excavation, ses mouvements de retrait après chaque contraction, l'impossibilité de la rotation, etc. Mais on ne possède aucun moyen de faire d'une façon absolue le diagnostic ; l'introduction entière de la main dans les organes génitaux, qui a été conseillée pour aller constater la situation du cordon, n'est guère pratique et offre des inconvénients.

Pronostic. — La brièveté du cordon est, en général, peu grave pour la mère ; cependant, elle peut retarder beaucoup l'expulsion et nécessiter des opérations. On ne doit pas trop attendre pour intervenir : Lusk a observé une femme qui mourut de gangrène vésico-vaginale après un accouchement rendu dystocique par la brièveté du cordon; nous avons signalé, rappelons-le, les hémorrhagies consécutives au décollement du placenta et l'inversion utérine.

Le pronostic est souvent mauvais pour le fœtus quand la brièveté du cordon est assez marquée pour être cause de dystocie : sur 52 observations, Devilliers note 15 enfants morts. Sur les 25 cas qui lui sont personnels, il a vu trois enfants mort-nés. Les lenteurs et l'irrégularité du travail, les traumatismes qui résultent des opérations souvent graves et presque toujours exécutées sans diagnostic précis, expliquaient cette gravité avant l'antisepsie. Ajoutons encore les ruptures du cordon et le décollement prématuré du placenta.

Traitement. — Nous allons passer en revue la conduite qu'on doit tenir dans les présentations du sommet, de la face, du siège et de l'épaule.

SOMMET. — Pendant la grossesse, il n'y a aucune indication thérapeutique à formuler ; le diagnostic n'est presque jamais établi ; même s'il était fait, on n'aurait pas de ressource sérieuse à sa disposition.

Pendant la première période du travail, avant la rupture des membranes, on se trouve encore dans la même incertitude et dans la même impuissance. Si pourtant on suppose la brièveté du cordon, en raison des caractères particuliers que présentent les contractions utérines, si l'auscultation fait entendre un souffle funiculaire, si enfin et surtout une hémorrhagie se produit par décollement prématuré du placenta, on a le devoir de rompre les membranes.

Quand la dilatation est complète, et en présence d'une tête qui reste élevée sans que rien puisse expliquer le défaut d'engagement, la meilleure conduite est d'appliquer le forceps, en s'aidant de l'expression utérine recommandée par Kristeller. Le dégagement des circulaires et la section du cordon (Burton) dans l'intérieur de la cavité utérine, sont des moyens illusoires. La version podalique est formellement contre-indiquée (Devilliers) : nous avons vu, en effet, qu'il fallait une longueur de cordon plus grande dans l'accouchement par le siège que dans l'expulsion par le sommet.

Quand la tête est arrêtée dans l'excavation, on ne sait pas habituellement quel est l'obstacle qui gêne la terminaison de l'accouchement ; on soupçonne cependant la brièveté du cordon si, malgré les contractions puissantes, la tête ne descend pas ou si, se trouvant en position postérieure, elle n'exécute pas son mouvement de rotation ; on n'a comme unique ressource que l'application du forceps aidé de l'expression utérine ; on est souvent amené à effectuer des tractions énergiques, fâcheuses pour la mère et surtout pour l'enfant : au moment d'un effort d'extraction, on sent quelquefois un craquement soudain suivi du dégagement facile de la partie fœtale ; c'est le cordon qui s'est rompu. On doit alors se hâter de terminer l'accouchement pour arrêter l'hémorrhagie funiculaire.

Quand la tête est arrivée sur le plancher pelvien qu'elle fait fortement bomber à chaque contraction, on peut, en même temps qu'un aide fait de l'expression, aller saisir la tête à travers le périnée ; on favorise sa déflexion en la refoulant de bas en haut et d'arrière en avant. Peu, Smellie, Ritgen poursuivent le même but, en introduisant deux doigts dans le rectum, pour accrocher le front ou le menton à travers la cloison recto-vaginale. Outre le danger de perforer cette cloison, la manœuvre de Peu, de Smellie, de Ritgen, n'a pas, à beaucoup près, la même efficacité que le forceps ; c'est donc à l'emploi de cet instrument qu'il faut surtout recourir.

Lorsque la tête a franchi l'orifice vulvaire, soit sous l'influence des contractions utérines, soit à l'aide des diverses manœuvres que nous avons rappelées ou avec le secours du forceps, le doigt passé autour du cou de l'enfant y constate la présence de circulaires très serrés : « il est difficile de les dégager par-dessus la tête comme dans les cas simples, il est même parfois impossible de les faire passer sur les épaules et on a conseillé de pratiquer la section du cordon avec les ciseaux. Il est évident que cette section permet le dégagement rapide du tronc, mais l'enfant peut perdre une certaine quantité de sang. Aussi faut-il avoir soin, pour éviter cet accident, de saisir le cordon entre deux pinces et de couper entre elles la tige funiculaire; si on n'a pas de pinces, on doit glisser rapidement deux fils sur le cordon, pratiquer deux ligatures et couper entre elles la tige funiculaire. De la sorte, si l'enfant n'absorbe pas le sang qu'il aurait dû puiser normalement dans le placenta, du moins il n'est pas exposé à une hémorrhagie » (Budin et Crouzat).

FACE. — Dans les cas de présentation de la face, qui sont très rares, la conduite à tenir sera la même que dans les présentations du sommet.

SIÈGE. — Dans l'accouchement par le siège, lorsqu'on constate que l'engagement ou que le dégagement ne peuvent avoir lieu et que l'enfant souffre, on fera l'extraction du tronc. Si le fœtus est à cheval sur le cordon, on réussira généralement à libérer ce dernier en le faisant passer sous une des fesses. Dans le cas contraire, on pratiquerait la section de la tige funiculaire après avoir jeté sur elle deux fils et avoir fait une double ligature; l'extraction serait ensuite terminée rapidement.

ÉPAULE. — Dans les cas de présentation de l'épaule, si on tente pendant les derniers temps de la grossesse de faire une version soit céphalique, soit podalique par manœuvres externes et si on ne réussit pas, on ne se livrera pas à des pressions trop fortes et trop souvent répétées : on se rappellera les faits observés par Grynfeltt, Lefour et Budin.

A terme, pendant le travail, quand, en essayant la version par manœuvres internes au moment d'élection, on ne réussit pas à amener le siège en bas, on doit chercher si l'obstacle n'est pas constitué par la présence de circulaires autour des membres inférieurs. Dans ce cas, on commencerait par les dégager dans la cavité utérine, ainsi qu'a pu le faire Budin, et c'est après qu'on procéderait à l'évolution et à l'extraction du fœtus.

P. BUDIN et L. DEMELIN.

ARTICLE III

DYSTOCIE DUE AUX MEMBRANES DE L'ŒUF

Bibliographie chronologique. — JACQUEMIER. Manuel d'accouchement, 1846. — R. BARNES. Opérations obstét., 1871. — SCHRŒDER. Lehrbuch, 1875. — BUDIN et CROUZAT. La pratique des accouchements, 1891. — LOEHLEIN. Die Adhärenz des unteren Eipols als Ursache der verzogerten Eröffnungsperiode. Centralbatt für Gyn., 1899, n° 19, 13 mai, p. 529.

Nomenclature alphabétique des auteurs.

AUDEBERT, 1895.	BUDIN et CROUZAT, 1846.	LÖHLEIN, 1899.
BARNES, 1871.	JACQUEMIER, 1846.	SCHRŒDER, 1875.

Dans les conditions normales, les membranes de l'œuf n'apportent pas d'obtacles à l'accouchement. Au moment de la dilatation complète du col, en général, la poche des eaux se rompt sous l'influence d'une contraction utérine. La force nécessaire pour opérer cette rupture a été étudiée expérimentalement (voir tome I, p. 603).

Si les membranes sont plus résistantes qu'à l'ordinaire, leur déchirure en temps opportun n'a pas lieu. Au toucher vaginal, on trouve une poche des eaux à parois résistantes et solides que le doigt n'arrive pas à rompre soit dans l'intervalle, soit même au moment des contractions utérines. Il y a là un véritable obstacle contre lequel les efforts de l'organe gestateur peuvent parfois s'épuiser. Le remède est simple : il suffit d'ouvrir la poche des eaux et d'employer pour atteindre ce but une tige pointue quelconque, un *perce-membranes* métallique ou autre, glissé sur la face palmaire d'un ou de deux doigts conducteurs. Auparavant on devra s'assurer qu'il s'agit bien d'une véritable poche des eaux, et non d'une bosse séro-sanguine ou d'une tête hydrocéphale.

Il se peut que l'extrémité inférieure de l'œuf se décolle sur une étendue beaucoup plus grande que d'habitude, et que mettant à contribution l'extensibilité des membranes qui la constituent, la poche des eaux descende jusqu'à la vulve. Sa déchirure peut se faire alors, ou au voisinage du point le plus déclive, ou circulairement en laissant libre un lambeau plus ou moins large, qui est détaché avant l'expulsion du fœtus.

D'autres fois, la rupture des membranes ne s'effectue pas. Mais la tête du fœtus se dégage de la vulve, encore recouverte des parois ovulaires : on dit alors que l'enfant naît coiffé. Avec l'ongle, ou mieux avec une pince à forcipressure, il faut déchirer sans plus tarder la poche membraneuse, pour permettre à l'air atmosphérique de pénétrer dans les poumons de l'enfant.

Enfin, dans des cas plus rares encore, surtout dans les derniers mois de la grossesse, l'œuf a été expulsé en entier, sans ouverture préalable des membranes. Audebert a publié il y a quelques années un fait d'expulsion de l'œuf complet chez une femme enceinte de sept mois.

Il faut ici encore débarrasser au plus vite le fœtus de ses enveloppes pour permettre à la respiration pulmonaire de s'établir.

Ce n'est pas seulement au moment de l'expulsion que les membranes de l'œuf sont capables de gêner la marche du travail. Il n'est pas rare que, en dehors de toute inertie vraie de la fibre utérine, de toute rigidité du col, sans qu'il y ait excès de volume du contenu utérin, la dilatation se fasse avec une grande lenteur. Il n'y a pas agglutination des lèvres de l'orifice, et le doigt investigateur arrive sans obstacle sur les membranes, et pourtant le travail ne progresse pas. En examinant les rapports de la poche des eaux avec le tissu utérin, on reconnaît bientôt que si le doigt pénètre aisément jusqu'aux membranes, il ne peut en revanche s'insinuer entre elles et la paroi du segment inférieur : des adhérences plus ou moins solides, résultat d'une endométrite antérieure, se sont formées, le décollement des membranes ovulaires n'a pas eu lieu, la poche reste plate, et l'ouverture utérine ne s'agrandit pas, malgré des contractions régulières, malgré même des contractions exagérées et particulièrement fatigantes.

Il arrive qu'à un moment donné, le chorion se déchire spontanément; alors l'amnios constituant à lui seul la poche des eaux, glisse dans l'ouverture, se sépare plus ou moins complètement des autres enveloppes de l'œuf : l'orifice utérin libéré de ses attaches pathologiques reprend son mode normal de dilatation, et l'accouchement se termine.

Si cette solution naturelle ne se produit pas, il faut l'exécuter artificiellement. On essaiera d'abord de glisser le doigt entre l'œuf et le segment inférieur, afin d'en séparer les membranes sans les déchirer. En cas d'échec, on ouvrira artificiellement la poche des eaux malgré le faible degré de dilatation, et l'on verra celle-ci se compléter bientôt après la levée de l'obstacle.

Les adhérences pathologiques de l'extrémité inférieure de l'œuf au voisinage du col entraînent souvent une anomalie de la délivrance, à savoir la rétention partielle des membranes (voir tome IV, p. 110).

P.-B. et L. DEMELIN.

ARTICLE IV

DYSTOCIE PAR VICES DE CONFORMATION DU FŒTUS. DYSTOCIE CAUSÉE PAR LES MONSTRES SIMPLES OU UNITAIRES.

Bibliographie chronologique. — JACQUEMIER. Traité d'accouchements, 1846, t. II, p.139. — MARTIN. Geburtserschwerung durch missgestaltete Früchte. Zeitschrift f. Geburts. und Gynäk., t. I, 1877, p. 43. — TARNIER et BUDIN. Traité d'accouchement, t. II, p. 417, 1887. — MÜLLER. Traité d'accouchement. Bd II, 1888. — STRZALKO et ELIASBERG. Geburtsanomalien durch Difformität des Kindes (Kasuistik). Centralblatt f. Gynäkol., 1889, n° 34. — CARACACHE. Annales de la Société obstétricale de France, 1899, p. 158.

Nomenclature alphabétique des auteurs.

BUDIN, 1886.
CARACACHE, 1899.
JACQUEMIER, 1846.
MARTIN, 1877.
MULLER, 1888.
STRZALKO et ELIASBERG, 1889.
TARNIER, 1886.

L'étude anatomique des monstres unitaires a été faite précédemment (voyez t. II, p. 419). On a vu que les monstres unitaires autosites sont classés d'après la région du corps, qui est le siège de l'anomalie; cette dernière peut intéresser les membres, le tronc, le crâne ou la face.

En ce qui concerne la dystocie, elle est rare dans les cas qui nous occupent;

en effet, l'accouchement a lieu bien souvent avant terme et, comme conséquence, le fœtus monstrueux n'a pas un volume suffisant pour créer des difficultés pendant l'expulsion.

Cependant il n'en est pas toujours ainsi. Dans certains cas, l'attitude vicieuse des membres, leur ankylose, s'accompagnant de graves déviations dans leur forme, ont amené la dystocie. Dans d'autres, l'accoucheur, obligé de terminer l'accouchement par la version podalique, est surpris de rencontrer dans la région qui répond aux membres inférieurs une saillie de forme inusitée, impossible à soupçonner avant d'avoir introduit la main dans l'utérus et formée par la fusion monstrueuse des deux membres inférieurs (monstres symèles ou sirénomèles). Maygrier a vu un fait de ce genre. Il s'agit moins, en pareille circonstance, de difficultés mécaniques vraies que d'hésitations dans le diagnostic et dans l'exécution de l'opération projetée.

Les monstres par modifications graves dans la conformation du tronc ou de la tête deviennent quelquefois causes de dystocie, soit par excès de volume des régions anormales, soit par défaut de souplesse des différentes pièces du squelette rachidien. Dans le premier cas, ce sont de véritables tumeurs liquides ou solides qui empêchent l'accouchement. Dans le second cas, il s'agit, comme dans un fait rapporté par Nivert, d'une incurvation de la colonne vertébrale, d'une gibbosité solide et saillante qui peut être arrêtée au-dessus du pubis et rendre inutiles les efforts d'extraction tentés à l'aide du forceps appliqué sur la tête venant la première. Toute autre anomalie rachidienne (le spina-bifida, par exemple) est susceptible de devenir une cause de dystocie soit par excès de volume de la région malformée, soit par défaut de souplesse concomitant de la colonne cervico-dorsale, cette raideur rendant « l'expulsion spontanée difficile ou même impossible, quoique l'enfant soit peu volumineux et la tête fort petite » (Jacquemier).

Les malformations de la tête portent le plus souvent sur l'encéphale (voyez tome II, p. 425). Les notencéphales portent au niveau de la nuque une tumeur à la façon d'un énorme chignon de femme. Si l'extrémité céphalique vient la première, ou c'est la tumeur elle-même qui descend d'abord dans l'excavation, et le diagnostic est alors fort hésitant, car on croit soit à une poche des eaux intactes, soit à une hydrocéphalie, soit encore à une tumeur liquide du ventre; ou bien, la tumeur du notencéphale reste derrière la tête, qui s'engage la première en présentation de la face; c'est qu'en effet la tumeur butte contre le détroit supérieur, et tire sur la nuque par l'intermédiaire de son pédicule, en même temps que les contractions utérines poussent la tête dans le petit bassin et la défléchissent.

Il existe encore d'autres variétés d'encéphalo-méningocèles, soit que la tumeur siège au niveau de la région frontale (proencéphales), soit qu'elle s'attache à la voûte même du crâne (podencéphales). L'accouchement est le plus souvent spontané dans ces circonstances, et il ne se signale que par les sensations singulières que perçoit le médecin au moment de son examen, et par les erreurs de diagnostic qui en résultent. Si la tumeur est très volumineuse, il est possible, dans la podencéphalie par exemple, que le kyste venant premier soit arrêté au détroit supérieur et agisse comme une hydrocéphalie exagérée; si l'enfant naît au contraire par l'extrémité pelvienne, l'expulsion paraît physiologique en ce qui concerne le siège, le tronc et même la tête dernière, mais on reconnaît à ce moment qu'il existe un appendice empêchant la sortie ou l'éloignement de la totalité du fœtus. De pareils faits sont exceptionnels.

Les monstres les plus fréquents sont les pseudencéphaliens et les anencéphaliens ; ils naissent d'habitude spontanément et par l'extrémité céphalique, mais la voûte du crâne manquant chez eux, la première sensation qu'on éprouve au toucher vaginal fait immédiatement penser à une présentation de la face ; toutefois, en portant le doigt sur la région frontale, on ne sent pas la saillie convexe et volumineuse de la voûte ; au delà d'un rebord osseux, abrupt, qui existe au-dessus des arcades sourcilières, il existe une sorte de moignon charnu sur lequel le doigt ne peut s'appuyer sans déterminer des mouvements convulsifs et désordonnés du fœtus. En groupant les signes fournis par l'hydramnios qui accompagne si souvent les malformations fœtales, avec ceux d'une présentation de la face accompagnée des anomalies qui viennent d'être décrites, on a pu poser le diagnostic exact d'anencéphalie dans le cours du travail, avant même la rupture des membranes (P. Dubois, Tarnier, Budin, etc ; dans un fait rapporté par Budin, l'attention fut aussi particulièrement attirée par l'existence de battements très nets sur la partie fœtale qui se présentait, battements artériels qu'on a pu sentir encore quelques instants après la naissance; l'examen anatomique a permis de constater qu'ils étaient dus à la terminaison de la carotide interne venant déboucher sur le rocher et se trouvant accessible au doigt qui déprimait légèrement les parties molles.

Il n'est pas exceptionnel qu'une même femme donne successivement naissance à plusieurs anencéphales.

Dans la majorité des cas, l'accouchement des anencéphales a lieu sans dystocie. Pourtant, tous les auteurs signalent l'excès de volume relatif des épaules chez ces monstres, avec des difficultés possibles dans la descente, quand la partie supérieure du tronc a atteint des dimensions trop grandes. Il est assez facile d'y remédier : la petitesse de la tête permet d'accéder sans trop de peine jusqu'aux aisselles et d'y glisser soit un doigt recourbé, soit un crochet métallique. L'abaissement d'un ou des deux bras est aussi un excellent moyen, sans compter qu'on a peu de scrupules à fracturer l'humérus chez ces fœtus monstrueux.

D'autres fois, la dystocie est causée par la rigidité rachidienne, la tête étant soudée, immobilisée sur les épaules, et ne pouvant évoluer librement dans l'excavation malgré son petit volume. Tout récemment, le Dr A. Caracache rapportait à la Société obstétricale de France un cas de ce genre où il fut obligé d'appliquer le forceps sur la tête dont il avait reconnu les malformations.

En ce qui concerne le degré de fréquence des présentations, Hohl a relevé sur 29 accouchements d'anencéphales, 15 présentations de la tête, 7 du siège, 6 présentations vicieuses, plus 1 cas de placenta prævia (Müller).

Le diagnostic des monstruosités est rarement fait pendant le travail et à plus forte raison pendant la grossesse. Heureusement, nous avons déjà vu que l'accouchement a lieu d'habitude sans difficulté. S'il s'arrête sans cause bien établie, le devoir de l'accoucheur est d'essayer de la découvrir, et le moyen le plus sûr est de pratiquer le toucher manuel aussi profond que possible. De même, dans le cours d'une application de forceps ou d'une version podalique par manœuvres internes, si la descente du fœtus ne succède pas aux tractions judicieusement conduites, il est nécessaire de rechercher la raison de cet arrêt avant de continuer l'opération et, surtout, avant de recourir à des efforts énergiques qui pourraient avoir de fâcheuses conséquences s'ils étaient mis en œuvre inconsidérément.

Quand, à l'aide du toucher manuel, on a reconnu la monstruosité, on est pleinement autorisé à agir dans l'intérêt seul de la mère, à employer les opérations les moins dangereuses pour elle, fussent-elles mutilatrices pour le fœtus dont la mauvaise conformation compromet par elle seule, au plus haut point, la survie extra-utérine.

Pour les anencéphaliens en particulier, il est rare qu'ils survivent plusieurs jours après l'accouchement.

Les monstres omphalosites appartiennent à la grossesse gémellaire et seront décrits avec la dystocie fœtale dans le cas de jumeaux. (Voir plus loin, art. V, p. 81.)

P. B. et L. DEMELIN.

ARTICLE V

DYSTOCIE DUE A LA PRÉSENCE DE PLUSIEURS FŒTUS DANS LA CAVITÉ UTÉRINE

Dans l'accouchement gémellaire, la dystocie peut survenir soit avec des jumeaux isolés, soit avec des jumeaux adhérents.

§ 1. — Jumeaux isolés.

Bibliographie chronologique. — MAURICEAU. 1738. T. II, obs. CII, p. 18. — SMELLIE. Observations sur les accouchements, t. III, p. 402. — BAUDELOCQUE. L'art des accouchements, 4e édit., t. II, p. 531, 1807. — LACHAPELLE. Pratique des accouchements, éd. 1825, t. II, 4e mémoire, n° 20. — PERROCHAUD. Thèse de 1843. — JACQUEMIER. Manuel d'accouchements, t. II, p. 129, 1846. — CARRIÈRE. Journal de Malgaigne, 1848. — LESPINASSE et BRŒRS. Zwei Fälle von Zwillingen, wo die Köpfe der Kinder zugleich ins Becken eintraten. — LESPINASSE. Monatsch. f. Geburts., 1857, p. 220. — DUNAL. Revue thérapeutique du Midi, 1858. — BARTSCHER. Monatsch. f. Geburtskunde, 1859, p. 49. — TARNIER. Thèse d'agrégation, 1860. — POLLOCK. Monatsch. f. Geburts., 1862, p. 238. — TAURIN. Gazette des hôpitaux, 1863, p. 262. — CHAILLY-HONORÉ. Traité pratique de l'art des accouchements, p. 504, 1861. — WOAKES. Brit. med. journ., juin 1868, p. 579. — CLOUGH. Med. and phys. journ., vol. XXV, p. 29. — KLINGELHOFER. Berlin. klin. Wochensch., 1873. — ALLAN. Med. chir. Transactions, vol. XII, p. 336. — BUDIN. Thèse de Paris, 1876. — BESSON. Dystocie spéciale dans les accouchements multiples. Thèse de Paris, 1877. — JARNOTOWSKI. Amer. j. of obst., janv. 1877, p. 57. — REIMANN. Am. j. of obst., janv. 1877, p. 47. — WILDS LINN. Philadelphie med. Times, 1877, p. 29. — HIRIGOYEN. Thèse de doctorat, Paris, 1879. Étude pratique sur la grossesse et l'accouchement gémellaires.

Nomenclature alphabétique des auteurs.

BARTSCHER, 1859.
BAUDELOCQUE, 1807.
BESSON, 1877.
BRŒRS, 1857.
BUDIN, 1876.
CARRIÈRE, 1848.
CHAILLY HONORÉ, 1861.
DUNAL, 1858.
HIRIGOYEN, 1879.
JACQUEMIER, 1846.
JARNOTOWSKI, 1877.
KLINGELHOFER, 1873.
LACHAPELLE, 1825.
LESPINASSE, 1857.
MAURICEAU, 1738.
PERROCHAUD, 1843.
POLLOCK, 1862.
REIMANN, 1877.
SMELLIE, 1765.
TARNIER, 1860.
TAURIN, 1863.
WILDS LINN, 1877.
WOAKES, 1868.

Les difficultés de l'accouchement résultent ou d'une mauvaise présentation, ou d'une procidence,ou plus rarement d'un excès de volume partiel ou total, comme dans les cas où il n'y a qu'un fœtus dans la cavité utérine. Pour ne pas faire de redites, nous ne pouvons que mentionner ici la variété postérieure et même occipito-sacrée fréquente pour le second jumeau, la présentation de l'épaule dans les mêmes circonstances, les procidences compliquées, par exemple le cordon ombilical du second enfant prolabé à côté de la tête du premier, etc. Rappelons encore une difficulté de la version podalique par manœuvres internes pratiquée sur le second fœtus, difficulté venant du sac membraneux déjà évacué par le premier jumeau, et dans lequel la main de l'opérateur s'égare en cherchant les pieds.

Nous ne dirons aussi qu'un mot de la dystocie par monstruosité portant sur un seul jumeau ; elle est de même ordre que celle qui a été décrite plus haut, avec une particularité cependant, c'est que des monstres d'une nature spéciale se rencontrent dans la grossesse gémellaire : ce sont les omphalosites susceptibles de vivre dans la cavité utérine, incapables de la moindre survie après la naissance. La circulation est commune aux deux fœtus et sous la dépendance d'un seul cœur, celui du jumeau bien conformé. Le monstre reçoit son sang par ses artères ombilicales et le restitue au placenta par la veine du même nom. Dans le cordon du monstre, le sang suit donc un cours inverse du cours normal, puisque le sang oxygéné passe par les artères ombilicales et non par la veine.

Les omphalosites ou acardiaques ont souvent une conformation très éloignée du type normal : ils sont acéphales, amorphes, etc., etc. Dans le cours même de l'accouchement, si le jumeau bien constitué naît le premier, la venue du monstre est inopinée. Le diagnostic pendant la grossesse n'est presque jamais fait. Le mécanisme de l'expulsion est simple en général, mais il peut être plus ou moins laborieux si par hasard le fœtus malformé est d'un volume excessif.

Si, au contraire, l'acardiaque naît le premier avec ou sans dystocie, l'accoucheur doit conclure, de sa seule présence, qu'un autre fœtus bien conformé existe dans la cavité utérine et agir en conséquence.

La dystocie fœtale qui appartient réellement en propre à l'accouchement de deux jumeaux isolés, se produit quand les fœtus deviennent, par eux-mêmes, des obstacles mécaniques à leur expulsion. C'est qu'alors deux grosses extrémités appartenant chacune à un fœtus différent se présentent en même temps et s'empêchent réciproquement de descendre dans l'excavation en s'y enclavant, ou bien aussi qu'une présentation étant déjà engagée, l'autre fœtus vient s'insinuer entre son jumeau et la paroi du bassin de manière à gêner ou à arrêter la marche du travail.

Les causes qui favorisent l'engagement simultané des deux fœtus dans l'excavation sont les suivantes :

Du côté de la mère, la largeur du bassin ;

Du côté des fœtus, leur petit volume qui est de règle dans l'accouchement gémellaire, que le travail se déclare à terme ou à plus forte raison prématurément ;

Enfin, du côté des annexes, il existe certaines dispositions qui favorisent la genèse des phénomènes que nous étudions. C'est d'abord l'absence de cloison membraneuse séparant les deux jumeaux. Ceux-ci se trouvent alors contenus dans une cavité amniotique unique, en contact immédiat l'un avec l'autre, et l'on conçoit qu'ils s'accrochent et s'enclavent plus aisément.

Mais l'engagement simultané ou l'enclavement peuvent aussi se produire quand les fœtus ont chacun leur cavité amniotique distincte : il faut alors que les jumeaux soient simultanément et parallèlement poussés par l'utérus sans pouvoir, en glissant au milieu du liquide, remonter vers le fond de l'organe gestateur. Ces conditions se trouvent remplies lorsque les parois contractiles sont appliquées directement sur les masses fœtales sans interposition de liquide amniotique. Ainsi, quand les deux œufs juxtaposés se sont ouverts prématurément et en même temps au niveau de leur extrémité inférieure, la dystocie fœtale par enclavement ou engagement simultané est possible (Jacquemier). Dans d'autres circonstances, au lieu que les deux œufs soient ouverts, un œuf a seul subi la rupture des membranes : ou bien la poche des eaux du fœtus placé le plus bas s'est rompue, et celle de l'autre jumeau fait saillie profondément dans le vagin, gonflée par une grande quantité de liquide et le second enfant tend à descendre à côté du premier. Ou bien, au contraire, il y a eu rupture prématurée des membranes appartenant au second fœtus, et c'est la poche des eaux du premier qui descend d'abord dans le vagin. Dans tous les cas, le liquide amniotique de chacun des deux œufs est sorti de l'utérus, et les parois contractiles de l'organe poussent les deux jumeaux ensemble vers l'excavation, sans qu'aucun d'eux ait la liberté de glisser de bas en haut sur son frère pour lui laisser la place. Ces faits étaient bien connus des anciens et Smellie, Mauriceau, Carrière, etc., ont rapporté des observations du même genre. Les auteurs attribuaient à juste titre la dystocie spéciale que nous étudions à la contracture de l'utérus : à l'époque où l'on employait le seigle ergoté, on l'incriminait à bon droit dans ces cas. Aujourd'hui, on n'use plus de l'ergot, mais on connaît mieux la contracture ou la rétraction de l'utérus, surtout dans ses rapports avec la rupture prématurée des membranes, et on est tout disposé à lui faire jouer un rôle important dans la dystocie spéciale à l'accouchement gémellaire avec fœtus isolés.

La manière dont les présentations se combinent ont permis à P. Bar (cours de la Faculté de Paris) d'établir les catégories suivantes :

I. — Dans une première série de faits, le *premier enfant se présente par le sommet*, tandis que le second vient ou (A) par le sommet, ou (B) par le siège, ou (C) par l'épaule.

II. — Dans une seconde série, le premier enfant vient par le siège, le second se présentant (A) par le sommet, ou (B) par le siège, ou (C) par l'épaule.

III. — Enfin dans une troisième série de faits très rares, le premier jumeau se présente par l'épaule.

Examinons successivement chacune de ces éventualités.

I. — LE PREMIER ENFANT SE PRÉSENTE PAR LE SOMMET. — A. — *Le second fœtus vient également par l'extrémité céphalique fléchie.* — En pareil cas, la dystocie est rare : si les deux têtes se présentent ensemble au détroit supérieur, elles glissent bientôt l'une sur l'autre, la première vers le bas pour s'engager, la seconde vers le haut, laissant la place libre. C'est ce qui est arrivé en fin de compte dans les observations de Smellie et Lespinasse, après un arrêt momentané du travail causé par la présentation simultanée des deux têtes au détroit supérieur.

D'autres fois, une tête s'engage profondément et l'autre vient se loger au niveau du cou, entre la tête et l'épaule du premier fœtus. Si les jumeaux sont petits et le bassin large, l'accouchement spontané est possible (Chailly-Honoré). Dans le cas contraire, le travail s'arrête à un moment qui varie suivant les circonstances : tantôt la première tête est expulsée spontanément hors de la vulve, quand apparaît la seconde ; le tronc du premier fœtus est plus ou moins aplati par la seconde tête, mais l'enclavement est fait (cas de Jarnotowski) ; tantôt la dystocie s'est manifestée plus tôt, la première tête est restée dans les voies génitales et l'expulsion ne progresse plus.

La dystocie par enclavement des deux têtes est grave pour la mère qui peut mourir soit d'épuisement sans être accouchée, soit de rupture utérine ; elle est grave aussi pour les fœtus qui naissent morts le plus souvent' surtout le premier, dont le thorax est violemment comprimé par la tête du second jumeau.

L'aplatissement peut porter aussi sur la tête des fœtus. Ainsi Stoltz a vu un cas où les deux têtes engagées simultanément avaient, l'une l'occiput dirigé en avant, et l'autre l'occiput dirigé à droite. « Les deux têtes étaient aplaties du même côté, et ressemblaient à deux moitiés de pomme ».

Une statistique de Reimann montre la gravité du pronostic relativement aux fœtus. Sur 6 cas de dystocie par enclavement des deux têtes venant premières, la mortalité fœtale a été la suivante : Pour les jumeaux se présentant premiers, 5 sont venus mort-nés, 1 né vivant a succombé le lendemain. Pour les jumeaux venant seconds, 4 sont venus mort-nés, deux ont survécu.

Le diagnostic est souvent difficile. Sans doute on doit savoir, avant ou pendant l'accouchement, que l'utérus contient deux jumeaux. Mais si la dystocie apparaît, elle n'est pas fatalement due à l'enclavement ou à l'engagement simultané des deux têtes fœtales, et c'est là qu'est la difficulté : la première tête est arrêtée dans l'excavation et ne progresse plus; pourquoi? Question qui peut rester sans réponse précise, car le toucher manuel profond n'est pas facile à pratiquer pour peu que la tête engagée soit immobile et qu'elle ait un volume moyen. Aussi la thérapeutique est-elle souvent hésitante. Si l'on arrive à toucher les deux têtes sans trop de peine, on doit essayer de repousser, de refouler celle qui est la plus éloignée, avant d'entreprendre toute autre intervention, et cette opération préliminaire a quelquefois suffi pour lever entièrement l'obstacle.

Quand la première tête est sortie des voies génitales et qu'on trouve la seconde à la vulve, on peut appliquer le forceps sur la seconde tête, et cette conduite est préférable aux tractions violentes exercées sur la première tête déjà expulsée. Si le premier enfant est mort (et c'est le cas le plus habituel) on fera mieux de sectionner le cou de ce premier jumeau, puis d'appliquer le forceps sur la seconde tête. C'est la meilleure manière de sauvegarder l'existence du second fœtus. Le tronc du premier est extrait en dernier lieu.

Quand les deux têtes sont enclavées dans l'excavation, on ignore souvent la cause véritable de la dystocie, et on fait une application de forceps sur la première sans se douter souvent des difficultés qu'on va rencontrer. L'extraction est laborieuse et l'extrémité céphalique une fois sortie de la vulve, on constate la présence d'une seconde tête. D'autres fois, les tractions les plus énergiques restent infructueuses; le premier enfant a d'ailleurs succombé et on pratique le broiement du crâne : l'extraction va être sans doute difficile, mais la réduction de volume subie par la première tête, permettra l'accès plus facile de la seconde, l'établissement ferme du diagnostic et l'application du forceps sur la seconde tête. On peut encore, pour avoir plus de place, détacher avec les ciseaux de Dubois la tête du premier fœtus déjà broyée, puis extraire avec le forceps le second jumeau et terminer par l'extraction du tronc de l'enfant qui s'était présenté le premier.

B. — *Le premier enfant se présente par la tête, le deuxième par le siège.* — La dystocie par accrochement des fœtus est rare en pareille circonstance. Besson ne cite qu'une seule observation de ce genre, celle de Mauriceau. Encore s'agissait-il d'une poche des eaux volumineuse appartenant à l'enfant venant par les pieds et logée au-dessous du premier jumeau dont la tête se présentait. L'ouverture artificielle des membranes fut suivie de l'accouchement spontané du premier jumeau venant par le sommet; le second fut ensuite extrait sans peine.

Hirigoyen rapporte une observation de Taurin où « le sommet du premier enfant était en position occipito-iliaque gauche; le second, qui présentait l'extrémité pelvienne avec le dos en arrière et les jambes défléchies, était comme à cheval sur le menton de son frère, de manière que ses jambes descendaient l'une en avant et à droite, l'autre en arrière et à gauche ». A l'examen, à côté d'une présentation du sommet, on trouvait à la vulve un pied et un cordon noir, flétri et sans battement. On aurait pu, par conséquent, porter le diagnostic d'enfant unique en présentation du sommet, avec procidence des pieds et du cordon, et ayant succombé depuis un certain temps; une telle erreur eût pu avoir pour conséquence logique la perforation du crâne. Or, une application de forceps permit d'extraire un enfant vivant; derrière lui, on retira un second fœtus venant par les pieds, avec procidence du cordon et mort depuis quelques jours.

La difficulté de ces cas réside surtout dans l'établissement du diagnostic. Comme obstacles mécaniques, il n'y en a guère, les jambes du second fœtus gênant peu l'évolution de la tête du premier. On doit, ou essayer de repousser les pieds du second jumeau, ou appliquer le forceps sur la tête du premier.

C. — *Le premier enfant se présente par la tête; le deuxième par le tronc.* — Ici l'accrochement a lieu au niveau des deux cous qui s'emboîtent l'un dans l'autre, le premier fœtus ayant la tête dans l'excavation et les épaules au-dessus de son jumeau. Tel est le cas de Jacquemier, où l'autopsie fit voir la situation exacte des fœtus dans la cavité utérine. Tels sont encore les faits de Solayrès et celui de Wilds Linn rapporté par Hirigoyen. Ici le premier fœtus présentait d'abord la face; on fit des applications de forceps sans résultat, puis la crâniotomie. Le céphalotribe amena enfin le premier fœtus après l'issue duquel on en trouva un second en présentation de l'épaule. Mère et enfants succombèrent.

Il est possible que la dystocie soit en réalité moins grave qu'on ne croirait; le deuxième jumeau est en effet très au-dessus du détroit supérieur et peut être déplacé. Si le forceps appliqué sur la tête du premier fœtus échoue, après essai de refoulement du second, on aura la ressource de broyer la première tête pour faire ensuite la version podalique sur le second fœtus.

II. — Le premier fœtus vient par le siège. — A. — *Le second jumeau vient par la tête.* — « Lorsque le premier enfant se présente par le siège, surtout s'il vient en présentation du siège défléchi, la tête de l'autre pourra pénétrer dans le bassin en même temps que lui » (Besson). Souvent le premier fœtus s'engage plus vite et plus profondément que l'autre; l'accrochement a lieu parfois lorsque la tête du second appuie sur le thorax du premier (Obs. de Fergusson, de Klingelhofer, par exemple), et l'expulsion du siège venant premier est arrêtée au moment où les membres inférieurs avec l'extrémité inférieure du tronc sont encore dans le vagin; tantôt et le plus ordinairement, l'accrochement se produit lorsque le tronc du premier enfant est entièrement sorti des voies génitales et c'est la tête du second, engagée au-dessous de celle du premier, qui fait obstacle à son expulsion totale (cas de Lachapelle, de Budin, etc.).

L'accrochement des deux têtes peut avoir lieu de différentes manières :

« 1° Les deux fœtus s'accrochent réciproquement par le menton, la face de chacun d'eux tournée vers le cou de l'autre, comme dans le cas de Pollock;

2° Le menton de l'un peut appuyer sur l'occiput de l'autre (cas de Broers);

3° L'occiput de chaque fœtus peut s'emboîter en quelque sorte dans la nuque de l'autre, ainsi que l'a observé Woakes;

4° L'accrochement peut être latéral. » (Besson.)

L'accouchement des deux fœtus en même temps a pu se faire spontanément quand ils ont été d'un petit volume. Plus souvent on devra intervenir.

Le diagnostic est en général plus facile que dans le cas où les deux têtes premières sont en même temps dans le bassin. Ici, on peut avoir aussi des hésitations si le siège premier est encore contenu dans les voies génitales; mais, le plus ordinairement, il en est déjà sorti sous la seule poussée des contractions utérines, et si on fait le toucher vaginal, à côté du tronc du fœtus, surtout en introduisant quatre doigts ou la main tout entière, on arrivera sur la tête du second enfant. Enfin, lorsque le tronc du premier est entièrement dégagé, on éprouve une peine inusitée à trouver la bouche pour y introduire deux doigts, afin de tenter la manœuvre de Mauriceau. On se rend compte alors qu'il existe, à côté du cou ou du sommet de la poitrine, une tête, soit encore coiffée de ses membranes propres, soit dans une situation tout à fait anormale par rapport au tronc qui est dégagé; le diagnostic se trouve ainsi précisé.

Le pronostic maternel est grave, et prête aux mêmes considérations que plus haut. (Voyez page 83.) Le pronostic fœtal est grave aussi, surtout pour le premier fœtus qui naît mort dans la majorité des cas; il succombe en effet à l'asphyxie causée par le retard apporté à son dégagement, et aussi par compression du thorax et du cou, sous l'influence des poussées exercées par la tête du second jumeau. La compression cérébrale doit aussi jouer un rôle important; dans l'observation de Budin, il existait des déformations de la tête, avec enfoncement considérable de toute une moitié du frontal.

Les chiffres de Reimann montrent combien le premier fœtus venant par le siège est compromis dans cette variété de dystocie. Cet auteur a réuni 35 cas du même genre, c'est-à-dire un total de 70 enfants dont le sort n'a été connu que pour 55 d'entre eux. Or, sur ce total de 55 enfants, 23 sont morts sur 26 qui se présentaient premiers par le siège, tandis que les jumeaux naissant seconds par le sommet ont succombé dans la proportion de 10 morts sur 29.

Il ne faut guère compter sur la terminaison naturelle, sauf lorsque les fœtus sont très petits. C'est dans les mêmes conditions que des tractions modérées sur le premier fœtus peuvent réussir; mais, en général, les choses se passent tout autrement et quand les fœtus sont bien développés, on peut se trouver aux prises avec de sérieuses difficultés. Heureusement, le mode d'intervention est suffisamment précis. L'écueil, le danger, est de tirer violemment sur le premier fœtus déjà en partie expulsé; et c'est pourtant la tendance la plus naturelle à laquelle l'accoucheur est enclin. Hohl a même appliqué le forceps sur la tête du premier fœtus; mais on ne saurait conseiller cette pratique. Avant tout, il faut établir le diagnostic. Cela fait, on se comportera différemment suivant que le premier fœtus venant par le siège est vivant ou mort. S'il est vivant, on tentera d'abord de refouler la seconde tête, en la repoussant vers le grand bassin à l'aide de pressions exercées avec la main de bas en haut. Si on échoue, c'est ordinairement que la seconde tête se trouve assez profondément engagée : alors, on essaiera d'appliquer le forceps sur la tête du second jumeau ; sous l'influence des tractions elle se dégagera et, après elle, le tronc correspondant, seul ou accompagné de la première tête. S'il était impossible d'appliquer le forceps sur la deuxième tête, et surtout si le premier fœtus était mort, ce qui est le cas le plus habituel, il vaudrait beaucoup mieux, dans l'intérêt de la mère et du second jumeau, sectionner le cou du premier, débarrasser ainsi le champ opératoire du tronc qui l'encombrait, et faire ensuite une application de forceps sur la seconde tête. On termine l'accouchement par l'extraction de la tête appartenant au premier jumeau, mais restée la dernière dans les voies génitales et séparée du tronc correspondant.

B. — *Les deux enfants se présentent par le siège.* — Ici encore, la dystocie est rare. Les faits signalés ont trait à la descente de plusieurs membres inférieurs à la fois dans l'excavation pelvienne. On peut penser que, si les efforts de la nature sont insuffisants, l'intervention sera hésitante, quand on redoutera de tirer à la fois sur deux pieds appartenant à deux fœtus différents. En pratique, les choses ne se passent pas ainsi d'ordinaire, et s'il y a dans le vagin trois ou quatre membres inférieurs, les uns sont à nu, tandis que les autres sont encore enveloppés dans une poche des eaux intacte.

A supposer que les membres inférieurs soient tous à nu dans le vagin, rien n'empêche de tirer sur un seul pied, ou encore de remonter le long des membres inférieurs jusqu'à leur racine pour reconnaître exactement quels sont les pieds sur lesquels on peut tirer sans inconvénient.

Du reste, on doit avant tout essayer de refouler le siège le moins engagé, et on n'y éprouve guère de difficultés.

Si cependant les deux corps fœtaux s'étaient profondément et simultanément engagés dans l'excavation, s'ils étaient déjà en partie dégagés, l'abdomen ou même le thorax jusqu'aux épaules étant sortis des voies génitales, il est bien évident que la conduite serait différente. Avec l'engagement profond des deux sièges, il faut en général prendre l'intérêt du fœtus le plus élevé, son jumeau courant plus de risques de succomber pendant l'accouchement. Si même le premier fœtus était mort, il vaudrait mieux en faire l'éviscération, pour faciliter ensuite l'extraction du second, la fin de l'opération étant marquée par l'issue des restes (tronc éviscéré et tête dernière) du premier fœtus.

Quand les deux fœtus sont tous les deux dégagés en partie, jusqu'aux épaules par exemple, leur existence est plus que jamais compromise. Le mieux, dit Tarnier, est de relever fortement le tronc du fœtus antérieur sur le ventre de la mère : puis « la main cherchera à dégager la tête de l'enfant postérieur; si après quelques tentatives, on n'a obtenu aucun résultat avantageux, comme il n'y a plus à compter sur les contractions utérines, de toute nécessité il faudra avoir recours au forceps. Alors, en faisant maintenir le premier fœtus dans la même position, on essayera de saisir la tête engagée dans l'excavation du sacrum et, dans la majorité des cas, on pourra extraire le fœtus postérieur; dès lors la terminaison prompte de l'accouchement est assurée.

« Mais il pourrait arriver que le forceps, comme la simple manœuvre, ne produisît aucun résultat : c'est alors que la décollation ou la crâniotomie sera employée. Comme dans les cas précédents et pour la même raison, nous devons sacrifier le fœtus antérieur, à moins de circonstances tout à fait spéciales comme si, par exemple, il était certain que le fœtus postérieur fût mort, tandis que l'antérieur serait vivant, ou que l'on pourrait douter de son existence. Mais rarement on sera obligé d'en venir à ces moyens extrêmes » (Tarnier).

C. — *Le premier fœtus vient par le siège ; le second par l'épaule.* — Le siège du premier fœtus peut s'engager plus ou moins, et l'accrochement, quand il a lieu, se fait au niveau des deux cous. Il faut tâcher de repousser le deuxième jumeau qui est en présentation de l'épaule, pour extraire le premier. Si on échoue, il reste à pratiquer la décollation du premier jumeau, pour effectuer la version et l'extraction du second et terminer par l'extraction de la tête appartenant au premier fœtus.

Besson rapporte un cas de Baudelocque qui accoucha une femme après sa mort de deux enfants morts aussi et un autre fait de Dunal qui fit descendre le siège du premier fœtus avec le forceps et termina l'extraction, puis procéda à la version sur le second jumeau, le tout suivi d'un plein succès.

III. — Le premier fœtus se présente par l'épaule. — Dans l'observation de Bartscher, deux pieds étaient descendus dans l'excavation et on avait en vain tiré sur eux. Bartscher reconnut au toucher manuel une grossesse gémellaire avec un premier jumeau présentant le tronc, et un second à cheval sur son frère, et ayant les membres inférieurs pendants dans la cavité vaginale. Bartscher refoula un pied du second enfant par-dessus le dos du premier, puis il fit la version podalique pour le premier fœtus en présentation de l'épaule et termina par l'extraction de l'autre jumeau en présentation du siège. La mère et les enfants furent sauvés.

En résumé, la dystocie fœtale par accrochement de jumeaux est rare ; elle est grave quand les enfants viennent tous deux par la tête ; elle est grave encore quand le premier vient par le siège et l'autre par la tête. Les autres combinaisons, tout en pouvant donner lieu à de sérieux accidents, semblent moins compliquées que les deux précédentes.

D'une façon générale, le second fœtus est moins menacé que le premier, c'est donc sur celui-ci que doivent le plus souvent porter les opérations mutilatrices.

Peut-être parlerait-on aujourd'hui, dans des circonstances aussi difficiles, de symphyséotomie ou d'opération césarienne ; nous pensons que de telles interventions seraient funestes chez des femmes déjà épuisées par de longues heures de travail et souvent aussi par des manœuvres multiples.

Ajoutons que l'existence des jumeaux est toujours menacée, que souvent aussi la mort est déjà venue pour l'un d'eux ou même pour les deux quand on est appelé pour terminer l'accouchement.

§ 2. — Jumeaux adhérents.

Bibliographie chronologique. — JACQUEMIER. Manuel d'accouchements, 1846, t. II, p. 132. — TARNIER. Thèse d'agrégation, 1860. — CAZEAUX. Traité d'accouch., 5e édit., 1856, p. 662. — PLAYFAIR. Traité d'accouchement, p. 488, 1876. — CORRADI. Dell'Ostetricia in Italia, 1871, p. 1548. — VEIT. Sammlung klin. Vorträge, n° 164-165. Leipzig, 1879. — KÜSTNER in Müller's Handbuch, t. II, p. 682, 1888.

Nomenclature alphabétique des auteurs.

CAZEAUX, 1856.
CORRADI, 1871.
JACQUEMIER, 1846.
KÜSTNER, 1888.
PLAYFAIR, 1876.
VEIT, 1879.
TARNIER, 1860.

Sans revenir sur la classification anatomique de ces monstres, déjà indiquée tome II, p. 453, il est utile de rappeler d'abord un certain nombre de considérations dont l'importance clinique est évidente.

Au point de vue du volume, c'est-à-dire des difficultés mécaniques que peut offrir l'accouchement, les jumeaux adhérents sont plus petits que la moyenne des fœtus, que l'expulsion se fasse avant terme (ce qui est fréquent), ou que la nutrition des produits ait été imparfaite pendant la grossesse.

Quant à la survie extra-utérine, elle est exceptionnelle chez les jumeaux adhérents, si l'on met à part les cas assez nombreux où les monstres vécurent quelques heures. (Voir page 94.)

En outre, indépendamment de leur union, ces monstres présentent souvent d'autres anomalies, telles que les hernies diaphragmatiques, les fentes palatines, les pieds bots, etc. C'est là un point de pronostic des plus intéressants dans le choix des interventions à mettre en œuvre.

Le diagnostic n'offre rien de spécial à signaler pendant la grossesse : l'adhérence des jumeaux est, à cette période, impossible à prévoir.

Pendant le travail, en est-il autrement? Habituellement l'anomalie reste inconnue jusqu'à la fin de l'accouchement ou, dans les cas dystociques, jusqu'au moment où elle détermine un obstacle à l'issue spontanée du produit de conception.

« Néanmoins, si l'on sent deux poches des eaux, ou si les eaux s'écoulent en deux fois bien distinctes, il n'y a pas lieu de croire à l'existence de deux fœtus adhérents ; il en est de même lorsque l'un des fœtus présente la tête et l'autre l'extrémité pelvienne, car on n'a jamais observé l'accolement avec cette disposition » (Jacquemier).

On peut encore affirmer qu'il y a deux jumeaux isolés lorsque, « avec une tête, descendent deux ou même un seul pied, quand surtout ces pieds cèdent aux tractions et paraissent au dehors sans que la tête tende à remonter, car jamais un monstre n'est composé de deux individus accolés de manière que l'un ait la tête du côté des pieds de l'autre » (Dugès, Cazeaux). Cette règle comporte une exception : les xiphopages ont souvent une pièce d'union assez lâche et à base d'implantation suffisamment restreinte pour pouvoir être tordue, et permettre à l'un des jumeaux d'avoir la tête du même côté que les pieds de son frère (Küstner).

« La présence d'une seule poche, l'écoulement du liquide amniotique en une seule fois, n'ont pas, comme présomption de l'adhérence des fœtus, une valeur bien grande. On n'est guère averti de l'union des fœtus que lorsque les parties réunies s'offrent à la vue ou au toucher, ou bien lorsqu'on est conduit à porter la main dans la cavité utérine, soit pour reconnaître la nature de l'obstacle, soit pour terminer l'accouchement » (Jacquemier).

Eu égard à la marche du travail, il est fréquent, avons-nous dit, que les monstres doubles soient de petit volume, ou que, ayant succombé, ils aient subi le ramollissement de la macération (Dugès); mais il n'en est pas toujours ainsi (Playfair).

L'accouchement spontané est pourtant de règle. Sur une statistique personnelle de 70 cas, Corradi indique 48 fois l'expulsion naturelle sans intervention obstétricale, soit dans la proportion de 68 p. 100.

Pour étudier le mécanisme et les difficultés de l'accouchement dans les cas de monstres doubles, les auteurs en ont proposé différentes classifications. Celle de G. Saint-Hilaire, exclusivement anatomique, ne peut guère être utilisée au point de vue clinique. Jacquemier, Tarnier, Cazeaux, ont essayé de simplifier en examinant successivement les cas où l'adhérence entre les fœtus se fait par la tête, par le siège ou par le tronc. Playfair établit quatre groupes : le premier comprend les monstres composés de deux corps presque distincts unis en avant dans une étendue variable par le thorax ou l'abdomen. Le second groupe est formé par les monstres composés de deux corps presque distincts unis dos à dos par le sacrum et la partie inférieure de la colonne vertébrale. Dans un troisième groupe figurent les bicéphales; enfin, dans le dernier, sont rangés les monstres les plus rares ayant deux corps séparés en bas, et deux têtes partiellement ou complètement fusionnées. Corradi distingue les dicéphales, les tricéphales, les thoraco-gastropages et les ischiopages, avec des subdivisions.

Nous emprunterons à Veit et à O. Küstner leur classification qui a l'avantage d'être essentiellement clinique.

Premier groupe. — Un premier groupe comprend 1° les *diprosopes*, c'est-à-dire les monstres ayant une volumineuse extrémité céphalique composée de deux têtes fusionnées avec deux faces, un seul tronc de volume ordinaire, deux bras et deux jambes (iniodymes, opodymes, etc.) ; 2° les *céphalothoracopages* (sycéphaliens, janiceps, etc.), avec deux têtes fusionnées en une seule grosse extrémité céphalique, deux troncs soudés par le thorax, mais indépendants à partir et au-dessous de l'ombilic, quatre bras et quatre jambes ; 3° les *dipyges*, qui ont une tête et un thorax uniques et normaux, deux extrémités pelviennes qui se séparent à partir de l'ombilic, deux bras et quatre jambes.

A.—DIPROSOPES. — Les diprosopes (t. II, p. 465, 466) se comportent au point de vue obstétrical comme les fœtus présentant un excès de volume de la tête (hydrocéphalie, etc.). Si les dimensions du monstre sont petites ou moyennes, si le bassin est large et les contractions utérines énergiques, l'accouchement a lieu spontanément. Si le travail est arrêté, la tête venant la première, le forceps réussit souvent, avant même qu'on ait établi le diagnostic exact de la malformation. Si l'application du forceps ne suffit pas, l'ultima ratio est l'embryotomie céphalique.

Avec une présentation du siège primitive ou secondaire, on pourra rencontrer des difficultés dans l'extraction de la tête dernière : les manœuvres manuelles, l'application du forceps et enfin l'embryotomie céphalique, après l'extraction du tronc, forment l'échelle des moyens thérapeutiques à employer.

B. — Céphalothoracopages. — Les céphalothoracopages (t. II, p. 459, 460, 461) ont la tête et les épaules trop volumineuses et trop intimement fusionnées pour pouvoir glisser et se déplacer l'un sur l'autre. A la vérité, presque tous les monstres appartenant à cette famille sont expulsés très prématurément, si bien que la dystocie est modérée.

Mais si l'accouchement se fait au voisinage du terme, les difficultés peuvent être grandes, car les deux têtes et les deux troncs doivent passer simultanément dans l'excavation. L'extraction par le siège est préférable. C'est pourquoi, si l'on arrive à temps et si le diagnostic est fait par l'introduction de la main tout entière dans les voies génitales, il convient de pratiquer la version podalique.

Avec une présentation de l'extrémité céphalique, la descente de la tête, puis celle des épaules sont laborieuses, si l'enfant est gros. Après de vaines applications de forceps, on a recours au broiement du crâne. Cela fait, l'accouchement n'est pas encore terminé, car on a encore à lutter contre l'excès de volume des épaules.

Abaissement des bras suivi ou non de leur désarticulation, puis, en cas d'insuccès, réduction du volume du tronc par embryotomie avec ou sans décollation, telles sont les laborieuses manœuvres auxquelles on peut être conduit. La version podalique, chaque fois qu'elle est possible, est de beaucoup préférable.

C. — Dipyges. — Les dipyges ont une dystocie moins pénible. La présentation de la tête est favorable, sauf le cas où les deux sièges qui doivent descendre en même temps dans le petit bassin sont trop volumineux pour n'être pas arrêtés. La conduite à tenir est la même que quand il y a excès de volume du tronc par tumeur solide. (Voir page 33.)

Si le dipyge vient par l'extrémité pelvienne, l'un des deux sièges peut se déplacer et rester accroché au-dessus du détroit supérieur, ou bien les membres inférieurs qui sont parfois fusionnés deux à deux, ou ankylosés dans une mauvaise direction, se placent en travers du bassin et gênent la sortie du fœtus. Il faut alors allonger les membres inférieurs et tirer sur les deux sièges simultanément, quitte à recourir aux opérations mutilatrices si les tractions simples viennent à échouer.

Deuxième groupe. — Le deuxième groupe de Veit et Küstner comprend les monstres doubles, faiblement unis, soit par l'extrémité céphalique (craniopages) soit par l'extrémité pelvienne (ischiopages). Ici l'accouchement est facile, parce que les deux corps se placent d'eux-mêmes sur une seule ligne pour franchir successivement le bassin (voyez tome II, fig. p. 453, 454, 455).

A. — Craniopages. — Les craniopages naissent, le premier par les pieds, le second par la tête. En cas de dystocie, il est donc indiqué de faire la version podalique pour un fœtus.

Quand les deux enfants sont soudés non par le sommet du crâne, mais par le front ou par l'occiput, ils ne peuvent plus être mis en droite ligne : néanmoins, le passage des deux têtes l'une après l'autre se fera sans difficulté réelle.

Si les deux fœtus se présentent par le siège, ils sont assez indépendants pour pouvoir glisser l'un sur l'autre, si bien que deux parties de même nom et de même volume ne sont pas nécessairement obligées de descendre ensemble dans l'excavation. Enfin, même quand les enfants sont de volume moyen, l'accouchement est facile.

B. — Ischiopages. — Avec les ischiopages et les pygopages, ce qui est le plus favorable c'est la présentation par le sommet du premier jumeau. Au moment où les sièges fusionnés se dégagent, il faut prendre garde que les quatre membres inférieurs ne se relèvent à côté du fœtus qui n'est pas encore né.

Comme exemple de ce mécanisme, on peut citer les sœurs pygopages qui vécurent 23 ans et qui étaient nées de la façon suivante : la première avait présenté la tête, puis s'était dégagée jusqu'à l'ombilic : alors l'expulsion de son tronc s'arrêta, et ses pieds sortirent de la vulve ; le siège fusionné sortit ensuite entraînant après lui l'autre jumelle qui naquit par le siège.

Si le monstre ischiopage se présente par les pieds, la situation est moins favorable. L'accouchement spontané est possible avec de petits fœtus. S'ils sont plus volumineux, on peut être obligé d'intervenir (Liebman, cité par Corradi). On fait alors des tractions sur les membres inférieurs pour entraîner le siège commun aux deux jumeaux, puis on extrait les corps et les têtes, en commençant autant que possible par le tronc du jumeau situé le plus en arrière, dans la concavité sacrée. La tête correspondante est dégagée ensuite et on termine par le jumeau antérieur. En cas de nécessité, on recourrait à l'éviscération d'un des fœtus, de l'antérieur, de préférence.

Troisième groupe. — Le troisième groupe de Veit et Küstner comprend les diverses espèces de *dicéphales* et de *thoracopages avec deux têtes distinctes* (xiphopages, sternopages, ectopages, psodymes, xyphodymes, dérodymes, etc.). (Voir tome II, p. 457, 458, 462, 464 et figures.) Il s'agit ici des monstres doubles les moins rares. Ils ont un caractère commun qui explique leur réunion en une même catégorie, et qui a une réelle importance obstétricale : c'est qu'avec ces fœtus doubles, après la sortie d'une tête, les autres parties fœtales restées dans l'utérus vont se placer en travers comme en présentation de l'épaule, et rendre ainsi l'accouchement difficile ou impossible par les seules forces naturelles.

Pourtant il convient d'établir deux subdivisions fondées sur le degré de mobilité que les fœtus ont gardé l'un par rapport à l'autre. Plus la fusion des deux troncs sera étroite, plus la mobilité sera restreinte, plus l'accouchement sera laborieux, à moins, bien entendu, que les jumeaux ne soient très petits ou très ramollis : sur 19 cas, Playfair a relevé huit accouchements spontanés. Mais il convient d'ajouter que cet auteur distingue les monstres bicéphales des sternopages, et que le chiffre précité s'adresse à ces derniers seulement.

D'ailleurs Veit et Küstner, comme Playfair, tout en groupant ensemble les sternopages ou xiphopages et les dérodymes ont bien soin d'indiquer les subdivisions qui viennent d'être établies; ils insistent sur ce point que les dérodymes (ou bicéphales) qu'ils appellent dicéphales dibrachiaux naissent plus difficilement que les xiphopages ou sternopages, qu'ils désignent sous la dénomination de *dicéphales quadribrachiaux*.

Étudions successivement les uns et les autres au point de vue de la dystocie.

A. — DICÉPHALES QUADRIBRACHIAUX (XIPHOPAGES, STERNOPAGES, XIPHODYMES). — Ce sont les monstres doubles les plus nombreux. Chez eux la pièce d'union, même quand elle est large, permet toujours une certaine mobilité d'un jumeau sur l'autre, et c'est là une considération de première importance au point de vue obstétrical.

Avec deux fœtus de moyen volume, trois éventualités sont possibles :

a) Le premier enfant vient par la tête; la deuxième tête pénètre dans le bassin à côté du premier thorax, et les deux extrémités céphaliques sortent l'une après l'autre. Éventuellement, une intervention pourra être nécessaire, ou sur la deuxième tête, ou sur les deux l'une après l'autre.

b) Les jumeaux présentent le siège. Si les deux têtes dernières entrent dans le bassin l'une après l'autre, les chances favorables sont les mêmes que ci-dessus, à la condition que l'enfant occupant la partie postérieure du bassin maternel ait le pas sur son frère. Comme conséquence, les manœuvres d'extraction doivent porter d'abord sur le fœtus postérieur, et l'extraction de sa tête sera pratiquée avant celle de la tête qui appartient au fœtus antérieur. Si les manœuvres manuelles sont insuffisantes, on emploie le forceps ou la crâniotomie. En dernière analyse, on peut faire la décollation ou l'éviscération sur le fœtus antérieur pour faciliter l'extraction de l'autre.

c) Le premier jumeau se présente longitudinalement, et se dégage en partie ; mais l'autre se place transversalement au-dessus du détroit supérieur et empêche l'accouchement de se terminer. Ici l'évolution spontanée de ce deuxième jumeau n'est pas possible, car l'excavation est occupée par le premier.

Si le premier jumeau s'est présenté par le siège, il faut aller chercher les pieds du second, et se comporter ensuite comme dans la présentation du siège primitive. (Voir ci-dessus, *b*.)

Si le premier enfant s'est présenté par la tête et se trouve à moitié dégagé, on peut essayer deux manœuvres différentes : ou aller chercher les pieds du second, puis extraire les deux troncs accolés et la deuxième tête en dernier lieu (Veit) ; ou bien, si ce procédé n'est pas possible, on extrait immédiatement le siège et les pieds du premier fœtus, puis on tire sur le second, par l'intermédiaire de la pièce de fusion et on cherche à l'engager, par le siège le plus souvent.

B. — Dicéphales dibrachiaux (dérodymes). — Ici l'indépendance des deux moitiés du monstre est aussi faible que possible et l'accouchement est difficile. Heureusement ces formes de jumeaux adhérents sont beaucoup plus rares que les précédentes. Le dégagement peut se faire de trois manières différentes.

a) La première tête est dans l'excavation ou déjà hors de la vulve. Avec de fortes contractions, un bassin large et un monstre de faible volume, la deuxième tête peut descendre dans le bassin à côté des épaules, et sortir spontanément ou avec une application de forceps ; puis vient le tronc et le reste du monstre.

b) La première tête étant dans l'excavation ou déjà hors de la vulve, la deuxième tête ne peut pas descendre à côté des épaules, et malgré les contractions, elle reste au-dessus du détroit supérieur. Il est impossible, en pareil cas, d'aller chercher les pieds : car la première tête, qui est engagée, adhère au reste du monstre par une pièce d'union beaucoup trop solide et trop courte, et pour cette raison, elle maintient avec fixité la deuxième tête au-dessus du détroit supérieur. La seule ressource est de détacher, par la décollation, la première tête, si elle est sortie. L'excavation deviendra libre et on pourra rendre vertical ce qui reste du monstre soit par une version céphalique, soit même par une version podalique.

c) Après le dégagement de la première, la tête du monstre peut subir l'évolution spontanée.

Quatrième groupe. — Une deuxième catégorie de monstres fort rares est celle des *Tricéphales*. Küstner n'en cite que deux cas, celui de Facello et celui de Reina, déjà indiqué par Corradi. Le monstre de Facello était très petit : il naquit spontanément et vécut deux jours. Dans le cas de Reina, après d'inutiles applications de forceps sur la première tête, on la perfora, puis on découvrit une deuxième tête ; on amputa la première et on perfora la seconde, on reconnut alors la troisième tête, et on se comporta pour la seconde comme on avait fait pour la première, c'est-à-dire qu'on l'amputa. Après perforation de la troisième tête on fit l'extraction.

Le pronostic maternel dépend de la longueur du travail, du traumatisme qu'a subi la mère, des opérations qui ont été pratiquées.

Le pronostic fœtal est intéressant en ce qui concerne la survie des monstres doubles. Aux 70 cas qui constituent la statistique de Corradi, cet auteur en ajoute 47 autres dont la relation n'est pas toutefois suffisamment documentée pour qu'ils soient confondus avec les précédents. Sur ce total de 117 cas, 81 donnent des indications sur la survie des fœtus :

41 vinrent mort-nés (50 p. 100) ;
16 ne vécurent que quelques instants ;
14 vécurent quelques heures ;
2 parvinrent à 10 et 15 jours ;
5 vécurent de 40 jours à 8 mois ;
2 passèrent l'année ;
1 arriva à l'âge adulte.

Ces chiffres donnent la preuve (si tant est qu'elle soit nécessaire) que dans les accouchements de monstres doubles, on ne doit en aucun cas ménager les fœtus au détriment de la mère. C'est pourquoi il est superflu de mettre hors de question les opérations graves comme la césarienne ou la symphyséotomie. On aura recours de préférence à l'embryotomie. Mais il convient à ce sujet de faire des restrictions. Les difficultés causées par les monstres doubles sont moins fréquentes et moins graves qu'on pourrait croire. De simples manœuvres manuelles seront très souvent suffisantes, et il ne faudrait pas trop se hâter d'entreprendre une opération mutilatrice quand des tractions modérées, bien conduites et inoffensives pour la mère, sont capables à elles seules de surmonter l'obstacle. En résumé, l'intérêt de la parturiente, que l'on doit ici considérer presque uniquement, commande le choix des interventions et celles-ci seront d'autant plus inoffensives qu'elles seront plus simples.

P. B. et L. DEMELIN.

DIXIÈME SECTION

DIFFICULTÉS ET ACCIDENTS DE LA DÉLIVRANCE

Nous avons décrit (voy. tome I, p. 734-735) la délivrance naturelle et les divers moyens de la pratiquer ; nous allons étudier les difficultés qu'on peut rencontrer et les accidents qu'on peut observer à cette période de l'accouchement.

ARTICLE PREMIER

DIFFICULTÉS DE LA DÉLIVRANCE

Au moment de la délivrance, surgissent parfois des difficultés qu'il faut bien connaître, afin de savoir en triompher. Nous citerons : l'inertie utérine, l'excès de volume du placenta, la faiblesse du cordon ombilical, l'obliquité de l'utérus, ses contractions irrégulières et spasmodiques, les adhérences du placenta, la rétention de l'arrière-faix, c'est-à-dire du placenta et des membranes.

CHAPITRE PREMIER

INERTIE UTÉRINE

Bibliographie chronologique. — BAUDELOCQUE. L'art des accouchements, 5e édit., 1815, p. 403. — DESORMEAUX et P. DUBOIS. Article Délivrance, Dict. en 30 vol., 1835, p. 51. — JACQUEMIER. Manuel des accouchements, 1846, t. II, p. 521. — CAZEAUX. Traité d'accouchements, 8e édit., p. 886, 1870. — CHARLES. Cours d'accouchements, 1892, t. II, p. 100.

Nomenclature alphabétique des auteurs.

BAUDELOCQUE, 1815. CHARLES, 1892. JACQUEMIER, 1846.
CAZEAUX, 1870. DESORMEAUX et P. DUBOIS, 1835.

Après l'expulsion du fœtus, l'utérus revient sur lui-même : il y a rétraction de ses parois. Bientôt des contractions nouvelles apparaissant, la rétraction s'accentue et persiste ; on sent alors, à la palpation, la masse arrondie, assez résistante qu'il forme au-dessus du pubis, masse qui devient tout à fait dure et qui constitue comme un globe ligneux au moment de la contraction.

Dans quelques cas, les parois de la matrice reviennent peu sur elles-mêmes, la rétraction est incomplète ou même nulle, il y a alors inertie utérine.

Si le placenta est resté adhérent partout, il n'y a pas d'écoulement sanguin, l'inertie est *simple* ; si, au contraire, le placenta est décollé sur une étendue plus ou moins considérable, les sinus utérins se trouvent béants, ils ne sont plus fermés par les anneaux musculaires et le sang s'écoule, parfois en très grande abondance ; il y a inertie utérine *compliquée* d'hémorrhagie.

Causes. — Les causes qui ont été invoquées pour expliquer l'inertie sont assez nombreuses.

Parfois l'utérus se contracte mal dès le début du travail, il y a inertie primitive, et cette inertie se continue après la sortie de l'enfant qu'on a dû extraire, soit avec le forceps, soit par la version.

D'autres fois le travail a duré trop longtemps, des obstacles se sont opposés à l'expulsion, obstacles dus soit au bassin, soit aux parties molles, soit au fœtus lui-même, et quand l'accouchement est enfin terminé, les fibres musculaires fatiguées, surmenées, restent inertes, ne se contractent que très imparfaitement ou ne se contractent plus. On a invoqué aussi les circonstances contraires : dans certains accouchements rapides, où les contractions très puissantes ont déterminé la prompte expulsion du fœtus, les fibres musculaires resteraient paralysées, comme frappées de stupeur. Ces faits sont très rares.

Chez quelques malades, les tissus utérins auraient, dit-on, une mauvaise constitution ; telles sont les phtisiques, les femmes atteintes d'affection cardiaque, de maladie de Bright, celles anémiées par un repos prolongé, etc. Dans ces conditions, on noterait facilement l'inertie utérine après l'accouchement. Cependant il y a de très nombreuses exceptions. « On voit, dit Charles, des femmes chétives, maladives, délibitées, ayant conservé d'excellentes matrices ; c'est ce que nous avons constaté maintes fois chez des phtisiques arrivées à la dernière période de la consomption, et chez de malheureuses femmes atteintes de pertes abondantes et répétées par suite d'insertion vicieuse du placenta et arrivant à la Maternité presque exsangues et sans pouls. Ces faits sont utiles à connaître pour ne pas désespérer, même dans les cas les plus graves. »

Une cause plus efficace est la distension exagérée de la matrice. L'inertie n'est pas rare dans l'hydramnios et dans les grossesses multiples, car dans ces circonstances les fibres utérines se contractent et se rétractent mal.

La présence de tumeurs fibreuses utérines, celle de tumeurs péri-utérines telles que kystes de l'ovaire, kystes du ligament large, etc., a été aussi invoquée.

« Les émotions fortes, dit Charles, surtout de nature désagréable, exercent une influence néfaste sur l'utérus et amènent l'inertie par cause morale. Tout le monde sait que les pensées noires, les conversations tristes, les récits lugubres enlèvent l'appétit et rendent les digestions pénibles, difficiles; au contraire, la bonne humeur, la gaieté, les paroles agréables, favorisent les fonctions de l'estomac; une mauvaise nouvelle, arrivant au milieu d'un repas, coupe l'appétit et arrête la digestion. Aucun organe n'échappe à ces causes morales, le cœur, les intestins, le cerveau, tous y sont soumis et la matrice ne fait pas exception. Il faut donc écarter soigneusement tout ce qui peut déplaire à l'accouchée, ne laisser auprès d'elle que les personnes sympathiques, ne parler qu'autant qu'elle le désire et toujours de façon à entretenir sa confiance et sa bonne humeur. Le praticien doit inspirer à sa cliente une confiance complète; il veille à ce que rien ne la gêne, ni bruit, ni vue, ni odeur, il l'entretient dans une quiétude absolue.

« Un praticien montrant de l'impatience, se promenant dans la chambre ou battant une marche d'un air peu satisfait, laissant voir par sa mine ou ses gestes qu'il est fatigué ou mécontent, est maladroit à divers points de vue et compromet le résultat de l'accouchement. »

Symptômes. — Si, par la palpation, on cherche l'utérus qui forme habituellement un globe résistant au-dessus du pubis, on ne le trouve pas; ses parois sont au contraire molles, flasques, dépressibles, et on ne les différencie qu'avec peine de la masse des anses intestinales voisines. Le fond, quand on parvient à le sentir, est plus ou moins élevé; il est dévié généralement du côté droit, quelquefois du côté gauche. Lorsque, à l'aide de frictions ou de manipulations, on provoque quelques contractions, l'organe un peu plus dur se laisse distinguer, mais bientôt il redevient mou, il est presque impossible de le reconnaître. Dans ces conditions, le placenta ne se détache pas et la délivrance n'a pas lieu au moment où elle doit habituellement se produire. Si, au contraire, sous l'influence de contractions, le délivre vient à se séparer de la paroi utérine, une hémorrhagie survient dès que l'inertie reparaît.

Traitement. — Le traitement de l'inertie peut être préventif et curatif.

Les causes qui amènent la production de l'inertie étant connues, il faut s'efforcer, dans la limite du possible, de prévenir leur action. L'hygiène de la femme enceinte sera surveillée de telle façon que son état général soit aussi bon que possible au moment de l'accouchement. On redoutera le travail trop prolongé; quand il y aura distension exagérée de l'utérus par hydramnios et que la terminaison de l'accouchement sera indiquée, on ne laissera s'écouler le liquide amniotique que peu à peu; dans les cas de grossesse gémellaire, on attendra quelque temps après la sortie du premier enfant avant de rompre les membranes et de provoquer l'expulsion du second : de la sorte on obtiendra le retrait progressif et suffisant de la matrice. On devra éviter aussi à la parturiente les émotions morales vives.

Lorsque l'enfant ayant été expulsé on constate que l'inertie existe, on se garde avec grand soin de faire des tractions prématurées sur le cordon ombilical. Si, en effet, on y a recours, on risque de décoller en partie le placenta et de déterminer une hémorrhagie abondante, quelquefois même très grave; le placenta reste-il adhérent, les tractions sur le cordon peuvent entraîner au contraire la paroi utérine et causer l'inversion ou renversement de la matrice. Ce dernier accident pourrait encore se produire si on tentait de faire la délivrance par expression quand les parois utérines sont molles et flasques.

Pour faire cesser l'inertie utérine, on a le plus habituellement recours « à des frictions douces, non interrompues, pendant une demi-heure, une heure et plus si c'est nécessaire. Ce moyen, dit Charles, est le meilleur et le plus efficace, à la condition d'être bien employé ; on ne doit pas se contenter d'appliquer un ou deux doigts sur la paroi antérieure du ventre, il faut agir avec toute la main sur la plus grande surface possible de la matrice ; les frictions doivent être larges et douces, car pratiquées maladroitement, en un point limité et avec plus ou moins de rudesse, elles pourraient amener un renversement de l'organe ; elles ne peuvent être interrompues, attendu que d'un moment à l'autre une hémorrhagie interne peut se produire.

« Ces frictions ont pour but de stimuler l'utérus, de réveiller ses propriétés ; elles doivent être régulièrement douces, ne point devenir par moments trop énergiques, parce qu'alors elles provoqueraient une contraction passagère, suffisante peut-être pour amener un décollement partiel du placenta, mais l'inertie se produisant après donnerait lieu à une hémorrhagie. Ces frictions douces et continues servent encore à s'assurer que l'organe n'augmente pas de volume, qu'il ne se fait pas d'hémorrhagie interne ; on doit en outre examiner fréquemment si du sang ne s'écoule pas en quantité notable par la vulve. »

En même temps, on s'efforcera de remonter l'état général de la parturiente, si elle est affaiblie ; on lui fera prendre du bouillon, du lait, des grogs chauds.

Au bout d'un certain temps, si l'inertie utérine persiste, on peut faire des injections vaginales chaudes avec plusieurs litres d'eau bouillie, à 48 degrés centigrades environ ; on se sert d'eau antiseptique, d'une solution de sublimé, par exemple, à 1 p. 8,000 ou à 1 p. 10,000. Si cela ne suffit pas, l'injection est renouvelée, mais elle est faite dans la cavité utérine. Il est bien rare que ces différents moyens n'amènent pas le retour des contractions. Nous ne citerons que pour mémoire les compresses froides mises sur l'abdomen qui sont inefficaces, l'électricité qui ne réussit pas toujours et qu'on n'a généralement pas à sa disposition dans la pratique. Le seigle ergoté ou les préparations dérivées de l'ergot ne doivent jamais, nous le verrons, être administrées tant qu'il reste quelque chose de solide dans la cavité utérine.

Si, malgré les frictions longtemps continuées et les injections chaudes plusieurs fois répétées, l'inertie utérine persiste et si la délivrance n'a pas lieu, quelle conduite faut-il tenir ? Faut-il attendre indéfiniment ?

Nous verrons plus loin quels sont les dangers que font courir à l'accouchée le séjour prolongé de l'arrière-faix dans la cavité utérine ; au bout de plusieurs heures ou de plusieurs jours des accidents graves surviennent, aussi le médecin ne doit-il jamais, s'il y a moyen, quitter son accouchée avant qu'elle ne soit complètement délivrée. Si donc, après avoir attendu une heure, deux heures au plus, la délivrance n'a pas lieu, il faut, après avoir pris toutes les précautions antiseptiques nécessaires, introduire la main dans l'utérus, décoller le placenta, l'entraîner au dehors, c'est-à-dire, en un mot, pratiquer la délivrance artificielle.

Cette opération, si redoutée autrefois, est aujourd'hui presque inoffensive, comme nous le montrerons. Du reste, en y ayant recours, on constate parfois qu'il n'y avait pas seulement inertie utérine, mais qu'il existait simultanément des adhérences anormales du placenta à la paroi de la matrice. (Voir p. 110.)

CHAPITRE II

EXCÈS DE VOLUME DE L'ARRIÈRE-FAIX

Bibliographie chronologique. — DESORMEAUX et P. DUBOIS. Dict. en 30 vol., 1835, p. 52. — P. BUDIN. Le Progrès médical, 1875 et Obstétr. et Gynécologie, 1886, p. 16 et 17. — P. BUDIN. Obstétr. et Gynécol., 1886, p. 444. — AUDEBERT. Soc. d'Obstétr. et de Gynéc. de Bordeaux, février 1898.

Nomenclature alphabétique des auteurs.

AUDEBERT, 1898. BUDIN, 1886. DESORMEAUX et P. DUBOIS, 1835.

Lorsque le premier temps de la délivrance est effectué, c'est-à-dire quand le placenta s'est totalement détaché de la paroi utérine et qu'au toucher on le trouve en rapport avec le segment inférieur de l'utérus, il peut arriver que la délivrance ne s'achève pas; l'excès de volume de l'arrière-faix est parfois un obstacle à sa terminaison.

Il est rare que le placenta, qui pèse en moyenne de 450 à 550 grammes, rencontre des difficultés pour franchir l'orifice utérin par lequel un fœtus beaucoup plus volumineux et plus résistant vient de passer; quelques contractions suffisent en général pour déterminer son expulsion; cependant cette sortie peut avoir lieu plus ou moins aisément suivant le mode de ligature et de section du cordon ombilical.

Des expériences faites par Budin, en 1875, il résulte que si on fait la ligature du cordon immédiatement après la naissance de l'enfant, on laisse en moyenne dans le placenta 90 grammes de sang qui ne s'y trouveraient plus si on avait fait au contraire la ligature tardive. (Voy. tome I, p. 728.) Le placenta gorgé par ce liquide passe plus difficilement à travers l'orifice utérin que le placenta vide de sang; la délivrance est donc plus facile après la ligature tardive ou bien quand on évite de placer un fil sur le bout placentaire de la tige funiculaire. C'est pourquoi la seconde ligature n'est généralement pas appliquée; on ne fait exception que dans les cas de grossesse gémellaire, où l'on met deux ligatures sur le cordon de l'enfant né le premier.

Quelquefois cependant le placenta peut être très volumineux, dans la syphilis, par exemple, ou dans les grossesses multiples. Audebert a signalé un placenta spécifique et macéré pesant 1,950 grammes; Budin, dans un cas de grossesse gémellaire, a observé chez une sage-femme un arrière-faix pesant 1,700 grammes.

Il est rare néanmoins qu'après son décollement, le placenta ne soit pas, à cause exclusivement de son volume, chassé par les contractions utérines. Des tractions un peu prolongées sur le cordon ou l'association des tractions sur la tige funiculaire et de l'expression utérine, réussissent à l'extraire. En cas de nécessité, on introduirait la main bien aseptisée jusqu'au niveau de l'orifice utérin, on saisirait le placenta par son bord et on l'entraînerait; on procéderait à ce que Loviot a appelé la délivrance manuelle.

Quelquefois il y a excès de volume de l'arrière-faix parce que, après le décollement du placenta, du sang liquide et des caillots se trouvent accumulés dans la poche formée par les membranes retournées. Dans ces cas encore, des tractions soutenues sur le cordon ou la combinaison de la délivrance par tractions et de la délivrance par expression réussissent en général à entraîner l'arrière-faix. Si on échouait, il faudrait perforer, avec l'extrémité de l'index, la poche liquide formée par les membranes; le sang et les caillots s'échappent et la délivrance peut être facilement terminée comme ci-dessus.

CHAPITRE III

FAIBLESSE DU CORDON OMBILICAL

Bibliographie chronologique. — BENCKISER. De hemorrh. int. part. Thèse Heidelberg, 1831. — DESORMEAUX et P. DUBOIS. Dict. en 30 vol., 1835, p. 53. — CAZEAUX. Traité d'accouchements, 8e édit., 1870, p. 887.

Nomenclature alphabétique des auteurs.

BENCKISER, 1831. CAZEAUX, 1870. DESORMEAUX et P. DUBOIS, 1835.

Si le placenta est descendu dans le vagin, si le premier et le deuxième temps de la délivrance sont accomplis, de légères tractions sur le cordon suffisent pour l'entraîner au dehors, et il n'a pas besoin d'offrir une grande résistance; il n'en est plus tout à fait de même lorsque, le premier temps seul étant terminé, il faut exécuter par tractions le deuxième et le troisième temps.

Dans ces conditions, si le cordon est grêle ou s'il est macéré, il peut facilement se rompre ; il en est de même lorsqu'il y a ce qu'on a désigné sous le nom d'insertion en raquette et surtout d'insertion vélamenteuse, car, dans ce dernier cas, les vaisseaux s'étant dissociés avant leur pénétration dans le placenta, ils ne présentent plus une résistance aussi grande que s'ils restent complètement réunis.

Lorsqu'en exerçant des tractions pour faire la délivrance, on sent des craquements se produire dans la tige funiculaire, il faut s'arrêter et attendre le retour des contractions utérines qui détermineront la descente totale du placenta jusque sur le plancher périnéal ; s'il est nécessaire de terminer, on aura recours à l'expression ou on fera la délivrance manuelle en allant saisir avec les doigts le bord du placenta. Si on n'a pas arraché totalement le cordon, il pourra servir de guide pour la main qui pénètre dans le vagin et doit franchir l'orifice utérin. C'est aussi à l'un ou à l'autre de ces procédés de délivrance, par expression ou manuelle, qu'on aura recours si le cordon s'est rompu pendant l'accouchement, soit parce que des contractions utérines violentes ont lancé le fœtus hors de la vulve, soit parce qu'on a essayé de défaire des circulaires qui existaient autour du cou et qui empêchaient le dégagement des épaules et du tronc, soit encore parce que la tige funiculaire étant courte, l'enfant a été brusquement éloigné des organes génitaux de la mère.

CHAPITRE IV

DÉVIATION DE L'UTÉRUS

Bibliographie chronologique. — CHARLES. Cours d'accouchements, 1892, t. II.

Quand le placenta est détaché, il peut arriver qu'il ne quitte pas la cavité utérine parce que le corps de l'organe est en antéflexion sur le col. Les deux parties de la matrice forment un angle plus ou moins ouvert et les contractions ne réussissent pas à déterminer l'expulsion de l'arrière-faix. Au toucher, le doigt arrive sur le placenta qui est en rapport avec le segment inférieur, et des tractions sur le cordon ou l'expression utérine peuvent être insuffisantes pour opérer la délivrance. Dans ces conditions, on doit commencer par redresser le corps de la matrice afin de faire disparaître l'antéflexion ; on réussit alors très aisément à pratiquer la délivrance par tractions et par expression combinées. On est très rarement obligé de recourir à la délivrance manuelle. Il est absolument exceptionnel que la déviation latérale de l'utérus donne lieu à de semblables difficultés.

CHAPITRE V

CONTRACTIONS IRRÉGULIÈRES ET SPASMODIQUES DE L'UTÉRUS

Bibliographie chronologique. — LEVRET. Des accouchements laborieux, 4e édit., Paris, 1770, p. 125. — GUILLEMOT. Arch. générales de Méd., 1833. — STOLTZ. Thèse de 1834. — VELPEAU. Traité de l'art des accouchements, 1835, t. II, p. 516-518. — JACQUEMIER. Manuel des accouchements, 1846, t. II, p. 529. — KUSSMAUL. Würzbourg, 1859. Des malformations de l'utérus. — P. BUDIN. Cliniq. obstét., 1889, p. 91. — CHARLES. Cours d'accouchements, 1892, t. II, p. 299. — BUBENDORF. Considérations sur l'enchatonnement du placenta. Thèse de Nancy, 1881. — F.-J. HERRGOTT, in Thèse de Bubendorf et Rev. méd. de l'Est, janv. 1882.

Nomenclature alphabétique des auteurs.

BUBENDORF, 1881.
BUDIN, 1889.
CHARLES, 1892.
GUILLEMOT, 1833.
F.-J. HERRGOTT, 1882.
JACQUEMIER, 1846.
KUSSMAUL, 1859.
LEVRET, 1770.
STOLTZ, 1834.
VELPEAU, 1835.

Après l'expulsion du fœtus et avant celle de l'arrière-faix, l'utérus peut être le siège de contractions irrégulières ou spasmodiques, qui atteignent soit une de ses parties, soit sa totalité. Nous étudierons successivement les contractions irrégulières qui portent : 1° sur l'orifice externe ; 2° sur l'orifice interne ou mieux sur l'anneau de contraction ; 3° sur la partie supérieure du corps de l'utérus ; 4° sur la totalité de l'organe.

§ 1. — Contractions irrégulières de l'orifice externe du col.

Elles sont extrêmement rares et quelques auteurs en ont nié l'existence ; ils ne peuvent admettre qu'elles se produisent, étant donné que l'orifice externe se déchire habituellement pendant l'accouchement et que le canal cervical très distendu a subi des modifications profondes. « Si on porte, dit Levret, la main dans la matrice, on découvre dans le vagin son col, si défiguré qu'il ressemble à une portion restante du gros intestin tronqué. » Mais ces objections sont théoriques ; en effet, les déchirures de l'orifice externe du col n'existent pas toujours, et on s'en aperçoit quelquefois dans l'accouchement par le siège ; après le passage du tronc, la tête se trouve retenue la dernière par les fibres circulaires de l'orifice externe qui l'enserrent et l'empêchent de sortir, au point que l'on est obligé de recourir à une application de forceps et que l'introduction successive des deux cuillers est très difficile ; l'orifice interne et l'anneau de contraction ont subi pendant l'accouchement une distension aussi considérable que l'orifice externe, et personne n'en nie les contractions spasmodiques; enfin, dans des observations indiscutables et indiscutées de contractions spasmodiques portant sur la totalité de l'organe, l'orifice externe du col prenait part à l'état pathologique. « Ajoutons, dit Charles, qu'ayant observé l'année dernière un cas bien caractérisé de spasme siégeant exclusivement à l'orifice externe, son existence ne peut faire pour nous l'objet du moindre doute. »

§ 2. — Contractions irrégulières de l'anneau de contraction.

Ce qu'on rencontre le plus habituellement, c'est la contraction spasmodique de la partie inférieure du corps de l'utérus. Pendant longtemps, on a cru qu'elle portait sur l'orifice interne du col ; cependant Jacquemier avait déjà fait à plusieurs reprises, dans son Manuel des accouchements, des réserves sur ce point.

« La partie rétractée, écrivait-il (tome II, p. 55), paraît plus appartenir aux fibres les plus inférieures du corps qu'à celles qui correspondent à l'orifice interne dans l'état de vacuité. »

« Après la sortie de l'enfant, dit-il encore (tome II, p. 529-530), le fond et le corps revenant exactement sur eux-mêmes, forment une tumeur solide qui se laisse difficilement pénétrer. Le col, au contraire, comme vaincu par la distension considérable qu'il a éprouvée, ne revient qu'incomplètement sur lui-même, il reste largement ouvert, mou et flasque comme une portion du gros intestin. Les fibres de sa partie supérieure, ou plutôt de la partie inférieure du corps, présentent un anneau solide et rétréci qui forme un contraste frappant avec les parties situées au-dessous. L'espèce d'entonnoir formé par le col offre une longueur assez considérable à cause de son état de relâchement; mais l'orifice interne ne divise pas la matrice en deux parties égales. On a vu que c'est dans ce point que le placenta est le plus longtemps retenu et qu'il franchit sans peine et comme par son propre poids les parties sous-jacentes, y compris l'orifice vaginal. Mais lorsque l'orifice interne ou les fibres les plus inférieures du corps se rétractent spasmodiquement, l'utérus prend d'une manière plus tranchée la forme d'un sablier, et le placenta reste emprisonné dans le compartiment supérieur tant que cet état dure.

« C'est la rétraction spasmodique de l'orifice interne ou de la partie la plus inférieure du corps, celle qui donne à l'utérus la forme de *sablier*, *hour-glass*, comme l'appelle M. Guillemot, qui est la plus commune. Depuis A. Paré, presque tous les praticiens en ont parlé comme l'ayant observée. »

Il est démontré aujourd'hui que la contraction porte en réalité, non sur les fibres musculaires de l'orifice interne du col, mais plutôt sur les fibres musculaires nombreuses qui constituent l'anneau de contraction, l'anneau de Schrœder. La totalité de l'utérus se trouve dès lors divisée en deux parties, une partie inférieure, molle et flasque, formée par le canal cervical et le segment inférieur du corps de l'utérus, et une partie supérieure constituée par la partie du corps utérin qui se trouve au-dessus de l'anneau de Schrœder contracturé. On comprend très bien dès lors la forme de sablier (hour-glass) que prend la matrice dans son ensemble, car elle se trouve rétrécie à peu près dans sa région moyenne.

Le placenta peut être tout entier retenu au-dessus de l'anneau, c'est le cas le plus habituel ; quelquefois cependant, une partie plus ou moins considérable, un tiers, la moitié ou même les deux tiers se trouvent au contraire au-dessous de la région contracturée.

C'est, en général, l'examen direct qui permet de faire le diagnostic exact ; l'attention a été appelée par le retard apporté à la délivrance ; si le placenta ne s'est pas détaché, il n'y a pas eu d'écoulement sanguin ; si, au contraire, il s'est séparé en partie ou en totalité, une hémorrhagie a pu survenir, qui bientôt a cessé.

La main qui pratique le palper abdominal peut parfois sentir le rétrécissement qui s'est formé au niveau de l'anneau de contraction, mais c'est surtout au toucher et par l'exploration combinée ou examen bi-manuel qu'on se rendra exactement compte de l'obstacle à la délivrance, en même temps qu'on reconnaîtra si une partie du placenta a franchi l'anneau de contraction ou si toute sa masse se trouve emprisonnée.

On ne doit pas oublier que, normalement, on trouve le col et le segment inférieur de l'utérus formant un canal à parois molles et flottantes, tandis qu'au-dessus d'eux tout le corps rétracté constitue une masse solide, résistante, mais les doigts pénètrent facilement dans la cavité du corps où se trouve le placenta ; cette pénétration est impossible, au contraire, lorsqu'il y a contraction spasmodique en sablier.

§ 3. — Contractions irrégulières du corps de l'utérus.

Des contractions irrégulières ou spasmodiques peuvent exister sur d'autres parties du corps de l'utérus que sur l'anneau de contraction ; le placenta se trouve alors emprisonné dans une véritable loge qui le renferme en totalité ou seulement en partie, c'est ce qu'on a appelé le chatonnement ou l'enchatonnement du placenta.

Quand l'utérus revient sur lui-même, la région sur laquelle le placenta est inséré, moins riche en fibres musculaires, se rétracte moins et par suite semble faire hernie au dehors. Si les fibres qui entourent circulairement la marge du placenta se contractent davantage et se resserrent concentriquement, une cellule est créée ; une arrière-boutique, disaient les anciens, est accolée à l'utérus ; elle fait saillie au dehors et elle dépend de la cavité avec laquelle elle communique par un goulot étroit ; c'est l'enkystement. Lorsque la loge est sur le côté ou sur le fond de l'utérus sa formation est aussi facile à concevoir que la division de l'organe en deux compartiments, dans les cas d'hour-glass. « Le plan musculaire interne, dit Jacquemier, est formé d'anneaux de plus en plus grands à mesure qu'ils s'éloignent de l'orifice de chaque trompe et qui ne se confondent avec ceux du côté opposé que vers la partie moyenne du corps. C'est comme si les côtés de l'utérus correspondants aux trompes étaient prolongés en forme de cornes. Chaque anneau un peu éloigné de l'orifice de la trompe peut, en se contractant spasmodiquement, former dans la partie qui est au-dessus, surtout si elle est inerte, une poche assez grande pour renfermer le placenta. »

Lorsque le placenta se trouve tout entier contenu dans la cellule, l'enchatonnement par enkystement est complet; il est incomplet, au contraire, quand une portion plus ou moins considérable du placenta, passant par l'ouverture, se trouve dans le reste de la cavité utérine.

On reconnaîtra l'enchatonnement aux caractères suivants : la délivrance ne se faisant pas, qu'il y ait ou non un écoulement sanguin selon qu'une partie du placenta s'est ou non détachée, on peut trouver à la palpation une tumeur latérale juxtaposée au globe utérin ; il y a deux parties séparées par un étranglement. Au toucher, on prend comme guide le cordon qu'on tend légèrement et, après avoir traversé le canal vaginal, le canal cervical et une partie du corps de l'utérus, on arrive sur une ouverture arrondie, formée par le cercle musculaire qui fait saillie ; à travers cette ouverture passe seulement le cordon si l'enkystement est complet; on y trouve au contraire une portion étranglée du placenta si l'enkystement est incomplet.

On a dit que, dans quelques cas, les fibres musculaires utérines moins contractées ne font que déborder légèrement le pourtour du placenta, comme la conjonctive enflammée entoure la cornée dans le chémosis, comme est le cadre autour d'un tableau : il y aurait alors un encadrement; cet encadrement est partiel, s'il n'occupe qu'une partie de la circonférence du délivre; il est complet au contraire quand il entoure tout le placenta.

Velpeau poussait les choses plus loin; il supposait que l'enkystement pouvait se produire isolément pour divers cotylédons. « Si, dit-il, la délivrance était solide et régulière comme la tête, la matrice, en se rétractant conserverait nécessairement la forme d'une ampoule ; mais en se détachant les cotylédons peuvent s'isoler et le placenta dès lors offrir plus de résistance dans quelques points que dans d'autres. L'utérus, en pareil cas, ne tarde pas à se diviser en plusieurs loges et à former divers compartiments plus ou moins distincts les uns des autres qui tous embrassent une portion du délivre. Dans ces cas très rares, la main, obligée d'opérer artificiellement la délivrance, doit nécessairement franchir, après les avoir dilatés, quatre, cinq, quelquefois même six rétrécissements circulaires. »

A propos de ces dernières variétés, Jacquemier fait, avec juste raison, remarquer que toutes ces distinctions ne sont pas établies sur des faits positifs; on paraît avoir admis comme réel ce qu'on a supposé possible. « Y eût-il quelque chose comme l'encadrement ou les loges multiples, qu'on ne pourrait, ajoute-t-il, sans tomber dans de vaines subtilités, les distinguer de l'enchatonnement ou de l'enkystement simple. »

Bien que rare, l'enkystement du placenta existe; outre les faits rapportés par les auteurs, Budin en a vu deux exemples qui n'ont laissé aucun doute dans son esprit.

Le diagnostic de l'enkystement est en général facile à faire par le toucher ; le doigt introduit profondément franchit la partie qui correspond à l'anneau de contraction, et c'est bien au delà qu'on trouve l'orifice circulaire de la poche kystique.

On a quelquefois cru à l'existence d'une rupture de l'utérus ; l'exemple rapporté par Levret est devenu classique : « Une sage-femme ayant arraché le cordon ombilical en essayant d'opérer la délivrance, porta la main dans la matrice et trouva au côté droit une sorte d'ouverture qui lui fit croire que le viscère était déchiré et que l'arrière-faix avait pénétré dans le bas-ventre. Cette ouverture, que Levret reconnut de même, était, ajoute-t-il, exactement ronde, d'un diamètre de deux pouces et de niveau avec la surface interne de la matrice ; c'était l'entrée d'une poche qui renfermait le placenta, qui s'était formée accidentellement après la sortie de l'enfant et qui s'effaça insensiblement après celle de l'arrière-faix, comme il s'en assura en reportant la main jusqu'à trois fois dans le sein de la femme » (Jacquemier). Dans les cas de rupture, l'état général de l'accouchée est tout différent et grave, de plus les bords de l'ouverture ne sont pas circulaires et réguliers, ils sont au contraire irréguliers, déchiquetés, et du sang noir, visqueux, s'écoule par les organes génitaux.

Kussmaul suppose qu'on a plus d'une fois cru à un enkystement quand le placenta était retenu dans le fond d'une des parties d'un utérus bicorne. Après la délivrance la distinction serait facile à établir, car s'il y a eu réellement enchatonnement le fond de l'utérus forme un globe uni ; il demeure bilobé au contraire dans le cas d'utérus bicorne.

Enfin des médecins ont pu penser à un enkystement du placenta alors qu'il existait une grossesse tubo-interstitielle. Pendant la grossesse, le fœtus ayant été chassé dans la cavité utérine et s'y étant développé, le placenta serait demeuré au delà de l'ostium, que, au moment de la délivrance artificielle, on prend pour l'ouverture de l'enchatonnement. Un cas célèbre du professeur F.-J. Herrgott a été publié après autopsie, dans la thèse de Bubendorf, comme un exemple typique d'enchatonnement. F.-J. Herrgott pensait que la portion de l'utérus, sur laquelle le placenta était inséré, n'était pas revenue sur elle-même ; pendant que le reste de l'organe se contractait, elle avait été frappée d'inertie et s'était laissé distendre sur son contenu. Il en était résulté une véritable poche herniaire, saillante à l'extérieur. La paroi de la matrice était très mince au niveau de cette poche, très épaisse au contraire sur le reste de l'organe et sur la cloison qui séparait les deux cavités. Bar a eu l'occasion d'examiner les pièces anatomiques ; pour lui, il s'agirait d'une grossesse qu aurait été primitivement tubaire.

§ 4. — Contractions spasmodiques de la totalité de l'utérus.

La contraction spasmodique peut occuper la totalité de l'utérus ; bien que les faits de ce genre soient très rares, leur existence est indiscutable. Stoltz fut appelé près d'une femme accouchée depuis deux heures et à laquelle la sage-femme avait administré deux grammes de seigle ergoté ; voyant qu'elle ne pouvait la délivrer, elle lui avait fait prendre une nouvelle dose du médicament. Stoltz, à son arrivée, trouva l'état général de la femme bon ; le fond de l'utérus arrivait près de l'ombilic, il était ferme, presque dur, tant il était contracté. Au toucher, en suivant la tige funiculaire, on arrivait jusqu'à l'orifice externe du col qui était très resserré et permettait à peine l'introduction de la première phalange. Tout le reste de la matrice était ferme et contracté, il était impossible de pratiquer la délivrance. Il était 2 heures 1/2 du matin, on attendit, on administra de la teinture d'opium. A 9 heures le fond de l'utérus ne semblait pas moins contracté ; Stoltz parvint cependant à dilater l'orifice utérin et à faire pénétrer trois doigts jusqu'à la racine du cordon. Il ne put aller plus loin, s'arrêta et ordonna des injections toutes les demi-heures avec une décoction de belladone et de jusquiame. A la cinquième injection, la sage-femme constata qu'une partie du placenta était engagée dans le vagin, elle tira dessus et en fit l'extraction : il y avait douze heures que le fœtus avait été expulsé.

« Nous avons vu, dit Charles (de Liège), un cas semblable chez une multipare ; l'enfant était venu naturellement, le placenta ne sortant pas, l'accoucheuse avait donné du seigle ergoté ; un médecin, appelé une heure plus tard, avait conseillé de continuer le médicament ; mandé six heures après l'arrivée de l'enfant, nous constatons que l'utérus est dur comme une pierre, très régulier et un peu douloureux ; le col est rétracté au point d'admettre à peine un doigt ; il n'y a pas d'hémorrhagie. Nous prescrivons une potion fortement laudanisée et des injections vaginales belladonées. Deux heures s'étaient à peine écoulées que les spasmes avaient cessé et que la main, facilement introduite, pouvait aller chercher l'arrière-faix. Les suites de couches furent heureuses. » Les choses ne se passent pas toujours aussi bien. Budin en a rapporté deux exemples : le professeur Depaul avait l'habitude, dans les cas de présentation du siège, de faire prendre aux femmes du seigle ergoté pour faciliter l'expulsion de la tête restée la dernière ; dans un cas de ce genre, qui se passa à l'ancienne Clinique, en 1879, on eut à ranimer l'enfant né en état de mort apparente. Après une demi-heure d'efforts, d'ailleurs couronnés de succès, consacrés à le soigner, la sage-femme revint à l'accouchée qui n'était pas encore délivrée, mais qui ne perdait pas de sang. Le placenta se trouvait emprisonné et l'utérus complètement revenu sur lui-même s'opposait à la pénétration de la main et même du doigt ; on attendit et on eut recours aux antispasmodiques pour faire céder l'obstacle. Rien ne fit : le placenta se putréfia et la femme mourut sans avoir été délivrée.

« Je me souviens encore, dit Budin, d'une jeune femme qui, après avoir consulté M. Tarnier pendant sa grossesse, crut devoir se confier pour son accouchement, en 1879, aux mains d'un vieux médecin, n'ayant pas même le titre de docteur. Avant la délivrance, il survint une perte de sang très abondante, et ce praticien, au lieu de faire immédiatement l'extraction du délivre, administra une forte dose de seigle ergoté. Appelé la nuit auprès de la malade, je la trouvai très pâle, presque exsangue : l'utérus totalement revenu sur lui-même avait la consistance d'un morceau de bois, et son orifice rétracté étranglait pour ainsi dire le cordon qui pendait au dehors. M. Tarnier fut demandé près d'elle ; malgré l'emploi du chloroforme et de la morphine, il fut absolument impossible de vaincre à aucun moment cet état tétanique, et la femme succomba à la septicémie.

En résumé, des contractions irrégulières, spasmodiques peuvent exister au niveau de certaines régions ou même sur la totalité de l'utérus ; l'hour-glass ou contraction en forme de sablier s'observe quelquefois, l'enchatonnement ou enkystement est plus rare ; la contraction limitée au col et celle qui porte sur la totalité de l'utérus sont tout à fait exceptionnelles ; l'existence de l'encadrement et celle de l'enkystement multiloculaire décrit par Velpeau, sont très douteuses.

Les causes de ces contractions spasmodiques sont peu connues ; on a invoqué les tractions prématurées et répétées sur le cordon ombilical, les frictions abdominales exercées d'une façon défectueuse, etc. Les adhérences anormales du placenta ont été citées avec plus de raison, car souvent, quand on a triomphé de la résistance musculaire qui fait obstacle à la délivrance, on rencontre des difficultés pour séparer les cotylédons de la paroi utérine. Étant données ces adhérences, la matrice se contracte pour se débarrasser de son contenu ; n'y parvenant pas, elle finit par se contracturer en un point et emprisonne l'arrière-faix en totalité ou en partie. L'administration intempestive du seigle ergoté détermine d'une façon indiscutable cette forme, qui peut être si grave, la contraction spasmodique de tout l'utérus.

Outre les symptômes locaux que nous avons décrits avec chaque variété, les auteurs signalent encore l'existence de douleurs dans la région lombaire et de douleurs abdominales qui s'irradient jusque vers la partie supérieure des cuisses. Les malades seraient parfois agitées, impatientes et leur aspect rappellerait alors celui des femmes qui, pendant la parturition, présentent de la rigidité du col. Au toucher, on déterminerait aussi des douleurs au niveau des régions contracturées de la matrice, surtout si l'on s'efforce de les franchir.

Si le placenta s'est détaché, il a pu en résulter une hémorrhagie plus ou moins abondante ; cette perte de sang est une complication.

Le pronostic est évidemment variable suivant les cas : grave autrefois, il l'est beaucoup moins aujourd'hui, grâce à l'antisepsie qui fait que les interventions sont souvent inoffensives et qui permet de combattre l'infection. Il doit cependant être réservé et il est plus ou moins sérieux suivant les difficultés, suivant les résistances qu'on rencontre pour pénétrer dans la cavité utérine et pour extraire l'arrière-faix.

Quant au traitement, le mieux est d'attendre un peu s'il n'est pas nécessaire d'agir immédiatement, et l'urgence ne saurait guère exister que s'il y a une hémorrhagie.

Souvent, après une ou plusieurs heures de repos, le spasme cesse complètement et des contractions normales reviennent qui chassent le placenta.

Les anciens médecins administraient volontiers toutes sortes de préparations à base de belladone, d'opium, de jusquiame et ils faisaient prendre de grands bains prolongés, Aujourd'hui, on se contente de faire des injections de morphine, une ou deux de un centigramme, de donner des lavements avec 15 à 20 gouttes de laudanum ou avec 3 grammes de chloral. Il est rare qu'on tire bénéfice d'une intervention précipitée. Si pourtant, après une attente raisonnable, la situation ne se modifiait pas et si surtout du sang s'échappait en abondance, il y aurait lieu de procéder sans plus tarder à la délivrance artificielle, en sachant qu'il faudra agir doucement et lentement. Si on se trouvait en présence d'un cas de rétraction totale de l'utérus, tel que celui observé par Budin et Tarnier en 1879, et s'il était absolument impossible de pénétrer dans la matrice et de faire l'extraction du délivre, on ne devra pas hésiter: après avoir suffisamment attendu, on pratiquera l'extirpation totale de l'utérus pour tâcher de sauver la malade chez laquelle surviennent des phénomènes d'infection généralisée.

CHAPITRE VI

ADHÉRENCES ANORMALES DU PLACENTA ET DES MEMBRANES

Bibliographie chronologique. — Rœderer. Éléments de l'art des accouchements, 1765, p. 189. — P. Dubois. Dict. en 30 vol., article Délivrance, 1835, p. 53, et Gazette des hôpitaux, 1858, p. 257. — Jacquemier. Manuel des accouchements, 1846, t. I, p. 522. — Spiegelberg. Wurzb. med. Zeit., 1861. — Hegar. Path. u. Therap. der Placentarretention, Berlin, 1862. — Guéniot. Arch. de tocol., 1874, t. I, p. 739. — Schrœder. Lehrb. der Geb., 6e édit., 1880, p. 434. — Dubourg. De la rétention des membranes dans l'utérus. Th. de Paris, 1884. — Kaltenbach. Volkmann' Samml. Klin. Vortrage, 1887, n° 295. — Eberhardt. Zeits. f. Geb. u. Gyn. Bd XVI, 1889, p. 292. — Berry Hart. Edinb. med. Journ., mars 1889. — Budin. Clin. obstétr., 1889, p. 90. — Klopatowsky. Bullet. de la Soc. obstétr. et gynéc. de Paris, 8 mai 1890, p. 153. — Halpern. De l'emploi de la méthode de Kaltenbach dans la rétention des membraues, Th. de Paris, 1899.

Nomenclature alphabétique des auteurs.

Berry Hart, 1889.
Budin, 1889.
P. Dubois, 1835-1858.
Dubourg, 1884.
Eberhardt, 1889.
Guéniot, 1874.
Hegar, 1862.
Jacquemier, 1846.
Kaltenbach, 1887.
Klopatowsky, 1890.
Rœderer, 1765.
Schrœder, 1880.
Spiegelberg, 1861.

Les adhérences anormales du placenta ne sont point fréquemment rencontrées, surtout si on ne se hâte pas d'intervenir pour pratiquer la délivrance après la sortie du fœtus ; cependant, dans un certain nombre de circonstances, elles sont, ainsi que les adhérences des membranes, le point de départ de complications. En étudiant la délivrance naturelle nous avons (voy. tome I,

p. 739) indiqué déjà comment il fallait procéder lorsque les membranes ne se détachaient pas de la paroi utérine.

Les adhérences du placenta peuvent être totales, ce qui est exceptionnel; le plus souvent elles sont partielles et elles sont plus ou moins étendues : tantôt la périphérie du gâteau adhère à la matrice, alors que le centre en est séparé, tantôt des cotylédons isolés restent fixés à la paroi utérine, tandis que les autres en sont détachés.

On rencontre pour les adhérences tous les degrés; parfois elles ne sont point très considérables : les contractions de la matrice, les tractions sur le cordon, l'expression utérine ne peuvent les vaincre, et cependant la main introduite dans la cavité utérine triomphe facilement de leur résistance ; dans d'autres cas, 'adhérence est plus accentuée et on a une certaine peine à en obtenir la séparation ; parfois enfin il existe une véritable fusion entre le placenta et la paroi utérine, les connexions sont tellement intimes qu'il semble y avoir continuité directe entre les tissus. Morgagni rapporte qu'à l'autopsie d'une femme morte treize jours après l'accouchement il trouva une partie du placenta déplacée et pendante dans le col, l'autre partie était si adhérente qu'il put à peine la détacher avec le scalpel. Rœderer aurait vu, sur le cadavre d'une femme morte d'hémorrhagie utérine après avoir été délivrée avec violence, la surface interne de l'utérus déchirée, de manière que les fibres charnues étaient mises à nu dans une grande étendue (Jacquemier). « Je me souviens, dit Budin, qu'un jour, en 1872, pendant mon internat à la Maternité, M. Tarnier m'apporta un placenta en me priant de rechercher s'il n'était pas resté de fibres musculaires à sa surface, tant la délivrance artificielle avait été rendue laborieuse par le fait des adhérences. Cette même année, j'eus à faire l'autopsie d'une femme morte d'hémorrhagie. On croyait que l'extraction de l'arrière-faix, pratiquée par la sage-femme en chef, avait été complète : cependant à l'ouverture de l'utérus on constata la présence d'un cotylédon placentaire long de 3 à 4 centimètres dont l'adhérence était si intime qu'on ne put le détacher qu'avec l'aide du scalpel. »

Étiologie. — Les causes qui déterminent les adhérences anormales du placenta sont encore mal connues. Voici les principales opinions qui ont été émises.

Guéniot, qui a publié sur ce sujet d'intéressantes leçons, pense que généralement il n'y aurait pas travail pathologique, mais plutôt absence d'un travail physiologique naturel. Les cellules de la muqueuse inter-utéro-placentaire subissent, à mesure que la grossesse avance, des modifications qui facilitent la chute du placenta ; si ces modifications viennent à manquer, le placenta peut rester adhérent à la paroi utérine, comme cela a lieu dans l'avortement. De même que la feuille ne se détache pas avant l'heure, de même l'arrière-faix ne se sépare point si les tissus n'ont pas subi les altérations qui permettent leur décollement. Telle est l'explication proposée pour certains cas par M. Guéniot; mais quand il existe une sorte de fusion entre les tissus placentaires et utérins, il admet l'influence d'un travail vraiment pathologique.

La plupart des auteurs attribuent les adhérences anormales à des modifications pathologiques survenues soit au niveau du placenta, soit au niveau de la muqueuse. Stoltz, P. Dubois, Jacquemier, etc. avaient pensé que les hémorrhagies spontanées ou traumatiques qui, pendant la grossesse, se sont produites dans la zone utéro-placentaire, peuvent devenir le point de départ d'adhérences ; Budin a vu un certain nombre de cas de ce genre. Les lésions de la caduque, qui accompagnent les hématomes, sont souvent des causes d'adhérences du placenta (voy. tome II, p. 338).

La dégénérescence fibro-graisseuse des villosités choriales, la dégénérescence myxomateuse (voy. tome II, p. 895) s'accompagnent de modifications telles, dans la muqueuse et dans la paroi musculeuse de l'utérus, qu'il en résulte des adhérences du placenta. Les observations de Hegar, Schrœder, Spiegelberg, Kaltenbach, Berry Hart, etc., ne laissent aucun doute à cet égard.

Les affections cardiaques et rénales, la syphilis, la présence de corps fibreux dans l'utérus peuvent provoquer des altérations du placenta et de la muqueuse utérine qui favorisent la production des adhérences. On doit admettre qu'il y a, pour créer cette étroite intimité des tissus et gêner le développement normal de la caduque, une lésion inflammatoire tenant à une endométrite ancienne ou récente. Dans tous ces cas, d'après Berry Hart, la muqueuse est malade ; une bande de tissu conjonctif dense, qui projette des tractus entre les villosités, règne entre la couche lacunaire et la couche compacte, là où devrait avoir lieu le décollement normal. La séparation ne pouvant plus se faire à ce niveau, elle s'effectuera dans l'épaisseur du placenta fœtal, en dehors de la caduque, et une partie de la sérotine restera fixée sur l'utérus.

La répétition des adhérences anormales chez une même femme, à la suite de plusieurs accouchements, concorde bien avec l'existence d'une endométrite comme cause de cet état pathologique.

Symptômes. — Peut-on, avant l'accouchement, prévoir qu'on rencontrera des adhérences anormales du placenta au moment de la délivrance ? Si, pendant la grossesse, surtout pendant les premiers mois, la femme a eu des hémorrhagies répétées, si elle a des douleurs persistantes en un point de l'utérus, si dans des accouchements antérieurs elle a eu des difficultés tenant à ce que l'arrière-faix ne s'est pas facilement détaché, on peut penser à la possibilité d'adhérences anormales du placenta, mais en réalité il n'existe aucun signe qui permette de prédire avec certitude que cet accident surviendra.

Quand l'utérus se rétracte et se contracte bien et qu'on ne voit pas, après trois quarts d'heure ou une heure, le placenta descendre dans le vagin, on doit penser à cette difficulté de la délivrance ; on croira d'autant plus à son existence que, si on exerce des tractions douces sur le cordon et si on abaisse la matrice, cet organe remonte comme entraîné par un ressort dès qu'on cesse de tirer.

Au toucher, le doigt qui suit la tige funiculaire comme guide n'arrive pas sur le placenta quand il est totalement adhérent, ou pour y parvenir, il faut qu'il pénètre très profondément, au delà de l'orifice interne et de l'anneau de contraction ; si l'adhérence n'est que partielle, quelques cotylédons détachés et en partie descendus pourront être sentis ; le doigt devra aller beaucoup plus haut pour trouver ceux qui sont restés fixés à la paroi utérine.

Des complications peuvent survenir ; en effet, si l'adhérence n'est pas totale, une partie du placenta se détache sous l'influence des contractions utérines et il y a un écoulement sanguin plus ou moins abondant, plus ou moins persistant ; il semble que la portion adhérente de l'arrière-faix s'oppose à la rétraction de la paroi sur laquelle étaient insérés les cotylédons maintenant détachés. Nous avons de plus déjà vu (voir p. 109) que souvent les adhérences anormales, partielles ou totales, pouvaient être la cause des diverses variétés de contractions spasmodiques de l'utérus.

Le diagnostic ne présentera pas en général beaucoup de difficultés ; le toucher profond, le toucher manuel permettra de reconnaître avec certitude que le placenta est resté fixé à la paroi utérine ; on s'assurera s'il y a ou non des complications.

Traitement. — Lorsque la délivrance ne se fait pas spontanément, nous l'avons déjà dit, on ne doit pas trop attendre; on patientera toutefois pendant une heure et demie, à moins qu'une complication, soit une hémorrhagie, soit la rétraction du corps utérin qui va emprisonner le placenta, n'oblige à intervenir plus tôt.

Si des tentatives de délivrance par tractions, par expression ou par manœuvres mixtes échouent, on devra, après avoir pris toutes les précautions nécessaires, faire pénétrer la main dans la matrice et pratiquer la délivrance artificielle. (Voir *Délivrance artificielle.*) Autant que possible, on ne laissera aucune partie du placenta, aucun morceau de cotylédon dans la cavité utérine.

CHAPITRE VII

RÉTENTION DE L'ARRIÈRE-FAIX

Bibliographie chronologique. — Peu. Pratique des accouchements, 1684, p. 503. — Puzos. Traité des accouchements, 1759, p. 154. — Guéniot. Arch. de tocol., 1874, t. I, p. 739. — Tarnier. Bullet. de l'Acad. de méd., 1882, p. 127. — Dubourg. Rétention des membranes dans l'utérus. Thèse de Paris, 1884. — Schultze. Amputation des Corpus Uteri mittels Laparot. weg. Retention der Plac. u. puerp. Sepsis. Centralbl. f. Gynæk., 1886, p. 765. — Kaltenbach. Zur Antisepsie in der Geburtsh., Samml. klin. Vorträge, 1887, n° 295, p. 11. — Ribemont-Dessaignes. Des placentas multiples dans les grossesses. Annal. de gynéc., 1887, t. XXVII, p. 12. — Lazarewitch. Journ. d'obstétr. et de gynéc. de Saint-Pétersbourg, 1887.—Eberhart. Zur Frage der Behandlung der Eihautretentionen. Zeitsch. f. Geb. u. Gynäk., 1889, t. XVI, p. 292. — Budin. Cliniq. obstétr. 1889, p. 98. — Klopatowsky. Bullet. de la Soc. obstétr. et gynéc. de Paris, 8 mai 1890, p. 153. — Doléris. Bullet. de la Soc. obstétr. et gynéc. de Paris, 8 mai 1890, p. 153. — Smith. Amer. Journ. of obstetr., 1892, t. I, p. 43-49.— Goldsborough. New-York med. Journ., 18 févr. 1893.— Tarnier. Asepsie et antisepsie en obstétrique, 1894, p. 472. — Chaleix. Bullet. de la Soc. de gynéc. et d'obst. de Bordeaux, 1895, p. 89. — Budin. Annal. de la Soc. obstétr. de France, 1895, p. 147.— Grandin, Léjars, Tuffier. Revue de gynéc. et de chirurgie abdominale, 3e année, n° 4, p. 579, 1899.

Nomenclature alphabétique des auteurs.

BUDIN, 1889, 1895.
CHALEIX, 1895.
DOLÉRIS, 1890.
DUBOURG, 1884.
EBERHART, 1889.
GOLDSBOROUGH, 1893.
GRANDIN, 1899.
GUÉNIOT, 1874.
KALTENBACH, 1887.
KLOPATOWSKY, 1890.
LAZAREWITCH, 1887.
LEJARS, 1899.
PEU, 1684.
PUZOS, 1759.
RIBEMONT, 1887.
SCHULTZE, 1886.
SMITH, 1892.
TARNIER, 1882-1894.
TUFFIER, 1899.

L'examen de l'arrière-faix doit porter sur la totalité de l'organe, c'est-à-dire sur le placenta et les membranes. Nous l'avons dit (voy. tome I, p. 714), si les cotylédons forment un tout complet, si les membranes présentent une ouverture ayant juste les dimensions nécessaires pour que le fœtus ait pu passer, alors on est presque sûr que la délivrance est bien complète.

Mais il n'en est pas toujours ainsi. Les membranes, dans un certain nombre de cas, sont déchirées largement : il peut en être resté une partie dans la cavité utérine ou même elles y sont totalement demeurées, le placenta est venu découronné. Cela peut être dû, soit à une poussée involontaire et intempestive de la parturiente, soit à l'impéritie de l'opérateur, soit aussi à l'état de fragilité extrême des membranes malades (enfant mort et macéré, endométrite), soit à une disposition particulière du délivre (placenta bordé). Souvent il est malaisé de savoir si la sortie des membranes a été ou non complète; on a beau assembler les lambeaux déchiquetés, les rapprocher en tachant de reconstituer la disposition normale de l'arrière-faix, on ne peut guère se prononcer d'une façon définitive.

On ne doit pas se contenter de reformer un sac entier, il faut que ce sac ait toute son épaisseur, c'est-à-dire qu'il se trouve composé de la caduque, du chorion et de l'amnios. La caduque peut être restée en partie ou en totalité dans l'utérus, surtout dans les cas où le fœtus est mort depuis quelque temps (voy. tome II, p. 378-379) ; cette caduque est alors épaissie, tomenteuse, grisâtre. D'autres fois la caduque et le chorion manquent, l'amnios seul a été entraîné avec le placenta. Enfin, toutes les membranes peuvent être retenues; Lazarewitch pense que, dans ces cas, c'est la présence de l'amnios qui offre le plus de danger, parce que cette membrane est la plus résistante, tandis que les autres peuvent se désagréger et être entraînées dans les lochies. Nous avons déjà indiqué (voy. tome I, p. 744) comment il faut procéder d'une façon générale à l'examen du gâteau placentaire ; cet examen doit être très minutieux. Il existe, dans un certain nombre de cas, des difficultés sur lesquelles nous croyons devoir insister.

A. — Parfois une portion de cotylédon manque. Comment fera-t-on pour le reconnaître ? Le revêtement muqueux, comme vernissé, tapisse uniformément toute la paroi utérine ; partout ce revêtement doit recouvrir les petites saillies des villosités libres. Il n'est pas toujours aisé, au premier abord, de bien s'en assurer ; pour cela, il faut faire couler sur le point douteux un petit filet d'eau ; si la caduque est intacte, le liquide glisse au-dessus d'elle comme au-dessus d'une toile imperméable ; si, au contraire, la caduque manque, il fait mousser et bouffer en quelque sorte les villosités choriales comme de la plume sur laquelle on soufflerait. Au milieu de cette portion dénudée, il faut chercher si l'on n'aperçoit pas quelque traînée vasculaire, blanchâtre, interrompue, vaisseau arraché dans sa continuité. Ce tronc, artériel ou veineux, aboutissait nécessairement plus loin, en formant des capillaires, à une masse plus ou moins volumineuse de villosités. Puisqu'on le trouve rompu, c'est que le cotylédon dont il constituait le pédicule est ailleurs, il est resté adhérent à l'utérus ou bien il a été expulsé isolément.

B. — La face utérine du placenta peut être coupée de longues balafres allant presque jusqu'à la base du chorion ; en rejoignant les bords de la fissure, sans vouloir forcer le rapprochement, on tâche de reproduire la forme et la convexité que le placenta, fixé à la voûte utérine, devait présenter : on voit s'il y a ou s'il n'y a pas de lacune. Sur la tranche et dans le fond de la balafre il faut rechercher le vaisseau arraché qui témoignerait que du tissu placentaire est resté.

Quand le placenta est déchiré en morceaux, toute vérification est impossible ; la présomption est qu'il reste à l'intérieur des fragments : l'exploration interne seule peut renseigner.

C. — Dans certaines circonstances, un cotylédon supplémentaire ou succenturié, plus ou moins distant de la masse principale (voy. tome I, p. 179, fig. 172), reste dans l'utérus. La délivrance peut paraître complète, mais Tarnier recommande de prendre soin, dans chaque examen, d'étaler les membranes et d'en regarder les surfaces directement ou par transparence, à contre-jour. Dans tous les cas de placenta surnuméraire, des vaisseaux ombilicaux courent du placenta principal vers le placenta succenturié ; si des vaisseaux, rampant dans l'épaisseur du chorion, apparaissent tout d'un coup tranchés par les bords déchirés des membranes, ces vaisseaux aboutissaient à un amas cotylédonnaire qui sera resté sur la paroi de la matrice. Ces placentas secondaires sont assez communs ; Blot, Tarnier, Guéniot, Ribemont ont montré leur fréquence.

D. — Il arrive pourtant que des vaisseaux ombilicaux s'évadent de la masse placentaire, et s'éloignent du pourtour du placenta pour y revenir et s'y terminer. C'est une disposition rare qui rappelle celle qu'on observe dans les insertions vélamenteuses ; mais on peut presque toujours suivre le trajet de ces vaisseaux qui ne s'éloignent généralement pas beaucoup du pourtour placentaire et lui restent parallèles ; ils ne sont déchirés, interrompus nulle part, et on constate leur retour au placenta, ce qui élimine l'hypothèse d'un cotylédon surajouté.

E. — Il existe quelquefois, dit Budin, des cotylédons accessoires placés tout près du bord du placenta et dont la circonférence, petite, touche la grande circonférence du placenta. Dans ce cas, si le cotylédon reste dans la cavité utérine, on ne voit au niveau de son insertion sur les membranes que des filaments blanchâtres. Ces filaments eux-mêmes ne sont plus guère visibles lorsque du sang a barbouillé la surface des membranes. C'est en vain qu'on recherche alors par transparence des vaisseaux sur les membranes, il n'en existe pas, car les artères et les veines pénétraient dans le cotylédon supplémentaire par le point de sa circonférence qui était en contact avec le bord du placenta. Donc, dans ces cas, à l'examen du placenta, on croit que les cotylédons sont au complet ; à l'examen des membranes, on ne voit pas de vaisseaux cheminant à leur surface et on ne trouve pas d'ouverture déchirée du sinus circulaire. Il est donc bien difficile alors de reconnaître qu'un cotylédon est resté dans la cavité utérine.

Chaleix (de Bordeaux) a récemment publié un fait de ce genre. Chez une femme ayant des hémorrhagies persistantes, qui avaient résisté aux injections intra-utérines, il explora la cavité de la matrice ; il détacha et amena au dehors un cotylédon placentaire arrondi, de la dimension d'une pièce de cinq francs, épais d'un centimètre en sa portion centrale et qui se trouvait inséré à la partie supérieure de la paroi antérieure. « Je fus quelque peu étonné, dit-il, car pendant que je me lavais les mains, avant d'intervenir, je m'étais fait montrer le délivre qui, à cet examen sommaire, m'avait paru entier ; les membranes étaient complètes, le gâteau placentaire ne portait aucune trace d'effraction cotylédonnaire. » Chaleix s'empressa d'examiner soigneusement le placenta et de chercher le point d'insertion du cotylédon qu'il avait amené au dehors. « La surface utérine du placenta était absolument complète ; sur tout son pourtour, elle se terminait en pente douce sans aucune trace d'arrachement. Je cherchai vainement ces filets vasculaires, signalés par M. Tarnier, que l'on trouve quelquefois sur la face utérine des membranes, unissant la circonférence du placenta à un cotylédon accessoire et dont la présence peut indiquer que le cotylédon qu'ils rejoignaient est resté dans l'utérus. Pour m'aider dans mon investigation, je fis couler sur le placenta un filet d'eau, et je pus voir, grâce à cette irrigation détersive, qu'en une région voisine de la circonférence du placenta existait, sur la face utérine des membranes, un espace sensiblement moins lisse et moins pâle que le reste de cette surface. Il avait la largeur d'une pièce de cinq francs, comme le cotylédon dont je cherchais l'emplacement, et à peu près la même forme. En y appliquant ce cotylédon, on voyait qu'il s'accolait exactement à la circonférence du placenta avec laquelle il était tangent. On pouvait s'expliquer ainsi qu'il n'y eut pas de bouquet vasculaire unissant la masse placentaire principale à la masse accessoire puisque, ainsi que l'a fait remarquer M. Budin à propos d'un cas à peu près analogue, les artères et les veines pénétraient dans ce cotylédon supplémentaire par le point de sa circonférence qui était en contact avec le bord du placenta. »

Dans les faits de ce genre, où l'examen même attentif du placenta et des membranes donne aussi peu d'indices, il est bien difficile de reconnaître qu'un cotylédon a pu rester dans la cavité utérine. Une telle disposition est en somme très rare, mais il est bon de ne pas en oublier la possibilité, et, en présence d'accidents hémorrhagiques ou infectieux, de ne pas nier l'existence d'une rétention cotylédonnaire, en arguant que l'examen de l'arrière-faix n'a rien signalé d'anormal.

F. — L'absence d'un cotylédon peut encore n'être que difficilement constatée dans d'autres circonstances. Budin a rapporté le fait suivant, observé dans son service de la Charité. L'accouchement avait eu lieu à 9 heures 1/2 du matin et la délivrance avait paru absolument complète : cependant la femme perdant du sang on fit une injection chaude qui arrêta l'hémorrhagie. A 4 heures 1/2 du soir, on trouva l'utérus considérablement distendu, l'expression en fit sortir du sang coagulé ; deux doigts ayant été introduits dans l'intérieur de la matrice, on trouva une partie plus résistante que des caillots « qui flottait au niveau de l'orifice interne » ; on chercha à la dilacérer et une petite partie ayant été entraînée au dehors, on reconnut qu'elle était constituée par du tissu placentaire. Comme l'arrière-faix avait été mis de côté pour être vu le lendemain matin, on alla le chercher afin de l'examiner plus attentivement. On le lava pour le débarrasser des quelques caillots qui étaient restés adhérents. On vit alors que, sur une partie de son pourtour, la surface utérine ne se terminait pas en pente douce, mais à pic, et cela sur une étendue de trois centimètres environ. En regardant les membranes par transparence, on n'y voyait pas de gros vaisseaux, mais sur leur face utérine, il y avait des filaments d'un blanc grisâtre, qui pouvaient être pris pour du tissu de la caduque. Cependant à chaque extrémité de cette partie, qui se trouvait ainsi à pic, on voyait aboutir l'ouverture du sinus circulaire ; il devait manquer une portion de cotylédon placentaire. On retourna près de l'accouchée, on la mit dans la situation obstétricale, on introduisit deux doigts dans la cavité utérine et on arriva sur un cotylédon adhérent qu'on détacha facilement et qui s'adaptait exactement sur le bord du placenta. Une injection intra-utérine fut faite après qu'on se fut assuré qu'il ne restait plus rien dans la cavité de la matrice. Les suites de couches furent absolument normales.

« Il m'est arrivé plusieurs fois, ajoute Budin, de montrer aux étudiants des cas analogues ; le cotylédon, en partie détaché du bord du placenta, y était cependant resté adhérent. Si on complétait la séparation, on voyait que le cotylédon aurait pu facilement rester dans la cavité utérine, on ne s'en serait point aperçu. »

G. — Enfin parfois, dans d'autres conditions, un cotylédon est encore demeuré dans la cavité utérine, sans qu'on le soupçonnât. On avait bien constaté qu'un lambeau de membranes était retenu, et on croyait qu'il était seul, mais un cotylédon accessoire, inséré loin du bord du placenta, se trouvait sur ces membranes. Comme elles s'étaient séparées de la circonférence de l'arrière-faix, on n'avait pu trouver sur elles aucun vaisseau indiquant la présence d'un cotylédon. En voici un exemple.

En mars 1893, dit Budin, nous avons assisté, aux environs de Paris, une dame secondipare ; l'accouchement fut spontané, le placenta arrivé à la vulve fut très facilement extrait.

On constata que les membranes étaient déchirées et qu'une petite quantité était restée dans l'utérus. Les suites de couches furent normales. Le huitième jour, il y eut seulement un écoulement sanguin un peu exagéré, et, le dixième, les membranes étaient expulsées. Le lambeau qu'elles formaient avait environ 10 centimètres de longueur sur 5 de largeur. Or, à 7 centimètres du bord qui était en rapport avec le placenta, se trouvait un petit cotylédon supplémentaire ayant le volume du pouce. De ce cotylédon partaient des vaisseaux ; ils cheminaient sur les membranes et allaient gagner le bord qui avait été adhérent au placenta. L'examen de l'arrière-faix attentivement pratiqué n'avait nullement permis de soupçonner qu'un cotylédon accessoire fût resté dans la cavité utérine.

La rétention de l'arrière-faix peut être le point de départ d'accidents qui surviennent plus ou moins rapidement. Ces accidents sont les uns immédiats, les autres tardifs.

Accidents immédiats. — Nous décrirons d'abord ceux qui sont la conséquence de la rétention des membranes, puis ceux qui sont attribués au séjour de portions du placenta dans la cavité utérine.

Phénomènes consécutifs à la rétention des membranes. — Si l'accouchement a été simple et si l'antisepsie a été bien faite, on n'observe généralement pas de complications graves, et les membranes sont expulsées après vingt-quatre heures ou après plusieurs jours. Cependant leur présence détermine en général l'apparition de contractions utérines douloureuses qui se répètent, persistent et s'accompagnent d'un petit écoulement sanguin, puis les membranes sortent sous forme de lambeaux plus ou moins larges, ratatinés sur eux-mêmes, n'offrant pas la moindre trace d'altération et n'ayant aucune mauvaise odeur. Les tranchées cessent alors complètement.

Mais il n'en est pas toujours ainsi, en particulier si l'accouchement a été laborieux, si l'antisepsie n'a pas été sévère, surtout si l'œuf était infecté avant la terminaison de l'accouchement et si le liquide amniotique était déjà odorant. Dans ces conditions, la putréfaction des membranes se produit et des accidents de septicémie se déclarent vite ou s'accentuent (voir plus loin, p. 121).

Phénomènes consécutifs à la rétention des cotylédons. — Si du tissu placentaire est resté dans l'utérus, alors que l'accouchement a été simple et aseptique, on peut n'observer pendant les jours qui suivent que des écoulements sanguins intermittents ou continus; ces pertes de sang, parfois très abondantes, s'accompagnent généralement de tranchées plus accentuées que celles rencontrées à l'état normal chez les multipares. Puis, au moment d'une nouvelle hémorrhagie ou avec des tranchées plus fortes, le tissu placentaire est expulsé; les cotylédons paraissent frais, ils n'ont aucune odeur. Cette sortie des restes de l'arrière-faix peut survenir après quelques jours, quelquefois on l'a observée après plusieurs semaines, quelquefois même après plusieurs mois (voy. tome II, p. 492). Mais en général les choses ne se passent pas aussi simplement et des accidents surviennent. Aux fortes tranchées, caractéristiques par leur intermittence et les contractions, la dureté de l'utérus qui les accompagne, succède la sensibilité utérine, sensibilité qui existe spontanément ou qui est provoquée par la pression sur la matrice à travers la paroi abdominale.

En même temps, l'écoulement lochial devient fétide, d'une odeur repoussante et particulière qu'on n'oublie pas après l'avoir sentie.

Si on pratique le toucher vaginal, la pression du doigt sur le corps de l'utérus peut déterminer de la douleur; si l'index ou l'index et le médius réunis pénètrent plus profondément, ils trouvent le canal cervical et l'orifice interne perméables ; la cavité utérine est dilatée et dans son intérieur, si on s'avance assez loin, on constate la présence d'un corps étranger. Le doigt retiré est, en général, imprégné de l'odeur que nous avons signalée ci-dessus.

En même temps, des phénomènes généraux apparaissent ; l'accouchée éprouve un état particulier de malaise, de dépression ; la peau est devenue chaude, le pouls très fréquent, la température élevée, il y a des frissons qui se répètent.

L'écoulement lochial offre des caractères nouveaux, il est non seulement fétide, mais encore grisâtre, noirâtre ; c'est un liquide ichoreux qui s'écoule et qui parfois irrite la muqueuse vulvaire ainsi que la peau du périnée et des cuisses. Dans cet écoulement, on voit des débris de caduque ; il peut y avoir des parcelles de placenta.

Ajoutons que les hémorrhagies répétées que nous avons déjà signalées persistent, elles contribuent à anémier la malade, elles diminuent sa résistance.

Si l'on n'intervient pas, l'infection s'accentue, s'aggrave, le subdelirium, puis le délire arrivent, la malade perd ses urines sans en avoir conscience, il y a incontinence des matières, ce qui indique que le système nerveux est profondément touché ; puis la fièvre continuant, la femme s'affaiblit et succombe. D'autres fois le ventre se ballonne et devient extrêmement sensible, il y a des vomituritions, des vomissements bilieux abondants, tous les signes de la péritonite généralisée. Ce n'est qu'exceptionnellement qu'on voit, si l'on n'intervient pas, les débris de l'arrière-faix expulsés en totalité et la guérison survenir ; cette expulsion se fait soit par masses volumineuses, soit insensiblement par petites parcelles. On ne croit plus aujourd'hui à la résorption placentaire invoquée autrefois par quelques auteurs.

Diagnostic. — Il est très important de savoir reconnaître la nature et la cause des accidents qui sont survenus, afin, nous le verrons, de pouvoir y porter efficacement remède. Les circonstances dans lesquelles on se trouve, et la connaissance de l'accouchement récent doivent faire immédiatement soupçonner le diagnostic ; nous ne saurions trop insister sur l'importance capitale de l'exploration interne. Si, un certain nombre de jours après l'expulsion du fœtus, on constate que l'utérus est largement perméable, c'est que sa muqueuse est malade, il y a une véritable paralysie du tissu musculaire et on peut trouver dans sa cavité des débris de placenta et des membranes.

Dans les cas de rétention de placenta, on a cru parfois à l'existence d'un corps fibreux ou d'un cancer de l'utérus. Budin fut appelé par un médecin qui, en présence de pertes continuelles chez une jeune femme récemment accouchée, croyait à l'existence d'un corps fibreux intra-utérin ; il avait même apporté tout un arsenal de pinces, de ciseaux, de serre-nœuds pour débarrasser sa malade. L'exploration digitale de la cavité de la matrice montra qu'il s'agissait simplement d'une portion de placenta retenue et dont on n'avait pas soupçonné la présence. Du chloroforme fut administré, le curage digital pratiqué, l'utérus nettoyé et la malade guérit rapidement.

Tissier et Bonnaire ont vu, il y a quelques années, à la Maternité, une femme accouchée depuis quelques jours en proie à la fièvre, anémiée et amaigrie ; son teint était de couleur paille et son utérus volumineux laissait suinter un liquide infect ; on l'avait considérée comme atteinte d'un cancer de la matrice ; l'évacuation d'un placenta putréfié rectifia le diagnostic. Dans un cas analogue, le Dr Lejars pratiqua l'hystérectomie vaginale.

L'exploration utérine, si elle est nécessitée par un doute, après l'accouchement, doit être faite avec le plus grand soin. Budin a eu l'occasion de voir, en 1887, une erreur grave commise par une personne très expérimentée cependant, un chef de clinique. Chez une femme amenée à l'hôpital, le cordon avait été rompu et on assurait que la délivrance n'était pas faite. La main, introduite tout entière dans l'utérus, n'y reconnut pas la présence du placenta. Comme des membranes descendaient à travers l'orifice utérin, Budin demanda si réellement la délivrance était pratiquée ; le chef de clinique affirma qu'il n'avait pu se tromper. Des accidents graves de septicémie survinrent et Budin, examinant à son tour, retira de la matrice tout le placenta, qui y avait été laissé.

Pronostic. — Le pronostic de la rétention du placenta est très grave lorsqu'on n'intervient pas. Pour le prouver, il suffit de citer les chiffres qui ont été autrefois empruntés par Jacquemier à divers auteurs. Pour Riecke, sur 32 femmes qui n'avaient pas été délivrées, 29 ont succombé ; pour Beck, sur 35 femmes chez lesquelles la délivrance avait été abandonnée à la nature, il en mourut 30. Dans une discussion récente à la Société obstétricale et gynécologique de Paris, Pajot déclara que sur 68 femmes non délivrées, 60 avaient succombé. De tels chiffres montrent combien il importe de savoir intervenir à temps pour faire la délivrance artificielle et combien il est nécessaire de la pratiquer.

Traitement. — Nous allons passer successivement en revue la conduite à tenir : 1° dans la rétention des membranes; 2° dans la rétention du placenta.

Rétention des membranes. — Dans les cas simples, sans infection, on ne doit tenter leur extraction que si elle est facile et peut s'exécuter sans violence: si on ne réussit pas, nous avons indiqué (voy. tome I, p. 739) comment on pouvait appliquer sur elles un fil qui permettra de les entraîner plus tard ; on pourrait aussi, suivant la pratique de Kaltenbach et Eberhart, les arracher au ras du col, la partie qui reste dans le vagin étant celle qui s'infecte le plus facilement. Puis on attendra, en ayant recours à une antisepsie sévère, en faisant par exemple deux fois par jour des injections vaginales avec une solution de sublimé à 1 pour 4000.

L'introduction de la main dans la cavité utérine est inutile, car le plus souvent l'élimination a lieu spontanément, sans qu'il survienne d'accident autre que quelques tranchées et un léger écoulement sanguin ; cette introduction est inutile encore, car on ne peut habituellement arriver à décoller les membranes qui sont appliquées sur la paroi utérine et lui adhèrent.

Si, au contraire, il existe déjà de l'infection pendant l'accouchement, si les membranes, rompues depuis longtemps, se désagrègent et restent en partie dans la cavité de la matrice, l'infection peut devenir rapidement grave et se généraliser. Les lavages utérins antiseptiques faits aussitôt après la délivrance ne suffisent pas et l'extraction avec les doigts est très difficile, sinon impossible. Budin, depuis quelques années (leçon clinique à la Maternité, 1896), n'hésite pas à faire usage de très gros écouvillons fabriqués avec des côtes de plumes. On donne à cet instrument, qui a été plongé dans une solution de sublimé, une légère courbure, et après l'avoir introduit dans l'utérus, on lui imprime des mouvements de haut en bas et de bas en haut et on balaye ainsi successivement les parois antérieures, latérales et postérieures; on lui imprime aussi des mouvements de rotation sur lui-même et on détache de la sorte facilement des lambeaux de membranes qui sont entraînés au dehors. On renouvelle cette opération avec plusieurs écouvillons; quand on ne ramène plus rien, on lave au sublimé la cavité utérine, et on introduit un dernier écouvillon qui a été trempé dans la glycérine créosotée à 1 pour 5; on termine par une injection vaginale au sublimé. La femme se trouve alors dans de bien meilleures conditions pour ses suites de couches.

Cette manière de procéder a donné à Budin d'excellents résultats.

Rétention de cotylédons placentaires. — Lorsqu'au moment de la délivrance, on pense que des débris de placenta sont restés dans l'utérus, on ne doit pas, étant donnée la gravité des accidents qui peuvent survenir, hésiter à faire pénétrer la main dans la cavité de la matrice, et à les enlever immédiatement.

Si, pendant les jours qui suivent l'accouchement, des accidents surviennent qui font soupçonner une rétention de portions de l'arrière-faix, il faut avant tout préciser le diagnostic et pour cela recourir à l'exploration utérine. Aucun retard n'est permis, cet examen fait avec des précautions antiseptiques n'est pas dangereux; si, au contraire, on attend, on peut perdre un temps précieux.

Lorsqu'on a la certitude que des cotylédons sont restés, il faut de suite nettoyer la matrice, car les injections intra-utérines sont généralement insuffisantes. On a conseillé de recourir à l'emploi de la curette coupante, mais les parois de l'organe sont molles et on ne peut compter sur le cri utérin qui est caractéristique lorsque la matrice n'est pas gravide. Le chercher, c'est s'exposer à déterminer une perforation, ce qui malheureusement arrive trop souvent. On a bien fait usage de larges curettes mousses, afin de caresser pour ainsi dire les parois; on repasse plusieurs fois au même endroit jusqu'à ce qu'on ne ramène plus de débris, mais nous pensons qu'il est bien préférable de recourir au curage digital, moins aveugle et plus efficace.

Budin conseille de procéder de la façon suivante. On administre du chloroforme afin de déterminer l'anesthésie complète, on fait une injection vaginale d'abord, une injection intra-utérine ensuite, avec une solution de sublimé, puis on fait pénétrer la main ou les doigts directement dans la cavité de la matrice. L'autre main, mise sur la paroi abdominale, s'applique sur l'utérus qu'elle maintient solidement en place; elle fournit un point d'appui aux pressions exercées avec les doigts qui vont détacher patiemment et minutieusement toutes les parties restées adhérentes. Quand ce résultat est obtenu, on fait une injection intra-utérine; puis avec de gros écouvillons trempés dans du sublimé on nettoie successivement toutes les parois, suivant le procédé que nous avons indiqué ci-dessus. Une dernière exploration est faite, puis un dernier écouvillonnage au sublimé ou à la glycérine créosotée; un lavage vaginal termine. Si l'écoulement sanguin est notable, on tamponne la cavité de la matrice avec de la gaze iodoformée, et un paquet d'ouate est mis sur la vulve. Douze heures plus tard, on retire cette gaze et on fait, deux fois par jour, des injections intra-utérines au sublimé.

Nous l'avons dit, la pénétration dans la cavité utérine est généralement plus facile dans ces conditions pathologiques. Budin n'a jamais jusqu'ici rencontré de difficultés. S'il en existait, on ferait soit la dilatation progressive avec les doigts, soit la dilatation avec des tiges de Hégar ou des ballons, puis on pratiquerait le curage digital.

Le curage digital peut être employé et réussir même si le médecin est appelé tardivement. En 1896, Budin fut mandé dans le voisinage de la Maternité près d'une femme qui, vingt jours auparavant, avait été accouchée par une sage-femme ; il y avait eu une hémorrhagie de la délivrance et, pendant les jours suivants, on s'était borné à faire des injections vaginales. Les pertes de sang se renouvelant, un médecin fut appelé ; il se borna à continuer les irrigations et à prescrire des médicaments, car l'état général était grave ; il y avait de la fièvre, des lochies fétides, des hémorrhagies répétées, des lypothymies. On demanda un autre médecin ; au moment où il essayait de pratiquer le toucher vaginal, la malade eut une syncope ; il s'arrêta, et envoya chercher Budin. Ce dernier fit, avec de grands ménagements, l'exploration de l'utérus et y trouva, adhérant à la paroi, une masse placentaire qui avait à peu près le volume du poing. Malgré l'état presque désespéré de la malade, une petite quantité de chloroforme fut donnée, le curage digital et l'écouvillonnage furent pratiqués. Tous les accidents disparurent et le rétablissement fut aussi rapide que le permettait l'état d'anémie profonde dans lequel se trouvait la malade.

En mai 1890, à propos d'une observation de rétention placentaire avec putréfaction intra-utérine et mort, présentée par Klopatowsky, la Société obstétricale et gynécologique de Paris s'est demandé, avec Pajot, s'il ne conviendrait pas de recourir, dans les cas de ce genre, à l'opération de Porro. Doléris s'est élevé contre cette intervention radicale, jugeant les autres moyens d'action suffisants pour enrayer la marche des accidents. Mais, à l'étranger, en Allemagne avec Schultze d'Iéna, et surtout en Amérique avec Smith, Goldsbach, Grandin, etc., l'opération de Porro est fortement préconisée; elle a été maintes fois pratiquée, mais, il faut le reconnaître, avec des succès douteux. S'il fallait intervenir, peut-être devrait-on préférer l'hystérectomie par la voie vaginale à laquelle a eu recours Lejars et dont Tuffier s'est récemment montré partisan.

Si on explore de bonne heure, si on fait avec soin le curage digital et l'écouvillonnage, la guérison surviendra le plus habituellement et il est certain qu'on n'aura que très exceptionnellement à proposer d'aussi graves interventions. Nous ferons une exception cependant pour les cas dans lesquels le placenta se trouve en entier retenu par la contraction spasmodique de la totalité de l'utérus, quand cette contraction ne cesse pas.

Accidents tardifs. — *Endométrite déciduale hémorrhagique.* — Quand il n'est resté qu'une quantité minime de villosités dans la cavité utérine ou des lambeaux peu considérables de chorion ou de caduque, ils demeurent bien souvent silencieux et leur présence reste ignorée pendant un certain temps. L'accouchée n'a pas de fièvre et elle semble complètement rétablie. Si l'élimination ne s'achève pas sans qu'on s'en aperçoive, les parois de la matrice finissent parfois par s'enflammer, elles deviennent sensibles et se laissent distendre; parfois même des caillots mous, noirâtres, s'accumulent dans l'intérieur de l'organe: on est en présence d'une endométrite déciduale hémorrhagique. Tous les auteurs ont décrit ces complications, Mc Clintock peut-être mieux que les autres, puis Braxton Hicks, Lusk, Labusquière, etc. On ne regarde pas le pronostic des pertes comme bien grave, cependant Braxton Hicks parle d'écoulements sanguins redoutables et, sur 13 cas, il vit 3 femmes succomber. Dans quelle mesure l'hémorrhagie est-elle parfois responsable? Il est probable que l'infection entre pour bonne part dans ces terminaisons funestes. Le pronostic présent est d'ordinaire bénin; pour l'avenir, il est réservé en raison de l'évolution plus ou moins fâcheuse d'une inflammation des annexes, salpingite, salpingo-ovarite, etc. Le curettage et l'écouvillonnage bien faits réussissent admirablement dans ces cas.

Parmi les phénomènes tardifs de la rétention, nous signalerons encore les tumeurs intra-utérines qui en sont la conséquence et qui sont de deux ordres : les polypes placentaires et le déciduome malin.

POLYPES PLACENTAIRES

Bibliographie chronologique. — *Polypes fibrineux.* — VELPEAU. Traité élément. de l'art des accouch., Paris, 1829. — KIWISCH. Klin. Vorträge, 3e édit., vol. I, p. 472, 1851. — SCANZONI. Verh. d. Wurzb. med. Ges. 1852, t. II, p. 30. — SCHRÖDER. Ueber fibr. u. Plac. Polyp., in Scanzoni's Beitr., vol. VII, p. 1, 1870. — VIRCHOW. Die Krankh. Geschw. Berlin, 1863, vol. I. p. 146. — ANNA KLASSON. Etude des faux polypes de l'utérus. Ann. de Gynéc., 1889, t. XXXI, p. 105.

Polypes placentaires. — SCHRÖDER. Scanzoni's Beitr., vol. VII, p. 1, 1870, et Lehrb. der Geb., 1872, p. 671. — BRAUN. Allgem. Wien. Med. Zeit., 1860, n° 47. — MARTIN. Handb. Atlas d. Gyn. u. Geb., Berlin, 1878. — MASLOWSKY. Annal. de Gynéc., t. XIV, p. 245, 1880. — KÜSTNER. Centralb. f. Gynäk., 1883, p. 53. — J. M. MATTHEWS DUNCAN. Clin. lect. of the dis. of Women, 1886. — ANNA KLASSON. Ann. de Gynéc., 1889, t. XXXI, p. 105. — GORET. De la rétention prolongée de l'arrière-faix après l'avortement. Thèse de Paris, 1894. — LEJARS et CH. LEVI. Ann. de Gynéc., 1895, t. XLIII, p. 324. — HARTMANN et TOUPET. Ann. de Gynéc., 1895, t. XLIII, p. 285. — ZAHN. Virchow's Arch., Bd 96, p. 15, 1884.

Nomenclature alphabétique des auteurs :

BRAUN, 1860.
DUNCAN, 1886.
GORET, 1894.
HARTMANN et TOUPET, 1895.
KIWISCH, 1851.
KLASSON, 1889.
KÜSTNER, 1883.
LEJARS, 1895.
MARTIN, 1878.
MASLOWSKY, 1880.
SCANZONI, 1852.
SCHRÖDER, 1870 et 1872.
VELPEAU, 1829.
VIRCHOW, 1863.
ZAHN, 1884.

Quand, à la suite d'une délivrance incomplète, soit après un accouchement, soit — bien plus fréquemment — après un avortement, il reste dans l'utérus des débris de placenta, ceux-ci peuvent continuer de vivre et d'adhérer à la paroi utérine, se recouvrir souvent de coagulations sanguines et constituer ainsi des tumeurs polypiformes. Ces *polypes placentaires* donnent lieu d'ordinaire à des hémorrhagies dans les suites de couches; souvent ils restent latents pendant un temps plus ou moins long pour ne manifester leur présence par des hémorrhagies que des semaines ou des mois après l'accouchement ou l'avortement.

La notion des polypes placentaires est de date très ancienne, mais sous ce nom on a décrit des productions pathologiques de natures fort diverses.

Les auteurs, tels que Velpeau, Virchow, Kiwisch, Scanzoni, Schröder, Anna Klasson, donnent le nom de *polypes fibrineux* à des coagulations sanguines se déposant au niveau de l'insertion placentaire sur les thrombus qui, normalement, oblitèrent les sinus utérins et constituant ainsi des tumeurs plus ou moins volumineuses qui affectent la forme de polypes. Ces polypes fibrineux peuvent rester adhérents plus ou moins longtemps sur la paroi utérine et donner lieu à des hémorrhagies dans les suites de couches, mais ils ne contiennent pas de traces de villosités; ils sont donc complètement distincts des véritables polypes placentaires.

Lorsqu'un fragment d'arrière-faix est retenu dans la cavité utérine, il se comporte de façon différente suivant les cas et forme les variétés suivantes de polypes placentaires.

Les débris de placenta restent adhérents et continuent de vivre, mais les villosités choriales subissent des modifications : les portions retenues deviennent vides de sang, dures; en un mot, il se produit une sclérose du fragment. Au microscope, on trouve des villosités plus épaisses, à stroma plus dense que normalement; leurs vaisseaux sont oblitérés et entourés d'un large cercle fibreux. La couche de revêtement cellulaire a généralement disparu (Chaput, Hartmann et Toupet).

A côté de ce premier type de polype (placenta scléreux), on décrit une autre variété dans laquelle les débris placentaires continuent de vivre, ne subissant que de légères modifications de structure et s'entourant d'un coagulum fibrineux plus ou moins épais.

Ce coagulum est produit par des dépôts successifs de sang autour du tissu qui forme le noyau de la tumeur. C'est aux cas de ce genre, dans lesquels il y a presque autant de sang coagulé que de tissu placentaire, qu'Anna Klasson a proposé de donner le nom de *polypes fibrineux placentaires.* On se trouve alors en présence de masses plus ou moins volumineuses, arrondies, souvent pédiculées, d'aspect rougeâtre ou grisâtre par places, à consistance molle. Le volume de ces tumeurs est variable suivant les cas, suivant la quantité de tissu placentaire retenu, et suivant les coagulations qui sont déposées au pourtour.

On a vu ces tumeurs, qui s'insèrent sur l'aréa placentaire, descendre jusque vers le col, quelquefois jusqu'à l'orifice externe, rarement jusque dans le vagin... Au microscope on trouve à leur périphérie du sang coagulé, de la fibrine stratifiée ; au centre, il y a du placenta. Ce dernier se reconnaît à l'existence de villosités choriales ; les unes bien conservées, les autres plus ou moins dégénérées et sclérosées. Dans beaucoup de ces villosités, on voit des vaisseaux encore perméables (Hartmann et Toupet, Lejars et Ch. Levi, Anna Klasson). Lejars admet que les polypes fibrineux purs décrits autrefois par Velpeau et par Kiwisch étaient très vraisemblablement des polypes placentaires, avec dépôts sanguins au pourtour.

Une troisième variété a été mise en lumière par les recherches de ces dernières années : on lui a donné le nom de *déciduome bénin* (Küstner, Goret, Hartmann et Toupet). Ici les fragments placentaires continuent non seulement à vivre, mais encore à végéter, à se développer. Les villosités gardent leur forme régulière et présentent, à la surface, des cellules de revêtement à peu près régulières ; leurs vaisseaux sont conservés. Ces villosités s'accroissent souvent de façon exagérée et pénètrent plus ou moins dans la paroi utérine, grâce aux phénomènes de nécrose que cette paroi utérine peut présenter autour de la tumeur. Celle-ci est bénigne par l'histologie, il n'y a pas de métastases, et la tumeur ne récidive pas après son ablation, ce qui la distingue du déciduome malin (Zahn, von Kahlden).

Cliniquement, le polype placentaire se manifeste par des hémorrhagies, qui se montrent dans les suites de couches, ou même un temps assez long après l'accouchement ou l'avortement. Ces hémorrhagies sont souvent abondantes, continues, elles produisent une anémie assez rapide. Quand le polype s'infecte ou se sphacèle en partie, l'écoulement devient sanieux et fétide; il fait penser au cancer utérin (Lejars et Levi). L'involution utérine se fait mal ; le col reste en général entr'ouvert. A l'examen intra-utérin, on trouve une tumeur polypiforme plus ou moins volumineuse.

Le diagnostic est facile, en général, quand les accidents hémorrhagiques suivent de près la délivrance; on commet des erreurs, au contraire, quand le polype reste latent pendant un certain temps. On croit alors à une endométrite hémorrhagique, à un polype utérin vrai, à un épithélioma même de l'utérus.

Le diagnostic se fait le plus souvent par le curettage qu'on entreprend pour obvier aux métrorrhagies.

Le traitement de ces polypes placentaires doit consister dans l'enlèvemen de la tumeur, dans le curage utérin soit avec le doigt, soit avec l'instrument, avec ou sans dilatation préalable du col.

DÉCIDUOME MALIN

Bibliographie chronologique. — MAIER. Virchow's Archiv, 1876, Bd LXVII, p. 55. — CHIARI. Ueber drei Fälle von primärem Carcinom im Fundus und Corpus des Uterus. Wien. med. Jahrb. 1877, p. 364. — SÆNGER. Zwei aussergewöhnliche Fälle von Abortus. Centralb. f. Gynäk., 1889, Bd 13, p. 132, et Discussion de la Soc. Obst. de Berlin in Centr. f. Gynäk., 31 août 1894. — PFEIFER. Ueber eine eigenartige Geschwultsform des Uterusfundus (deciduoma malignum). Prag. Med. Woch., 1890, XV, n° 26, p. 327. — MÜLLER. Travaux du IVe Congrès de Gynéc. de Bonn. in Verhandl. der deut. Ges. f. Gynäk. Bd 4, p. 341, 1892. — GOTTSCHALK. Ueber des Sarcoma chorio-deciduo-cellulare. Berl. klin. Woch. 1893, nos 4 et 5. — KŒTTNITZ. Deutsche med. Woch., n° 21, p. 497, 1893. — NOVÉ-JOSSERAND et LACROIX. Sur le déciduome malin. Annal. de Gynéc., fév., mars, avril 1894, t. XLI, p. 100. — PAVIOT. Un cas de déciduome malin avec noyaux métastatiques multiples. Annal. de Gynéc., avril 1894, p. 306, t. XLI. — JEANNEL. Un cas de déciduome malin. Congrès de Chirurgie de Lyon, 1894, in Annal. de Gynéc., t. 42, 1894, p. 372. — RUGE. Zeitsch. f. Geb., Bd XXXIII, Heft 1, p. 162, 1895. — HARTMANN et TOUPET. De conséquences tardives de la rétention partielle ou totale du placenta. Annal. de Gynéc., avril 1895, vol. XLIII, p. 285. — BEACH. Sur le déciduome malin. Thèse de Paris, nov. 1894. — GOTTSCHALK. Sociétéobstétr. de Berlin, séance du 12 juillet 1895, in Zeitsch. f. Geb., Bd 33, Heft 1, p. 349. — MARCHAND. Monat. f. Geb. u. Gyn., Bd I, p. 419, 1895. — KOSSMANN. Monat. f. Geb. u. Gyn., Bd II, Heft 2, p. 100. — BELLIN. Rapports de la môle hydatiforme et du déciduome malin. Thèse de Paris, 1896, n° 90. — Von FRANQUÉ. Zeitsch. f. Geb. u. Gyn., Bd XXXIV, Heft 2, p. 199, 1896. — CAZIN. Des déciduomes malins. Gynécol., 1896, p. 15 et 117, t. I. — DURANTE. Soc. Obst. et Gyn. de Paris, 11 fév. 1897. — FRÆNKEL. Samml. klin. Vortr., 1897, n° 180, p. 881.

Nomenclature alphabétique des auteurs.

BEACH, 1894.
BELLIN, 1896.
CAZIN, 1896.
CHIARI, 1877.
DURANTE, 1897.
FRÆNKEL, 1897.
V. FRANQUÉ, 1896.
GOTTSCHALK, 1893-1895.
HARTMANN et TOUPET, 1895.
JEANNEL, 1894.
KŒTTNITZ, 1893.
KOSSMANN, 1895.
MAIER, 1876.
MARCHAND, 1895.
MÜLLER, 1892.
NOVÉ-JOSSERAND et LACROIX 1894.
PAVIOT, 1894.
PFEIFER, 1890.
RUGE, 1895.
SÆNGER, 1889.

Les débris placentaires ou déciduaux retenus dans la matrice peuvent être le point de départ de véritables néoformations malignes, capables d'envahir de proche en proche les parois utérines, de récidiver après leur ablation et de produire des métastases dans différents organes. On donne le nom de déciduomes malins à ces néoformations.

D'après des travaux récents, le déciduome malin serait tout particulièrement fréquent à la suite de la rétention dans l'utérus de débris molaires. La môle hydatiforme, en effet, d'après la conception actuellement en faveur, serait parfois une véritable tumeur épithéliale caractérisée par la prolifération des éléments cellulaires de la couche de revêtement des villosités. Si donc, après l'expulsion d'une môle, il reste dans l'utérus des éléments cellulaires provenant des villosités dégénérées, ils peuvent continuer à s'accroître et produire ainsi un déciduome malin.

Pestalozza rapporte que 20 fois l'expulsion d'une môle a été notée dans 38 cas de déciduome malin. Von Franqué cite 17 cas de déciduome malin traités par l'hystérectomie sur lesquels 10 fois la môle fut trouvée dans les antécédents. D'après Bellin, la préexistence de la môle vésiculaire serait notée dans un tiers des cas de déciduome.

Les déciduomes malins vus pour la première fois par Mayer, en 1876, ont été étudiés par Sänger, Pfeifer, Chiari, Müller, Gottschalk. Dans ces dernières années, ils ont été l'objet de nombreux travaux parmi lesquels nous citerons ceux de Nové-Josserand, Lacroix, Paviot, Hartmann et Toupet, Beach, Cazin,

Bellin, Durante et Ouvry, en France; ceux de Marchand, Frænkel, v. Franqué, en Allemagne.

Étiologie et pathogénie. — Le déciduome malin succède toujours à un accouchement ou mieux, plus habituellement, à un avortement, et cela au bout d'un temps variable ; en général, il ne s'écoule qu'un intervalle fort court entre la terminaison de la grossesse et l'apparition des premiers symptômes de la tumeur. Il est probable que souvent le néoplasme a débuté déjà au cours même de la gestation.

La condition indispensable pour le développement du déciduome malin est l'existence préalable, dans l'utérus, de syncytium (revêtement cellulaire des villosités) à une période quelconque de son évolution. Il peut donc tirer son origine des villosités choriales normales ou altérées (môle), retenues plus ou moins longtemps dans la cavité de la matrice.

M. Durante a fait une remarque intéressante à ce sujet : pour que ces débris épithéliaux des villosités pussent donner naissance à un déciduome malin, il faudrait que cette rétention fût aseptique ; l'infection empêcherait la prolifération néoplasique de ces cellules.

Le déciduome malin est peut-être plus fréquent qu'on ne croit, si on lui rapporte bien des cancers utérins apparaissant chez des femmes jeunes, un temps plus ou moins long après un accouchement ou un avortement.

Quelle est la nature de la tumeur? Sænger, Veit, Ruge admettent que la tumeur est d'origine utérine ; ils en font un sarcome ou un carcinome ayant son point de départ dans la muqueuse. Pour Gottschalk, il s'agit d'une néoplasie maligne de la caduque provoquée par le contact de villosités primitivement malades. Pour MM. Hartmann et Toupet, l'origine de la tumeur doit être recherchée dans le stroma de la villosité ; il s'agirait d'un sarcome des villosités choriales.

Mais, d'après les travaux les plus récents, le point de départ de la néoplasie se trouve être une prolifération excessive de l'épithélium de revêtement de la villosité (couche de Langhans et syncytium). La tumeur aurait ainsi nettement une origine épithéliale.

Mais l'origine même du syncytium est loin d'être connue ; on ne sait s'il appartient primitivement à la villosité ou bien à la muqueuse utérine (épithélium de la muqueuse ou cellules de la caduque), ou même aux capillaires de la muqueuse. Aussi bien, suivant la théorie adoptée, on a tour à tour considéré le déciduome malin comme un carcinome ou un sarcome de la villosité choriale, comme une variété d'épithélioma maternel, comme un sarcome à myéloplaxes venant des cellules de la caduque, comme un endothéliome.

Pour quelques auteurs, la tumeur est mixte, à la fois d'origine fœtale et d'origine maternelle.

Plus récemment, M. Mathias Duval a montré que le syncytium dérive de l'ectoplacenta ; le déciduome malin devient donc ainsi un épithélioma ectoplacentaire, d'origine purement fœtale.

Anatomie pathologique. — Le déciduome malin est essentiellement constitué par deux sortes de cellules proliférées : 1° des cellules claires à protoplasma pauvre en granulations graisseuses, riche en glycogène à noyau unique, se divisant par karyokynèse, et 2° de masses plasmodiales (éléments constants) à protoplasma fortement granuleux, à noyaux nombreux se multipliant par division directe. De ces deux éléments, les uns (cellules claires) dérivent de la couche de Langhans; les autres (masses plasmodiales), du syncytium.

Ces cellules proliférées peuvent être isolées, ou se grouper soit en petit nombre, soit en amas considérables. L'agencement réciproque de ces masses cellulaires permet de distinguer deux variétés histologiques de déciduome: la forme villeuse, donnant l'impression de villosités arborescentes ramifiées, et la forme aréolaire. L'envahissement du muscle utérin se fait par la prolifération des masses plasmodiales qui végètent surtout vers les vaisseaux. Il se forme ainsi dans la tumeur une sorte de système lacunaire.

Tous ces éléments forment une tumeur plus ou moins volumineuse, arrondie, à consistance molle, à couleur grisâtre, avec foyers hémorrhagiques. On peut trouver des métastases dans différents organes (poumon, foie, reins), elles contiennent les mêmes éléments cellulaires que la tumeur principale.

Symptômes. — Les symptômes du déciduome malin sont, de tous points, analogues à ceux d'une tumeur maligne du corps de l'utérus, entraînant la mort par cachexie au bout de six à neuf mois. Ils présentent ceci de particulier qu'ils succèdent toujours à un avortement, à un accouchement, ou à l'expulsion d'une môle.

On voit survenir des métrorrhagies qui, une fois établies, se répètent, deviennent profuses et continuent pendant toute la durée de l'évolution de la tumeur. Elles entraînent une anémie rapide et sont rebelles à tout traitement. Puis, surviennent de l'amaigrissement, des douleurs de reins, de la cachexie.

L'utérus, au lieu de subir l'involution, reste gros et même augmente de volume. Le col demeure entr'ouvert et ramolli, il permet l'introduction du doigt. Par l'examen intra-utérin, on constate l'existence d'une tumeur molle, végétante, s'insérant en un point de l'utérus où la paroi ramollie et amincie serait réduite à l'épaisseur d'une feuille de parchemin. Ces masses molles se reproduisent à la suite de curettages successifs.

Les malades succombent rapidement à une cachexie progressive. Parfois aussi, la mort est amenée par des métastases multiples dans différents organes, les poumons, le foie et les reins.

Diagnostic et pronostic. — Il n'existe qu'un seul signe diagnostic certain, c'est l'examen histologique fourni par une parcelle de la tumeur enlevée avec le doigt ou avec la curette. En somme, il faut penser à l'existence d'un déciduome malin quand les signes d'un cancer de l'utérus surviennent chez une femme récemment accouchée ou ayant expulsé une môle. Au reste, après toute grossesse compliquée de môle hydatiforme, il faut être attentif puisqu'on connaît la fréquence du déciduome dans ces circonstances.

On pourrait confondre le déciduome malin avec la simple rétention placentaire, avec une métrite post-partum, avec un cancer du corps de l'utérus coexistant avec la grossesse et persistant après elle, avec une endométrite déciduale proliférante (Kaltenbach et Küstner).

En cas de généralisation pulmonaire, la toux et l'amaigrissement peuvent faire penser à tort qu'on est en présence d'une cachexie tuberculeuse.

Le pronostic est des plus mauvais. La marche de l'affection, en effet, est rapide, et la mort arrive en quelques mois si on n'intervient pas rapidement.

Traitement. — Le diagnostic du déciduome malin, basé sur l'examen histologique, doit être fait aussitôt que possible et il entraîne une intervention rapide.

En effet, le seul traitement à mettre en œuvre consiste dans l'hystérectomie vaginale précoce, qui a donné quelques succès. M. Cazin propose même l'hystérectomie vaginale avec ablation complète des annexes. Le curettage est à rejeter comme dangereux et inefficace.

Il faut toujours examiner au préalable les poumons à cause des métastases. Les malades doivent être suivies pendant longtemps, car on a observé des récidives au bout d'un an, d'un an et demi après l'opération.

Étant donnée la fréquence de la môle dans les antécédents des malades atteintes de déciduome, il faut après toute expulsion de môle surveiller la femme et faire l'hystérectomie dès qu'on a la preuve qu'il s'agit d'une tumeur utérine maligne.

P. Budin.

ARTICLE II

DES ACCIDENTS QUI PEUVENT COMPLIQUER LA DÉLIVRANCE

Les hémorrhagies et l'inversion utérine sont les accidents qui peuvent compliquer la délivrance. Après les avoir étudiées, nous décrirons la délivrance artificielle, intervention à laquelle on est souvent obligé d'avoir recours lorsque des difficultés ou des accidents surviennent pendant la dernière période de l'accouchement, qui comprend la sortie de l'arrière-faix.

CHAPITRE PREMIER

HÉMORRHAGIES DE LA DÉLIVRANCE

Bibliographie chronologique. — Levret. Obs. sur les accidents des accouch. laborieux 3e édit., 1762. — Leroux. Obs. sur les pertes de sang, p. 272, 1776. — Boer. Natürliche Geburtshülfe, 1817. — Rigby. Traité des hémorrhagies de l'utérus. Trad. franç., Paris, 1818. — A. Baudelocque. Traité des hémorrhagies internes de l'utérus. Paris, 1831. — Holh. Vorträge ueber die Geburt des Menschen, 1845. — P. Dubois. Dict. de méd. en

30 vol. art. Métrorrhagie, 1846. — BARNES. Brit. med. journ., 29 mai 1869. — J.-M. DUNCAN. Soc. obst. d'Edimbourg, 1870. — DEPAUL. Cliniques, p. 756, 1872. — BOUCHACOURT. Lyon méd., n° 34, 1875. — BUDIN. Bulletin de thérap., p. 140, 1875. — CL. BERNARD. Leçons sur la chaleur animale, Paris, 1876. — BAILLY. Bull. gén. de thérap., p. 447, 1877. — COLEMAN. Americ. journ. of obst., p. 631, 1877. — M. DUNCAN. Brit. med. journ., oct. 1877, p. 320. — LOMBE ATTHILL. Dublin med. journ., p. 600, 1878. — K. RICHTER. Zeitschrift f. Geb. u. Gyn., vol. I, p. 284, 1878. – RUNGE. Arch. für Gyn., vol. I, p. 123, 1878. — KASCHKAROFF. Centralb. für Gyn., p. 105, 1879.— WHITWELL. The Dublin journ. of med., mars 1879. — DELORE. Lyon médical, n° 18, 1880. — HANKS. Americ. journ. of obst., p. 139, 1880. — PAJOT. Travaux d'obstétrique, Paris, 1882. — BARNES. The Lancet, p. 137, 1883. — EMMET. The principles and pract. of gyn., 3e édit., 1884. — HERVEOU. Thèse de Paris, 1884. — M. MURRAY. Obst. Soc. of Edinburgh, 9 nov., 1885. — BUDIN. Obstétrique et Gyn., p. 625, 1886. — SNÉGUIREFF. Hémorrhagies utérines, trad. Varnier. Paris, 1886. — DÜHRSSEN. Die Anvendung der Iodoformgaze. Berlin, 1887. — DÜHRSSEN. Centralb. für Gyn., p. 573, 1887. — AUVARD. Gaz. hebd., 1887, p. 706. — FRAIPONT. Ann. de la Soc. méd. chirurg. de Liège, sept. 1887. — GAUVRY. Thèse de Paris, 1887. — PACAUD. Thèse de Paris, 1887. — LORAIN. Thèse de Nancy, 1887. — DEMELIN. Thèse de Paris, 1888, p. 73. — SÉJOURNET. Ann. de gyn., oct. 1888. — AUVARD. Trav. d'obst., tome II, p. 149, 1889. — TARNIER. Leçon clinique, janv. 1889. — M. DUNCAN. Trans. obst. Soc. London, 1890. — KOCKS. Centralb. für Gyn., 17 mai 1890. — PHILIPS. Trans. obs. Soc. London, 1890. — PINARD. Médecine moderne, p. 7, 1890. — LA TORRE. Nouv. Arch. d'obst., 1890. — STREHELI. Corresp. für Schw. Aerzte, 1er nov. 1890. — HAUSSY. Thèse de Paris, 1891. — JORISENNE. Arch. de Tocologie, janv. 1891. — LOMER. Centr. für Gyn., 7 nov. 1891. — BUDIN. Clin. Charité, 9 juin 1892 (inédite). — CHARLES. Traité d'accouch., tome 2, p. 259, 1892. — MONTOYA. Sem. méd., p. 38, 1893. — OUI. Revue des mal. de l'enfance, décembre 1893. — HORROCKS. Trans. of the obst. Society of London, p. 430, 1894. — TARNIER. Revue des hôp., fév. 1894. — ROYER. Thèse de Paris, 1896. — MAYGRIER. Soc. obst. de France, p. 287, 1896. — BELLOT. Thèse de Paris, 1897. — CAZIS DE LAPÉROUSE. Thèse de Paris, 1897. — BUDIN. Femmes en couches et nouveau-nés, p. 30, 1897. — BUDIN et CROUZAT. La pratique des accouchements, p. 703, 2e édit., 1898. — LA CHATRE. Thèse de Paris, 1898. — ONIMUS. Méd. moderne, p. 526, 1898. — BAR. Soc. obst. de France, p. 287, 1899. — BASTIAN. Rev. méd. de la Suisse Romande, janv. 1899. — MAYGRIER. Soc. obst. de France, p. 287, 1899. — ROGER. Thèse de Paris, 1900. — VARNIER. Obstétrique journalière, p. 276, Paris, 1900.

Nomenclature alphabétique des auteurs.

A l'état normal il ne se produit pas d'hémorrhagie pendant l'expulsion du fœtus, car on ne peut appeler ainsi l'écoulement sanguin qui a lieu chez les primipares au moment de la déchirure de l'orifice vaginal. Mais aussitôt après la sortie de l'enfant, un écoulement se fait qui dure pendant la délivrance et les suites de couches. Il provient de la plaie placentaire et des nombreuses lésions qui existent parfois sur toute la hauteur du canal cervico-vagino-vulvaire. Nous avons vu (tome I, p. 744), que cette quantité de sang était très variable et que la femme en perdait en moyenne 600 à 700 grammes (Depaul) pendant la délivrance, et 1,000 grammes pendant les suites de couches.

Cet écoulement sanguin physiologique, si variable comme abondance, devient pathologique quand il menace la santé de la femme. On dit alors qu'il y a hémorrhagie de la délivrance.

Les hémorrhagies sont *immédiates* quand elles se produisent soit avant, soit aussitôt après l'expulsion de l'arrière-faix; elles sont *secondaires* ou *tardives* quand on les observe dans les heures ou les jours qui suivent la délivrance. Nous décrirons successivement ces deux sortes d'hémorrhagies, puis nous dirons un mot des accidents qui peuvent en résulter.

§ 1. — Hémorrhagies immédiates.

Le sang qui s'écoule pendant ou aussitôt après la délivrance provient ordinairement du corps de l'utérus, mais il peut aussi prendre source au niveau du col, du vagin et de la vulve.

Examinons d'abord les hémorrhagies utérines proprement dites.

A. — Hémorrhagies utérines proprement dites. — Pour qu'une hémorrhagie ait lieu dans le corps de l'utérus, il faut que le placenta soit décollé en totalité ou en partie. Dans quelques cas rares, ce décollement a débuté avant l'expulsion du fœtus (placenta prævia, hémorrhagie rétro-placentaire, brièveté du cordon, etc.) ; mais, le plus souvent, il ne se fait qu'après l'accouchement, au moment de la délivrance. Ces hémorrhagies peuvent, du reste, s'observer pendant le premier et le deuxième temps de la délivrance, c'est-à-dire pendant le décollement placentaire et la chute de l'organe dans le vagin, ou bien après le troisième temps, c'est-à-dire quand l'arrière-faix a été totalement expulsé.

Étiologie. — L'utérus, chez la femme enceinte, acquiert des propriétés nouvelles qui n'étaient que peu marquées ou même virtuelles auparavant: la *contractilité*, qui se manifeste pendant les deux derniers tiers de la grossesse, pendant l'accouchement et la délivrance, et la *rétractilité*, en vertu de laquelle les fibres musculaires tendent constamment à revenir sur elles-mêmes, à mesure que l'utérus se vide. Grâce à la rétractilité, le placenta se décolle ; grâce à elle aussi, les mille bouches vasculaires, béantes au moment où le placenta se détache, se ferment et restent closes par l'action des fibres musculaires qui les étreignent. En d'autres points, c'est la contraction utérine elle-même qui décolle le placenta ; dans ce cas, le décollement et l'obturation se font par le même mécanisme, les sinus n'ayant pas eu le temps de laisser sourdre le sang. La contraction et la rétraction de l'utérus expliquent pourquoi, à l'état normal, l'écoulement sanguin est peu abondant pendant et après la délivrance, malgré la grande vascularité de la plaie placentaire.

Quand ces propriétés font défaut, il peut se produire plusieurs éventualités. Si le placenta reste adhérent partout comme pendant la grossesse, on n'observera aucun écoulement sanguin, car les sinus ne sont pas ouverts. Si, au contraire, le placenta a commencé à se détacher, la région utérine, qui était en contact avec la portion décollée, continuera à fournir du sang et l'écoulement durera tant que les fibres musculaires périvasculaires n'auront pas repris leurs propriétés de contractilité et de rétractilité. Si le décollement est complet et si l'utérus est flasque et inerte, la surface vasculaire étant encore plus étendue, l'hémorragie en sera d'autant plus redoutable. On comprend immédiatement combien les tractions sur le cordon sont dangereuses, quand il y a inertie utérine, car en décollant le placenta on ouvre comme autant de robinets qui vont laisser couler le sang. Dans ce cas particulier, le placenta se détachant suivant le mécanisme de Baudelocque (voir tome I, p. 734), l'écoulement sanguin peut se collecter entre la partie décollée et la paroi utérine, en produisant une hémorrhagie interne.

L'*inertie* partielle ou totale du muscle utérin étant le facteur le plus important des hémorrhagies de la délivrance, il est donc indispensable d'en connaître les causes pour pouvoir les éviter au besoin.

Certaines femmes ont de l'*inertie primitive* de l'utérus, qui peut se reproduire aux différents accouchements. On a beaucoup cherché à expliquer cette inertie primitive. On a accusé l'obésité, l'hémophilie, la faiblesse générale du système musculaire lisse, l'hérédité, etc. Les femmes ayant eu beaucoup d'enfants semblent perdre davantage ; du reste, on a décrit chez certaines multipares une altération spéciale du muscle utérin qui le rend sujet à des déchirures (Doléris). Kaschkaroff a trouvé, dans un cas d'hémorrhagie terminée par la mort, une dégénérescence fibreuse du tissu musculaire au niveau de l'insertion placentaire.

L'état général de la femme semble jouer un rôle ; on a dit que les malades dont l'organisme était affaibli par quelques maladies chroniques (tuberculose, cancer, mal de Bright) étaient prédisposées aux hémorrhagies de la délivrance. Cependant il n'est pas rare de voir de telles femmes accoucher sans perdre de sang d'une façon anormale (voyez p. 135). Les émotions morales ont été accusées ; on a également incriminé la chaleur de l'été (Charles).

Si la cause primitive de l'inertie reste parfois inconnue, il n'en est pas de même de certaines *causes secondaires* qui amènent à leur suite une atonie de l'organe. Le muscle utérin, comme tous les autres muscles, est susceptible de se fatiguer à la suite de surmenage, aussi les accouchements lents et laborieux prédisposent-ils aux hémorrhagies de la délivrance (bassin rétréci, présentation vicieuse, périnée résistant, etc.).

La trop grande distension de l'utérus, en amincissant l'organe, le rend également impropre à se contracter. L'hydramnios, la grossesse gémellaire, deviennent ainsi des causes d'inertie utérine pendant la délivrance. La grossesse double prédispose encore aux hémorrhagies par la grande surface d'insertion placentaire qui atteint parfois 250 centimètres carrés (Barnes).

On a dit que les femmes qui accouchaient très vite perdaient souvent beaucoup de sang au moment de la délivrance, l'utérus étant comme stupéfié par la rapidité de son évacuation. Les personnes qui accouchent debout sont parfois dans ces conditions, mais il vient s'y ajouter le décollement prématuré du placenta produit par les tractions sur le cordon au moment où le fœtus tombe à terre.

Certains états morbides généraux agissent comme causes d'hémorrhagie. Les albuminuriques, les cardiaques, certaines femmes infectées avant l'accouchement, perdent facilement du sang au moment de la délivrance. C'est ce qui s'observe principalement encore quand l'utérus est distendu par des gaz septiques. Cette physométrie, due à l'action de microbes anaérobies, s'accompagne en effet d'inertie utérine, la fibre musculaire étant paralysée par les toxines.

Nous devons encore citer quelques causes plus rares d'atonie utérine. Les tumeurs abdominales (kystes de l'ovaire, fibromes sous-séreux), les tumeurs utérines (cancer, fibromes), peuvent devenir des causes d'hémorrhagie. Les fibromes agissent de différentes façons. Quand ils sont interstitiels, ils amènent l'inertie en arrêtant la contraction utérine, en faisant écran, comme on l'a dit. Quand ils sont sous-muqueux, ils empêchent la rétraction de l'utérus ; dans certains cas même, le placenta s'insère sur eux.

Enfin, après la délivrance, s'il reste des débris de cotylédons et de membranes, s'il reste des caillots empêchant la rétraction de l'organe, l'hémorrhagie peut se produire plus ou moins grave quand on n'intervient pas en vidant l'utérus de son contenu.

Les hémorrhagies de la délivrance ne sont pas très rares dans les cas de fœtus morts et macérés (voy. tome II, p. 377) ; Budin en avait publié des observations probantes et Roger en a rassemblé un certain nombre de cas dans sa thèse.

Disons en terminant qu'on a incriminé le chloroforme comme pouvant amener des hémorrhagies de la délivrance. Ces craintes sont fortement exagérées. Le chloroforme ne peut être accusé, si même il doit l'être, que lorsqu'il a été administré pendant très longtemps et à dose massive. Nous croyons qu'en pratique il ne faut pas se priver des bienfaits de cet anesthésique sous ce prétexte douteux qu'il peut devenir une cause d'hémorrhagie pendant la délivrance.

Symptômes. — Quand la femme vient d'accoucher, l'utérus qui a expulsé le fœtus revient sur lui-même grâce à sa rétractilité. Son fond se trouve alors à 1 ou 2 centimètres au-dessous de l'ombilic, il est large et étalé. Bientôt on sent l'organe se durcir sous la main : ce sont les contractions qui reviennent et vont permettre au placenta de se décoller. Peu à peu, sous l'influence de ces contractions, l'utérus change de forme, il s'allonge et remonte à 3 ou 4 centimètres au-dessus de l'ombilic. A ce moment, en effet, le placenta a quitté le corps de la matrice pour descendre dans le segment inférieur. Enfin, dans une troisième phase, le fond de l'utérus descend au voisinage de l'ombilic, cela indique que le placenta est tombé dans le vagin. Les deux premiers temps de la délivrance durent en moyenne vingt-cinq minutes. Après l'expulsion du placenta, l'utérus reste dur et contracté, le fond de l'organe étant au-dessous de l'ombilic.

Pendant que se produisent ces phénomènes, l'accouchée, qui avait tant souffert pour expulser l'enfant, redevient calme. Elle éprouve un grand soulagement physique et moral. Puis il survient un frisson plus ou moins intense qui, pour les anciens auteurs, avait une grande importance clinique. Ceux-ci, en effet, redoutaient les hémorrhagies quand ce frisson physiologique ne se produisait pas. En même temps, la femme se plaint de douleurs utérines qui indiquent que le placenta va se décoller. Si l'on examine alors les organes génitaux, on remarque que le long du cordon il s'écoule une certaine quantité de sang liquide, entraînant quelquefois des petits caillots. Cette quantité est minime quand le placenta se décolle par le mécanisme de Duncan (voir tome I, p. 735) ; elle est au contraire plus abondante quand il se détache par celui qu'a décrit Baudelocque, surtout quand le décollement commence par le bord. Lorsque l'arrière-faix sort de la vulve, il s'échappe parfois à sa suite un flot de sang contenant des caillots et la délivrance est terminée.

Dans les cas d'hémorrhagie abondante, l'écoulement peut se faire de différentes manières : ou bien le sang sort par la vulve et l'on dit qu'il y a *hémorrhagie externe ;* ou bien le sang peut être retenu dans l'utérus par le placenta décollé ou par des caillots : c'est l'*hémorrhagie interne ;* enfin l'hémorrhagie se produit par le double mécanisme : c'est l'*hémorrhagie mixte*. Disons tout de suite que cette dernière est la plus fréquente.

Ces variétés d'hémorrhagie, à égalité de quantité de sang, amènent habituellement à leur suite les mêmes phénomènes généraux, car c'est surtout l'abondance de l'écoulement qui fait la gravité du cas.

Les symptômes sont très variables, suivant le degré de l'hémorrhagie et suivant aussi la réaction plus ou moins vive du système nerveux de la femme.

Dans une première variété de cas, l'hémorrhagie passe inaperçue. Le médecin vient de faire l'accouchement, il est là dans la chambre s'occupant de l'enfant, la femme est calme sans se plaindre, puis au moment où il s'approche du lit, il la trouve pâle, les yeux fermés, ayant perdu connaissance ; l'hémorrhagie s'est faite silencieusement. On doit donc surveiller attentivement la femme pendant la période de la délivrance et ne pas se fier au calme trompeur qui suit l'expulsion du fœtus.

Ces hémorrhagies silencieuses ne sont pas les plus fréquentes ; ordinairement l'accouchée qui perd du sang se plaint de vertiges, d'éblouissements, de tintements d'oreilles, de nausées ; en même temps surviennent des douleurs de reins sur lesquelles a particulièrement insisté Charles. Ces douleurs sont continues avec renforcement ; elles se produisent surtout quand il s'est formé des caillots dans l'utérus ou le vagin. Ces différents symptômes, dont se plaint l'accouchée, font appeler le médecin auprès d'elle. Si l'on examine les organes génitaux, on peut n'apercevoir qu'un suintement sanguin insignifiant. Il s'agit alors d'une hémorrhagie interne que l'on reconnaît en mettant la main sur l'abdomen. L'écoulement peut être au contraire très abondant et former une véritable inondation sanglante dans le lit de la malade ; les draps, les matelas, la chemise tout est taché. On a vu parfois un véritable jet sanglant de la grosseur du poignet s'échapper de la vulve. On observe également des hémorrhagies plus trompeuses et non moins dangereuses quand le sang, au lieu de s'étaler et de former une large plaque rouge, suinte en arrière le long du périnée, du côté de l'anus. Le liquide peut ainsi s'écouler en traversant les matelas et tomber sur le parquet sans que les draps soient pour ainsi dire tachés. C'est ce qui arrive quand le lit est mal garni.

Ces hémorrhagies sont rarement *purement externes* et le plus souvent elles sont *mixtes*, car il s'accumule presque toujours du sang dans le vagin ou l'utérus soit sous forme liquide, soit sous forme de caillots. On s'en rend facilement compte en appuyant sur la matrice, car cette expression fait sortir un jet de sang et des caillots plus ou moins volumineux.

Les femmes peuvent perdre en peu de temps une quantité considérable de liquide. Il est souvent difficile de l'évaluer, car on a toujours une tendance à exagérer. Il faut en effet tenir compte de ce qui a imbibé les linges et du sang solide qui s'est formé en caillots. De plus, il faut songer au liquide des injections que l'on donne ordinairement pendant la délivrance et qui, en sortant teinté de rouge, pourrait faire croire à une hémorrhagie plus importante qu'elle ne l'est réellement.

Dans certains cas cependant, en pesant les caillots et en tenant compte du sang liquide épanché, on peut évaluer à peu de chose près la quantité évacuée. On recueille ainsi 500, 1,000, 1,500 grammes.

Il faut se demander quelle est la limite de la quantité de sang qu'une femme peut perdre. Elle est très variable suivant chaque individu et suivant l'état général de la femme, mais théoriquement on admet avec les physiologistes qu'un sujet sain peut perdre un tiers de son sang sans danger de mort. Si une femme pesant 65 kilogrammes possède par exemple cinq litres de sang, on voit qu'elle pourra en perdre un litre et demi sans que sa vie soit absolument menacée.

Ces chiffres, du reste, sont bien théoriques, car on voit des femmes succomber à la suite de pertes beaucoup moins considérables, de 500, 600 grammes, comme nous l'indiquons plus loin.

A côté de ces pertes de sang, nous devons dire un mot des écoulements de sérosité roussâtre qui sortent quelquefois par la vulve. Ils ont une grande valeur clinique, comme l'a bien montré Budin, et, quand ils s'accompagnent de douleurs de reins, ils indiquent qu'il s'est produit une hémorrhagie interne, que la sérosité s'est écoulée et que les caillots sont restés dans l'utérus ou le vagin.

Du reste, on en a la preuve en appuyant sur le fond de l'utérus, ce qui fait sortir les caillots retenus.

Cet examen superficiel ne suffit pas puisque, comme nous l'avons déjà dit, dans les hémorrhagies internes, le sang ne s'écoule pas au dehors. Le premier soin de l'accoucheur doit donc être de pratiquer la palpation, ce qui est le meilleur procédé pour surveiller la matrice. Quand il y a hémorrhagie interne, on trouve difficilement l'utérus. Celui-ci, au lieu d'être contracté, est mou et distendu par le sang. Au bout de quelques instants, on peut cependant surprendre un léger durcissement ; on voit alors que l'organe est énorme. Le fond de l'utérus arrive au niveau ou plus souvent au-dessus de l'ombilic ; il est difficilement perceptible. Si l'on exprime cette poche pleine de sang, on fait sortir par la vulve une certaine quantité de liquide mélangé à des caillots.

Quand il y a hémorrhagie externe, l'utérus est beaucoup plus petit, mais au lieu de former une masse dure et bien rétractée, il est mou, pâteux, étalé, sans ressort. Sous la pression répétée des doigts, la matrice durcit un peu, mais sa contraction se fait mal, comme à regret, et l'utérus retombe rapidement dans sa mollesse pâteuse. Pendant tout ce temps, l'écoulement externe se produit ; il est continu et augmente au moment des contractions.

Dans les cas d'hémorrhagies mixtes, l'utérus est plus volumineux que lorsqu'il s'agit d'une hémorrhagie externe, mais il s'écoule moins de sang par les organes génitaux.

Si l'on vient maintenant à pratiquer le toucher chez une femme qui est atteinte d'hémorrhagie de la délivrance, on peut se trouver en présence de différents cas.

Lorsque le placenta est descendu dans le vagin, on le sent qui fait simplement tampon et empêche le sang de sortir ; d'autres fois on trouve une poche résistante, lisse et fluctuante formée par les membranes distendues par du sang. Quand l'arrière-faix est encore dans l'utérus en totalité ou en partie, on trouve souvent le vagin rempli de caillots, et ce n'est qu'en les traversant et en suivant le cordon qu'on parvient à atteindre le corps de la matrice.

Quand la délivrance est faite, il y a généralement dans le vagin des caillots qu'on fait facilement sortir en appuyant sur le fond de l'utérus. En cherchant à pénétrer dans la cavité de cet organe avec le doigt, on y constate quelquefois la présence de débris irréguliers, mous, qui se laissent facilement dilacérer ; ce sont également des caillots retenus par des membranes.

La marche de l'hémorrhagie est essentiellement variable. Certaines femmes perdent beaucoup au moment de la délivrance, puis, dès que le placenta est expulsé, l'écoulement s'arrête. D'autres perdent peu à la fois, mais d'une façon continue ; l'utérus reste mou, même après la sortie de l'arrière-faix, et le sang s'écoulant pour ainsi dire goutte à goutte, l'hémorrhagie finit par devenir très abondante. Ce sont souvent les cas les plus dangereux, car on se méfie moins de ces hémorrhagies silencieuses et continues que de celles qui se produisent à grand fracas.

Diagnostic. — Il est assez facile de reconnaître les hémorrhagies de la délivrance si l'on surveille attentivement la femme après l'accouchement. Les seules erreurs qu'on pourrait commettre seraient de prendre pour un utérus rempli de sang une vessie distendue par de l'urine, ou un kyste de l'ovaire. Un examen attentif permettra de faire facilement le diagnostic.

On ne doit pas quitter la nouvelle accouchée et il faut regarder fréquemment le pansement de coton qu'on a placé au-devant des organes génitaux. De temps en temps on mettra la main sur l'utérus pour voir s'il devient dur et s'il ne se laisse pas distendre par du sang accumulé dans sa cavité. Il faudra également tâter le pouls, qui doit rester lent : une grande fréquence des pulsations indique souvent qu'une hémorrhagie est en train de se produire. Si la femme perd du sang en abondance, on devra se demander si l'écoulement provient bien de la cavité utérine ; nous verrons en effet plus loin qu'il y a des hémorrhagies ayant ailleurs leur origine. Quand l'utérus reste dur et contracté, il faut chercher en dehors du corps de la matrice le point de départ de l'hémorrhagie.

Pronostic. — La gravité des hémorrhagies de la délivrance est essentiellement variable. D'une façon générale, on peut dire qu'elle dépend surtout de la surveillance qu'on exerce alors et du traitement qu'on emploie pour les arrêter.

Le pronostic varie en outre avec différents facteurs rencontrés en clinique.

L'élément le plus important à considérer est la quantité de sang perdue, quantité qui, nous l'avons vu, est souvent difficile à évaluer. Une hémorrhagie devient sérieuse quand elle dépasse 800 grammes environ.

Et cependant combien est différente cette gravité suivant les femmes ! Certaines accouchées perdent 1,200 ou 1,500 grammes sans éprouver d'accidents; d'autres, au contraire, meurent après une hémorrhagie minime de 500 à 600 grammes par exemple. C'est que la quantité n'est pas tout ; la rapidité de l'hémorrhagie joue également un rôle. L'état général de la parturiente a aussi son importance. Les femmes surmenées par un travail long et fatigant, celles qui ont déjà perdu du sang pendant leur grossesse (voir tome III, p. 605), celles qui sont anémiques, les albuminuriques, les infectées pendant le travail résistent moins que d'autres aux hémorrhagies qui suivent l'accouchement.

Enfin il y a des femmes dont le système nerveux réagit mal contre la privation de liquide occasionnée par les hémorrhagies. C'est ce qui explique les cas de mort avec des écoulements sanguins qui ne sont pas très abondants.

Cette complication de la délivrance détermine quelquefois la mort de la femme malgré tous les soins apportés pour y remédier. Cependant il est légitime d'espérer que les décès seront de plus en plus rares avec les nouveaux moyens que nous possédons pour lutter contre les hémorrhagies et l'infection.

Quand la mort survient, elle a pour cause l'anémie aiguë dont nous parlerons plus loin.

Elle peut aussi se produire plus tardivement par syncope (voir tome III, page 160) ou par infection, car les femmes qui ont eu des hémorrhagies graves sont un terrain excellent pour le développement des microorganismes.

Étant donnée une femme qui perd du sang abondamment pendant ou après la délivrance, est-il possible de juger si le cas va être très sérieux ou non ?

L'examen du pouls a une grande importance ; s'il est faible et précipité, la femme n'est pas hors de danger et elle semble menacée d'une nouvelle hémorrhagie.

L'état du système nerveux constitue aussi un élément important ; les syncopes répétées, les soifs d'air, l'agitation extrême, le délire, les hallucinations, les convulsions, assombrissent le pronostic.

Certaines femmes sentent la mort arriver et vous préviennent qu'elles succomberont quoi qu'on fasse. C'est d'un fâcheux augure.

Il ne faut cependant jamais perdre courage, on doit lutter jusqu'à la fin et l'on sera parfois assez heureux pour rappeler à la vie des malades qu'on croyait absolument perdues. De telles observations ne sont pas rares (Depaul, Budin, Bar).

Certaines causes peuvent enfin aggraver les hémorrhagies de la délivrance; telles sont les adhérences, les enchatonnements du placenta, les fibromes sous-muqueux, les déchirures de l'utérus. Nous avons étudié toutes ces complications (voir tome III, p. 496, et tome IV, p. 105).

Traitement. — Nous avons déjà dit combien il était important de surveiller les femmes pendant et après la délivrance, pour surprendre dès leur début les hémorrhagies qui pourraient survenir. C'est qu'en effet avec un traitement approprié et un peu de sang-froid on arrive presque toujours à les arrêter, surtout maintenant que nous possédons des moyens énergiques pour lutter contre elles.

Le traitement sera *préventif* et *curatif*.

A. Traitement préventif. — Puisqu'on sait que l'inertie utérine est la cause des hémorrhagies de la délivrance, on fait tout son possible pour éviter qu'elle survienne. L'accoucheur ne laissera pas les femmes s'épuiser par un travail prolongé ; il devra intervenir à temps et délivrer la parturiente par une application de forceps ou toute autre opération indiquée. Tarnier répétait volontiers que, maintes fois appelé en ville pour des applications de forceps trop tardives, il était sûr d'être dérangé une heure ou deux après son intervention pour une hémorrhagie due à la mauvaise rétraction de l'utérus. C'est en effet surtout dans ces cas qu'on doit rester auprès de la femme longtemps après la délivrance, tant que les hémorrhagies sont à craindre.

Quand l'utérus est surdistendu, on fera son possible pour empêcher une évacuation trop rapide de son contenu. S'il s'agit d'hydramnios, on devra laisser le liquide s'écouler doucement; s'il y a grossesse gémellaire, on attendra un certain temps avant d'extraire le second fœtus. Il faudra surveiller surtout les femmes qui ont déjà perdu du sang lors de leurs précédents accouchements. Robert Lee et Levret conseillaient, dans ces cas, de rompre prématurément les membranes et de laisser avant la dilatation complète écouler une certaine quantité de liquide.

C'est surtout après l'accouchement qu'on ne saurait agir avec trop de prudence et de patience. Souvent les hémorrhagies de la délivrance sont imputables au médecin ou à la sage-femme. Il faut, en effet, se rappeler la règle qui consiste à ne pratiquer la délivrance que si le placenta est complètement décollé et descendu dans le vagin. Quand on tire sur le cordon trop tôt, on décolle le placenta avant que l'utérus ne soit revenu sur lui-même, et l'on s'expose ainsi à des hémorrhagies qui ne se seraient certainement pas produites si l'on avait attendu un quart d'heure de plus. La délivrance faite, il faut surveiller le fond de l'utérus et le malaxer doucement pour voir s'il est bien rétracté et s'il réagit bien aux excitations.

Pajot donnait les conseils suivants : « Restez près de votre accouchée, veillez le globe utérin. Tout allant bien, prenez congé. Avant d'ouvrir la porte, revenez auprès de son lit, pour bien vous assurer que le *globe de sécurité* est toujours dur. Pour peu qu'il y ait doute, restez. »

Si l'utérus a une tendance à se ramollir, il faut par des frictions douces, continues, essayer de ramener les contractions. (Voir tome IV, p. 99.)

En résumé, pour éviter les hémorrhagies de la délivrance, on devra terminer l'accouchement avant que le muscle utérin soit épuisé par la longueur du travail ; l'on devra surtout ne pas pratiquer la délivrance trop tôt et ne tirer sur le cordon que lorsque le placenta sera entièrement descendu dans le vagin.

B. Traitement curatif. — Les hémorrhagies peuvent se produire à différentes périodes de la délivrance. Le plus souvent elles s'observent avant l'expulsion du placenta, mais parfois c'est quelque temps après, l'écoulement sanguin étant dû à la rétention des cotylédons, des membranes ou des caillots.

Quand l'hémorrhagie est légère, on peut attendre ou se contenter des frictions douces et continues, de ce massage dont nous avons déjà parlé. Autrefois on employait des moyens plus ou moins efficaces. Rigby conseillait de titiller les mamelons pour amener des contractions utérines. On jetait de l'eau froide, on pulvérisait de l'éther sur l'abdomen. D'autres agissaient plus directement sur l'utérus, en faisant des injections vaginales d'eau froide pure, ou additionnée de vinaigre, de jus de citron, etc.

Les injections vaginales chaudes valent mieux et suffisent souvent pour réveiller la contraction utérine.

Si l'hémorrhagie est abondante ou si elle se renouvelle suffisamment pour devenir inquiétante, il ne faut pas perdre de temps, mais intervenir rapidement.

Deux cas peuvent se présenter : la délivrance est faite, ou elle ne l'est pas.

1° Si la délivrance n'est pas faite, il faut introduire la main dans la matrice, décoller le placenta en totalité et attendre pour sortir que l'utérus se rétracte et vous chasse en quelque sorte. En effet, la main excite les contractions par sa présence et l'avant-bras fait l'office de tampon ; si, au contraire, on se retire trop vite, l'hémorrhagie continue, car, en l'absence des contractions, les ouvertures vasculaires restent béantes.

2° Le placenta a été expulsé. Dans ces cas, il faut également introduire la main dans la cavité utérine, l'explorer avec soin et retirer les corps étrangers qu'on y trouve : cotylédons, débris de membranes, caillots, etc. Ces débris sont quelquefois peu volumineux et cependant leur extraction amène la cessation immédiate de l'hémorrhagie.

Si l'écoulement continue, l'accoucheur pourra employer d'autres moyens qui agissent surtout quand l'utérus a été vidé de son contenu.

Injections intra-utérines. — D'après Hohl, c'est d'Outrepont qui, le premier, employa les injections intra-utérines pour lutter contre les hémorrhagies de la délivrance.

On employa d'abord *l'eau froide* pure, puis on y ajouta un certain nombre de substances astringentes pour exciter la contraction utérine. On se servit de *jus de citron*, de *vinaigre*, d'*essence de térébenthine*, etc.

L'*iode* a été préconisé pendant longtemps, d'autant plus qu'il est antiseptique, mais la substance qui a eu le plus de vogue est le *perchlorure de fer*. C'est Barnes qui, en 1869, employa ce médicament pour cet usage. Sa méthode consistait à faire une injection intra-utérine avec une solution de perchlorure de fer au quart. Il se produisait, d'après lui, une coagulation sanguine qui obturait les vaisseaux.

En présence des résultats favorables publiés par Barnes, les accoucheurs de Londres employèrent beaucoup son procédé. Snow Beck fut le seul qui jeta une note discordante dans la discussion en venant dire que la méthode de Barnes n'était pas sans dangers, qu'elle pouvait amener des embolies et de l'infection, et que parfois elle était impuissante à arrêter l'hémorrhagie. Un an plus tard, la discussion fut portée devant la Société obstétricale de Dublin, et la conclusion fut qu'on ne devait recourir à ce moyen qu'en dernier ressort. Enfin J. Matthews Duncan, d'Edimbourg, démontra que le perchlorure de fer était souvent impuissant contre les hémorrhagies. « Qu'est-ce donc, en effet, disait-il, que la surface utérine ? Qu'est-ce donc que la surface placentaire après l'accouchement dans un cas d'hémorrhagie foudroyante ? On peut la comparer à une incision faite à travers une tumeur vasculaire, à travers un angiome caverneux. Le sang coule à flots, croit-on qu'en jetant à la surface une certaine quantité de perchlorure de fer, il coagulera le sang dans tous les orifices béants, dans tous les sinus et parviendra ainsi à arrêter infailliblement l'hémorrhagie ? Assurément non... Le perchlorure de fer n'agit donc, quoiqu'en dise M. Barnes, qu'en déterminant la contraction des fibres musculaires. Aux injections de perchlorure de fer, qui constituent un moyen redoutable, on devra donc préférer d'autres procédés qui agissent de la même façon, c'est-à-dire en réveillant la contractilité utérine, mais qui sont beaucoup moins dangereux. » Depuis ce réquisitoire, la méthode a été justement abandonnée.

De toutes les injections intra-utérines, celles qui paraissent le mieux agir sur la contraction des fibres musculaires et qui sont du moins inoffensives, sont les injections d'eau chaude.

C'est Kiwisch qui les employa le premier en obstétrique, il s'en servait en effet pour provoquer l'accouchement prématuré. Puis en étudiant cette nouvelle méthode qui, du reste, fut reconnue dangereuse, on s'aperçut que l'eau chaude était un des agents qui excitait le mieux la contraction utérine. Cette propriété fut démontrée par Cl. Bernard, Runge, Milne Murray, Lorain, etc. Ce dernier auteur, qui a repris les expériences de ses devanciers, arrive aux conclusions suivantes :

« 1° L'eau à une température de 3 à 12° d'une part et de 40 à 52° d'autre part, est un stimulant de la fibre musculaire du vagin chez le lapin. Son maximum d'action s'observe entre 3 et 8° pour l'eau froide, entre 45 ou 50° pour l'eau chaude.

« 2° L'action de l'eau chaude se manifeste au bout de huit ou dix secondes en moyenne et celle de l'eau froide après une ou deux minutes environ.

« 3° L'action de l'eau chaude est plus énergique que celle de l'eau froide. En effet, les contractions déterminées par l'eau à une température de 45 à 50° sont plus fréquentes, plus amples et plus rapides que celles qui se produisent sous l'influence de l'eau à une température de 3 à 10°.

« 4° Sous l'influence de l'eau froide, la contractilité musculaire d'abord éveillée, s'épuise après un espace de temps qui varie de dix à trente minutes; sous l'influence de l'eau chaude, la contractilité musculaire, se manifeste encore après une heure et même une heure et demie.

« 5° Lorsqu'on fait agir pendant huit ou dix minutes un courant d'eau chaude (45 à 50°), sur le vagin du lapin, la contractilité musculaire éveillée par la chaleur se manifeste pendant quelques minutes après que le courant d'eau chaude a été arrêté. Le même phénomène se produit parfois après l'application de l'eau froide, mais il est moins intense. »

Sous l'influence de ces travaux, les accoucheurs qui avaient abandonné le procédé de Kiwisch pour provoquer l'accouchement, employèrent l'eau chaude dans les cas d'hémorrhagies de la délivrance. C'est, en effet, un des meilleurs moyens que nous ayons, et l'on ne peut lui faire les reproches qui ont été adressés à l'ergot de seigle.

Comment devra-t-on s'y prendre pour pratiquer ces injections intra-utérines? La première chose à faire est de s'assurer que la matrice ne contient plus rien, ni placenta ni caillots, car Runge a démontré que l'action de l'eau chaude était surtout efficace quand l'utérus était vide.

On fera d'abord une injection vaginale; puis, on mettra dans l'injecteur plusieurs litres d'eau bouillie dont la température sera de 48° environ. On ne devra pas dépasser 50°, car au-dessus de 51° on amène un relâchement des fibres musculaires. Un thermomètre est donc nécessaire. On pourra se servir également d'une solution de sublimé à 1 p. 4000 et, dans ce cas, on aura soin de faire passer ensuite de l'eau bouillie simple ou boriquée. Il vaut mieux employer une sonde intra-utérine à double courant, celle de Budin par exemple, qui donne un jet suffisant et permet au liquide de sortir.

A défaut de sonde utérine, on pourra se servir d'une canule vaginale ordinaire, car les accidents dus aux injections intra-utérines sont rares aussitôt après l'accouchement et se voient surtout dans les suites de couches. L'introduction de la canule sera facile. On aura soin d'abord de la purger d'air; puis, on la glissera sur deux doigts de la main droite préalablement introduits dans le vagin. Ces deux doigts sentent le col et le segment inférieur qui sont flasques, mous, et ressemblent à un bout d'intestin flottant; puis, au-dessus, ils pénètrent dans un canal plus épais et plus dur : c'est le corps de l'utérus. On fera glisser l'instrument sur les doigts conducteurs et l'on abaissera le pavillon de la sonde; le liquide s'écoulera alors, et l'autre main placée sur la paroi abdominale sentira l'utérus se contracter. La sortie du liquide est parfois intermittente : c'est que, en se contractant sur la sonde, la matrice empêche momentanément l'injection de pénétrer; si ce fait se produit on aura soin d'abaisser le vase qui contient l'eau chaude afin de diminuer la pression intra-utérine. On fera passer ainsi 3 ou 4 litres d'eau, et l'organe bien revenu sur lui-même ne laissera plus couler de sang.

Ces injections sont un peu douloureuses, car le liquide en ressortant coule sur les organes génitaux externes qui sont sensibles à cette température élevée. Il faudra passer outre et faire l'injection malgré les plaintes de la malade. Du reste, au bout de quelques instants la cuisson est moins vive et finit par disparaître complètement.

A côté des injections chaudes nous devons dire un mot des injections de gélatine qu'on a conseillées dans ces derniers temps. Cette substance a une action hémostatique certaine. P. Carnot, Dalché l'ont employée avec succès dans des cas d'hémorrhagies d'ordre médical ou gynécologique. En obstétrique, cependant, elle n'a pas paru donner des résultats bien certains. On se sert d'une solution gélatinée à 70 grammes par litre, dans laquelle on ajoute 7 grammes de sel marin. Cette préparation doit être stérilisée et employée chaude.

Tamponnement intra-utérin. — Nous avons déjà vu (tome III, p. 628) que Leroux avait été le promoteur du tamponnement vaginal dans les hémorrhagies de la grossesse. C'est encore à lui que nous devons le tamponnement intra-utérin pour combattre les hémorrhagies postérieures à l'accouchement. Mais tandis que le tampon vaginal pendant la grossesse fut admis par un grand nombre d'accoucheurs du temps, le tampon intra-utérin passa presque complètement inaperçu. Quelques rares auteurs comme Slyman, Diday, ont l'idée de remplacer le tampon de Leroux par une vessie; Chassagny essaie d'employer son appareil élytro-ptérygoïde, mais ces essais restent infructueux. (Voir tome III, p. 631.) C'est qu'en effet des accoucheurs autorisés, Dubois par exemple, repoussaient le tamponnement intra-utérin comme étant extrêmement dangereux. Y recourir constituait, pour ce dernier auteur, la faute la plus grave que pût commettre un accoucheur.

Tarnier, sans être hostile au même degré, ne s'est jamais associé à la réhabilitation du tamponnement que Dührssen entreprit en 1887. Dührssen, en effet, démontra que le tampon, procédé hémostatique si parfait en chirurgie, pouvait rendre de très grands services aux accoucheurs. Auvard, en France, se montra grand partisan des idées de Dührssen et, à sa suite, un certain nombre de médecins se rallièrent à son avis. Fraipont, Streheli, Dohrn, Bar ont publié de nombreuses observations convaincantes. Budin l'emploie couramment et s'en trouve très bien. Voici quel est le manuel opératoire de Dürhssen : « On prend des bandes de gaze iodoformée à 20 p. 100, recouvertes de poudre d'iodoforme, ayant la largeur de la main et composées de quatre doubles. Le col de l'utérus est fixé et attiré à l'aide de deux pinces appliquées sur les lèvres antérieure et postérieure. L'extrémité de la gaze est introduite jusqu'au fond de l'utérus au moyen d'une longue pince de 30 centimètres pendant que l'autre main tient le fond de la matrice à travers la paroi abdominale. Puis la pince, ramenée au dehors, saisit une nouvelle partie de la bande et la pousse dans la cavité utérine. La même manœuvre étant ainsi renouvelée plusieurs fois, l'utérus se trouve bientôt plein. On enlève les pinces fixées sur le col; l'extrémité de la bande iodoformée s'échappe à travers l'orifice vulvaire. On laisse le tampon vingt-quatre heures en place; pour le retirer, il suffit d'exercer de légères tractions sur l'extrémité de la bande, qui se déroule petit à petit en abandonnant l'intérieur des organes génitaux. » (Auvard).

En pratique, on peut faire le tamponnement intra-utérin sans instruments. Après avoir lavé fortement la vulve à l'eau chaude et au savon, puis avec la solution de sublimé, on introduit deux doigts dans la matrice. Sur ces deux doigts pris comme guides, on fait glisser l'extrémité de la bande de gaze jusque dans la cavité utérine et on la refoule ensuite jusqu'au fond de l'organe en la poussant peu à peu avec les deux doigts. L'autre main, placée sur le fond de la matrice, l'abaisse fortement pour faciliter l'introduction de la gaze. Cette dernière, comprimée entre la main abdominale et les doigts qui bourrent la cavité utérine, peut ainsi être tassée fortement, de façon à remplir complètement l'intérieur de l'organe. Quand l'utérus est bien plein, on tamponne le vagin et l'on termine l'opération en plaçant au-devant de la vulve un pansement de coton qui est maintenu par une bande fixée au bandage de corps.

Le tamponnement ne doit pas rester en place plus de vingt-quatre heures; le plus souvent, un séjour de douze heures suffit.

On retire alors le tampon vaginal, puis le tampon utérin, et l'on fait ensuite une injection intra-utérine chaude.

Ce procédé est excellent et, quand il est bien fait, il est rare qu'il n'arrête pas l'hémorrhagie. C'est qu'en effet il n'agit pas seulement en obturant les sinus et en permettant au sang de se coaguler, mais en favorisant les contractions utérines par une excitation permanente. Le seul reproche qu'on puisse lui faire, c'est qu'il est un peu douloureux. Les dangers d'infection qu'on lui a tant opposés n'existent pas si les précautions antiseptiques sont bien prises. Quant à la perforation utérine, elle est exceptionnelle et ne peut s'expliquer que lorsqu'on se sert d'une pince, et encore elle fait preuve d'une certaine brutalité de la part du médecin.

Le tamponnement intra-utérin est beaucoup plus sûr que le tamponnement intra-cervical qui a été préconisé. Celui-ci agit également comme excitant des contractions, mais il n'empêche pas la production des hémorrhagies internes.

Le procédé de Lucas-Championnière n'offre pas ce dernier inconvénient. Il consiste à pratiquer un tamponnement léger, ne recouvrant que le col et le fond du vagin. Les doigts qui ont servi à l'introduire le maintiennent en place, tandis que l'autre main, saisissant vigoureusement le fond de l'organe à travers la paroi abdominale, comprime le corps en l'abaissant. On doit continuer la compression manuelle tant que l'utérus n'est pas rétracté. Denarié rapporte un cas dans lequel elle dura six heures. Nous croyons que le tamponnement intra-utérin bien fait est moins pénible et agit aussi efficacement.

Electricité. — L'électricité étant un excitant des fibres lisses, on a essayé d'employer la faradisation comme traitement des hémorrhagies utérines *post partum*. Radford, Tripier, etc., ont publié quelques succès. Montoya, plus récemment, a repris la question et dans neuf cas a paru obtenir de bons résultats du bain faradique. Pour le donner, on place l'accouchée dans un bain de siège d'eau salée chaude de telle façon que le niveau du liquide atteigne son épigastre. Le pôle positif de l'appareil volta-faradique de Gaiffe est immergé dans le bain, et le pôle négatif est placé dans un bassin plein d'eau où la femme plonge la main. Nous croyons que le gros danger de ce traitement réside dans la position verticale qu'on est obligé de donner au tronc de la malade. Du reste, dans les observations de Montoya, la syncope est apparue plusieurs fois. Nous avons entre les mains des procédés plus fidèles et moins difficiles à mettre en pratique.

Ergot de seigle et ses dérivés. — Ce médicament, dont on a tant abusé autrefois, ne mérite pas cependant l'anathème qu'on a lancé contre lui. Il peut rendre de très grands services dans les complications dont nous nous occupons actuellement. S'il ne doit jamais être administré quand la matrice contient quoi que ce soit, il devient excellent quand elle est bien évacuée. C'est un adjuvant précieux des autres moyens que nous venons d'énumérer.

Jadis l'ergot était donné par la bouche sous forme de poudre fraîchement préparée, mais il n'agissait pas assez vite et avait l'inconvénient de pouvoir être rejeté par les vomissements. Actuellement nous possédons d'autres préparations bien préférables : l'ergotine d'Yvon, qui se donne à la dose de 1 à 2 centimètres cubes, ou l'ergotinine de Tanret, à la dose de 5 à 10 gouttes, sous forme d'injections sous-cutanées. Ces injections agissent très rapidement et n'occasionnent pas d'accidents.

Compression de l'aorte. — Il peut arriver qu'on soit appelé auprès d'une femme très anémiée par une hémorrhagie et qu'on soit obligé d'attendre de l'ergotine ou de l'eau chaude. On devra essayer d'arrêter l'écoulement sanguin par tous les moyens possibles.

La compression de l'aorte est un bon procédé qui souvent réussit momentanément.

Ce procédé a été employé la première fois par Budiger de Tubingen, qui comprimait l'aorte à travers la paroi utérine, la main étant introduite dans sa cavité. Boer l'imita, puis M. Saxtorph, qui agissait à travers la paroi abdominale en repoussant l'utérus.

Ulsamer montra qu'il était bien plus facile de comprimer le vaisseau en appuyant au-dessus de l'utérus, et qu'on pouvait ainsi écraser l'aorte entre la main et la colonne vertébrale. C'est le procédé d'Ulsamer, repris plus tard par Baudelocque neveu et Tréhan, qui est encore employé aujourd'hui. Le voici tel qu'il est décrit par Baudelocque (Charles, de Liège, tome II, p. 276). « La femme étant dans le décubitus dorsal, les parois abdominales sont mises dans le relâchement par la flexion modérée des membres inférieurs et on recommande à la patiente de ne pas pousser, de laisser son ventre aussi flasque que possible. L'opérateur se place à droite de la femme, parce qu'ainsi il est plus facile d'immobiliser l'aorte qui se trouve sur la paroi antéro-latérale gauche de la colonne vertébrale. Quatre doigts de la main gauche, disposés parallèlement, sont appliqués sur la ligne blanche immédiatement au-dessus de l'ombilic, ils dépriment peu à peu les parois abdominales, en faisant de petits mouvements de latéralité, pour écarter les viscères ; ils se dirigent vers l'aorte, facile à reconnaître à ses battements, et l'affaissent contre la colonne vertébrale par une pression continue et plus ou moins énergique. Il est bon de ne pas placer les doigts tout à fait parallèlement au vaisseau, mais un peu obliquement pour éviter qu'il ne glisse à droite ou à gauche. La pression ne doit pas être trop forte, parce que cela est inutile, douloureux et fatigant ; on est certain qu'elle est suffisante quand l'hémorrhagie s'arrête ; on peut s'assurer que le sang ne coule plus en soulevant un peu l'indicateur, et en constatant l'absence de choc sous ce doigt, ou bien en plaçant l'indicateur de l'autre main au-dessous des doigts qui exercent la compression, ou encore en recherchant le pouls de l'artère crurale au pli de l'aine, où on ne doit plus évidemment le sentir ».

Budin précise dans les termes suivants la façon dont il opère : « l'index et le médius, maintenus appliqués l'un contre l'autre, atteignent la saillie de la colonne vertébrale, sur laquelle ils sentent battre l'artère, et on adapte très exactement sur la convexité de la surface osseuse l'angle qui existe entre les extrémités de ces deux doigts. Il est facile ainsi d'exercer la compression au point voulu ».

Il est quelquefois utile de faire durer la compression pendant longtemps ; dans ce cas, si l'opérateur est fatigué, il doit se faire aider en priant quelqu'un d'appuyer sur les doigts engourdis qui compriment.

D'après Charles, il vaudrait mieux comprimer le vaisseau un peu au-dessus de l'ombilic pour empêcher le sang de pénétrer dans les artères utéro-ovariennes.

On a beaucoup discuté pour expliquer comment agit la compression de l'aorte dans les cas d'hémorrhagies utérines, mais cela importe peu ; ce qu'il faut savoir c'est que c'est un excellent moyen d'attente, car pendant tout le temps qu'on fait la compression, l'écoulement s'arrête pour recommencer dès qu'on retire les doigts. On peut ainsi faire préparer tout ce qu'il faut pour agir énergiquement (tamponnement utérin, injections de sérum, etc.).

Inversion utérine. — Certains accoucheurs ayant vu, dans des cas d'hémorrhagie grave, se produire une inversion de l'utérus et l'écoulement sanguin cesser, ont conseillé de faire artificiellement cette inversion. Sänger pratique aussi la ligature élastique du corps ainsi retourné. Ce procédé ne devra être employé qu'en dernier ressort.

Hystérectomie. — On a proposé (Lomer, Koch), dans les cas d'hémorrhagie incoercible, l'extirpation de l'utérus par les voies naturelles ou par la laparotomie. Ce conseil ne paraît pas logique. Il semble, en effet, réservé aux faits absolument désespérés, et l'on sait que chez des sujets atteints d'anémie aiguë la moindre effusion sanguine suffit parfois pour apporter le coup de grâce.

B. — Hémorrhagies non utérines. — La plupart du temps, les hémorrhagies qui suivent l'accouchement proviennent du corps de l'utérus et nous avons vu qu'elles étaient dues à l'inertie de l'organe. Mais on peut se trouver en présence d'une femme perdant du sang et ayant un utérus petit, dur e bien revenu sur lui-même. Il faut alors chercher d'où vient l'écoulement. Pour cela, on doit examiner avec soin les organes génitaux externes pour voir si l'hémorrhagie n'est pas due à la rupture d'*une artère périnéale* ou *des vaisseaux clitoridiens* (voir tome III, p. 377). On recherchera s'il n'y a pas *déchirure de varices vulvo-vaginales* (voir tome III, p. 544). Si la plaie qui donne du sang n'est pas accessible à l'œil, on emploiera des valves pour s'assurer que l'hémorrhagie n'est pas due à une *déchirure du vagin ou du col utérin* (voir tome III, p. 498-541), ou à la rupture d'un *thrombus* (voir tome III, p. 660).

Enfin, dans quelques faits plus rares, l'écoulement sanguin provient du segment inférieur de la matrice. Ces hémorrhagies, peu connues, ont été bien décrites par Maygrier, Bar et Delore à la Société obstétricale de France (année 1899).

Dans une première variété de cas, le sang provient du corps de l'utérus par inertie, puis il s'accumule dans le segment inférieur en le distendant ; il y a hémorrhagie utérine vraie. Dans d'autres faits, au contraire, et c'est ce qui se passe ordinairement, l'hémorrhagie se produit au niveau du segment inférieur, soit par éraillure ou déchirure de la paroi musculaire, soit par insertion vicieuse du placenta. On comprend que les écoulements sanguins soient importants dans ces cas, car le segment inférieur est mince, peu riche en fibres musculaires, et ses vaisseaux se ferment par conséquent avec moins de facilité.

Les symptômes offrent ceci de particulier, que le sang s'accumule dans le segment inférieur, en faisant poche. « Cette poche repousse le corps de l'utérus en haut, et ce dernier, habituellement petit, rétracté, dur, mobile sur le segment inférieur, contraste singulièrement avec celui-ci. L'hémorrhagie donne, en pareil cas, bien plus lieu à des phénomènes généraux, pâleur, refroidissement, collapsus, qu'à des phénomènes locaux visibles, par exemple à un écoulement sanguin abondant hors de la vulve » (Maygrier).

Le traitement des hémorrhagies non utérines a été étudié à l'occasion des déchirures du vagin, du col, etc. Quand le sang viendra du segment inférieur, il faudra vider ce dernier des caillots qu'il contient. On peut ensuite faire des injections chaudes à 48° et comprimer le segment inférieur, entre l'anneau de Bandl et le col, en appuyant sur le fond de l'utérus (Maygrier). Si l'écoulement continue, il ne faut pas hésiter à pratiquer un tamponnement utéro-vaginal bien serré.

§ 2. — Hémorrhagies tardives.

Quand l'accouchement et la délivrance sont terminés, alors même que tout s'est bien passé, on peut encore observer des hémorrhagies dans les heures qui suivent. Elles sont d'autant plus dangereuses qu'on ne les soupçonne pas.

La femme est accouchée et délivrée depuis quelque temps, sa toilette est faite, l'entourage est tranquille, quand tout à coup surviennent des symptômes qui indiquent une hémorrhagie. L'accouchée est pâle; elle se plaint de vertiges, de bourdonnements d'oreilles; elle bâille, elle étouffe, somnole et répond mal aux questions. Si l'on palpe l'utérus, on le trouve gros, mou, distendu; en appuyant sur son fond, on fait sortir du sang et des caillots. Le pouls est petit et rapide. Il s'est produit une hémorrhagie interne.

Dans d'autres cas, le sang s'est écoulé au dehors et a taché le pansement vulvaire et les draps; nous retrouvons l'hémorrhagie externe que nous avons décrite. Enfin, si le sang s'écoule au dehors et s'accumule en même temps dans l'utérus, nous aurons affaire à une hémorrhagie mixte.

Les hémorrhagies externes, qui paraissent pourtant les plus faciles à reconnaître, sont quelquefois les plus dangereuses.

Budin, dans ses cliniques, cite volontiers plusieurs observations de femmes pour lesquelles il avait été appelé quelques heures après la délivrance. Les accouchées étaient pâles, exsangues et, cependant, tout paraissait normal. L'utérus n'était pas gros, les draps n'étaient pas tachés, le pansement vulvaire ne contenait pas de caillots. Si, alors, on venait à soulever le siège, on constatait, au-dessous de la commissure postérieure de la vulve, une tache rouge large comme le creux de la main. Et cependant, dans ces cas, il s'était écoulé une grande quantité de sang dont on retrouvait les traces en examinant la literie. Le matelas, le sommier, tout était traversé; souvent même il existait une flaque sanglante sur le parquet. Ces *hémorrhagies silencieuses*, qui laissent si peu de traces, doivent être bien connues. Elles s'expliquent par la lenteur et la continuité de l'écoulement qui finit par filtrer à travers le matelas quand il n'est pas garni de toile imperméable.

On peut observer des hémorrhagies utérines plus tardivement encore. Elles se produisent le soir, le lendemain, ou dans les jours qui suivent l'accouchement. Ces hémorrhagies sont beaucoup moins graves que les précédentes. Elles sont dues à l'inertie tardive occasionnée par des rétentions utérines, des débris de cotylédons, de lambeaux de membranes, des caillots, etc. Les fibromes sous-muqueux agissent dans le même sens. Elles se manifestent par des hémorrhagies généralement externes. En même temps se produisent des tranchées violentes qui indiquent que l'utérus veut se débarrasser de son contenu.

On signale d'autres causes plus rares d'hémorrhagies tardives : la rétention d'urine, l'accumulation de matières fécales dans le rectum (Budin), certaines maladies du foie, la lithiase biliaire, etc.

Quand les accouchées se lèvent trop tôt, il n'est pas rare d'observer des pertes sanguines plus ou moins abondantes : c'est ce qui arrive à l'hôpital où l'on a tant de peine à retenir les femmes. Vers le quinzième jour après l'accouchement, on voit parfois survenir un léger écoulement sanguin : c'est le *petit retour des couches*. Le *véritable retour des couches*, qui a lieu vers la sixième semaine, s'accompagne souvent d'une hémorrhagie beaucoup plus abondante que des règles normales. Le repos au lit est nécessaire et il suffit ordinairement pour les diminuer.

Les grandes fatigues, le coït pratiqué trop tôt peuvent aussi déterminer le même accident.

Enfin, chez certaines femmes dont les suites de couches n'ont pas été absolument aseptiques, l'écoulement sanguin des premiers jours du post-partum peut continuer pendant quinze jours, un mois, et même plus; les malades finissant par s'anémier. A l'examen, on trouve un utérus volumineux, mou, parfois douloureux. Il est atteint de métrite hémorrhagique; c'est un utérus qu'il faudra nettoyer.

Traitement. — Ces hémorrhagies tardives ne devront pas être négligées. S'il s'agit simplement d'excès de fatigue, le repos amènera l'arrêt de la perte. Si l'écoulement se produit non loin de l'accouchement, on commencera par essayer les petits moyens : massage de l'utérus, injections vaginales très chaudes qui réussissent parfois. Les bains chauds à 38 degrés centigrades et prolongés peuvent être employés également. Tarnier, puis Hervéou, reprenant la méthode de Salgues, en ont obtenu de bons résultats.

Si l'hémorrhagie continue, il ne faudra pas craindre de pratiquer le toucher, en prenant toutes les précautions antiseptiques nécessaires. On trouvera quelquefois l'utérus gros, avec un orifice interne ouvert. C'est que l'organe contient des corps étrangers et, du reste, en y introduisant le doigt on sent des débris qui flottent dans sa cavité. Il faudra, dans ce cas, endormir la femme, extraire les débris placentaires ou membraneux et terminer par un écouvillonnage. Quand on est sûr que l'utérus est vide, on pourra employer l'ergotine administrée par la bouche ou par voie hypodermique.

Enfin, si plus tard on se trouve en présence d'un polype placentaire, ou d'une dégénérescence particulière des villosités choriales, nous avons vu quelle conduite l'accoucheur devait tenir dans ces cas. (Voir p. 125 et 129.)

§ 3. — Accidents consécutifs. — Anémie aiguë.

Quand les hémorrhagies sont trop abondantes les femmes ne tardent pas à présenter tous les signes de l'anémie aiguë. Ces signes ont déjà été décrits à propos du placenta prævia (voir tome III, p. 655).

Rappelons cependant que la perte rapide d'une grande quantité de sang, peut se manifester par plusieurs formes cliniques (Budin, leçons inédites, 1891).

Dans une première variété de cas, la femme est d'une pâleur extrême, les lèvres et les joues sont décolorées, les membres sont froids. Au bout de peu de temps, la malade revient à elle et accuse une sensation de malaise général, elle a des troubles de la vue, parfois du délire. On lui met la tête en bas, on la flagelle, elle revient encore à elle, puis retombe de nouveau en syncope, et ainsi de suite jusqu'à la mort. C'est la *forme syncopale*; on peut cependant quelquefois sauver ces malades, car les syncopes permettent de gagner du temps.

D'autres fois, au lieu de ces syncopes, survient une agitation extrême; la femme veut se lever, elle arrache sa chemise et demande de l'air. Cette dyspnée d'un genre particulier est due à l'anémie. Il n'y a plus assez de globules rouges pour fixer l'oxygène. Cette forme finit par amener une syncope mortelle, ou bien la femme tombe dans le coma. C'est ce que Parrot décrivait et comparait à la chandelle sur laquelle on vient de souffler; la flamme s'est éteinte, la mèche fume, et quoiqu'on fasse, on n'arrivera pas à la rallumer, c'est l'agonie.

Dans une troisième forme, les femmes meurent d'une façon différente. Après une perte de sang considérable, la malade paraît se rétablir, elle a réagi aux excitants ; on la croit sauvée quand, deux ou trois heures, quelquefois vingt-quatre heures après l'alerte, on la trouve décédée dans son lit; il y a eu *mort subite*, que rien ne pouvait faire prévoir.

Nous avons exposé le traitement de l'anémie aiguë en étudiant le placenta prævia (voir tome III, p. 654).

Rappelons qu'il faut placer la femme à plat, bien horizontalement, la tête plus bas que les épaules, de façon à faire affluer le sang vers le cerveau. En même temps, on doit s'efforcer de lui faire absorber une certaine quantité de liquide. Les boissons excitantes seront surtout recherchées, l'alcool, le champagne, le kirsch, etc. ; elles seront administrées par petites quantités souvent répétées, et sans déranger les malades, qui ne doivent faire aucun effort.

Les révulsifs de toute sorte (frictions à l'alcool, au gant de crin, sinapismes), les piqûres d'éther, de caféine, d'alcool, rendront de grands services. Budin insiste sur ce fait, qu'il faut réchauffer les malades en les entourant de serviettes ou d'alèzes chaudes. Les expériences de Laborde ont prouvé, du reste, que les animaux saignés à blanc résistaient mieux quand ils restaient non loin du feu.

Si l'accouchée a des tendances aux syncopes répétées, on essaiera de refouler le sang vers les centres nerveux en liant les membres à leur base ou, mieux encore, en plaçant une bande d'Esmarch sur les membres inférieurs. On fera respirer de l'oxygène si on a le temps de s'en procurer.

Tous ces moyens peuvent réussir, mais il ne faut pas trop compter sur eux et, pendant qu'on y a recours, on doit tout préparer pour faire des injections de sérum artificiel. C'est, en effet, le meilleur moyen que nous ayons pour lutter contre l'anémie aiguë. Keiffer a, du reste, montré que ces injections avaient une action très marquée sur les fibres lisses et qu'elles amenaient par ce fait l'arrêt de l'hémorrhagie en faisant contracter l'utérus.

La technique de ces injections sous-cutanées ou intra-veineuses a déjà été décrite (voyez tome III, p. 656); nous n'y insisterons donc pas. Nous dirons seulement que, quand on n'a pas ce qu'il faut sous la main on peut avantageusement employer les lavements d'eau salée. D'après Dührssen, ils agiraient aussi bien que les injections. Budin insiste également beaucoup sur l'emploi de ce moyen, qui est à la fois simple et rapidement réalisable ; il y a recours avec succès depuis longtemps.

Des syncopes peuvent quelquefois survenir et durer ; on fera la respiration artificielle, ou des tractions rythmées de la langue sans abandonner les autres modes de traitement.

En résumé, quand on se trouve en présence d'une femme atteinte d'anémie aiguë, il faut agir vite et lutter jusqu'au bout. On sera quelquefois assez heureux pour rappeler à la vie des femmes qui paraissaient absolument perdues.

CHAPITRE II

INVERSION UTÉRINE

Bibliographie chronologique. — PAUL D'EGINE. De re medica, Lib. III, p. 488. — A. PARÉ. Edit. Malgaigne, t. II, p. 739, 1573. — BARTHOLIN. Observ. Centur. 2e V. hist. 68, 1661. — MAURICEAU. Traité des maladies des femmes grosses, liv. 3, p. 390, 1694. — VIARDEL. Obs. sur la pratique des accouch., p. 140, 1694. — ARÉTÉE. De causis et signis morb., p. 64, Leyde, 1735. — PUZOS. Mercure de France, p. 1974, 1744. — LEROUX. Obs. sur les pertes de sang, p. 140, 1776. — DELEURYE. Acad. de chir., 1er fév. 1787. — WRISBERG. Gaz. salutaire, juillet 1788, n° 29 et Dict. des sc. méd., t. 31, p. 220. — BAUDELOCQUE. Rec. périod. de la Soc. de méd. de Paris, p. 128, 1798. — DAILLIEZ. Thèse de Paris, 1803. — OSIANDER. Dict. des Sciences méd., t. 31, p. 221, 1819. — MEISSNER. Die Dislocationen der Gebærmutter, Leipzig, 1821. — BOYER. Traité des mal. chir., t. X, p. 489, 1825. — HAMILTON. Outlines of Midwifery, p. 420, 1826. — Mme BOIVIN. Traité prat. des mal. des femmes, t. I, p. 223, 1833. — RADFORD. Dublin Journal, septembre 1837. — LISFRANC. Cliniques, t. III, p. 379, 1839. — VELPEAU. Gaz. méd., p. 115, 1842. — BURNS. The principles of Midwifery, 1843. — GÉRARD, de Beauvais. Acad. de Méd., p. 672, 1843. — LE CHAPTAIS, de Bolbec. Arch. gén. de méd., 4e série, t. IX, p. 494. — CROSSE. An Essay litt. and pract. on Inversio, London, 1844. — CROSSE. Trans. of the Med. and Surg. Assoc., p. 344, 1847. — BARRIER. Gaz. méd., p. 272, 1852. — MARTIN. Gaz. des Hôp., p. 511, 1853. — P. DUBOIS. Gaz. Hôpit., p. 105, 1855. — WITHE (of Buffalo). Americ. Journ. of med. Sciences, 1858, p. 13. — TYLER SMITH, Trans. med., vol. XL, p. 183, 1858. — MC CLINTOCK. Diseases of women, p. 104, 1863. — M. SIMS. Mal. des femmes. Trad. franç., p. 152, 1866. — G. THOMAS. Diseases of women, p. 434, 1872. — ROKITANSKY in GAILLARD THOMAS, p. 378. — WEISS. Th. Paris, 1873. — TARNIER. In Thèse de Weiss. — M. DUNCAN. Méc. de l'accouch. norm. et pathol. Trad. Budin, p. 295, 1876. — M. DUNCAN. Edinb. med. Journ., p. 372, 1877. — BARNES. Art. Inversion. Dict. de Chir. de Samuel Cooper, 1879. — G. THOMAS. Traité clin. mal. des femmes, trad. franç., p. 380, 1879. — AVELING. Brit. med. Journ., p. 359, 1879. — GUÉNIOT. Bull. Soc. Chir., 1879. — DEPAUL. Arch. de Tocol, avril 1879. — SPIEGELBERG. Arch. für Gyn., p. 270, 1879. — BOTELHO. Thèse de Paris, 1880. — PÉRIER. Bull. Soc. de Chir., p. 379, 1880. — F. SCHWARTZ. Arch. f. Gyn., Bd XV, p. 107, 1880. — SCOTT. Americ. Journ. of Obst., janvier 1880. — LOMBE ATTHILL. Diseases peculiar to women, p. 238, 1880. — COURTY. Traité prat. des mal. de l'utérus, 1881. — BERGER et RIBEMONT. Ann. d'Hygiène et de Méd. légale, 1882. — MACDONALD. Edinb. med. Journ., p. 193, 1882. — LE FORT. Bull. Soc. Chir., mars 1882. — DENUCÉ. Traité clin. de l'inversion utérine, Paris, 1883. — W. DUNCAN. The Lancet, p. 590, 1884. — CRAMPTON. Americ. Journ. of Obst., p. 1009, 1885. — DYRENFRUSCH. Centr. für Gyn., p. 801, 1885. — FRITSCH. Handbuch der Frauenkrank., p. 863, 1885. — RŒMER. Arch. für Gyn., p. 137, 1885. — GUÉNIOT. Soc. de Chir., 23 juin 1886. — FREUND. Centr. für Gyn., 1887, p. 17. — BREWIS. Edinb. med. Journ., juillet 1887. — TEUFFEL. Centralb. für Gyn., 1888, p. 401. — POLAILLON. Bull. et mém. Soc. de Chir., p. 503, 1888. — CHASSAGNY. Lyon méd., n° 6, 1889. — VARNIER. Journ. des mal. de l'enfance, 1889. — CLEVELAND. Americ. Journ. of Obst., sept. 1890. — KOCKS. Centralb. für Gyn., 1890, p. 352. — HENNIG. Arch. für Gyn., Bd VII, p. 491. — REID. New-York med. Journ., septembre 1891. — BELIN. Thèse de Paris, 1891. — PORAK. Arch. de Tocologie,

p. 152, 1892. — Sicard. Thèse de Paris, 1892. — Puech. Montpellier méd., nov. 1892. — Beckmann. Zeitsch. für Geburts. und Gyn., Bd XXXI, H. 2. — Husson. Med. Rec., p. 108, 1893. — Küstner. Centr. für Gyn., p. 945, 1893. — Decio. Annali di Ost., p. 28, 1894. — Rémy. Arch. de Tocol., p. 257, 1894. — Thomée. Thèse de Leyden, 1894. — Herff. Münch. med. Wochen., n° 2, 1895. — Vogl. Répert. univ. d'obst., 1895, p. 350. — Brasseur. Thèse de Paris, 1895. — Hutley. Soc. méd. chirurgic. d'Edimb., The Lancet, 17 juillet 1895. — Abouladzé. Soc. d'Obst. et de Gyn. de Kieff, 1896. — Duret. Ann. de Gyn., p. 453, 1896. — Labadie-Lagrave et Legueu. Trait. méd.-chir. de Gyn., p. 513, 1896. — Pozzi. Traité de Gyn., Paris, 1896. — Taste. Thèse de Lyon, 1897. — Longuet. Revue gén., Gaz. des Hôpitaux, 1898, p. 130.

Nomenclature alphabétique des auteurs.

Abouladzé, 1896.
Arétée, 1735.
Aveling, 1879.
Barnes, 1879.
Barrier, 1852.
Bartholin, 1661.
Baudelocque, 1798.
Beckmann, 1893.
Belin, 1851.
Berger et Ribemont, 1882.
Boivin, 1833.
Botelho, 1880.
Boyer, 1825.
Brasseur, 1895.
Brewis, 1887.
Burns, 1843.
Chassagny, 1889.
Cleveland, 1890.
Clintock (Mc), 1863.
Courty, 1881.
Crampton, 1885.
Crosse, 1844-1847.
Dailliez, 1803.
Decio, 1894.
Deleurye, 1787.
Denucé, 1883.
Depaul, 1879.
Dubois (P.), 1855.
Duncan (M.), 1876, 1877.
Duncan (W.), 1884
Duret, 1896.
Dyrenfrusch, 1885.
Freund, 1887.
Fritsch, 1885.
Gaillard (Thomas), 1872, 1879.
Gérard, de Beauvais, 1843.
Guéniot, 1877, 1886.
Hamilton, 1826.
Henning, 1890.
Herff, 1895.
Husson, 1893.
Hutley, 1895.
Jacquemier, 1846.
Kocks, 1890.
Küstner, 1893.
Labadie-Lagrave, 1896.
Le Chaptais, 1845.
Legueu, 1896.
Le Fort, 1882.
Leroux, 1776.
Lisfranc, 1839.
Lombe Atthill, 1880.
Longuet, 1898.
Macdonald, 1882.
Martin, 1853.
Mauriceau, 1694.
Meissner, 1821.
Osiander, 1819.
Paré (A.), 1572.
Paul d'Egine, 700.
Perier, 1880.
Polaillon, 1888.
Porak, 1892.
Pozzi, 1896.
Puech, 1892.
Puzos, 1744.
Radford, 1837.
Reid, 1891.
Remy, 1894.
Ribemont, 1882.
Rœmer, 1885.
Rokitansky, 1872.
Schwartz, 1880.
Scott, 1880.
Sicard, 1892.
Sims, 1866.
Spiegelberg, 1879.
Tarnier, 1873.
Taste, 1897.
Teuffel, 1888.
Thomé, 1894.
Treub, 1897.
Tyler Smith, 1858.
Varnier, 1889.
Velpeau, 1842.
Viardel, 1674.
Vogl, 1895.
Weiss, 1873.
Withe, 1858.
Wrisberg, 1787,

L'*inversion utérine*, appelée encore *renversement* ou *retournement*, est un accident dans lequel le fond de la matrice, en se déprimant, pénètre dans l'intérieur de l'organe comme un doigt de gant qui se retourne. La face interne devient externe et *vice versa*.

Cette inversion se produit quelquefois au moment de l'accouchement, mais c'est surtout pendant ou après la délivrance qu'on l'observe. Nous ne nous occuperons de cette complication que pendant la puerpéralité ; nous laisserons de côté l'inversion qu'on a signalée comme pouvant accompagner les polypes fibreux de l'utérus.

Historique. — Il est assez difficile de savoir si les anciens auteurs connaissaient l'inversion, car leurs descriptions peuvent aussi bien s'appliquer au prolapsus utérin qu'aux polypes fibreux. Cependant, Arétée et Paul d'Egine paraissent l'avoir observée, quoique leurs explications soient assez vagues. Il faut arriver à Ambroise Paré pour trouver une description nette de cet accident et une conception exacte de sa nature. C'est lui qui, le premier, reconnaît le renversement de l'utérus et dit que « la matrice est retournée comme un sac ».

A partir de ce moment l'inversion va être étudiée par tous les accoucheurs. Mauriceau la décrit en insistant particulièrement sur le diagnostic différentiel; Deleurye, en 1754, publie un mémoire sur ce sujet. Leroux divise l'inversion en trois degrés, division qui est encore adoptée aujourd'hui. Un peu plus tard, Dailliez, élève de Baudelocque, en recueille quarante observations.

Parmi les travaux des auteurs modernes il faut citer ceux de Martin, de Lyon, en 1835; de Radford en 1837, de Crosse en 1847, de Tyler Smith en 1858, de J. Matthews Duncan en 1867, de Courty en 1881, de Depaul (1879), de Gaillard

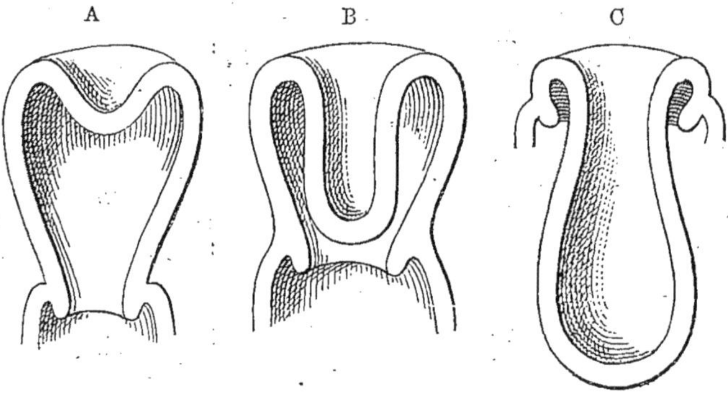

FIG. 17. — Les différents degrés de l'inversion utérine. — Figure schématique.
A. Premier degré. — B. Deuxième degré. — C. Troisième degré.

Thomas (1872), de Denucé (1883) et, plus récemment, ceux de Neugebauer, Périer, Botelho, Sicard, etc.

Dans ces derniers temps on a surtout insisté sur les différents modes de traitement de l'inversion irréductible.

Degrés. — Avec la plupart des auteurs on peut admettre trois degrés dans l'inversion utérine (voy. fig. 17).

1er degré. — C'est une simple dépression du fond de l'utérus, qui prend la forme d'un *cul de fiole*.

2e degré. — Ici l'inversion est plus marquée; le fond de l'utérus est descendu plus bas et atteint l'orifice interne du col.

3e degré. — Dans cette variété, le corps de l'utérus traverse le col et descend dans le vagin.

Parfois le canal vaginal garde sa longueur et le fond de l'utérus reste à une certaine distance de l'orifice vulvaire ; dans d'autres cas, le vagin s'abaisse et l'organe repose sur le périnée ; enfin, quand l'inversion est encore plus prononcée, la tumeur formée par l'utérus retourné sort à travers la vulve. Dans ce troisième degré, le retournement s'arrête généralement à l'isthme qui est fixé au bassin par les ligaments utéro-sacrés, par les ligaments utéro-vésico-pubiens, et par les vaisseaux utérins ; mais dans quelques cas extrêmement rares il y a *inversion complète*, c'est-à-dire que le col lui-même participe au renversement, l'orifice externe regardant en haut ; cette inversion complète est niée par beaucoup d'auteurs.

Fréquence. — L'inversion utérine est rare, et d'autant plus rare que les femmes sont mieux assistées. Le plus habituellement, en effet, elle reconnaît pour cause une extraction placentaire intempestive ou mal faite, aussi l'inversion se voit-elle principalement dans la clientèle des sages-femmes ignorantes.

A l'hôpital général de Vienne, C. Braun n'en relève pas un seul cas sur 150,000 accouchements. A la Rotunda, de Dublin, alors que Hardy et Mc Clintock étaient directeurs, ils n'ont observé aucun cas d'inversion aiguë sur 71,000 parturitions. Dans la plupart des Maternités, il en est de même ; il en résulte que peu de médecins ont pu, au cours d'un stage hospitalier même long, observer cette complication. Les auteurs qui ont étudié la question donnent les statistiques suivantes :

Crosse...........................	1 cas sur	140,000	accouchements
Madden...........................	1 cas sur	190,000	—
Reeves...........................	1 cas sur	140,000	—

Crampton, rassemblant les faits connus, a pu en réunir 228 jusqu'en 1885.

Étiologie. Mécanisme. — Pour que l'inversion se produise, dit Denucé, il faut que l'utérus soit transformé en une poche à parois minces par le développement graduel d'un produit intérieur et que cette poche se vide subitement de son contenu. C'est ce qui se passe au moment de l'accouchement. On pourrait donc s'étonner que l'inversion ne soit pas plus fréquente si l'on ne se rappelait que la matrice n'est pas une poche flasque et inerte, mais au contraire un organe dont la principale propriété est de se rétracter et de se contracter. Cette propriété qu'a l'utérus de revenir sur lui-même fait que ses parois ont toujours tendance à se rapprocher l'une de l'autre, comme le cœur pendant la systole ; le retournement devient alors difficile. Pour qu'il se produise, il faut que le muscle utérin ait perdu ses propriétés de rétractilité et de contractilité. Il faut, en un mot, qu'il y ait *inertie*.

Nous avons déjà étudié l'inertie utérine et nous n'y reviendrons pas ; rappelons seulement qu'elle peut se produire pendant l'accouchement, pendant la délivrance ou dans les heures qui suivent l'expulsion de l'arrière-faix.

Quand l'utérus est en état d'inertie, quand il est réduit à l'état de poche flasque, on comprend que certaines causes dont nous parlerons plus loin amènent son retournement. Si l'inertie est totale, la matrice pourra s'inverser brusquement comme un gant qu'on retourne ; si, au contraire, l'inertie est partielle, le retournement sera moins prononcé ou plus lent à se produire. C'est surtout au niveau de l'insertion placentaire que se font les inerties partielles ; on observe souvent, dans ces cas, des contractions irrégulières du muscle formant des anneaux qui enserrent les portions inertes. Ces anneaux contractiles jouent un certain rôle dans le mécanisme de l'inversion, comme nous le verrons plus loin.

C'est donc l'inertie utérine qui est la cause primitive de cette grave complication. A côté de celle-ci, on peut signaler quelques causes prédisposantes comme les adhérences du placenta. Depaul a beaucoup insisté sur ce point; il a publié un cas dans lequel il était extrêmement difficile de décoller l'arrière-faix. Decio en a observé un semblable. Les déchirures profondes du col auraient également une certaine importance pour quelques auteurs (Abouladzé). Notons enfin les causes de distension extrême de l'utérus (hydramnios, grossesse gémellaire), qui pour certains accoucheurs joueraient un rôle prédisposant, et la production antérieure d'une inversion qui, pour Jacquemier, pourrait favoriser la récidive.

Quand il y a *inertie totale*, comment l'inversion se produit-elle ? On ne peut l'expliquer que par les deux mécanismes suivants : 1° des tractions pratiquées sur la face interne de l'utérus ; 2° des pressions exercées sur sa paroi externe. Le premier mécanisme est le plus fréquent en clinique.

Jacquemier a bien expliqué ce qui pouvait se produire pendant l'accouchement spontané dans les cas d'inertie utérine. « On conçoit facilement que, dans les accouchements où la puissance auxiliaire, c'est-à-dire les muscles abdominaux, devient l'agent presque exclusif de l'expulsion du fœtus, tandis que l'utérus languissant y reste en grande partie étranger, le fœtus puisse entraîner avec lui l'utérus en le renversant par un effet tout à fait analogue à celui qu'on produirait en retirant du fond d'un cylindre membraneux clos et imperméable à l'air un piston qui y ferait le vide. » Ce mécanisme est évidemment rare et, le plus souvent, il y a traction sur la surface d'insertion placentaire. On a dit que le poids seul du placenta (Jacquemier) était capable de produire cette dépression initiale du fond de l'utérus. C'est possible ; mais, en général, c'est par l'intermédiaire du cordon que se font ces tractions sur la face interne de la matrice : toutes les manœuvres qui peuvent tirailler accidentellement la tige funiculaire seront donc capables, par là même, de devenir une cause d'inversion utérine. Quand la femme accouche debout, par exemple, le fœtus est souvent projeté avec violence et, si le cordon résiste, il peut entraîner la face interne de l'utérus. La brièveté naturelle ou accidentelle du cordon pourra jouer le même rôle, surtout si l'on extrait le fœtus à l'aide du forceps. Quand l'enfant est sorti des voies génitales et qu'on n'y prend pas garde, on peut tirailler le cordon en éloignant trop le nouveau-né de la mère. Mais c'est surtout au moment de la délivrance que ces tractions sur la tige funiculaire sont dangereuses. Nous avons vu que, faites trop tôt, elles amènent souvent des hémorrhagies graves ; elles produisent aussi l'inversion utérine si le placenta reste adhérent et si le cordon résiste.

Les pressions faites de haut en bas sur le fond de la matrice peuvent, en déprimant la paroi, causer l'inversion. C'est ce qui se produit quand on fait la délivrance par expression dans un utérus inerte. Le retournement est alors facilité quand on tire en même temps sur le cordon.

D'autres causes sont susceptibles d'agir : dans l'effort, par exemple, les muscles abdominaux venant presser sur les intestins, ceux-ci refoulent la paroi flasque de l'utérus qui peut alors se retourner.

La toux, l'éternuement jouent le même rôle. Baudelocque a observé un cas d'inversion treize jours après l'accouchement, à la suite d'éternuement.

L'inertie utérine, au lieu d'être généralisée, peut être partielle ; l'on voit alors se produire l'inversion par un autre mécanisme. On sait qu'à l'état normal la surface d'insertion placentaire est plus mince que les autres points du corps utérin. Il se produit donc, à la limite de cette insertion, un anneau musculaire qui enserre le placenta à sa périphérie. Si cet anneau se contracte pendant que la surface d'insertion placentaire reste inerte, il se produira ce que nous avons décrit sous le nom d'enchatonnement du placenta. Admettons que, sous l'influence d'une cause quelconque, la portion parésiée s'invagine sur elle-même, nous voyons que nous aurons un enchatonnement renversé, c'est-à-dire un premier degré d'inversion. Le muscle utérin vient alors jouer un rôle important en se contractant. Il chasse devant lui la portion retournée suivant le mécanisme qui produit l'invagination intestinale.

Cette inversion, dite *active ou par contractions musculaires*, a donné naissance à bien des discussions. Radford, Tyler Smith, P. Dubois, etc. admettaient que la contraction musculaire pouvait expliquer à elle seule le retournement. Rokitansky vint prouver que l'inversion partielle était indispensable et qu'elle se produisait généralement au niveau de l'insertion placentaire. Le retournement étant ainsi amorcé, la contraction musculaire joue alors son rôle pour le compléter. La théorie de Rokitansky fut admise par un grand nombre d'accoucheurs parmi lesquels il faut citer J. Matthews Duncan, Crampton et Treub. Ce dernier auteur complète les idées de Rokitansky de la façon suivante : « Le premier degré d'inversion peut être considéré comme une tumeur utérine sessile. Autour de la base de la tumeur il existe un anneau musculaire dont les fibres sont absolument paralysées; cette paralysie n'est pas limitée par une ligne précise, mais elle va en diminuant progressivement. Les contractions de la partie normale des parois utérines essaient d'expulser la portion invaginée qui fait office de corps étranger. Ces efforts expulsifs peuvent augmenter l'inversion aussi loin que le permet la paralysie de la zone musculaire voisine. A mesure que l'inversion augmente, il se produit une nouvelle bordure de paralysie et le même mécanisme se poursuit jusqu'à ce que le corps utérin soit inversé tout entier. Le retournement du col est dû à la pression intra-abdominale. »

Quel que soit le mécanisme incriminé, l'inversion peut être *artificielle* ou *spontanée*, suivant qu'elle est due ou non à l'intervention de l'accoucheur. Nous avons vu d'autre part qu'elle pouvait être *active* ou *passive* suivant l'état de contraction ou d'inertie du muscle utérin. On peut donc résumer ainsi les causes de l'inversion utérine :

1° *Inversion* SPONTANÉE et PASSIVE. — Dans ces cas, il y a inertie utérine totale. Les parois de l'organe sont absolument flasques et la moindre force agissant sur le fond de la matrice peut amener l'inversion (effort, toux, éternuement, etc.).

2° *Inversion* SPONTANÉE et ACTIVE. — Ici l'inertie n'est que partielle et siège au niveau de la surface d'insertion placentaire. Il se produit une dépression en ce point, puis la contraction utérine intervenant, on assiste alors à l'inversion plus ou moins complète de l'organe. Cette inversion absolument spontanée ne peut être reprochée ni au médecin ni à la sage-femme qui ont assisté à l'accouchement. Ces faits, qui ont été niés par un certain nombre d'accoucheurs et en particulier par Depaul, existent cependant d'une façon certaine. Matthews Duncan admet ces inversions spontanées, mais il les considère comme étant rares. Cette constatation a une certaine importance au point de vue médico-légal; il serait difficile en effet de condamner une sage-femme ou un médecin comme coupable d'avoir provoqué une inversion utérine, si on n'en possède pas des preuves absolues, puisque cette complication peut se produire spontanément.

3° *Inversion* ARTIFICIELLE et PASSIVE. — Il y a, comme dans le premier cas, inertie totale de l'utérus puis retournement de l'organe par tractions sur le cordon ou par tentatives de délivrance par expression.

4° *Inversion* ARTIFICIELLE et ACTIVE. Nous retrouvons ici l'inertie partielle de la paroi utérine au niveau de la surface d'insertion placentaire. Cette région flasque est attirée en bas par des tractions intempestives sur le cordon et le premier degré d'inversion étant ainsi produit, la contraction utérine survient et achève de retourner l'organe.

Époque à laquelle se produit l'inversion. — L'inertie utérine s'observe pendant l'accouchement, pendant la délivrance ou après la délivrance. L'inversion, qui n'est qu'une complication de cette inertie, peut donc se produire à ces trois époques. Pendant l'*accouchement*, elle est rare ; elle se voit surtout dans les cas d'accouchement debout, de brièveté du cordon ou de tractions exercées sur l'enfant.

Au moment *de la délivrance* elle est plus fréquente et due principalement à des tentatives intempestives de traction ou d'expression.

Après la délivrance, enfin, on peut l'observer à des époques plus ou moins éloignées. C'est en général immédiatement ou quelques heures après la sortie de l'arrière-faix qu'elle se produit, mais on en a signalé des cas beaucoup plus tardifs. Baudelocque et Ané en ont vu chacun un cas treize jours après l'accouchement. Cette inversion tardive s'explique difficilement, aussi l'on admet, avec Baudelocque, que le plus souvent il se produit un premier degré de retournement au moment de la délivrance, et qu'elle se complète plus tard.

L'inversion est une complication de l'accouchement fait à terme ou près du terme. On a cependant publié quelques cas, très rares du reste, d'inversion à la suite d'avortement. Scott a pu en recueillir cinq observations.

Anatomie pathologique. — Quand l'inversion se produit, le placenta peut rester adhérent à la face interne de l'utérus, ou, au contraire, se décoller et être expulsé du vagin au-devant de la tumeur.

Dans le premier cas, la masse formée par l'organe inversé offre un aspect tout à fait spécial. Elle est, en effet, recouverte par le placenta et les membranes. C'est donc la face fœtale du placenta, facilement reconnaissable avec l'insertion du cordon et les vaisseaux qui rampent sous l'amnios, qu'on aura sous les yeux. Les membranes décollées pendent à la vulve ; quelquefois elles sont retournées en formant une poche qui contient du sang. C'est surtout dans ces cas qu'on observe des adhérences anormales du placenta, comme l'ont signalé Depaul et Decio. Si l'on cherche à décoller l'arrière-faix, on peut alors éprouver de grandes difficultés, le tissu placentaire formant corps, pour ainsi dire, avec le tissu utérin. L'adhérence placentaire peut être totale ; dans d'autres cas, au contraire, le décollement est partiel, ce qui a une grosse importance au point de vue clinique, comme nous le verrons plus tard.

Quand le placenta a été expulsé, c'est la face interne de l'utérus retourné qui forme la face externe de la tumeur. On voit alors une masse arrondie, piriforme, à grosse extrémité dirigée en bas. Cette masse, du volume du poing ou d'une orange, remplit le fond du vagin ; quelquefois elle pend hors de la vulve. Sa surface est d'un rouge foncé, couleur de chair ; elle est irrégulière, hérissée de petites saillies et recouverte par du sang liquide ou coagulé. En examinant de plus près, on y voit quelquefois deux petits orifices distants l'un de l'autre ; ce sont les orifices des trompes qui sont, du reste, assez difficiles à trouver, car ils disparaissent souvent dans les replis de la muqueuse. Si l'on remonte vers le haut de la tumeur, on voit qu'elle s'effile et qu'à son extrémité supérieure, elle pénètre dans un anneau formé par le col. Cet anneau joue un rôle important dans la physiologie pathologique de l'inversion. Quand il est contracté, il agit comme un tourniquet en étranglant le pédicule de la tumeur. Cette compression se fait surtout sentir sur les veines, tandis qu'elle ménage relativement les artères. Il s'ensuit un gonflement du tissu utérin qui augmente plus ou moins le volume de la tumeur. En même temps, les sinus utérins congestionnés laissent sourdre du sang en produisant ainsi des écoulements, qui sont cependant moins abondants que lorsque le col reste souple. Cette congestion veineuse est telle qu'on a signalé la rupture des vaisseaux (Legueu). L'augmentation de volume de la tumeur jointe à la contracture du col explique la difficulté qu'on rencontre parfois pour réduire l'organe inversé. Quand l'anneau cervical, au contraire, reste souple, l'hémorrhagie est plus abondante si le placenta est décollé, mais la réduction devient plus facile.

Dans les cas d'inversion complète, il n'existe plus d'anneau à la partie supérieure et la muqueuse utérine se continue avec celle du vagin. Ces faits d'inversion totale sont très rares, ils ont même été niés.

Lorsqu'on a ouvert l'abdomen, si l'on examine ce qui se passe du côté du petit bassin, on voit qu'au lieu de la saillie normale formée par l'utérus, il existe une excavation entre la vessie et le rectum. L'orifice de cette excavation, analogue aux anneaux herniaires, est recouvert par le péritoine ; il conduit dans la poche formée par la face externe de l'utérus. Dans ce canal on voit parfois pénétrer les trompes, les ovaires et une partie des ligaments larges. On peut également y rencontrer des anses intestinales ou de l'épiploon. Gérard (de Beauvais) a même observé un cas d'étranglement interne dû à cette cause.

Quand l'utérus inversé n'est pas réduit immédiatement, il se produit dans ses différentes tuniques des altérations importantes. La muqueuse s'enflamme, apparaît rouge, villeuse et se recouvre de bourgeons charnus qui saignent facilement. L'épithélium cylindrique s'aplatit et devient pavimenteux. Schrœder y a décrit les lésions de l'endométrite chronique. Le péritoine s'irrite, en produisant des adhérences, soit entre les différents points de l'utérus, soit avec les organes voisins. Michalowski, Velpeau, Lisfranc et plus récemment Legueu en ont publié des exemples. La tumeur elle-même peut s'engorger par gêne de la circulation au niveau du col contracté; elle peut même se sphacéler et se détacher spontanément.

Quand l'inversion est très ancienne, la tumeur s'atrophie. Elle forme alors une masse piriforme, dure et résistante, très comparable à un polype fibreux (Pozzi). L'atrophie peut aller très loin, et Legueu a vu une pièce, qui existe au musée de St-Bartholomew's hospital, dans laquelle l'orifice de la poche n'a que le diamètre d'une plume.

Symptomatologie. *1er degré.* — Lorsque l'inversion ne consiste que dans la dépression en cul de fiole du fond de l'utérus, les symptômes sont très peu prononcés. La femme ne ressent ni tiraillements, ni douleurs dans l'abdomen, et l'affection passerait inaperçue si le médecin, en cherchant à se rendre compte de l'état d'inertie de l'utérus, ne pratiquait pas le palper. On sent alors au fond de l'organe une dépression plus ou moins profonde dans laquelle les doigts peuvent pénétrer. Si le placenta a été expulsé, on pourra s'assurer par le toucher intra-utérin que la paroi interne de l'utérus vient former une saillie qui se rapproche plus ou moins de l'anneau de Bandl.

2e degré. — Dans cette variété, comme nous l'avons vu, le fond de l'utérus inversé se présente au niveau de l'orifice externe du col. Les phénomènes généraux sont alors un peu plus marqués. La femme se plaint de douleurs dans le bas-ventre et d'une sensation de poids qui provoque chez elle des efforts d'expulsion. En même temps survient une hémorrhagie plus ou moins sérieuse.

Au palper, on retrouve les mêmes signes que précédemment, mais à un degré plus prononcé. La dépression du fond de l'utérus est plus accentuée. Si le placenta a été expulsé, on sent par le toucher la tumeur formée par la paroi inversée qui descend jusqu'au niveau de l'orifice cervical.

3e degré. — C'est alors que différents symptômes se produisent dans toute leur intensité. Si l'on assiste au début de l'accident, on est frappé de l'aspect que prend rapidement la nouvelle accouchée. C'est généralement au moment où l'on fait la délivrance, en tirant prématurément sur le cordon, que l'on voit survenir ces symptômes inquiétants. La femme se plaint de douleurs extrêmement violentes dans l'abdomen et la région lombaire. Ces douleurs s'accompagnent d'une sensation de tiraillement telle qu'il lui semble qu'on lui arrache les viscères du petit bassin.

Elle fait également des efforts d'expulsion pour se débarraser de cette masse qui vient appuyer sur le périnée. La compression de la vessie par la tumeur détermine aussi des envies d'uriner très marquées.

Ces phénomènes douloureux s'accompagnent d'un état général grave qui est dû à plusieurs causes : à l'hémorrhagie d'abord, qui, comme nous allons le voir, est parfois très violente, mais cette hémorrhagie ne suffit pas à expliquer l'état syncopal dans lequel tombe souvent la femme.

On a pensé à incriminer le pincement des anses intestinales dans l'infundibulum formé par le retournement de la paroi utérine, mais c'est plutôt aux tiraillements exercés sur les nerfs qu'il faut rapporter ces phénomènes de choc.

La violence de ces symptômes amène parfois des syncopes, des vomissements, des convulsions et de la disparition du pouls.

Si l'on vient alors à palper la région abdominale, on ne trouve pas le corps utérin : on a beau chercher le fond de l'organe dans tous les points de la cavité abdominale, il est impossible de sentir la moindre masse donnant même l'illusion de l'utérus.

A l'examen des organes génitaux, on peut n'observer rien d'anormal si la matrice inversée reste dans le vagin. On constate seulement qu'il s'écoule une certaine quantité de sang.

Quand la tumeur sort à l'extérieur, on pourra l'examiner avec facilité. Deux cas sont à envisager : le placenta est adhérent ou il a été expulsé. Dans le premier cas, on voit une masse volumineuse faisant saillie hors de la vulve. On y reconnaît facilement la face fœtale du placenta contenant l'insertion du cordon. Ce placenta paraît énorme, car il recouvre la tumeur formée par l'utérus inversé. En même temps, il s'écoule une certaine quantité de sang qui suinte autour de la masse.

Cette hémorrhagie est extrêmement variable comme intensité. Quand le placenta est complètement adhérent, les sinus utérins n'étant pas ouverts, il ne s'échappe point de sang. L'adhérence complète est assez rare ; le plus souvent quelques cotylédons se sont détachés ; on observe alors une hémorrhagie d'autant plus abondante que la surface de décollement est plus large. C'est qu'en effet l'inversion utérine s'accompagne toujours d'inertie qui, comme nous l'avons vu, est la cause des hémorrhagies de la délivrance. D'après Baudelocque et Jacquemier, la quantité de sang perdue est rarement aussi abondante et aussi rapide que dans les cas d'inertie sans retournement de l'utérus, puisque le col peut agir comme agent hémostatique en formant ligature élastique au sommet de la tumeur. N'oublions pas enfin que l'utérus est un organe musculaire qui peut se contracter même une fois inversé et obturer plus ou moins les sinus par ce mécanisme. Dans quelques cas, cependant, les hémorrhagies sont foudroyantes et rapidement mortelles.

Quand le placenta a été expulsé, on voit alors entre les cuisses de la femme une tumeur piriforme, à grosse extrémité inférieure et du volume d'une orange. Cette masse est formée par la face interne de l'utérus retourné (voyez fig. 18). Elle est irrégulière, mamelonnée, d'un rouge violacé, recouverte de lambeaux de caduque et de débris de caillots. Son aspect est tel qu'on ne l'oublie jamais quand on l'a vue une fois, disait Tarnier. En y regardant de près, on peut constater la présence des orifices des trompes assez distants les uns des autres ;

ordinairement cachés dans un repli de la muqueuse, ils sont souvent assez difficiles à trouver.

Si l'on palpe cette masse, on constate qu'elle est molle et réductible en partie, à l'instar des tumeurs vasculaires. Par moments elle devient plus dure quand il se produit une contraction. Si avec le doigt on pénètre dans le vagin de façon à examiner le pédicule, on arrive bientôt en le suivant sur un sillon circulaire caractéristique formé par le col qui l'entoure comme le collet du

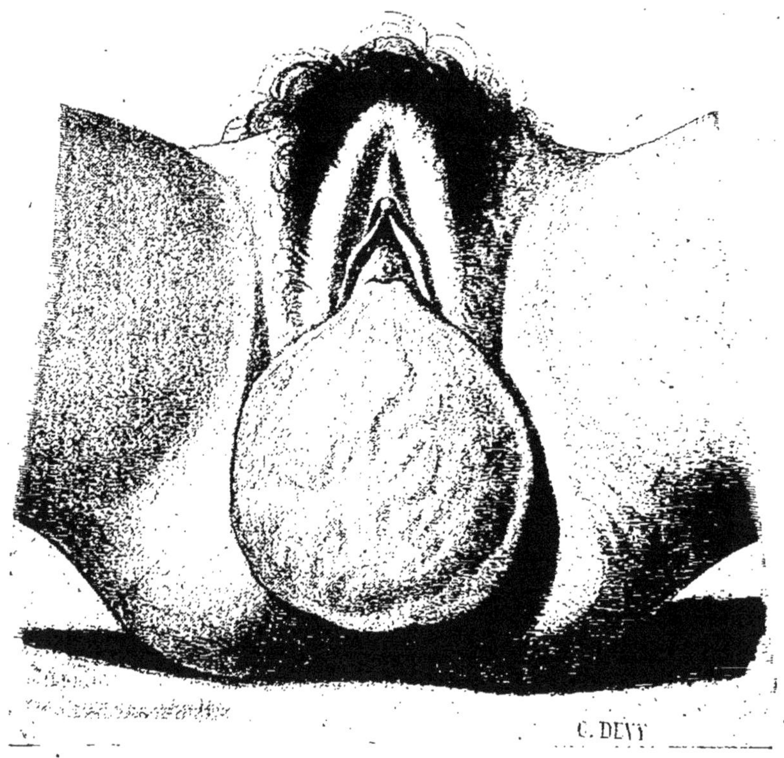

Fig. 18. — Inversion complète de l'utérus (Boivin et Dugès).

sac entoure la hernie. Ce col peut être mou et extensible; d'autres fois il est rigide et contracté sur le pédicule. Cet état du col jouera un grand rôle quand il s'agira de réduire la tumeur. Lorsque l'inversion est complète, l'anneau cervical disparaît et la muqueuse utérine fait suite à la muqueuse vaginale. Le palper combiné au toucher montre que le corps utérin a totalement disparu. La main abdominale pénètre dans un entonnoir, et si l'on saisit par le vagin le pédicule de la tumeur, on peut sentir à travers ce canal les doigts qui ont été introduits par l'abdomen,

Par le toucher rectal on pourra suivre la face postérieure de la masse et l'on reconnaîtra facilement le bourrelet formé par le col. Au-dessus de ce bourrelet, le doigt recourbé en crochet pourra pénétrer dans l'infundibulum formé par l'utérus retourné. Si l'on introduit une sonde de femme dans la vessie, on sentira facilement, à l'aide du doigt placé dans le rectum, le bec de la sonde qui ne rencontre plus le corps utérin absent.

Marche. Durée. Terminaison. — L'inversion utérine peut se faire brusquement, suivant une marche aiguë ; elle peut également se produire en plusieurs temps. Nous avons déjà signalé, à propos du mécanisme, comment s'effectuait le retournement dans ces différents cas.

Dans un premier temps, il se produit une inversion au premier degré, puis quelques jours après, sous l'influence des contractions utérines qui chassent la tumeur comme un corps étranger, le retournement se complète. Ce mécanisme n'est peut-être pas toujours exact, car Ané, cité par Jacquemier, a signalé un cas dans lequel la main avait été introduite dans l'utérus après la délivrance. On n'avait rien rencontré d'anormal, et cependant, douze jours après, il se produisit une inversion du troisième degré.

Dans les cas d'inversion aiguë, la mort peut survenir rapidement par hémorrhagie et par le choc qu'occasionne le tiraillement des nerfs. Cette mort se produit quelquefois un peu plus tard, après qu'on a cherché à réduire la tumeur. Les efforts de réduction peuvent en effet amener des déchirures de l'utérus et des péritonites graves. Quand la réduction n'a pas été faite, on voit la tumeur s'engorger, se tuméfier et la circulation s'arrêtant, il est possible d'observer de la gangrène partielle ou totale.

Cette gangrène devient parfois le point de départ d'infections plus ou moins profondes, dont la plus grave est la péritonite.

D'autres fois la portion sphacélée se détache et la femme guérit. Il se produit alors une véritable amputation spontanée. Ces cas ne sont pas absolument rares et Primerose, cité par Jacquemier, M. Murray, Husson, en ont signalé des exemples.

Le plus souvent, quand la réduction n'a pas été faite, l'utérus, qui s'était tuméfié au début, revient à ses dimensions premières. Mais bientôt la muqueuse utérine s'altère. Il se produit alors des écoulements sanguins et purulents qui finissent par épuiser la femme en l'anémiant et en l'infectant.

Quelquefois la tumeur passe à l'état chronique, l'utérus s'atrophie et ressemble alors beaucoup aux polypes fibreux. Les femmes peuvent ainsi continuer à vivre sans trop d'inconvénients. De la Motte a vu une malade qui a gardé une inversion utérine pendant trente ans. Cleghorn et Hamilton, cités par Jacquemier, ont même signalé la réapparition des règles chez deux personnes.

Signalons enfin les cas dans lesquels la réduction se produit spontanément. Cette réduction, rare il est vrai, s'observe le plus souvent dans les jours qui suivent l'accouchement. Duncan, Spiegelberg, Scanzoni, en ont rapporté des exemples. Elle s'opère sous l'influence des contractions utérines qui ont tendance à ramener l'organe à sa forme première. D'après Spiegelberg, Schatz, etc., il faudrait surtout envisager le rôle des ligaments ronds qui en se contractant tireraient sur le fond de l'utérus et amèneraient ainsi la réduction de la matrice. Cette réduction spontanée peut se voir encore longtemps après l'accouchement. De la Barre l'observa sur sa propre femme six mois après l'accouchement (Jacquemier) ; Baudelocque a même cité un fait plus extraordinaire encore dans lequel la réduction s'opéra spontanément au bout de sept ans; dans ces deux cas, elle eut lieu à la suite d'une chute. Ces observations sont absolument exceptionnelles, car, comme nous l'avons vu, il se produit des adhérences autour de l'utérus qui empêchent sa réduction et il est quelquefois impossible d'en triompher même par les moyens chirurgicaux les plus perfectionnés.

Diagnostic. — S'il n'y a pas de tumeur extérieure, l'inversion utérine passe facilement inaperçue. On croit, en effet, à de l'inertie simple venant compliquer la délivrance et c'est au moment où l'on cherche le corps utérin par le palper, qu'on reconnaît la véritable nature de l'accident. La disparition de la masse abdominale, coïncidant avec une tumeur vaginale pédiculée, mettra sur la voie du diagnostic.

Quand la tumeur est visible à l'extérieur, elle est facilement reconnaissable, pourvu qu'on se donne la peine de l'examiner. On a commis cependant des erreurs graves de diagnostic dont quelques-unes sont classiques.

L'utérus inversé a été pris pour une tête de fœtus jumeau et déchiré avec des crochets. On l'a confondu avec un second placenta, avec un thrombus vulvo-vaginal (Coutouly).

Ces erreurs ont quelquefois amené des désastres. Bartholin rapporte un cas dans lequel une sage-femme arracha l'utérus. On le retrouva sous le lit après la mort de la femme.

Chapman en cite un autre où l'on tira sur l'utérus avec tant de force que la femme eut une syncope et succomba. Dans les observations de Wrisberg et d'Osiander, l'utérus fut coupé au ras de la vulve. La malade d'Osiander eut la chance de se rétablir.

L'utérus inversé peut être confondu plus facilement avec un polype volumineux. Jacquemier cite plusieurs cas dans lesquels l'erreur fut commise. Il rapporte entre autres l'observation suivante : « La sage-femme qui avait assisté la femme dans le but de hâter la délivrance exerce des tractions violentes sur le cordon ombilical et renverse complètement la matrice, qui pend entre les cuisses, sous la forme d'une grosse tumeur, à laquelle le placenta est attaché. Un médecin appelé aussitôt méconnaît la maladie et la regarde comme un polype sur lequel le placenta est implanté ; il détache ce corps et place une ligature sur la tumeur, qui versait une grande quantité de sang. La constriction exercée au moyen d'un serre-nœud fait cesser l'hémorrhagie, et la tumeur est repoussée dans le vagin. Cette ligature ne cause ni douleurs vives, ni convulsions, ni aucun accident bien remarquable, quoique de temps à autre on augmente la constriction. Dix-huit jours se passent sans qu'il survienne de grands changements dans l'état de la malade. A cette époque elle est conduite à l'hôpital de la Charité. Boyer reconnaît dans le vagin une tumeur ronde, molle, dont on ne pouvait atteindre les limites supérieurement, ni même à l'endroit où était placée la ligature. Sept jours après, la ligature tombe et le lendemain la tumeur sur laquelle on reconnaît les orifices des trompes et les traces d'insertion du placenta sort spontanément. La femme ayant succombé quelques jours après, on trouva que la portion restante de la matrice formait une espèce d'entonnoir profond, dans lequel s'enfonçaient les ligaments larges et les trompes de Fallope, et que les ovaires flottaient sur les parties latérales. »

Rœmer a publié un cas dans lequel un médecin qui avait arraché l'utérus inversé croyant avoir affaire à un fibrome, l'envoya à Fehling pour être examiné. La malade mourut et le médecin, poursuivi, fut condamné à deux ans de prison.

Schwartz a pu recueillir cinq cas semblables, quatre se sont terminés par la guérison. Dans le cinquième, il y avait eu en même temps déchirure du gros intestin.

Le diagnostic est pourtant facile si l'on veut examiner la tumeur avec attention. L'utérus est un organe musculaire pourvu de nerfs qui le rendent sensible aux excitations. Il n'en est pas de même des fibromes. Ces propriétés différentes sont mises en évidence par plusieurs moyens.

On peut projeter un jet d'eau chaude sur la tumeur qui se contracte dans le cas d'inversion utérine. On peut également, comme l'a conseillé Guéniot, la piquer avec une aiguille. Dans les cas de fibromes, la tumeur est dure et insensible. S'il s'agit d'un utérus retourné, l'aiguille pénètre très facilement et provoque une certaine douleur. Cette sensibilité de l'utérus n'est pas un signe absolu. En effet, Polaillon et Legueu ont signalé des cas d'inversion dans lesquels la tumeur formée par la matrice était absolument insensible. Du reste, Berger et Ribemont ont montré que la muqueuse utérine était insensible à l'état normal.

Tous les signes précédents pourront être recherchés, mais les plus importants seront donnés par le palper et le toucher combinés. Dans le cas d'inversion le corps utérin a disparu, tandis que dans les cas de polype on retrouve facilement deux tumeurs : l'une vaginale, formée par le polype, et l'autre abdominale formée par le corps de l'utérus. On peut encore employer le procédé suivant conseillé par Jacquemier : « Le meilleur moyen de s'assurer si on a affaire à un renversement est d'introduire une sonde dans la vessie pour constater si le corps de l'utérus occupe sa place, et d'explorer conjointement par le vagin et par l'anus ; on pourra ainsi reconnaître la dépression ou l'absence du corps de l'utérus. » L'inversion chronique est beaucoup plus difficile à diagnostiquer, car l'utérus a subi dans sa structure des modifications qui lui donnent l'aspect d'un fibrome. Denucé a recueilli 43 exemples d'erreurs de diagnostic dans ce cas. Nous n'insisterons pas sur ce point, car l'inversion chronique est plutôt d'ordre chirurgical.

Le *prolapsus utérin* peut aussi être confondu avec l'inversion. Cependant, en y regardant de près, on pourra éviter l'erreur. L'utérus prolabé forme une tumeur ovoïde dont la pointe est en bas. Cette extrémité inférieure est constituée par le col ; on reconnaît son orifice dans lequel on peut introduire une sonde ; il est souvent tuméfié et ulcéré. Au toucher, on trouve le vagin raccourci et les culs-de-sac effacés; il est impossible de constater cet anneau formé par le col qui étrangle la tumeur dans les cas d'inversion. Par le toucher et le palper combinés on sent le corps utérin descendu, il est vrai, mais parfaitement reconnaissable. Enfin, une sonde introduite dans la vessie montre que ce réservoir a été entraîné par l'utérus. On est parfois obligé de diriger l'instrument de haut en bas pour pénétrer dans la cavité vésicale.

Pronostic. — L'inversion utérine est une complication grave de la délivrance. En effet, elle peut amener la mort de la femme, soit par hémorrhagie, soit par choc nerveux. Si la mort n'est pas immédiate, la malade s'épuise quelquefois en hémorrhagies répétées; par sa muqueuse utérine qui subit mille contacts elle est, en outre, exposée à l'infection, surtout à la forme phlébitique.

Quand l'inversion passe à l'état chronique, elle devient une infirmité pour laquelle on est souvent obligé d'intervenir. Le pronostic, difficile à établir exactement en raison de la rareté de l'inversion et de la tendance où l'on est de ne relater que les cas graves, est cependant des plus mauvais. Quand aucun secours n'a été donné, d'après Crosse, cet accident entraînerait la mort 2 fois sur 3. Sur 109 femmes non traitées, 72 meurent dans les premières heures, 8 après une semaine, 6 dans les 2 premiers mois, etc. Non seulement le choc, les hémorrhagies et les autres complications sont graves, mais encore les tentatives thérapeutiques elles-mêmes sont dangereuses. Tout est sérieux dans l'inversion, y compris le traitement (Depaul).

Traitement. — Quoique le renversement de l'utérus doive être envisagé comme une complication toujours redoutable, les risques qu'il comporte sont réduits dans les proportions les plus grandes si le traitement est bien conduit, à temps et avec les ménagements convenables.

Quand on assiste à la production d'une inversion au premier ou au deuxième degré, on doit, avant toute chose, s'abstenir de tirer sur le cordon. Puis, on surveille l'utérus avec la main placée sur l'abdomen. Si la dépression du fond de l'organe s'accentue et si la délivrance ne se fait pas, on se prépare à intervenir immédiatement. Les soins d'antisepsie étant pris, il faut introduire la main et pratiquer la délivrance artificielle. Cette main qui agit en massant l'organe excentriquement réduit l'invagination qui commençait à se produire. On attend alors que l'utérus revienne fortement sur lui-même pour retirer la main qui doit être pour ainsi dire chassée par la contraction. On fait ensuite une irrigation intra-utérine chaude à 45 degrés; puis, si l'utérus reste encore mou, on pratique un tamponnement intra-utérin à la gaze iodoformée. L'état général de la femme ne sera pas oublié. On administrera de l'ergotine ou de l'ergotinine en injections sous-cutanées; on donnera du rhum, du champagne, de façon à remonter le système nerveux. Si la perte a été abondante, on injectera du sérum artificiel dans le tissu cellulaire sous-cutané.

Quand on se trouvera en présence d'une inversion au troisième degré, la conduite à tenir variera suivant l'époque à laquelle on sera appelé. Si l'accident vient de se produire, il faudra intervenir immédiatement.

Comment devra-t-on se comporter vis-à-vis du placenta si cet organe est encore adhérent à l'utérus?

Certains accoucheurs préfèrent réduire le tout en masse, d'autres au contraire pratiquent la délivrance avant d'essayer la réduction. Puzos, qui était partisan de cette dernière méthode, disait que l'utérus recouvert de son placenta formait une masse beaucoup plus considérable et par conséquent bien plus difficile à réduire. De plus, on est souvent forcé, ajoutait-il, de pratiquer la délivrance artificielle un peu plus tard. Jacquemier et Burns, au contraire, qui préconisent l'autre procédé, pensent qu'on s'expose en séparant le placenta à un redoublement d'hémorrhagie. La présence de l'arrière-faix forme en outre une sorte de tampon qui préserve l'utérus contre les violences involontaires de l'opérateur.

Merriman, qui avait employé dans un cas le procédé de Puzos, ayant reconnu ses inconvénients déclare ne plus vouloir agir de même par la suite.

A quelle méthode devra-t-on se rallier? Tout dépendra de l'état de l'utérus et du col. Si les parois utérines sont en état d'inertie, si le col est souple et extensible il vaudra mieux laisser le placenta en place, réduire le tout et se conduire alors comme pour le premier degré. On ne s'exposera pas ainsi à augmenter la violence de l'hémorrhagie en décollant le placenta avec un utérus inerte. De plus, l'élasticité du col laissera facilement passer l'utérus recouvert de son arrière-faix.

Si l'utérus est contracté, si le col forme un cercle serré, on aura toutes les peines du monde à faire passer à travers l'anneau rétréci le fond de l'utérus et son placenta. En outre, les dangers d'hémorrhagie sont bien réduits par la constriction du col autour du pédicule. Il faudra alors décoller le placenta avant de réduire.

Ceci étant dit, comment doit-on procéder à cette réduction? Elle peut être *manuelle* ou *instrumentale*. Nous dirons enfin quelques mots de certaines manœuvres qui peuvent la rendre plus facile. Dans tous les cas on devra agir avec douceur, car le tissu utérin qui est très mou parfois se laisse facilement déchirer dans les efforts de réductions.

Pour agir efficacement, quand on essaie la *réduction manuelle*, il faut fixer le col de l'utérus pendant qu'on refoule la masse de bas en haut. Cette fixation n'est pas facile, car il n'offre pas de prise suffisante. Aran plaçait une pince tire balle sur les deux lèvres du col, Freund préfère passer un gros fil. Ces deux procédés ont le défaut de déchirer le tissu utérin qui est si friable aussitôt après l'accouchement.

Meissner, Barrier, Pate ont cherché à fixer le col à travers la paroi rectale soit avec le doigt recourbé en crochet, soit avec une spatule. Ces méthodes sont dangereuses car on peut produire des lésions de l'intestin. Le procédé le plus pratique et le moins dangereux consiste à placer les doigts de la main gauche au-dessus des pubis et à refouler la matrice de haut en bas.

Le col étant ainsi fixé, on cherchera à réduire l'utérus inversé. On a dit qu'il fallait repousser avec l'extrémité des doigts rapprochés (Courty, Pate). On peut aussi employer le poing ou la paume de la main qui, formant une surface plus large, ne risquent pas de perforer le tissu utérin. Cette pression se fera sur le fond de la tumeur, soit à son centre, soit sur les parties latérales au niveau d'un des orifices tubaires, comme le voulait Marion Sims. En procédant ainsi, on produira une dépression qui, en s'enfonçant de plus en plus, finira par s'introduire dans l'anneau cervical. Ce dernier devra être suffisamment dilatable car il devra laisser passer quatre parois utérines superposées.

Il existe une autre méthode qui permet d'obtenir plus facilement la réduction. Elle consiste à refouler par pression les parties qui sont voisines de l'orifice du col, en faisant rentrer d'abord les portions de paroi qui se sont inversées les dernières. On agit alors en faisant un véritable taxis; dans ces conditions, on n'ajoute pas comme précédemment de nouvelles parois au

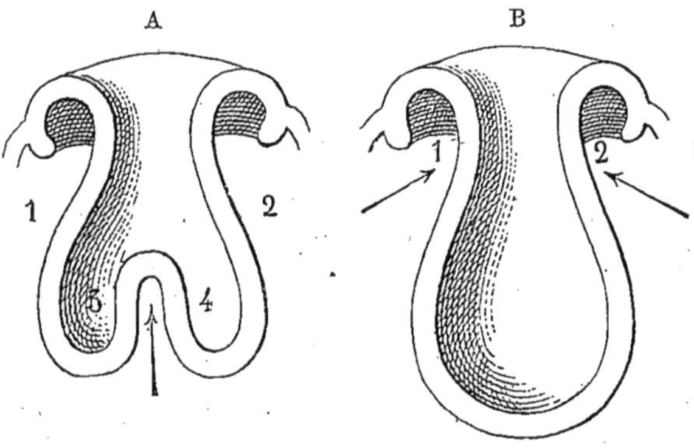

FIG. 19. — Réduction de l'inversion utérine.

A. En appuyant sur le fond de l'utérus, on oblige quatre parois de l'organe à traverser simultanément l'anneau formé par le col.

B. En faisant rentrer d'abord les parties voisines du col, qui sont sorties les dernières, deux parois de l'organe seulement ont à traverser l'anneau cervical.

niveau de l'anneau constricteur. On prendra la tumeur à pleine main en disposant les doigts tout autour du pédicule. Ces doigts chercheront par pression à faire pénétrer les parties voisines du col dans l'anneau. En procédant avec lenteur et précaution on verra peu à peu la tumeur se réduire.

Quand l'opération touche à sa fin, il n'est pas rare de voir le fond de l'utérus rentrer brusquement en produisant un bruit spécial.

Cette réduction, qui doit toujours être tentée, au moins au début, peut s'accompagner de différents accidents.

Depaul et Nélaton ont vu des ruptures de l'utérus à la suite de taxis prolongé. Le Chaptais, cité par Denucé, a observé des déchirures à travers lesquelles s'échappaient les intestins.

Quand la réduction manuelle n'est pas possible, on doit essayer d'autres procédés.

On a employé les sacs élastiques (ballons de Gariel, de Neugebauer) qui n'agissent guère aussitôt après l'accouchement, le vagin se laissant trop facilement dilater. Ces ballons ont donné plusieurs succès dans des cas d'inversion ancienne. Pozzi préfère à ces instruments le tamponnement à la gaze iodoformée renouvelé tous les deux ou trois jours.

A côté de ces procédés nous devons citer les repoussoirs qui ont joui autrefois d'une grande vogue. Le plus ancien, celui de Viardel, avait la forme d'une baguette de tambour ; il est trop dangereux pour être employé. Celui de Mme Boivin est déjà meilleur, car il se termine en cupule pour recevoir le fond de l'utérus.

Depaul y a ajouté une courbure qui, d'après Aveling, le rendait moins efficace. Enfin, ce dernier auteur en a imaginé un nouveau, à l'aide duquel plusieurs accoucheurs ont pu réduire des inversions déjà anciennes. Ce « repositor » constitué dans le genre de celui de Mme Boivin, présente deux courbures, l'une qui s'adapte à la courbure pelvienne, et l'autre à la courbure périnéale. On applique la cupule sur le fond de l'utérus qui est repoussé peu à peu à l'aide d'une pression élastique fournie par des caoutchoucs prenant point d'appui sur le bassin de la femme. Cette pression ne doit pas dépasser deux livres et demie. Il faut compter en moyenne quarante heures pour obtenir la réduction.

Ces procédés instrumentaux ont le désavantage d'agir sur une surface trop limitée et de pouvoir ainsi léser l'utérus. Ils ont, de plus, l'inconvénient d'encombrer l'arsenal chirurgical de l'accoucheur.

On a vanté certaines positions comme étant préférables pour obtenir la réduction : la position genu-pectorale, par exemple ; malheureusement l'emploi du chloroforme rendra cette position difficile.

En somme, quand on est appelé de bonne heure, il est le plus souvent possible de pratiquer la réduction de l'utérus inversé ; en y mettant du temps et de la douceur, on y parvient généralement. Si, cependant, cette réduction devenait difficile, il vaut mieux ne pas insister et attendre. Withe et Lombe Atthill, en effet, ont fait remarquer combien était friable le muscle utérin dans les premiers jours des suites de couches. On peut alors produire des déchirures de l'utérus et il est préférable d'attendre quelques semaines pour que l'involution utérine soit presque complète. L'organe est alors moins gros et plus résistant, et la réduction est devenue plus facile. Withe pensait qu'il suffit d'attendre quinze jours.

Si, cependant, la tumeur devient turgescente et menace de se sphacéler, il faut essayer de la réduire en pratiquant des incisions.

Barnes, Simpson, Sims, etc., conseillent de faire plusieurs incisions sur le col et de repousser le fond de l'utérus ensuite.

Matthews Duncan préfère sectionner longitudinalement les parois antérieure et postérieure du corps sans intéresser le péritoine, puis il essaie la réduction. Ces procédés sont plus recommandables que celui de Gaillard Thomas qui, après laparotomie, essayait de dilater l'orifice supérieur du col : une de ses malades mourut de péritonite. Küstner conseille une opération qui paraît plus rationnelle. Elle consiste à inciser transversalement le cul-de-sac postérieur pour explorer l'anneau supérieur et le libérer des adhérences s'il en existe. Il fend ensuite la paroi postérieure de la tumeur et peut ainsi la réduire, le doigt accrochant l'orifice supérieur du col par le cul-de-sac de Douglas.

Le traitement de l'inversion ancienne est plutôt du ressort de la chirurgie. Quand elle ne donne lieu à aucun accident, on pourra se contenter de tentatives de réduction par le tamponnement vaginal ou par le repositor d'Aveling.

Si, au contraire, elle devient l'origine de complications hémorrhagiques ou septiques, il faudra pratiquer l'extirpation de la tumeur. Mc Clintock se servait autrefois de l'écraseur linéaire, complètement abandonné aujourd'hui. Plus récemment, Lefort et Périer ont employé la ligature élastique qui a réussi un certain nombre de fois. Les chirurgiens actuels préfèrent pratiquer l'hystérectomie vaginale. C'est, du moins, l'avis de Legueu et de Duret qui ont obtenu plusieurs succès.

P. B. — A. BRINDEAU.

CHAPITRE III

DÉLIVRANCE ARTIFICIELLE

Bibliographie chronologique. — HAMILTON. Theory a. Practice of Midwifery. Edinburgh, 1784. — DUBROCA. Bull. de Méd. de Bordeaux, 1835. — JACQUEMIER. Manuel des accouch., t. II, p. 556, 1846. — PAJOT. Journ. de Méd. et de Chir. pratiques, 1860, p. 263. — MATTÉI. Rev. de Thér. méd. chir., 1863. — HILDEBRANDT. In Kühne. Kœnisberg Dissert. Leipzig, 1873. — CAZEAUX. Traité d'accouch., 9e édition, p. 913, 1874. — GUÉNIOT. Arch. de Tocol., p. 739, 1874. — BAILLY. Gaz. des Hôp., no 146, 1876. — FOCHIER. Lyon médical, 1877, no 24. — RAMARONI. Thèse de Paris, 1876. — SPIEGELBERG. Lehrbuch der Geburtshülfe, p. 590, 1878. — M. SALIN. Centralb. für Gyn., p. 278, 1879. — DOHRN. Deutsc. med. Wochens., no 41, 1880. — BRAXTON HICKS. Brit. med. Journ., t. II, p. 123, 1882. — HERRGOTT. Ann. de Gyn., p. 154, 1882. — TARNIER. Bull. Acad. méd., p. 127, 1882. — WOLCZINSKI. Centralb. für Gyn., p. 337, 1883. — HERVEOU. Thèse de Paris, 1884. — LACORDELLE. Thèse de Montpellier, 1884. — JOHNSON. Med. Americ. Assoc., section d'obst., 1887. — BUDIN. Leç. de clin. obst., p. 87, 1889. — LABUSQUIÈRE. Ann. de Gyn., p. 134, 1889. — BERRY HART. Edinb. med. Journ., mars 1889. — GOSSMANN. Münch. med. Wochens., no 16, 1890. — THEVARD. Nouv. Arch. d'Obst., 1890, p. 178. — MARS. Répert. univ. d'Obst., p. 274, 1894. — GUTTMANN. Thèse de Berlin, 1895. — ABEL. Soc. de Méd. de Berlin, 1897. — O. BURCKHARDT. Centralb. für Gyn., 1897. — BROSSET. Thèse de Paris, 1898. — MAYGRIER. Leç. clin. de la Charité, 1899.

Nomenclature alphabétique des auteurs.

ABEL, 1897.
BAILLY, 1876.
BERRY HART, 1889.
BRAXTON HICKS, 1882.
BROSSET, 1898.
BUDIN, 1889.
BURCKHARDT, 1897.
CAZEAUX, 1874.
DOHRN, 1880.
DUBROCA, 1835.
FOCHIER, 1875.
GOSSMANN, 1890.
GUÉNIOT, 1874.
GUTTMANN, 1895.
HAMILTON, 1784.
HERRGOTT, 1882.
HERVEOU, 1884.
HILDEBRANDT, 1873.
JACQUEMIER, 1846.
JOHNSON, 1887.
LABUSQUIÈRE, 1889.
LACORDELLE, 1884.
MARS, 1894.
MATTÉI, 1863.
MAYGRIER, 1899.
PAJOT, 1860.
RAMARONI, 1876.
SALIN, 1879.
SPIEGELBERG, 1878.
TARNIER, 1882.
THÉVARD, 1890.
WOLCZINSKI, 1883.

Nous avons vu que la délivrance se décomposait en trois temps : 1° le décollement du placenta ; 2° la chute du placenta dans le vagin ; 3° l'expulsion de l'arrière-faix hors des voies génitales. On dit qu'on pratique une *délivrance artificielle* quand on introduit la main dans la cavité utérine pour déterminer ou compléter le décollement du placenta. Si le placenta détaché est resté dans la matrice et si la main va simplement le saisir pour l'entraîner au dehors, on fait alors une *délivrance manuelle*.

Cette opération, fort redoutée des accoucheurs avant la période antiseptique, est devenue l'une des interventions les plus utiles et les moins dangereuses de la pratique obstétricale.

Fréquence. — Suivant le caractère plus ou moins interventionniste des opérateurs, on observe des statistiques très variables. D'après Guttmann, Olshausen pratiqua cette opération dans 4 p. 100 et Freund dans 12,5 p. 100 des accouchements.

A Dresde, d'après Léopold, la proportion est de 0,16 p. 100 ; à Munich, de 0,23 p. 100 ; à Vienne, de 0,37 p. 100 ; à Kœnisberg, pendant une période de cinq ans, elle a été, d'après Lange, de 0,41 p. 100 ; dans le service de Budin, à la Charité, d'octobre 1891 à janvier 1895, elle fut de 0,7 p. 100 ; dans celui de Pinard, d'après Brosset, de 0,89 p. 100.

Indication. — La délivrance artificielle n'est pas toujours indiquée avec le même degré d'urgence. Dans certains cas, l'accoucheur pourra attendre sans inconvénients avant de prendre une décision ; dans d'autres, au contraire, il devra intervenir immédiatement. Cette opération, comme toutes les opérations d'urgence, doit donc être parfaitement connue du médecin. Les principales causes qui la nécessitent sont les hémorrhagies, l'emprisonnement du placenta et les adhérences anormales.

Hémorrhagies. — C'est surtout dans les cas d'hémorrhagies qu'il sera nécessaire d'agir vite, que celles-ci proviennent de l'inertie utérine ou de déchirures du col. Dans ce dernier cas, en effet, on peut être obligé de vider l'utérus pour pratiquer un tamponnement utéro-vaginal ou la suture. Mais d'une façon générale on peut dire que la principale indication de la délivrance artificielle est l'inertie utérine. Si l'on consulte les statistiques publiées, on voit que, d'après Guttmann, sur 100 délivrances artificielles, il s'agissait dans 60 cas d'hémorrhagies par inertie. D'après Brosset, cette proportion atteindrait même 79 p. 100. Nous avons vu précédemment comment se produisaient ces hémorrhagies ; rappelons seulement que, pour qu'elles se fassent, il faut qu'il y ait à la fois décollement placentaire et inertie utérine. Par ce double mécanisme, les sinus utérins restent ouverts et peuvent laisser écouler le sang en plus ou moins grande quantité.

C'est surtout ce qui se produit lorsqu'on tire trop tôt sur le cordon, avant que le placenta soit descendu dans le vagin. Quant à la quantité de sang qui doit commander l'intervention, il est très difficile de l'évaluer en clinique. En effet, certaines femmes peuvent supporter sans danger une perte abondante ; d'autres, au contraire, succombent à la suite d'une spoliation sanguine peu importante.

D'une façon générale on peut dire que si, pendant la période de la délivrance, on constate des signes d'inertie utérine, et si en même temps l'hémorrhagie semble par son abondance menacer la santé de la femme, il ne faut pas hésiter à pratiquer la délivrance artificielle. N'oublions pas que, dans ces cas d'inertie, l'hémorrhagie peut être interne et qu'on doit, même si l'écoulement externe a été nul, intervenir pourvu que l'état général de la femme le commande; on se basera alors sur l'état du pouls et le facies de l'accouchée.

Si la perte est foudroyante, il ne faudra pas chercher à employer les petits moyens, les injections chaudes, les frictions de l'utérus, etc., mais on pratiquera immédiatement la délivrance artificielle. On peut se trouver embarrassé dans certains cas de pertes très abondantes, quand on est appelé tardivement alors que la femme est dans un état d'épuisement et d'anémie tel qu'on croit que le moindre mouvement doive amener la mort. Si l'hémorrhagie paraît momentanément arrêtée, il vaut mieux, comme l'ont recommandé Braxton Hicks et Maygrier, retarder l'intervention au cours de laquelle on risque encore d'ouvrir quelques sinus et de produire une légère hémorrhagie qui peut devenir mortelle.

On profitera de ce répit pour remonter l'état général de la femme avec des boissons alcooliques et surtout avec des injections de sérum artificiel et de caféine, puis, quand cet état général sera redevenu meilleur, on pratiquera la délivrance artificielle. Hâtons-nous de dire que cette temporisation devra être exceptionnelle et que, pour s'y résoudre, il faudra être bien sûr que l'hémorrhagie ne continue pas sourdement.

Emprisonnement du placenta. — Nous avons vu précédemment que le placenta était quelquefois emprisonné par un spasme du muscle utérin. Cette contracture peut être partielle ou totale. Quand elle est partielle, elle siège le plus souvent au niveau de l'anneau de Bandl. C'est ce que les anciens auteurs décrivaient sous le nom de *hour-glass* ou d'utérus en sablier, mais ils plaçaient généralement l'anneau rétréci au niveau de l'orifice interne du col. Le spasme de l'orifice externe, extrêmement rare, aurait été cependant observé par Holtz et Charles. Quant à l'enchatonnement du placenta, dont nous avons déjà parlé et qui est nié par quelques auteurs, il peut devenir également une cause de délivrance artificielle.

Le spasme total du corps utérin est rare aujourd'hui. On l'observait souvent autrefois quand on administrait le seigle ergoté, surtout dans les cas de présentation du siège. Ce médicament amenait une véritable tétanisation de l'utérus qui emprisonnait le placenta. La contracture était parfois si violente qu'elle ne cédait à aucun agent mécanique et que plusieurs femmes sont mortes d'infection sans pouvoir être délivrées. Ce spasme total du corps est très rare aujourd'hui qu'on n'emploie plus le seigle tant que l'utérus n'est pas complètement évacué.

Adhérences anormales. — Cette complication assez fréquente de la délivrance est également une indication de délivrance artificielle. Les adhérences sont du reste très variables comme ténacité. Les unes cèdent à la moindre tentative de décollement, les autres sont tellement intimes qu'il devient impossible de séparer le placenta, même avec l'aide d'instruments tranchants. Nous ne reviendrons pas sur ces cas dont nous avons déjà parlé ; disons seulement que souvent les adhérences anormales se compliquent d'hémorrhagies ou de spasmes du muscle utérin, ce qui rend l'indication de la délivrance artificielle encore plus manifeste. Quand l'adhérence est limitée à un ou deux cotylédons, ces morceaux de l'arrière-faix peuvent rester dans la cavité utérine après la délivrance. La rétention partielle du placenta exige la pénétration de la main dans l'intérieur de l'organe pour décoller et extraire tout ce qui reste, cotylédons, caillots et membranes.

A côté de ces trois grandes indications de la délivrance artificielle nous devons en citer quelques-unes beaucoup moins importantes.

Certains accoucheurs après avoir pratiqué une opération obstétricale sous le chloroforme (forceps, version, symphyséotomie, etc.) préfèrent profiter de l'anesthésie pour extraire le placenta de façon à recoucher dans son lit la femme complètement délivrée. Nous ne voyons pas la nécessité d'une telle pratique. Il vaut mieux laisser la délivrance se faire naturellement, ce qui permet à l'utérus de revenir sur lui-même. On a moins de chance ainsi de voir se produire de l'inertie utérine. Dans les cas cependant où il s'est fait une déchirure notable du périnée, on peut procéder immédiatement à la délivrance artificielle et profiter de l'anesthésie pour pratiquer la périnéorrhaphie.

Un certain nombre d'accoucheurs font la délivrance artificielle dans les cas de *placenta prævia* pour éviter les hémorrhagies de la délivrance. Nous croyons qu'il vaut mieux attendre pour pratiquer cette opération, car il n'est pas rare de voir la délivrance se faire normalement dans ces cas. On peut être appelé également à faire la délivrance artificielle à la suite de *ruptures utérines* complètes ou incomplètes, ou d'insertions placentaires sur un *fibrome sous-muqueux*. Ces cas sont heureusement très rares.

Disons en terminant que dans l'*opération césarienne*, l'opérateur, après avoir extrait l'enfant, décolle le placenta avec la main et pratique ainsi une véritable délivrance artificielle. Quant à la délivrance dans l'*inversion utérine* et dans la *grossesse tubaire*, nous en avons parlé à l'occasion de ces complications.

Manuel opératoire. — Les anciens accoucheurs ne décrivaient pas la technique de la délivrance artificielle. « On fait comme on peut, disaient-ils, on saisit le bord du placenta et l'on tire. » Cette façon de procéder est très mauvaise : l'opération doit être au contraire pratiquée suivant des règles parfaitement établies d'avance. On ne s'expose pas ainsi à perdre son sang-froid et à laisser dans l'utérus des cotylédons plus ou moins volumineux.

Avant de pénétrer dans la matrice, on devra prendre les soins antiseptiques les plus minutieux, car la main chargée de décoller le placenta va se trouver directement en contact avec les sinus utérins. L'accoucheur relèvera ses manches jusqu'aux épaules et se brossera énergiquement les bras et les mains avec de l'eau chaude et du savon. Il se les frottera ensuite dans de l'alcool et de la solution de sublimé au millième.

Les organes génitaux externes seront ébarbés et désinfectés avec soin, puis on terminera ces préparatifs par un lavage complet du vagin. Ces précautions, excellentes à prendre dans les cas de rétention, par exemple, où l'on n'est pas pressé, deviennent impraticables quand on se trouve en présence d'une hémorrhagie foudroyante. On se passera alors rapidement la main dans la solution de sublimé qu'on doit toujours avoir près de soi quand on fait un accouchement. La femme aurait, en effet, quelquefois le temps de mourir pendant ces préparatifs. Dans les cas spéciaux où il faut agir très vite, on opérera sans déranger la femme de son lit. C'est également dans cette position qu'on interviendra quand la femme a perdu beaucoup de sang et qu'elle est menacée de syncope. On sait combien il est dangereux de remuer les malades dans ces cas et le seul mouvement qu'on se permettra sera de retirer l'oreiller et même le traversin du lit pour que la tête soit dans une position déclive. Si l'on est moins pressé par le peu d'abondance de l'hémorrhagie, il vaudra mieux placer la femme dans la position obstétricale, le siège étant amené au bord du lit. On sera ainsi plus à l'aise pour décoller le placenta.

La question de l'anesthésie a également son importance. Un certain nombre d'accoucheurs ne donnent jamais le chloroforme pour pratiquer cette opération. Il est évident que l'anesthésie est impraticable si la femme perd brusquement une grande quantité de sang, ou si l'état d'anémie est extrême. Dans les autres cas, il n'y a aucun inconvénient à y recourir. Budin s'en montre partisan, surtout dans les cas de rétention placentaire par spasme de l'utérus. On peut également employer l'éther, qui pour certains auteurs (Maygrier) serait moins dangereux chez les femmes ayant perdu du sang. Rappelons cependant que ce corps est très inflammable, ce qui rend difficile son emploi le soir à la lueur des bougies.

Tout étant ainsi préparé, l'opérateur ayant enduit avec de la vaseline antiseptique la face dorsale de sa main droite, l'introduira doucement dans les organes génitaux. Cette introduction sera très facile, car les parties molles viendront d'être dilatées par le passage de l'enfant. La main étant tout entière dans le vagin, on cherchera à pénétrer dans la matrice. Ce temps de l'opération est quelquefois difficile; en effet, le segment inférieur de l'utérus est tellement mou qu'on l'a comparé à un bout d'intestin coupé et l'on trouve difficilement l'entrée de ce canal.

Il suffit, pour éviter cet écueil, de suivre le cordon ombilical qui doit vous conduire comme un fil d'Ariane dans la cavité utérine. L'autre main pendant ce temps doit être placée sur le fond de la matrice, qu'elle fixe pour que dans ces tentatives de pénétration on ne refoule pas l'utérus en haut. On a pu, en effet, dans certains cas désinsérer le vagin. Nous verrons également que cette main abdominale va pouvoir jouer un rôle important au moment du décollement.

La main ayant été introduite dans l'utérus, quel chemin doit-on prendre pour pénétrer entre le placenta et sa surface d'insertion ?

On peut entrer directement dans l'œuf et, la main étant ainsi coiffée par les membranes, aller décoller l'arrière-faix en s'insinuant doucement dans le sillon utéro-placentaire.

Ce procédé, qu'on employait autrefois dans le but d'éviter l'infection, doit être abandonné aujourd'hui, car les membranes en s'enroulant autour des doigts leur enlèvent une partie de leur souplesse et de leur sensibilité. On cherchera donc à passer entre la paroi utérine et les membranes et le plus souvent cette tâche sera facilitée par l'écoulement sanguin qui a décollé ces dernières. On arrive ainsi directement sur le bord du placenta, qui a commencé à se détacher. Si les membranes ne sont pas décollées, on pénétrera dans la cavité ovulaire jusqu'au niveau du bord du placenta, on déchirera les membranes en ce point et l'on pourra ensuite introduire les doigts entre l'utérus et les cotylédons.

Comment s'y prendra-t-on pour pratiquer le décollement ?

On peut employer plusieurs procédés. Le plus simple consiste à se servir du bord cubital ou du bord radial de la main comme « d'un coupe-papier tranchant les feuillets d'un livre ». Cette manœuvre est très suffisante quand le placenta est peu adhérent. Si les adhérences sont plus intimes, on utilisera le bout des doigts rapprochés les uns des autres. On pénétrera ainsi par pression et par refoulement comme lorsqu'on pèle une orange.

Le décollement sera plus ou moins facile, suivant le siège d'insertion placentaire. Supposons, par exemple, que le placenta soit inséré sur une des faces de l'utérus et qu'on ait introduit la main droite. Si l'organe est placé sur la face postérieure de l'utérus, on le décollera avec le bord cubital par des mouvements de bas en haut et de haut en bas, en s'avançant de gauche à droite. Si l'insertion a lieu sur la face antérieure, on emploiera le bord radial en allant de haut en bas et de bas en haut et en s'avançant de gauche à droite.

Si au contraire on a introduit la main gauche, on se servira du bord cubital en allant de haut en bas et de droite à gauche dans les cas d'insertion postérieure, et du bord radial en allant de haut en bas et de droite à gauche dans les cas d'insertion antérieure.

Quand le placenta est adhérent au fond de l'organe, on le décollera avec le bout des doigts réunis. On commencera, en faisant des mouvements alternatifs de gauche à droite et de droite et à gauche, par séparer la partie adhérente à la paroi postéro-supérieure de l'utérus, puis on décollera la région qui correspond au fond ; enfin on détachera tout ce qui est resté en contact avec la paroi antérieure de l'utérus.

Quand on a ainsi procédé au décollement, on doit passer la main sur toute la surface de la paroi utérine pour bien se rendre compte que tout est détaché, puis on attend que la matrice revienne sur elle-même. On ne doit retirer la main que lorsqu'elle est pour ainsi dire chassée par une contraction. Tant qu'elle est dans l'utérus, l'hémorrhagie en effet ne peut se produire, l'avant-bras formant tampon ; de plus, sa présence agit en provoquant des contractions qui sont nécessaires pour oblitérer les sinus utérins.

La délivrance étant terminée, il faut examiner le placenta, qui ne doit pas être trop déchiré si le décollement a été fait avec méthode. Il vaut mieux, en cas de doute, réintroduire la main pour s'assurer qu'on n'a pas laissé dans l'utérus des débris de cotylédons. Cette précaution, sur laquelle a insisté Fochier, est excellente et on ne saurait trop se conformer au conseil qu'il a donné. On termine l'opération par une irrigation intra-utérine chaude avec une solution de sublimé à 1/4000 et l'on surveille la rétraction de la matrice. Si l'inertie continue, on devra instituer le traitement déjà indiqué (ergotine, tamponnement intra-utérin, etc.).

L'opération ainsi décrite est généralement facile à exécuter; cependant, dans certains cas, on peut rencontrer des obstacles.

Nous avons déjà dit que, lorsque la main ne pouvait s'introduire entre les membranes et l'utérus en suivant le trajet du sang, il fallait déchirer ces membranes au niveau du bord du placenta et pénétrer alors entre ce bord et l'utérus. Cette manœuvre est presque toujours possible. Si l'on ne réussissait pas, on pourrait en dernier ressort employer le procédé qui consiste à traverser le placenta avec le doigt et à le décoller circulairement en se servant de ce point comme centre. Si l'arrière-faix est emprisonné par un spasme total ou partiel de l'utérus, il faut faire son possible pour vaincre cette contracture. Le plus souvent on y arrive assez facilement, pourvu que du seigle ergoté n'ait pas été administré. Autrefois, avant l'antisepsie, on se contentait de donner des opiacés (opium, injection de morphine, etc.). Cette expectation, qui n'est pas dangereuse tant que la femme ne perd pas ou n'a pas d'infection, n'est guère suivie aujourd'hui. On préfère dilater artificiellement la région atteinte de spasme et extraire le placenta le plus rapidement possible. Le plus simple est de se servir des doigts, qui, en pénétrant successivement dans l'anneau rétréci, finissent par vaincre la résistance du muscle utérin. Cette manœuvre devra être pratiquée sous le chloroforme. Si la contraction spasmodique est insurmontable, il vaut mieux ne pas s'obstiner : on remettra l'opération à plus tard; on pourra alors réussir, ou on introduira dans la cavité utérine un ballon dilatateur de Barnes, de Champetier ou de Boissard, qui finira par amener une dilatation suffisante pour intervenir.

Nous avons vu que les adhérences placentaires pouvaient être quelquefois très intimes. On comprend que la délivrance artificielle devienne dans ces cas extrêmement laborieuse. On a recommandé divers procédés permettant de venir à bout de ces adhérences. Hamilton conseille de saisir le placenta à pleine main, la pulpe des doigts enserrant les bords de l'organe. On rapproche ensuite les doigts les uns des autres de façon à le réduire de volume et à amener ainsi par glissement le décollement placentaire. Hueter et Duncan compriment le tissu placentaire avec l'aide des deux mains, l'une étant située dans l'utérus et l'autre sur le fond de l'organe. Le procédé indiqué par Dubroca vise les cas d'adhérences venant compliquer l'enchatonnement du placenta. Il faudrait, d'après lui, introduire l'index dans la petite poche formée par l'enchatonnement, et gratter avec le doigt de façon à le triturer et à le réduire en petits morceaux qui seront plus facilement expulsés. C'est un procédé difficile à exécuter et dangereux, car on peut perforer l'utérus. Enfin Budin dans ses cliniques conseille de procéder de la façon suivante : « On doit s'efforcer d'enlever la plus grande partie possible du tissu placentaire ; pour cela, on pétrit un à un les cotylédons entre le pouce, l'index et le médius, on effrite, on détache ainsi les villosités, parcelle par parcelle, jusqu'à ce qu'on soit arrivé près de la paroi utérine, qu'on sent beaucoup plus ferme, beaucoup plus résistante. » Pendant cette manœuvre, il est bien entendu que l'autre main placée sur l'abdomen sert de point d'appui et permet de suivre les progrès du décollement. La curette qu'on a également employée dans ces cas est insuffisante, car elle glisse sur le tissu placentaire et l'on peut ainsi laisser après un curettage de gros morceaux de cotylédons. C'est de plus un instrument dangereux quand on opère après l'accouchement dans un utérus mou et flasque qui se laisse facilement déchirer.

La délivrance artificielle, qui paraît une opération assez simple cependant, donne lieu à des erreurs plus ou moins graves.

Si l'on introduit la main dans un utérus aussitôt après la délivrance, on constate que la paroi de l'organe est lisse, sauf au niveau de la surface placentaire, où il existe un certain relief présentant des irrégularités; il ne faut pas prendre cette surface saillante et mamelonnée pour du tissu placentaire et vouloir la niveler coûte que coûte; on s'expose ainsi à arracher des lambeaux de tissu utérin. On pourrait également prendre un fibrome sous-muqueux pour un cotylédon abandonné dans l'utérus, mais le fibrome pénètre dans la paroi utérine et fait une saillie facilement constatable par l'examen bimanuel.

Budin a eu l'occasion de voir une erreur grave commise par une personne très expérimentée cependant. Chez une femme amenée à l'hôpital, le cordon avait été rompu et on assurait que la délivrance n'était pas faite. La main introduite dans l'utérus n'y reconnut pas la présence du placenta, et cependant il s'y trouvait, car des accidents de septicémie survinrent et la femme fut délivrée plus tard, mais beaucoup trop tard, et succomba. Dans un fait de ce genre, il faut, après avoir administré du chloroforme, explorer avec soin toute la surface utérine. Elle est lisse, très glissante, si les membranes et en particulier la membrane amniotique la tapissent encore; le placenta forme, sur une certaine étendue, une saillie molle, dépressible et granuleuse; en un point on trouve soit un bout du cordon encore adhérent, soit la surface irrégulière sur laquelle s'insérait la tige funiculaire; enfin une partie des membranes est en général flottante au niveau de l'orifice utérin et descend dans la cavité vaginale; la présence de ces dernières doit particulièrement attirer l'attention.

On a pu commettre d'autres fautes plus grossières encore. On a arraché la lèvre antérieure du col œdématié en croyant tirer sur un cotylédon. On a signalé des cas dans lesquels l'opérateur, ayant déchiré le cul-de-sac postérieur, voulait extirper l'utérus en le prenant pour le placenta. Cette même méprise a été commise dans plusieurs cas d'inversion utérine. De telles erreurs sont heureusement exceptionnelles et peuvent être évitées avec un peu d'attention.

On est quelquefois obligé de pratiquer la délivrance artificielle chez des femmes infectées dont le placenta est plus ou moins putréfié. Dans ces cas, il faut, après avoir extrait le placenta, faire une injection intra-utérine abondante et terminer par un nettoyage de la cavité à l'aide d'écouvillons trempés dans la glycérine créosotée. Si la délivrance était rendue impossible par la contracture de l'utérus, on devrait dans ce cas pratiquer l'hystérectomie.

Pronostic. — La délivrance artificielle était autrefois considérée comme l'opération la plus dangereuse de l'obstétrique, on lui préférait même l'embryotomie. Cette opinion des anciens auteurs s'explique très bien, si l'on songe qu'ils opéraient avant la période antiseptique. Comme la main pour décoller le placenta se trouve en contact intime avec les sinus utérins, on comprend combien les cas de septicémie étaient fréquents à la suite de cette intervention. Ces résultats n'étaient pas faits pour encourager les anciens accoucheurs; aussi les uns, n'osant introduire la main dans l'utérus, attendaient-ils que la délivrance se fît spontanément; les autres, craignant les dangers de la rétention placentaire, faisaient quand même la délivrance artificielle. Aujourd'hui, ces discussions n'ont plus de raison d'être et tous les auteurs sont d'accord pour considérer la délivrance artificielle comme une opération bénigne pourvu qu'elle soit pratiquée d'une façon aseptique. Elle fait courir beaucoup moins de risques à la femme que la rétention placentaire. En effet, à part l'infection, qu'on peut éviter en grande partie, les complications pouvant lui être imputées sont rares. Nous avons déjà signalé les déchirures du col ou du vagin, les arrachements de l'utérus que certains opérateurs maladroits ont pu produire. Ajoutons-y les embolies gazeuses par pénétration de l'air dans les sinus, qu'on a pu observer exceptionnellement. Malgré cette bénignité apparente, certaines statistiques sont encore assez défavorables. Cohnstein accuse une mortalité de 7 p. 100, Riche de 10 p. 100, Kleinchmidt de 28 p. 100, Guttmann de 12 p. 100, Ahlfeld de 7,5 p. 100, Gossmann de 4 p. 100. Il faudrait évidemment examiner chaque cas en particulier et distinguer ceux dans lesquels il existait de l'infection avant l'accouchement. On arriverait peut-être ainsi à des résultats plus conformes à la vérité sans vouloir cependant aller tout à fait aussi loin que Tarnier, qui, dans son livre sur l'asepsie, arrive à conclure que les femmes délivrées artificiellement ont des suites de couches plus simples que les autres.

En résumé, on doit considérer l'introduction d'une main aseptique dans l'utérus comme une opération bénigne et ne pas hésiter à avoir recours à cette manœuvre, soit qu'il s'agisse d'une des complications de la délivrance, soit qu'on veuille explorer la cavité de la matrice si l'on a le moindre doute sur sa complète évacuation.

P. B. — A. Brindeau.

ONZIÈME SECTION

PRINCIPAUX MÉDICAMENTS EMPLOYÉS EN OBSTÉTRIQUE

Il est impossible de passer en revue tous les médicaments employés en obstétrique. Beaucoup d'ailleurs ont été déjà indiqués à propos de certaines maladies de la grossesse ou de certaines causes de dystocie (voir tome II, vomissements incoercibles, avortement, etc., et tome III, hémorrhagies, éclampsie, etc.).

Nous nous bornerons, dans ce chapitre, à l'étude des substances qui calment la douleur et de celles qui agissent sur les contractions utérines.

CHAPITRE PREMIER

A. — ANESTHÉSIQUES

Bibliographie chronologique. — SIMPSON. Inhalations de l'éther dans la pratique des accouchements, Edinburgh Monthly Journ., mars 1847. Voir aussi The Lancet, 11 déc. 1847. — CAMPBELL. Traduction d'une Note de Simpson sur les inhalations de l'éther dans la pratique des accouchements, Union médicale, 1847. — P. DUBOIS. Application de l'éther à la pratique des accouchements. Bulletin de l'Acad. de méd., 1847. — STOLTZ. De l'éthérisation appliquée à la pratique des accouchements. Gaz. méd. de Strasbourg, 1847, p. 105. — HERVEZ DE CHÉGOIN. Union méd., 1852, p. 187. — HOUZELOT. De l'emploi du chloroforme dans l'accouchement naturel simple. Meaux, 1854. — SCANZONI. Beitr. z. Geb. und Gyn., vol. II, 1855. — BLOT. De l'anesthésie appliquée à l'art. des accouchements. Thèse de concours, Paris, 1857. — DEPAUL. Art. Accouc. du Dict. Encyclop., 1864. — PAJOT. Art. Anesthésie du Dict. encycl., 1866, et Ann. de Gyn., Le chloroforme dans les accouchements naturels, 1875. — BUDIN. De l'état de la pupille pendant l'anesthésie chirurgicale produite par le chloroforme. Le Prog. méd., sept. 1874, p. 525. — CAMPBELL. Journal de thérap., de Gubler, 1874. — BUDIN et COYNE. Arch de Physiol., 1875, p. 61. — C.-J. CAMPBELL. Considérations nouvelles sur l'anesthésie obstétricale, 1 vol. Paris, 1877. — BAILLY. Bulletin de Thérapeut., 15 janvier 1878. — L. CHAMPIONNIÈRE. Anesthésie obstét., Journal de médecine et de chirurgie pratiques, avril 1878, p. 161. — PINARD. Action comparée du chloroforme, du chloral, de l'opium et de la morphine chez la femme en travail. Th. agrég. Paris, 1878. — DUTERTRE. De l'emploi du chloroforme dans les accouchements naturels. Thèse de Paris, 1882 (Bibliographie). — DURET. Contre-indications de l'anesthésie chirurgicale. Thèse d'ag., Paris, 1880. — J.-CHAMPIONNIÈRE. Revue de Chirurgie, 1881, et Journal de Méd. et Chir. prat., février 1882, p. 50, et avril 1883, p. 147. — DROUET. Thèse de Paris, 1887. — BUDIN. Le chloroforme en obstétrique, leçon du 28 janvier 1888 et leçons de clin. obstétricale, Paris, 1889, p. 67. — CHAIGNEAU. Etude comparative des divers agents anesthésiques dans les accouchements naturels. Th. Paris, 1890. — PORAK. Nouvelles Archives de Gynécologie et d'Obstétrique, 1890, p. 97 et 145. — DŒNHOFF. Arch. f. Gynæk., Bd X 411, p. 305-338 avec tracés, 1892. — MAYGRIER. Leçons de clin. obst., 1893, p. 156. — CHAPUT, ANGELESCO et LENOBLE. Anesthésie par l'éther. Soc. de Chir., 8 mai 1895. — BOUKOÏEMSKY. Accouchement sous l'éther. Soc. d'Obst. et de Gyn. de Saint-Pétersbourg, 17 nov. 1894. — DEYDIER. Anesthésie par l'éther. Gaz. des Hôpitaux, 1895, p. 19. — MONOD, MICHAUX, RECLUS, etc. Soc. de Chirurgie, 22 mai 1895. — HARE et TORNTON. Narcose par le chloroforme ou par l'éther. Scalpel, 28 mars 1897. Journ. of Americ. Med. Association. Voir aussi l'Obstétrique, 15 juillet 1897, p. 375. — SAHUT. Emploi de l'éther en obstétrique. Thèse de Montpellier, 1897-1898. — AUVARD. Traité d'accouchement, 4e édit., 1898, p. 662. — DEMELIN. Anesthésie par l'éther en cas de placenta prævia, Soc. Obst. de France, 1898, p. 30, et l'Éther en obst. Revue de Thérap., 1er avril 1899, p. 217.

Nomenclature alphabétique des auteurs.

En obstétrique, il existe deux sortes d'anesthésie : l'anesthésie complète avec disparition de la sensibilité, de l'intelligence et de la mobilité, tout à fait comparable à celle qu'on obtient en chirurgie pour les opérations, et l'anesthésie incomplète, sans perte de connaissance, appelée encore demi-anesthésie, analgésie ou anesthésie obstétricale proprement dite.

Les moyens employés pour supprimer ou diminuer la douleur pendant l'accouchement sont nombreux ; nous citerons : le chloroforme, l'éther, le chloral, l'opium et ses dérivés, l'antipyrine, la cocaïne, etc.

ARTICLE PREMIER

CHLOROFORME

Mode d'action du chloroforme. — L'action du chloroforme s'exerce sur le système nerveux. Campbell particulièrement a bien étudié l'ordre dans lequel s'évanouissent ses différentes propriétés. La sensibilité disparaît la première, puis l'intelligence et enfin la motilité. En analysant davantage les phénomènes, on constate que parmi les différents modes de la sensibilité, c'est la sensibilité à la douleur qui s'en va d'abord, puis la sensibilité à la température, puis enfin la sensibilité au contact.

Quand on donne du chloroforme à une femme en travail, voici ce qui se passe : après que la parturiente a respiré quelques bouffées de l'anesthésique, ce sont d'abord les douleurs péri-utérines qui disparaissent, celles qui s'irradiaient tout autour de la matrice jusque vers les lombes et les cuisses. Les femmes éprouvent alors un soulagement notable. Puis ce sont les douleurs utérines elles-mêmes qui s'évanouissent. La parturiente n'a plus dans l'abdomen que la sensation de quelque chose qui serre, qui presse, et la main mise sur le ventre constate que cette sensation coïncide avec une contraction de l'utérus. Les autres modes de sensibilité, ainsi que l'intelligence et la motilité, sont conservés ; la parturiente peut même faire des efforts. Il y a donc uniquement abolition de la sensibilité à la douleur. Si on augmente la dose de chloroforme, on verra peu à peu les effets ordinaires se produire, l'intelligence s'obscurcir, l'agitation apparaître, puis enfin le sommeil complet (Budin).

Ainsi la sensibilité dans ses différents modes, puis l'intelligence et la motilité peuvent disparaître successivement sous l'influence de doses progressivement croissantes de chloroforme.

Il ne faudrait pas croire que les résultats obtenus avec cet agent anesthésique sont constamment identiques et qu'on produit toujours aussi nettement l'analgésie. Il existe au contraire de grandes différences selon les femmes. Dans certains cas, les douleurs péri-utérines qui existent dans l'intervalle des contractions disparaissent, il est vrai, complètement, mais les douleurs utérines elles-mêmes sont encore perçues ; les gémissements et les cris reviennent par intermittences. On serait alors tenté de croire que l'agent anesthésique est sans efficacité ; ce sont parfois des femmes qui ont grand'peur de voir reparaître les douleurs vives de l'accouchement et qui exagèrent considérablement les sensations qu'elles éprouvent afin qu'on augmente la dose de chloroforme. Qu'on cesse complètement de leur en faire respirer et après cinq ou dix minutes, on verra dans quel état d'agitation elles se trouvent : elles avouent alors le subterfuge auquel elles avaient recours.

Il est des malades chez lesquelles il faut aller beaucoup plus loin dans l'administration du chloroforme ; non seulement la sensibilité à la douleur, mais encore les autres modes de sensibilité sont atteints, l'intelligence elle-même ne reste pas indemne ; les parturientes prononcent des paroles incohérentes et ne répondent que difficilement aux questions qui leur sont faites. Ce n'est qu'à ce degré qu'on réussit chez elles à faire disparaître toute douleur et toute agitation. Enfin, d'autres fois, mais très rarement, il faut aller plus loin encore et se rapprocher de l'anesthésie complète pour réussir à insensibiliser les parturientes (Budin).

Action du chloroforme sur la fibre utérine. — Les opinions les plus contradictoires ont été exprimées sur ce point. Pour les uns, le chloroforme augmente l'énergie et la fréquence des contractions utérines (Stoltz, etc.). Pour d'autres, le chloroforme diminue les contractions en force, en fréquence et en durée (Bailly, Campbell, Pinard, etc.) : il serait même capable de les supprimer complètement. Pour d'autres enfin, l'anesthésique serait généralement sans effet dépressif bien net sur la contraction utérine (Simpson, Dubois, Barnes, Depaul, Budin, etc.).

Les erreurs sont faciles dans l'appréciation de l'influence exercée par un anesthésique sur la marche des contractions utérines. D'abord il est des femmes chez lesquelles les contractions s'affaiblissent et cessent même complètement sans raison apparente : si elles avaient respiré du chloroforme, on n'aurait pas manqué d'attribuer à ce dernier l'arrêt du travail. Les apparences, du reste, ne sont-elles pas trompeuses ? Les douleurs se succédaient à intervalles très courts, les plaintes, les cris, étaient presque continuels : on fait respirer du chloroforme, qu'arrive-t-il ? Les gémissements sont bientôt séparés par de notables intervalles, puis ils disparaissent. On est tenté de déclarer que les contractions sont devenues moins fréquentes, qu'elles ont même à peu près disparu ; mais, si on met la main sur l'abdomen, on constate qu'elles sont aussi intenses et aussi fréquentes qu'auparavant (Budin).

Donc, en réalité, le chloroforme ne diminue habituellement ni l'intensité ni le nombre des contractions utérines.

Si elles sont anormales, très fréquentes, subintrantes, presque tous les auteurs sont d'accord pour admettre que le chloroforme les régularise.

Action du chloroforme sur le col utérin. — Cette influence est encore mal déterminée, mais il est cependant admis que, dans les spasmes de l'orifice cervical, les inhalations de l'anesthésique rendent de réels services. Il est probable que l'influence du chloroforme est nulle sur la *contraction* comme sur la rigidité anatomique et a fortiori pathologique du col, de même que sur sa *rétraction* permanente (comme, par exemple, celle qui se produit après l'écoulement complet du liquide amniotique ou après l'administration intempestive du seigle ergoté), tandis qu'elle est quelquefois efficace sur l'élément spasme.

Action du chloroforme sur les muscles de la paroi abdominale. — Cette action est variable suivant la dose de médicament absorbée et aussi suivant les femmes. A dose faible, et lorsque l'intelligence et par suite la motilité volontaire sont conservées malgré la disparition de la sensibilité à la douleur, nul doute que les muscles de la paroi abdominale ne conservent toutes leurs propriétés. A dose plus forte, même avec disparition de l'intelligence, quand la tête appuie sur le plancher périnéal, on voit se produire, par action réflexe, des efforts considérables, comme dans l'accouchement sans anesthésie. Si la femme est très profondément endormie, dans la résolution complète, la paroi abdominale ne se contracte pas plus que tel autre muscle du bras ou de la jambe. La nécessité de l'effort volontaire pour l'expulsion du fœtus n'est du reste pas absolue ; on sait que bien souvent l'utérus se charge à lui seul d'évacuer sa cavité : tels sont les cas d'accouchement spontané chez les paraplégiques ou chez les femmes atteintes de prolapsus de la matrice. Ce n'est du reste pas à cette anesthésie complète qu'on a recours, sauf dans l'accouchement opératoire.

Il y a en outre un autre avantage que procure parfois l'analgésie. Pendant l'accouchement, certaines femmes, par crainte de la douleur, évitent de faire des efforts d'expulsion et l'accouchement ne se termine pas. Qu'on leur donne un peu de chloroforme, de manière à calmer les sensations pénibles qu'elles éprouvent et bientôt des efforts expulsifs volontaires, coïncidant avec les contractions utérines, vont terminer l'accouchement.

Action du chloroforme sur les muscles du périnée. — Nous n'avons qu'à répéter ici ce qui vient d'être dit pour les muscles de la paroi abdominale. Le périnée musculaire se relâche évidemment si l'anesthésie est poussée jusqu'à la résolution. Comme les douleurs dues à la distension vulvaire empêchent parfois la parturiente de faire des efforts volontaires pour expulser le fœtus, l'analgésie en permettant l'atténuation de ces douleurs, favorisera la terminaison de l'accouchement.

Influence du chloroforme sur la durée du travail. — D'après ce qui a été dit plus haut, on prévoit que les avis sont partagés sur cette question. Pour L. Championnière, l'influence de l'anesthésie sur le travail est favorable : il marche ordinairement vite. Pour d'autres, le travail est ralenti par les inhalations de chloroforme. Campbell pensait que la période de dilatation durait plus longtemps, tandis que la période d'expulsion était abrégée.

En résumé, la durée de l'accouchement ne semble pas beaucoup modifiée par le chloroforme.

Influence du chloroforme sur la délivrance. — La délivrance, elle non plus, n'est pas aggravée par l'anesthésique que nous étudions. Sans doute les discussions que nous avons déjà signalées se reproduisent relativement à la rétractilité utérine au moment du décollement et de l'expulsion du placenta. L'inertie serait fréquente pour certains accoucheurs, pour le professeur Pinard en particulier. D'autres croient, bien au contraire, que des contractions irrégulières peuvent se produire et amener la rétention du délivre.

A la vérité, nous sommes obligés de répéter ce que nous avons déjà dit pour les premières périodes du travail : l'état normal n'est pas influencé par le chloroforme, pas plus que la rétraction permanente ou tétanique de l'organe gestateur : au contraire, les spasmes simples sont heureusement combattus.

Un gros reproche a été adressé au chloroforme administré pendant l'accouchement : il favoriserait la production des *hémorrhagies* de la délivrance par inertie utérine.

« Mon esprit, dit Simpson, n'a jamais été à l'abri de la crainte des hémorrhagies consécutives à l'emploi de l'anesthésie. Je ne suis pas certain cependant de les avoir vues plus fréquentes depuis l'usage du chloroforme, et je suis certain d'avoir vu des femmes ayant eu des hémorrhagies dans les accouchements antérieurs faits sans chloroforme accoucher sans hémorrhagies lorsqu'on l'administrait. »

Barnes a exprimé les mêmes craintes que Simpson sans les voir justifiées.

L. Championnière s'exprime ainsi : « Le chloroforme favorise-t-il les hémorrhagies post-puerpérales ? Je l'avais cru autrefois, ayant observé deux faits d'hémorrhagie imprévue, mais depuis, la série est nombreuse où je n'ai rien observé. »

« L'expérience, dit Schröder, montre que, lorsque la délivrance est conduite judicieusement, les hémorrhagies ne sont pas plus fréquentes avec le chloroforme que lorsqu'on ne l'emploie pas. »

Budin a donné à certaines parturientes le chloroforme pendant six et huit heures, et elles n'ont pas eu la moindre hémorrhagie. Il fait, en outre, remarquer qu'on a souvent conseillé, pour déterminer le relâchement des parois utérines rétractées et faciliter la version, d'administrer le chloroforme à fortes doses et pendant quelque temps ; or, ce moyen échoue généralement, ce qui prouve le peu d'action du chloroforme sur la contraction utérine elle-même. En outre, un certain nombre d'accoucheurs conseillent de donner le chloroforme aux femmes éclamptiques ; s'il devait amener des hémorrhagies, il faudrait absolument le rejeter dans ces cas; en effet, on l'emploie alors pendant plusieurs heures, et il s'agit de malades qui, étant albuminuriques, se trouvent plus prédisposées que d'autres aux hémorrhagies de la délivrance.

L'influence du chloroforme sur les suites de couches et la lactation est également nulle.

En résumé, l'accouchement n'apporte pas de contre-indication spéciale à l'administration du chloroforme. Ce qui est au contraire remarquable, c'est la tolérance extraordinaire des parturientes pour cet anesthésique. « Chaque fois, dit Budin, que je dois donner du chloroforme pour une opération chirurgicale, j'éprouve involontairement un certain sentiment d'inquiétude, tandis que je ne suis jamais anxieux quand il s'agit d'en faire respirer aux femmes en travail. »

Il y a pourtant des réserves à faire dans le domaine de la pathologie. C'est ainsi que chez des femmes profondément anémiées par des hémorrhagies graves, le chloroforme aurait déterminé des accidents mortels. Maygrier cite plusieurs cas de mort subite qui seraient survenus, suivant lui, par syncope chloroformique chez des parturientes exsangues à la suite de pertes causées par l'insertion vicieuse du placenta.

Les autres contre-indications générales du chloroforme, telles qu'elles ont été présentées par Duret, persistent dans l'état de grossesse ou de parturition. Les affections du cœur méritent une mention spéciale. Il est très important que les femmes cardiaques en travail ne fassent pas d'efforts expulsifs, et il est même avantageux que la tendance syncopale causée par certaines douleurs de la dilatation soit évitée chez elles. Aussi a-t-on conseillé l'emploi du chloroforme dans des cas de ce genre. L. Championnière a bien insisté sur ce point que, s'il y a lésion valvulaire compensée, le danger est hypothétique. Mais, si la fibre musculaire est intéressée, s'il y a myocardite, les inhalations du chloroforme sont-elles bien certainement inoffensives ? C'est là un point en litige et certains accoucheurs redoutent l'usage du chloroforme en pareille circonstance.

Des observations récentes montrent qu'il peut être dangereux de faire un usage prolongé du chloroforme la nuit, dans une chambre de petites dimensions, éclairée au gaz. Des accès de suffocation peuvent alors survenir. Budin a vu deux faits de ce genre.

Influence sur le fœtus. — Le chloroforme passe de la circulation maternelle dans celle du fœtus. Ce fait bien établi est-il de nature à compromettre la santé de l'enfant ? Avec la grande majorité des accoucheurs, nous répondons par la négative.

« Les accidents, dit Pajot, survenus chez le nouveau-né, et même la mort, nous ont toujours paru plutôt attribuables aux manœuvres opératoires qu'à l'usage du chloroforme. Nous n'avons jamais observé, non plus, ce sommeil profond du nouveau-né dont le Dr Scanzoni et quelques autres ont cité des exemples. Mais nous avons vu plusieurs fois des enfants que des excitations vives parvenaient à peine à réveiller et dont l'allaitement pour ce motif était des plus difficiles pendant les premiers jours, bien qu'ils eussent été expulsés naturellement et sans chloroforme, à la suite d'un travail prolongé. »

Porak et Pinard ont publié des observations où l'enfant aurait subi l'action anesthésiante du chloroforme. Dans deux cas, où la mère avait été maintenue pendant de longues heures dans l'anesthésie presque complète, Budin a cru voir que l'enfant était resté somnolent pendant quelque temps. Mais ce sont là des exceptions sans gravité et incapables en tout cas d'inspirer la crainte du chloroforme pendant le travail.

De tout ce qui précède il résulte que, chez une femme en travail, le chloroforme peut être donné sans danger (toutes réserves faites pour les contre-indications) à dose chirurgicale, et qu'en outre, à dose obstétricale, c'est-à-dire assez faible pour qu'en général l'intelligence et la motilité ne soient pas troublées, il est susceptible de supprimer ou tout au moins d'atténuer considérablement les douleurs de la parturition, sans nuire à la marche régulière de l'accouchement.

Indications. — Quand on doit pratiquer une opération, l'analgésie peut suffire, pour une application simple du forceps, par exemple ; en général il vaut mieux donner le chloroforme à dose chirurgicale, amener la disparition de la motilité et arriver jusqu'à la contraction et l'immobilité de la pupille.

Mais, dans l'accouchement normal, c'est à l'anesthésie obstétricale, à l'analgésie simple qu'il convient d'avoir recours.

Faut-il donner le chloroforme à toute femme en travail ? Certainement non. L'accouchement est quelquefois si rapide et si peu douloureux qu'on n'a pas à proposer l'anesthésie.

D'autre part, un certain nombre de parturientes redoutent vivement les inhalations de chloroforme : s'il n'y a pas nécessité absolue imposée par une opération longue ou difficile, ici encore on doit s'abstenir. Mais toutes les fois que le travail se prolonge et s'accompagne de douleurs pénibles, on peut pratiquer l'analgésie.

A quelle période du travail doit-on commencer à administrer le chloroforme ? Cela varie suivant les cas. Parfois, c'est seulement pendant la période d'expulsion qu'il est réclamé ; plus souvent, c'est à la fin de la période de dilatation qu'on doit y avoir recours; quelquefois, cependant, mais exceptionnellement, c'est après l'effacement, au début de la période de dilatation : les douleurs sont très violentes et continues, l'agitation est extrême; sous l'action du chloroforme, la parturiente se calme; le travail se régularise, avance, et l'accouchement se termine sans encombre (Budin).

Mode d'administration. — Nous n'avons pas à décrire le manuel opératoire de la chloroformisation, quand on veut obtenir l'anesthésie complète pour une opération : il est identique à ce qu'on fait en chirurgie.

Le mode d'administration du chloroforme à dose analgésique est des plus simples : un mouchoir plié en plusieurs doubles, ou un appareil quelconque peut généralement servir à donner l'anesthésique ; on fait respirer le chloroforme tout à fait au début de la douleur, et on cesse quand elle a disparu. Au bout de peu de temps, il suffit de surveiller le retour de la contraction et de donner alors l'anesthésique pour que la douleur n'apparaisse pas; du reste, la parturiente demande bientôt elle-même le chloroforme et attire le mouchoir dès que la contraction survient; elle l'éloigne, au contraire, aussitôt qu'elle est passée.

« Je me sers depuis longtemps, dit Budin, d'un petit appareil que j'ai fait construire. Il se compose de deux armatures métalliques exactement semblables comme forme, elles sont ovalaires et superposées, la supérieure est articulée avec l'inférieure et mobile sur elle. On fixe entre les deux armatures un morceau de flanelle qui se trouve soulevé vers son milieu par un arc de cercle en métal placé perpendiculairement à l'armature inférieure à laquelle il adhère. On obtient ainsi une sorte de masque très léger qui est facilement manié et qui ne cache que le nez et la bouche; on a de plus l'avantage de pouvoir changer la flanelle chaque fois qu'on en a fait usage. »

A la fin de la période d'expulsion, quand la tête est à la vulve et que la femme commence à faire de violents efforts, il est bon d'augmenter la dose de chloroforme ; la sortie du fœtus n'est alors nullement douloureuse (Budin).

ARTICLE II

ÉTHER

L'éther fut employé comme anesthésique avant le chloroforme. C'est à l'éther que Simpson eut d'abord recours, en février 1847, dans la pratique des accouchements, et ce n'est qu'au mois de septembre de la même année qu'il employa les inhalations de chloroforme chez les parturientes. Après avoir joui de la plus grande faveur, l'éther céda bientôt la place au chloroforme; pourtant, dans certaines villes, à Boston, à Naples, à Lyon par exemple, on est toujours resté fidèle au premier anesthésique. « A Lyon, le chloroforme est donné dans les interventions obstétricales. Pour ces dernières, il est fort probable que c'est en vertu d'une vieille coutume qu'on donne le chloroforme aux parturientes. Simpson l'a mis en honneur en Angleterre où, depuis l'exemple de la reine Victoria, les femmes réclament le chloroforme *à la reine*. En France, au début de l'anesthésie, Dubois essaya l'éther; ses malades moururent de fièvre puerpérale et, dit Campbell, bien que Dubois fût convaincu d'une coïncidence, il ne voulut pas faire de nouveaux essais. Ceux-ci, repris par Stoltz, etc., mais avec le chloroforme, furent satisfaisants, et, depuis, l'éther fut abandonné. » (Deydier.) Aujourd'hui, on a tendance à revenir à cet anesthésique; presque tous les chirurgiens sont d'accord pour reconnaître qu'il est moins dangereux que le chloroforme.

En obstétrique, on peut employer l'éther pour produire soit l'analgésie simple, soit l'anesthésie complète.

Comme analgésique, l'éther n'a pas d'influence fâcheuse sur les différentes périodes du travail, sur la délivrance, ni sur les suites de couches, ni sur la santé du nouveau-né (Boukoïemsky) ; peut-être provoque-t-il une légère diminution de la sécrétion lactée. Il ne présente pas, à la vérité, de grands avantages sur le chloroforme à la reine qui est, nous l'avons vu, généralement bien supporté par les femmes en travail.

L'éther cependant est sans doute appelé à rendre des services dans les cas où le chloroforme est particulièrement dangereux, par suite de certains états pathologiques qui le contre-indiquent.

C'est surtout lorsqu'on a besoin d'une anesthésie complète, comme les cas d'intervention, que la question devient intéressante. On sait combien les syncopes sont à craindre, chez les femmes qui viennent de perdre une grande quantité de sang : le chloroforme exagère ces tendances syncopales, et cependant si une opération est nécessaire, comme par exemple la version dans le cas d'insertion vicieuse du placenta, la douleur causée par les manœuvres est capable de faire perdre connaissance à la parturiente, et de menacer immédiatement sa vie. L'anesthésie est donc très utile ; mais le chloroforme peut être néfaste, et Maygrier a signalé récemment des cas de mort subite dans des faits de ce genre. L'éther, par contre, est un tonique du cœur ; il relève la tension vasculaire, et tend à congestionner les centres nerveux, loin de les anémier. Il a donc été proposé et employé avec succès chez des femmes profondément anémiées au cours du travail (Demelin, Auvard). Il conviendrait à toutes les circonstances qui, de même que le placenta prævia, sont l'occasion d'hémorrhagies graves, externes ou internes, pendant la grossesse ou l'accouchement, telles que l'avortement, la rupture d'un sac de grossesse extra-utérine, la déchirure de l'utérus, le décollement du placenta normalement inséré, etc.

Les maladies du cœur à tendances syncopales et sans complications pulmonaires, surtout si elles s'accompagnent de myocardite, devraient aussi faire proposer l'emploi de l'éther pendant l'accouchement pour obtenir d'abord l'analgésie simple, puis au besoin l'anesthésie complète.

L'éther est donc utile là où le chloroforme peut devenir dangereux. Mais il a lui aussi des contre-indications : ce sont les néphrites, l'éclampsie, les affections pulmonaires et le goitre, compliquant la grossesse ou l'accouchement.

Il est encore un reproche qu'on a fait à l'emploi de l'éther en général, c'est la facilité avec laquelle ses vapeurs s'enflamment. Or, les accouchements se font souvent la nuit, et les flammes éclairantes au voisinage de l'anesthésique volatil inspirent des craintes sérieuses. Pour Chaput, Angelesco et Lenoble « c'est très exagéré : pourvu que la pièce où l'on opère soit vaste, il n'y a rien à craindre d'une cheminée. On peut approcher une lampe, à la condition qu'elle soit plus élevée que l'appareil qui sert à administrer l'anesthésique, car les vapeurs d'éther étant très lourdes tombent à terre. Avec le masque de Wanscher, il n'y a pas d'émanation de vapeurs d'éther, et pas le moindre danger d'incendie ».

Michaux, « pour éviter le danger de brûlure, fait toujours, à l'exemple de MM. Julliard et Reverdin, recouvrir le masque d'une serviette mouillée ».

En résumé, l'éther, avec des inconvénients et des contre-indications, peut être considéré comme un utile succédané du chloroforme, qu'il n'est sans doute pas destiné à supplanter, mais qu'il est susceptible de remplacer avantageusement surtout chez les parturientes profondément anémiées et chez certaines cardiaques.

ARTICLE III

AUTRES AGENTS ANESTHÉSIQUES

Pour atténuer les douleurs de l'accouchement, on a préconisé les inhalations de bromure d'éthyle, d'amylène et de protoxyde d'azote. Le premier seul de ces médicaments présente réellement quelque intérêt pratique.

On a encore employé comme analgésiques : le *chloral* administré de préférence par la voie gastro-intestinale, soit en potion, soit en lavements ;

L'*opium* et ses dérivés ; mais ce médicament aurait pour la plupart des auteurs la propriété d'arrêter le travail en paralysant en quelque sorte la fibre utérine ;

L'*antipyrine*, qui a l'avantage de calmer la douleur sans arrêter les contractions de la matrice ; ce médicament est administré en potion ou en lavements, ou, mieux encore, en injections sous-cutanées, chaque seringue de Pravaz contenant de 0,25 centigrammes à 1 gramme d'antipyrine, et les doses pouvant être renouvelées suivant l'intensité des douleurs. C'est surtout pendant la période de dilatation que l'antipyrine est précieuse ;

La *cocaïne* en pommade ou en solution à 4 ou 5 p. 100, portée dans le vagin à l'aide d'un tampon pour badigeonner le col en voie de dilatation, ou pour insensibiliser le plancher périnéal ; le tampon est laissé en place et renouvelé selon les besoins contre les douleurs conquassantes ; la manière la plus sûre est d'introduire le tampon imbibé cinq ou dix minutes avant la sortie de la tête. On peut encore injecter, dans chaque grande lèvre, près de la fourchette, une seringue de Pravaz d'une solution de cocaïne à 1 pour 100.

On a aussi combiné l'action de plusieurs anesthésiques en employant ou un mélange de chloroforme et d'éther, ou l'éther comme analgésique suivi du chloroforme pour produire l'anesthésie complète, ou le bromure d'éthyle en premier lieu et le chloroforme ensuite. On a associé le chloroforme et le chloral, le chloroforme et la morphine; le chloroforme, la morphine et l'atropine; le chloroforme, le chloral et la cocaïne; le chloroforme, la morphine et la spartéine, etc. On obtient ainsi des succès dans un certain nombre de cas.

Enfin, on a essayé l'hypnotisme, mais ce dernier moyen offre peu d'avantages et beaucoup d'inconvénients.

CHAPITRE II

MÉDICAMENTS QUI AGISSENT SUR LA CONTRACTION UTÉRINE

Bibliographie chronologique. — CAZEAUX. Traité d'accouchements, 8e édition, 1870, p. 927.— TARNIER. Bull. de l'Acad. de Médec., 1872, p. 1136 et 1215.— HERRGOTT. Des injections sous-cutanées d'ergotine. Revue méd. de l'Est, t. XI, 1879, p. 385. — AUVARD. Du Viburnum prunifolium en obstétrique. Gaz. hebdomadaire, 26 avril 1887, p. 547. — CORDES. Action de la quinine comme utéro-moteur. Ann. de Gyn., t. XXIX, p. 265, 1888. —S. RÉMY. Le succinate d'ammoniaque dans les contractions spasmodiques. Arch. de Toc., février 1895. — DUFF. Strychnine contre la faiblesse des contractions utérines. Journal d'acc. de Liège, 15 sept. 1895, p. 433. — SCHWAB. Sulfate de quinine comme agent accélérateur du travail de l'accouchement. Médecine moderne, 9 janvier 1897, p. 17. — MORE MADDEN. A plea for the large use of ergot in obstetrics. The Lancet, 29 nov. 1897, p. 1463.

Nomenclature alphabétique des auteurs.

AUVARD, 1887. CAZEAUX, 1870. CORDES, 1888. DUFF, 1895. HERRGOTT, 1879. MORE MADDEN, 1897. RÉMY, 1895. SCHWAB, 1897. TARNIER, 1872.

Certains médicaments ont pour effet d'exagérer la contractilité de la matrice, ce sont les *ecboliques* ou *ocytociques;* d'autres, au contraire, arrêtent ou paralysent l'action du muscle utérin.

ARTICLE PREMIER

ECBOLIQUES OU OCYTOCIQUES

Le plus connu des ocytociques est l'*ergot de seigle*. Il a pour propriété de faire contracter les fibres musculaires lisses, et l'utérus en particulier; il réveille ou ranime les contractions de l'organe, mais en agissant d'une facon particulière. Ces contractions, en effet, deviennent permanentes sous l'influence du médicament au lieu de rester intermittentes et séparées par des intervalles de repos pendant lesquels la matrice se relâche, comme à l'état physiologique et normal.

Cette permanence de la contraction utérine constitue justement le danger de l'ergot ; les fibres utérines excitées par l'ocytocique se resserrent sur les vaisseaux qu'elles entourent : de là une gêne durable de la circulation fœto-placentaire et des risques sérieux d'asphyxie pour le produit de conception.

La fréquence des accidents souvent mortels survenus chez le fœtus sous l'influence de l'ergot a fait de nos jours rejeter complètement ce médicament pendant la période d'expulsion comme pendant la dilatation du col. La contracture et la rigidité spasmodique de l'orifice utérin, justement redoutées avant la naissance de l'enfant, peuvent encore se produire pendant la délivrance et amener la rétention parfois très grave de l'arrière-faix, si bien qu'aujourd'hui presque tous les accoucheurs suivent le précepte formulé par Pajot, de ne jamais administrer des préparations d'ergot tant qu'il reste quoi que ce soit dans la cavité utérine.

La seule indication de l'ergot vient donc des hémorrhagies qui se produisent parfois ou qui réapparaissent après l'expulsion et l'extraction de l'arrière-faix. Encore est-il que si des caillots sont emprisonnés dans la matrice derrière un orifice contracturé par l'ergot, ils peuvent s'altérer, se putréfier et donner lieu à des phénomènes septiques divers (lochiométrie, métrite puerpérale, phlegmatia alba dolens, etc.).

Pendant les suites de couches on a encore prescrit l'ergot pour accélérer la rétraction utérine, mais l'utilité de cette médication même a été niée.

Certains auteurs tendent cependant à revenir à l'usage de l'ergot de seigle. On a isolé trois alcaloïdes différents, l'ergotine, la sphacéline et la cornutine dont l'action simultanée détermine la tétanisation si nuisible de l'utérus ; la cornutine, employée seule, activerait les contractions sans les faire dégénérer en contractures.

En 1897, More Madden a cité une statistique de 150 accouchements pratiqués en ville ou à l'hôpital, et dans lesquels l'ergot fut employé. Quoi qu'il en soit, l'utilité de l'ergot est discutable et ses dangers sont suffisants pour qu'on en restreigne l'emploi aux cas où l'utérus ne contient plus rien dans sa cavité.

On administre par la bouche l'ergot de seigle fraîchement pulvérisé, à la dose de 1 gramme dans un peu d'eau, dose qu'on renouvelle après cinq ou dix minutes ; on pourrait donner encore un troisième gramme après une demi-heure. La dose de 4 grammes en plusieurs prises est un maximum qu'on ne doit pas dépasser.

Le seigle ergoté, administré par la bouche, n'est absorbé que lentement par l'estomac ; son action se fait donc attendre. De plus, il détermine quelquefois l'apparition de vomissements et il est rejeté ; c'est pourquoi on lui préfère, en général, des substances qui peuvent être introduites directement dans le tissu cellulaire.

L'ergotine d'Yvon, ou extrait aqueux, se donne en injections sous-cutanées, à la dose d'un gramme qu'on peut renouveler. On peut aussi en administrer 1 ou 2 grammes, soit par la bouche, soit en lavements.

L'ergotinine de Tanret, ou alcaloïde de l'ergot, est en général très active ; on l'emploie par la bouche, ou en injections sous-cutanées à la dose de 5 à 6 gouttes, en une fois, et, s'il est nécessaire, de 10 à 15 gouttes en plusieurs fois.

Le *sulfate de quinine* est considéré comme doué d'un réel pouvoir ecbolique, à la condition toutefois que le travail de l'accouchement ou de l'avortement ait déjà commencé soit spontanément, soit sous d'autres influences. Ses propriétés seraient donc comparables sous ce rapport à celles des injections d'eau chaude, ou même à celles de l'ergot de seigle. Le sulfate de quinine se distinguerait de celui-ci en ce qu'il détermine des contractions intermittentes analogues aux contractions physiologiques.

Un certain nombre d'accoucheurs, tels que Cordes, Schwab, etc., le recommandent soit pour lutter contre l'inertie primitive ou secondaire pendant la période de dilatation ou d'expulsion, soit pour combattre l'atonie utérine au moment de la délivrance, soit encore pour hâter la sortie d'un placenta abortif jusqu'alors retenu.

Dans ces conditions, on administre le médicament à la dose de 1 gramme en 2 cachets de 0,50 centigrammes pris à dix minutes d'intervalle; quelquefois un seul cachet de 0,50 centigrammes peut suffire à réveiller les contractions (Schwab).

Le sulfate de quinine donné de la sorte est une substance inoffensive pour la mère et pour l'enfant. Il a pourtant semblé susceptible de déterminer, pendant la période de délivrance et un peu après, une légère tendance à l'hémorrhagie utérine (Schwab).

Le *salicylate de soude* et l'*acide salicylique* ont été considérés comme ocytociques et même comme abortifs. De là le précepte, donné par certains médecins, de ne jamais prescrire ni les composés salicylés, ni le sulfate de quinine pendant la grossesse; ces craintes sont peut-être exagérées, surtout pour les doses faibles.

On a encore conseillé, pour activer les contractions utérines pendant le travail, le *sucre*, le *lactose*, le *cannabis indica*, la *pulsatille*, l'*uva ursi*, la *cannelle*, le *borax*, etc.

Les Américains ont recours à la *strychnine* comme moyen prophylactique contre l'inertie utérine, surtout chez les multipares, qui ont eu des accouchements antérieurs particulièrement longs ou des hémorrhagies de la délivrance.

Duff ordonne un milligramme de cet alcaloïde, trois fois par jour, dès la sixième ou huitième semaine du début présumé de la grossesse. Huit jours avant l'accouchement il augmente cette dose de un milligramme et quart ou un milligramme et demi *pro die*.

ARTICLE II

MÉDICAMENTS QUI AFFAIBLISSENT LES CONTRACTIONS UTÉRINES

L'*opium* et ses dérivés est presque universellement reconnu capable d'arrêter les contractions de l'utérus, et de là son usage si répandu contre les menaces d'avortement ou d'accouchement prématuré. Cependant, pour certains auteurs, les injections sous-cutanées de morphine à dose faible (12 gouttes d'une solution à 1 p. 100), augmenteraient la force des contractions utérines chez les parturientes dont la période d'expulsion est lente à se terminer. Dans ces cas, la morphine agirait en exagérant l'excitabilité des muscles striés et le tonus des fibres lisses. De fait, il est très connu qu'une piqûre de morphine faite à propos, chez une femme dont le travail est particulièrement fatigant par sa longue durée et le caractère énervant des douleurs, produit un excellent effet.

En somme, à doses suffisamment fortes, l'opium, le laudanum et la morphine calment les contractions utérines, qu'ils régularisent et excitent, au contraire, à doses faibles.

La *belladone* serait bien plutôt un stupéfiant de la fibre utérine.

Quelques accoucheurs américains et Auvard en France, recommandent le *Viburnum prunifolium* comme calmant de la contraction utérine. Ils utilisent surtout ce médicament contre les menaces d'avortement ou d'accouchement prématuré et contre les tranchées des suites de couches. On prescrit la teinture de viburnum à parties égales à la dose de soixante gouttes comme maximum par 24 heures, en prises de 10 toutes les heures, soit par la bouche, soit par le rectum.

Les anesthésiques, tels que le *chloroforme*, ont une action suspensive sur l'élément spasme qui altère parfois les contractions de la matrice en travail.

Contre les contractions spasmodiques également, Rémy a récemment conseillé l'emploi du *succinate d'ammoniaque*, médicament autrefois vanté par Stoltz. On prescrit 1 gramme de succinate d'ammoniaque en solution dans une potion de 140 grammes administrée par cuillerées à bouche de quart d'heure en quart d'heure jusqu'à sédation du spasme.

P. B. — L. DEMELIN.

DOUZIÈME SECTION

DES OPÉRATIONS OBSTÉTRICALES

CHAPITRE PREMIER

DU FORCEPS

Bibliographie chronologique. — RUEFF. De conceptu et generatione hominis. 1554. — PETER CHAMBERLEN. 1630 ou 1647, in Aveling et Budin, voir ci-dessous.— HUGH CHAMBERLEN. 1670. In Mauriceau. — MAURICEAU. De l'accouchement naturel, 4e édition. 1694. — PALFYN. Paris, Acad. des Sc., 1722. — DUSÉE. 1733, in Mulder, p. 22. V. ci-dessous. — A. BUTTER. Medical Essays and Observations, vol. III, art. XX, 1733, et in Mulder, p. 22. V. ci-dessous. — GIFFARD. Cases in Midwifery written by the late M. William Giffard, Surgeon and manwife revis'd and publis'd by Edward Hody. London, 1734. — FREKE. 1734. In Mulder, p. 24. V. ci-dessous. — MESNARD. Rouen, 1741 et in Mulder, p. 29. — LEVRET. L'art des accouchements, Paris, 1747 et 1766. — RATHLAW II. Amsterdam, 1748, et in Mulder, p. 36. — SMELLIE. Traité de la pratique des accouchements, traduction de Préville, Paris, 1751 et 1765. — B. PUGH. 1754, in Mulder, p. 54. V. ci-dessous; et Treatise of Midwifery, London, 1754. — SOLAYRÈS DE RENHAC. 1769, in Baudelocque. V. ci-dessous. — JOHNSON (S.-W.). 1769, in Mulder, p. 59. — J.-L. PETIT. 1774. Traité des maladies chirurgicales et des opérations qui leur conviennent, ouvrage posthume de J.-L. Petit, par LESNÉ. Paris, 1774. — LEAKE. Lecture introduction to the theory and practice of midwifery. London 1774. — VAN DE LAAR. La Haye, 1777, et in Mulder, p. 71. — BAUDELOCQUE. L'art des accouchements, 1781 et 1789. — SLEURS. Utrecht, 1783, et in Mulder, p. 78. — EVANS. Smellies midwifery, 1784, et in Mulder, p. 83. — YOUNG. Smellies midwifery. 1784, et in Mulder, p. 82. — COUTOULY. Académie de Chirurgie, Paris, 1788. — JOHANN MULDER. Historia litteraria et critica forcipum et victium obstetriciorum, Leyden, 1794. — OSIANDER. Neue Denkwürdigkeiten für die Heilkunde und Geburtskunde, vol. I, 1797. — J. SCHLEGEL. Traduction allemande du livre de Mulder. V. ci-dessus, Leipzig, 1798. — VON ECKARDT. In Top, Dissertatio sistens forcipis nuperrime inventæ descriptionem, Iena, 1800. — THENANCE (J.-S.). Nouveau forceps non croisé, ou forceps du célèbre Levret, perfectionné en 1781, avec la manière de s'en servir, Lyon, an X, 1801. — BRÜNNINGHAUSEN. Ueber eine neue Geburtzange, Würzburg, 1802. — SIEBOLD. Siebold's Lucina, vol. I, cah. 2, 1802. — DELPECH. 1806. In Baumes. Annales de Médecine pratique et Mémorial des hôpitaux du Midi et de la Clinique de Montpellier, novembre 1829. — LAUVERJAT. 1807. In Stein's Annalen et in Kymmel, p. 31. V. ci-dessous. — ASSALINI. Nuovi stromenti d'ostetr. Milan, 1811. — UHTHOFF. Cephaloductor oder Versuch eines neuen Entbindungs-Instruments. Hanover, 1812. — FLAMANT. Mémoire pratique sur le Forceps, Strasbourg, in-8°, 1816 et 1820. In thèse de Rist (voir ci-dessous) et Dictionnaire des Sciences méd., XVI. — BRULATOUR. Un nouveau forceps,

Bordeaux, 1817. — HAMILTON. 1817, in Kymmel, p. 87. — RIST. Essai historique et critique sur le forceps. Thèse de Strasbourg, 1818. — Mme LACHAPELLE. La pratique des accouchements, Paris, 1821. — HAIGHTON. 1824, in Kymmel, p. 97. — MAYGRIER. Nouvelles démonstrations d'accouchements, 19e livraison, Paris, 1827. — NÆGELE. 1828. In Conquest Grundriss Geburtshülfe. Heidelberg et Leipzig, 1834, et Zur Methodologie der Geburtslehre. Heidelberg, 1847. — KILIAN. 1829 et 1840. Traité d'acc., et Armamentarium Lucinæ novum, Bonn, 1856. — HATIN, 1832. Cours complémentaire d'accouchements, Paris, 1857, et Application du forceps avec introduction d'une seule main. Acad. de Méd., 1857. — CAMPBELL. Introduction to the study and practice of Midwifery, 1833. — DUGÈS. Sur un nouveau forceps à cuillers tournantes. Revue médicale, juillet 1833. — BLUNDELL. In the principles and practice of obstet. as at present taught, by th. Castle, Londres, 1834. — ERPENBECK. Neue Zeitschrift für Geburtskunde, Berlin, 1834. — BERNARD (d'Apt). Lettres relativement au forceps assemblé. Acad. de Sc. et Gaz. méd. de Paris, 1836. — D. DAVIS. Element operative Midwifery, London, 1837. — KYMMEL. Historia litteraria et critica forcipum obstetriciarum ab anno 1794 ad nostra usque tempora (1838) Groningue, 1838. — STOLTZ. 1839. In thèse de Sonntag (voir ci-dessous). — CHAILLY HONORÉ. 1842-1850. Application du forceps au-dessus du détroit supérieur. De l'application du forceps dans les présentations de la face en mentopostérieure, Revue médicale de Paris, 1843. — CAZEAUX. De l'emploi du forceps, Revue méd., t. II, p. 512. 1843. — TARSITANI. Nouveau forceps destiné à éviter le décroisement des branches. Acad. de méd., Paris, 1844. — HERMANN. Ueber eine neue Geburtszange. Berne, 1844. — JACQUEMIER. Manuel d'accouchements. 1846, II, p. 371. — BAUMERS. Mémoire sur les avantages d'un forceps courbé sur le plat. Lyon. Gaz. méd. et Bulletin de thérapeutique. 1849. — SONNTAG. Histoire et critique des modifications du forceps de 1817 à 1850. Description du forceps de M. le professeur Stoltz. Thèse de Strasbourg, 1853. — MATTEI. Essai sur l'accouchement physiologique, 1853 et 1855. — J. SIMPSON. Obstetric. Memoirs and Contributions. Edinburgh, 1855. — PETREQUIN. Anatomie topographique médico-chirurgicale, 1857. — VALETTE. Lyon. In Bulletin de l'Acad. de Méd., 14 juillet et Association médicale, p. 347, 1857. — L.-J. HUBERT (de Louvain). Note sur l'équilibre du forceps et du levier. Bruxelles, 1860. — PAJOT. De l'abus du forceps dans les accouchements laborieux, in Gaz. des Hôpitaux, n° 3, 1861. — Lettre sur la force mécanique dans les accouchements. Ann. de Gyn., 1875. — Lettres sur le forceps à aiguille. Ann. de Gyn., 1877. — CHASSAGNY. 1861-1890. Fonctions du forceps. Méthode des tractions soutenues, 1871. — JOULIN. Note sur l'aide-forceps. Acad. de Méd., 1862, et Emploi de la force en obstétrique. Arch. gén. de Médecine, 1867. — TALICHET. Considérations nouvelles sur l'engagement et la descente de la tête. Application du forceps à tractions soutenues et à pression progressive. Th. de Montpellier, 1863. — DEPAUL. Bulletin de l'Académie de Médecine, t. XXIX, 1864. — BOUCHACOURT. 1864. De l'action et des avantages du forceps étudiés au point de vue du mécanisme de l'accouchement laborieux. Congrès méd. de France. 2e session, Lyon et Paris, 1865, in-8. — DELORE. Essai de mécanique obstétricale et Gaz. hebdomadaire, 2e série, p. 2. 1865-1867. — TARNIER. Texte de l'atlas complémentaire de tous les traités d'acc. de Lenoir, Sée et Tarnier. 1865. — Article Forceps du dictionnaire de Jaccoud. 1871. — Pli cacheté à l'Académie. 1875. — Mémoire sur le forceps. 1877. — Forceps sur le siège. Mercredi médical, 29 janvier. 1890. — R. BARNES. Opérations obstétricales. 1866. — TRÉLAT. Forceps élastique. 1866. — LAZAREWICH. Soc. obst. de Londres. 1866. — BAILLY. Emploi de la force dans les accouchements. Thèse de concours, 1866. — VILLENEUVE. De l'emploi du forceps dans les positions occipito-postérieures. Gaz. méd. de Paris, n° 1. 1868. — CAROF. Bulletin de l'Académie Royale de Médecine de Belgique, p. 1216, 1869, et in Wasseige. V. ci-dessous. — AVELING. On the advantages to be derived from curving the handles of midwifery forceps. British med. Journ., 12 novembre 1870; et The Chamberlens, 1 vol., 1882. — MORALÈS. Journal de Méd. de Bruxelles, 1871. — PUTÉGNAT. Quelques faits d'obstétricie, p. 125. Paris-Bruxelles, 1871. — HAMON. Du rétroceps. 1873. — GRYNFELTT. Emploi du forceps sur la tête dernière. Ann. de Gynéc., 1874-1875. — GUÉNIOT. Sur l'emploi de la force mécanique dans les accouchements. Ann. de Gynécol. 1875. — PROS. Réflexions sur la méthode des tractions mécaniques dans les accouchements difficiles. Bull. de Thérap. 1875. — LAROYENNE. Lyon médical. 1875. — BUDIN. De la tête fœtale. Thèse de doctorat, 1876. — L'inventeur du forceps à double courbure. Le Progrès médical, 1876, p. 779, et Obst. et Gyn., p. 651, 1886. — Les Chamberlens Obst. et Gynéc., p. 659, 1886. — Th. d'agrég. Des lésions traumatiques chez la femme pendant l'accouchement, 1878. — Compression cérébrale, in

Obstétrique et Gynécologie, p. 207, 1886. — Application de forceps sur la tête au périnée ; Extraction de la tête dernière ; Leçons de clinique obst., p. 49, 1889. — Application de forceps au détroit supérieur ; Leçon faite à la Charité, le 15 décembre 1892, Prog. méd., mars 1894, p. 201 et 219, et Femmes en couches et nouveau-nés, p. 406, 1892. — Recherches expérimentales à propos du mensurateur-levier-préhenseur. Soc. Obst. de France, 9 avril 1896, p. 26. — Applications de forceps au détroit supérieur, 1898. — HUBERT, de Louvain (fils), 1876 et étude mécanique sur le forceps. Soc. belge d'obst. et de gyn., 1890. — DURET. Notes et études sur la physiologie pathologique des traumatismes cérébraux. Soc. de Biologie, 1877, et Thèse de Paris, 1878. — RIBEMONT-DESSAIGNES. Anatomie topographique du fœtus. Th. de doct., Paris, 1878. — CHAMPETIER DE RIBES. Extraction de la tête dernière à travers le détroit supérieur rétréci du bassin. Thèse de doctorat, Paris, 1879. — PINARD. Article Forceps du dict. de Dechambre, 1879. — CHÉREAU. Article Historique du forceps du dict. de Dechambre, 1879. — A.-R. SIMPSON. Edinburgh med. J., 1880. — LUSK. Amer. j. of Obst., 1880, et Science and art of obstetrics. New-York, 1882. — CREDE. Die Anwendung der Zange bei nachfolgenden Kopfe. Arch. f. Gyn., 1881. — LABAT. Recherches clin. et expérim. sur la tête du fœtus au point de vue obstétr., Th. de doct., Paris, 1881. — SÆNGER. Arch. f. Gyn., XVIII, 1881. — WASSEIGE. Des opérations obstétricales. Paris-Liège, 1881. — OLIVIER. Conduite à tenir dans la présentation du siège décomplété mode des fesses, Th. de doct., Paris, 1881. — POULLET. Modes d'action du forceps. Thèse d'agrégation, 1883, et Forceps à branches parallèles, 1885. — MC CLINTOCK. Soc. obst. de Dublin, 1884. — SCHRÖDER. Lehrbuch des Geburtshülfe, 1884. — THASSERD-HASTE. Mode d'action du forceps, Thèse de doct., Lyon, 1884. — LOVIOT. Des applications de forceps dans les variétés postérieures du sommet et de la face. Annales de Gynécologie, 1884, et Nouveau forceps : de l'utilité de deux forceps, un pour les positions gauches, un pour les droites. Soc. obst. de France, 1899, p. 317. — R. et F. BARNES. Obstetric Med. and Surg., Londres, 1885. — FREUND. Gynecol. Klinik, 1885. — LOMER. Hambourg 1885, et Forceps sur la tête dernière. Zeitschrift f. Geb., XII, p. 111. — LITZMANN. Bemerkungen über die Extraction des Kopfes nach geborenen Rumpfe. Arch. f. Gyn., XXVIII, 1886, et Die Mauriceau-Levret'sche Handgriff. Arch. f. Gyn., XXXI, 1887. — MÜNCHMEYER. Arch. f. Gyn., XXXVI, 1, 1887. — PARVIN. Science and art of obstetrics. Edinburgh, 1887. — CROUZAT. Manœuvres et opérations à l'amphithéâtre, Paris, 1887, et Nouveau forceps, Soc. obstétricale de France, 1893 et Mémoires, 1894, p. 1. — AUVARD. Extraction de la tête fœtale, in Travaux d'Obst., 1888, t. III, p. 1. — WAYNBAUM. Applications de forceps sur la tête dernière. Th. doct. Paris, 1888. — LEPAGE. Applications de forceps au détroit supérieur. Thèse de Paris, 1888. — CHARLES. Cours d'accouchement, 1888 ; Nouvelle édition, 1892. Journal d'accouchements. Liège, 1894. — SLOAN. Nouveau forceps, British Med. J., 2 fév., p. 132, 1889. — DE BECQ. Atrophie de la papille consécutive à une délivrance par le forceps. Acad. de méd. de Cincinnati, 8 avril, et France méd., 7 sept. 1889. — BERNARDY. Use and abuse of obstetrical forceps, Transactions of the American Association of obstetricians and gynecologist, septembre, 1890. — DEMELIN. Des applications de forceps sur le sommet dans l'excavation Journal des praticiens, 1890, p. 52, et 10 février, 1892. — Des applications de forceps sur la face, Journal des praticiens, 21 mai 1890. — Les opérations obstétricales, Guide pratique des sciences médicales, Paris, 1891, p. 1017 et 1892, p. 186. — De la main guide dans les applications de forceps. Journal des praticiens, 1er février 1896. — Les indications du forceps. Journal des praticiens, 18 mai 1892. — Nouveau forceps. Société obstétricale de France, 7 avril 1899, p. 321. — FARABEUF et VARNIER. Introduction à l'étude clinique et à la pratique des Acc., Paris, 1891. — FARABEUF. Dystocie du détroit supérieur. Levier-préhenseur, Annales de Gynécologie, mai et juin 1894. — PORAK. Dangers des applications de forceps antéro-postérieures, Société obstét. de Paris, 1892. — F.-J. HERRGOTT. Histoire de l'Obstétricie, t. III, p. 73. 1893. — RÉMY. Médecine opératoire obstétricale, Paris, 1893. — DARRAS. Etude statistique sur les applications de forceps chez les multipares. Thèse de Paris, 1894. — ROBILLIARD. Essai sur l'application du forceps au détroit supérieur, Lille, Thèse de doct., 1894. — SCHMID. Statistique. Arch. f. Gyn., XLVII, p. 32, 1894. — A. HERRGOTT. Quatre cas de traumatisme utérin causé par le forceps intempestivement appliqué. Société de méd. de Nancy, juin, 1895 — PÉNOYÉE. Applications de forceps antéro-postérieures sur le sommet arrêté au détroit supérieur rétréci. Revue clin. d'andrologie et de gynécologie, 1895. — WAHL. Arch. f. Gyn., t. L, p. 235, 1895. — BUÉ. Des applications de forceps au détroit supérieur, Presse médicale, 1895. — VALLOIS. Applications obliques du forceps au détroit supérieur. Nouveau Montpellier médical, 1896. — SCHWAB. Statistiques. L'Obstétrique, 15 mai 1896, p. 237. — COCQ. Des dangers qu'offre pour l'enfant l'application du forceps dans les bassins rétrécis. Journ. d'acc.

de Liège, mars 1896. — FOCHIER. Application du forceps dans les retrécissements du bassin, lorsque la tête se présente en position transversale, en attitude intermédiaire avec inclinaison sur l'épaule antérieure. Soc. obst. de France, 1897, p. 121. — SAILLET. Essai théorique sur la construction du forceps, Genève, 1897. — MAYGRIER et SCHWAB. Etude expérimentale sur le forceps de Crouzat. L'Obstétrique, 1898. — TISSIER. Paralysie faciale d'origine corticale. Soc. d'obst. de Paris, 1898. — P. BERTHOD. Un nouveau forceps à poignée. Soc. d'obst. de Paris, 16 nov. 1899, p. 326. — GAULARD. Opérations obstétricales, Cours de la Faculté de Lille, 1899. — PERRET. Forceps à branches parallèles. Société d'Obstétrique de Paris, p. 94, 1900.

Nomenclature alphabétique des auteurs.

ASSALINI, 1811.
AUVARD, 1888.
AVELING, 1870, 1882.
BAILLY, 1869.
R. BARNES, 1866.
R. et F. BARNES, 1885.
BAUDELOCQUE, 1781, 1789.
BAUMERS, 1849.
BERNARD, 1836.
BERNARDY, 1890.
BERTHOD, 1899.
BLUNDELL, 1834.
BOUCHACOURT, 1864.
BRULATOUR, 1817.
BRÜNNINGHAUSEN, 1802.
BUDIN, 1876, 1878, 1886, 1889, 1896, 1898.
BUÉ, 1895.
CAMPBELL, 1833.
CAROF, 1869.
CAZEAUX, 1843.
CHAILLY (HONORÉ), 1842.
PETER CHAMBERLEN, 1600.
HUGH CHAMBERLEN, 1670.
CHAMPETIER DE RIBES, 1879.
CHARLES, 1888, 1892, 1894.
CHASSAGNY, 1861-1890.
CHÉREAU, 1879.
COCQ, 1896.
COUTOULY, 1788.
CREDE, 1881.
CROUZAT, 1887, 1893, 1894.
DARRAS, 1894.
D. DAVIS, 1837.
DE BECK, 1889.
DELORE, 1865, 1867.
DELPECH, 1803.
DEMELIN, 1890, 1891, 1892, 1896, 1899.
DEPAUL, 1864.
DUGÈS, 1833.
DURET, 1877, 1878.
DUSÉE, 1733.
ERPENBECK, 1834.
EVANS, 1784.
FARABEUF, 1892, 1894.
FARABEUF et VARNIER, 1891.
FLAMANT, 1816, 1820.
FOCHIER, 1897.
FREKE, 1734.
FREUND, 1885.
GAULARD, 1899.
GIFFARD, 1734.
GRYNFELTT, 1874, 1875.
GUÉNIOT, 1875.
HAIGHTON, 1824.
HAMILTON, 1817.
HAMON, 1873.
HATIN, 1857.
HERMANN, 1844.
HERRGOTT (A.), 1895.
HERRGOTT (F.-J.), 1893.
HUBERT, de Louvain, 1860.
HUBERT fils, 1876, 1890.
JACQUEMIER, 1846.
JOHNSON (S. W.), 1769.
JOULIN, 1860, 1867.
KILIAN, 1829, 1840.
KYMMEL, 1838.
LABAT, 1881.
LACHAPELLE, 1821.
LAROYENNE, 1875.
LAUVERJAT, 1807.
LAZAREWITCH, 1866.
LEAKE, 1774.
LEPAGE, 1888.
LEVRET, 1747.
LITZMANN, 1886, 1887.
LOMER, 1885.
LOVIOT, 1884, 1899.
LUSK, 1880.
MC CLINTOCK, 1884.
MATTEI, 1853, 1855.
MAURICEAU, 1694.
J.-P. MAYGRIER, 1827.
C. MAYGRIER et SCHWAB, 1898.
MESNARD, 1741.
MORALÈS, 1871.
MULDER, 1794.
MÜNCHMEYER, 1889.
NÆGELE, 1828.
OLIVIER, 1881.
OSIANDER, 1797.
PAJOT, 1861, 1875, 1877.
PALFYN, 1722.
PARVIN, 1887.
PÉNOYÉE, 1895.
PERRET, 1900.
J.-L. PETIT, 1774.
PETREQUIN, 1857.
PINARD, 1879.
PORAK, 1892.
POULLET, 1883, 1885.
PROS, 1874.
PUGH, 1754.
PUTEGNAT, 1871.
RATHLAW II, 1748.
RÉMY, 1893.
RIBEMONT, 1878.
RIST, 1818.
ROBILLIARD, 1894.
RUEFF, 1554.
SÆNGER, 1881.
SAILLET, 1897.
SCHMID, 1894.
SCHRÖDER, 1884.
SCHWAB, 1896.
SCHWAB et MAYGRIER, 1898.
SIEBOLD, 1802.
J. SIMPSON, 1855.
SIMPSON (A.-R.), 1880.
SLEURS, 1783.
SLOAN, 1889.
SMELLIE, 1751.
SOLAYRÈS, 1769.
SONNTAG, 1853.
STOLTZ, 1839.
TALICHET, 1863.
TARNIER, 1865, 1871, 1875, 1877, 1890.
TARSITANI, 1843.
THASSERD-HASTE, 1884.
THENANCE, 1801.
TISSIER, 1898.
TOP, 1800.
TRÉLAT, 1866.
UHTHOFF, 1812.
VALETTE, 1857.
VALLOIS, 1896.
VAN DE LAAR, 1777.
VILLENEUVE, 1868.
VON ECKARDT, 1800.
WAHL, 1895.
WASSEIGE, 1881.
WAYNBAUM, 1888.
YOUNG, 1784.

ARTICLE PREMIER

DÉFINITION

Le forceps est une pince destinée à extraire l'enfant hors des voies génitales, en ménageant autant que possible l'intégrité des parties maternelles et fœtales ; il est constitué par deux branches qu'on introduit séparément et qu'on articule ensemble après les avoir mises en place.

ARTICLE II

HISTORIQUE

L'historique du forceps comprend trois étapes principales :

La première va de la date de l'invention à celle de la première modification importante due à Levret (de 1600 à 1747) :

La deuxième période va de Levret à Tarnier (de 1747 à 1877) ; elle est surtout consacrée à l'étude des perfectionnements qui concernent la *préhension* de la partie fœtale par l'instrument ;

La troisième période s'étend de 1877 jusqu'à nos jours ; elle est principalement marquée par les recherches destinées à diriger les efforts de *traction* dans le sens le plus favorable : c'est l'œuvre de Tarnier.

I. — L'idée d'extraire le fœtus par les voies naturelles à l'aide de pinces spéciales est fort ancienne, mais pendant très longtemps, pareille opération resta incompatible avec la survie de l'enfant, que l'on considérait comme inévitablement voué à la mort, quand on devait employer des instruments métalliques.

Rueff, en 1554, aurait imaginé un appareil permettant de faire naître un enfant vivant, mais le véritable inventeur du forceps a été Peter Chamberlen l'aîné, né vers 1560 et mort en 1631.

D'après Aveling et Budin, ce médecin était originaire de Paris et signait Chambrelan, nom véritablement français, mais prononcé Chamberlen en langue anglaise, si bien que l'orthographe en fut rapidement altérée.

L'instrument attribué à Peter Chamberlen, l'aîné, avait la forme d'une pince (forceps, en anglais, veut dire pince) dont les mors étaient courbés de manière à s'adapter à la tête fœtale. C'est cette *courbure céphalique* qui caractérise les mors ou *cuillers* du forceps primitif.

Mais le véritable trait de génie de Chamberlen fut de séparer complètement les deux branches de la pince pour pouvoir les introduire isolément dans les voies génitales et les articuler ensuite. C'est en cela que Chamberlen fut vraiment l'inventeur du forceps; car, ainsi qu'on l'a vu plus haut, l'idée d'extraire l'enfant avec des mors métalliques avait germé bien longtemps auparavant.

Les deux branches du forceps primitif comprenaient chacune trois parties: une extrémité céphalique ou *cuiller*, qui fut bientôt fenêtrée et dont la courbure sur le plat était destinée à s'appliquer sur la tête du fœtus; une extrémité manuelle, ou *manche*, sur laquelle on tirait; enfin une partie intermédiaire utilisée pour joindre ensemble les deux branches, c'était l'*articulation*.

A part la courbure céphalique, l'instrument était *droit*, c'est-à-dire que les cuillers se continuaient en ligne droite avec les manches (fig. 20).

Les Chamberlen ne livrèrent pas à la publicité l'invention paternelle; ils en

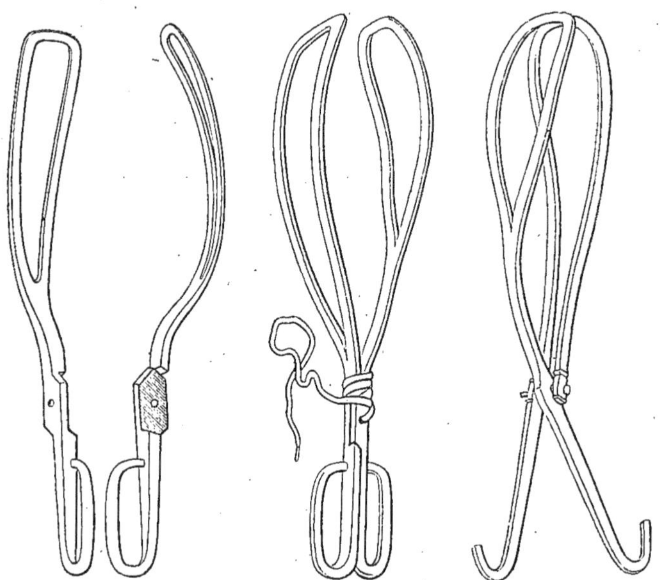

Fig. 20. — Forceps de Chamberlen.

usaient à l'abri des regards et, en 1670, Hugh Chamberlen senior, neveu de Peter, l'inventeur de l'instrument, vint à Paris dans l'intention de vendre son secret. La mésaventure qu'il eut avec une malade de Mauriceau, la grande autorité parisienne de ce temps, fut retentissante.

« Le 19 août 1670, dit Mauriceau, j'ai vu une petite femme de 38 ans, qui avait le passage tellement étroit et les os qui le fermaient si serrés et proches l'un de l'autre et l'os du croupion si recourbé en dedans, qu'il me fut impossible d'y introduire une main pour l'accoucher.

« Il survint aussitôt un médecin anglais, nommé Chamberlen, qui était alors à Paris et qui, de père en fils, faisait une profession ordinaire des accouchements en Angleterre, dans la ville de Londres, où il a acquis depuis ce temps-là le suprême degré de réputation. Il était venu à Paris dans l'espérance d'y faire fortune, faisant courir le bruit qu'il avait un secret tout particulier pour les accouchements de cette nature.

« Ce médecin, voyant cette femme et ayant appris que je n'avais pas trouvé aucune possibilité de l'accoucher, témoigna être étonné de ce que je n'en avais pas pu venir à bout, moi, qu'il disait et assurait être le plus habile homme de cette profession qui fût à Paris; nonobstant quoi, il promit d'abord de l'accoucher très assurément en moins d'un demi quart d'heure, quelque difficulté qu'il pût y trouver. Il se mit aussitôt en besogne et au lieu d'un demi quart d'heure, il travailla durant plus de trois heures entières sans discontinuer que pour reprendre haleine. Mais ayant épuisé inutilement toutes ses forces aussi bien que toute son industrie, et voyant que la pauvre femme était près d'expirer entre ses mains, il fut contraint d'y renoncer et d'avouer qu'il n'était pas possible d'en venir à bout. Cette pauvre femme mourut avec son enfant dans le ventre, vingt-quatre heures après les extrêmes violences qui lui avaient été faites. »

Cependant l'instrument de Chamberlen fut plus tard divulgué et, dit-on, vendu par moitié : de là le levier.

En 1720, Palfyn fit construire deux mains de fer (fig. 21), qu'on introduisait dans les voies génitales à la manière des branches du forceps : mais ces deux pièces restaient parallèles l'une à l'autre au lieu de se croiser ; leur jonction se faisait mal. En vain Heister essaya de remédier à cet inconvénient. L'instrument croisé primitif prévalut.

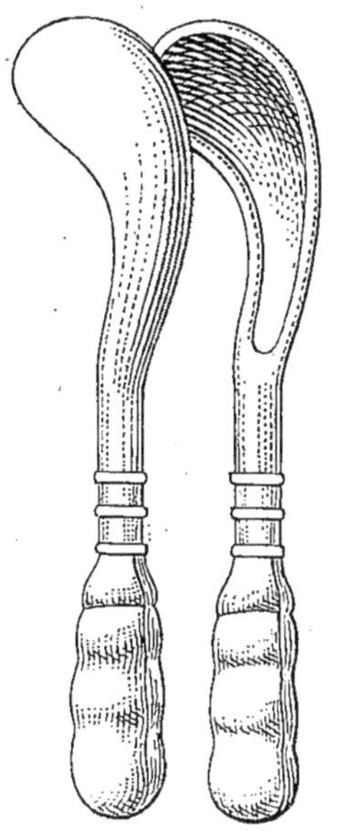

Fig. 21. — Mains de fer de Palfyn.

Les cuillers de Palfyn, d'Heister, étaient pleines; Mesnard les fit perforer et ce fut le premier forceps à branches parallèles muni de fenêtres.

Ces instruments primitifs furent bientôt corrigés ; plusieurs de ces modifications furent reprises plus tard, et nous les étudierons après l'importante transformation due à Levret. (Voir page 198.)

Ainsi, à ce moment, il existe déjà deux types distincts que l'on retrouvera à toutes les époques : un type à branches croisées et un type à branches parallèles.

Les instruments de Chamberlen et de Palfyn représentent dès l'origine ces deux formes qui, dans la période historique que nous étudions, ont pour caractère commun d'être des *forceps droits*, c'est-à-dire munis d'une seule courbure, la *courbure céphalique*.

Sans doute si la tête est à la vulve, avec un pareil instrument on la saisit correctement et on tire suivant l'axe du canal génital, représenté ici par l'axe du canal vulvo-vaginal (voir fig. 87, p. 244). Mais pour peu que la tête soit élevée au-dessus du plancher pelvien, et surtout si elle est au détroit supérieur, on la saisit mal et on tire dans une direction vicieuse (voir fig. 88, p. 244).

Levret comprit l'importance de la saillie faite par le périnée et de l'incurvation qu'elle imprime à l'axe pelvien ; il vit combien un instrument droit comme le forceps primitif s'adaptait mal à la ligne courbe, concave en avant, que figure la ligne centrale du bassin ; pour mieux saisir la tête, il construisit un forceps dont les cuillers et les manches n'étaient plus en ligne droite. A la courbure céphalique de Chamberlen, il ajouta une seconde courbure, dite pelvienne ; et ce fut là une modification capitale (janvier 1747) (fig. 22). Smellie, préoccupé de saisir la tête élevée au détroit supérieur ou au-dessus de lui, arriva au même résultat que Levret (1751).

Presque tous les auteurs, même parmi les Anglais, s'accordaient à reconnaître que Levret avait véritablement le premier imaginé le nouveau forceps, quelques années avant la publication du livre de Smellie. Pourtant B. Pugh fut considéré à tort par Mc Clintock comme ayant été le précurseur de Smellie et

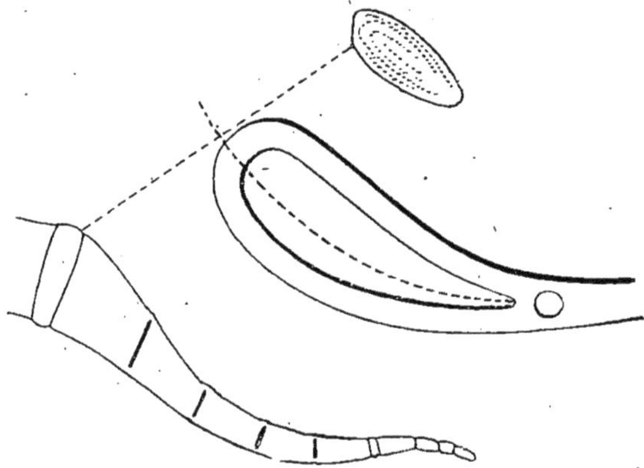

Fig. 22. — Courbure pelvienne du forceps Levret.

de Levret. En réalité, le forceps à courbure pelvienne a bien été inventé par Levret : les preuves fournies sur ce point par Budin sont irréfutables.

En donnant aux branches la courbure pelvienne, on introduisit dans le manuel opératoire des modifications profondes, conséquences inévitables de la forme nouvelle imprimée à l'instrument. Les branches du forceps de Chamberlen, qui est droit, se plaçaient indifféremment d'un côté ou de l'autre du bassin ; avec la courbure pelvienne, une branche dut être forcément réservée au côté gauche du bassin et l'autre au côté droit : il y eut ainsi une *branche gauche* et une *branche droite*. Si on examine l'instrument avec attention, on s'aperçoit vite que, pour s'adapter à la fois à la courbure du bassin et à la convexité de la tête, une branche ne peut être introduite que dans *la partie gauche de l'excavation* et l'autre *dans la partie droite*. Chaque branche, par exemple, est munie d'une courbure sur le plat, courbure céphalique, dont la convexité doit être dirigée vers les parois pelviennes, tandis que sa concavité doit se tourner vers le centre de l'excavation ; d'autre part, la courbure pelvienne, courbure sur le bord, donne à la branche une concavité qui s'adapte à la paroi antérieure du petit bassin et une convexité qui, au contraire, est faite pour s'accommoder avec la paroi postérieure (fig. 22). Si l'on place la branche gauche à gauche du bassin, et la branche droite à droite, tout est au mieux. Mais si on veut placer la branche gauche dans la partie droite du bassin, on voit bien vite que l'accommodation est mauvaise ; dans ce cas, en effet, si la courbure céphalique est disposée de manière que sa concavité regarde le centre de l'excavation, il se trouve que la courbure pelvienne est sens dessus dessous par rapport à ce qu'elle devrait être (fig. 23) ; et si la courbure pelvienne est bien placée par rapport au bassin, c'est alors la courbure céphalique qui dirige sa

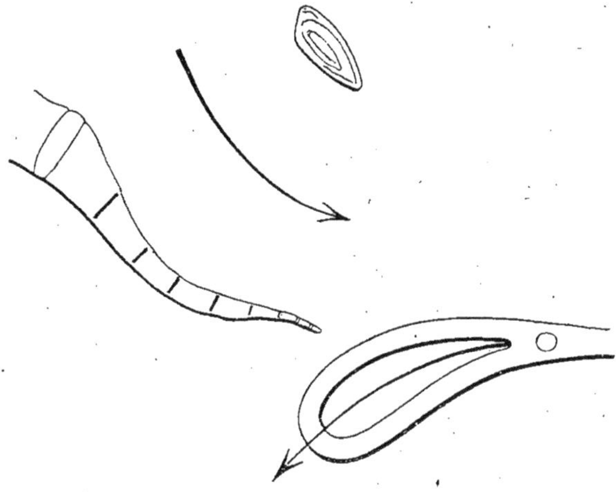

FIG. 23. — Montrant que le forceps de Levret ainsi dirigé ne pourra pas s'adapter à la courbure pelvienne et par suite ne devra pas être introduit dans cette attitude.

convexité vers le centre de l'excavation, rendant impossible toute adaptation de la cuiller avec la tête fœtale.

La branche gauche se distingue dans l'instrument de Levret par le pivot qu'elle porte et qui sert à l'articulation : elle porte encore le nom de *branche mâle* ou de *branche à pivot;* la branche droite est munie d'un trou destiné à recevoir le pivot de la branche gauche ; elle s'appelle aussi *branche femelle* ou *branche à mortaise ;* elle doit être ramenée en fin de compte par-dessus la branche gauche pour pouvoir s'articuler avec elle.

L'instrument de Levret a subi de nombreuses modifications dans son ensemble et dans chacune de ses parties principales. On a pu dire que chaque accoucheur avait son forceps particulier, tant sont nombreuses les variétés imaginées.

La longueur totale de l'instrument varie de 30 à 55 ou 60 centimètres environ, c'est-à-dire du simple au double. Parmi les forceps courts, ayant de 30 à 39 centimètres, il faut citer : le forceps droit de Smellie (1753), son second forceps à courbure pelvienne (1754), le premier forceps de Pugh (1754), celui de Hamilton (1817), celui de D. Davis (1837), le forceps de J. Simpson, celui de Barnes, enfin le petit forceps de Pajot.

Les forceps de moyenne longueur (de 40 à 49 centimètres) sont de beaucoup les plus nombreux; citons entre autres : les deux derniers forceps à courbure pelvienne de Levret (1754), le premier forceps de Brünninghausen (1802), celui de Von Siebold (1802), celui de Nægele (1828), le *forceps français* de Dubois, de Pajot (fig. 24) (Levret modifié qui mesure 45 centimètres de

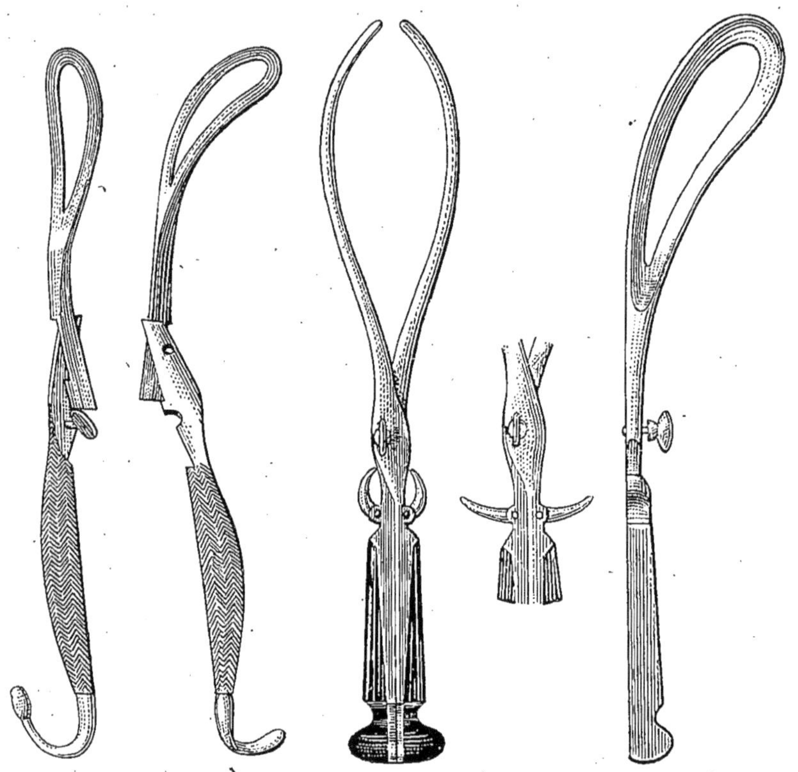

FIG. 24. — Forceps brisé de Pajot.

FIG. 25. — Forceps de Stoltz.

longueur), celui de Stoltz (fig. 25), le forceps élastique de Trélat, le forceps de Chassagny, celui de Tarnier, etc., etc.

Enfin, parmi les longs forceps, figurent ceux qui ont plus de 50 centimètres, le premier forceps de Levret, celui de Thenance (1802) (fig. 26), celui de Uhthoff (1812) (fig. 27), etc.

Les inventeurs de forceps courts ont surtout cherché la légèreté de l'instrument, la facilité du maniement et du transport, arguant de l'inutilité d'avoir de longues branches, surtout quand la partie fœtale est profondément engagée.

Les auteurs qui ont donné plus de longueur à leur instrument ont voulu pénétrer plus haut dans la filière pelvienne et saisir la tête élevée au détroit supérieur ; mais la longueur du levier a une importance mécanique sur laquelle nous reviendrons. Pour rendre l'instrument plus commode à porter, Pajot imagina de briser les branches (fig. 24).

Les trois parties principales du forceps, cuiller, articulation, manche, ont été chacune l'objet de transformations diverses.

Les cuillers, d'abord pleines dans les anciens instruments (Dusée, 1733,

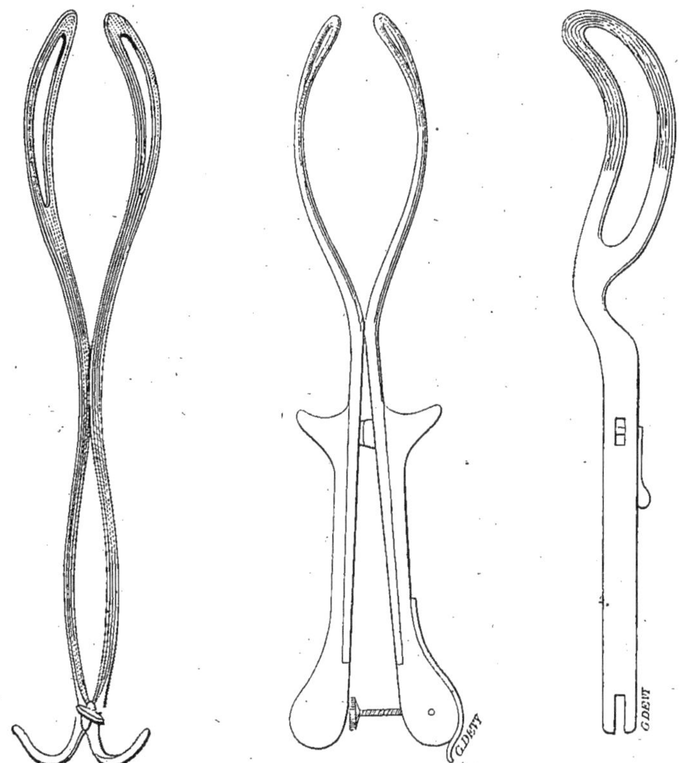

FIG. 26. — Forceps de Thenance. FIG. 27. — Forceps de Uhthoff.

Palfyn, etc.), ont été fenêtrées ensuite. Après l'invention de la courbure pelvienne par Levret, quelques accoucheurs ont tenté de revenir aux cuillers pleines (Van de Laar 1er modèle, 1777, Osiander, 1797, Assalini, 1810), mais l'avantage incontestable d'une cuiller large et en même temps allégée par l'ouverture de la fenêtre fut reconnu par tout le monde, tant pour saisir la tête sur une surface plus étendue que pour permettre une adaptation plus complète entre les mors de la pince et la partie saisie.

La *longueur* des cuillers varie de 12 à 30 centimètres et au delà. Les cuillers les plus courtes sont celles de Haighton, de Davis, etc. Les cuillers de moyenne longueur sont les plus fréquentes; on les trouve dans les instruments de Siebold, Nægele, Levret, Pajot, Stoltz, Chassagny, Tarnier, etc.

Les cuillers les plus longues sont, entre autres, celles de Maygrier, de Thenance, de Uhthoff (fig. 27).

La largeur des cuillers est réduite au minimum lorsqu'elles ne sont pas fenêtrées. Parmi les instruments moins anciens, il faut citer le forceps particulier de Paul Dubois auquel cet auteur avait donné des cuillers fenêtrées, mais assez étroites pour pouvoir être introduites à travers un orifice cervical incomplètement dilaté : tentative malheureuse qui ne fut pas continuée. Cependant, Lusk cite et figure un forceps de J.-E. Taylor, à cuillers étroites, destiné à être appliqué avec une dilatation de 4 centimètres.

Les jumelles qui circonscrivent la fenêtre ont été tantôt rondes, tantôt demi-rondes, le plus souvent plates et polies sur leur deux faces : Smellie et Pugh les entouraient d'un tissu destiné à amortir les pressions.

Leur union à l'extrémité libre de la cuiller est plus ou moins courbée en dedans, suivant les forceps; quelques accoucheurs, ayant justement observé la saillie blessante de cette extrémité, l'ont redressée en dehors ou émoussée à la lime (Mesnard, Rathlaw II et Poullet, dans son forceps à branches parallèles) (voir fig. 44, p. 212).

La forme des cuillers est très importante à étudier. La courbure céphalique a beaucoup varié. La difficulté était d'adapter un instrument unique à la série variée des têtes fœtales de dimensions diverses. Dans les instruments anciens surtout (types Chamberlen, Haighton), l'ellipse que forment les deux cuillers du forceps articulé commence, dès la jonction des branches, par l'écartement brusque et rapide de ces cuillers. De là une vaste ellipse qui ne prend point d'appui sur la tête que par l'extrémité libre des cuillers, et qui, d'autre part, menace la vulve par l'ampliation excessive qu'elle lui impose.

Le plus souvent (type Levret, etc.), l'ellipse destinée à contenir la tête commence, au voisinage de l'articulation, par un angle très aigu qui se confond plus loin avec la cavité de l'ellipse. Ainsi les déchirures du périnée sont moins à craindre (voir fig. 25, 26, etc.).

Mais il y a là encore un inconvénient : c'est que la courbure de la cuiller commence plus près de son extrémité libre; en d'autres termes, c'est qu'elle est d'un rayon plus court, d'une concavité plus prononcée par conséquent. Il en résulte que l'ellipse a tendance à prendre appui sur la tête par quatre points seulement, les deux extrémités libres des cuillers, et deux autres points plus ou moins voisins de l'articulation (fig. 28), les régions moyennes de l'ellipse ne venant pas en contact intime avec la tête. De là, si l'instrument ne glisse pas, une tendance au raccourcissement de la tête dans le sens vertical, ou tout au moins un obstacle à son allongement dans ce sens (Chassagny).

La courbure céphalique à petit rayon a donc des inconvénients ; nous y reviendrons plus tard. Pour y remédier, on a voulu lui donner un rayon plus long, de manière à atténuer autant que possible la concavité de l'ellipse. C'est ce que Davis, Blundell, et plus récemment Simpson (fig. 29), ont essayé de réaliser, en construisant des branches qui s'écartent brusquement à partir de l'articulation, puis se coudent à angle droit, pour monter parallèlement jusqu'à la partie fenêtrée des cuillers. L'allongement vertical de la tête serait ainsi rendu possible, non pas, comme on le dit trop souvent, en laissant au voisinage de l'articulation un espace libre dont le diamètre vertical de la tête peut profiter, mais réellement en atténuant la courbure des cuillers sans pourtant faire commencer leur ellipse au point de jonction même, comme dans le forceps de Chamberlen. (Voir fig. 20, p. 196.)

Les forceps antérieurs à Levret étaient droits, nous l'avons vu, c'est-à-dire

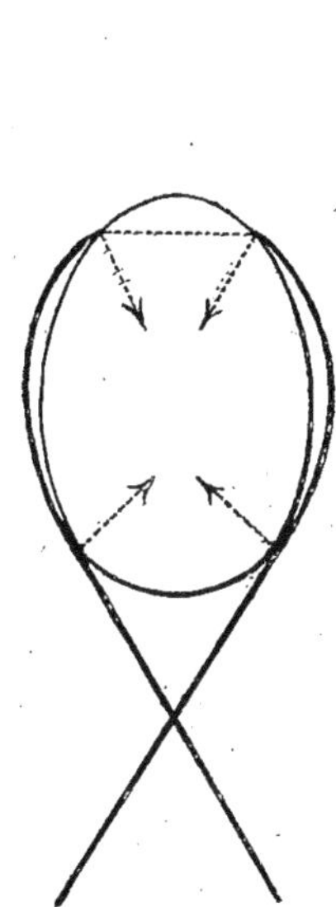

Fig. 28. — Schéma. Tête saisie par des cuillers de rayon court.

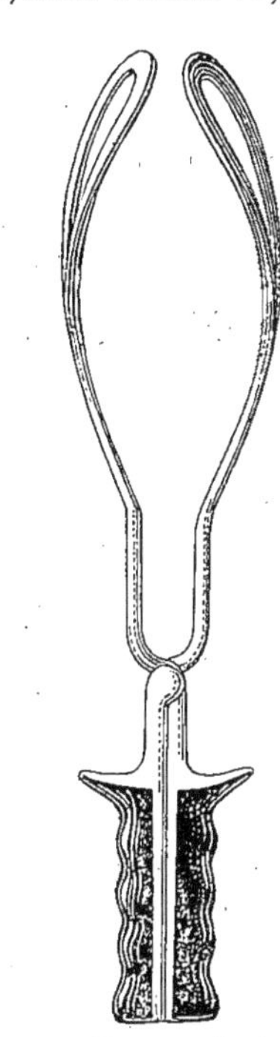

Fig. 29. — Forceps de J. Simpson.

que l'axe de leurs cuillers était en ligne droite avec l'axe des manches ; leur unique courbure était la courbure céphalique. Avec Levret, cette disposition change : l'axe des cuillers cesse d'être dans la direction des manches ; c'est la courbure pelvienne, qui, suivant son degré, selon qu'elle est d'un rayon plus court ou qu'elle commence plus tôt, élève plus ou moins l'extrémité des cuillers au-dessus du plan sur lequel reposent les manches (fig. 30). Dans le forceps français, cette hauteur est de 8 centimètres ; elle est de 94 millimètres dans l'instrument de Brünninghausen modifié par Nægele, de 10 centimètres dans le forceps de Chassagny, etc.

Il nous reste à signaler certaines formes très spéciales données aux cuillers : c'est le forceps à trois branches de Leake (1774) ; ce sont encore les forceps à cuillers asymétriques, tels que le premier modèle de Davis, l'instrument d'Erpenbeck, celui de Dugès. Dans le même ordre d'idées, les forceps d'Uytterhoven, de Baumers, de Sloan (fig. 31), sont destinés à saisir la tête au détroit supérieur, suivant le diamètre antéro-postérieur du bassin. Tout récemment (1895) le Dr Pénoyée (fig. 32) imagina un instrument pour le même usage.

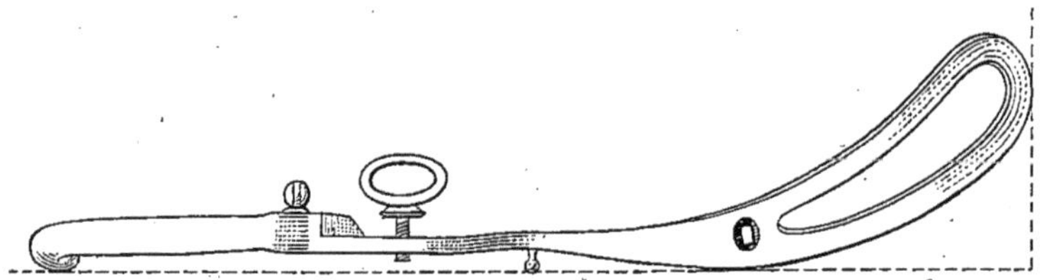

Fig. 30. — La courbure pelvienne élève l'extrémité des cuillers au-dessus du plan sur lequel reposent les manches de l'instrument.

En 1895 également, le professeur Farabeuf publiait un mensurateur-levier-préhenseur qui saisit aussi la tête d'avant en arrière, c'est-à-dire suivant le diamètre antéro-postérieur du bassin. (Voir art. Levier, p. 318.)

Comme particularité d'un autre ordre, Trélat, en 1866, voulut donner aux cuillers une élasticité assez prononcée pour qu'elles pussent se mouler sur la forme de la tête ; cet instrument a d'ailleurs à peu près l'aspect du forceps ordinaire.

Enfin, on a donné à la partie inférieure des cuillers une incurvation spéciale, de telle façon qu'à ce niveau une sorte de *courbure périnéale* se trouverait constituée ; mais comme cette disposition a surtout en vue la direction des efforts de traction, nous l'étudierons plus loin.

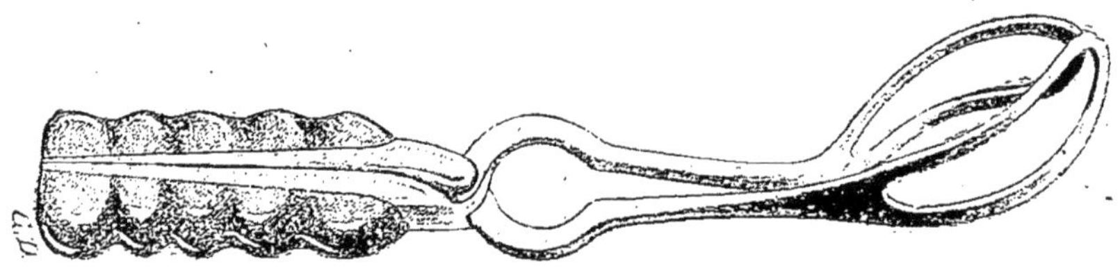

Fig. 31. — Forceps de Sloan.

L'*articulation* des branches a été réalisée de diverses manières. « Dans le forceps de Levret, la branche gauche portait un pivot qui devait pénétrer dans une mortaise longitudinale, percée au centre même de la branche femelle : pour assujettir les deux branches l'une contre l'autre, le pivot était ensuite tourné en travers. Dans le forceps de Siebold (fig. 33) la mortaise, au lieu d'être percée au centre de la branche droite, est creusée sur son côté, et l'articulation se fait simplement, en rapprochant les deux branches jusqu'à ce que le pivot entre à mi-fer dans la mortaise à fraisure, où on le fixe en le faisant descendre comme une vis qui entrerait dans un écrou. Ce mode d'articulation est celui qu'on trouve le plus habituellement aujourd'hui dans les for-

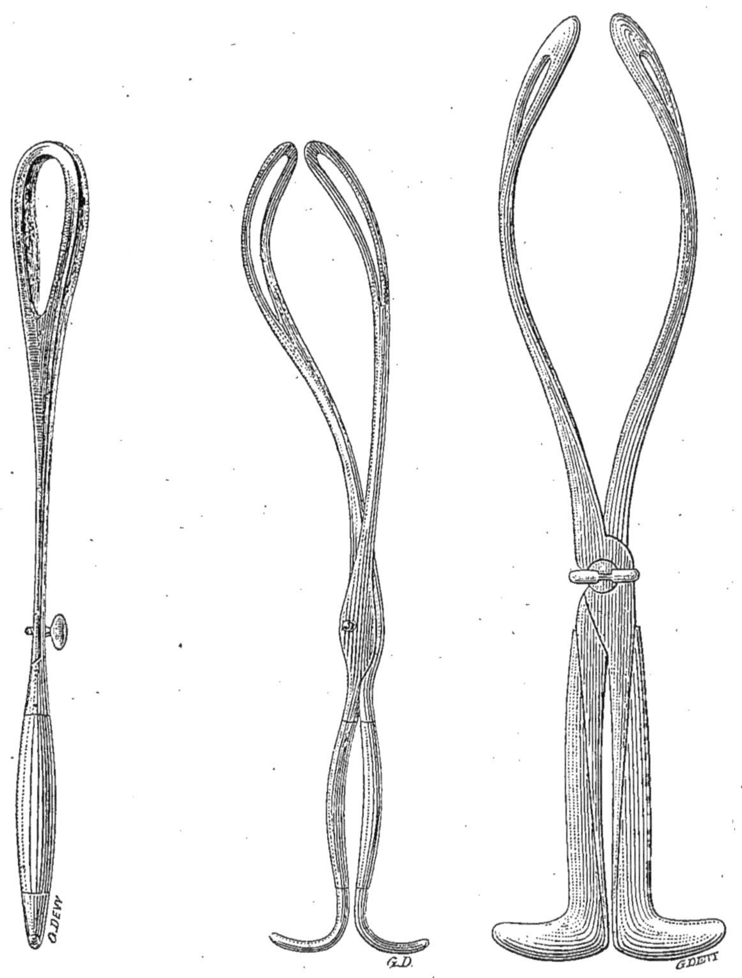

Fig. 32. — Forceps de Pénoyée. Fig. 33. — Forceps de Siebold.

ceps français. « L'articulation du forceps de Brünninghausen se rapproche de la précédente, mais le pivot y est remplacé par un simple clou à tête large qui entre dans une mortaise latérale, où il se trouve assez solidement fixé quand la main presse sur les deux manches pour les rapprocher. Le forceps de Nægele est construit sur ce principe » (Tarnier). Les forceps anglais (Smellie, Davis, Simpson, Barnes) ont une articulation par emboîtement : la branche gauche présente une sorte d'encoche, de fourche, dans laquelle est reçue la partie articulaire de la branche droite (voir fig. 29, 31).

Dans tous les instruments qui précèdent, l'articulation n'est possible qu'à la condition que la branche droite soit ramenée en définitive par-dessus la branche gauche, de manière que la mortaise soit au-dessus du pivot. Or, certaines applications de forceps amènent au contraire la branche gauche au-dessus de la droite, et la jonction n'est alors possible qu'au prix d'un décroisement (voir *Manuel opératoire*). Pour éviter cette difficulté, Tarsitani (1843)

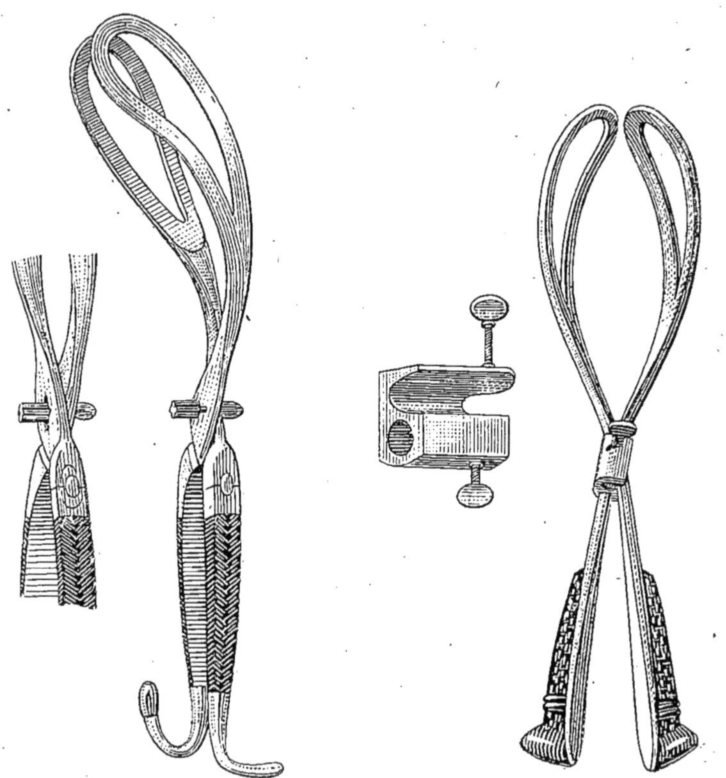

Fig. 34. — Forceps de Tarsitani. Fig. 35. — Forceps asymétrique de Mattei.

a imaginé un pivot qui traverse de part en part la branche mâle, de telle sorte que la branche femelle peut aussi bien être placée dessous que dessus (fig. 34). Tout récemment, Loviot, pour remédier aux inconvénients du décroisement, fit construire deux forceps semblables mais inverses, l'un pareil au forceps ordinaire de Tarnier, avec la branche gauche au-dessous de la droite, tandis que l'autre en diffère en ce que la branche droite porte le pivot et se place au-dessous de la gauche, devenue ainsi branche à mortaise.

Une autre difficulté de l'articulation des deux branches du forceps vient de leur défaut de parallélisme, de leur asymétrie après l'introduction des cuillers. De là est venue l'idée des forceps asymétriques qui peuvent s'articuler quel que soit le défaut de parallélisme des deux branches de l'instrument. Parmi les forceps asymétriques, nous citerons ceux de Mattei et de Carof. Le forceps de Mattei (fig. 35) se compose de deux branches de forme arrondie entre les cuillers et les manches ; l'articulation se fait au moyen d'une espèce d'étau percé de deux trous, dans lesquels glisse chacune des branches ; chacune d'elles peut donc être introduite plus ou moins profondément et s'incliner dans

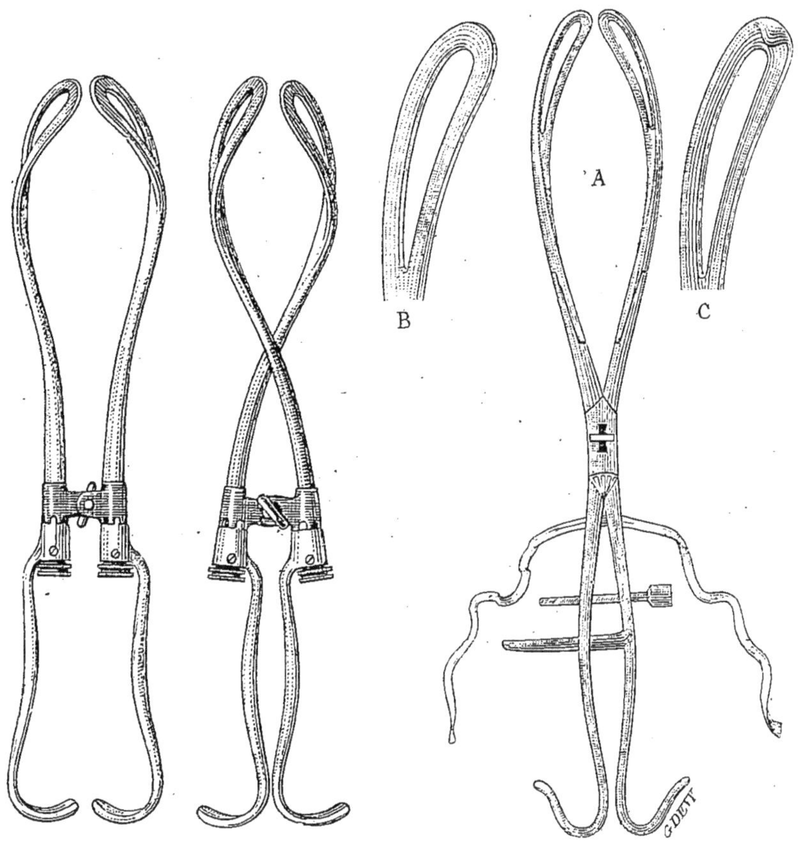

FIG. 36. — Forceps de Carof. FIG. 37. — Forceps de Brulatour.

tous les sens. Une vis de pression fixe chaque branche dans la position qu'elle occupe.

« Dans le forceps de Carof (fig. 36), chaque branche porte au-dessus de l'articulation une espèce de manchon dans lequel la cuiller peut tourner de sorte que la convexité de cette cuiller peut être dirigée latéralement en arrière ou en avant, suivant le cas » (Tarnier).

« Les manches des forceps sont en métal (Levret), ou en bois (Smellie).

Les manches métalliques sont souvent recourbés en crochets à leurs extrémités, crochets qui sont tantôt simples et tantôt munis d'une pointe cachée par une olive et destinée à servir de perforateur. Le forceps de Campbell peut se raccourcir ou s'allonger à volonté par un système de glissement et d'emboîtement ménagé dans les manches. Une vis de pression arrête le glissement au point voulu » (Tarnier).

Brulatour (1817), pour rendre la prise plus solide, retient et serre les

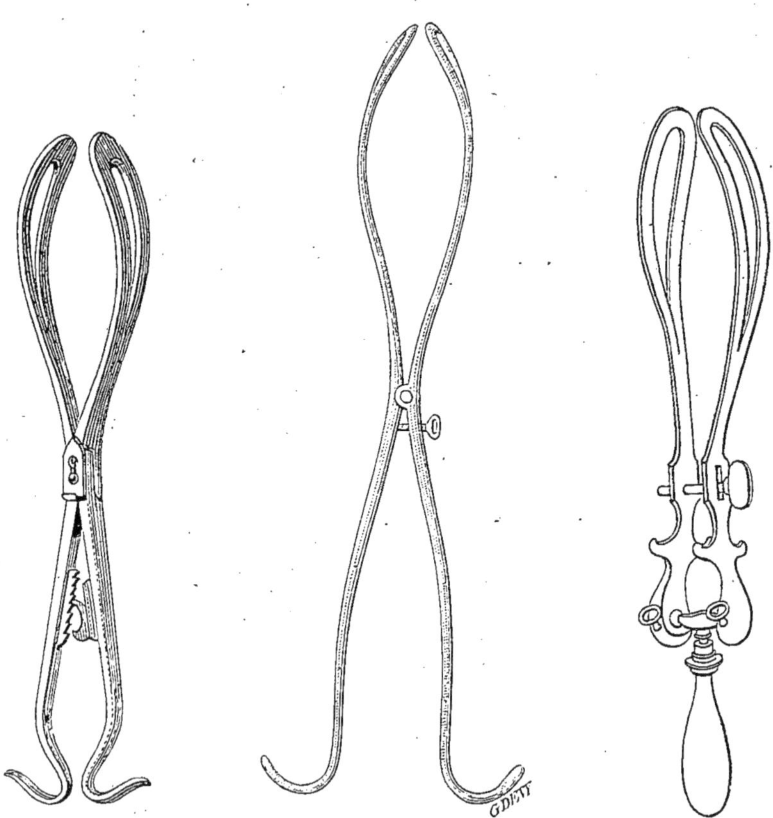

FIG. 38. — Forceps de J.-L. Petit.

FIG. 39. — Forceps de Delpech.

FIG. 40. — (D'après Kilian), 2e forceps de Coutouly.

poignées de son forceps au moyen d'un lacs passé dans une ouverture ménagée à cet effet, et même d'une *vis de pression*. Près de l'extrémité des manches, existe une échelle de proportion permettant de connaître exactement le degré d'écartement des cuillers (fig. 37).

« Le forceps de Levret, en saisissant la tête du fœtus, la comprime ; que les efforts de l'accoucheur soient très énergiques, qu'il serre trop fortement les manches de l'instrument et cette compression deviendra dangereuse pour l'enfant. Pour éviter une compression exagérée, Jean-Louis Petit (1774) (fig. 38) a imaginé de placer entre les branches de son forceps une crémaillère (labimètre), qui limite le rapprochement des cuillers et permet en quelque sorte de mesurer le degré de compression auquel la tête sera soumise » (Tarnier). Lauverjat, Osiander, et d'autres accoucheurs ont imité J.-L. Petit.

L'instrument de Delpech poursuit aussi le but d'empêcher les pressions

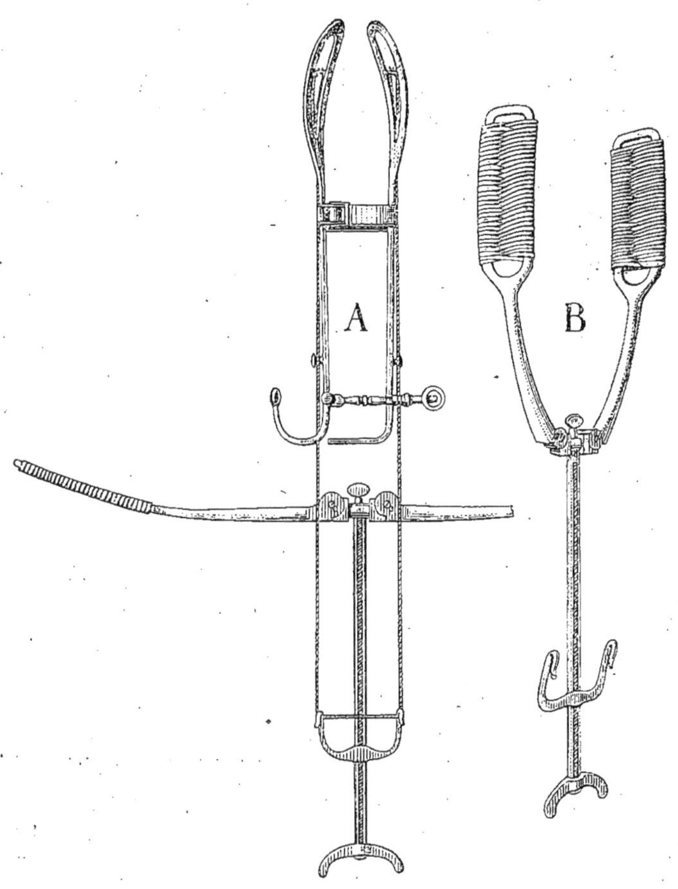

FIG. 41. — 1° Forceps de Chassagny à tractions mécaniques.

A. Instrument tout articulé. L'aile droite du tracteur a été coupée. — B. Appareil tracteur isolé.

exercées sur les manches de se transmettre à la tête fœtale saisie par les cuillers (fig. 39).

« C'est sans doute conduit par la même idée que Mattei a décrit un instrument qu'il désigne sous le nom de *léniceps*. On y retrouve les deux cuillers du forceps de Levret ; mais les branches sont coupées au niveau de l'articulation ordinaire, et les cuillers fixées dans un manche transversal » (Tarnier). Ce manche, en s'adaptant bien à la main de l'opérateur donne un point d'appui solide pour les tractions.

Osiander, Brünninghausen, Nægele, Kilian avaient déjà placé sur les manches de leurs instruments des saillies ou barres transversalement dirigées, destinées au même usage. On les retrouve encore dans les instruments de Simpson (fig. 29), de Stoltz (fig. 25), etc.

Enfin, dans un certain nombre de forceps, les manches participent à la *courbure périnéale*, dout il a été déjà question p. 204. Il arrive en effet que « les branches de l'instrument appuient fortement sur la commissure postérieure de la vulve et peuvent déchirer le périnée, si l'opérateur n'a pas l'attention de diriger le manche un peu plus en avant » (Tarnier). C'est pour éviter

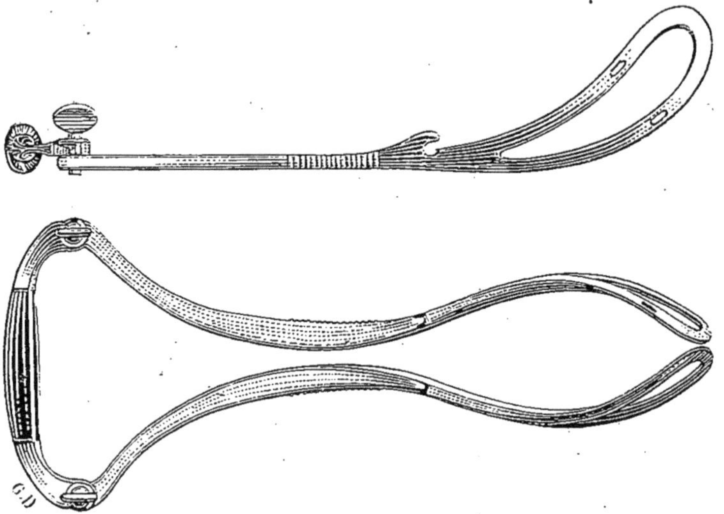

FIG. 42. — Dernier modèle de Chassagny.

cet inconvénient qu'on a imaginé la « courbure périnéale, à concavité postérieure et à convexité antérieure qui éloigne l'instrument du périnée. Les forceps de S. W. Johnson, Young, Mulder, Moralès, présentent cette disposition » (Tarnier). La courbure périnéale joue un autre rôle dans la direction des tractions; nous y reviendrons plus loin.

La modification de beaucoup la plus importante apportée à l'instrument de Levret est celle qui consiste à éviter le croisement des branches : au forceps croisé s'oppose ainsi le forceps à branches dites *parallèles*, plus exactement, à branches non croisées. Après les ébauches primitives de Palfyn, d'Heister et de Mesnard (voir plus haut), il faut de toute nécessité mentionner le *deuxième forceps de Coutouly*, qui est très remarquable. Voici la description de Coutouly : « Cet instrument est composé de quatre parties principales : des deux branches, de la vis qui les traverse et de l'arc-boutant. Les branches ayant à peu près la forme d'un S ont 14 pouces et demi de longueur; les pinces sont du reste semblables à celles du forceps de Levret, quant à leur partie supérieure. Vers la partie moyenne de chacune d'elles se trouve un trou carré, à peu près d'un pouce, pour passer les vis qui doivent les traverser. Plus bas sont deux espèces d'äiles opposées ; elles aident à l'introduction de chaque branche isolée et sont d'un ferme appui lorsqu'on opère l'extraction de la tête. Chaque branche a, à sa partie inférieure, une cavité pour recevoir les deux têtes rondes qui terminent la traverse de l'arc-boutant; ces cavités sont percées de deux trous perpendiculaires où passent les fiches qui fixent les têtes à la traverse. » (Fig. 40.)

Coutouly estime qu'avec cet instrument (dont les branches ne sont pas croisées), l'articulation est facilitée ; surtout, que les parties maternelles sont

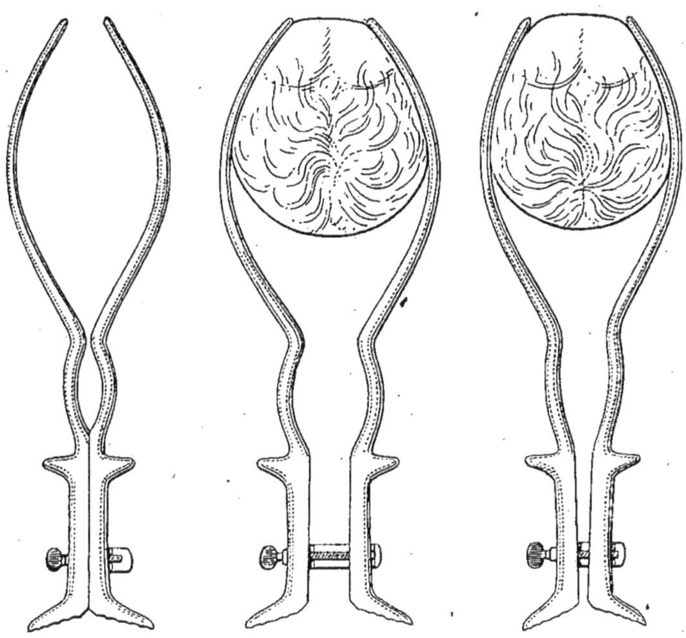

FIG. 43. — Forceps de Lazarewitch.

moins exposées aux lésions qu'avec le Levret, et que l'union des branches au moyen d'une vis, qu'on peut serrer plus ou moins ou desserrer à volonté, ménage la vie de l'enfant menacée par une pression constante.

Ces considérations pronostiques très importantes furent cependant oubliées : Thenance ne retint que les difficultés de l'articulation dans le forceps croisé, et il imagina un instrument à branches dites parallèles qui se joignent à l'extrémité manuelle (1807) (fig. 26, p. 201).

En 1812, Uhthoff fit construire un forceps à branches parallèles et à courbure périnéale, trop long et trop pesant (voy. fig. 27, p. 201). Le forceps de Thenance fut heureusement modifié par Valette en 1857, et cet instrument, dit forceps lyonnais, a pu être regardé comme le meilleur du genre.

De 1861 à 1890, Chassagny fit paraître plusieurs forceps dont les branches s'articulent comme celui de Coutouly aux extrémités d'une traverse transversale (fig. 41). Le dernier type (fig. 42) est certainement le plus parfait.

Hubert (de Louvain) fut avec Chassagny et après Coutouly un des rares accoucheurs qui comprirent toute la valeur du forceps à branches non croisées, surtout au point de vue de la préhension. Hubert fils, en 1877, imagina un forceps assez voisin du léniceps de Mattei comme aspect général, mais répondant selon lui aux idées théoriques de Chassagny et de son père.

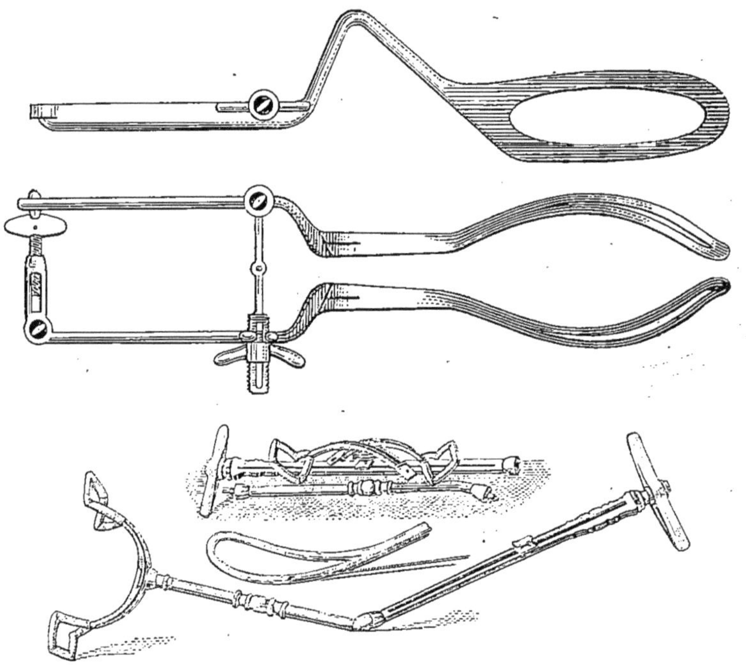

FIG. 44. — Forceps angulaire de Poullet à branches parallèles et à tractions mécaniques.

En 1866, Lazarewitch avait tenté de réhabiliter le forceps droit, en évitant le croisement des branches (fig. 43).

En 1885, Poullet fit construire un forceps à branches strictement parallèles et à courbure périnéale (fig. 44).

Enfin, en 1899, Demelin revint aux principes de Chassagny pour la préhension, et tenta de les combiner avec ceux de Tarnier pour la traction, principes que nous allons étudier maintenant (fig. 45).

III. — Dans les forceps qui offrent la courbure de Levret, la direction des manches n'est pas la même que celle des cuillers; avec ces instruments on tire sur les manches, c'est-à-dire dans un sens qui n'est pas sur la même ligne droite que l'axe des cuillers. « Tous les accoucheurs savent que dans une application de forceps bien conduite, les tractions doivent être autant que possible dirigées suivant l'axe du bassin, mais tous assurent qu'au détroit supérieur et au-dessus de ce détroit, il est impossible de tirer assez en arrière, parce que l'instrument est forcément maintenu dans une mauvaise direction par la résistance du périnée. Bien plus, au niveau du détroit inférieur et de l'orifice vulvaire, les tractions sont toujours mal dirigées lorsqu'on se sert du forceps ordinaire, en raison même de la forme de l'instrument, que celui-ci soit à branches croisées ou parallèles.

« La ligne AB (fig. 46) représente l'axe du détroit supérieur ou de l'ouverture que la tête doit franchir et par conséquent la direction qu'il faudrait donner aux tractions pour qu'elles fussent irréprochables. Au contraire, les tractions

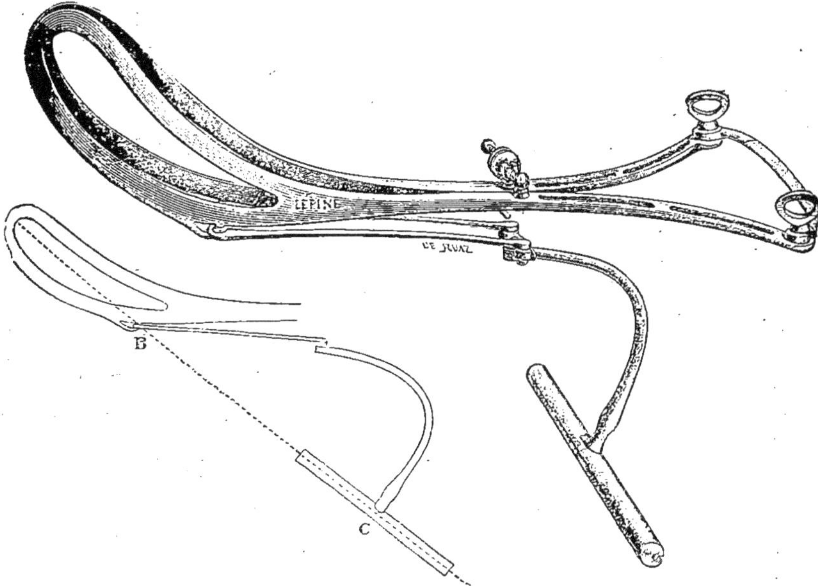

Fig. 45. — Forceps de Demelin, à branches non croisées, et à tractions dans l'axe : les tiges de traction sont attachées aux cuillers de manière à être mobilisées dans tous les sens.

faites par l'opérateur, lorsqu'il tire sur les manches du forceps ordinaire, se convertissent en une force qui est représentée par la ligne AF, et ces tractions ne peuvent pas être portées plus en arrière à cause de la résistance du périnée R. En supposant que les tractions soient de 20 kilogrammes, et en représentant cette traction de 20 kilogrammes par la distance AM, si l'on construit sur cette ligne AM le parallélogramme des forces ADMN, on trouve que la traction AM se décompose en deux forces : l'une AD, qui abaisse la tête dans la direction de l'axe du détroit supérieur ; l'autre AN, représentant une pression nuisible qui vient se perdre contre le pubis. Or les lignes AM, AD, AN offrent entre elles des différences respectives de longueur qui sont exprimées par les nombres 20, 17, 10, en chiffres ronds. Donc, en tirant sur les manches du forceps avec une force de 20 kilogrammes, représentée par la ligne AM, on obtient le résultat suivant: on entraîne la tête dans la direction AD, avec une force de 17 kilogr., tandis qu'on fait subir au pubis une pression AN, de 10 kilogr. Cette pression est doublement nuisible : d'une part, elle comprime le pubis ; d'autre part, elle augmente la résistance que la tête opposait aux efforts d'expulsion » (Tarnier).

Au niveau du détroit supérieur même (fig. 47), on obtient des résultats analogues.

« Au détroit inférieur et même à l'orifice vulvaire, l'opérateur qui se sert de forceps de Levret est acculé à l'une des deux alternatives suivantes (fig. 48 et 49): ou se résigner à ne pas tirer suivant l'axe de l'ouverture à franchir, ou

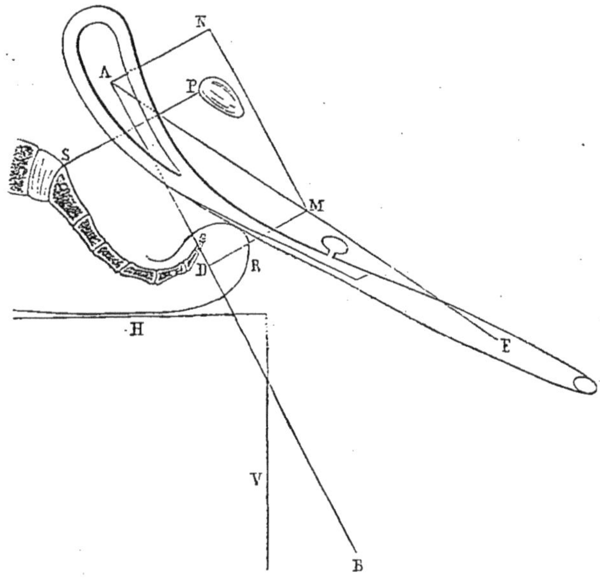

Fig. 46. — (D'après Tarnier).

AB. Axe du détroit supérieur SP et de la cuiller du forceps. — AMF. Direction de la force qui tire, quand on emploie l'instrument de Levret. — R. Périnée. — H. Horizontale. — V. Verticale. — ANMD. Parallélogramme des forces.

maintenir la tête et les cuillers de l'instrument dans une direction oblique par rapport à l'axe de cette ouverture, ce qui est également fâcheux. Avec un forceps droit, on n'aurait pas les mêmes inconvénients ; aussi les accoucheurs qui, au détroit inférieur et à l'orifice vulvaire, préfèrent ce dernier instrument au forceps courbe ont parfaitement raison » (Tarnier).

De ce qui précède, on doit conclure qu'avec un forceps ayant la courbure de Levret, « on ne peut jamais faire des tractions suivant l'axe du canal pelvi-génital, quelle que soit d'ailleurs la hauteur à laquelle la tête fœtale est placée : détroit supérieur, excavation, détroit inférieur, orifice vulvaire. La mauvaise direction des tractions est inhérente à la forme même du forceps » (Tarnier).

Pour pouvoir tirer dans l'axe des cuillers en exerçant des tractions sur les manches du forceps, la première idée qui devait venir était de courber ces manches de manière à amener leur extrémité manuelle dans la direction voulue. La *courbure périnéale* date déjà de longtemps ; mais elle n'était pas appliquée aux tractions dans l'axe, elle avait pour unique but de sauvegarder le périnée contre les déchirures. C'est ainsi qu'on la retrouve dans les instruments de B. Pugh (1754), Johnson (1769), Henckel (1776), Van de Laar (1777), Sleurs (1783), Young (1784), Evans (1784), Von Eckardt (1800), Hamilton (1817), W. Campbell (1833).

Le forceps de Uhthoff (1812), à branches parallèles, est également muni d'une courbure périnéale (v. fig. 27, p. 201).

En 1844, parut le forceps de Hermann, remarquable par sa courbure péri-

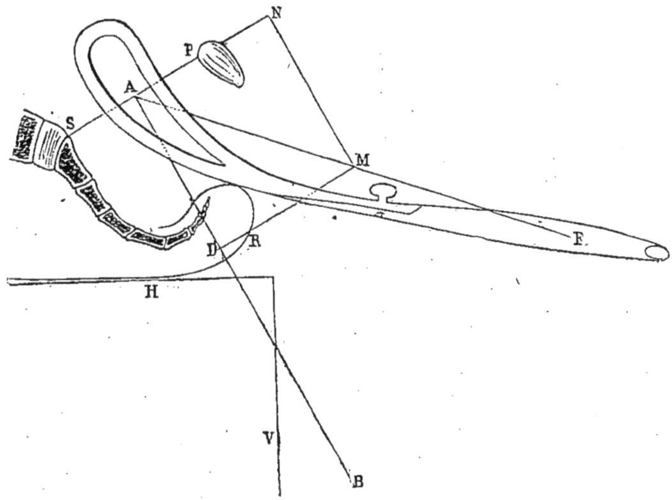

Fig. 47. — (D'après Tarnier.)

AB. Axe du détroit supérieur S P, et de la cuiller du forceps. — A M F. Direction de la force qui tire, quand on emploie l'instrument de Levret. — R. Périnée. — H. Horizontale. — V. Verticale. — A N M D. Parallélogramme des forces.

néale et surtout par une tige particulière qui peut être fixée soit au-dessus (fig. 50), soit au-dessous (fig. 51) de l'instrument, suivant qu'il est plus ou moins profondément introduit dans les voies génitales. Quand la tige est appliquée au-dessus des branches, elle agit comme un propulseur, dans le même sens que les efforts de la main placée sur l'entablure du forceps de Levret et exécutant la manœuvre de Pajot, pendant que l'autre main relève l'extrémité des manches. Si au contraire la tige de Hermann est adaptée au-dessous du forceps, elle représente un tracteur distinct des branches de préhension ; et c'est là l'ébauche d'une modification que nous retrouverons plus tard.

« Dans un mémoire publié en 1860, L.-J. Hubert (de Louvain), après avoir mathématiquement démontré les inconvénients graves qui résultent de ce que le forceps ordinaire n'est pas fait pour tirer dans l'axe du bassin, propose de donner au forceps la courbure dessinée dans la figure 52. La direction des tractions AF y est à peu près parallèle à la face postérieure du pubis, mais

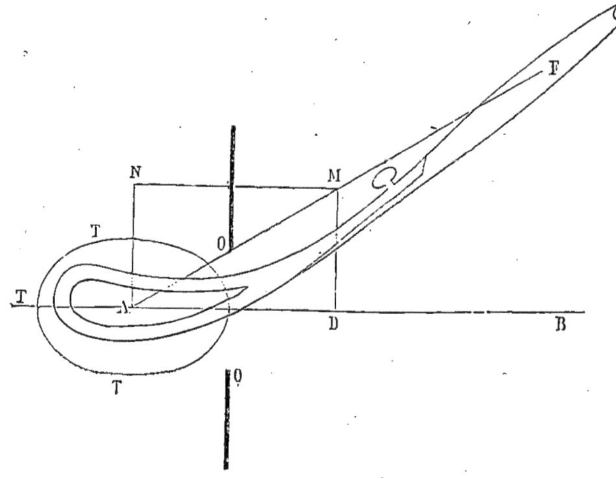

Fig. 48. — (D'après Tarnier.)

Forceps de Levret appliqué au détroit inférieur. — O O. Orifice vulvaire. — T T T. Ovoïde céphalique dont le grand diamètre se confond bien avec l'axe A B du détroit. Mais la force de traction A F est mal dirigée.

elle est loin de se confondre avec l'axe AB du détroit supérieur » (Tarnier).

En 1866, Hubert modifia son instrument (fig. 53), et ce nouveau forceps « se

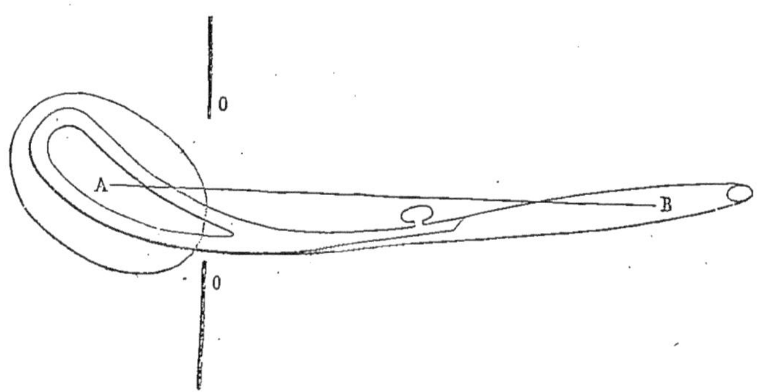

Fig. 49. — (D'après Tarnier.)

La force de traction A B est bien dirigée suivant l'axe du détroit inférieur; mais l'ovoïde céphalique se présente mal à l'orifice vulvaire O O.

compose d'un forceps ordinaire sur lequel on adapte une longue tige d'acier C en forme de clou. En appliquant la main sur l'extrémité de la tige C, au point même où celle-ci est croisée par la ligne AB, on peut tirer suivant l'axe du détroit supérieur, et tout l'effort employé tend à abaisser la tête fœtale dans l'excavation » (Tarnier).

En 1870, Aveling montre les avantages que procure la courbure périnéale au point de vue des tractions dans l'axe.

Moralès (fig. 54) « a fait construire deux forceps : le premier de ces instruments avait pour but de ménager l'intégrité du périnée, mais il ne permettait pas de tirer suivant l'axe du bassin » (Tarnier). Dans le second forceps de Moralès, « la direction de la poignée des branches est en ligne droite avec l'axe des cuil-

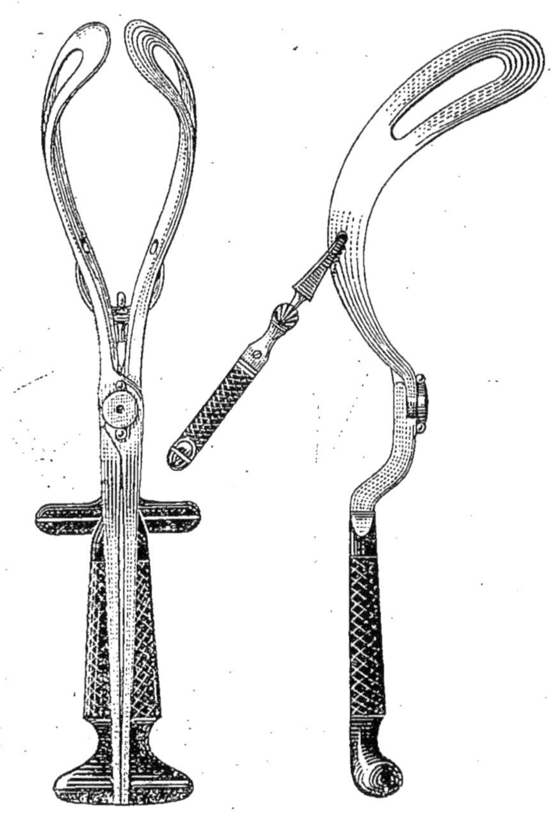

FIG. 50 et 51. — Forceps de Hermann.

lers ». Cette affirmation, ainsi que le fait remarquer Tarnier, est loin d'être exacte, et le principe de la traction dans l'axe n'est pas encore parfaitement réalisé par Moralès.

En 1860, Chassagny avait fait faire un grand pas à la question. Cherchant, le premier, à appliquer à l'espèce humaine les tractions mécaniques utilisées depuis longtemps en obstétrique vétérinaire, il fut amené à étudier en quel point du forceps on devait attacher l'agent tracteur et il aboutit à cette conclusion, que la force de traction devait être appliquée non sur les manches, beaucoup trop éloignés de la partie fœtale, mais en un point des cuillers et aussi près que possible de la présentation ; car il avait reconnu que tout le système constitué par le forceps appliqué sur la tête « pivote, dans tous les déplacements possibles, autour d'un point fictif qui est le centre de l'ovoïde crânien. Il appela ce point le *centre de figure* et formula ce principe que, la force d'extraction, pour ne pas gêner les déplacements utiles du forceps dans tous les sens, doit être insérée sur le forceps, au niveau du centre de figure. Il fit donc construire un forceps (fig. 55), dans lequel il plaça, en travers de chaque cuiller, une petite barre transversale perforée d'un trou au milieu pour le passage d'un cordon de traction » (Charpentier).

Les tractions mécaniques eurent des partisans : Joulin décrivit *un aide-for-*

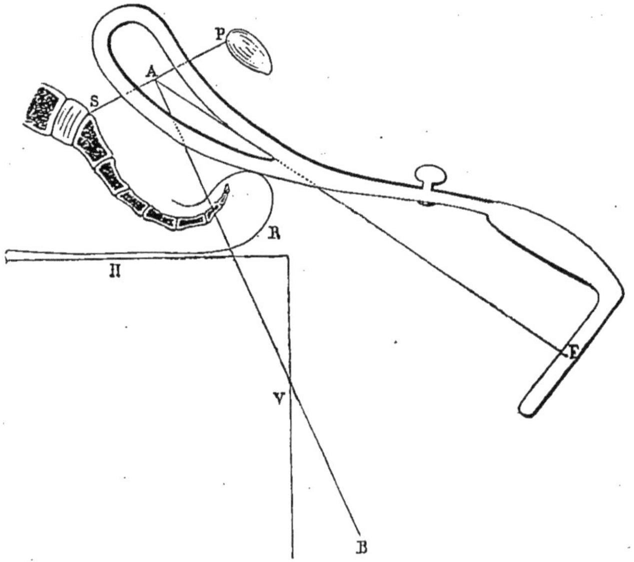

Fig. 52. — Premier forceps de L.-J. Hubert.

Ce forceps est courbé sur les manches; la direction des tractions AF y est à peu près parallèle à la face postérieure du pubis, mais elle est loin de se confondre avec l'axe du détroit supérieur AB. (D'après Tarnier.)

ceps; puis Pros (de la Rochelle) préconisa un appareil du même genre. Tarnier lui-même et plus récemment Poullet firent de nouvelles tentatives dans la voie des tractions mécaniques; elles sont aujourd'hui abandonnées.

Cependant ces essais ne furent pas stériles. Bien au contraire, ils mirent en lumière les deux principes suivants:

1) La traction ne doit pas être opérée sur les manches du forceps à courbure pelvienne ;

2) La force de traction doit s'insérer aussi près que possible du centre de figure.

Tarnier, tout en reconnaissant la justesse des raisonnements de Chassagny, lui reprocha d'en avoir fait une application pratique imparfaite. « Les tractions, dit-il, faites avec les lacs recommandés par M. Chassagny, ont donc le grand avantage de laisser à la tête une mobilité complète qui lui permet de suivre la courbure du bassin ; mais l'appareil de cet accoucheur a le défaut grave de donner aux tractions une direction vicieuse qui fait subir au pubis une compression considérable » (voir fig. 55).

Pareil reproche peut être fait au forceps de Laroyenne (fig. 56), qui pourtant réalise d'une manière fort simple l'insertion de la force au niveau du centre de figure : les jumelles de chaque cuiller sont en effet percées chacune d'un trou au niveau du centre de figure, et ces trous laissent passer un lacs en ruban de fil ou autre qui sert d'agent tracteur ; les deux lacs venant des deux cuillers sont

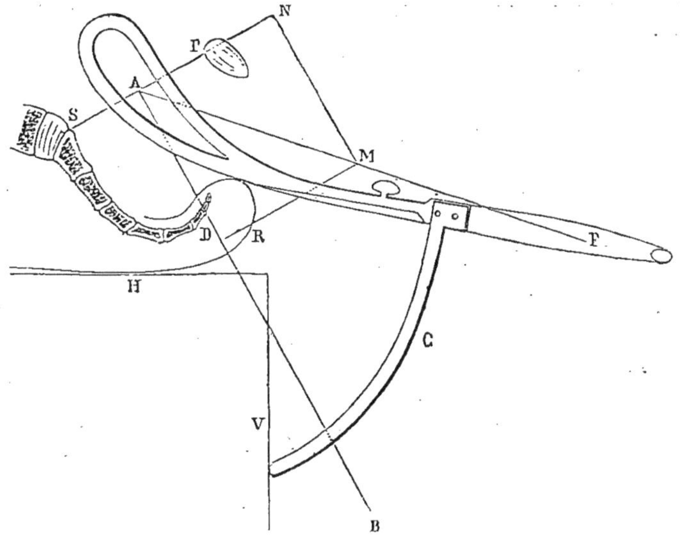

FIG. 53. — Deuxième forceps de L.-J. Hubert.

Sa tige C permet de tirer dans la bonne direction A B. (D'après Tarnier.)

tirés par un aide, tandis que l'accoucheur dirige les manches de l'instrument pour faciliter l'évolution de la partie fœtale. Avec le forceps de Laroyenne, comme avec l'appareil à traction continue de Chassagny, les tractions s'exercent beaucoup trop en avant; car le périnée repousse les rubans tracteurs et ces instruments sont dépourvus de la courbure périnéale, si utile cependant pour bien tirer dans l'axe.

Tarnier se proposa de mettre entre les mains des accoucheurs un forceps capable :

« 1° De permettre à l'opérateur de pouvoir toujours tirer suivant l'axe du bassin, quelle que soit la situation de la tête dans la filière pelvienne ;

« 2° De laisser à la tête fœtale assez de mobilité pour qu'elle puisse suivre librement la courbure du bassin ;

« 3° de présenter une aiguille indicatrice montrant à l'accoucheur la direction

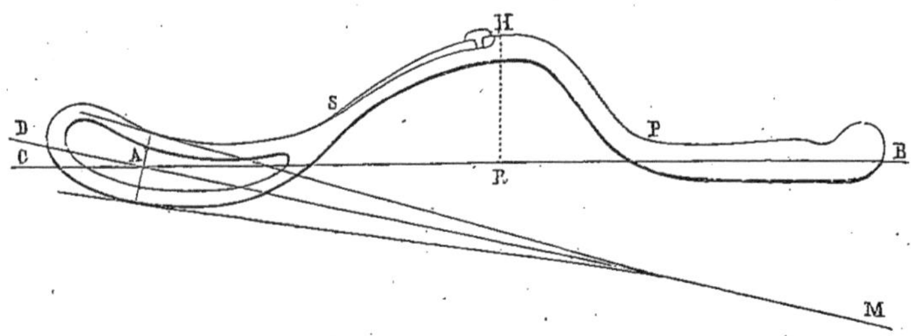

FIG. 54. — Forceps de Moralès.

L'axe général de l'instrument AB ne se confond pas avec l'axe de ses cuillers DAM.

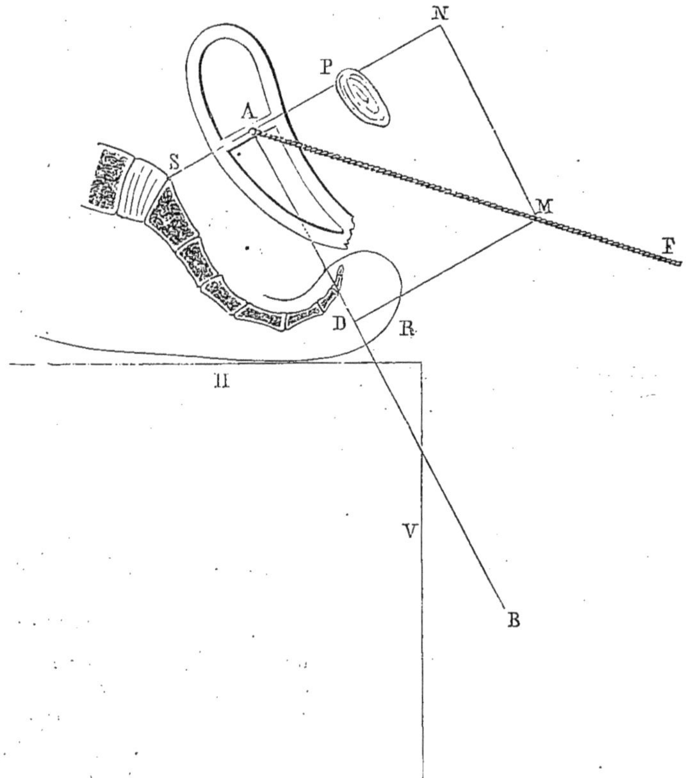

FIG. 55. — Forceps de Chassagny.

Le lacs tracteur attaché aussi près que possible du centre de figure en A, entraîne la tête dans une mauvaise direction AF. — AB représente l'axe du détroit supérieur SP, ainsi que l'axe de la cuiller. (D'après Tarnier.)

qu'il doit donner à ses tractions pour qu'elles soient irréprochables » (Tarnier).

En 1875, Tarnier décrivit, dans un pli cacheté déposé à l'Académie de

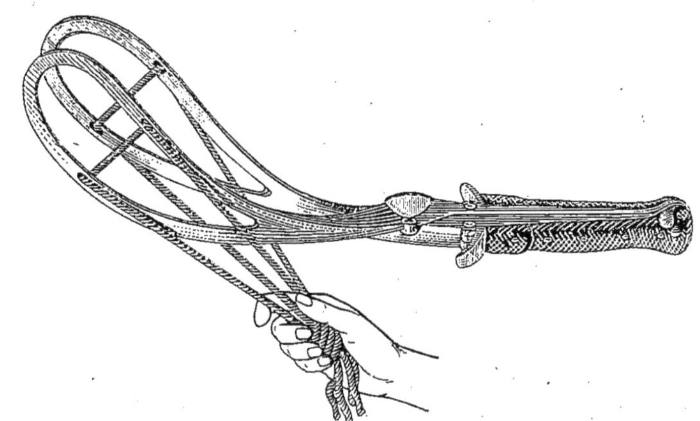

Fig. 56. — Forceps de Laroyenne.

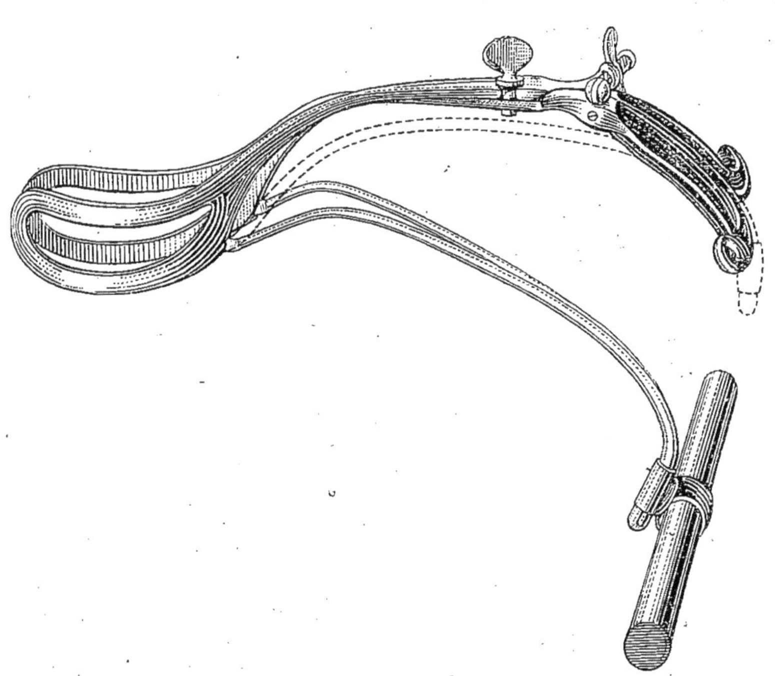

Fig. 57. — Ancien forceps de Tarnier, à courbure périnéale intéressant les branches de préhension. L'appareil tracteur a été éloigné des branches de préhension, pour la clarté de la figure. Le pointillé représente la situation exacte du tracteur par rapport à la pince, lorsque les tractions sont bien dirigées.

médecine, un forceps réunissant les trois qualités énoncées plus haut.

En 1877 (23 janvier), il présenta à l'Académie un autre forceps (fig. 57) composé de deux branches de préhension et de deux tiges de traction, qui s'implantent dans une poignée transversale.

Depuis, Tarnier fit subir de nombreuses modifications à ses instruments pri-

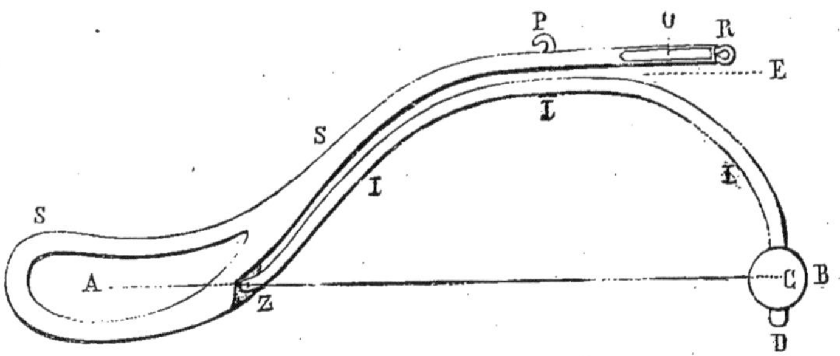

Fig. 58. — Forceps de Tarnier à branches parallèles.

SSPR. Appareil de préhension. — ZIIIBD. Appareil de traction. — AC. Axe de traction.

mitifs; préoccupé presque uniquement du grand principe de la traction dans la bonne direction, il fit cependant construire un modèle de son forceps dans

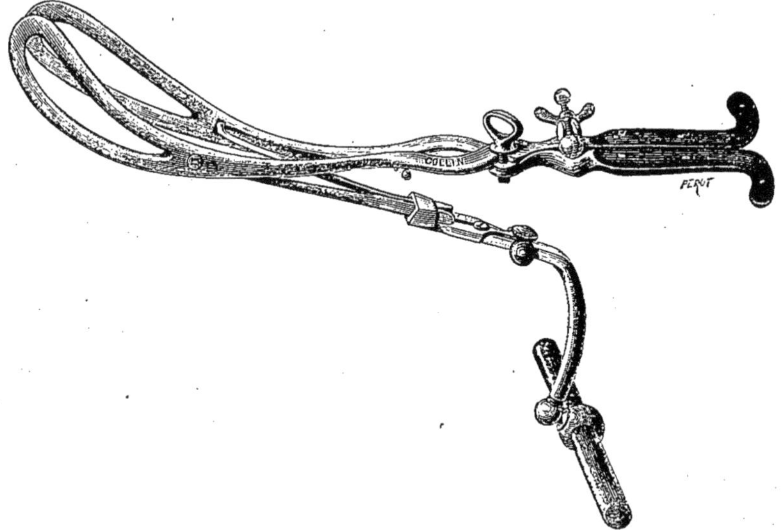

Fig. 59. — Forceps classique de Tarnier (tracteur non brisé).

lequel les branches sont parallèles (fig. 58). Mais cette tentative ne fut pas poursuivie.

Aujourd'hui, le forceps de Tarnier, devenu avant-dernier modèle du Tarnier classique, est celui que représente la figure 59.

Un forceps croisé, à courbure pelvienne, et dont les cuillers sont exactemen construites d'après celles du forceps de Stoltz, forme l'*appareil de préhension* dépourvu de courbure périnéale. La pince peut rester fermée sans qu'on ait de pression manuelle à exercer sur les manches, au moyen d'une petite vis. Près de l'extrémité pointue de chaque fenêtre, s'attache une tige qui reste fixée au-dessus de chaque branche, au moment de leur introduction dans les voies génitales. Ces tiges vont constituer l'appareil de traction, en se libérant des branches de préhension à leur extrémité manuelle et en s'adaptant alors à un *tracteur* dont l'accoucheur saisit à pleines mains la barre qui sert de poignée.

Dans un dernier modèle, Tarnier fit briser la tige du tracteur pour le rendre plus mobile, et permettre de reporter les efforts de traction aussi en arrière

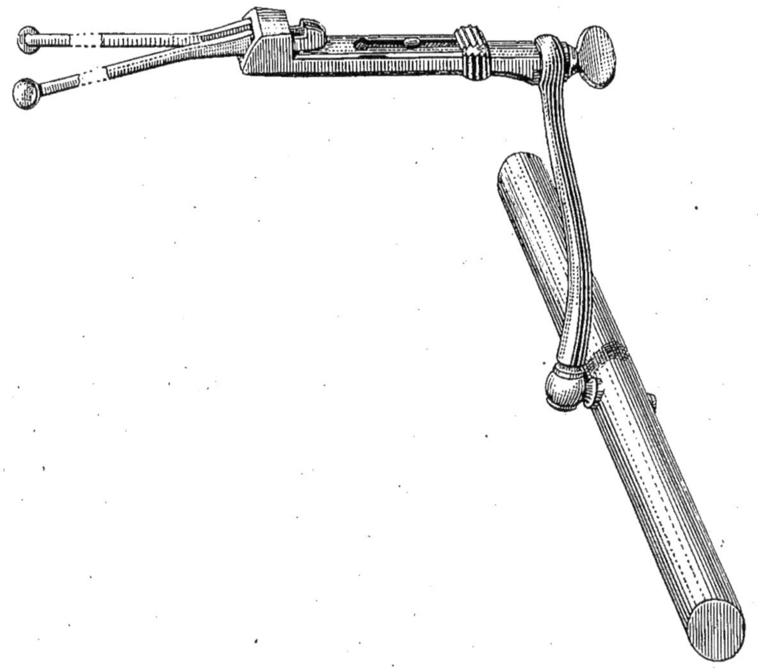

Fig. 60. — Tracteur brisé de Tarnier.

que possible, alors que l'instrument est placé d'avant en arrière au détroit supérieur (fig. 60).

Nous reviendrons plus loin sur le mode d'action du forceps de Tarnier, auquel s'applique l'ensemble des idées énoncées dans cet article.

Le mémoire que Tarnier publia en 1877 eut un grand retentissement. Le nouveau *forceps à aiguille* excita de remarquables polémiques : si son inventeur rencontra des adversaires, il trouva aussi des partisans et des imitateurs. Aujourd'hui, sa cause est presque gagnée. A l'étranger, beaucoup d'accoucheurs l'adoptèrent tel quel ou en le modifiant. Alexander R. Simpson (fig. 61) en Écosse, Sänger en Allemagne, Lusk en Amérique, etc., etc., firent construire des instruments analogues à celui de Tarnier.

En France, Poullet (1883), pour laisser à la tête le plus de mobilité possible, tout en gardant le principe de la courbure périnéale imprimée au tracteur,

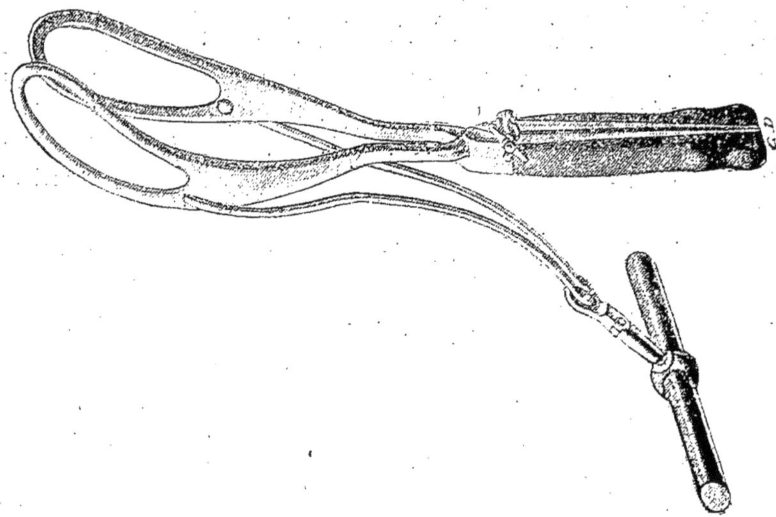

Fig. 61. — Forceps de A. R. Simpson.

adapta comme Laroyenne des lacs de ruban aux cuillers d'un forceps de Levret, et joignit ces lacs à un tracteur métallique assez voisin de celui de Tarnier (fig. 62).

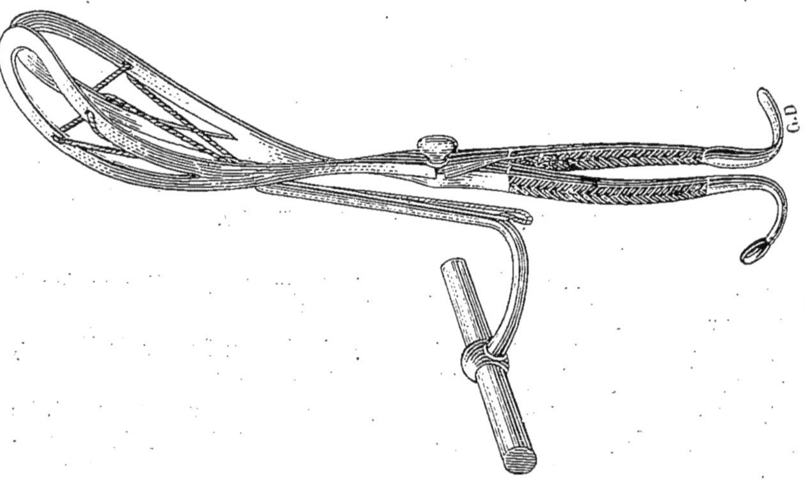

Fig. 62. — Forceps croisé de Poullet avec tracteur mobile.

Crouzat (fig. 63) rendit aux branches de préhension la courbure périnéale à laquelle Tarnier avait renoncé pour cette partie de l'instrument. La courbure pelvienne de Levret avait imprimé aux manches une direction qui s'écarte notablement de celle des cuillers : de là des erreurs fréquentes dans le manuel opératoire. Au contraire, si les manches, à leur extrémité, se trouvent dans le prolongement de l'axe des cuillers, l'introduction et l'évolution des branches dans

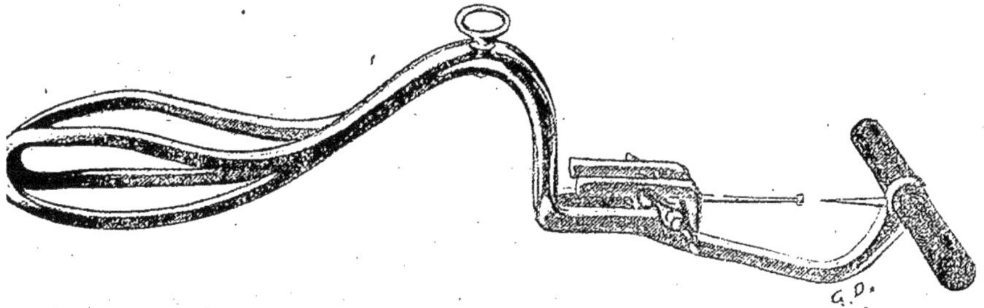

Fig. 63. — Forceps de Crouzat.

l'intérieur des voies génitales seront de ce chef rendues plus faciles pour l'accoucheur qui aura toujours sous les yeux un guide fidèle. Crouzat augmenta l'étendue des cuillers de son forceps et attacha un tracteur (fig. 64) à l'extrémité manuelle des branches de préhension. Étudié par Maygrier et Schwab, cet ins-

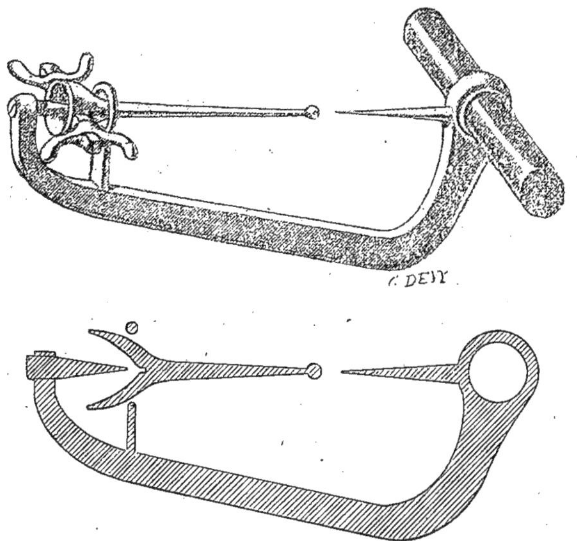

Fig. 64. — Tracteur de Crouzat.

trument fut reconnu par eux capable d'assurer solidement la prise de la partie fœtale.

Enfin Demelin adapta à un instrument de préhension très voisin du dernier forceps de Chassagny, un appareil de traction du même genre que celui de

Tarnier, mais disposé de manière à laisser plus d'indépendance encore à la pince sur laquelle il s'insère.

A l'heure présente, le forceps de Tarnier est devenu le *forceps français :* c'est lui que nous avons surtout en vue dans les chapitres qui vont suivre.

ARTICLE III

MODES D'ACTION DU FORCEPS

Le forceps est un instrument d'extraction : mais pour *tirer* efficacement, il faut commencer par *saisir* solidement la partie fœtale, à la condition que la prise soit aussi inoffensive que possible pour l'enfant et pour la mère.

Le forceps doit donc être étudié successivement comme *agent de préhension* et comme *agent de traction.*

A chacune de ces deux grandes fonctions, le forceps de Tarnier réserve un système particulier : il comprend ainsi un *appareil de préhension* représenté par la pince même de l'instrument, et un *appareil de traction* adjoint au précédent.

A côté de ces deux grandes fonctions, le forceps en a d'autres encore : il a été considéré comme un dilatateur des parties maternelles ; comme un excitant de la contraction utérine, et enfin, comme un levier pour modifier l'attitude et la situation de la tête. Nous aurons donc à l'étudier successivement comme :

Agent de préhension,
— de dilatation,
— d'excitation des contractions utérines,
— d'évolution,
— de traction.

Le forceps peut s'appliquer sur les présentations du sommet, sur les présentations de la face, et sur certaines présentations du siège (siège décomplété, mode des fesses). Mais les applications sur le sommet sont de beaucoup les plus importantes en raison de leur grande fréquence. C'est surtout à elles que se rapportent les considérations qui suivent, relatives aux différents modes d'action du forceps.

§ 1. — Le forceps considéré comme agent de préhension.

La préhension doit-être *solide* et *inoffensive.* Les dérapements d'une prise mal assurée menacent surtout la mère ; une compression trop forte et mal distribuée détermine des lésions fœtales.

Étudions de quelles manières on *peut* saisir la tête avec les cuillers ; nous déduirons ensuite de quelles manières on *doit* la saisir.

La tête du fœtus venant par le sommet a été assez justement comparée à un ovoïde ayant pour grand axe un diamètre voisin de l'occipito-mentonnier, diamètre maximum de Budin (mesurant environ 13 centimètres et demi), et pour petits axes principaux (perpendiculaires l'un sur l'autre), le diamètre sous-occipito-bregmatique (9 centimètres et demi) et le diamètre bipariétal (9 centimètres et demi en moyenne).

Si l'on veut faire passer un ovoïde (fig. 65) à travers un anneau à peine plus grand que les petits axes (*aa*) de cet ovoïde, on sera obligé de le *présenter* à l'ouverture circulaire de telle façon que son grand axe AA soit longitudinal, perpendiculaire au plan de l'anneau. Les petits axes *aa* seront seuls en rapport, pendant la descente, avec les diamètres de l'anneau *c*. Si l'ovoïde se présente en travers comme dans la fig. II, le passage sera évidemment impossible.

Enfin si l'ovoïde est obliquement placé par rapport à l'anneau (fig. III), le passage ne sera possible qu'à la condition que l'ovoïde se redresse dans la position de la fig. I, ou bien qu'il ait des dimensions suffisamment réduites pour que les diamètres obliques OO, qu il présentera à l'ouverture de l'anneau, lui soient inférieurs ou tout au plus égaux. En tout cas, le passage sera d'autant plus facile que l'ovoïde se rapprochera davantage de l'attitude I, d'autant moins qu'il se rapprochera davantage de l'attitude II.

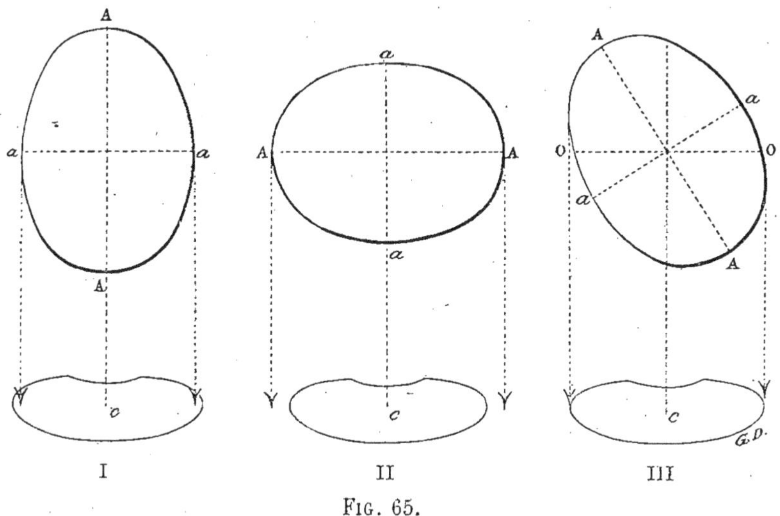

FIG. 65.

Or l'ovoïde formé par la tête fœtale se présente à l'ouverture du bassin suivant l'attitude I, lorsque sa flexion (ou sa déflexion) sur le tronc est parfaite ; il se présente suivant l'attitude II dans les cas où, au lieu de mettre en avant soit son gros bout (l'occiput dans la présentation du sommet), soit son petit bout (le menton dans la présentation de la face), il occupe une attitude intermédiaire qui n'est autre que la présentation du front. Enfin l'ovoïde céphalique se présente suivant l'attitude III, lorsque, venant par le sommet (ou par la face), il est placé dans un degré de flexion (ou de déflexion) imparfait, mais moins défectueux cependant que dans l'attitude II (présentation du front).

Il est de toute évidence que, pour faire descendre aisément la tête avec le forceps, il faudra la saisir de telle sorte que le grand axe de l'ovoïde puisse descendre suivant la direction de l'axe du bassin. Ce sera la meilleure manière d'éviter les frottements rudes entre la partie fœtale et les parois maternelles. Il faudra aussi que l'axe des cuillers coïncide, lui aussi, autant que possible, à la fois avec l'axe du bassin et avec le grand axe de l'ovoïde céphalique. Les figures 66 et 67 montrent, avec la plus complète évidence, que la prise 66 où les trois axes céphalique, pelvien et instrumental concordent, est infiniment supérieure à la prise 67.

D'autre part, si la cuiller n'est pas dirigée suivant l'axe pelvien (fig. 68), des

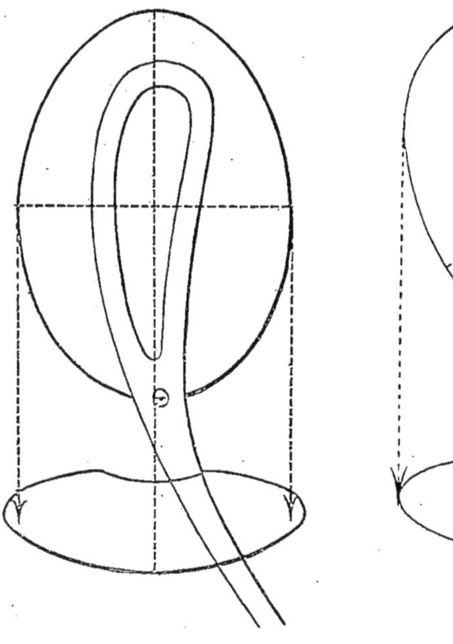

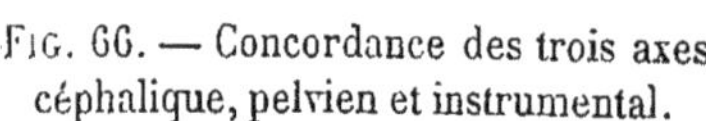

Fig. 66. — Concordance des trois axes céphalique, pelvien et instrumental.

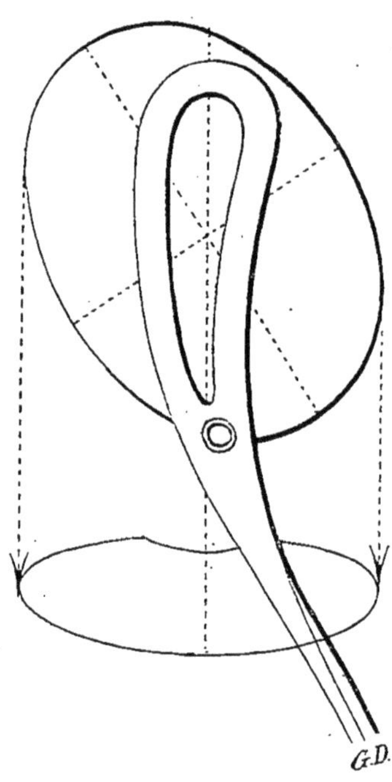

Fig. 67. — Concordance limitée aux axes pelvien et instrumental.

lésions maternelles seront à craindre au moment de l'extraction, du fait seul de l'instrument.

On est donc amené à conclure que la prise la plus parfaite est celle qui fait concorder l'axe des cuillers du forceps avec le grand axe de la tête, et aussi avec l'axe du bassin (fig. 66).

Laissons de côté, pour le moment, les considérations qui concernent le canal pelvi-génital, et étudions seulement les rapports de l'ellipse métallique, constituée par les cuillers, avec la tête fœtale.

Le plus important, comme on vient de le voir, est de *saisir l'ovoïde céphalique suivant son grand axe* (fig. 69).

Mais tout en étant prise de la sorte, la tête peut affecter des rapports variés avec les cuillers, suivant que telle ou telle de ses régions viendra en contact avec l'instrument. Pour reprendre la comparaison géométrique utilisée plus haut, les cuillers du forceps peuvent-elles être placées aux extrémités de tous les petits axes de l'ovoïde indifféremment ?

Rien n'empêche que le petit axe bipariétal (diamètre BP) soit en rapport par ses extrémités (les bosses pariétales) avec les cuillers qui, d'autre part,

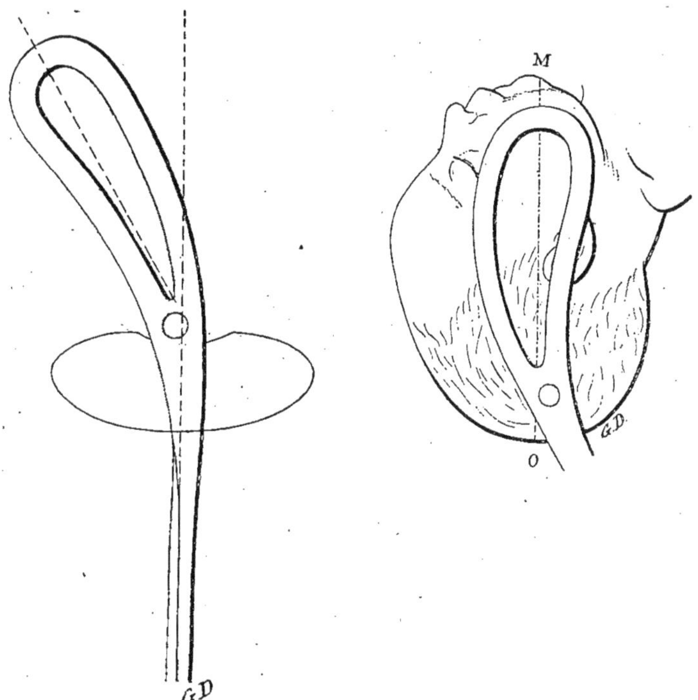

FIG. 68. — Discordance des axes instrumental et pelvien.

FIG. 69. — Bonne prise.

L'axe de la cuiller coïncide avec le grand diamètre MO de la tête; le bord concave de la cuiller est dirigé vers l'occiput.

ont saisi l'ovoïde céphalique suivant son grand axe (diamètre occipito-mentonnier ou diamètre sus-occipito-mentonnier). Dans cette situation (fig. 69), les cuillers symétriquement placées ont leur grand axe dirigé suivant le diamètre le plus grand de la tête, ou diamètre maximum de Budin ; leur extrémité libre touche la région du maxillaire inférieur au voisinage du menton de chaque côté de la tête ; une jumelle recouvre l'oreille, l'autre avoisine l'angle externe de la fente palpébrale. La bosse pariétale et la saillie de l'os malaire sont comprises dans la fenêtre.

Cette prise est la meilleure de toutes, pour le dire immédiatement ; elle peut être obtenue de deux façons, ou bien en dirigeant le bord concave des

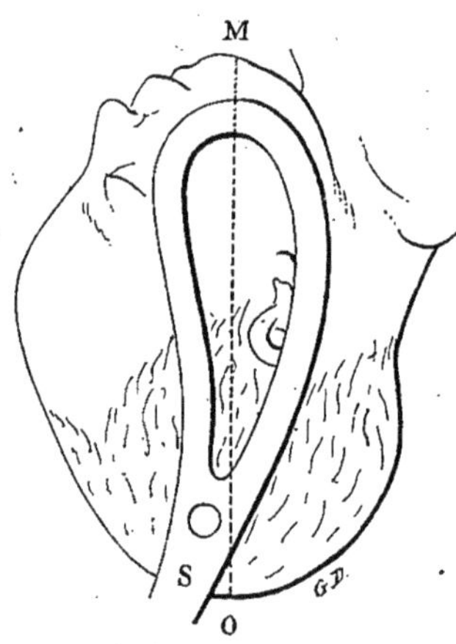

Fig. 70.

Bonne prise : le bord de la cuiller coïncide avec le grand diamètre de la tête M O. Le bord concave de la cuiller est dirigé vers le front.

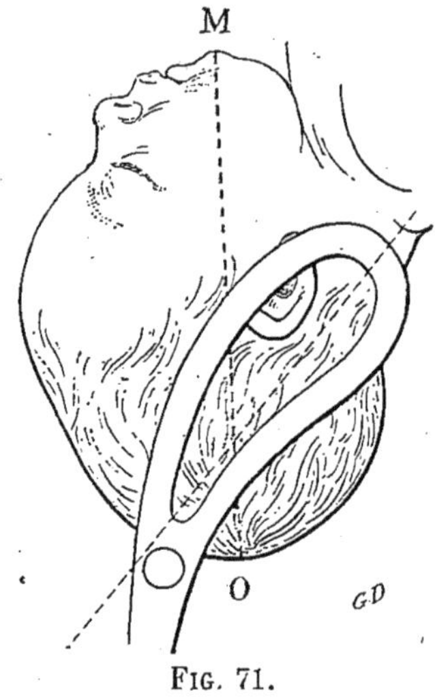

Fig. 71.

Prise mauvaise, quoique les cuillers soient aux extrémités du diamètre transverse de la tête. Le diamètre M O ne coïncide pas avec l'axe de la cuiller (voir fig. 74).

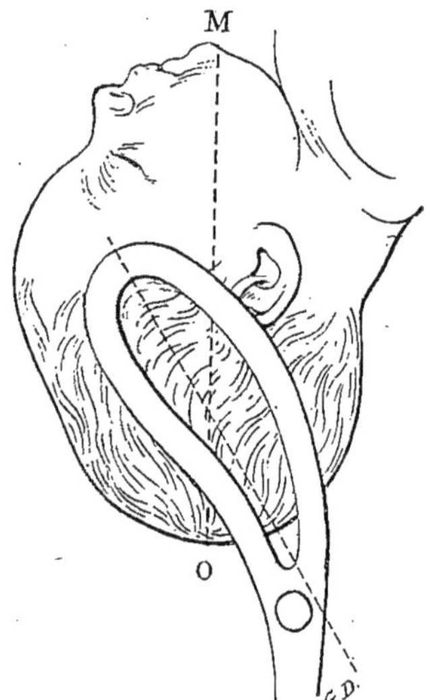

Fig. 72. — Mauvaise prise (voir fig. 71 et 74).

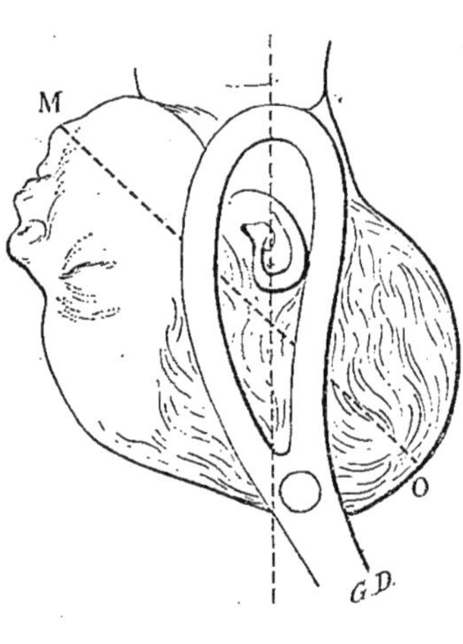

Fig. 73. — Mauvaise prise (voir fig. 71).

cuillers vers l'occiput (fig. 69), ou bien en dirigeant ce même bord concave des cuillers vers le front F (fig. 70).

Il n'est pas suffisant de dire que les cuillers doivent être appliquées sur les oreilles ou sur les bosses pariétales : il ne faut pas oublier que pour obtenir la meilleure prise, il est nécessaire de pousser la cuiller jusqu'à ce que son extrémité libre soit au voisinage du menton. En effet, le petit axe bipariétal de l'ovoïde céphalique peut être embrassé par les cuillers de plusieurs manières. Dans la fig. 71, la bosse pariétale et l'oreille sont recouvertes par la cuiller et cependant les axes céphalique et instrumental diffèrent notablement. De

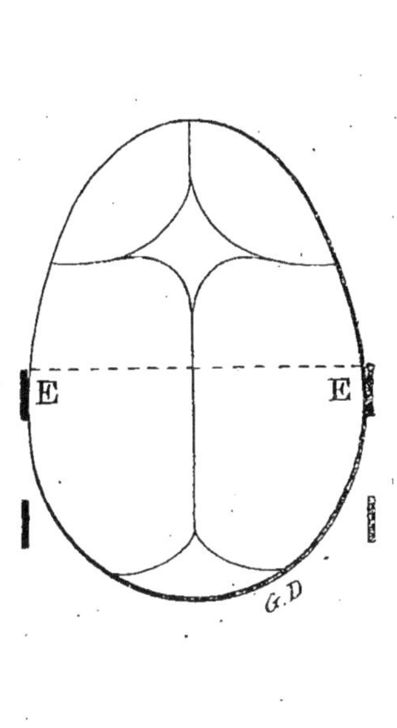

Fig. 74.

Schéma représentant la tête mal saisie par les cuillers. Deux jumelles seulement sur quatre prennent appui sur l'ovoïde céphalique. Le diamètre EE n'est pas en rapport avec la fenêtre. L'instrument va déraper.

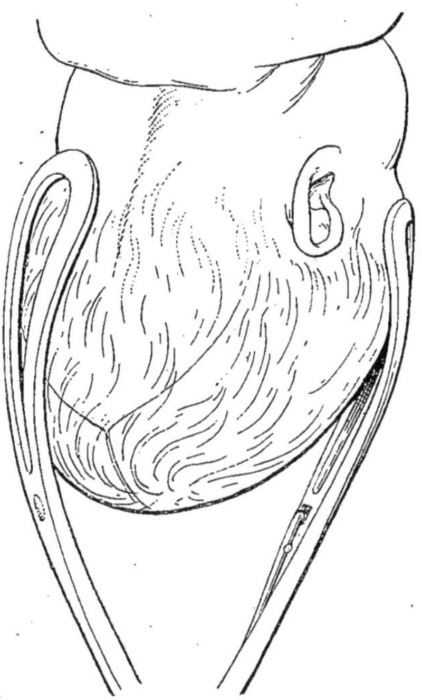

Fig. 75.

Prise fronto-mastoïdienne. Le bord concave des cuillers est dirigé vers l'occiput. La prise est bonne, quoique oblique.

même dans la fig. 72 et dans la fig. 73. La fig. 71 représente l'extrémité de la cuiller dirigée vers l'occiput ; dans la fig. 72 cette extrémité recouvre le front. Ces deux prises ne sont pas solides et permettent un dérapement facile, parce que la cuiller ne repose pas franchement sur la tête : l'une des jumelles en reste plus ou moins éloignée (fig. 74). Dans la fig. 73, la tête est entraînée, suivant une mauvaise direction (voir fig. 67, p. 228, et fig. 65, III, p. 227). On voit que tout en appliquant les cuillers sur les oreilles ou les bosses pariétales, on peut saisir la tête défectueusement.

Il est donc plus important de placer les cuillers suivant le grand axe de la tête, que de s'appliquer exclusivement à les mettre sur les oreilles ou sur les bosses pariétales.

De plus, certaines prises dites obliques, par rapport à la tête, sont très favorables, quoiqu'elles n'embrassent pas le diamètre bipariétal ou bi-auriculaire. Ainsi, lorsqu'une cuiller est placée sur la bosse frontale d'un côté, et l'autre cuiller sur la région mastoïdienne du côté opposé (fig. 75), la tête est encore correctement entraînée, pourvu que l'axe des cuillers se rapproche autant que

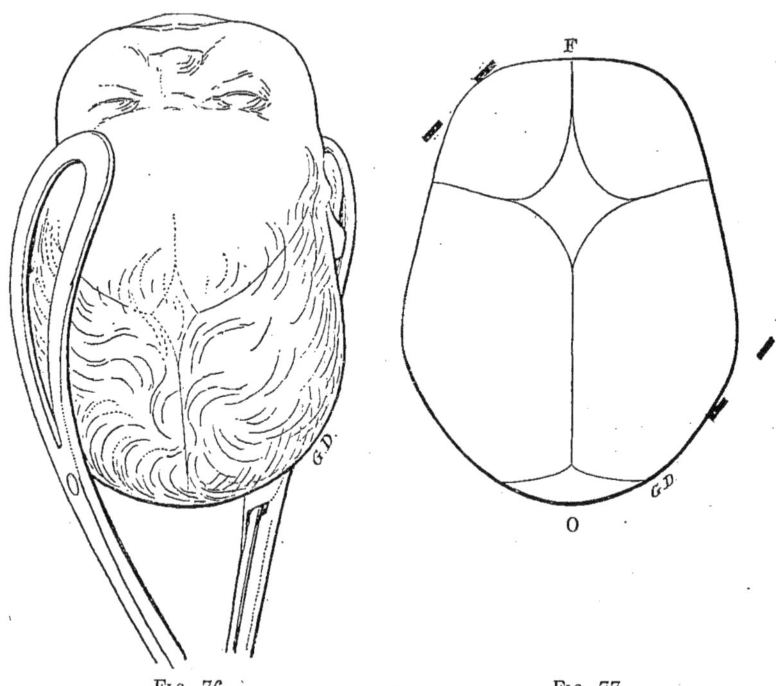

FIG. 76.

Prise fronto-mastoïdienne. Le bord concave des cuillers est dirigé vers le front. La prise est bonne, quoique oblique.

FIG. 77.

Inconvénient de la prise oblique. Deux jumelles seulement sur quatre prennent appui sur la tête, mais le diamètre embrassé est en rapport par ses extrémités avec les fenêtres des cuillers ; aussi la prise est-elle solide, contrairement à ce qui se passe fig. 74.

possible de la direction du grand diamètre OM de l'ovoïde céphalique.

Ce résultat peut être encore obtenu de deux façons : soit que la concavité des cuillers se trouve du côté de l'occiput (fig. 75), soit au contraire que cette concavité se trouve du côté de la face (fig. 76). La prise est moins parfaite que dans la fig. 69, p. 229 ; mais elle est encore très bonne, toujours parce que la tête est saisie autant que possible suivant son grand axe. L'imperfection vient de ce que, dans ces prises obliques, les cuillers ne reposent pas exactement à plat sur les régions de la tête qu'elles recouvrent : un de leurs bords tend à l'attaquer de champ, tandis que l'autre s'éloigne plus ou moins de la surface avec laquelle il n'est plus en contact (fig. 77). De là des compressions locales et des lésions possibles, surtout avec des cuillers rigides et inflexibles comme celles qu'on emploie aujourd'hui. Un forceps à cuillers plus flexibles serait certainement plus inoffensif.

Il est rare que l'obliquité de ces prises n'existe que dans un seul sens, par rapport à la tête bien entendu. En effet, très souvent l'une des cuillers a pénétré plus profondément que l'autre dans les voies génitales. Malgré la rec-

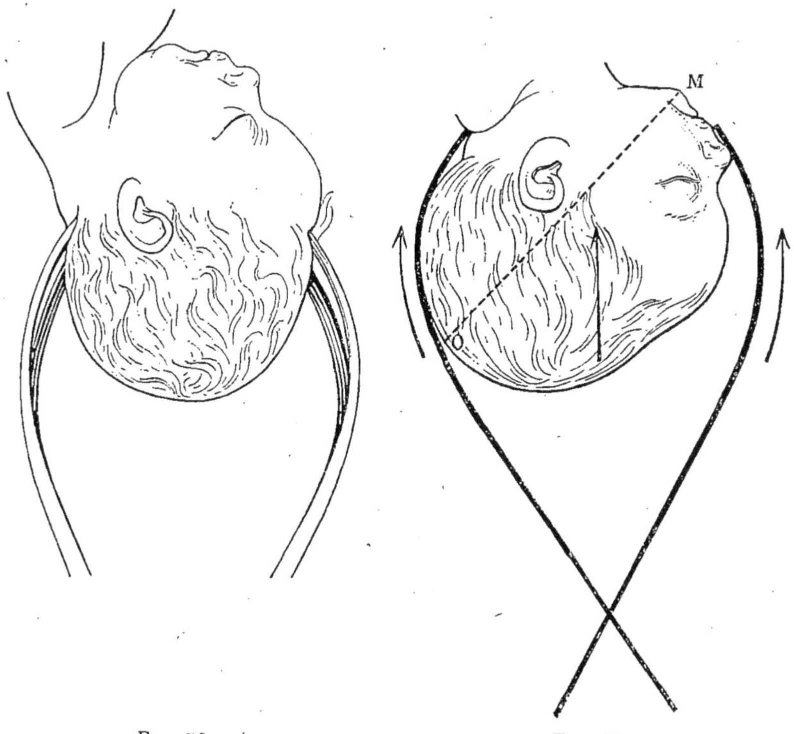

Fig. 78.
(D'après Farabeuf et Varnier.) Prise défectueuse à tous points de vue.

Fig. 79.
Prise occipito-faciale. Le grand diamètre O M ne coïncide nullement avec l'axe de l'instrument représenté par la flèche médiane.

tification qui peut s'effectuer presque à l'insu de l'accoucheur par la jonction des deux branches, la prise demeure souvent *asynclitique :* c'est-à-dire que l'extrémité d'une des cuillers reste plus ou moins dans la région du vertex, tandis que l'autre remonte jusqu'au niveau du cou.

Il est fréquent, disions-nous, que cette obliquité dans le sens de l'asynclitisme coexiste avec l'obliquité précédemment décrite où les cuillers s'appuient l'une sur la bosse frontale d'un côté et l'autre sur la région mastoïdienne du côté opposé (prises *fronto-mastoïdiennes*). La présence du cou, très proche de la région mastoïdienne, empêche en effet l'extrémité de la cuiller correspondante de remonter suffisamment haut, à moins qu'elle ne glisse en avant vers la joue.

Le petit axe de l'ovoïde céphalique que représente le diamètre sous-occipito-bregmatique peut-il être utilement embrassé par les cuillers? La fig. 78 suffit à elle seule pour démontrer l'impossibilité d'une prise solide dans de pareilles conditions.

Supposons maintenant que la tête en présentation du sommet mal fléchi

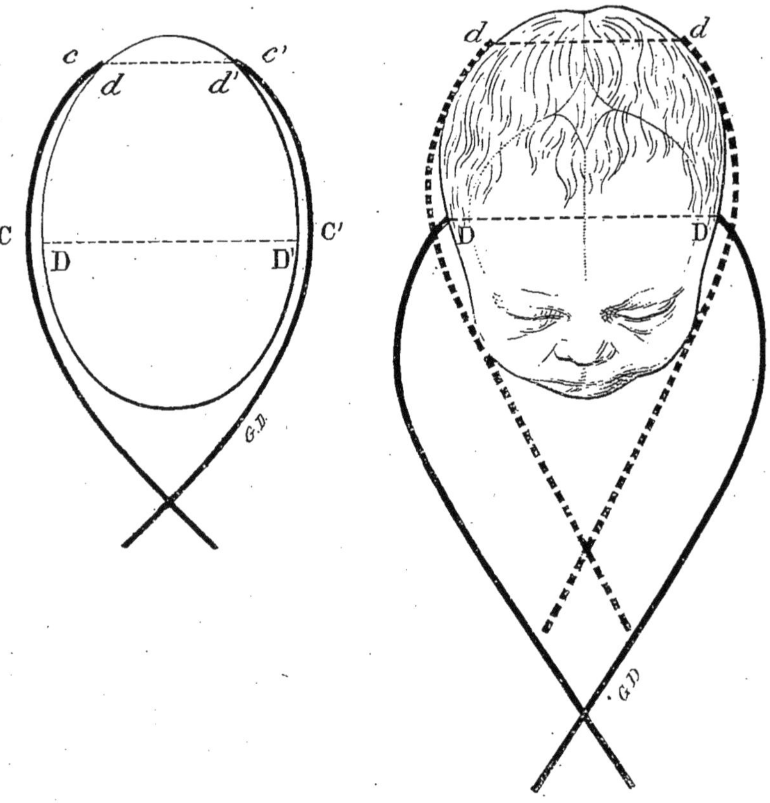

FIG. 80.

Bonne adaptation de l'ellipse instrumentale à la tête. Le diamètre *d d'* saisi par les extrémités *c c'* des cuillers est plus petit que le diamètre D D' en rapport avec leur partie moyenne.

FIG. 81.

Présentation de la face saisie par le forceps. La prise ne peut être solide que si *d d*, en rapport avec l'extrémité des cuillers, est plus petit que le diamètre maximum transversal. Le pointillé indique la prise solide. Le trait plein montre une prise qui ne peut pas tenir.

affecte l'attitude de la fig. 79, ci-contre. Le forceps peut-il saisir solidement la tête ainsi placée en s'appuyant d'un côté sur l'occiput et de l'autre sur la face (prise *occipito-faciale*)? Cette prise est possible ; mais si la cuiller faciale peut prendre un ferme appui sur le menton ou mieux sur le bord du maxillaire supérieur, l'autre cuiller glisse facilement sur la surface courbe de l'occiput. Le dérapement est donc à craindre, surtout si la courbure céphalique du forceps est assez marquée pour que l'extrémité rigide des cuillers soit la seule partie de l'ellipse capable de prendre point d'appui. Cette prise est difficile en pratique ; en effet, la cuiller qui est en rapport avec la face postérieure du cou, ne peut pas bien s'appliquer par son extrémité sur cette surface convexe, elle glisse et se déplace sur le côté : l'application est surtout alors une application oblique, et la cuiller qui est en avant se met à l'opposé de la cuiller postérieure, par conséquent sur une bosse frontale. En outre, l'axe des cuillers prend une direction indiquée par les flèches, très différente par conséquent de celle du grand axe de l'ovoïde céphalique OM. La descente de la tête, quand toutefois la prise est solide, n'est possible qu'à la condition que le bassin soit grand et la tête petite. C'est donc par exception que la prise occipito-faciale donnera des résultats favorables. On pourra cependant y avoir recours dans des conditions particulières.

Nous indiquerons plus tard un autre défaut de cette prise occipito-faciale, quand nous étudierons les effets de la compression exercée sur la tête par le forceps.

En résumé, pour que la tête soit solidement saisie par le forceps, il faut que le diamètre *dd'* embrassé par l'extrémité des cuillers *cc'* soit plus petit que le diamètre DD' embrassé par leur centre CC' (fig. 80).

Pour que la prise soit favorable, il faut autant que possible que l'axe des cuillers et le grand axe de l'ovoïde céphalique aient la même direction. C'est là l'essentiel, et il est relativement accessoire que les cuillers s'appuient sur les extrémités des diamètres transverses (prises bipariétales, biauriculaires) de la tête ou sur les extrémités des diamètres obliques fronto-mastoïdiens, pourvu que la condition principale, indiquée et figurée plus haut, soit remplie autant que possible. Certainement, de toutes les manières de saisir la tête, la meilleure, sans contredit, est celle dans laquelle les cuillers s'appuient symétriquement sur les parties latérales de la tête, tandis que leur axe coïncide avec le grand diamètre de l'ovoïde céphalique.

Tout ce qui précède nous permet d'être brefs pour les présentations de *la face*.

Ici l'ovoïde céphalique présente son petit bout. Les cuillers peuvent être correctement placées sur les régions latérales de la tête, et symétriquement, que le bord concave des cuillers soit dirigé vers le front ou vers le cou.

Les prises obliques, fronto-maxillaires, peuvent être encore favorables ; mais la présence du cou limite l'obliquité en arrêtant l'une des cuillers.

D'autre part, la prise sous-mento-bregmatique est peu solide et impraticable, au même titre que la prise sous-occipito-bregmatique dans les présentations du sommet (fig. 78).

Enfin, pour qu'une prise soit solide, il faut, ici comme dans les présentations du sommet, que les extrémités des cuillers embrassent un diamètre *dd* plus petit que le diamètre DD embrassé par la partie large de ces cuillers. Aussi les applications dans lesquelles on cherche à ne pas pousser l'extrémité des cuillers au-dessus du grand diamètre transversal DD, sont-elles complètement illusoires : l'instrument dérape infailliblement (fig. 81).

Dans un certain nombre de présentations du *siège décomplété mode des fesses*, l'instrument prend point d'appui sur les cuisses relevées, d'une région trochantérienne à l'autre ; il peut aussi être placé du dos à la région abdominale antérieure ou encore obliquement. La première prise est satisfaisante bien que moins solide que les applications sur la tête, pour laquelle le forceps a été spécialement construit. La seconde et la troisième prise sont mauvaises, car elles sont à la fois glissantes et dangereuses.

Régulièrement, dans la prise bitrochantérienne, les cuillers doivent s'appuyer le long de la face externe des cuisses ; les membres inférieurs relevés

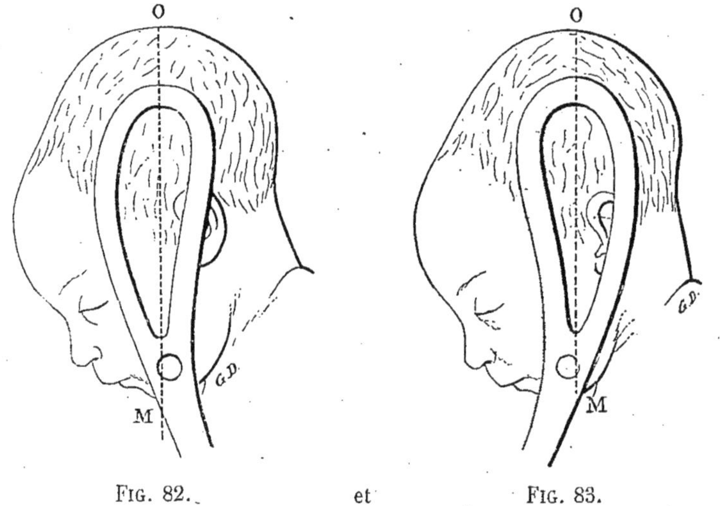

FIG. 82. et FIG. 83.

Ces figures représentent la tête dernière correctement saisie par le forceps, que la concavité des bords soit dirigée vers l'occiput (fig. 82) ou vers le front (fig. 83).

et étendus sur le plan ventral du fœtus forment une sorte de cône à base trochantérienne et à sommet supérieur, de sorte qu'ils permettent au forceps de s'appliquer sur la face externe du siège avec une solidité suffisante (Olivier). Cependant il peut survenir des glissements et si un déplacement se produit, de deux choses l'une : ou bien l'instrument dérape, ou bien la cuiller glisse entre la cuisse et la paroi abdominale antérieure et alors son extrémité prend un appui plus ou moins ferme sur le pli de l'aine, mais des lésions viscérales sont possibles.

Il arrive encore que les cuillers prennent point d'appui sur les crêtes iliaques ; mais ces crêtes sont élastiques chez le nouveau-né, elles cèdent sous la pression et l'instrument dérape ; de plus, des contusions dangereuses sont à redouter pour les organes abdominaux.

Sur la tête venant dernière, le forceps s'applique aisément d'une manière correcte, que la concavité des cuillers regarde l'occiput ou le front (fig. 82 et 83).

Nous savons maintenant comment on peut et comment on doit saisir la partie fœtale avec le forceps, et en particulier l'ovoïde céphalique. Nous sommes maintenant conduits à étudier une des conséquences les plus importantes de la préhension, la *compression* de la tête par le forceps.

De la compression de la tête par le forceps. — La compression exercée par le forceps modifie-t-elle les diamètres de la tête ?

Pour répondre à cette question, des expériences ont été faites d'abord par Baudelocque. « Elles ont été répétées, dit-il, sur neuf enfants morts à l'instant ou peu d'instants après leur naissance, et qui étaient d'une grosseur différente quoique tous parfaitement à terme. Pour les rendre plus concluantes, nous fîmes en sorte de restituer à la tête de ces enfants, en la plongeant dans l'eau chaude et en la pétrissant un peu des mains, la souplesse que présente au toucher la tête des enfants vivants, et nous nous servîmes du forceps allongé (forceps Levret allongé de 2 pouces). Nous appliquâmes cet instrument suivant l'épaisseur transversale de la tête » (d'une oreille à l'autre), « et ensuite suivant la longueur du crâne, c'est-à-dire une branche sur le milieu du front descendant de la fontanelle à la racine du nez, et l'autre sur l'occiput, pour connaître la réduction qu'on pouvait opérer dans ces deux directions et ce que la tête acquérait dans un sens en perdant selon l'autre. »

Voici le résultat de ces expériences :

La compression du diamètre bipariétal le réduit fort peu, sans augmenter le diamètre occipito-frontal, et de plus, la réduction, plus appréciable, de ce dernier diamètre, n'est pas compensée par une augmentation du bipariétal.

Baudelocque ajoute que la tête fixée par le forceps ne saurait pas non plus « s'allonger de la base au sommet, si ce n'est de bien peu de chose, le sinus de l'instrument étant beaucoup trop étroit en bas pour que cet effet devienne très remarquable ».

Si donc les diamètres verticaux ne subissent véritablement pas un allongement compensateur pendant la réduction ou l'immobilité des autres, il en résulte nécessairement que la compression exercée sur la tête par le forceps exagère plus ou moins notablement la tension intra-crânienne, puisque la cavité de la boîte osseuse diminue de capacité. Deux des expériences de Baudelocque confirment cette hypothèse, en ce qu'elles signalent une résistance exagérée au niveau de la fontanelle antérieure et même une déchirure de la suture sagittale par distension, avec issue de la substance cérébrale.

Cette distension des sutures, des fontanelles et du cuir chevelu pendant une application de forceps laborieuse, a été signalée cliniquement par tous les auteurs, et notamment par Hubert et Joulin. Bailly, dans sa thèse de concours, a également cité des observations où, à l'autopsie, on a trouvé la pulpe cérébrale violemment refoulée dans le canal rachidien et même jusque dans la poitrine en passant par les trous de conjugaison.

Pétrequin reprit les expériences de Baudelocque et obtint des résultats différents : car il a noté presque constamment l'agrandissement du diamètre perpendiculaire au diamètre comprimé. Mais à part cette divergence d'opinion, il est d'accord avec son prédécesseur pour reconnaître que le diamètre occipito-frontal est plus réductible que le bipariétal.

Delore à son tour, en 1865, démontre plusieurs propositions importantes. Une pression régulière et large, comme celle que fait subir à la tête un forceps qui s'accommode régulièrement avec elle, peut arriver aux chiffres élevés de 100 et 105 kilogrammes sans déterminer de fractures. Au contraire, une pression irrégulière et limitée, comme celle que subit la tête *du fait d'un forceps qui a glissé et qui serre par l'extrémité de ses mors*, est beaucoup plus dangereuse, et produit beaucoup plus tôt soit des dépressions passagères ou permanentes, plus ou moins profondes, soit des fractures du crâne.

D'un autre côté, sachant que plus on tire sur un forceps, plus on comprime la tête, Delore voulut évaluer le rapport qui existe entre ces deux efforts, et il reconnut que *la pression exercée par les cuillers sur la tête, est à peu près égale à la moitié de la force de traction.*

Budin, en 1875, reprenant les mêmes recherches, donna à ses expériences une précision beaucoup plus grande. Au lieu de saisir le crâne sur une table, entre les branches du forceps, il opéra de la façon suivante : « Après avoir, dit-il, à l'aide d'une traction mesurée par le dynamomètre, obligé la tête à franchir en partie le détroit supérieur, nous la laissions en place, toujours retenue par les moufles et nous la couvrions d'un mélange réfrigérant; il suffisait alors d'enlever la tête congelée et dure comme un bloc de pierre, et on pouvait mesurer exactement ce qu'était devenu chacun de ses diamètres. »

Les expériences de Budin ont été faites avec le forceps de Levret ; quoique peu nombreuses, elles prouvent comme celles de Baudelocque, Pétrequin et Delore, que si la tête vient à être comprimée dans un sens, ses diamètres opposés augmentent. Elles mettent de plus en lumière l'importance des modifications du diamètre sous-occipito-bregmatique qui s'allonge de 6, 7, 14, et même 15 millimètres, tandis que les autres diamètres non comprimés s'allongent dans de moindres proportions.

Cette augmentation des diamètres verticaux avait déjà été vue par Solayrès et aussi par Delore. Chassagny l'observe à son tour ; mais il note qu'elle est surtout considérable quand on comprime la tête avec un forceps à branches parallèles et encore davantage si les branches convergent vers la tête.

Pour Chassagny, les forceps croisés s'opposent à l'allongement vertical de la tête, si le contact entre l'ellipse métallique et l'ovoïde céphalique s'établit comme dans la figure 28 de la page 203.

C'est, dit-il, « quand la tête est saisie par le forceps croisé qu'elle forme une masse obtuse, dure, résistante, prête à éclater », avec des sutures et des fontanelles tendues, et en définitive avec une compression cérébrale très prononcée. Au contraire, d'après Chassagny, les forceps à courbure céphalique plus atténuée, agissant par la partie moyenne de l'ellipse plus que par les extrémités, laissent à la tête la liberté de s'allonger dans le sens vertical. Cet allongement compensateur peut alors devenir assez notable pour que la tête représente alors « un cône allongé, avec des sutures, des fontanelles relâchées », et en somme avec une compression cérébrale beaucoup moins accusée que précédemment (Chassagny).

En 1878, Duret établit qu'une pression continue, lente et progressive est beaucoup moins périlleuse pour le cerveau, qu'une série de secousses brusques.

Budin appliqua ces données à l'obstétrique et montra comment la compression du crâne fœtal par le forceps peut être suivie d'hémorrhagies méningées, si les tractions, au lieu d'être modérées, sont brusques et violentes.

Labat, en 1881, indiqua de quelle manière agit la *durée* d'une pression exercée sur la tête fœtale au point de vue de sa réduction : la diminution du diamètre comprimé est positive, mais accentuée surtout dans les premiers moments de l'application de la force.

En reprenant, sous forme de résumé, les résultats des travaux qui viennent d'être cités, on voit que :

A l'état statique, c'est-à-dire en dehors de toute traction, la compression de la tête par le forceps réduit de quelques millimètres à peine le diamètre bipariétal, sans augmenter sensiblement l'occipito-mentonnier dans le même temps.

La compression du diamètre occipito-frontal est plus efficace pour le réduire, mais sans augmenter par compensation le diamètre bipariétal d'après Baudelocque, en augmentant au contraire ce diamètre d'après Pétrequin. On sait, d'autre part, que la prise occipito-frontale est défectueuse, et que si elle ne doit pas être complètement repoussée, elle ne doit être utilisée qu'exceptionnellement.

Pendant la compression des diamètres bipariétal et occipito-frontal, les mesures verticales de la tête (de la base à la voûte) tantôt restent immuables et tantôt au contraire augmentent d'étendue. Ce n'est pas tout. Le bassin, s'il est rétréci, peut à son tour faire subir à la tête des pressions considérables en agissant par l'intermédiaire du forceps : « Les branches du forceps étant placées l'une après l'autre dans un anneau résistant et étroit, juste assez large pour laisser passer l'instrument, l'articulant alors après avoir placé entre ses cuillers une tête de fœtus plus volumineuse que les dimensions de l'anneau, si l'on vient à exercer des tractions directes, *sans compression aucune*, tendant à entraîner la tête à travers le cercle qui est fixé, à mesure que le forceps s'engage dans celui-ci, la compression qu'il exerce sur la tête augmentera de plus en plus, parce que l'anneau étroit fera sur l'instrument l'effet de ces viroles des instruments en cuivre dont se servent les dessinateurs (porte-crayons). Faisons l'application au bassin : l'action compressive du forceps pourra, par ce mécanisme, être portée si loin que les fractures du crâne en seront la conséquence ordinaire, et même dans certains cas, plus exceptionnels mais plus à redouter encore, les symphyses pelviennes pourront éclater » (Pajot).

Or, l'action compressive du bassin se fait naturellement sentir au niveau des diamètres pelviens les plus étroits; le diamètre promonto-pubien est normalement le plus petit; en cas de rachitisme, il est le plus rétréci: c'est lui qui jouera surtout le rôle comparé par Pajot à celui de la virole des porte-crayons. Aussi les auteurs qui ont conseillé de saisir une tête au détroit supérieur rétréci d'avant en arrière, en plaçant une cuiller du forceps directement en avant du sacrum et l'autre directement en arrière de la symphyse pubienne, ont-ils obtenu des résultats exactement contraires à ceux qu'ils espéraient. Une pareille prise est nécessairement néfaste. Les cuillers chargées d'entraîner une tête de fœtus ne doivent jamais occuper, dans le bassin, pareille situation.

Pour modérer la compression qui s'exerce lorsqu'on tire sur les manches d'un forceps Levret, on a voulu les munir de labimètres qui atténuent l'action constrictive des mains de l'opérateur. Mais alors, si le glissement de traction n'est pas limité par la rencontre d'une saillie osseuse ou d'une inégalité quelconque qui donne appui à l'extrémité de la cuiller, la pince, n'étant plus suffisamment serrée, tend à lâcher prise.

Thenance, au moyen de son forceps à branches non croisées, et remarquablement longues, a cherché, lui aussi, à diminuer l'intensité des pressions subies par la tête. Avec un instrument dont on serre l'extrémité des manches à pleine main pour tirer sur le fœtus, la longueur du bras de levier importait en effet beaucoup : plus la constriction manuelle était éloignée de la tête saisie, moins la compression devait être violente.

Avec le forceps de Stoltz (voir p. 200) le professeur Gaulard limite la pression à l'aide de la manœuvre suivante: « Le forceps placé, il n'exerce pas les tractions sur les deux manches serrés fortement ; il prend seulement dans sa main gauche le manche de la cuiller gauche, et mettant l'index et le médius de la main droite sur les oreilles de l'instrument, il commence ainsi ses tractions en laissant libre le manche de la cuiller droite » (Poullet).

Tarnier a fait faire un grand pas à la question, en supprimant toute traction sur les manches et par suite toute compression venant de l'opérateur. Pour maintenir la pince fermée, il adapte aux manches une vis de pression, (ou mieux, de maintien), que l'on serre avant de commencer l'extraction. La pression subie par la tête cesse donc, avec cet instrument, d'être proportionnelle à la force de traction, et les dangers sont beaucoup moindres.

Il convient maintenant de rechercher ce que devient la préhension pendant l'articulation des branches et pendant les tractions exercées sur le forceps. En d'autres termes, la question se pose de savoir si les cuillers, introduites et placées par l'accoucheur aussi correctement que possible, restent immobiles et fixées exactement en rapport avec les régions fœtales sur lesquelles on les a conduites, pendant qu'on les joint l'une à l'autre et pendant qu'on extrait la partie saisie.

L'adaptation du forceps à la tête est supposée parfaite dans la figure 84.

Or, pendant l'articulation, si la tête est volumineuse (fig. 85) et si les cuillers sont poussées assez loin pour qu'elle entre le plus possible dans la cavité de l'ellipse métallique, les extrémités des cuillers EE ne viennent pas les premières au contact ; celui-ci s'établit d'abord aux régions limitées CC, et quand on serre les manches, pour fermer la pince et amener les extrémités E'E' en contact avec la tête, de deux choses l'une : ou la tête remonte, repoussée par le forceps, ou, si elle est fixée, l'instrument descend. C'est là le glissement de pression bien observé et décrit par Chassagny.

Comme conséquence, les extrémités des cuillers E'E' sont plus écartées

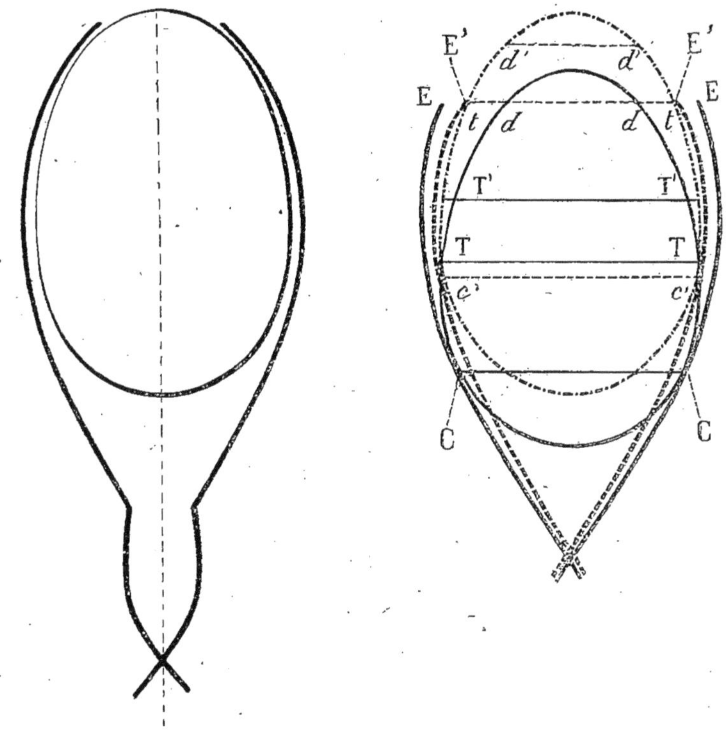

Fig. 84.
Bonne adaptation de l'ellipse instrumentale à l'ovoïde céphalique.

Fig. 85. — Glissement de pression.

l'une de l'autre que dans l'accommodation avec une tête moyenne, plus éloignées aussi des petits diamètres *d'd'* qui avoisinent le bout supérieur de l'ovoïde céphalique : en d'autres termes, le diamètre *tt* qui répond aux extrémités E'E' des cuillers, est notablement plus grand que *dd* ou *d'd'*, et à peine inférieur au diamètre transverse maximum TT ou T'T' ; la prise est nécessairement moins solide que si les extrémités des cuillers EE étaient en contact avec *dd*.

Supposons maintenant le forceps articulé et les cuillers appliquées aussi correctement que possible sur la tête, de moyen ou de gros volume : que va-t-il arriver pendant les premières tractions ? Le forceps subit ici encore un déplacement qu'on a appelé *glissement de traction* (fig. 86). « Aucun forceps (?), dit Poullet, n'assure bien sa prise sans avoir glissé de 1 centimètre et demi à 2 centimètres et plus » ; ce glissement s'arrête bientôt quand l'extrémité des cuillers trouve un point d'appui solide, et alors la tête est entraînée. Mais ce glissement sur la convexité d'un ovoïde ne peut aller sans un certain degré d'écartement ; les extrémités EE viennent en E'E', le diamètre E'E' étant plus grand que le

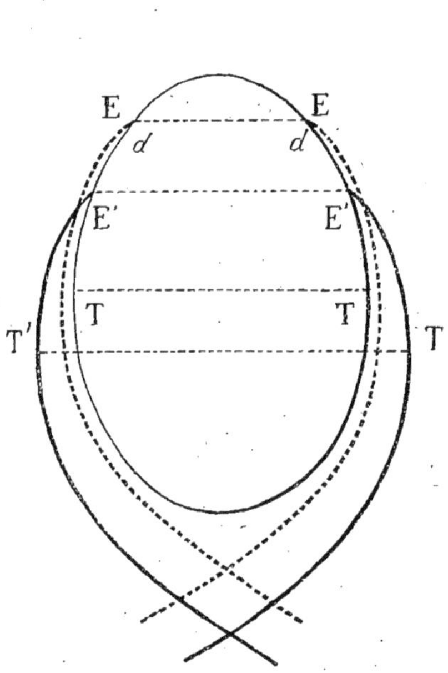

FIG. 86. — Glissement de traction.

Le forceps a glissé du pointillé E E au trait plein E' E'. Les dimensions du système céphalo-instrumental sont plus grandes après qu'avant le glissement T' T' > T T.

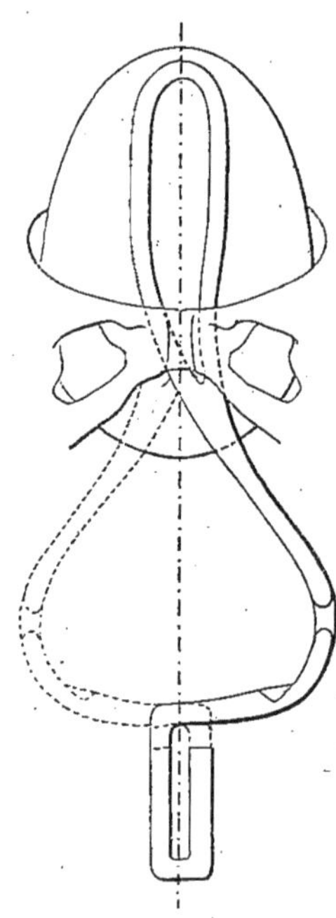

FIG. 87.

Forceps de Crouzat réalisant la parfaite adaptation de l'instrument (cuillers et manches) avec l'axe céphalique et l'axe pelvien.

diamètre EE. Si les manches du forceps sont fermement serrés, cet écartement d'EE en E'E' ne s'effectue qu'en mettant à contribution l'élasticité des cuillers ; on les a bien faites rigides ; mais on n'a pas pu empêcher qu'un certain fléchissement ne puisse se produire ; et il se produit en effet dans les conditions que nous venons d'étudier, non pas aux dépens de la partie fenêtrée, mais en un point très voisin de l'articulation des branches. En retour, une fois ce degré d'élasticité mis en jeu, la rigidité reprend le dessus, c'est-à-dire que la compression exercée par les cuillers aux points E'E' est plus forte qu'elle n'était en EE. Dans la plupart des cas, ces phénomènes n'ont qu'une importance relative, et sont insuffisants pour rendre une application de forceps inefficace ou dangereuse. Mais il peut en être tout autrement. En clinique, on a souvent la preuve de ces déplacements, de ces glissements de pression et de traction. Si la tête est grosse, on a beau enfoncer le plus loin possible les cuillers de l'instrument, une fois l'extraction terminée, on s'aperçoit que leur extrémité était placée beaucoup moins près du bout mentionner de l'ovoïde, qu'on le supposait.

Il y a lieu de croire que ces glissements ne se produisent pas avec tous les forceps et que les instruments à branches non croisées permettent de les éviter.

§ 2. — Le forceps considéré comme agent de dilatation, comme ocytocique et comme levier.

Le forceps a été considéré comme ayant une action dilatatrice vis-à-vis des parties molles du canal génital ; sans doute, quand il entraîne la tête, il la fait précéder d'un corps étroit et de forme angulaire à sinus ouvert du côté de la tête, et constitué par l'union des cuillers au voisinage de l'articulation ; mais dans tout accouchement spontané, les voies génitales s'ouvrent sans intervention pendant le passage de la tête et les lésions sont souvent moindres qu'avec le forceps.

Si la tête est mal prise, ou si un glissement de traction a déterminé un notable accroissement dans le volume du corps que représente l'ensemble du forceps et de la tête saisie (voir fig. 86, diamètre T'T' > TT), des lésions graves peuvent être observées du côté des parties molles ou même du côté du squelette (déchirures du col, du vagin, du périnée, etc., disjonctions des symphyses, etc.).

Enfin la tentative de P. Dubois, qui avait fait construire un forceps à cuillers étroites pour dilater artificiellement l'orifice utérin, est justement tombée dans l'oubli.

A côté de cette action fort discutable du forceps, il en est une autre, bien réelle et souvent favorable : c'est l'action dite ocytocique. La présence des cuillers (et des doigts qui les guident) dans les voies génitales excitent les contractions utérines, et réveillent parfois l'énergie de l'organe gestateur au point de rendre inutiles des tractions sur le forceps déjà mis en place.

Le forceps agit encore à la manière d'un *levier* pour modifier l'attitude de la tête. Une seule branche introduite dans le bassin est capable de réduire certaines inclinaisons (asynclitisme), de compléter la flexion ou l'extension, de déterminer enfin un mouvement de rotation. (Voir plus loin, art. Levier.)

Les deux branches articulées forment une pince avec laquelle l'accoucheur peut encore fléchir ou défléchir la tête et surtout la faire tourner. Dans ce mouvement de rotation si important en clinique, les manches tournent sur place et autour de l'axe médian du corps comme les cuillers elles-mêmes, si l'instrument est muni d'une courbure périnéale assez prononcée pour que l'axe des manches et celui des cuillers se trouvent en ligne droite (fig. 87). Avec le forceps de Levret, qui est dépourvu de courbure périnéale, si les manches restent sur la ligne médiane et tournent autour d'elle, la direction des cuillers dans l'intérieur du bassin est vicieuse et nuisible (fig. 68). Pour qu'un pareil instrument puisse faire tourner la tête sans devenir dangereux, il faut faire décrire aux manches un grand arc de cercle, de manière que les cuillers tournent sur place dans la profondeur des voies génitales (fig. 88). C'est donc un véritable mouvement de vielle, suivant l'expression de G. Braun et

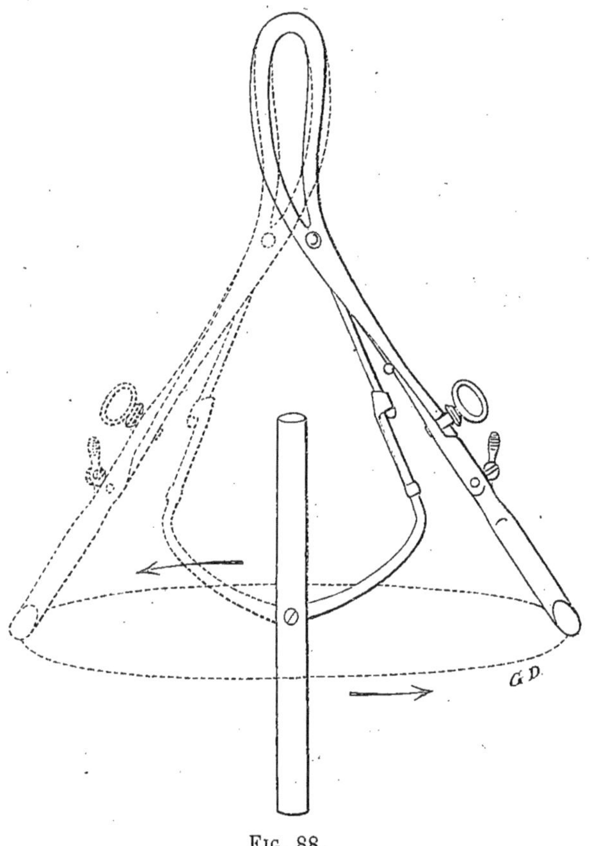

FIG. 88.

(D'après Tarnier.) Le mouvement de rotation, pour être inoffensif, doit être exécuté de manière que les cuillers tournent sur place dans l'intérieur du bassin, tandis que les manches exécutent un grand mouvement tournant autour du palonnier pris comme axe.

de Bar, qu'il faut imprimer à l'extrémité des branches. Le forceps de Tarnier permet d'exécuter facilement ce mouvement de rotation, si l'on a soin de placer le palonnier tracteur dans le plan médian du corps.

§ 3. — Le forceps considéré comme agent de traction.

Le forceps est avant tout un *agent de traction*. Nous avons déjà parlé de la direction suivant laquelle les tractions s'effectuent. Elle varie surtout avec la forme de l'instrument. Ainsi le forceps droit (forceps de Chamberlen, de Lazarewitch) tire correctement quand la tête est à la vulve ou au détroit inférieur (fig. 89). Il tire mal autant qu'il saisit mal, si la tête est plus élevée (fig. 90).

Le forceps à courbure pelvienne (type Levret-Smellie) tire mal à toutes les hauteurs. Tarnier a bien démontré cette proposition qui a été développée page 213.

C'est en vain qu'on a essayé de remédier à cet inconvénient capital en usant de différentes manœuvres : ainsi, on a fixé des lacs à l'articulation, pour tirer en bas pendant que l'on relevait les manches ; Chailly Honoré plaçait l'extrémité des manches sur son épaule et appuyait avec les mains sur l'articulation ; on a conseillé encore de placer un genou sur l'articulation pendant que les mains soutiennent les manches du forceps. Enfin Pajot (fig. 91) applique une main sur l'articulation, la face palmaire dirigée en bas, pour tirer

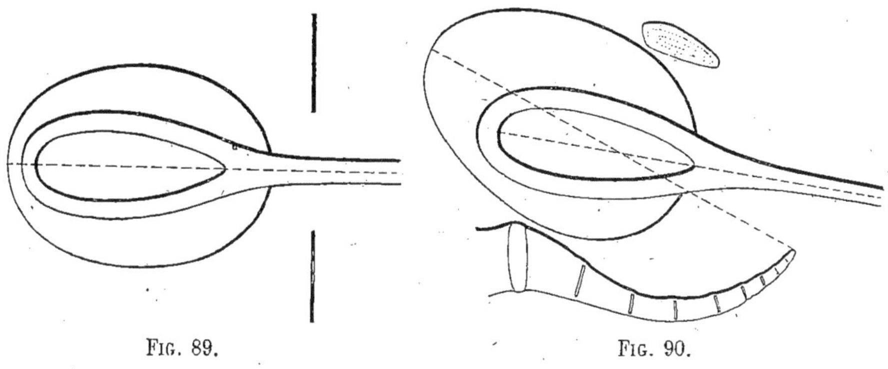

Fig. 89.
Le forceps droit tire dans la bonne direction, à la vulve.

Fig. 90.
Au détroit supérieur, le forceps droit ne tire pas dans la bonne direction.

dans ce sens, et l'autre main à l'extrémité des manches et la face palmaire dirigée en haut, pour les relever ; il combine ainsi les efforts de traction avec l'action propre aux leviers interpuissants. Sans aucun doute, l'accoucheur ne peut pas suivre rigoureusement l'axe si compliqué du bassin, quelle que soit d'ailleurs son habileté, s'il n'a pour se guider que ses propres sensations si aisément émoussées et rendues confuses par les efforts plus ou moins énergiques qu'exige une application difficile ou prolongée.

Les forceps à courbure périnéale sont capables de tirer dans la bonne direction, à la condition que l'appareil sur lequel s'exercent les tractions se trouve sur la ligne droite qui sert d'axe aux cuillers. Pourtant Tarnier a justement remarqué que cette condition même n'est pas suffisante. Avec des cuillers ayant exactement la même direction que l'axe des manches, on peut tirer très mal si l'on ne suit pas rigoureusement la ligne centrale du bassin. Or, nous venons de voir que l'accoucheur le plus expérimenté n'était jamais sûr d'être dans la bonne voie.

Il faut donc pouvoir compter sur un guide infaillible, sur une *aiguille indi-*

catrice qui montre à tout moment dans quel sens il faut tirer. La direction parfaite est suivie par la tête dans un accouchement normal ; c'est donc la tête qui en descendant doit donner l'indication désirée. Si elle fait corps avec le forceps qui la saisit, elle lui transmet des mouvements dont l'observation peut rendre de grands services. C'est ainsi que les manches de l'instrument, visibles en dehors des voies génitales, deviennent l'aiguille indicatrice sur laquelle

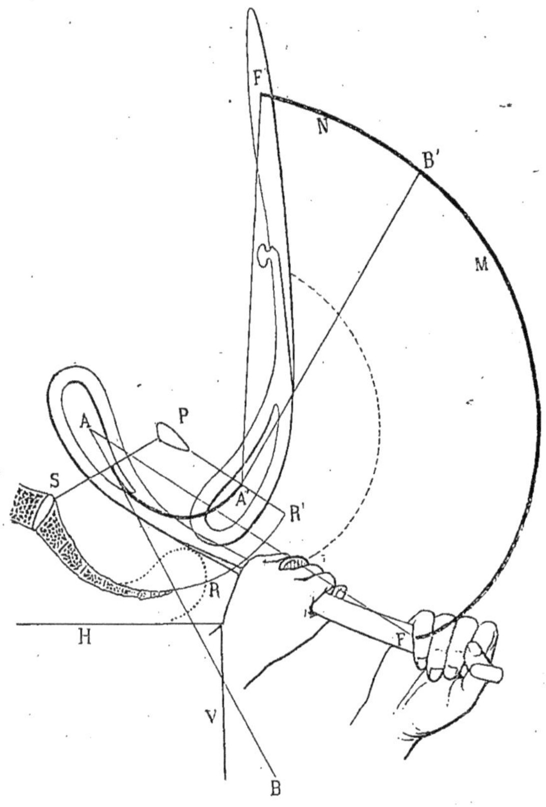

Fig. 91. — Manière de tirer sur un forceps Levret (d'après Crouzat).

AB, axe du détroit supérieur, SP. — R, périnée. — AA', ligne centrale du canal pelvi-génital. — A F, direction des tractions quand on agit sur les manches. — A' B', axe de l'orifice vulvaire au moment du dégagement. — F M N F', arc de cercle décrit par la main droite. Le pointillé représente l'arc de cercle décrit par la main gauche.

on pourra mathématiquement compter. La condition expresse sera de laisser ces manches complètement libres d'évoluer sans contrainte ; il faudra donc éviter de porter la main sur eux, ce qui aurait pour premier et fâcheux effet d'immobiliser l'aiguille ou de l'insensibiliser. Voilà pourquoi l'un des grands avantages du forceps Tarnier, quoiqu'on en ait dit, est d'avoir un tracteur indépendant des branches de préhension, tout en étant muni de la courbure périnéale qui n'avait pas été réalisée dans des intruments comme ceux de Chassagny, de

Laroyenne, etc., déjà très supérieurs au forceps de Levret, en ce sens qu'avec eux on exerçait les tractions, non plus sur les manches, mais sur un lacs ou un appareil fixé au niveau des cuillers.

L'aiguille sensible formée par les manches restés mobiles ne peut exister que si la tête fœtale est complètement libre d'exécuter dans le bassin tel mouvement qu'il faudra.

Aussi le grand mérite de Tarnier a-t-il été de construire un forceps ayant les trois qualités maîtresses d'un bon instrument de traction, qui sont :

« 1° De permettre à l'opérateur de pouvoir toujours tirer suivant l'axe du bassin, quelle que soit la situation de la tête dans la filière pelvienne ;

« 2° De laisser à la tête fœtale assez de mobilité pour qu'elle puisse suivre librement la courbure du bassin ;

« 3° De présenter une aiguille indicatrice montrant à l'accoucheur la direction qu'il doit donner à ses tractions pour qu'elles soient irréprochables. » (Tarnier.)

Ces trois qualités sont connexes et inséparables. Tout forceps qui ne laisse pas à la tête sa mobilité, est un tracteur imparfait ; même si sa courbure périnéale est bonne, même s'il est muni d'un tracteur qui empêche bien les manches d'être serrés par la main de l'accoucheur, mais qui a le défaut de s'attacher à leur extrémité manuelle, au lieu d'être fixé le plus près possible de la tête fœtale.

Qu'on admette pour le bassin un axe rectiligne, ou au contraire une ligne centrale concave en avant, peu importe. Avec le forceps Tarnier, c'est le bassin qui indique lui-même le chemin à la tête : celle-ci, restant mobile malgré la présence de l'instrument qui doit faire corps avec elle, fait jouer mécaniquement l'aiguille dont on n'a plus qu'à suivre les indications. Il n'est donc pas nécessaire de connaître mathématiquement l'axe du bassin particulier devant lequel on se trouve.

Comme principale objection, on a dit qu'au détroit supérieur « l'aiguille était folle » (Pajot). Si, en effet, on veut se servir du forceps dans un bassin tellement rétréci qu'aucun segment de l'extrémité céphalique ne puisse s'engager dans l'ouverture supérieure du bassin, la chose est possible ; mais dans ces cas, l'application du forceps sera une opération inutile, inefficace et, par conséquent, contre-indiquée (Budin).

Dans les cas où on place les deux cuillers aux extrémités du diamètre sacro-pubien, c'est-à-dire dans le sens antéro-postérieur du bassin, l'aiguille ne peut pas fonctionner ; mais alors, on a volontairement renoncé aux bienfaits de la courbure pelvienne, c'est un forceps droit qu'on a introduit et dans le sens le plus défavorable qui soit. Nous n'avons pas à revenir sur ce que nous avons dit à ce propos en étudiant la préhension (voir page 239).

Si, au contraire, le forceps est placé de manière que sa courbure pelvienne soit en rapport avec la forme du canal pelvi-génital, l'aiguille fonctionne, aussi régulièrement que possible, lorsque les cuillers sont appliquées aux extrémités du diamètre transverse, avec une précision suffisante encore quoique moins parfaite, lorsqu'elles occupent un des diamètres obliques du bassin.

Le forceps de Tarnier dérape-t-il autant qu'on a bien voulu le dire ? On n'a qu'à faire des expériences et des applications cliniques pour savoir qu'il tient aussi solidement que le forceps de Levret ou tout autre semblable, pourvu que les rapports des cuillers avec la tête fœtale aient la correction nécessaire.

Il peut encore déraper si l'accoucheur ne suit pas les indications que lui donne l'aiguille pour le sens à donner aux tractions ; car alors, on imprime aux branches de préhension un mouvement de bascule, qui a pour résultat de faire glisser les cuillers sur la tête.

ARTICLE IV

CONDITIONS REQUISES POUR QUE LE FORCEPS PUISSE ÊTRE APPLIQUÉ

Pour juger si le forceps peut être appliqué, l'accoucheur doit faire un *diagnostic* exact et complet portant sur les points suivants :

1° L'état des parties maternelles (bassin, parties molles, et surtout orifice utérin) ;

2° L'état des parois ovulaires (intégrité ou rupture des membranes) ;

3° L'état de la partie fœtale (présentation, position, variété de position, degré d'engagement, degré de flexion ou de déflexion, de synclitisme ou d'asynclitisme, procidences, complications diverses, etc.).

1° *Etat des parties maternelles.* — Il faut évidemment que le canal pelvi-génital soit assez large pour admettre les cuillers du forceps. Or chacune d'elles (dans le forceps Tarnier) mesure 5 centimètres de large, et l'ellipse de la pince articulée et fermée au maximum a 7 centimètres dans le sens de la plus grande largeur.

Les voies maternelles doivent encore offrir assez d'ampleur pour que la partie fœtale saisie par le forceps puisse les parcourir. Si la présentation est déjà engagée, on n'a rien à craindre de ce chef, sauf exception pour les bassins en entonnoir ; cependant un bassin légèrement rétréci a pu permettre l'engagement, tout en réservant des difficultés pour la rotation artificielle faite avec le forceps. Il est donc indispensable, dans tous les cas, de bien examiner la cavité pelvienne. S'il n'y a pas d'engagement, il est facile et en même temps très important d'apprécier comparativement et le volume de la tête fœtale et les dimensions du canal pelvien. (Voyez t. III, p. 113 et 135.)

Pour appliquer le forceps, il est *indispensable* que l'orifice utérin soit *complètement* dilaté ou dilatable.

On sait ce qu'est l'orifice complètement dilaté : « quand la tête est descendue au fond de l'excavation, l'orifice s'est déjà le plus souvent rétracté sur le cou, et il ne cause aucun obstacle » (Tarnier).

Mais quand la tête est à la partie supérieure de l'excavation, ou arrêtée au détroit supérieur, on sent facilement les bords du col. Comment juger alors si l'ouverture est assez large ? En d'autres termes, qu'est-ce qu'un orifice *dilatable ?*

« Règle générale, une dilatation un peu moins grande que la paume de la main suffit quand le col est souple, dilatable, ou très aminci ; mais quand il est épais, résistant, il faut que la dilatation soit à peu près complète » (Tarnier).

Il faut donc attendre, avant d'intervenir, que cette condition soit remplie. Si une indication d'urgence survenait avant que l'orifice cervical ne fût complètement dilaté ou dilatable, il faudrait parfaire la dilatation artificiellement avant d'appliquer le forceps.

Un toucher attentif, et pratiqué dans les cas difficiles avec la main tout entière si besoin est, fera écarter les causes d'erreur qui seraient dangereuses. L'application des cuillers sur le segment inférieur, alors que le col est à peine ouvert, a été tentée avec des conséquences parfois funestes, lorsqu'on a cru à la dilatation complète, tandis qu'il s'agissait réellement d'une déviation du col, de son oblitération, ou encore d'une dilatation sacciforme du segment inférieur (voyez t. III, p. 40).

L'essentiel pour le praticien est de retenir qu'il est mauvais à tous égards de tirer avec le forceps sur une tête arrêtée par le col incomplètement dilaté.

2° *État des membranes.* — Il est indispensable encore, pour pouvoir appliquer le forceps, que les membranes soient rompues ; si elles ne l'étaient pas, le forceps glisserait sur elles, et surtout, en les tiraillant, il décollerait le placenta par leur intermédiaire, et amènerait ainsi une hémorrhagie préjudiciable à la mère et à l'enfant.

3° *État de la partie fœtale.* — Le forceps ne peut être appliqué que sur une présentation longitudinale (extrémité céphalique ou pelvienne). Il serait absurde de vouloir tirer sur un enfant placé transversalement au-dessus du détroit supérieur. Aussi le forceps est-il absolument contre-indiqué pour les présentations de l'épaule.

C'est surtout au sommet et en second lieu à la face que cet instrument convient. Le siège, en cas de dystocie, peut être entraîné au dehors par de simples tractions exercées sur les membres inférieurs. Mais s'ils sont redressés au-devant du tronc, comme dans le mode des fesses, le point d'appui manque pour l'action manuelle, et le forceps retrouve son utilité.

Chaque présentation (sommet, face ou siège décomplété mode des fesses) comporte un manuel opératoire différent pour l'application du forceps. Aussi doit-on faire un diagnostic précis.

Il est également nécessaire de connaître exactement la position et la variété de position, pour des raisons de même ordre.

Il est aussi très important d'évaluer le degré d'engagement : il n'est pas indifférent de savoir si la partie fœtale qu'on veut saisir est proche ou éloignée, si elle est parfaitement engagée, ou au contraire si elle est retenue au détroit supérieur ou au-dessus.

Le degré de flexion dans les présentations du sommet, de déflexion dans les présentations de la face, appelle une direction particulière à imprimer aux cuillers dans leur introduction et des manœuvres spéciales au moment de l'extraction.

L'état de synclitisme ou d'asynclitisme exerce son influence sur la manière dont le forceps sera placé. Le synclitisme favorise la régularité de la prise; l'asynclitisme peut être primitif et spontané comme au détroit supérieur rétréci, ou bien il est secondaire et artificiel et il est alors provoqué par l'accoucheur qui modifie l'attitude de la tête pendant l'introduction des cuillers.

Les complications diverses, procidences et autres, doivent être reconnues; car il importe de ne pas saisir avec le forceps autre chose que la présentation.

En résumé, faire un diagnostic exact et complet est un des éléments capitaux pour qu'une application de forceps soit menée à bien.

ARTICLE V

INDICATIONS DU FORCEPS

Les indications du forceps ont été déjà étudiées en détail dans chacun des chapitres consacrés à la dystocie (voir tome III); c'est pourquoi nous ne ferons ici qu'une sorte d'énumération.

« Le forceps est indiqué toutes les fois qu'un accident menace la santé ou la vie de la mère ou de l'enfant, pendant le travail, les conditions nécessaires existant » (Pajot).

« Les indications de l'emploi du forceps sont nombreuses ; il faudrait, pour les étudier toutes, faire le résumé de tous les chapitres d'un traité de dystocie » (Tarnier).

Encore trouve-t-on le plus souvent des indications communes à la fois au forceps et à la version podalique, tels les rétrécissements du bassin, par exemple.

Ces deux opérations permettent toutes deux d'extraire un enfant vivant. Mais elles se suppléent ou s'excluent souvent, sauf dans certains cas limites. Quand l'une d'elles est impossible ou difficile, l'autre est en général praticable et plus ou moins aisée. Nous savons, en effet, que dans les présentations de l'épaule, par exemple, la version podalique est la manœuvre de choix, tandis que le forceps est inapplicable. D'autre part, si le fœtus est verticalement placé avec une présentation élevée, la version est facile, le forceps difficile ; avec une présentation engagée, le forceps est d'un emploi commode, la version au contraire est souvent impossible.

Les cuillers du forceps sont construites de manière à s'adapter correctement à la tête fœtale, qu'elle vienne première ou dernière. C'est surtout sur les présentations du sommet, les plus communes d'ailleurs, qu'on applique le forceps.

Cet instrument convient par excellence aux présentations engagées dans le petit bassin. Ce canal a des dimensions qui sont à peine plus étendues que celles de la tête, dans les conditions moyennes ; c'est-à-dire qu'il la dirige et la fixe dans une certaine mesure ; il l'offre pour ainsi dire à la saisie des cuillers, de telle sorte que les chances de dérapement sont singulièrement diminuées. Au contraire, elles sont plus nombreuses au-dessus du détroit supérieur, quand la tête oscille, flotte en quelque sorte dans le grand bassin.

Enfin, l'opération sera évidemment d'autant plus facile que la présentation est plus rapprochée de l'opérateur, c'est-à-dire encore, plus profondément engagée.

Les indications plus particulières du forceps sont toutes comprises dans l'une des trois catégories qui suivent :

A. — Anomalies des forces expulsives.

B. — Obstacles mécaniques à l'accouchement.

C. — Accidents de l'accouchement.

A. — Les anomalies des forces expulsives qui appellent le forceps sont en première ligne l'inertie utérine ; en second lieu, mais plus rarement, la rétraction de l'anneau de Bandl.

B. — Les obstacles mécaniques à l'accouchement viennent ou de la mère ou du fœtus.

A la vulve et au détroit inférieur, on trouve les indications les plus communes de l'application du forceps, à savoir la résistance de la vulve, de l'orifice vaginal, du périnée et surtout du releveur de l'anus ; moins souvent, on a affaire à une tumeur de l'excavation, à un thrombus, ou encore à une rétraction du col sur la tête venant première ou dernière, à un rétrécissement du détroit inférieur ou moyen, à l'ankylose du coccyx, etc.

Au détroit supérieur, la cause de dystocie la plus commune est le rétrécissement de nature rachitique. On a vu (V. tome III, p. 124), dans quelles circonstances spéciales le rétrécissement rachitique appelle le forceps, tantôt formellement, tantôt d'une manière relative, suivant la forme du bassin, la fixité ou la mobilité de la tête, etc., etc.

Les obstacles dus au fœtus viennent de l'excès de volume ou d'ossification de la tête fœtale. Les têtes molles indiquent parfois aussi l'application du forceps en constituant une sorte de coussin élastique qui amortit l'effort utérin. La brièveté du cordon, l'excès de volume des épaules ou du tronc venant dernier, agissent dans le même sens.

Les indications les plus fréquentes du forceps, qui viennent du fœtus, sont les anomalies survenant dans le mécanisme même de l'accouchement. Le défaut de rotation dans les occipito-postérieures ou les mento-postérieures, le défau de flexion dans les présentations du sommet, de déflexion dans celles de la face, la rigidité donnée au tronc par les membres inférieurs relevés dans la présentation du siège décomplété mode des fesses (variétés postérieures) sont les difficultés rencontrées le plus habituellement. Citons encore parmi les indications d'origine fœtale : l'accouchement gémellaire, les procidences des membres, etc.

Au détroit supérieur, l'hydrocéphalie, les tumeurs fœtales sont discutables au point de vue de l'application du forceps. Le défaut de flexion ou de déflexion de la tête sur le tronc, l'asynclitisme, la brièveté du cordon ombilical sont plus à retenir.

C. — Parmi les accidents de l'accouchement, il faut citer, du côté de la mère, l'éclampsie, les troubles gravido-cardiaques, l'asphyxie, la syncope, l'apoplexie, le délire, les hémorrhagies et la rupture utérine.

Du côté de l'enfant, l'indication principale, en raison de sa fréquence et de son importance, est l'état de souffrance du fœtus provenant de la compression du cordon (procidence, latérocidence, etc.) ou de toute autre cause agissant dans le même sens.

En somme, les indications les plus communes du forceps sont :

A la vulve et au détroit inférieur : la résistance du périnée chez les primipares principalement.

Dans l'excavation : l'inertie utérine, le défaut de rotation dans les occipito-postérieures et l'état de souffrance du fœtus;

Au détroit supérieur : le rétrécissement rachitique du bassin.

ARTICLE VI

MANUEL OPÉRATOIRE

Dans ce chapitre, nous étudierons successivement :

1° Les préparatifs ;

2° Les règles générales de l'application du forceps ;

3° Les règles spéciales pour chaque cas particulier.

1° **Préparatifs.** — « La femme sera placée en travers sur son lit, dans la position commune à la plupart des opérations obstétricales, la tête soutenue par des oreillers. Il faut que le siège appuie sur le bord du lit, et le déborde même, afin que les parties génitales soient facilement accessibles. Les cuisses seront maintenues écartées par deux aides placés debout ou assis ; les jambes seront fléchies sur les cuisses, et les cuisses relevées contre le ventre afin de diminuer autant que possible l'inclinaison du bassin. La position occupée par la femme a une grande importance ; il faut que l'opérateur soit à son aise, qu'il puisse diriger le forceps dans tous les sens, faire des tractions aussi en arrière que possible si cela est nécessaire. Quand le lit est trop bas, il ne faut pas hésiter à faire placer la parturiente sur une table recouverte d'un matelas ou sur un meuble d'une hauteur convenable pour que l'opérateur ne soit pas obligé de trop s'accroupir et de prendre une position gênante ; si le lit est trop dépressible, il faut placer une planche sous le matelas pour que le bassin de la patiente repose sur un plan résistant. Un drap plié en plusieurs doubles sera placé sur le plancher, devant le lit, pour que les pieds de l'opérateur y trouvent un point d'appui solide. Si le parquet est ciré, on le fera mouiller pour le rendre moins glissant. C'est pour avoir négligé ces précautions qui paraissent futiles au premier abord, qu'on rencontre parfois des difficultés inattendues, qu'on transforme une opération simple en une opération laborieuse.

« Lorsque la tête est descendue à la vulve, que l'occiput est en avant, on peut sans doute appliquer le forceps en laissant la femme couchée dans la position ordinaire; mais cette application nous a toujours paru plus difficile; nous avons parfois regretté de l'avoir entreprise dans ces conditions. Quand le pied du lit n'est pas trop élevé, l'opérateur peut encore s'y placer en faisant glisser la femme sur un matelas jusqu'à ce qu'elle soit rapprochée à une distance convenable pour l'opération.

« En Angleterre, les femmes ont l'habitude de se coucher sur le côté gauche, les genoux maintenus par des coussins, le siège placé sur le bord du lit, laissant ainsi à découvert l'extrémité postérieure de la vulve et tout le périnée. Nous ne souhaitons pas que cette coutume soit importée en France, car, à moins que le défaut d'habitude ne nous rende mauvais juge, il nous semble que le manuel opératoire est alors plus difficile pour les cas les plus simples. Dans les cas difficiles, il faut de toute nécessité que la femme soit placée dans le décubitus dorsal » (Tarnier). Le décubitus latéral rend cependant des services lorsqu'on doit pratiquer une application de forceps chez une femme dont l'articulation coxo-fémorale est ankylosée dans l'adduction, comme chez certaines coxalgiques.

Pour éviter les refroidissements, les membres inférieurs seront entourés de serviettes, ou glissés dans des jambières ou des bas.

Le rectum aura été vidé au début de l'accouchement; la vessie est évacuée au moment même de l'opération. L'asepsie du pénil et de la région ano-vulvaire doit être assurée.

Le plus souvent, la femme sera anesthésiée : le chloroforme rend de grands services en supprimant la douleur, en permettant à l'accoucheur d'opérer plus lentement et plus sûrement, en diminuant enfin la résistance des parties molles sans affaiblir la contraction utérine.

Le forceps aseptique, doit être inspecté, essayé dans chacune de ses pièces. Il est légèrement enduit de vaseline sur la face externe des cuillers.

Il faut que l'accoucheur ait l'habitude de prendre à l'avance tous ces soins préliminaires; car souvent, on est pressé par l'urgence, et on n'a pas de temps à perdre.

Une dernière précaution très importante, c'est de contrôler encore une fois le diagnostic de la partie fœtale qui se présente, avant de commencer.

2° **Règles générales des applications de forceps.** — Toute application de forceps se divise en *trois temps:*

1° Introduction et mise en place des branches ;

2° Articulation ;

3° Extraction.

« On a multiplié peut-être à tort les règles qui doivent guider l'opérateur dans une application de forceps ; aussi, sont-elles pour la plupart chaque jour impunément violées par les accoucheurs les plus expérimentés, et varient-elles dans chaque pays » (Tarnier).

Cependant il est une règle très générale et très importante si l'on veut faire une opération inoffensive : c'est d'employer le moins de force possible et d'user beaucoup plus d'adresse que de violence.

Ce principe établi pour les trois temps de l'opération, reprenons chacun d'eux en particulier.

Premier temps : *Introduction et mise en place des branches.* — Les branches du forceps sont introduites séparément, l'une après l'autre.

D'une main, l'opérateur saisit la branche qu'il veut placer ; de l'autre (main conductrice, main guide), qui pénètre plus ou moins dans les voies génitales, il dirige la cuiller et protège les parties maternelles.

La main conductrice pénètre plus ou moins dans les voies génitales selon que la partie fœtale est plus ou moins élevée. L'essentiel est de ne pas la déplacer et de ne pas perdre le bénéfice des efforts naturels antérieurs à l'opération.

Dans les présentations du sommet, certains auteurs soucieux de placer les cuillers dans la position la plus précise possible, conseillent d'introduire la main assez profondément pour trouver toujours le col qu'il faut garantir, et l'oreille du fœtus sur laquelle, d'après eux, doit être appliquée la cuiller. Or, pour arriver à recueillir exactement ces renseignements, il est inévitable de repousser la tête lorsqu'elle est déjà engagée dans l'excavation : on la fait donc remonter au détroit supérieur ou au-dessus ; on la fait tourner, on la rend asynclitique, soit en avant, soit en arrière, enfin on la fléchit ou au contraire on la défléchit : c'est dire qu'on rend l'opération plus difficile. Après un examen minutieux ayant pour but d'établir le diagnostic exact de la position occupée par la tête et de la situation du col, il n'est plus nécessaire d'introduire la main aussi loin. Même quand la tête est au détroit supérieur, les quatre derniers doigts suffisent en général pour atteindre et garantir le col ; ce n'est que lorsque la tête est très élevée au-dessus du détroit supérieur, que l'introduction de toute la main, pouce compris, dans le vagin, peut être utile.

Nous concluons donc en conseillant d'introduire : Un ou deux doigts conducteurs quand la partie fœtale est à la vulve ; deux à quatre doigts quand la partie fœtale est dans l'excavation ; quatre doigts quand la partie fœtale est au détroit supérieur ; toute la main pouce compris, quand la partie fœtale est au-dessus du détroit supérieur.

En raison de la forme donnée aux cuillers par la courbure pelvienne de Levret, la branche gauche doit être placée dans la moitié gauche du bassin, et la branche droite dans la moitié droite.

Chaque branche, pour être introduite, sera tenue par la main homonyme. Cependant, « Hatin a proposé, en 1857, d'introduire les deux branches avec la même main. Dans ce procédé, la main gauche, de préférence, est portée profondément dans les parties génitales et l'on fait glisser sur elle la première branche du forceps, après quoi la même main, sans désemparer, contourne la tête du fœtus et va se placer du côté opposé pour recevoir et guider la seconde branche de l'instrument. Le procédé de Hatin aurait pour principal avantage d'éviter à la femme la douleur qui résulte de l'introduction successive des deux mains, mais en réalité il rend la manœuvre plus difficile. Néanmoins il ne faut pas le rejeter absolument, et il a rendu quelques services dans certaines applications faites au détroit supérieur » (Tarnier) et dans l'excavation.

L'introduction des branches doit être faite avec la plus grande douceur ; c'est un véritable cathétérisme ; toute précipitation, toute violence est nuisible.

Deuxième temps : *Articulation*. — L'articulation, dans le forceps Tarnier, est double :

a) Les branches de préhension s'articulent entre elles.

b) Les tiges de traction, une fois libérées, s'articulent avec le tracteur.

a) Pour réunir ensemble les deux branches de préhension, il faut, en définitive, ramener la droite (branche à mortaise) par-dessus la gauche (branche à pivot) ; glisser le pivot dans la mortaise, puis serrer à fond la grande vis d'articulation.

La petite vis de pression, qui maintient les manches rapprochés l'un de l'autre, est serrée à son tour modérément, mais suffisamment.

b) Les tiges de traction sont alors mobilisées, rassemblées et ramenées au parallélisme le plus parfait pour être glissées dans le verrou du tracteur. Celui-ci est ensuite poussé à fond, et l'articulation est terminée.

Il faut, pour ce second temps comme pour le premier, agir sans violence et sans brusquerie.

Troisième temps : *Extraction*. — Il faut que la partie fœtale comprise entre les cuillers du forceps exécute tous les mouvements qui lui seraient imposés si l'accouchement était naturel (Tarnier).

Les tractions seront exercées sur le palonnier seul ; les manches doivent rester complètement libres d'évoluer selon les mouvements de la tête : c'est seulement lorsqu'on veut favoriser son évolution en la faisant tourner ou en lui imprimant tout autre mouvement, qu'il est permis de toucher aux branches de préhension pendant le troisième temps : encore n'est-ce pas pour tirer, car les tractions doivent s'exercer sur le palonnier seul.

L'aiguille indicatrice, constituée par les manches des branches de préhension, montre dans quel sens on doit tirer. Pour tirer correctement il faut toujours laisser une distance égale à un travers de doigt entre le coude du tracteur et la partie correspondante des branches de préhension.

Enfin il faut, ici encore, employer le moins de force possible. Ni trop, ni trop peu, disait Tarnier : pécher par défaut, c'est sans doute laisser en suspens l'extraction du fœtus ; mais pécher par excès, c'est compromettre la santé de la femme et la vie de l'enfant. Les efforts de plusieurs hommes tirant en même temps, sont excessifs et dangereux ; en outre, l'accoucheur doit éviter d'exercer ses tractions en usant du poids de son corps ; il doit se servir exclusivement de la force de ses avant-bras, et éviter autant que possible de prendre appui sur le lit avec le pied ou le genou. Le maximum des efforts exprimés en kilogrammes ne doit pas dépasser 40 à 45 kilogrammes. Encore est-ce déjà un chiffre élevé. « Quand l'accoucheur est debout ou appuyé sur un genou, des tractions énergiques mais progressives, méthodiquement faites, marqueraient en moyenne 45 kilogrammes sur un dynamomètre ; des tractions aidées d'un coup de reins font au contraire monter brusquement le dynamomètre à 80 et 90 kilogrammes ; ces données nous sont fournies, il est vrai, par des expériences faites sur le mannequin, mais sur le vivant le résultat est assurément le même, et il faut en conclure que les tractions doivent être toujours progressives, exemptes de tout effort brusque pendant lequel l'accoucheur perd la notion de la force qu'il déploie » (Tarnier).

Les tractions seront intermittentes, effectuées seulement pendant les contractions utérines, aidées souvent de manœuvres d'expression à travers la paroi abdominale. Mais elles seront exemptes de toute secousse, « de tout effort brusque » (Tarnier).

Les dangers d'une pression subie par le crâne dans de semblables conditions sont « démontrés par les expériences de M. Duret. En effet, le crâne est dépressible, les os qui constituent sa voûte sont mobiles, et toute pression brusque exercée à sa surface sera immédiatement transmise » au liquide céphalo-rachidien (Budin). Or, « sous l'influence de la pression considérable subitement exercée à la surface des hémisphères cérébraux, ce liquide céphalo-rachidien contenu dans les ventricules latéraux est chassé rapidement à travers l'aqueduc de Sylvius dans le quatrième ventricule. L'aqueduc de Sylvius se dilate et se déchire. Le quatrième ventricule, recevant brusquement une énorme quantité de liquide qui ne peut trouver un écoulement rapide et suffisant par le canal central ou par la petite ouverture de Magendie, sous la pie-mère rachidienne, le quatrième ventricule, disons-nous, se trouve tellement distendu qu'il éclate » (Duret). C'est la mort, et quelquefois la mort subite, conséquence du choc déterminé par l'afflux brusque du liquide céphalo-rachidien.

3° **Règles particulières.** — Les cuillers du forceps actuel, avec leur courbure pelvienne, ne peuvent être placées qu'*aux extrémités du diamètre transverse du bassin, ou aux extrémités d'un des diamètres obliques.*

Cela est vrai, qu'il s'agisse d'une application de forceps, à la vulve, au détroit inférieur, dans l'excavation, ou au détroit supérieur.

Nous étudierons successivement le manuel opératoire de l'application du forceps sur les présentations du sommet, de la face, du siège décomplété mode des fesses (variétés postérieures), sur la tête dernière attenant au tronc, enfin sur la tête dernière séparée du tronc.

§ 1. — Applications de forceps sur le sommet.

Nous décrirons les applications de forceps sur le sommet :

1° A la vulve et au détroit inférieur ;

2° Dans l'excavation ;

3° Au détroit supérieur.

A la vulve et au détroit inférieur, on aura à opérer le plus souvent sur des positions *directes* (occipito-pubiennes et occipito-sacrées) : on fera ainsi une *application directe.*

Dans l'excavation, l'attitude la plus fréquente de la tête sera telle que la suture sagittale occupera l'un des diamètres *obliques* du bassin; on fera alors une *application oblique gauche* ou *oblique droite* suivant que la suture sagittale sera placée dans le diamètre oblique gauche ou oblique droit du bassin.

Mais, dans l'excavation comme à la vulve, la tête peut être en position directe et l'application sera également directe. Enfin la tête dans l'excavation se trouve quelquefois en variété *transversale*, c'est-à-dire que la suture sagittale occupe le diamètre transverse du bassin. On verra que, selon nous, il y a avantage à opérer dans ce cas comme s'il s'agissait d'une position oblique; mais nous n'omettrons pas d'indiquer les autres procédés en usage.

Au détroit supérieur, la tête se présente surtout en position transversale; et nous conseillons ici encore les applications obliques. Dans d'autres cas, la

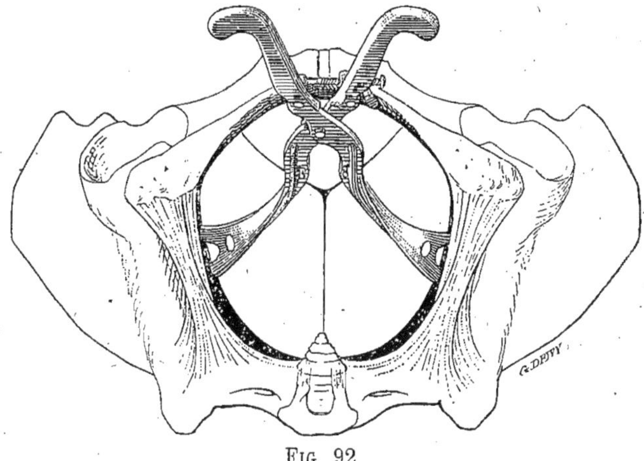

FIG. 92.

Forceps appliqué correctement sur la tête en occipito-pubienne (d'après Farabeuf et Varnier).

tête est soit en position oblique, soit, mais beaucoup plus rarement, en position directe, et nous savons déjà comment elle sera saisie par l'instrument.

Application de forceps à la vulve et au détroit inférieur. — Dans ces cas, la position est occipito-pubienne ou occipito-sacrée; or, dans les positions directes, les applications de forceps doivent être directes.

A. — POSITION OCCIPITO-PUBIENNE (O. P.). — C'est l'application du forceps la plus facile de toutes. Ici l'ovoïde céphalique peut être aisément saisi suivant son grand axe, qui est à peu près perpendiculaire au plan de l'orifice vulvaire. Les extrémités du diamètre bipariétal, ainsi que les oreilles, sont aux extrémités du diamètre transverse du bassin. Les cuillers du forceps amenées en ces points seront régulièrement placées et par rapport à la tête (voir page 229) et par rapport au bassin (voir page 198).

C'est dire que si l'on suppose l'instrument articulé et correctement appliqué, les cuillers disparaissant dans la profondeur des voies génitales, les parties du forceps restées visibles auront l'attitude suivante (fig. 92) :

La ligne qui réunit l'extrémité manuelle des deux branches a une direction transversale, l'un des crochets tourné directement en dehors vers la face interne d'une cuisse, et l'autre vers l'autre cuisse. Le pivot est vertical, droit sur la ligne médiane, dans la direction de la symphyse pubienne, comme la suture sagittale.

Pour imiter le mécanisme naturel, quels sont les mouvements qu'on devra faire exécuter à la tête avec le forceps ? On devra simplement la dégager dans

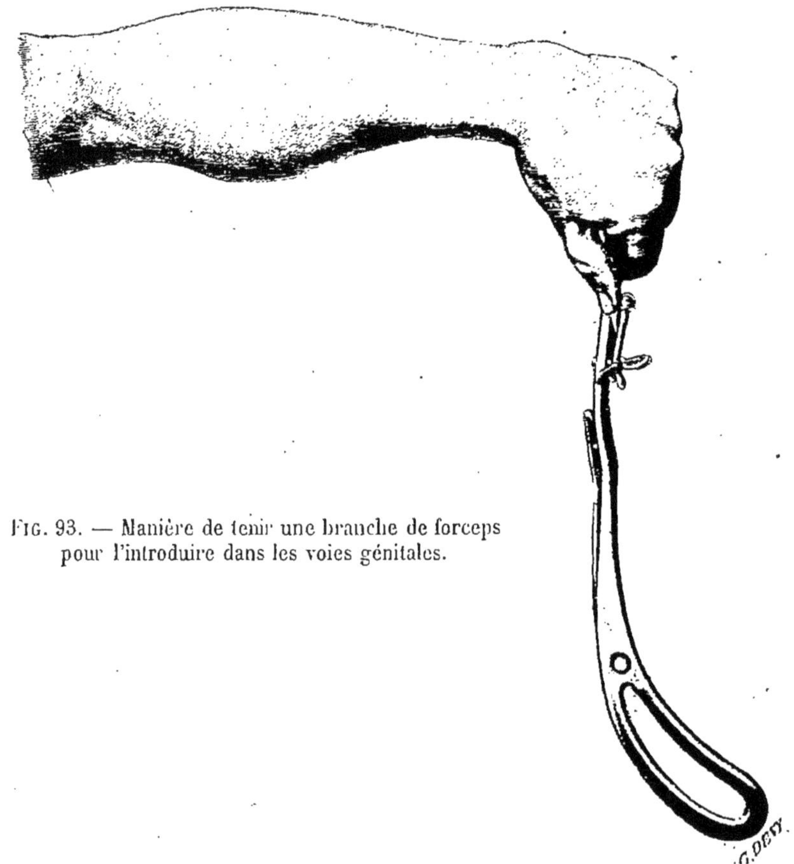

FIG. 93. — Manière de tenir une branche de forceps pour l'introduire dans les voies génitales.

la position qu'elle occupe en l'attirant d'abord jusqu'à ce que l'occiput soit sorti des voies génitales ; puis, quand la déflexion commandée par la réaction périnéale se fera sentir, il faudra suivre l'indication fournie par l'extrémité manuelle des manches formant aiguille, se relevant davantage à mesure que le dégagement progresse.

Pour obtenir pratiquement ce résultat, examinons chacun des temps de l'opération.

PREMIER TEMPS : *Introduction et mise en place des branches.* — Il faut introduire la branche gauche la première. Cela présente un grand avantage. En effet, la branche placée seconde, quelle qu'elle soit, est presque toujours ramenée au-dessus de celle qui est déjà dans les voies génitales; pour pouvoir articuler, il est indispensable que la branche droite (à mortaise) se trouve en définitive au-dessus de la gauche : il y a donc lieu d'introduire la branche gauche la première.

Pour présenter correctement la cuiller *gauche* à la vulve, il faut la prendre de la main *gauche*. C'est ainsi en effet que la courbure pelvienne de l'instrument viendra correspondre à la ligne centrale du bassin qui est concave en avant. En outre la cuiller gauche, tenue de la main gauche, tourne la

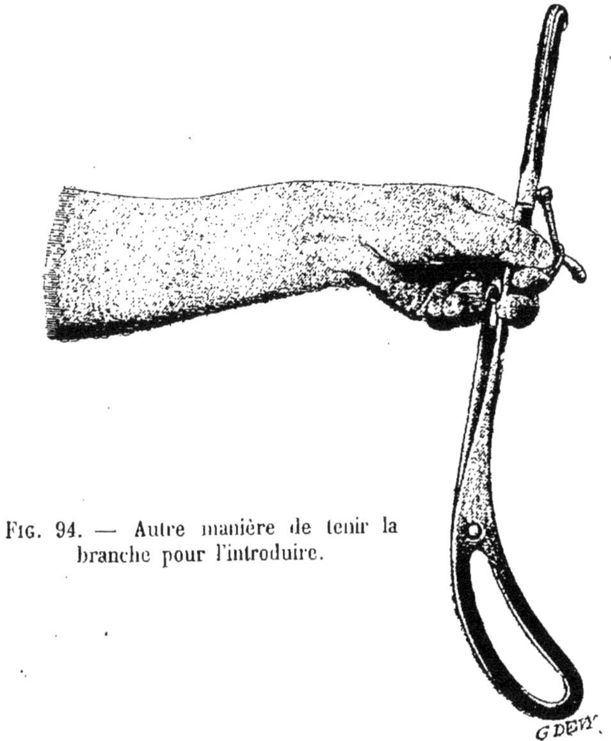

FIG. 94. — Autre manière de tenir la branche pour l'introduire.

concavité de sa *courbure céphalique*, vers la cavité du bassin occupée par la *tête*, et par conséquent se met en rapport par sa face convexe avec la paroi *gauche* de l'excavation (fig. 22, p. 198).

Si, par hasard, la main droite tenait la cuiller gauche, ses rapports avec la tête et le bassin auraient de grandes chances d'être défectueux (fig. 23).

Comment la main gauche doit-elle tenir la branche homonyme? De trois manières différentes, qui sont presque aussi bonnes les unes que les autres.

Ou bien la main, pour saisir le manche, se met en pronation, le pouce en bas vers la cuiller, la face dorsale vers la face de l'accoucheur, le coude dressé (fig. 93) ;

Ou bien, la branche est saisie comme une plume à écrire (fig. 94), ou enfin, le manche est empoigné par la main en supination, le pouce en haut, le coude en bas, les ongles des quatre derniers doigts vers la face de l'opérateur (fig. 95).

Faut-il avoir une préférence pour l'une de ces trois manières ? L'essentiel est d'employer le moins de force possible, de glisser la cuiller dans les voies génitales, comme pour un véritable cathétérisme. Aussi la moins bonne manière de saisir le manche sera-t-elle la plus solide, celle qui donne le plus de force, c'est-à-dire la troisième.

Avant de faire pénétrer la branche gauche, l'opérateur place les doigts de sa main droite dans les voies génitales, la face palmaire en contact avec

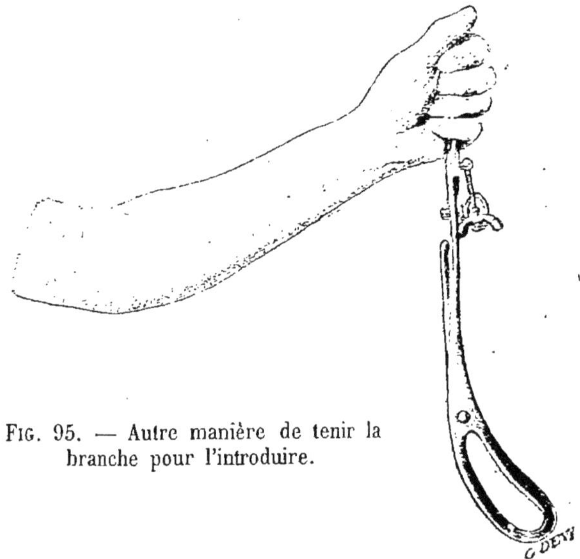

FIG. 95. — Autre manière de tenir la branche pour l'introduire.

la tête, la face dorsale en contact avec les parois vulvo-vaginales. Les doigts sont introduits dans l'orifice vulvaire en arrière et à gauche (fig. 96), la face palmaire dans une direction légèrement oblique en avant et en haut.

A la vulve et au détroit inférieur, *il suffit d'introduire deux doigts* de la main conductrice, index et médius, en repliant les deux derniers doigts dans le creux de la main. En effet, par définition, la tête est alors profondément engagée; dans ces conditions, le col est loin sur le cou de l'enfant, inaccessible le plus souvent ; si par exception on le trouve encore par le toucher, c'est en avant, sous la symphyse. C'est pourquoi on est bien sûr de ne jamais le pincer entre la tête et les cuillers, puisque celles-ci doivent s'arrêter aux extrémités du diamètre transverse du détroit inférieur après avoir été introduites en arrière de ce diamètre. D'autre part, on sait que si la suture sagittale occupe le plan médian (fig. 92), en d'autres termes, si la tête est en position directe, les oreilles et les bosses pariétales répondent aux extrémités du diamètre bassin : on peut donc se passer d'aller sentir l'oreille avec les ...ablement le diagnostic a été bien établi.

...est de ne pas modifier l'attitude naturelle de la tête. Quand on ...t prix sentir l'oreille avec l'index droit, on est obligé de faire ...trois ou quatre doigts : involontairement on soulève la tête, on ...de la vulve, on la refoule vers le détroit supérieur, et cette ascension ...pagne d'un mouvement de rotation qui transforme la position directe, ...ndément engagée, en une position oblique à la partie supérieure de

...96. — Attitude de la main conductrice dans une application de forceps à la vulve.

...ation. En d'autres termes, au lieu d'une opération élémentaire, on ...aire une application évidemment plus difficile. Cette opinion est celle ...locque, de Dubois, de Jacquemier, de Tarnier, et nous ne saurions ...re que de la partager.

...in droite en place, comment faut-il introduire la branche gauche ? ...nche est d'abord presque vertical (fig. 97), il deviendra tout à l'heure horizontal (voir fig. 98). Pour faire pénétrer la branche gauche, il faut ...en bas la face convexe de la cuiller et en haut sa face concave, avec ...n de diriger sa pointe vers la symphyse sacro-iliaque gauche. ...e commune est de présenter les cuillers presque horizontalement à la ...; dans ces conditions, la pointe de la cuiller est arrêtée par la con... ...tête, au lieu de la contourner : l'accoucheur, gêné par un obstacle dont il ne se rend pas compte, exerce une poussée plus énergique qui fait

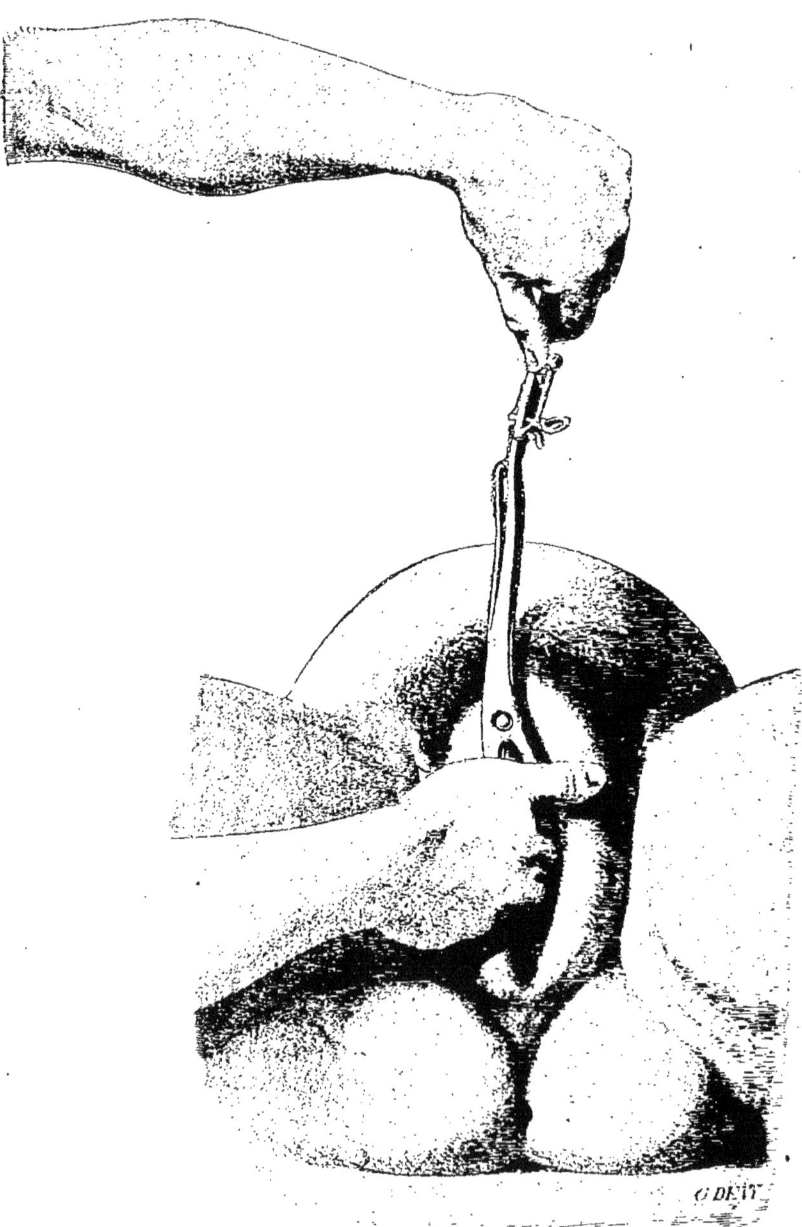

Fig. 97. — Attitude des mains au moment où la branche gauche va être introduite.

glisser brusquement les cuillers sur l'ovoïde céphalique, et détermine une échappée parfois nuisible, toujours inutile.

Il faut donc contourner la tête, puis, ramener presque horizontalement la branche, à mesure qu'elle pénètre davantage. La cuiller, qui d'abord se trouvait en arrière et à gauche par rapport à l'orifice vulvaire, est ramenée en fin de compte à l'extrémité gauche du diamètre transverse par une sorte de rotation autour de la tête (fig. 98); finalement son pivot est franchement dressé sur la ligne médiane.

L'essentiel est de laisser en quelque sorte glisser la cuiller entre la tête et la main droite; si l'on sent un arrêt dans sa marche, on doit en corriger la

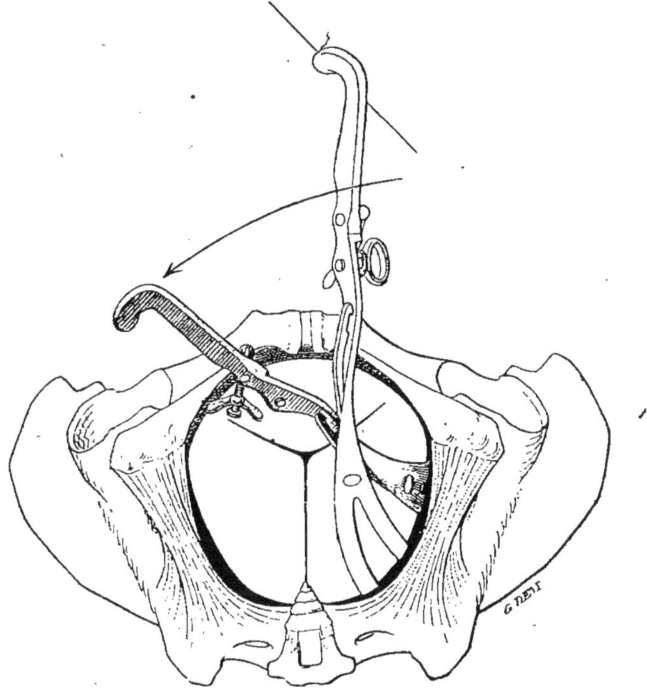

FIG. 98. — La branche gauche introduite en arrière à gauche est ramenée à l'extrémité correspondante du diamètre transverse du bassin. (D'après Farabeuf et Varnier.)

direction, le plus souvent en relevant un peu le manche, quelquefois en l'abaissant modérément; mais jamais on n'a le droit de vaincre l'obstacle en le violentant.

Le temps d'élection pour introduire la branche, c'est l'intervalle qui sépare deux contractions utérines : c'est-à-dire le moment où, en l'absence de toute poussée venant de l'organe gestateur, la tête est en contact moins intime avec les parois du conduit maternel.

Jusqu'à quelle profondeur faut-il faire pénétrer la cuiller? Le mieux est de la laisser glisser jusqu'à ce qu'elle s'arrête d'elle-même : toute la partie fenêtrée disparaît alors entièrement dans les voies génitales.

Pendant tout le temps consacré à la mise en place de la cuiller gauche, l'index et le médius droits sont restés immobiles dans les voies génitales ; ils ne doivent être retirés que lorsque la cuiller est arrivée à destination : les doigts conducteurs introduits les premiers dans la vulve, en sortent les derniers.

Un aide maintient ensuite la cuiller, en la soutenant par le manche : il ne doit ni lâcher prise, ni tirer, ni pousser, ni tourner la branche. Il n'est pas toujours indispensable, et s'il vient à abandonner le manche de la cuiller, on s'aperçoit, surtout chez les primipares, qu'elle tient en place sans autres soutiens que la tête fœtale et le canal pelvi-génital.

La branche gauche est placée ; on va s'occuper de la droite. Saisie de la main *homonyme*, et tenue comme l'était tout à l'heure la branche gauche,

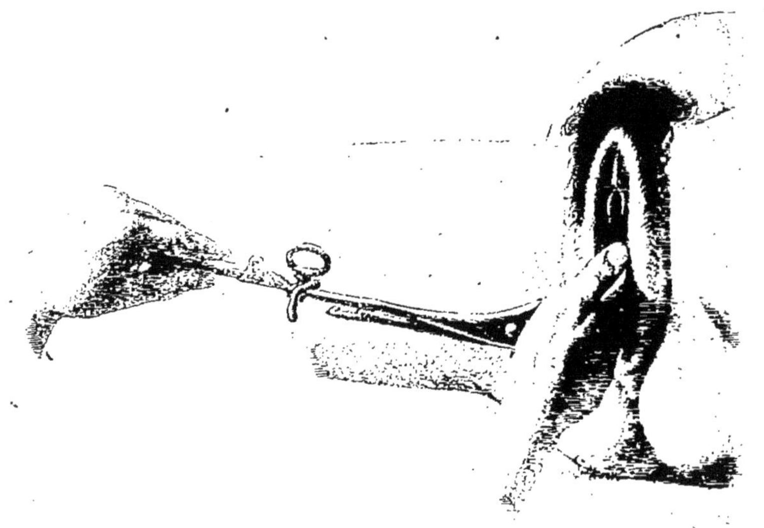

FIG. 99. — Cette figure représente une faute, qui consiste à présenter la cuiller presque horizontalement, au lieu de la tenir verticalement d'abord pour l'abaisser ensuite.

elle est glissée sur l'index et le médius gauches occupant dans le conduit vulvo-vaginal une situation symétrique à celle que les doigts de la main droite occupaient tout à l'heure. La branche droite est introduite au-dessus de la branche gauche, avec la même lenteur et les mêmes précautions et sa cuiller est ramenée à l'extrémité droite du diamètre transverse.

Le premier temps est terminé.

DEUXIÈME TEMPS : *Articulation.* — L'accoucheur prend à pleines mains les deux branches du forceps, la main droite gardant la branche droite, et la main gauche recevant la branche gauche de l'aide qui la soutenait (fig. 100).

On adapte le pivot à la mortaise et on ne doit y rencontrer aucune difficulté si les cuillers occupent une situation bien symétrique par rapport au bassin, si elles sont bien en rapport avec les extrémités du diamètre transverse.

La main gauche maintient à elle seule les deux manches rassemblés, pendant que la main droite serre à fond la vis d'articulation.

...sion est serrée à son tour, et pour avoir la mesure exacte de la ... que la tête doit subir de son chef, on doit serrer, de la seule main ... une force moyenne, les deux manches du forceps, amener ... vis de pression au contact du manche droit, et serrer d'un demi-tour ...ulaire.

... alors à l'articulation du tracteur.

...tiges de tractions sont libérées l'une après l'autre, ramenées au contact ... parallélisme parfait : leur extrémité devenue libre est glissée doucement

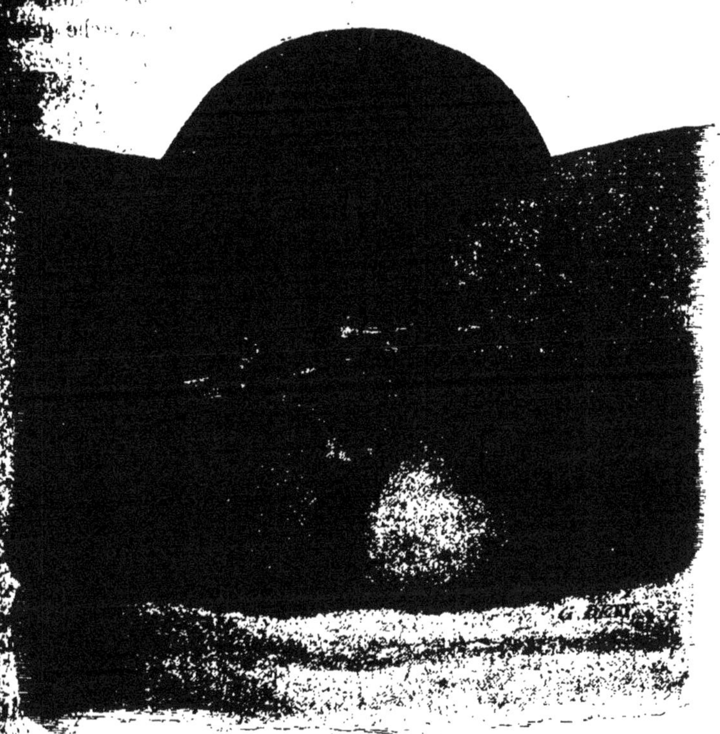

FIG. 100. — Forceps placé pour l'articulation (Tête en O. P.).

... le verrou du tracteur préalablement tiré, puis poussé à fond quand le ... des tiges de traction est en place, et l'articulation est terminée.

...SIÈME TEMPS : *Extraction.* — Avant de commencer l'extraction, il est né...ire de contrôler par le toucher si la tête est *réellement* saisie par les cuil... si elle est *correctement* saisie, et enfin si elle est *seule* saisie, le pince... du col utérin ou d'une anse de cordon ombilical par le forceps, par ...lé, devant être évité. Ce contrôle est indispensable avant tout effort de ..., car si la tête était mal saisie, l'instrument pourrait déraper et ... des lésions plus ou moins sérieuses.

... tirer, il faut agir sur le palonnier seul, et laisser complètement libres les branches de préhension dont les manches font office d'aiguille indicatrice (fig. 101). Si l'on veut tirer dans la bonne direction, on garde constamment une distance d'un centimètre ou d'un travers de doigt entre le coude du tracteur et la partie correspondante des branches de préhension (fig. 102). Si l'aiguille se relève, on modifie la direction des efforts, et on relève d'autant le tracteur.

L'accoucheur, avec ses tractions, vient en aide à l'utérus; il a grand intérêt

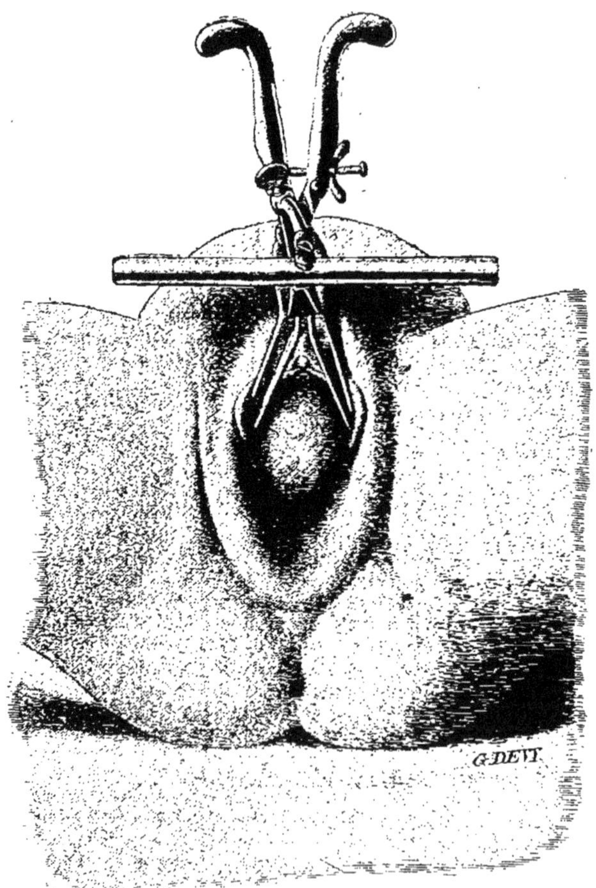

Fig. 101. — Extraction de la tête en occipito-pubienne.

à tirer seulement pendant la contraction utérine, et à l'attendre. Si elle tarde trop, on la provoque en pinçant légèrement la peau du ventre, en frictionnant la paroi abdominale antérieure, voire même en faisant un très faible effort de traction sur le palonnier.

On tire d'une seule main en évitant toujours d'agir avec le poids du tronc renversé en arrière, ce qui augmenterait la force dans des proportions exagérées et nuisibles.

A mesure que la tête se dégage, les branches de préhension ainsi que le tracteur qui doit les suivre fidèlement, se relèvent. Quand les manches sont devenus presque verticaux, quand le périnée à besoin d'être réellement soutenu, tout l'instrument (branches de préhension et tracteur), est empoigné par une seule main, pendant que l'autre va prêter appui au périnée.

Si la tête a quelque peine à franchir l'orifice vulvaire par trop résistant, il est permis de faire décrire à la tête de légers mouvements de rotation en dirigeant doucement l'occiput tantôt un peu à droite, tantôt un peu à gauche de la ligne médiane. Mais ces oscillations doivent être exceptionnelles, très légères et très lentement conduites.

On facilite encore le dégagement de la tête en l'exprimant doucement à l'aide de pressions exercées sur elles par la main qui s'applique au périnée ; mais il

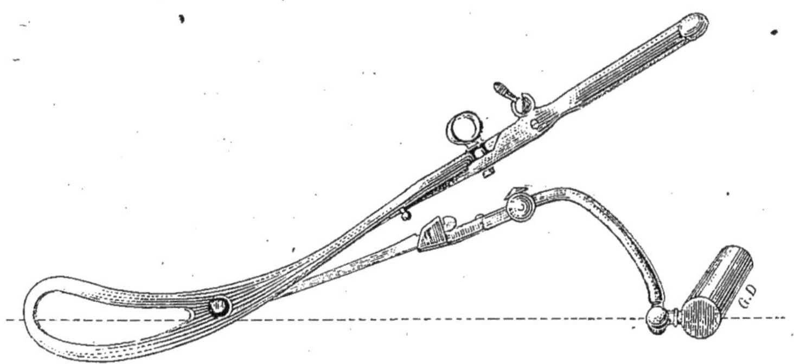

Fig. 102. — Schéma représentant la traction dans l'axe.

faut, pour réussir, attendre que le sous-occiput soit exactement en contact avec le sous-pubis.

La manœuvre de Ritgen, qui consiste à introduire un ou deux doigts dans l'anus pour accrocher la tête à travers la cloison recto-vaginale, offre plus d'inconvénients que d'avantages ; elle souille les mains au moment où on a le plus besoin d'être aseptique, et elle expose quelquefois à la perforation de la cloison recto-vaginale. Mieux vaut n'y pas recourir et agir sur la tête par des manœuvres externes pratiquées à travers le périnée (voir plus haut).

L'essentiel, dans les manœuvres d'extraction, est de procéder avec une grande lenteur et une grande douceur. C'est le meilleur moyen d'éviter la déchirure du périnée. Tarnier disait qu'il n'est pas exagéré de consacrer un quart d'heure et vingt minutes à dilater la vulve chez une primipare, avec la tête fœtale prise par le forceps. Si l'application a été commandée par l'état de souffrance du fœtus, il ne faut pas perdre de temps, sans aucun doute ; mais une grande précipitation peut être préjudiciable même dans ce cas, non seulement à la mère, mais à l'enfant lui-même.

La tête une fois dégagée, on retire le forceps, en commençant par désarticuler le tracteur, puis on fixe les tiges de tractions aux branches de préhension, on desserre la vis de pression pour libérer les manches et ouvrir la pince: elle lâche prise immédiatement, à moins que l'extrémité des cuillers ne soit encore retenue par la vulve : dans ce cas, on desserre la vis d'articulation et on retire chaque branche l'une après l'autre, en commençant par la branche droite.

Cela fait, on attend la contraction utérine ; la rotation externe de la tête s'accomplit : on aide à cette rotation, puis on fait paraître l'épaule antérieure au-dessous de la symphyse pubienne, en tirant sur la tête presque verticalement en bas : on relève ensuite les tractions, en reportant la tête vers la symphyse pubienne de manière à dégager l'épaule postérieure : on surveille à ce moment le périnée avec attention, car, après avoir été ménagé au moment du passage de la tête, il est souvent déchiré par l'épaule postérieure. Celle-ci dégagée, on extrait le tronc en tirant horizontalement; le siège, lorsqu'il est volumineux, est le dernier obstacle, aisément surmonté, à la sortie définitive et complète du fœtus.

B. — Position occipito-sacrée (O. S.). — On a toujours grand avantage à ramener l'occiput en avant. Ce n'est que si on a échoué par tous les moyens, qu'on doit accepter et subir le dégagement en occipito-sacrée. Si, chez une multipare à vulve large, avec une tête de fœtus petit ou avant terme, le dégagement en position occipito-sacrée s'effectue aisément et même spontanément, il n'en est pas moins vrai que chez une primipare à vulve étroite, et avec une tête fœtale de dimensions moyennes et à plus forte raison volumineuse, le dégagement en position occipito-sacrée est souvent impossible par les seuls efforts de la nature, et que, si on l'exécute avec le forceps, on a les plus grandes chances de voir le périnée se déchirer largement.

Nous verrons plus loin comment on transforme une position occipito-sacrée en occipito-pubienne. Actuellement, décrivons le dégagement en occipito-sacrée avec le forceps.

L'introduction des branches se fait exactement comme si la tête était en occipito-pubienne; il en est de même de l'articulation. C'est une application *directe*.

L'extraction s'opère aussi suivant les mêmes règles ; mais elle doit être menée avec infiniment de lenteur et de précautions, pour restreindre autant que possible la déchirure du périnée presque inévitable si l'enfant est gros et la vulve étroite.

Application du forceps dans l'excavation. — Les positions les plus fréquentes sont les positions obliques : elles appellent des *applications obliques*.

Quand le forceps doit être appliqué sur la tête dans l'excavation, l'occiput n'a généralement pas encore exécuté ou terminé son mouvement de rotation vers la symphyse pubienne : la position est donc oblique gauche ou oblique droite. En outre, elle est tantôt *antérieure*, et tantôt *postérieure* ; nous allons étudier d'abord l'application du forceps dans les positions obliques antérieures, puis dans les positions obliques postérieures ; nous dirons ensuite quelques mots des applications sur la tête en position directe dans l'excavation, puis sur la tête en position transversale gauche ou droite.

A. — Positions obliques antérieures. — Dans les positions obliques antérieures du sommet, la tête est généralement bien fléchie ; la fontanelle postérieure est au centre du bassin, l'occiput dirigé obliquement en avant, tantôt à gauche et tantôt à droite. Si la tête est bien fléchie, le grand axe de l'ovoïde céphalique est dirigé presque exactement suivant la ligne centrale du bassin : cet ovoïde pourra donc être aisément saisi par les cuillers du forceps et l'axe

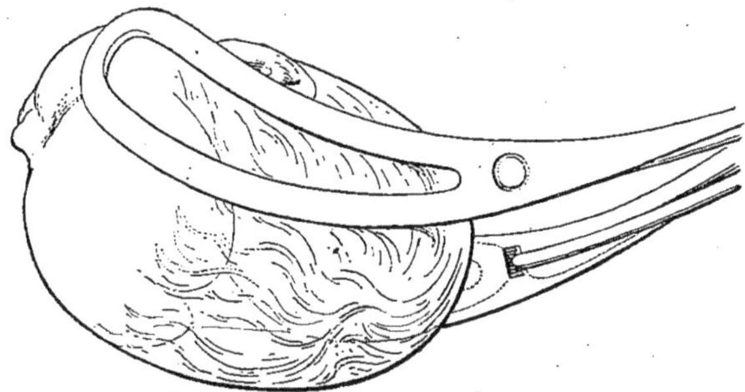

Fig. 103. — Tête supposée dans l'excavation en O.I.G.A., saisie par le forceps.

de ces cuillers correspondra facilement à la fois au grand axe de l'ovoïde céphalique et à celui du bassin.

Le diamètre bipariétal de la tête fœtale, ainsi que le bi-auriculaire, correspondent à l'un des diamètres obliques du bassin ; les cuillers pourront sans peine être portées aux extrémités de ces diamètres obliques, sans que la

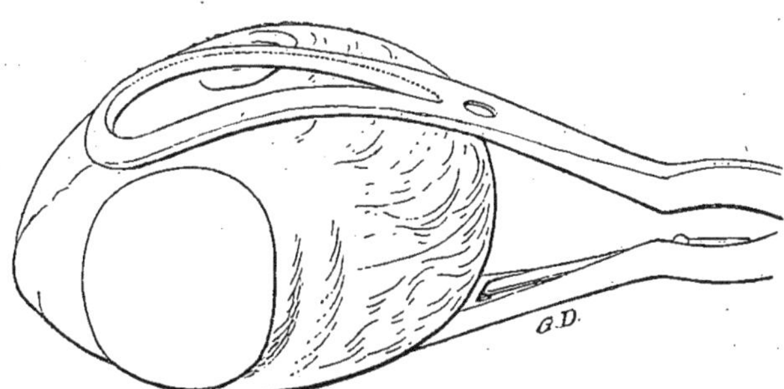

Fig. 104. — Même tête, vue du côté opposé.

courbure pelvienne de l'instrument cesse de s'adapter à la courbure du bassin (fig. 103 et 104).

1° Position oblique antérieure gauche (O. I. G. A.). — On fait alors une application dite oblique gauche.

Dans cette position, en effet, l'occiput est dirigé en avant et à gauche ; la suture sagittale occupe le diamètre oblique gauche du bassin ; les extrémités du diamètre bipariétal correspondent aux extrémités du diamètre oblique opposé du bassin, l'une se trouvant en arrière et à gauche, et l'autre en avant et à droite. C'est là que seront placées les cuillers du forceps (fig. 105). Comme conséquence, les parties de l'instrument restées visibles hors des voies génitales auront l'attitude suivante : la ligne qui réunit l'extrémité manuelle des deux manches a une direction oblique, l'un des crochets regardant en arrière et à gauche, l'autre en avant et à droite. Le pivot est oblique en avant et à gauche, comme la suture sagittale ; les manches s'éloignent du plan médian du corps, ils sont plus ou moins parallèles à la cuisse gauche écartée (fig. 106).

Pour imiter le mécanisme naturel, on devra :

α. Abaisser la tête sur le plancher périnéal, à fond, c'est-à-dire compléter l'engagement dans la position oblique antérieure gauche (O. I. G. A) ;

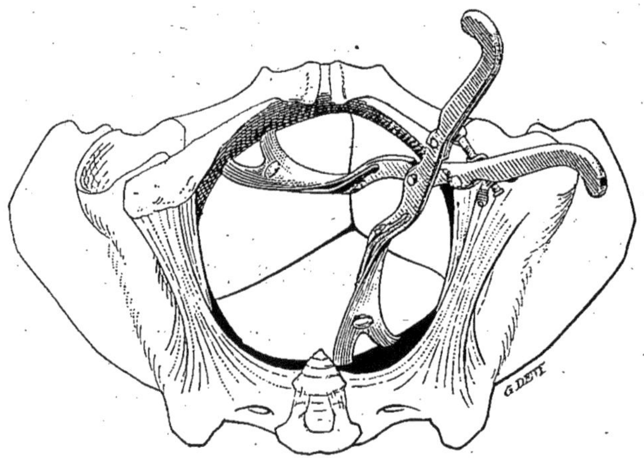

FIG. 105. — Forceps correctement appliqué sur la tête en O. I. G. A. (D'après Farabeuf et Varnier.)

β. Faire tourner l'occiput vers la symphyse pubienne, c'est-à-dire de gauche à droite et d'arrière en avant ;

γ. Extraire en occipito-pubienne (O. P.).

PREMIER TEMPS : *Introduction et mise en place des branches*. — Dans toute application oblique, les cuillers sont placées, par définition, aux extrémités d'un diamètre oblique du bassin, c'est-à-dire que l'une est en rapport avec la moitié postérieure de l'excavation pelvienne (branche dite *postérieure*) et l'autre, avec la moitié antérieure de l'excavation (branche *antérieure*).

D'une façon générale, il y a toujours avantage, dans les applications obliques, à introduire la première la branche postérieure, parce que quand elle est en place, elle repose près de la commissure postérieure de la vulve et laisse libre l'ouverture vulvaire, pour l'introduction de l'autre branche. Si, au contraire, on place la branche antérieure la première, son manche est dirigé obliquement de haut en bas au-devant de l'ouverture des voies génitales et gêne pour la mise en place de la seconde branche.

Or, dans les applications obliques *gauches*, la cuiller postérieure, qui doit être placée la première, est la *gauche*. Elle sera tenue de la main *gauche*, de la manière indiquée page 259.

La main droite sert de protecteur pour les voies génitales et de guide pour la cuiller. Deux doigts de cette main sont introduits dans le canal vulvo-vaginal, en arrière et à gauche, comme pour l'application directe (voir page 260). Si le diagnostic a été bien fait, il est inutile de chercher l'oreille postérieure ; il est également inutile de chercher le col qu'on sait complétement dilaté et qui est rétracté au-dessus de la tête. Un toucher attentif a dû être fait pour établir le diagnostic, et il est superflu de recommencer. D'autant mieux que pour

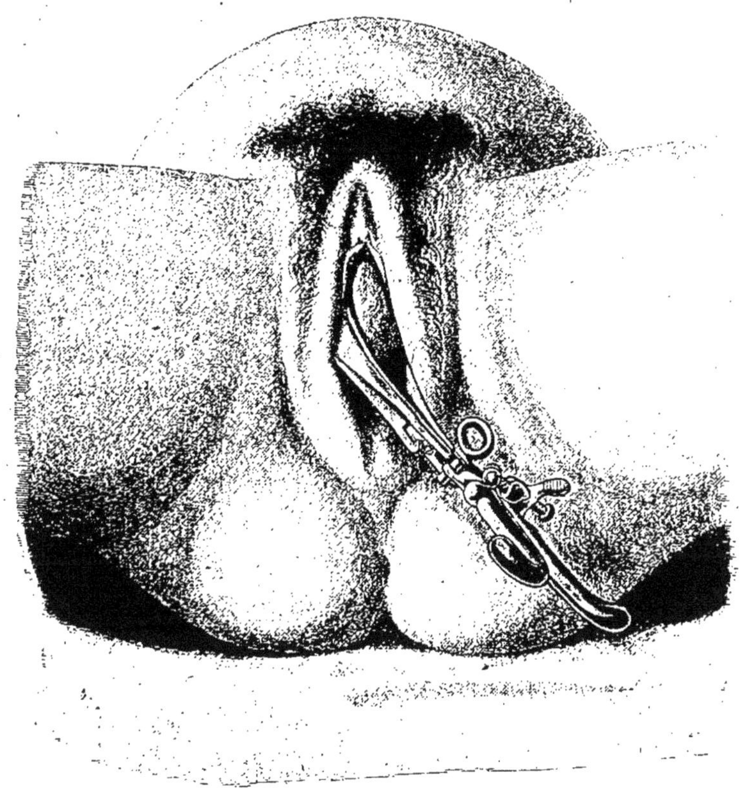

Fig. 106. — Forceps appliqué sur une tête en O.I.G.A. (Les manches tombent plus qu'à l'ordinaire, la photographie ayant été prise sur un mannequin à vulve trop large.)

atteindre l'oreille postérieure et l'orifice cervical, il faudrait introduire la main beaucoup plus profondément, ce qui entraînerait le déplacement de la tête, son ascension, sa rotation dans un sens ou dans l'autre, et son inclinaison asynclitique.

Si la tête est à la partie supérieure de l'excavation, si l'orifice cervical est perçu par le toucher, il faut, pour le garantir contre la prise de la cuiller, insinuer le bout des doigts conducteurs entre le bord du col et la tête. L'annulaire et au besoin l'auriculaire sont introduits avec les deux autres doigts, mais seulement lorsque l'élévation de la partie fœtale et la présence du bord cervical exigent cette précaution.

La branche gauche est présentée à la vulve comme dans l'application directe (voir page 261). A mesure qu'elle pénètre, son manche s'abaisse. Mais, précaution importante, au lieu de conduire la cuiller à l'extrémité gauche du diamètre transverse, il faut laisser cette cuiller à l'extrémité postérieure du diamètre oblique occupé par le diamètre bipariétal de la tête (fig. 107), puisque c'est là (en arrière et à gauche) que se trouvent la bosse pariétale et l'oreille postérieure.

Le pivot, au lieu d'être ramené dans la verticale, doit rester oblique en haut et à gauche, le manche éloigné du plan médian du corps et plus ou moins parallèle à la cuisse gauche écartée (fig. 108).

La cuiller pénètre plus profondément que dans l'application sur la tête à la vulve : toute la fenêtre disparaît, plus une partie de la tige qui la réunit à l'ar-

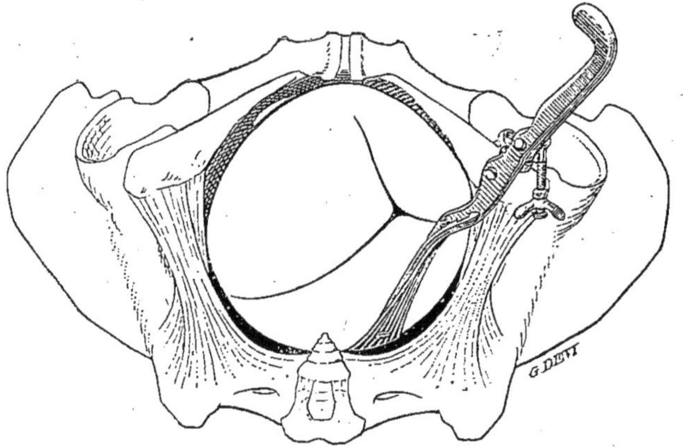

Fig. 107. — Position O. I. G. A. (D'après Farabeuf et Varnier, modifiée.)

ticulation. Afin d'enfoncer la cuiller assez loin, il est utile d'abaisser son manche sans se départir de la douceur requise pour ce véritable cathétérisme.

La main droite conductrice reste en place jusqu'à ce que la cuiller gauche soit arrivée à destination et maintenue par l'aide. Alors seulement elle est retirée.

On va introduire maintenant la branche droite (branche antérieure, seconde), tenue de la main droite. La main gauche est devenue conductrice : deux doigts (ou trois) sont placés dans le conduit vulvo-vaginal en arrière et à droite, comme dans l'application directe (voir page 264). Il sera inutile et même nuisible de chercher à atteindre l'oreille antérieure : ce serait le moyen le plus sûr de déplacer la tête, de la rendre asynclitique, etc.

La cuiller droite seconde est présentée à la vulve comme dans l'application directe (voir page 264), c'est-à-dire la face convexe en bas et à droite, la face concave en haut et à gauche, la pointe dirigée vers la symphyse sacro-iliaque droite. Le but est d'amener cette cuiller droite, seconde, à l'extrémité antérieure du diamètre oblique du bassin occupé par le diamètre bi-pariétal de la tête fœtale, c'est-à-dire d'amener la cuiller en avant et droite, presque derrière le trou sous-pubien du côté droit. Pour obtenir ce résultat, il faut faire évoluer la cuiller autour de la tête, en la contournant sans la heurter ni la déplacer : c'est un véritable mouvement spiral (*tour de spire de Madame Lachapelle*), que la cuiller décrit autour de la tête. Voici comment on procède. On incline l'extrémité de la cuiller au-devant du ligament sacro-sciatique et, à mesure qu'elle entre davantage, on abaisse son manche, puis on le fait tourner de manière qu'il vienne par-dessus la branche gauche placée, et la croise, en

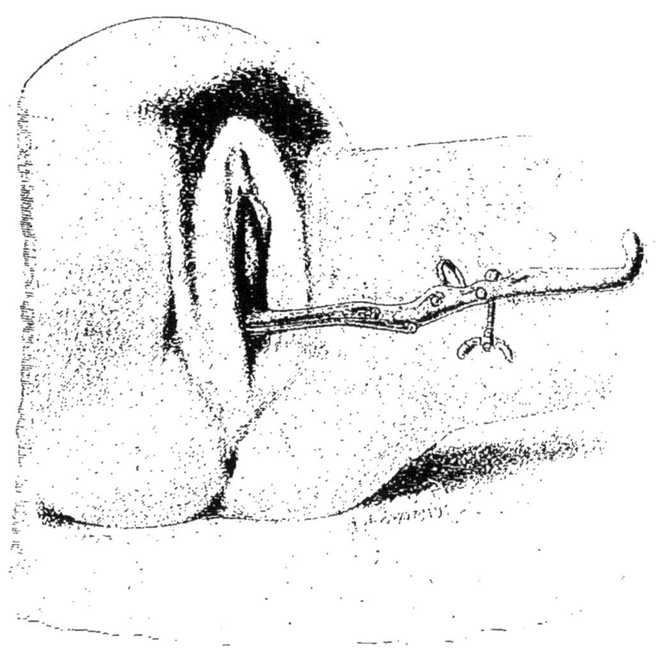

Fig. 108. — Branche gauche, postérieure, placée la première sur une tête en O. I. G. A.

passant entre cette branche gauche et la cuisse gauche écartée. On exécute donc simultanément deux mouvements : 1° l'abaissement et la rotation du manche à l'extérieur; 2° la rotation de la cuiller autour de la tête, à l'intérieur. Afin d'obtenir un parallélisme parfait entre les deux branches (indispensable pour articuler facilement), il ne faut pas craindre d'abaisser fortement, au-dessous du niveau de l'anus, le manche de la cuiller droite (seconde), et même de l'écarter momentanément du manche gauche placé et tenu par l'aide (fig. 110).

En opérant le tour de spire de Madame Lachapelle (fig. 109) avec toute l'ampleur qu'il comporte, on fait décrire près d'une demi-circonférence à l'extrémité manuelle du manche (fig. 88). On évite ainsi d'arc-bouter la cuiller et de l'arrêter contre la tête fœtale. La plus grande douceur est de mise pour exécuter ce tour de spire.

Levret employait une manœuvre fort voisine de la précédente pour conduire à sa place définitive la cuiller antérieure. « Il faut, dit-il, tenir obliquement la branche qu'on veut introduire et la diriger de bas de haut, jusqu'à ce que son extrémité supérieure se trouve placée dans l'échancrure de l'os ilium de ce côté ; alors, il faut faire décrire à cette branche, *comme en cernant*, la moitié de la circonférence d'un cercle, en la transportant comme en sciant du côté opposé. »

La seule différence entre la manœuvre de Levret et celle de Mme Lachapelle,

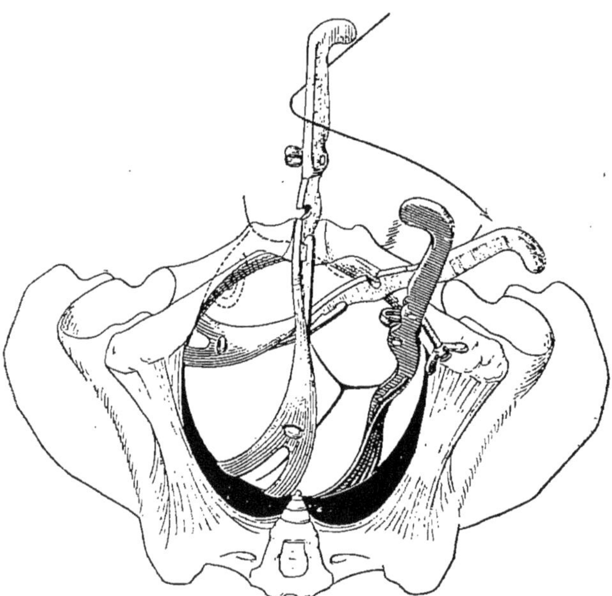

FIG. 109. — Tour de spire de Madame Lachapelle. (Figure modifiée d'après Farabeuf et Varnier.)

c'est que Levret commence par enfoncer profondément la cuiller avant de la faire tourner (et beaucoup d'accoucheurs contemporains font comme lui en pensant exécuter le tour de spire de Mme Lachapelle), tandis que cette sage-femme faisait d'abord pénétrer « *l'extrémité* de la cuiller » jusqu'au-devant du ligament sacro-sciatique, et commençait immédiatement à faire tourner la cuiller en abaissant le manche à *mesure* que la branche pénétrait davantage. La grande différence qu'on a cru trouver entre les deux procédés vient de l'expression que Levret emploie en conseillant de transporter la branche « *comme en sciant*, du côté opposé » à celui où on l'a d'abord fait pénétrer. Mais si l'on réfléchit à ce qui se passe réellement, on voit qu'il est difficile avec une cuiller profondément introduite, d'exécuter des alternatives de retrait et d'enfoncement de la cuiller, qui justifieraient la locution « comme en sciant » dont s'est servi Levret.

Aujourd'hui, nous l'avons vu plus haut, on introduit d'abord la cuiller profondément jusqu'au niveau de la symphyse sacro-iliaque, et en abaissant le manche, on imprime à la cuiller un mouvement de rotation de manière que sa concavité contourne la sphère céphalique.

Baudelocque conseille de porter directement la cuiller dans la région qu'elle doit occuper définitivement. En ce qui concerne la branche antérieure, dans les applications obliques que nous décrivons, cette manœuvre est plus dangereuse que les autres, car elle menace le col qui descend, comme on sait,

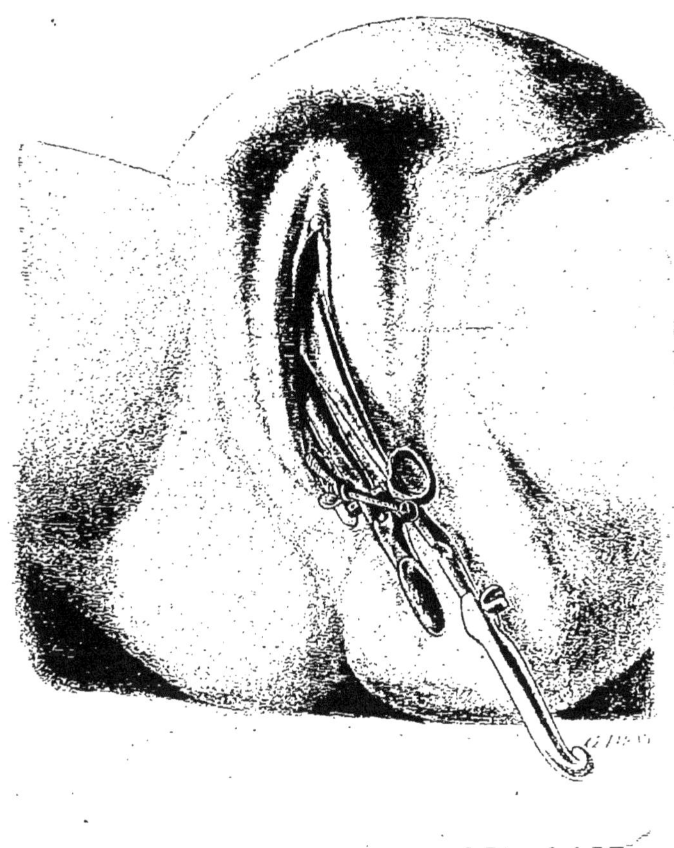

Fig. 110. — Forceps placé pour l'articulation des branches. Tête en O. I. G. A. (Les branches tombent plus que d'habitude, à cause de la largeur de la vulve sur le mannequin employé.)

beaucoup plus en avant qu'en arrière, et qui peut être ainsi facilement pincé entre la cuiller et la tête.

Deuxième temps : *Articulation*. — On l'effectue comme dans les applications directes. Il faut en effet que le tour de spire de la seconde branche soit assez complet pour la ramener dans le parallélisme parfait avec la première ; si cette condition n'était pas remplie si l'une des branches se renversait « trop en avant ou trop en arrière », il faudrait « saisir les deux branches à pleines mains pour imprimer à leur axe un mouvement de rotation en sens inverse » (Tarnier). On contribue à parfaire le parallélisme, en éloignant les deux manches de la ligne médiane et en les rapprochant par conséquent de la cuisse vers laquelle est dirigé le pivot (fig. 110).

Ce n'est pas tout : il arrive encore que « le pivot ne correspond pas à la mortaise parce que l'une des branches a été enfoncée plus profondément que

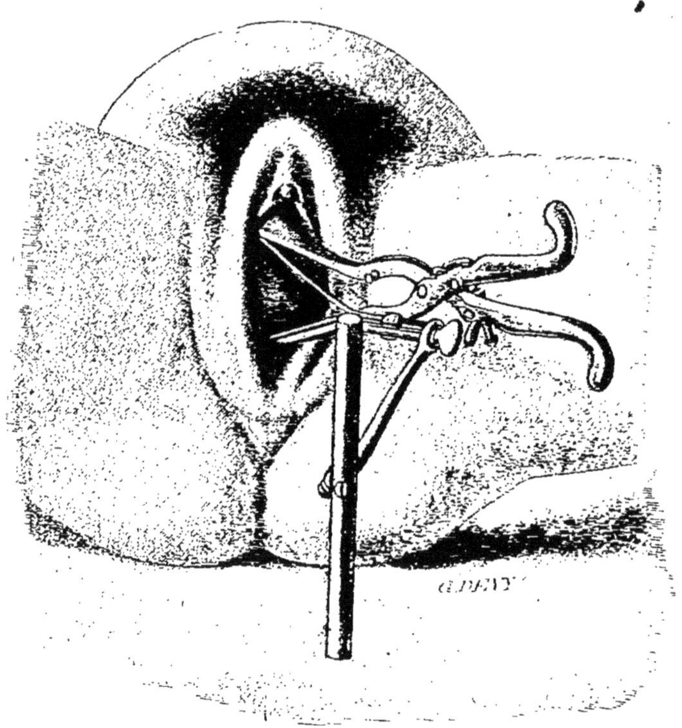

Fig. 111. — Rotation avec le forceps d'une tête qu'on veut amener de la position O. I. G. A. à la position O. P.

l'autre ». Dans ce cas, « la difficulté n'est pas grande ; pour réussir, il suffit de retirer ou d'enfoncer l'une des branches jusqu'à ce que le pivot corresponde à la mortaise » (Tarnier). En général, c'est la cuiller postérieure qui n'a pas suffisamment abaissé son manche, c'est donc de préférence dans ce sens que la correction doit être faite. En conséquence, on doit enfoncer davantage la branche postérieure, et cette pénétration plus profonde, n'offre aucun danger, si elle est doucement menée.

En général, l'articulation ne présente pas de difficultés sérieuses, si les branches ont été bien conduites.

Les vis d'articulation et de pression sont serrées, et les tiges de traction réunies avec le tracteur. On contrôle la prise, et on passe à l'extraction.

TROISIÈME TEMPS : *Extraction.* — On cherche d'abord à abaisser la tête jusque sur le plancher périnéal; on tire directement sur le palonnier seul pendant les contractions utérines. Le milieu du palonnier doit être dans le plan médian du corps de la femme.

La tête, arrivée sur le plancher périnéal en position oblique gauche antérieure, va maintenant exécuter son mouvement de rotation. Il se fait quelquefois spontanément, et on n'a qu'à continuer à tirer. Ordinairement, on a à l'opérer artificiellement. Pour cela, le palonnier est maintenu d'une main, immobile et vertical dans le plan médian (fig. 111). De l'autre main, on pousse légèrement l'extrémité manuelle des branches de préhension de gauche à droite (de dehors en dedans), et de bas en haut ; on fait décrire à ces manches un mouvement de vielle qui amène en définitive le pivot dans la verticale,

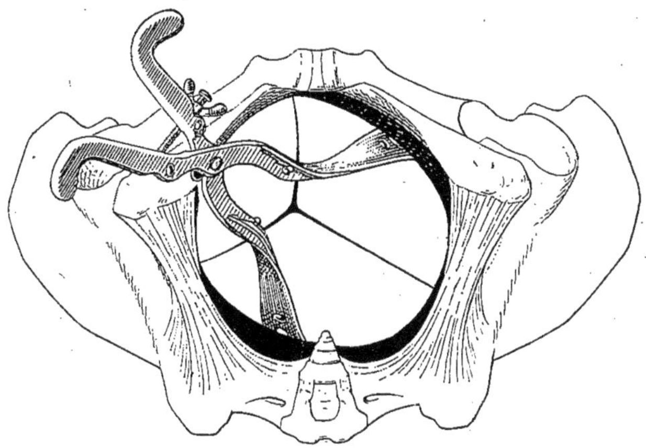

FIG. 112. — Forceps appliqué sur une tête en O. I. D. A. (D'après Farabeuf et Varnier, modifiée.)

comme pour une application directe (voir page 256 et fig. 92). Les raisons qui nécessitent ce mouvement de vielle ont été indiquées au chapitre Mode d'action (page 243 et fig. 88). Une fois la rotation terminée, on extrait la tête de la manière qui a été décrite pour les positions occipito-pubiennes (voir fig. 88).

2° POSITION OBLIQUE ANTÉRIEURE DROITE (O. I. D. A.) — On fait une application dite oblique droite.

Dans cette position, en effet, l'occiput est dirigé en avant et à *droite* : la suture sagittale occupe le diamètre oblique *droit* du bassin; les extrémités du diamètre bipariétal correspondent aux extrémités du diamètre oblique du côté opposé, l'une se trouvant en arrière et à *droite*, l'autre en avant et à gauche. C'est là que seront placées les cuillers (fig. 112). Comme conséquence, les parties de l'instrument restées visibles, hors des voies génitales, auront l'attitude suivante : la ligne qui réunit l'extrémité manuelle des deux manches a une direction oblique, l'un des crochets regardant en arrière et à *droite*, comme la suture sagittale; les deux manches s'éloignent de la ligne médiane, plus ou moins parallèles à la cuisse *droite* écartée.

Pour imiter le mécanisme naturel, on devra :

α. Abaisser la tête sur le plancher périnéal, c'est-à-dire compléter l'engagement dans la position oblique antérieure droite (O. I. D. A.);

β. Faire tourner l'occiput vers la symphyse pubienne, c'est-à-dire de droite à gauche et d'arrière en avant ;

γ. Extraire en occipito-pubienne (O. P.).

Premier temps : *Introduction et mise en place des branches.* — Dans les applications obliques *droites*, la cuiller postérieure, qui doit être placée la première, est la *droite*. Elle sera tenue de la main droite, de la manière indiquée p. 258.

La main gauche sert de protecteur et de guide.

La branche droite est présentée à la vulve comme dans l'application directe (voir page 264), c'est-à-dire en arrière et à droite de l'orifice vulvaire. Quand elle est enfoncée suffisamment, le pivot est resté oblique en haut et à droite, le manche éloigné de la ligne médiane, plus ou moins parallèle à la cuisse *droite* écartée.

La main gauche conductrice reste en place jusqu'à ce que la cuiller droite soit arrivée à destination et maintenue par l'aide. Alors seulement elle est retirée.

On va introduire maintenant la branche gauche (branche antérieure, seconde), tenue de la main gauche ; la main droite est devenue guide : deux doigts (ou trois) sont placés dans le conduit vulvo-vaginal en arrière et à gauche (voir fig. 96).

La cuiller gauche (seconde) est présentée à la vulve la face convexe en bas et à gauche, la face concave en haut et à droite, la pointe vers la symphyse sacro-iliaque gauche.

Le but est d'amener cette cuiller gauche, seconde, à l'extrémité antérieure du diamètre oblique du bassin occupé par le diamètre bipariétal de la tête fœtale, c'est-à-dire de placer la cuiller en avant et à gauche, presque derrière le trou sous-pubien du côté gauche. On exécute le tour de spire d'arrière en avant et de gauche à droite.

Deuxième temps : *Articulation.*— La cuiller gauche placée seconde est venue passer entre la branche droite (première) et la cuisse droite : elle se trouve au-dessus de la branche droite (première) : l'articulation est donc impossible. Pour l'effectuer, il faut faire le *décroisement* des branches, c'est-à-dire amener en fin de compte la branche gauche sous la branche droite, sans déplacer les cuillers (fig. 113). Pour réussir, on procède de la manière suivante. La main gauche cède à la main droite la branche gauche qu'elle vient d'introduire seconde, l'aide donne la branche droite (première) à la main gauche de l'opérateur. La main droite passée par-dessus les manches, soulève celui qu'elle tient pendant que l'autre main abaisse le manche qu'elle a saisi. Le décroisement s'opère dans le sens des flèches et amène en fin de compte la branche gauche sous la droite : l'articulation est devenue possible. L'essentiel est que, pendant le décroisement, les cuillers introduites ne se déplacent pas. Pour cela, il faut s'efforcer d'empêcher les branches de tourner sur place, en agissant sur les manches.

On peut éviter le décroisement en faisant passer, au moment où on termine le tour de spire, la branche seconde en dedans et au-dessous de la branche déjà placée ; mais on risque d'avoir une prise moins régulière que lorsqu'on fait passer la branche seconde entre la première et la cuisse écartée.

Poursuivant le même but, Stoltz plaçait première la branche gauche, qui dans les applications obliques droites se trouve être l'antérieure ; nous savons déjà que cette branche antérieure placée première peut gêner l'introduction de la branche postérieure, si l'opérateur n'est pas habitué à la manœuvre.

Le décroisement fait, on articule comme dans les applications déjà décrites.

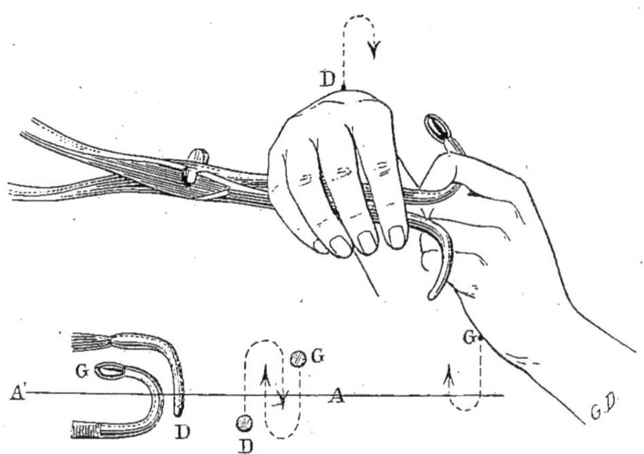

FIG. 113. — Décroisement des branches du forceps. (D'après Crouzat.)

On peut rencontrer des difficultés comparables à celles qui ont été indiquées page 275 ; on les surmontera en procédant de la même manière.

Le tracteur adapté, on procède à l'extraction.

TROISIÈME TEMPS : *Extraction.* — On attire la tête jusque sur le plancher du bassin, en la laissant en O. I. D. A. ; puis, l'engagement terminé, on fait la rotation, de droite à gauche et d'arrière en avant ; quand la tête est en occipito-pubienne, on la dégage comme dans les positions directes.

En résumé, dans les applications faites pour la position oblique antérieure *gauche*, la branche *gauche* tenue de la main *gauche* est introduite à *gauche* ; une fois l'instrument placé, les branches sont parallèles à la cuisse *gauche* écartée, le pivot est dirigé à *gauche* et en avant.

Dans la position oblique *droite* antérieure, tout est à *droite*.

B. — POSITIONS OBLIQUES POSTÉRIEURES. — Dans les positions obliques postérieures du sommet, généralement la tête est mal fléchie ; la fontanelle postérieure est plus rapprochée d'une paroi latérale du bassin que de l'autre, la fontanelle antérieure est alors accessible. L'occiput est dirigé obliquement, soit en arrière et à droite (O. I. D. P.), soit en arrière et à gauche (O. I. G. P.). Le grand axe de l'ovoïde céphalique ne répond pas exactement à la direction de la ligne centrale du bassin. Cependant, en raison de sa courbure pelvienne, le forceps pourra s'adapter correctement à la tête fœtale; après avoir complété artificiellement la flexion, on arrivera encore à faire concorder les trois axes fœtal, pelvien et instrumental.

Le diamètre bipariétal ainsi que le biauriculaire correspondent à l'un des diamètres obliques du bassin; les cuillers pourront sans peine être portées

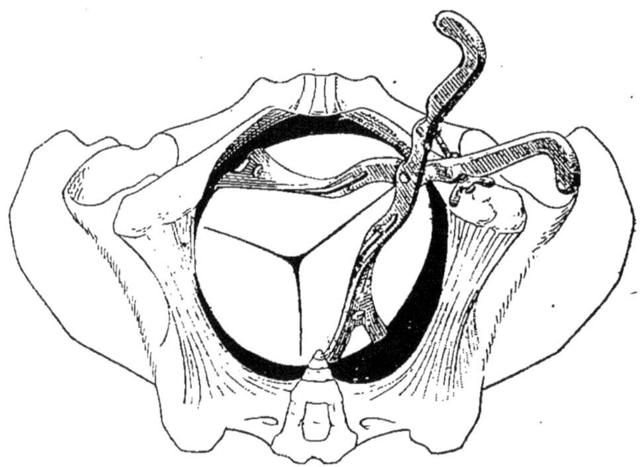

FIG. 114. — Position O.I.D.P. (D'après Farabeuf et Varnier, modifiée.)

aux extrémités de ce diamètre oblique, sans que la courbure pelvienne du forceps cesse de s'adapter à la courbure du bassin.

1° POSITION OBLIQUE POSTÉRIEURE DROITE (O. I. D. P.). — On fait alors une application dite oblique gauche.

Dans cette position, la suture sagittale occupe le diamètre oblique gauche du bassin comme dans la position oblique antérieure gauche (O. I. G. A., voir p. 269); mais l'occiput est dirigé en arrière et à droite. Les extrémités du diamètre bipariétal correspondent aux extrémités du diamètre oblique opposé du bassin, l'une se trouvant en arrière et à gauche et l'autre en avant et à droite (fig. 114); c'est là que seront placées les cuillers du forceps comme dans les positions O. I. G. A. L'attitude du forceps mis en place sera donc la même, ou à peu près, que celle décrite pour les applications obliques gauches (voir page 269).

Pour imiter le mécanisme naturel, on devra :

α. Compléter la flexion de la tête ;

β. Compléter l'engagement, c'est-à-dire faire descendre la tête en position O. I. D. P. jusque sur le plancher du bassin ;

γ. Faire tourner l'occiput vers la symphyse pubienne, c'est-à-dire de droite à gauche et d'arrière en avant;

δ. Extraire en occipito-pubienne (O.P.).

Premier temps : *Introduction et mise en place des branches.* — C'est la répétition de ce que nous avons dit pour les O. I. G. A. On fait une application oblique gauche. La seule différence avec l'O. I. G. A., c'est que le

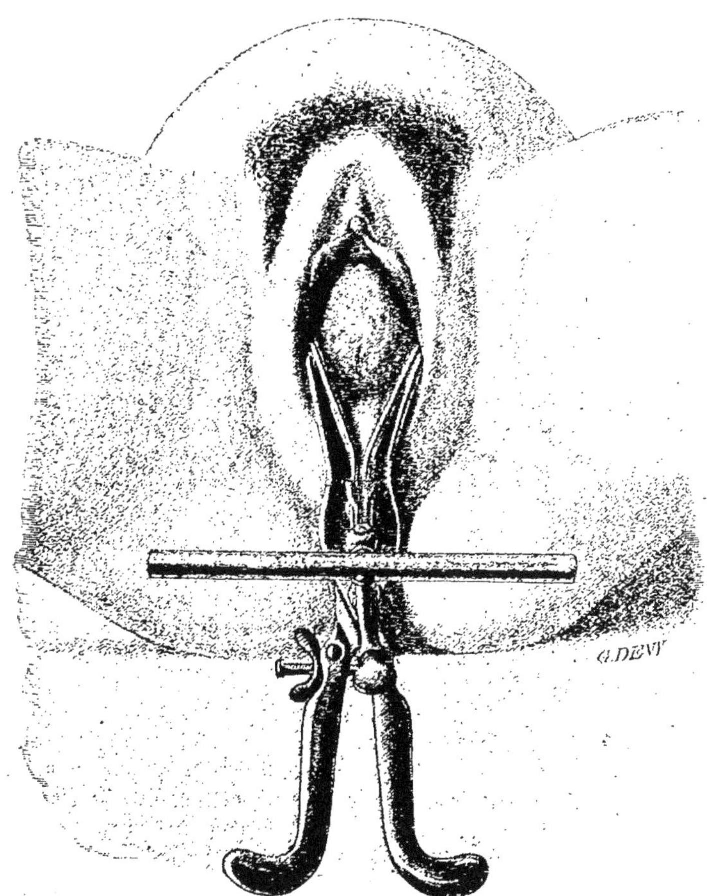

Fig. 115. — Position postérieure réduite en occipito-pubienne. Attitude renversée du forceps.

bord concave des cuillers, au lieu d'être tourné vers l'occiput, se trouve dirigé vers la face.

Deuxième temps : *Articulation.* — Elle se fait aussi comme dans les applications obliques antérieures.

Troisième temps : *Extraction.* — Il faut agir pendant les contractions utérines, et commencer par compléter la flexion de la tête. Pour cela, on tient le palonnier de la main gauche, pendant que de la main droite on relève un peu les manches en haut et à gauche.

La flexion complétée, il faut parfaire l'engagement et abaisser la tête sur le plancher périnéal: d'une main on tire sur le palonnier, pendant que de l'autre on maintient la flexion en agissant sur les manches sans faire de tractions sur eux.

L'engagement terminé, on procède à la rotation. On fait tourner l'occiput de la symphyse sacro-iliaque droite vers les pubis, c'est-à-dire qu'on fait décrire à la tête un tiers de circonférence. Pour cela, on maintient d'une main le palonnier vertical sur la ligne médiane, pendant que de l'autre main on fait décrire un grand mouvement de vielle à l'extrémité des manches (fig. 86). On exécute la manœuvre en plusieurs fois, pendant les contractions utérines. Quand la tête a passé de la position oblique droite postérieure à la position

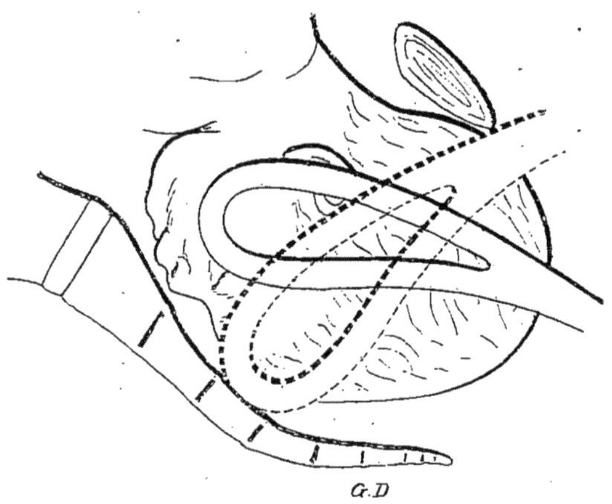

FIG. 116, représentant une tête primitivement en position postérieure, actuellement réduite en O.P. Le forceps est sens dessus dessous, comme dans la fig. 115. Le pointillé représente la faute à éviter, et qui consiste à relever les manches de l'instrument vers le ventre de la femme.

droite transversale, on continue à la faire tourner et on l'amène en position oblique droite antérieure; mais à partir de ce moment on abaisse les manches presque directement en bas.

Lorsque la tête se trouve arrivée en occipito-pubienne, le forceps est placé sens dessus dessous par rapport au bassin : c'est-à-dire que le bord convexe des cuillers est dirigé vers la symphyse pubienne, et le bord concave en arrière (voir fig. 115).

La rotation terminée, on procède au dégagement de la tête ramenée en occipito-pubienne.

L'instrument reste placé dans l'attitude inversée qui vient d'être décrite. On tire sur le tracteur, en gardant toujours un centimètre de distance entre son coude et la partie correspondante des branches de préhension qui se trouvent au-dessous. Il ne faut pas toucher aux manches qui constituent l'aiguille indicatrice, et surtout bien se garder de relever ces manches vers le ventre de la femme, car on risquerait de fendre le périnée (fig. 116). Il faut laisser les cuillers sortir de la vulve de manière que leur axe suive celui de l'orifice vulvaire.

On peut procéder autrement. Au lieu de laisser le forceps à l'envers, une fois la rotation terminée, on le désarticule et on le retire, pour faire une deuxième application sur la tête en occipito-pubienne, suivant les règles ordinaires, c'est-à-dire de façon que, pendant l'extraction, le bord concave des cuillers soit tourné vers la symphyse pubienne. Cette manœuvre est moins sûre que la précédente ; car en retirant le forceps, on laisse la tête libre de retourner à sa situation primitive, en occipito-iliaque droite postérieure ; et ce retour de l'occiput en arrière se produit lorsque les épaules n'ont pas suivi le mouvement imprimé à la tête par le forceps, pendant la rotation artificielle en occipito-pubienne. Rien n'indique à l'accoucheur que les épaules ont tourné en même temps que la tête ou sont au contraire restées immobiles, et on peut avoir à recommencer toute l'opération.

On a employé d'autres procédés pour appliquer le forceps quand la tête est en occipito-iliaque droite postérieure.

Flamant et Loviot commencent la rotation artificielle avec la main conductrice. Ils transforment d'abord la position O. I. D. P. en position O. I. D. T. ou en position O. I. D. A. et appliquent ensuite le forceps comme dans le cas où la tête est saisie par l'instrument en O. I. D. A. primitive. On complète enfin la rotation en occipito-pubienne pour dégager la tête, le forceps a sa situation normale par rapport au bassin.

Cette manœuvre est bonne. Cependant, si l'on peut faire tourner la tête de la position droite postérieure à la droite transversale et à la droite antérieure, il faut essayer d'arriver à la rotation complète en occipito-pubienne. C'est le conseil que donnait Tarnier d'essayer toujours la rotation manuelle avant de recourir au forceps. Assez souvent, on ne réussit pas avec les manœuvres manuelles et on est bien forcé d'accepter la position O. I. D. P.

Ou bien, on a réussi avec la main à transformer la position O. I. D. P. en position O. I. D. T., en O. I. D. A., ou même en position occipito-pubienne. Sans retirer la main qui a déterminé la rotation, on introduit la première cuiller, puis on retire la main gauche et on place la seconde cuiller ; on s'aperçoit alors que l'occiput a tourné de nouveau en arrière parce que, sans aucun doute, les épaules n'avaient pas suivi le mouvement de rotation (voir ci-dessus).

C'est pourquoi, nous pensons qu'il vaut mieux accepter la position O. I. D. P. et appliquer le forceps comme nous l'avons dit.

Enfin, on a conseillé de faire tourner l'occiput en arrière et de dégager la tête en occipito-sacrée. Les partisans de cette rotation en occipito-sacrée pensaient qu'il était dangereux de faire exécuter à la tête la grande rotation nécessaire pour ramener l'occiput en avant. On devait, disaient-ils, tordre le cou au fœtus (Villeneuve, Pajot, etc.). Tarnier a démontré expérimentalement et Ribemont, anatomiquement, qu'il n'en était rien. D'autre part, la clinique montre tous les jours que les enfants sont vivants et bien portants après avoir subi cette grande rotation. Enfin Budin a rapporté des observations où la tête avait tourné spontanément d'un demi-tour complet, de telle manière que la face était dirigée du côté du dos, sans que les enfants parussent en souffrir. D'autres fois, c'est après une application de forceps qu'on s'est aperçu de cette rotation excessive qui n'avait causé aucun préjudice au fœtus (Budin).

Le dégagement en occipito-sacrée avec le forceps réussit lorsque la vulve est large et la tête petite; mais, dans les conditions inverses, elle est dangereuse pour la vie de l'enfant à cause des efforts qu'elle exige, et pour l'intégrité du périnée en raison des trop longs diamètres suivant lesquels la tête se dégage dans cette attitude. C'est pourquoi nous conseillons de n'accepter le dégagement en occipito-sacrée que lorsqu'on ne peut pas l'éviter.

2° Position oblique postérieure gauche (O. I. G. P.). — On fait alors une application dite oblique droite.

Dans cette position, la suture sagittale occupe le diamètre *droit* du bassin comme dans la position oblique antérieure *droite* (voir O. I. D. A., p. 277). Mais

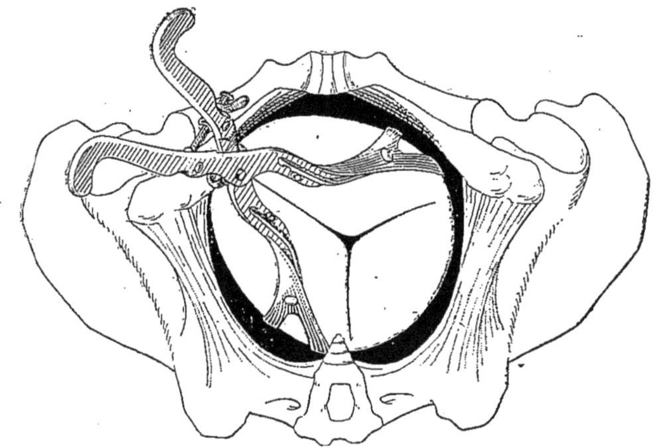

Fig. 117. — Position O. I. G. P. (D'après Farabeuf et Varnier, modifiée.)

l'occiput est dirigé en arrière et à gauche. Les extrémités du diamètre bipariétal ont la même situation que dans la position O. I. D. A. Les cuillers du forceps doivent donc être introduites comme dans cette position O. I. D. A. L'attitude de l'instrument mis en place sera par conséquent celle des applications obliques droites (voir fig. 117).

Pour imiter le mécanisme naturel, on devra :

α. Compléter la flexion de la tête;

β. Compléter l'engagement, c'est-à-dire faire descendre la tête en position O. I. G. P. jusque sur le plancher du bassin ;

γ. Faire tourner l'occiput vers la symphyse pubienne, c'est-à-dire de gauche à droite et d'arrière en avant ;

δ. Extraire en occipito-pubienne.

Premier temps : *Introduction et mise en place des branches*. — C'est la répétition de ce que nous avons dit pour les O. I. D. A. On fait une application oblique droite. La seule différence avec l'O. I. D. A., c'est que le bord concave des cuillers, au lieu d'être tourné vers l'occiput, est dirigé vers la face.

Deuxième temps : *Articulation.* — Elle se fait aussi comme dans les applications obliques droites. On doit exécuter le *décroisement* des branches (voir page 278), puisque la branche droite a été introduite la première.

Troisième temps : *Extraction.* — D'une façon générale, on procède comme dans les positions O. I. D. P., avec cette différence que, la flexion et l'engagement une fois complétés, on fait la rotation de la symphyse sacro-iliaque gauche vers le pubis, c'est-à-dire de gauche à droite et d'arrière en avant, par rapport à la femme. Quand la tête est en occipito-pubienne, le forceps est à l'envers, c'est-à-dire que le bord convexe des cuillers est tourné vers la symphyse pubienne. On fait le dégagement comme après avoir fait tourner une position O. I. D. P. en occipito-pubienne (voir page 281).

En résumé, dans les positions obliques postérieures, on applique le forceps comme dans les positions obliques antérieures *antonymes*, c'est-à-dire que la position oblique postérieure droite appelle l'application oblique gauche. L'extraction est remarquable par le grand mouvement de rotation que doit décrire la tête, et par le dégagement qui s'exécute de telle sorte que les manches du forceps sont dirigés en bas, et le bord convexe des cuillers en haut.

D'une façon générale, les quatre positions obliques de l'excavation sont justiciables de deux applications de forceps différentes. Quand la suture sagittale occupe le diamètre oblique *gauche* du bassin (O. I. G. A., O. I. D. P.), on fait l'application oblique *gauche*. Quand la suture sagittale occupe le diamètre oblique *droit* du bassin (O. I. D. A., O. I. G. P.), on fait l'application oblique *droite*.

C. — Positions directes du sommet dans l'excavation. — A part les positions obliques, on a aussi à pratiquer des applications de forceps sur des positions *directes* du sommet dans l'excavation.

Dans les positions *occipito-pubiennes*, on applique le forceps comme dans les cas où la tête est à la vulve (voir page 256).

Pour les *positions occipito-sacrées*, nous avons déjà vu que l'introduction et la mise en place des branches, ainsi que leur articulation, se faisaient comme dans toute application directe. L'extraction en occipito-sacrée est possible ; mais nous croyons préférable d'essayer toujours la rotation en occipito-pubienne. C'est un demi-tour complet qu'on fait décrire à la tête avec le forceps. Le sens de la rotation est indiqué par la position primitive ; s'il s'agissait d'une position occipito-iliaque droite postérieure ayant donné lieu à une occipito-sacrée secondaire, on fera tourner la tête comme dans le cas d'une occipito-iliaque droite postérieure, c'est-à-dire de droite à gauche et d'arrière en avant. La rotation serait effectuée au contraire de gauche à droite et d'arrière en avant, si la position primitive était une occipito-iliaque gauche postérieure. Si on ignore quelle était la position primitive, on procède par tâtonnements et on essaie dans quel sens la rotation est le plus facile.

Quoi qu'il en soit, la rotation une fois faite et la tête ramenée en occipito-pubienne, le forceps est sens dessus dessous (voir page 281), et on dégage la tête comme dans les positions postérieures déjà étudiées (voir page 282).

D. — Positions transversales du sommet dans l'excavation. — On a assez souvent l'occasion d'appliquer le forceps sur des positions transversales du sommet dans l'excavation. Ou bien la variété transversale est *primitive*, c'est-à-dire que l'engagement s'est fait en variété transversale dès le détroit supérieur et il s'agit alors le plus souvent d'un faible degré de rétrécissement antéro-postérieur du bassin ; ou bien la variété transversale est *secondaire*, et succède à une position primitivement postérieure qui a commencé son mouvement de rotation.

Dans ces variétés, la suture sagittale occupe le diamètre transverse du bassin : les bosses pariétales, ainsi que les oreilles, sont l'une directement en avant et l'autre directement en arrière, aux extrémités du diamètre antéro-postérieur du bassin.

Les accoucheurs qui veulent, avant tout, saisir avec le forceps la tête d'une

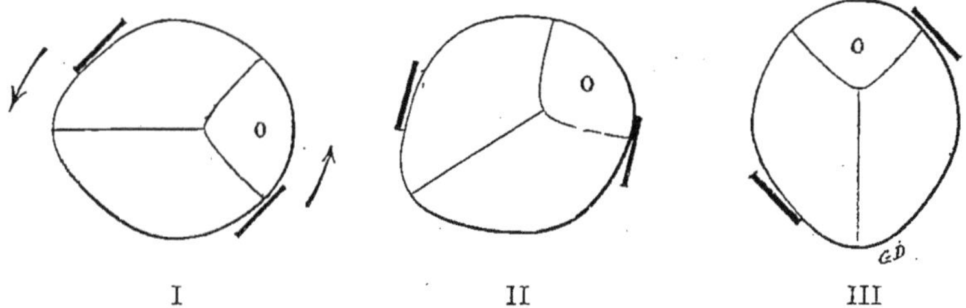

Fig. 118. — Tête en O. I. G. T., prise obliquement par le forceps. Rotation en occipito-pubienne. Situation des cuillers.

oreille à l'autre, conseillent de placer l'une des cuillers directement en avant du sacrum, et l'autre directement en arrière de la symphyse pubienne.

Fidèles au principe suivant lequel on ne doit jamais interposer les cuillers du forceps entre la tête fœtale et les surfaces osseuses qui limitent les extrémités des diamètres antéro-postérieurs du bassin, nous conseillons d'agir autrement.

Selon nous, la tête, pour être bien prise par le forceps, doit avant tout être saisie de manière que le grand axe de l'ovoïde céphalique ait la même direction que l'axe des cuillers (voir p. 229). Or cette prise peut être réalisée, non seulement dans les prises biauriculaires ou bipariétales que nous avons décrites jusqu'ici, mais encore dans les prises fronto-mastoïdiennes (V. p. 231 et 232).

1° *Position occipito-iliaque gauche transversale.* — Si la tête est en occipito-iliaque gauche transversale, l'opération sera conduite comme dans le cas de position oblique antérieure gauche (O. I. G. A.; voir ci-dessus, p. 269). C'est donc l'application dite *oblique gauche* qu'il faudra faire.

Le 1er et le 2e temps (*introduction des branches et articulation*) ne diffèrent pas de ce que nous avons décrit. Un détail seul est à relever : le diamètre fronto-mastoïdien de la tête fœtale étant plus grand que le bipariétal, la pince constituée par le forceps sera plus ouverte, et les manches un peu plus écartés l'un de l'autre, que dans l'application oblique gauche faite sur une position O. I. G. A. ou O. I. D. P.

Le 3e temps *(extraction)* comporte quelques considérations spéciales.

Comme toujours, la tête doit d'abord être abaissée sur le plancher périnéal ; puis la rotation est entreprise, de gauche à droite et d'arrière en avant, pour amener l'occiput sous la symphyse. Mais, la rotation terminée (fig. 118), les cuillers ne répondent pas aux extrémités du diamètre transverse du bassin. Il n'y a pas d'inconvénient à extraire la tête en occipito-pubienne avec des cuillers placées comme l'indique la figure 118, III. Le périnée est beaucoup moins menacé que si on voulait dégager en donnant aux cuillers

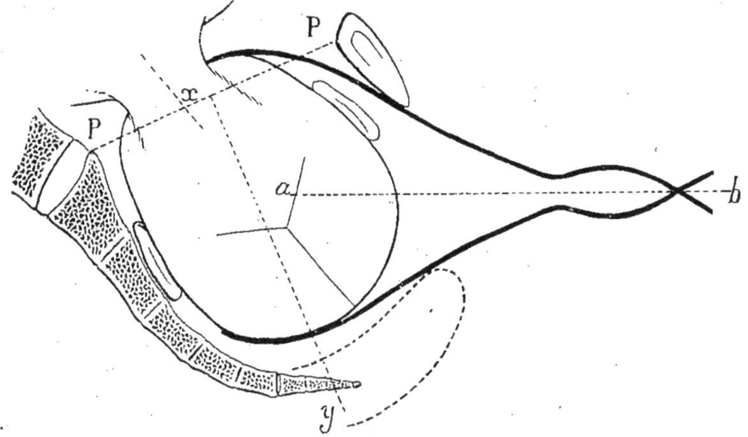

Fig. 119. — Schéma montrant le forceps appliqué d'avant en arrière sur une tête en position transverse. Les bénéfices de la courbure pelvienne sont supprimés, et la prise est asynclitique : la cuiller antérieure pénètre plus profondément que l'autre.

a b. Axe du forceps. — *y x*. Axe du détroit supérieur P P. (La figure, très schématique, exagère, pour la rendre plus évidente, la disposition qu'elle représente.)

l'attitude normale, mais en laissant, comme conséquence, la tête sortir de la vulve en O. I. G. A. (voir fig. 118, II).

Il est évident qu'on fera le nécessaire pour que la prise fronto-mastoïdienne se rapproche autant que possible de la prise bipariétale ou biauriculaire. Mais il ne faut pas craindre ces applications dites obliques par rapport à la tête fœtale, ou mieux fronto-mastoïdiennes, à la condition que l'axe des cuillers ait la même direction, ou à peu près, que le grand axe de l'ovoïde céphalique.

Nous dégageons par conséquent la tête en occipito-pubienne avec les branches du forceps aux extrémités du diamètre oblique gauche du bassin auquel répond le diamètre fronto-mastoïdien embrassé. Si la cuiller frontale devenue postérieure était menaçante pour le périnée, c'est que la prise aurait été faite beaucoup plus de la face à l'occiput que de la *partie latérale* du front à l'apophyse mastoïde opposée : il suffirait, en pareil cas, de désarticuler le forceps et de retirer l'une des cuillers ; l'autre, laissée en place, pourrait être employée seule comme un levier et aider au dégagement.

On peut encore procéder autrement. La tête ayant été saisie du front à l'apophyse mastoïde opposée, comme ci-dessus, et la rotation faite en occipito-pubienne, on peut retirer complètement le forceps et le réappliquer en position directe.

On a aussi conseillé de commencer la rotation avec la main conductrice introduite la première, et de transformer la position transversale en position oblique antérieure pour essayer de faire une application oblique gauche parfaite.

Nous préférons, comme toujours, accepter l'attitude prise naturellement par la tête, et la déplacer le moins possible avec la main.

Les partisans de la prise biauriculaire mettent, dans les positions gauches transversales, la cuiller gauche la première et directement en arrière, et la

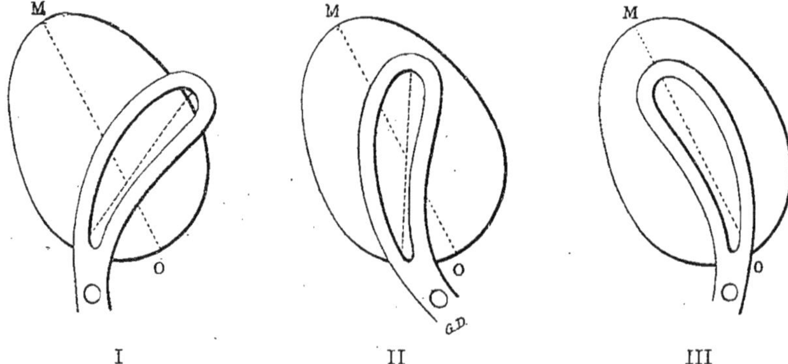

Fig. 120. — Rapports des axes céphalique et instrumental. Pour plus de clarté, le bassin n'a pas été figuré. On supposera son axe vertical concordant en II avec l'axe de la cuiller.

cuiller droite la seconde, en la ramenant par un tour de spire directement en avant. Dans cette attitude, les effets de la courbure pelvienne du forceps sont complètement annulés ; on a réellement affaire à un forceps droit, qui déprime le périnée par sa cuiller postérieure appuyée directement sur la commissure postérieure de la vulve ; on ne tire plus dans la bonne direction parce que le périnée repousse l'instrument trop en avant (fig. 119). En outre, la prise est souvent asynclitique (fig. 119), car la cuiller postérieure n'est presque jamais introduite assez haut, toujours à cause du périnée, qui empêche le manche d'être abaissé suffisamment pour que la pointe de la cuiller s'enfonce vers le détroit supérieur.

Il y a enfin une cause assez fréquente de dérapement. Souvent, en effet, les variétés transversales du sommet sont mal fléchies (fig. 120) et si, dans l'application du forceps, on laisse par erreur les manches dans le plan médian du corps de la femme, l'axe des cuillers est très mal dirigé par rapport au grand axe de la tête et à l'axe du bassin, et surtout les cuillers, trop voisines de l'occiput, peuvent lâcher prise à la première traction (voir page 230, fig. 71).

Pour remédier à cet inconvénient, on conseille, ou de porter les manches loin de la ligne médiane et plus ou moins près de la cuisse gauche écartée (fig. 120, II) de manière à faire coïncider l'axe des cuillers avec l'axe pelvien ; ou bien (fig. 120, III), d'appliquer le forceps de manière que le bord concave des cuillers soit dirigé à droite (branche droite première, en arrière ; branche gauche seconde, en avant ; décroisement). Dans ce dernier cas, après avoir fléchi, puis abaissé la tête, et l'avoir fait tourner en occipito-pubienne, on dégage comme nous l'avons indiqué pour les positions postérieures réduites.

Il nous paraît plus simple de conseiller dans les positions gauches transversales l'application *oblique* gauche, qui n'est peut-être pas parfaite, mais qui est pratiquement suffisante.

2° *Position occipito-iliaque droite transversale.* — Pour toutes les raisons que nous venons de développer, nous conseillons l'application oblique droite dans les positions transversales droites ; nous jugeons donc inutile d'entrer dans de plus longs détails (voir *Application oblique droite*).

3° **Application du forceps sur le sommet au détroit supérieur.** — Les positions les plus fréquentes sont les positions *transversales*.

L'indication du forceps au détroit supérieur vient le plus souvent, nous l'avons vu, d'un rétrécissement rachitique.

L'extrémité céphalique, arrêtée au niveau du détroit supérieur rétréci d'avant en arrière, se trouve le plus souvent en position transversale du sommet, soit en position gauche (O. I. G. T.), soit en position droite (O. I. D. T.).

Le mécanisme de l'accouchement spontané à travers le détroit supérieur rétréci a été déjà décrit ; nous n'y reviendrons pas (voir tome III, p. 78-95).

Nous avons également indiqué (voir tome III, p. 121) que le forceps devait être appliqué sur la tête fixée au détroit supérieur. Les applications sur la tête mobile, outre qu'elles sont très difficiles, sont le plus souvent suivies d'insuccès ; la version est alors préférable.

On distingue trois variétés d'applications de forceps au détroit supérieur : 1° les applications directes ; 2° les applications antéro-postérieures ; 3° les applications obliques.

Nous allons les étudier successivement et les comparer entre elles.

1° Applications directes. — La tête étant placée transversalement, on met la branche gauche directement à gauche, et la branche droite directement à droite ; les deux cuillers se trouvent aux deux extrémités d'un diamètre transverse du bassin. Dans ces conditions, que fait-on relativement au bassin ? Que fait-on relativement à la tête fœtale ?

Relativement au bassin, cette application est tout à fait correcte : la courbure pelvienne du forceps s'adapte à la courbure concave en avant que présente la face antérieure du sacrum ; de plus, le manche transversal attaché aux tiges de tractions se trouve en bas et en arrière, sur la continuation de l'axe du détroit supérieur.

Relativement au fœtus, il n'en est malheureusement pas de même : c'est sur le front et sur l'occiput que sont placées les cuillers dans l'application directe ;

si le bec de ces cuillers restait dans cette situation, il viendrait exercer une pression plus ou moins fâcheuse sur la face et sur la région postérieure du cou. Ce n'est pas tout. La tête ne peut franchir le détroit supérieur, parce que son diamètre bipariétal et son diamètre bitemporal sont trop grands ; or, en saisissant le crâne du front à l'occiput et en le comprimant dans ce sens, d'une part, on augmente les diamètres transverses de la tête et, d'autre part, on empêche la réductibilité importante du diamètre bitemporal. Donc, si l'application directe du forceps est bonne relativement au bassin, elle est mauvaise relativement au fœtus (Budin).

Si, au lieu d'être rétréci, le bassin est normal, si la tête est retenue au détroit supérieur par une autre raison que l'angustie pelvienne, l'application directe est moins mauvaise par rapport au fœtus, et elle peut rendre des services. La question de réductibilité de la tête est ici moins importante, d'autant plus que, dans certaines conditions, l'allongement des diamètres verticaux de l'ovoïde céphalique permet la réduction des diamètres embrassés par l'instrument et par le bassin.

Cependant l'application directe sur une tête en position transversale restera toujours défectueuse. En effet, l'axe des cuillers a une direction très différente de celle que présente le grand axe de l'ovoïde céphalique, et de plus, les glissements sont fréquents. (Voir modes d'action, page 233, figure 79).

2° Applications antéro-postérieures. — Au siècle dernier, Smellie, au commencement de ce siècle, Baudelocque, ont conseillé d'appliquer le forceps d'avant en arrière ; cette méthode a été de nouveau employée dans ces dernières années. Puisque la tête du fœtus tend à passer par son diamètre bipariétal, ou mieux par son diamètre bitemporal, en appliquant une des cuillers en arrière au niveau du promontoire, l'autre en avant en rapport avec la symphyse pubienne, on peut obtenir une réduction des diamètres transverses du crâne.

Que se passe-t-il dans ces conditions ? Au point de vue du bassin, l'application est incorrecte, car la courbure pelvienne de l'instrument, au lieu de regarder en avant, se trouve dirigée vers l'un des côtés.

Dès lors, la traction dans l'axe sera impossible. L'axe du détroit supérieur est dirigé suivant une ligne qui irait de l'ombilic vers l'articulation sacro-coccygienne. Si les cuillers sont placées en avant et en arrière, non seulement leur courbure pelvienne, mais encore la courbure périnéale des tiges de traction se trouvent dirigées de côté. L'instrument ne peut plus agir que comme un forceps droit et le périnée apporte un obstacle absolu aux tractions dans l'axe du détroit supérieur ; on tire beaucoup trop en avant. Ce n'est pas tout, on transforme la branche antérieure du forceps en un levier dangereux : la puissance est au niveau du tracteur, le point d'appui derrière la symphyse et la résistance sur la tête fœtale : ainsi sont expliqués les enfoncements du crâne relatés dans un certain nombre d'observations, enfoncements produits généralement par la cuiller antérieure (Budin).

Nous avons signalé aussi au chapitre « Modes d'action » la compression néfaste exercée par le bassin qui serre violemment les cuillers du forceps pendant les tractions, à la façon de l'anneau coulant du porte-crayon employé par les dessinateurs. Cette compression aura d'autant plus de puissance que le contact sera plus étroit entre l'anneau coulant formé par le bassin et la pince qui y est incluse; or c'est évidemment le diamètre antéro-postérieur, le plus étroit, qui a le plus d'action quand les cuillers du forceps sont en rapport avec ces extrémités. En outre, nous savons aussi que les glissements qui écartent les mors du forceps augmentent encore la pression exercée sur la tête par le bec des cuillers (voir page 241). Et l'on comprend que les fractures du crâne soient si fréquentes dans ces applications antéro-postérieures.

Donc, l'application antéro-postérieure est incorrecte relativement au bassin; elle est mauvaise relativement aux tractions.

On a essayé de porter remède à ces inconvénients en tirant le plus en arrière possible. L'opérateur se met à genoux ou s'asseoit par terre. Mais même alors on ne tire pas dans l'axe puisqu'on ne supprime pas le périnée. On peut, a-t-on dit encore, parvenir à tirer dans l'axe si, au lieu du tracteur ordinaire, on fait usage du tracteur brisé imaginé en 1891 par M. Tarnier. Une fois le forceps mis en place d'avant en arrière, le tracteur brisé lui est adapté et dirigé d'abord comme le tracteur ordinaire. A ce moment le palonnier se trouve trop en avant, mais il est dans le plan médian antéro-postérieur du bassin. Si l'on porte ce palonnier en arrière, grâce à l'articulation supplémentaire, pourra-t-on tirer dans l'axe même du détroit supérieur? Nullement, car le palonnier décrit un arc de cercle et en même temps qu'il s'abaisse, il se porte vers le côté. Donc on tirera plus en bas, c'est vrai, mais on tirera en dehors de l'axe du détroit supérieur, dans un plan extra-médian, parallèle seulement à cet axe (Budin).

Si on ramène le coude du tracteur et avec lui le palonnier resté vertical juste dans le plan médian, les défauts inhérents à l'application antéro-postérieure, au point de vue de la préhension, sont tous conservés, et les lésions crâniennes dont ils sont la cause suffisent à elles seules pour faire rejeter une telle application.

3° Applications obliques. — Sous l'influence des contractions utérines, la tête arrêtée au niveau du détroit supérieur rétréci se place transversalement, saisie entre l'angle sacro-vertébral et la face postérieure des pubis. Si on fait une application oblique, cette tête étant par exemple en position O. I. G. T., on place une cuiller en arrière et à gauche, au niveau de la symphyse sacro-iliaque, en se rapprochant un peu de la face antérieure du sacrum, et l'autre cuiller en avant et à droite au voisinage de l'éminence iléo-pectinée, non loin de la symphyse pubienne. Quels résultats obtient-on?

Au point de vue du bassin, l'application n'est pas absolument parfaite, seule l'application transversale (directe) le serait. Si elle est légèrement incorrecte, elle peut du moins se faire facilement. En effet, la tête touche le bassin en avant et en arrière au niveau du promontoire et des pubis; les cuillers, pour atteindre la symphyse sacro-iliaque gauche et la région pectinéale droite, ne rencontrent donc pas les points où il y a contact entre l'extrémité céphalique et la ceinture osseuse.

Les tractions ne peuvent être exécutées absolument dans l'axe du détroit supérieur, on tire un peu trop en avant et on perd ainsi un peu de la force dépensée ; ces tractions se rapprochent néanmoins beaucoup des tractions dans l'axe.

Donc, du côté du bassin, rien de parfait au point de vue de l'application, rien de parfait non plus au point de vue des tractions, mais on se rapproche de la perfection, on se comporte comme dans les applications obliques faites dans l'excavation.

Du côté de la tête fœtale que se passe-t-il ? Il est certain que, dans ces conditions, elle n'est pas saisie aux deux extrémités de son diamètre bipariétal, mais suivant un diamètre oblique, un diamètre fronto-mastoïdien. Les deux

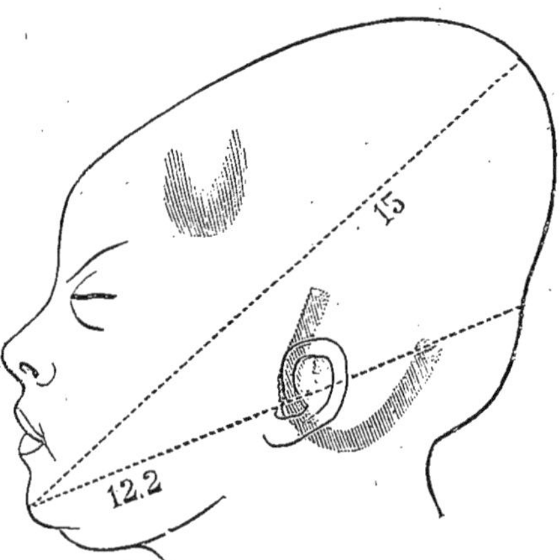

Fig. 121. — Côté gauche de la tête.

Tête prise obliquement au détroit supérieur. Une cuiller a été placée près de l'apophyse mastoïde (côté gauche), l'autre près de l'œil (côté droit). On voit, sur la région frontale gauche, la trace de la pression exercée par l'angle sacro-vertébral (Budin).

cuillers qui s'enfoncent dans les parties molles, dans les téguments recouvrant le crâne, prennent leur point d'appui, l'une un peu en arrière de l'oreille, sur l'apophyse mastoïde, l'autre un peu en avant de l'oreille, du côté opposé, sur la région frontale. L'instrument ne dérape pas.

Ajoutons que, dans ces conditions, 1° la tête a toujours un diamètre bitemporal ou un diamètre voisin en rapport avec le diamètre minimum du bassin ; 2° rien de ce qui a été acquis par les contractions utérines n'est détruit ; on bénéficie au contraire des déformations plastiques et des réductions des diamètres crâniens ; on se contente d'ajouter une nouvelle force, une *vis a fronte* à la *vis a tergo* insuffisante (Budin).

Ainsi la position O. I. G. T. appelle l'application oblique gauche (voir page 269) et la position O. I. D. T. appelle l'application oblique droite (voir page 277). Le manuel opératoire est le même que dans l'excavation, à cela près que les cuillers doivent être poussées plus profondément, guidées sur la main conductrice qu'il n'est pas nécessaire le plus souvent d'introduire tout entière dans le vagin. Les quatre derniers doigts suffisent pour atteindre l'orifice cervical et le garantir. On doit se bien garder de déplacer la tête, et glisser les cuillers avec les mêmes précautions que pour un cathétérisme. L'articulation se fait presque au niveau de la vulve, saus être sensiblement plus difficile que dans les conditions habituelles. Les tractions sont dirigées aussi bas que possible, et on s'assure pendant qu'on tire, à l'aide du toucher, que la tête descend en même temps que le forceps, et qu'il n'y a pas de dérapement à craindre.

Du reste, pour que les tractions aient toute l'efficacité voulue, il faut les faire coïncider avec les contractions utérines et, en même temps aussi, avec des efforts d'expression effectués par un aide à travers la paroi abdominale antérieure.

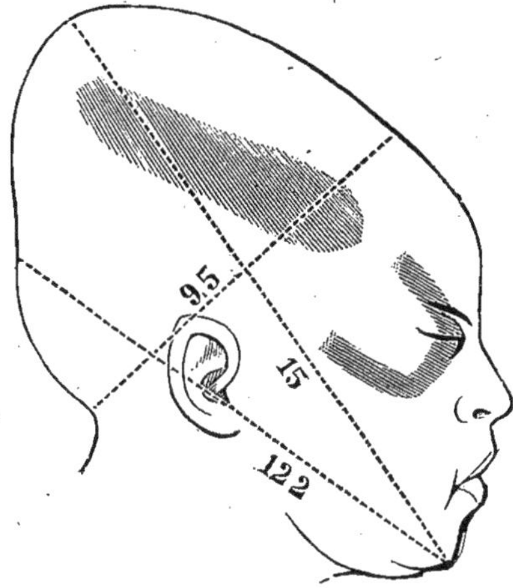

FIG. 122. — Côté droit de la tête.

Tête prise obliquement au détroit supérieur. On voit, sur la région pariétale droite, la trace de la pression exercée par le bord antérieur du bassin, par le pubis (Budin).

D'ailleurs, pour que la prise soit solide, il suffit d'avoir écarté les manches de la ligne médiane (voir fig. 120, II).

La flexion imparfaite de la tête retenue au détroit supérieur rétréci prédispose au dérapement, si les manches du forceps ont été par erreur maintenus sur la ligne médiane. Aussi certains accoucheurs proposent-ils, ici comme pour les positions transversales dans l'excavation (voir page 288), de diriger l'axe des cuillers exactement suivant le grand axe de l'ovoïde céphalique (voir fig. 120, III), et pour cela de tourner le bord concave des cuillers du côté de la face, au lieu de le tourner du côté de l'occiput. Avec cette manière de faire, à la position O. I. G. T. correspondrait l'application oblique *droite*, et à la position O. I. D. T. conviendrait l'application oblique *gauche*.

Une fois la tête descendue et arrivée jusque sur le plancher périnéal, on procède comme pour les positions du sommet dans l'excavation.

La tête peut se trouver au détroit supérieur en position oblique : l'application du forceps se fait alors suivant les mêmes règles que dans l'excavation, avec cette différence que les cuillers doivent être poussées plus haut.

Si, par exception rare, la tête était au détroit supérieur en position directe, on ferait une application directe. C'est, par exemple, ce qui s'observe dans certains cas de bassins rétrécis transversalement, soit sous l'influence d'une cyphose lombaire ou lombo-sacrée, soit dans une forme rare de rachitisme pelvien.

§ 2. — Applications du forceps sur la face.

Dans les présentations de la face, l'ovoïde céphalique présente le petit bout, marqué par le menton ; si, ce qui est un point capital, la déflexion est parfaite, le grand axe de l'ovoïde coïncide avec la ligne centrale du bassin, et peut coïncider aussi avec l'axe des cuillers.

D'une façon générale, l'application du forceps se fait sur les positions de la face comme sur les positions correspondantes du sommet, c'est-à-dire qu'on opère pour une mento-pubienne comme pour une occipito-pubienne, pour une mento-iliaque gauche antérieure ou une mento-iliaque droite postérieure comme pour une occipito-iliaque gauche antérieure, ou une occipito-iliaque droite postérieure, etc.

Il y a cependant quelques détails du manuel opératoire qui diffèrent et qui facilitent singulièrement la manœuvre.

Ainsi, à la vulve et au détroit inférieur, pour les mento-pubiennes qui appellent un manuel opératoire presque identique à celui des occipito-pubiennes, il y a avantage à redresser les manches des cuillers avant de les articuler, pour que les pointes de ces cuillers se reportent en arrière vers l'occiput au lieu de s'appuyer sur les parties latérales du cou.

D'autre part, dans les positions mento-sacrées, le dégagement est impossible dans cette attitude : on n'a pas le choix comme dans les occipito-sacrées et on doit de toute nécessité ramener la face en position mento-pubienne.

Dans les positions obliques de la face dans l'excavation, le meilleur guide, comme toujours, c'est le mécanisme normal de l'accouchement ; la descente s'effectue aisément, si la déflexion est parfaite ; si, au contraire, la tête tend à se fléchir, elle sera arrêtée dans son évolution par sa tendance à l'enclavement, c'est-à-dire que les extrémités du grand axe de l'ovoïde vont s'arc-bouter contre les parois pelviennes, et comme ce grand axe est, chez un fœtus à terme, plus grand que le diamètre correspondant du bassin, l'accouchement sera arrêté.

Dans les positions obliques du sommet, les premières tractions faites avec le forceps ont pour but de compléter l'engagement avant d'exécuter la rotation ; si la tête est mal fléchie, elles sont même précédées d'une petite manœuvre qui a pour effet de remédier à ce défaut de flexion : c'est le meilleur moyen pour que la descente soit facile.

Dans les présentations de la face, il en est presque de même ; il y a cependant une différence importante : c'est qu'ici l'engagement se fait en deux fois (voir tome Ier), qu'il est d'abord limité par la brièveté du cou, et qu'il ne peut se compléter qu'après la rotation en position mento-pubienne.

Le mécanisme qu'on doit imiter avec le forceps comprend donc les mouvements suivants :

1° Déflexion complète ;

2° Demi-engagement ;

3° Rotation en mento-pubienne ;

4° Fin de l'engagement ;

5° Dégagement.

Les deuxième, troisième et quatrième temps ne s'effectuent aisément que si le premier est bien terminé, c'est-à-dire si la déflexion est complète.

Si, contrairement à ces données théoriques, on veut d'emblée attirer la face jusqu'au plancher périnéal, on échoue presque fatalement. En effet, de deux choses l'une : ou on a enfoncé les cuillers assez profondément pour que leurs extrémités remontent au-dessus du diamètre bipariétal et prennent sur lui un appui solide, et alors les tractions ont pour unique effet de fléchir la tête, c'est-à-dire de l'enclaver ; ou, les cuillers ne remontent pas au-dessus du diamètre bipariétal ; leurs extrémités s'appuient sur la région conique à pointe inférieure que représente la partie inférieure de la face, et on dérape infailliblement.

Voici comment on peut opérer sans peine.

Il est entendu que l'introduction et la mise en place des branches, ainsi que l'articulation, s'effectuent comme dans la position correspondante du sommet, c'est-à-dire que les mento-iliaque gauche antérieure et mento-iliaque droite postérieure appellent l'application oblique gauche et les mento-iliaque gauche antérieure et mento-iliaque gauche postérieure, l'application oblique droite (voir pages 270 et 277 et fig. 105 et 112).

Ceci posé, l'extraction pourra être faite sans avoir à retirer l'instrument après la rotation pour le réappliquer une seconde fois, si on emploie la manœuvre suivante.

L'instrument étant en place, la première préoccupation doit être d'assurer la déflexion parfaite. Pour y réussir, on introduit l'index seul ou accompagné du médius dans le vagin, entre les cuillers, et on le glisse dans la bouche du fœtus ; avec la pulpe des doigts on appuie sur la voûte palatine, et cette pression a pour effet de défléchir la tête au maximum. Pendant ce temps, un aide soutient seulement le tracteur, et exerce au besoin une légère tension sur lui, pendant que de sa main restée libre, l'opérateur agit sur les branches de préhension pour exécuter la rotation et ramener le menton sous la symphyse. La rotation faite, on commence, à proprement parler, les tractions, en conservant, si besoin est, l'index appuyé sur la voûte palatine, puis on dégage, en laissant alors la tête se fléchir comme dans l'accouchement naturel.

Une fois la rotation terminée, l'attitude du forceps pendant le dégagement est la même qu'après la réduction des positions correspondantes du sommet (voir pages 265 et 281).

Les positions transversales de la face dans l'excavation se traitent comme les positions correspondantes du sommet, en y ajoutant le complément de déflexion qui vient d'être indiqué.

On peut d'ailleurs procéder autrement : commencer par ramener le menton en avant, avec une première application, puis retirer le forceps, le réappliquer directement sur la tête en mento-pubienne, et, dans cette dernière situation, abaisser le menton à l'aide des tractions et compléter la déflexion de la tête.

Au détroit supérieur, l'application de forceps sur la face comporterait des manœuvres analogues. Mais les difficultés sont grandes à cette hauteur, et généralement le forceps cède alors le pas à la version.

§ 3. — Applications de forceps sur le siège décompleté mode des fesses engagé, et en position sacro-postérieure.

Olivier a montré, dans sa thèse, que les applications de forceps échouaient le plus souvent lorsqu'elles étaient faites dans les positions antérieures ; c'est l'emploi du lacs qui est alors couronné de succès. On ne fait donc usage du forceps que dans les positions postérieures.

Ici encore, nous retrouvons les trois genres d'applications que nous avons décrits, c'est-à-dire l'application directe qui répond aux positions sacro-sacrées, l'application oblique gauche qui répond à la sacro-iliaque droite postérieure, l'application oblique droite qui répond à la sacro-iliaque gauche postérieure.

Comme règle générale, on ne doit pas appliquer les cuillers sur le bassin du fœtus : au-dessus des crêtes iliaques, leurs extrémités contondent les viscères abdominaux ; au-dessous des crêtes iliaques, elles dérapent (Olivier). Il faut donc placer les cuillers le long de la face externe des cuisses de manière que les trochanters se trouvent dans les fenêtres.

Mais l'instrument a été construit pour s'adapter à la tête, et non à la face externe des cuisses ; aussi les dérapements pourraient-ils se produire, si on voulait, avec le forceps, faire exécuter au siège le mouvement de rotation qui ramène une hanche sous la symphyse pubienne.

Comme conclusion pratique, on évitera de faire ce mouvement de rotation dont on peut se passer, d'ailleurs, pour le dégagement de ces présentations, et en outre, on serrera à fond la petite vis de maintien, de manière à assurer la prise autant que possible.

L'introduction des branches et leur articulation seront exécutées comme dans les positions correspondantes du sommet.

L'extraction diffère un peu de ce que nous avons décrit jusqu'ici, en ce qu'elle s'effectue sans rotation préalable, pour ne pas glisser. On amène le siège à la vulve en position sacro-postérieure directe ou oblique, plus que jamais on a soin de faire coïncider les tractions avec les contractions utérines et avec des efforts d'expression effectués par un aide à travers la paroi abdominale antérieure.

Si l'instrument dérape, on peut être obligé de renouveler l'application.

Tarnier a conseillé une manœuvre qui, dans trois cas, a permis à Demelin d'extraire le siège décomplété mode des fesses à la première application. On commence par insinuer un lacs dans l'une des aines du fœtus, généralement l'antérieure ; puis on applique le forceps. Cela fait, d'une main on tire sur le lacs, mais presque verticalement en bas pour que le bassin fœtal supporte seul les tractions faites au moyen du lacs, et que le fémur ne risque pas d'être brisé par lui ; de l'autre main, on tire sur le palonnier en corrigeant autant que possible la mauvaise direction imprimée par le lacs.

§ 4. — Application de forceps sur la tête dernière.

On peut appliquer le forceps sur la tête dernière, ou bien lorsqu'elle est réunie au tronc déjà expulsé, ou bien lorsqu'elle en a été séparée par la rupture ou la section du cou.

Lorsque la tête est retenue dans les voies génitales, tout en étant réunie au tronc déjà sorti, on essaie avant tout les manœuvres manuelles. Si la tête est arrêtée dernière au détroit supérieur rétréci, on a recours aux manœuvres combinées dont le mécanisme a été bien étudié par Budin, puis par Champetier de Ribes, et si ces manœuvres ne réussissent pas, on n'a guère d'autre ressource que la perforation. Quand l'obstacle vient du périnée, du détroit inférieur ou de l'orifice cervical, on emploie la manœuvre de Mauriceau et le plus souvent avec succès ; pourtant l'échec est possible et on doit alors appliquer le forceps.

Il y a longtemps que cet instrument a été employé dans ces conditions. Levret avait signalé les bénéfices de son tire-tête sur la tête seconde ; mais c'est Smellie qui indique formellement de recourir au forceps appliqué sur la tête venant après le siège ; il décrit le procédé à suivre et le figure dans une des planches de son livre.

La plupart des auteurs (Tarnier, Grynfeltt, Wasseige, Lusk, R. et F. Barnes, Parvin, Crouzat, etc., pour ne citer que les plus modernes) ont reproduit cet enseignement ; cependant, on ne considère l'emploi du forceps dans ces cas que comme un moyen exceptionnel.

Mais si ce genre d'applications a été approuvé par les uns, ou simplement autorisé, d'autres l'ont rigoureusement condamné, Mme Lachapelle notamment : « Avec les soins que je viens de détailler, dit-elle, je me suis toujours très « bien passée de l'emploi du forceps, et j'attribue la nécessité où beaucoup « d'accoucheurs se sont trouvés d'y recourir, je l'attribue, dis-je, à la négli- « gence de quelqu'une de ces importantes précautions ». Schrœder est absolument convaincu que si les tractions manuelles ne déterminent pas la sortie du fœtus, l'application du forceps ne réussira pas davantage à amener un enfant vivant, et il considère cette application du forceps comme dangereuse pour la mère. Ce n'est plus au forceps, inutile et nuisible, qu'on devrait s'adresser, mais à la crâniotomie, comme dans les cas où la tête est retenue dernière par le détroit supérieur rétréci.

En Allemagne même, Credé, Litzmann et d'autres accoucheurs, ont protesté contre ce qu'une telle proposition a d'absolu ; en France, sans être des partisans déterminés du forceps, la plupart des accoucheurs se montrent, avec Budin, disposés à s'en servir à l'occasion.

Au détroit inférieur et dans l'excavation, quelles sont les conditions dans

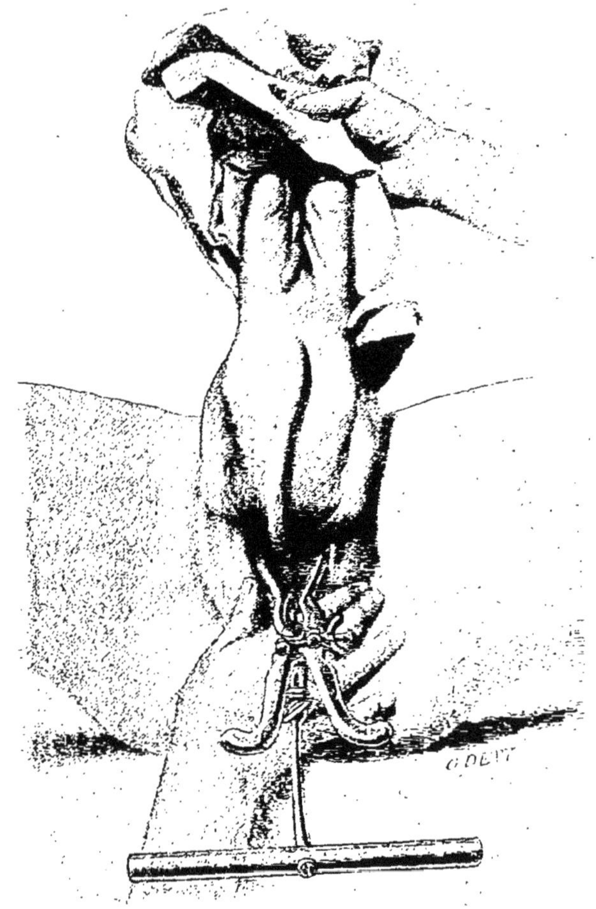

FIG. 123. — Forceps appliqué sur la tête dernière, en position occipito-pubienne.

lesquelles on doit renoncer à la manœuvre de Mauriceau et suspendre les efforts de traction manuelle pour passer à l'application du forceps?

La perte du méconium, le vagissement, le ralentissement des battements du cœur, la suppression des pulsations du cordon et les mouvements respiratoires indiquent d'y recourir.

L'engagement profond de la tête rend presque vaine toute pression exercée sur la voûte du crâne par l'hypogastre ; on est donc réduit aux tractions sur le maxillaire inférieur, et l'expérience montre qu'avec un effort de 25 à 30 kilogrammes on peut fracturer la mâchoire inférieure. C'est pourquoi au lieu de se livrer à des violences dangereuses, il est bien préférable d'user du forceps.

Dans l'excavation, la tête dernière peut être arrêtée par l'orifice cervical ou

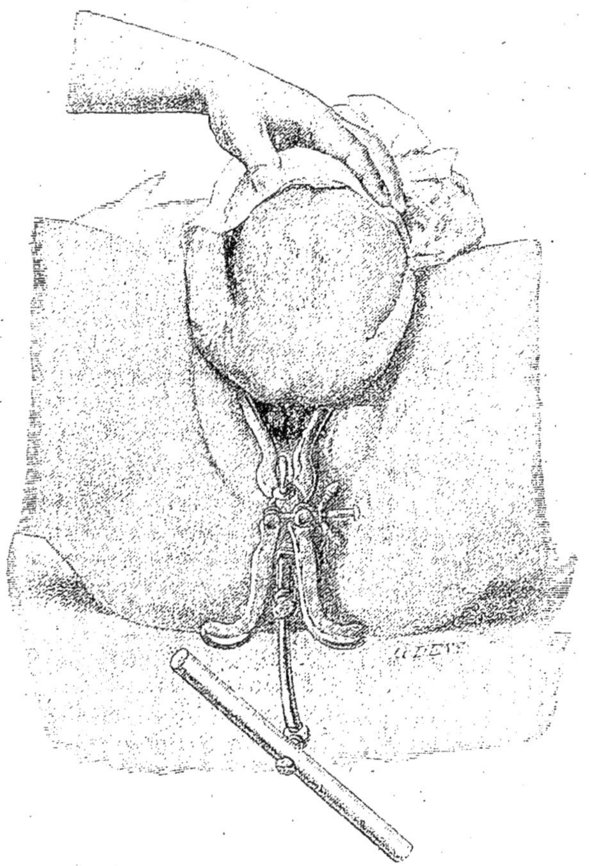

FIG. 124. — Forceps appliqué sur la tête dernière, en position occipito-sacrée.

plus haut par l'anneau de Bandl : ou bien il y a rétraction du cercle musculaire autour du cou, ou bien la face est sortie de l'utérus et la rétraction se fait au-dessous du diamètre occipito-frontal. La manœuvre de Mauriceau échoue quelquefois ; on a beau tirer, on ne réussit qu'à entraîner l'utérus. Il faut alors recourir au forceps.

Ainsi, dans de pareilles conditions, l'application de l'instrument a été toujours précédée de manœuvres manuelles qui ont abaissé la tête sur le plancher périnéal, et qui ont aussi exécuté la rotation : on n'aura donc à opérer que sur la tête dernière en occipito-pubienne, ou en occipito-sacrée.

I. — APPLICATION DE FORCEPS SUR LA TÊTE DERNIÈRE EN OCCIPITO-PUBIENNE. — Le forceps sera placé par-dessous le fœtus, les cuillers disposées comme si la tête venait première en occipito-pubienne. On fait soulever le corps de l'enfant, et on glisse la cuiller gauche à gauche, la cuiller droite à droite; on articule, sans oublier le tracteur qui facilite les tractions en les dirigeant dans le bon sens. Point n'est besoin de se hâter excessivement pendant le dégagement : il faut prendre le temps nécessaire pour ménager le périnée (fig. 123).

II. — APPLICATION DE FORCEPS SUR LA TÊTE DERNIÈRE EN OCCIPITO-SACRÉE. — Ici deux cas différents peuvent se présenter : ou la tête est fléchie et la bouche accessible, ou la tête est défléchie et le menton retenu au-dessus de la symphyse pubienne.

Si la tête est fléchie, et si on n'a pu la faire tourner en occipito-pubienne, on applique le forceps *au-dessus* du fœtus, du côté de sa face ventrale, et on place la branche gauche à gauche et la première, puis la branche droite à droite. On articule et on dégage.

Si la tête en occipito-sacrée est défléchie, la manœuvre de Pragne, seule possible, ayant échoué, on n'a plus qu'à appliquer le forceps ; mais alors, on fait relever le fœtus pour introduire les cuillers *au-dessous* du tronc, du côté du dos. On articule et on dégage (fig. 124).

III. — APPLICATION DE FORCEPS SUR LA TÊTE DERNIÈRE SÉPARÉE DU TRONC. — Rarement on a l'occasion d'exécuter cette opération ; la main suffit en général à extraire la tête séparée du tronc ; si elle échoue, on peut employer le forceps qu'on essaiera de placer de manière que la prise soit solide, c'est-à-dire suivant les règles qui ont été déjà indiquées. Ponr cela, le menton aura été entraîné en bas par des tractions sur le maxillaire inférieur. Mais c'est souvent une opération délicate, en raison de la mobilité et de l'élévation de la tête fœtale.

§ 5. — Application du forceps après la symphyséotomie.

L'extraction du fœtus, après la symphyséotomie, se fait souvent à l'aide du forceps. En pareil cas, avec une symphyse pubienne ouverte, laissant la paroi vaginale sans soutien, l'application antéro-postérieure du forceps est plus contre-indiquée que jamais. Non seulement les déchirures de cette paroi sont imputables à la cuiller antérieure, mais encore l'interposition de l'ellipse métallique entre la tête et l'anneau pelvien même fendu, diminue sensiblement les dimensions de la voie ouverte au fœtus (voir Budin. Étude sur le mensurateur-levier-préhenseur de Farabeuf. Voir aussi plus loin dans cet ouvrage les articles Levier et Symphyséotomie).

On aura donc recours à l'une des applications que nous avons décrites, soit à l'application directe, soit mieux à l'une des deux applications obliques gauche ou droite.

§ 6. — Application de forceps après l'opération césarienne.

Quand la tête du fœtus est retenue par la boutonnière faite à la paroi utérine, on peut l'extraire avec le forceps, première ou surtout dernière. Il est plus simple, pour gagner du temps et éviter des déchirures dont on ne peut pas toujours limiter l'étendue, d'agrandir avec les ciseaux la plaie de la matrice, pour faciliter l'extraction manuelle.

TABLEAU SYNOPTIQUE DES APPLICATIONS DE FORCEPS

Trois sortes d'applications de forceps :

- 1° Application directe.
- 2° Application oblique gauche.
- 3° Application oblique droite.

1er et 2e Temps : *Introduction des branches et articulation.*

1° *Application directe* (Voir fig. 92, p. 256).

Branche gauche première directement à gauche.
Branche droite seconde directement à droite.
L'application directe est indiquée dans les présentations et les positions suivantes :

Sommet.......	O. pubienne ; O. sacrée : extraction en occipito-sacrée ou mieux en occipito-pubienne après rotation ;
Face..........	M. pubienne; M. sacrée : extraction en M. pubienne après rotation
Siège.........	Sacro-sacrée.

2° *Application oblique gauche* (Voir fig. 105, p. 269).

Branche gauche première, en arrière et à gauche.
Branche droite seconde, en avant et à droite.

Indications :	
O.I.G.A. M.I.G.A.	positions antérieures homonymes.
O.I.G.T. M.I.G.T.	positions transverses homonymes.
O.I.D.P. M.I.D.P. S.I D.P.	positions postérieures antonymes.

3° *Application oblique droite* (Voir fig. 112, p. 277).

Branche droite première, en arrière et à droite.
Branche gauche seconde, en avant et à gauche.
Décroisement.

Indications :	
O.I.D.A. M.I.D.A.	positions antérieures homonymes.
O.I.D.T. M.I.D.T.	positions transverses homonymes.
O.I.G.P. M.I.G.P. S.I.G.P.	positions postérieures antonymes.

3e TEMPS : *Extraction.*
- positions directes : forceps dans l'attitude directe (fig. 101).
- positions obliques antérieures : extraction dans l'attitude directe (après rotation).
- positions obliques postérieures : extraction le forceps étant dans l'attitude renversée (après rotation, fig. 115).
- positions transverses : extraction le forceps étant dans l'attitude oblique (après rotation, fig. 118, III).

ARTICLE VII

PRONOSTIC

Pour établir le pronostic des applications de forceps, examinons d'abord les différentes lésions qui lui sont imputables, tant du côté de la mère que du côté de l'enfant.

§ 1. — Lésions maternelles.

Nous diviserons les lésions que le forceps produit chez la mère en :

A) Lésions des parties molles;

B) Lésions des parties dures.

A) LÉSIONS DES PARTIES MOLLES. — 1° *Lésions de la vulve et du périnée.* — Les lésions de la vulve et du périnée sont très fréquentes dans les applications de forceps.

La main conductrice ne saurait les déterminer qu'en pénétrant tout entière et brusquement dans les voies génitales, et que si les tissus sont altérés ou de mauvaise qualité. Nous savons d'ailleurs que, sauf exception, l'introduction de la main tout entière comme conducteur du forceps est contre-indiquée.

L'articulation faite, des lésions sont assez souvent produites au moment de l'extraction par l'une ou l'autre branche ou par les deux à la fois : c'est surtout quand on a voulu placer une cuiller directement devant le sacrum et l'autre directement derrière la symphyse, ou encore quand, pendant l'extraction, on ne veille pas attentivement à ce que l'axe des cuillers garde toujours la direction de l'axe vulvaire. Dans l'attitude directe, inversée ou oblique (voir page 282), cette mauvaise direction s'observe quand on exécute sans prudence et sans mesure les mouvements qui relèvent ou abaissent les branches de l'instrument.

Les principales causes des déchirures périnéales viennent en général de ce que l'on met trop de hâte à extraire, ou encore de ce que la tête n'a pas exactement tourné dans l'attitude la plus favorable. Le dégagement de la tête en position oblique et surtout en occipito-sacrée est particulièrement menaçant par le périnée.

2° *Lésions vaginales.* — Les lésions du vagin se rencontrent souvent dans des conditions analogues. La mauvaise direction des tractions faites avec les forceps du genre Levret est surtout responsable des déchirures qui se font alors, soit en avant si les manches du forceps ont été par trop abaissés, soit en arrière s'ils ont été trop relevés, sous la forme de deux fissures longitudinales remontant plus ou moins haut et pénétrant quelquefois assez profondément pour arriver jusqu'aux os.

Le grand mouvement de rotation qu'on fait subir à une tête volumineuse et bien ossifiée, surtout à une tête mal fléchie dans une excavation relativement étroite, est capable d'amener une vaste déchirure du vagin dont la paroi reste comme accolée à la tête pendant les efforts destinés à la faire tourner.

La perforation des culs-de-sac est rare ; elle est due à des poussées violentes pour introduire les cuillers, ou à l'application de celles-ci sur un col non dilaté, mais considéré comme tel par erreur.

3° *Lésions utérines.* — Le col se déchire surtout quand on veut extraire la tête à travers un orifice mal dilaté.

Le segment inférieur est le siège des traumatismes quand les cuillers sont appliquées sur lui au lieu de se trouver à nu sur la tête fœtale.

Les ruptures graves de l'utérus sont possibles, soit consécutivement à l'introduction violente des cuillers, soit dans quelques cas, rares heureusement, où le segment inférieur s'accole à la tête saisie par le forceps, et se déchire sous l'influence des tractions ou des efforts de rotation artificielle : il s'agit alors d'une forme de dystocie due à l'anneau de Bandl.

4° *Lésions des organes et des tissus situés dans le voisinage du canal génital.* — *Les voies urinaires* peuvent être intéressées de diverses manières ; les sections de l'urètre sont rares, les fistules urétro-vésico-urétéro-vaginales, apparaissant cinq ou six jours après l'accouchement, ne sont pas aussi fréquentes aujourd'hui qu'autrefois : elles étaient moins souvent causées par l'application de forceps que par le long séjour de la tête dans l'excavation après dilatation complète. C'est dire que le forceps appliqué plus tôt prévient ce genre de lésions beaucoup plus qu'il ne les détermine.

Le rectum est déchiré dans les ruptures complètes du périnée qui deviennent alors des déchirures compliquées ; il peut aussi être ouvert au-dessus de l'anus resté intact, mais c'est là un fait beaucoup plus rare.

Il existe aussi, après l'application du forceps, des paralysies partielles des membres inférieurs par compression ou contusion des plexus nerveux du bassin, et même, dans des circonstances tout à fait rares, des déchirures des muscles qui s'attachent sur la ceinture pelvienne.

B) Lésions des parties dures. — 1° Les articulations du bassin sont quelquefois rompues dans une application de forceps. C'est lorsque des tractions excessives ont été faites sur une tête volumineuse et par l'intermédiaire d'un instrument qui a porté son action, à la façon d'un levier, sur les parois osseuses du canal pelvien. La disjonction a lieu soit au niveau de la symphyse pubienne, soit au niveau d'une des articulations sacro-iliaques.

2° On a encore signalé des fractures du bassin consécutives à l'emploi du forceps. Mais se sont là de véritables curiosités pathologiques, quand il s'agit des os iliaques ou du sacrum : la luxation ou la fracture du coccyx sont exceptionnelles.

§ 2. — Lésions fœtales.

Les applications de forceps peuvent déterminer des lésions du fœtus, soit au niveau des parties molles, soit au niveau des parties dures.

Parties molles. — Du côté des parties molles, le forceps laisse souvent des excoriations qui occupent les régions en rapport avec les extrémités des cuillers. Les forceps croisés, avec leurs glissements de pression et de traction (voir pages 241 et 242), donnent souvent lieu à ces plaies. Elles sont d'habitude superficielles et bénignes si elles restent aseptiques. Quelquefois, elles pénètrent plus profondément et laissent pour l'avenir des traces indélébiles.

Avec ou même sans solution de continuité apparente du côté de la peau, il

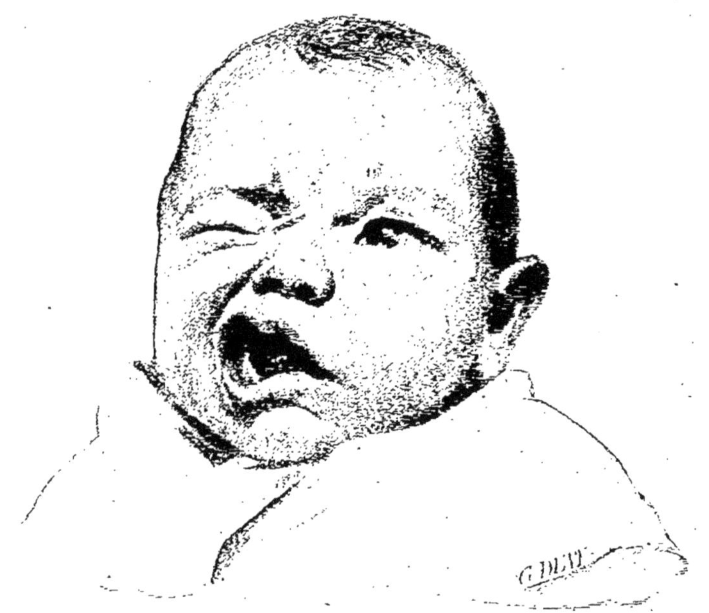

Fig. 125. — Paralysie faciale du côté gauche consécutive à une application de forceps. Tandis que les muscles du côté droit de la face sont contractés, ceux du côté gauche restent inertes et l'œil est largement ouvert. (Budin.)

existe assez fréquemment des indurations du tissu cellulaire sous-cutané, sous forme des petites nodosités résistantes, durant quelques jours et disparaissant bientôt sans laisser de traces.

Une lésion plus rare, mais plus sérieuse, est constituée par la déchirure suivie d'épanchement sanguin de certains muscles du cou. L'hématome du sterno-cléido-mastoïdien résulte souvent d'une prise asynclitique dans laquelle une cuiller a eu son point d'appui sur le cou, et où des tractions énergiques ont été effectuées. Cette lésion guérit ordinairement bien, mais elle est quelquefois l'origine d'une variété de torticolis dit congénital.

On observe encore des paralysies du plexus brachial, du moteur oculaire commun, etc.; mais la plus fréquente est sans conteste la paralysie faciale. On a pensé qu'elle était d'origine centrale, par compression directe du centre cortical qui commande les mouvements du facial (Tissier). Il est admis généralement, au contraire, que ces paralysies sont d'ordre périphérique et qu'elles reconnaissent pour origine la compression par le forceps du nerf à sa sortie du trou stylo-mastoïdien. En réalité, on trouve presque toujours en pareil cas des traces de la cuiller qui s'est imprimée dans la région où le nerf émerge de son conduit osseux. Ces paralysies étaient plus fréquentes autrefois, lorsqu'on ne faisait pas usage du forceps de Tarnier ou des forceps similaires. En effet, si avec l'instrument de Levret on ne prend point la précaution d'exercer une pression sur la tête avant de commencer les tractions, les cuillers glissent un peu et leur extrémité vient prendre point d'appui sur la base du crâne, sur la région mastoïdienne, près de l'émergence du nerf facial. Il importe donc, même si on fait usage du forceps de Tarnier, d'avoir soin de bien fixer et serrer la vis de pression avant de commencer à exercer des tractions ; on évite ainsi le glissement des cuillers et la paralysie faciale qui peut en être la conséquence (Budin).

C'est encore dans les prises fronto-mastoïdiennes (dites aussi prises obliques par rapport à la tête), qu'on rencontre cette variété de paralysie. La rigidité des cuillers est l'agent principal de la lésion et l'obliquité de la prise a pour effet de rendre blessante une des cuillers qui repose alors plus par un de ses bords que par sa face concave (voir page 232) sur la tête du fœtus. Un instrument plus souple et plus capable d'épouser la forme du corps saisi, exposerait moins à semblable lésion. Quoi qu'il en soit, la paralysie est ordinairement bénigne et guérit en quelques jours dans la plupart des cas. Mais il en est qui durent plus longtemps : il en est même d'incurables; celles-ci sont exceptionnelles.

On a encore observé, après l'emploi du forceps, diverses lésions oculaires : hémorrhagies du globe, rupture de la cornée, atrophie du nerf optique, etc. Certaines fractures ont même pour effet de sectionner ce nerf.

Le cordon ombilical latérocident est quelquefois pincé entre la tête et le forceps : cet accident est redoutable et cause souvent la mort de l'enfant par asphyxie.

Parties dures. — Les fractures du crâne sont trop souvent imputables au forceps. Nous avons parlé déjà, à plusieurs reprises (page 239), du mécanisme suivant lequel ces fractures se produisent. Elles sont consécutives ou bien à des tractions trop fortes dans un bassin étroit, ou bien au mouvement de levier qu'on exécute avec la branche rétro-pubienne dans les applications antéro-postérieures.

Les os peuvent aussi se déprimer sans être brisés et cette lésion est souvent moins grave en réalité qu'en apparence.

Il arrive encore que la portion écailleuse de l'occipital se sépare complètement de la portion basilaire, se luxe pour ainsi dire sur elle à ce niveau. Cette disjonction de ce qui a été désigné sous le nom de charnière de

Budin porte en Allemagne le nom de luxation de Schröder. Elle avait été vue par Jacquemier, qui l'a bien décrite dans son manuel d'accouchement (T. II, p. 772, 1846).

Avec ou sans enfoncements, avec ou sans fractures des os du crâne, les enfants extraits par le forceps meurent quelquefois d'hémorrhagies méningées, surtout lorsqu'on a fait des tractions brusques (voir p. 238).

Enfin, comme conséquence éloignée de l'application de forceps, on a signalé l'atrophie cérébrale avec toutes ses conséquences, fait qui aurait besoin d'être démontré.

A ne considérer que les très nombreuses lésions qui viennent d'être énumérées, le forceps serait un instrument redoutable, et il faudrait en restreindre notablement l'usage, sinon le proscrire définitivement. Cette proposition a été formulée ; elle est évidemment très exagérée. L'important est, en effet, de savoir dans quelles proportions les accidents apparaissent. S'ils sont fréquents, l'instrument est mauvais ; s'ils sont rares, l'instrument est bon, au contraire, et c'est le manuel opératoire qu'il faut incriminer.

A en croire Münchmeyer, il faut limiter beaucoup l'emploi du forceps, car son application est une des opérations obstétricales les plus dangereuses. Dans sa statistique, la mortalité maternelle est 2, 3 et 4 p. 100. Les lésions des parties molles chez la mère existent dans 85 p. 100 des cas, les suites de couches sont fébriles dans plus de 30 p. 100 des observations. La mortalité infantile, de son côté, est au total de 17 p. 100.

Schmid est un peu plus rassurant ; il cite néanmoins des lésions vaginales et périnéales dans 84 p. 100 des cas. La mortalité générale des mères a été de 1,28 p. 100 ; les suites de couches ont été fébriles dans 23 p. 100 des cas. La mortalité générale des enfants a été de 10,2 p. 100. Schmid conclut que l'application de forceps constitue ordinairement une opération bénigne tant pour la mère que pour le fœtus, si elle est correctement faite. Toutefois, il ne faut, d'après lui, appliquer le forceps au détroit supérieur qu'avec beaucoup de discrétion, et ne jamais insister si l'application présente quelque difficulté.

Wahl a donné pour les lésions des parties molles, après l'emploi du forceps, le chiffre de 81,4 p. 100 ; pour les suites de couches fébriles, celui de 18,9 p. 100 ; pour la mortalité générale des femmes, celui de 5,17 p. 100. La mortalité infantile s'élève, dans la statistique de Wahl, à 21,2 p. 100. Aussi, admet-il que, même dans des mains exercées, le forceps est loin d'être un instrument inoffensif.

En France, on a moins peur du forceps. Quelques accoucheurs tentent, il est vrai, de restreindre son emploi, en inspirant aux praticiens des craintes comme celles qui sont exprimées par les auteurs allemands cités plus haut. Mais, d'une façon générale, la tendance est de conseiller l'emploi du forceps, à la condition de mener l'opération avec toute la prudence possible.

Dans une récente statistique de Maygrier, publiée par Schwab en 1896, on trouve les résultats suivants :

Lésions des parties molles chez la mère.....	38	p. 100
Suites de couches fébriles...............	11,2	—
Mortalité totale des femmes................	3,1	—
Mortalité due au forceps..................	0,.	—
Mortalité totale des enfants	18,1	—
Mortalité des enfants due au forceps.........	3,03	—

Ces chiffres sont infiniment meilleurs que ceux des auteurs allemands cités plus haut. Les différences dans les statistiques viennent de ce qu'en Allemagne le forceps employé était ordinairement celui de Nægele, qui n'est autre que le Levret à peine modifié. En France, nous nous servons de l'instrument de Tarnier, qui est un tracteur beaucoup plus parfait.

Les opérations les plus difficiles, et par conséquent les plus dangereuses, sont celles qui sont pratiquées au détroit supérieur. Des statistiques ont été déjà données dans cet ouvrage (tome III, p. 127). En 1893 et en 1898, Budin en a publié d'autres qui donnent une idée exacte de ce qu'on doit attendre ou craindre du forceps appliqué dans ces cas difficiles.

Il conclut en disant : les applications obliques de forceps au détroit supérieur, applications faites dans les conditions que nous avons indiquées, doivent donc être maintenues et elles peuvent rendre de grands services.

Ainsi, l'application de forceps dans les conditions les plus difficiles donne 15 p. 100 de mortalité fœtale avec une mortalité et une morbidité maternelles nulles. Le pronostic général doit être beaucoup meilleur si on ajoute aux chiffres précédents les très nombreuses opérations faites à la vulve et dans l'excavation avec un manuel opératoire plus simple et des conséquences beaucoup moins graves.

On peut donc conclure que l'application du forceps est une excellente opération, pourvu que ses indications soient bien établies, que l'instrument soit judicieusement choisi, le manuel opératoire régulièrement observé, et enfin que l'opérateur soit suffisamment expérimenté.

P. Budin et L. Demelin.

CHAPITRE II

DU LEVIER

Bibliographie chronologique. — J. de Vischer et H. Van de Poll. Le secret de Roonhuysen révélé. Amsterdam, 1753. — Baudelocque. Traité de l'art des accouchements, 1781. — Herbiniaux. Traité sur divers accouchements laborieux, etc., t. I, chap. II, p. 183, Bruxelles, 1782. — Mulder. Histoire du forceps et du levier, 1794. — Schlegel. Traduction allemande du livre de Mulder. Leipzig, 1798, p. 124. — J.-P. Maygrier. Nouveaux éléments de la science et de l'art des accouchements, 2e édition, t. I, p. 398, 1817. — Désormeaux. Dictionnaire en 30 volumes, article «Levier», t. XVIII, p. 45, 1838. — Boddaert. De l'emploi rationnel du forceps et du levier. Annales et Bulletin de la Société de Méd. de Gand, 1843, p. 321, et 1849, p. 21. — Baudelocque. Traité des accouchements,

8e édition, t. II, p. 30, 1844. — JACQUEMIER. Manuel d'accouchements, t. II, p. 418, 1846. — FRAEYS. Bull. de la Soc. de Méd. de Gand, 1849, p. 322. — COPPÉE. Bulletin de l'Académie royale de Belgique, t. VII, 1859. — HUBERT (de Louvain). Équilibre du forceps et du levier. Bruxelles, 1860. — CAZEAUX. Traité d'accouchements, 1867. — FABBRI. Uso ragionevole della leva nell' ostetricia. Bologne, 1863. — MARCHANT (de Charenton). Du forceps et du levier. Arch. générales de médecine, vol. II, p. 60, 1868, et Accouchement terminé par le levier. Gaz. des Hôpitaux, n° 149, 1868. — JACQUEMIER. Article « Levier » du Dict. encyclop. des sciences médicales, 2e série, t. II, p. 431, 1869. — E. HUBERT. Cours d'accouchements, 1878, t. II, p. 400, et Éd. de 1885, t. II, p. 501. — NÆGELE et GRENSER. Traité pratique de l'art des accouchements, 2e édit. française, p. 340, 1880. — TARNIER. In Cazeaux, 10e édition p. 1037, 1883. — CHARPENTIER. Traité pratique de accouchements, t. II, p. 692, 1883. — TARNIER. Double levier, leçon clinique de 1889 publiée par Bonnaire, in Progrès médical, p. 270, 1890. — CHARLES (de Liège). Traité d'accouchements 1892. — PAZZI. Congresso medico di Siena 1892; Congresso medico internazionale di Roma 1893 : La leva nel bacino infantile, Annali di ostetricia et ginecologia. Milan, octobre 1894. — L.-H. FARABEUF. Dystocie du détroit supérieur. Gazette hebdomadaire de médecine et de chirurgie, 9 juin, n° 23, p. 276, 1894. — PAZZI. Nuovo contributo clinico alla indicazione della leva ostetrica nel bacino generalmente ristretto (estratto della Rassegna d'ostetricia e ginecologia). Naples 1895. — BUDIN. Recherches expérimentales à propos du mensurateur-levier-préhenseur. Société obstétricale de France. Compte rendu des séances, p. 26, 1896. — BONNAIRE. Art. « Bassins viciés » in Traité d'accouchements de Tarnier et Budin, t. III, p. 85, 1898.

Index alphabétique des auteurs.

Définition. — Le levier des accoucheurs, *vectis obstetricius*, est un instrument rigide destiné à agir sur la tête du fœtus pour la forcer à descendre dans le canal pelvi-génital.

Historique. — Les origines du levier sont entourées d'obscurité. On attribue généralement cet instrument à Roonhuysen. Pourtant Mulder pense que Hugh Chamberlen en serait l'inventeur et l'aurait fait connaître à Roonhuysen en 1693. Le forceps et le levier proviendraient ainsi de la même source.

D'abord tenu secret, le levier ne fut livré à la publicité qu'en 1753 par Jacques de Vischer et Hugo Van de Poll, médecins d'Amsterdam.

Les modèles primitifs consistaient « en une tige de fer ou d'acier d'une longueur et d'une largeur variables, présentant à ses extrémités deux courbures d'une grandeur inégale dirigées dans le même sens, ou une seule, l'autre extrémité se terminant par un manche diversement configuré » (Jacquemier).

Préconisé par les Hollandais, le levier fut combattu par les partisans du forceps; une querelle célèbre s'éleva entre Herbiniaux (de Bruxelles) et Baudelocque, le premier soutenant avec ardeur la cause du levier. Malgré son argumentation véhémente et quelquefois discutable dans la forme comme dans le fond, Baudelocque ne se montra pas adversaire irréductible ; il fit même construire un levier qui ressemble à une branche de forceps.

Depuis, Boddaert, Coppée et Fraeys (de Gand), Fabbri (de Bologne), Marchant (de Charenton) furent les principaux défenseurs du levier.

Dès 1782, Herbiniaux avait préconisé l'emploi d'un lacs tracteur attaché à la partie moyenne du levier (fig. 127), et cette modification est, comme on le verra plus loin, fort importante.

Au début, on avait trouvé, noué autour du levier de Roonhuysen, un bout de cordelette, sans en soupçonner d'abord l'utilité; aussi Désormeaux pré-

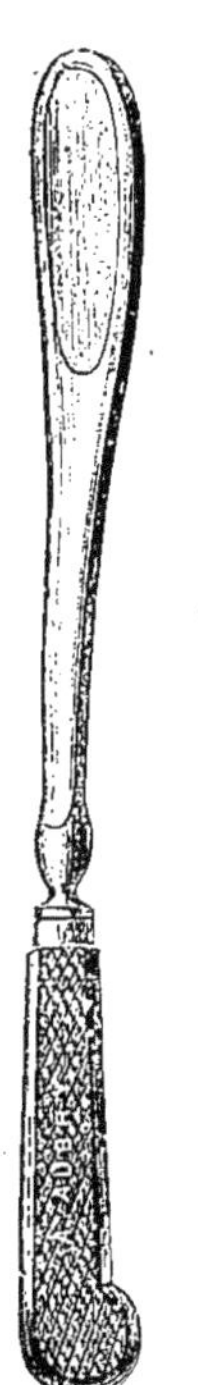

Fig. 126. — Levier flamand plein de Hubert.

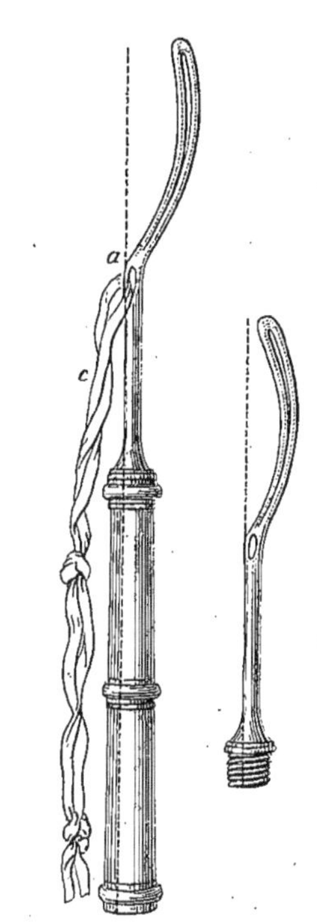

Fig. 127. — Levier d'Herbiniaux.

sume-t-il qu'Herbiniaux a eu des précurseurs. Il eut en tout cas des imitateurs, et entre autres Eugène Hubert.

Employé fréquemment en Hollande et en Belgique, le levier se répandit peu en France. Jacquemier lui consacra pourtant une étude importante. D'autre part Tarnier, ayant assisté à une expérience de Fabbri et l'ayant répétée avec succès, émit l'opinion que le levier, soutenu par des hommes tels que Boddaert, Fabbri, etc., méritait d'être pris en sérieuse considération. Il consacra quelques pages à cet instrument, d'abord dans son Atlas complémentaire de tous les Traités d'accouchement, puis dans ses additions au Traité de Cazeaux. Il inventa lui-même un double levier (fig. 128).

Nous avons vu plus haut (page 243) que le forceps remplit parfois les fonctions du levier. Une branche isolée de l'instrument de Chamberlen ressemble en effet beaucoup, comme forme et comme effet produit, à celui de Roonhuysen. Il en est autrement lorsque les deux branches du forceps sont articulées.

Dans cet ordre d'idées, le professeur Farabeuf, en 1894, fit construire ce qu'il appelle le mensurateur levier-préhenseur : cet instrument saisit la tête entre deux cuillers, très comparables à celles d'un forceps et il agit bien plus comme un forceps que comme un levier. Nous reviendrons plus loin sur ce sujet (voir page 318).

Malgré tout, dans notre pays, le levier est resté presque oublié : c'est qu'on

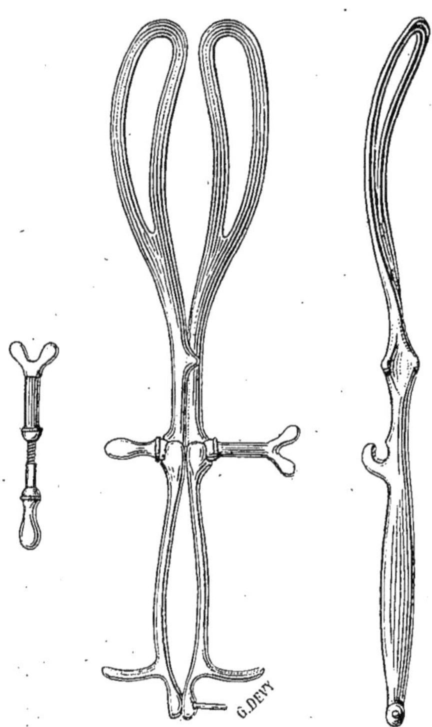

Fig. 128. — Double levier de Tarnier.

l'a sans cesse comparé avec le forceps, comme s'il convenait aux mêmes cas, et une pareille comparaison ne pouvait que lui être désavantageuse. Mais le dernier mot n'est sans doute pas dit ; on peut légitimement penser que l'instrument de Roonhuysen ou d'Herbiniaux trouvera des indications suffisamment précises pour rendre parfois des services, à côté du forceps. Toute comparaison, toute lutte entre les deux est forcément stérile : chacun d'eux doit avoir son domaine propre et ses applications spéciales.

A la vérité, il faut soigneusement distinguer les instruments qui agissent d'un seul côté de la tête fœtale, comme le levier proprement dit, de ceux dont on se sert comme d'une pince, et dont on place une branche à l'extrémité d'un diamètre céphalique et l'autre branche à l'extrémité opposée du même diamètre. Quel que soit le nom qu'on leur donne, ces derniers instruments se comportent comme le forceps.

Nous étudierons d'abord le levier proprement dit, et nous parlerons dans un chapitre particulier du mensurateur levier-préhenseur de M. Farabeuf.

§ 1. — Levier proprement dit.

Ses modes d'action. — Comme le forceps, le levier est un excitant de la contraction utérine; mais ce n'est là qu'une propriété d'importance secondaire.

Roonhuysen et ses successeurs employaient très fréquemment le levier pour dégager la tête arrêtée dans l'excavation pelvienne ; dès qu'elle cessait de progresser pour quelque cause que ce fût, ils la considéraient comme *enclavée*, suivant une expression usuelle à cette époque, mais très souvent inexacte; ils avaient alors recours au levier dont ils adaptaient la cuiller à la partie de la tête fœtale dirigée vers l'arc antérieur du bassin. L'instrument prenait point d'appui sur l'arcade du pubis ; la puissance était appliquée à l'extrémité du manche par l'accoucheur qui le soulevait de bas en haut, vers le ventre de la femme ; la résistance se trouvait soumise à l'action de la cuiller introduite dans les voies génitales.

En élevant le manche de l'instrument, on abaisse la cuiller et, avec elle, la tête sous-jacente ; on la porte en même temps en arrière, c'est-à-dire à la fois vers la paroi postérieure du canal pelvien et vers le plancher périnéal.

Si le sommet a normalement et complètement effectué sa rotation, le levier s'appliquera sur l'occiput, et aura pour effet de repousser la tête en arrière, de l'abaisser et de la fléchir. Or, dans le mécanisme du dégagement spontané en occipito-pubienne, la tête, en position directe, se fléchit d'abord au maximum jusqu'à ce que le sous-occiput vienne en contact avec le sous-pubis; on conçoit que le levier puisse rendre service dans cette première partie du dégagement.

Plus tard, quand le sous-occiput est en rapport avec le sous-pubis, le dégagement de la tête va s'opérer par déflexion, le sommet se portant de plus en plus en avant et en haut; il est évident que, dans cette évolution, le levier appliqué sous la symphyse ne saurait être que nuisible, d'une part en s'opposant à la déflexion naturelle, et d'autre part en menaçant gravement le périnée sous la poussée en arrière imprimée par l'instrument à la tête fœtale.

Dans l'excavation, le sommet, avant d'avoir tourné en position directe, se trouve en position oblique, l'occiput dirigé par exemple en avant et à gauche. En pareille circonstance, la cuiller du levier, appliquée comme d'habitude juste derrière la symphyse pubienne, se trouve en rapport, non plus exactement avec l'occiput, mais avec la région mastoïdienne. L'instrument va encore fléchir la tête, la pousser en arrière et l'abaisser ; les considérations exposées plus haut à propos de la position occipito-pubienne retrouvent ici leur place, avec cette aggravation que, la rotation n'étant pas faite, le dégagement n'en sera que plus difficile et plus dangereux encore pour le périnée. Bien mieux, le levier aurait tendance à empêcher la rotation et même à l'effectuer vicieusement, s'il s'appuie sur la région mastoïdienne en la repoussant en arrière et en transformant une occipito-antérieure gauche en occipito-transverse.

Les expériences sur le mannequin montrent que le levier a très peu de puissance pour faire tourner la tête qui reste, malgré tous les efforts, en occipito-antérieure oblique. En pratique, cependant, les partisans du levier citent des observations où la rotation de la tête se serait effectuée facilement sous l'action de cet instrument.

Si le sommet dans l'excavation est en oblique postérieure, le levier placé comme d'habitude va s'appliquer sur la bosse frontale dirigée en avant; la région orbitaire est menacée, et l'œil plus ou moins atteint ; aussi Jacquemier range-t-il, comme ses prédécesseurs, les positions occipito-postérieures parmi les contre-indications formelles du levier. Il y a, du reste, à considérer autre chose que les lésions auxquelles le fœtus est exposé en pareil cas : le mécanisme normal de l'accouchement se trouve, en effet, contrarié au plus haut point par l'action du levier : la pression de la cuiller abaisserait, en effet, la bosse frontale, augmenterait la déflexion déjà si souvent fâcheuse dans les positions postérieures, et produirait ainsi un véritable enclavement avec ses conséquences.

Ici, comme dans les positions obliques antérieures, le levier n'a guère d'efficacité pour faire tourner la tête : théoriquement, la bosse frontale antérieure étant repoussée en arrière par la cuiller, on conclurait volontiers à l'utilité de la manœuvre; mais l'expérimentation montre que la transformation d'une occipito-postérieure oblique en position transverse et à plus forte raison en antérieure, exige un déploiement de force assez considérable qui serait nuisible à l'intégrité des régions faciale, orbitaire, etc., de la tête fœtale. Reste l'épreuve clinique, qui n'est pas suffisante aujourd'hui pour conclure.

Dans les positions occipito-sacrées, le levier irait évidemment à l'encontre du mécanisme naturel.

Sur les présentations de la face ou du siège dans l'excavation, le levier appliqué sous la symphyse pubienne ne serait ni plus utile ni plus inoffensif que sur le sommet.

Que se passe-t-il lorsque la tête, en présentation du sommet, se trouve au détroit supérieur ? Le plus souvent, elle est en position transverse comme dans les bassins plats, ou en position oblique comme dans les bassins généralement rétrécis.

Supposons d'abord que le sommet au détroit supérieur est en position transverse, avec asynclitisme et présentation du pariétal postérieur ; c'est là le cas le plus fréquent. Si l'on peut arriver à mettre le levier entre la symphyse pubienne et l'extrémité céphalique, c'est-à-dire à la place habituellement donnée à cet instrument, il va repousser en arrière la bosse pariétale antérieure sur laquelle il s'applique, et en même temps abaisser la tête dans l'excavation. Le résultat est très favorable, conforme au mécanisme naturel ; l'expérimentation, telle que l'avaient conduite Fabbri et Tarnier, s'accorde avec la théorie sur ce point.

Avec une présentation du pariétal antérieur, le levier placé derrière et sous la symphyse pubienne mènerait à un échec inévitable ; en effet, dans ce cas l'instrument ne ferait qu'augmenter l'asynclitisme, bien loin de le corriger, et encore en supposant qu'il ne lâche pas prise immédiatement.

Dans un bassin généralement rétréci, la tête est le plus souvent fléchie à l'extrême et en position oblique, au détroit supérieur. Si, dans ce cas, le levier est appliqué sous et derrière la symphyse pubienne, il agit non plus sur une région latérale de la tête, mais sur les environs de l'apophyse mas-

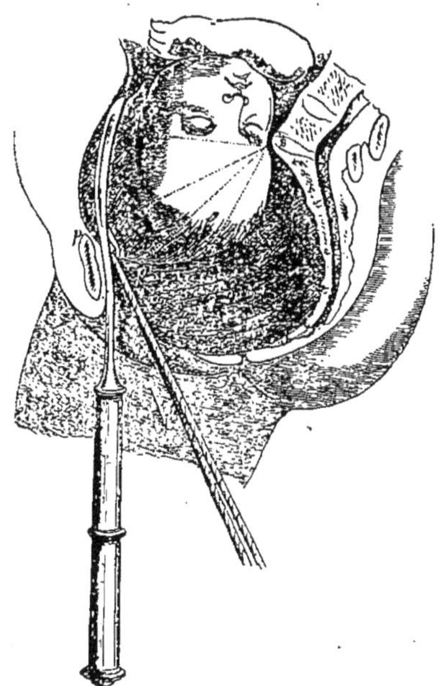

FIG. 129. — Levier de Hubert fils.

toïde, lorsque la position est oblique antérieure. La flexion sera ainsi maintenue, et l'engagement de la présentation pourra se faire. On a réussi plusieurs fois en pareille circonstance, et le levier a été considéré comme supérieur au forceps, à cet égard (Observations de Marchant, de Pazzi, etc.). Quand au contraire, au détroit supérieur rétréci dans tous ses diamètres, la tête est placée en position oblique postérieure, la cuiller du levier s'appuie sur la bosse frontale antérieure ; elle contrarie ainsi le mouvement de flexion, et elle est plus nuisible qu'utile.

Dans tous les cas qui ont été examinés jusqu'ici, le levier prend appui par un point situé entre ses deux extrémités, sur le bord inférieur de la symphyse pubienne. Les parties molles de la région, et principalement l'urètre, sont exposés à des contusions, à des attritions toujours fâcheuses ;

c'est là un des grands reproches qu'on a faits à l'instrument de Roonhuysen. On a essayé de parer à cet inconvénient. C'est ainsi qu'on peut transporter le point d'appui à l'extrémité du manche, en le maintenant fixe avec une main, tandis que l'autre applique la puissance à la partie moyenne de l'instrument en pressant de haut en bas. On a aussi conseillé de relever d'une main le manche du levier, au lieu de le laisser fixe, pendant que l'autre presse de haut en bas sur la partie moyenne de l'instrument, comme dans la manœuvre précédente.

Le double levier de Tarnier poursuit le but de sauvegarder l'urètre en donnant à l'instrument un double point d'appui sur les branches descendantes du pubis, entre lesquelles les parties molles échappent aux pressions dangereuses.

Enfin, on a tenté encore de placer le point fixe entre les deux extrémités du levier, au moyen d'un lacs attaché entre la puissance et la résistance, et tendu par des tractions dirigées de haut en bas.

Ce procédé nous conduit à étudier un autre mode d'action du levier, le plus important peut-être, et le moins dangereux. A la manière d'Herbiniaux, d'Hubert fils, etc., on attache un lacs à la partie moyenne de l'instrument; on tire sur ce lacs, d'une main, et de l'autre on tire sur le manche. A la vérité, l'instrument n'agit plus alors à la façon d'un levier, au sens propre du mot; il mérite mieux dans ce cas le nom de *tractor* que lui donnait Burns, ou celui de *crochet mousse* employé par Désormeaux pour le désigner. On conçoit, en effet, que la cuiller concave, adaptée à la convexité de la tête, puisse l'amener vers l'opérateur comme ferait un crochet, à la condition que le manche soit maintenu de manière à éviter le dérapement. Placé comme d'habitude sous la symphyse pubienne, le levier manié à la façon d'Herbiniaux tiendra solidement si le manche est repoussé en haut, pendant que le lien tracteur attire tout le système en bas et en avant.

De plus, ce mode opératoire permet de placer le levier ailleurs que sous la symphyse pubienne. On peut par exemple porter la cuiller à l'extrémité antérieure d'un diamètre oblique, et même à l'une des extrémités du diamètre transverse du bassin. Si l'on voulait prendre appui sur la branche ischio-pubienne comme sous la symphyse, on glisserait infailliblement en raison de l'obliquité de cette branche et de l'absence de tout point d'arrêt. Mais en tirant sur le manche dans l'axe de la cuiller, à la condition d'appuyer cette cuiller sur la tête fœtale au moyen du lacs tracteur attaché à sa base, on a une prise solide; il en sera de même si la cuiller est étroitement accolée à la tête par une paroi vagino-vulvaire résistante. C'est ce qu'on voit chez les primipares, quand le sommet étant près de franchir l'orifice vulvaire en occipito-pubienne entre les cuillers du forceps, et le périnée étant menacé, on ôte une des branches sans pour cela lâcher prise : car avec l'autre branche maintenue en place, on peut attirer la tête comme avec un crochet mousse.

C'est en procédant de la même manière que, dans l'excavation, on a le pouvoir de fléchir la tête en appuyant avec le levier sur la région occipitale, et en exerçant des tractions sur le lacs attaché à la partie moyenne de l'instrument. L'occiput, s'abaisse en effet, et la présentation descend. Mais ici l'expérimentation montre que, une fois la flexion complète obtenue, le levier dérape facilement, parce que l'extrémité de sa cuiller, arrêtée au niveau de la nuque, n'accroche plus la saillie mousse que forme l'occiput d'une tête défléchie et qui s'efface, au contraire, pendant la flexion.

Il est encore d'autres circonstances où on a employé le levier. Ainsi, Coppée et Fraeys l'ont appliqué sur la tête après la sortie du tronc. En outre, selon Coppée également, quand une présentation de la face est élevée, en position transversale, et même toutes les fois qu'elle n'a pas franchi le détroit supérieur, le levier serait préférable au forceps. (E. Hubert.)

Dans la crâniotomie « lorsque la tête est mobile, Coppée commence par la fixer au moyen d'un levier, qu'il confie à un aide pendant qu'il pratique la perforation : il se sert ensuite du levier pour comprimer, aplatir et extraire le crâne ». (E. Hubert.)

En résumé, le levier obstétrical agit :

1° Ou bien comme un véritable levier (mais, pour être inoffensif à l'égard des parties maternelles, il ne doit pas s'appuyer sous la symphyse pubienne) ;

2° Ou bien comme un crochet mousse (et dans ce cas, le lien tracteur d'Herbiniaux rend les plus grands services. On ne peut, d'ailleurs, s'empêcher de voir dans cet instrument un précurseur du forceps à tractions indépendantes de l'appareil préhenseur).

Les conditions requises pour l'application du levier sont à peu près les mêmes que pour le forceps :

Le bassin ne doit pas être trop petit par rapport à la tête ;

Les membranes de l'œuf doivent être rompues pour éviter le dérapement d'une part, et d'autre part le décollement prématuré du placenta.

L'orifice utérin doit être assez large, avant tout pour admettre le levier, mais aussi pour permettre à l'extrémité céphalique de descendre sans obstacle.

Le col incomplètement dilaté pourrait gêner, en formant bride au-dessous de la tête par celle de ses lèvres qui échappe à l'action de l'instrument.

Indications. — On ne peut plus guère aujourd'hui considérer le levier comme un instrument d'extraction. Il a surtout pour effet d'abaisser la tête et de modifier son attitude.

Les présentations du sommet sont seules en question.

Ainsi compris, le levier peut rendre des services à la vulve, dans l'excavation et au détroit supérieur.

A la vulve, nous savons déjà qu'à la fin d'une application de forceps chez une primipare, la tête menaçant le périnée, une des branches peut être retirée, l'autre restant en place et pouvant terminer l'extraction en agissant comme un crochet mousse (voir page 314).

Dans l'excavation, le levier cède presque toujours le pas au forceps. Cependant, appliqué sur une tête mal fléchie, il est capable d'abaisser l'occiput, à la condition d'être employé comme un crochet mousse. La flexion une fois complétée, le levier a terminé son œuvre.

C'est surtout au détroit supérieur rétréci d'avant en arrière que le levier trouve son indication principale. Si le sommet est en position transversale, avec asynclitisme postérieur ; si la disproportion n'est pas trop grande entre la tête et le canal pelvien ; si enfin l'excavation est large par le fait de la localisation de l'angustie à l'entrée du bassin avec intégrité de la concavité antérieure du sacrum, le levier pourra rendre des services.

Ici encore on emploiera cet instrument plus comme un crochet mousse que comme un véritable levier (voir Manuel opératoire), et on évitera ainsi les lésions du crâne fœtal si communes dans les applications antéro-postérieures du forceps. Il faut dire que, dans ces opérations, la branche postérieure, ordinairement introduite la première, rétrécit l'excavation en se plaçant au-devant de la concavité sacrée, et favorise ainsi l'action néfaste de la branche antérieure arcboutée derrière la symphyse pubienne. Avec le levier, surtout s'il est manié comme un crochet mousse, la tête est abaissée en même temps qu'elle est repoussée en arrière, où elle trouve libre un champ d'évolution suffisant dans la concavité sacrée restée libre.

Si le bassin est généralement rétréci, la tête au détroit supérieur obéira encore au levier, et avantageusement quand elle est en position transverse ou oblique antérieure. Les positions obliques postérieures contre-indiquent l'emploi du levier (voir Mode d'action).

Dans la dystocie du détroit supérieur sans disproportion exagérée du volume de la tête fœtale par rapport aux dimensions du bassin, le levier doit trouver sa place entre le forceps et la version. Il peut constituer une ressource précieuse lorsque l'extrémité céphalique reste élevée et que, en même temps, la paroi utérine est rétractée sur le corps fœtal, l'application du forceps étant rendue difficile ou impossible par la première de ces deux conditions, et la version par la seconde. La rétraction de l'anneau de Bandl deviendrait ainsi, dans certains cas, une indication du levier.

Manuel opératoire. — Point n'est besoin d'un instrument spécial. Une branche de forceps suffit. Les plus commodes seront ou le forceps droit, ou celui dont les branches portent une courbure périnéale sur l'appareil de préhension (premiers modèles de Tarnier ; forceps de Crouzat, de Saillet ; dernier modèle de Demelin, etc.). Dans la fenêtre de la cuiller on passera un lacs quelconque ; ou bien on le fixera dans l'orifice qui sert d'attache à la tige de traction, s'il s'agit d'un forceps genre Tarnier.

Les précautions antiseptiques seront prises comme pour toute intervention.

En général, l'application du levier ne sera qu'une opération préliminaire qu'on fera suivre de l'extraction immédiate avec le forceps ; aussi l'anesthésie est-elle indiquée le plus souvent.

L'attitude de la parturiente est fort importante. Il convient de mettre la femme dans la position de la taille, c'est-à-dire les cuisses fléchies au maximum sur le bassin, un coussin épais et résistant placé sous la région sacrée et la région lombaire portant à faux. Ces précautions sont nécessaires quand on veut appliquer le levier sur une tête au détroit supérieur ; elles ont pour effet de réduire au minimum l'antéversion du bassin et l'inclinaison du détroit supérieur : plus la symphyse pubienne sera élevée au-dessus de l'angle sacro-vertébral (la femme étant couchée sur le dos), plus le levier pourra être introduit profondément, mieux il s'adaptera à la région céphalique dirigée en avant. Cette attitude de la parturiente est d'autant plus nécessaire que la tête fœtale se trouve plus loin de l'orifice vulvaire. Les bassins viciés avec antéversion exagérée rendent pénible ou même quelquefois impossible l'usage du levier. En supposant toujours la femme dans le décubitus dorsal, une symphyse pubienne très bas située se trouve presque sur le même plan horizontal que le promontoire et la portion susjacente du rachis ; dans ces conditions, le levier, surtout efficace et inoffensif quand il est employé comme un crochet mousse, est incapable de saisir solidement la tête du fœtus. C'est pourquoi l'attitude de Walcher est ici contre-indiquée malgré le léger agrandissement qu'elle peut donner au diamètre rétréci du détroit supérieur. L'attitude de la taille périnéale diminue sans doute de quelques millimètres les dimensions antéro-postérieures de ce détroit, mais elle rend praticable l'application du levier. C'est l'expérience clinique de l'accoucheur qui décidera si la tête peut descendre ou non, sans subir de pressions dangereuses venant d'un bassin trop étroit.

Examinons maintenant le maniement même de l'instrument.

A la vulve, dans le dernier acte d'une application de forceps, nous savons qu'une branche de cet instrument peut être utilisée comme un levier, l'autre branche ayant été désarticulée et retirée des voies génitales. La tête a été amenée dans l'orifice vulvaire en occipito-pubienne par exemple ; le périnée, sans élasticité, menace de se déchirer et on peut avoir intérêt à ôter une des cuillers du forceps, soit pour faire cesser plus vite une compression fâcheuse sur une région de la tête irrégulièrement saisie (pression sur la face, par exemple, ou sur le point d'émergence du nerf facial, etc.), soit pour diminuer un peu le volume du système constitué par la tête et l'ellipse instrumentale. On désarticule alors le forceps, on retire la cuiller la plus mal placée ; l'autre reste accolée à la région correspondante de la tête ; on porte légèrement en dehors le manche de cette cuiller, et on exerce sur lui des tractions modérées effectuées d'une seule main, pendant que l'autre main soutient le périnée, arrête l'issue trop prompte de la tête, etc. On évite ainsi la manœuvre de Ritgen, tout en facilitant la fin du dégagement.

Dans l'excavation, il s'agit le plus souvent, comme on l'a vu, de corriger un défaut de flexion. La cuiller est conduite sur l'occiput, aussi haut que possible ; l'instrument mis en place est solidement tenu d'une main fixant son manche, pendant que l'autre main exerce des tractions modérées sur le lacs attaché à la cuiller. Il faut prendre garde au dérapement qui devient de plus en plus facile à mesure que l'occiput s'abaisse davantage.

Au détroit supérieur, le levier se place derrière et sous l'arc antérieur du bassin, de manière à agir sur la région de la tête dirigée en avant. On introduit l'instrument directement à la place qu'il doit occuper. Voici la manœuvre classique pour les anciens partisans du levier : d'une main, on va accrocher la lèvre antérieure du col qui est le plus souvent accessible, pour la protéger avec l'extrémité des doigts. La face palmaire de cette main est dirigée en avant, et c'est le long de la face dorsale que l'on conduit le levier. L'instrument tenu par la main restée libre est placé verticalement le manche en bas, de manière que la cuiller, en rapport par sa convexité avec le dos de la main conductrice, pénètre au-devant de la tête. A mesure que la cuiller progresse dans la profondeur, le manche se rapproche de l'horizontale. Il existe encore une autre manière d'introduire le levier : on conduit la cuiller en arrière et sur le côté ; puis, on la ramène en avant, comme dans une application de forceps quand on exécute le tour de spire. Une fois l'instrument placé, les mains changent de position. L'une d'elles soutient le manche du levier ; l'autre appuie de haut en bas sur sa partie moyenne, ou mieux tire de haut en bas sur le lacs tracteur attaché à la cuiller ; à mesure que la tête s'abaisse, le manche du levier doit se relever, mais en évitant toujours que la partie moyenne de l'instrument vienne appuyer sur le bord inférieur de l'arcade pubienne et contondre les parties molles qui la recouvrent.

Avec le double levier de Tarnier, la manœuvre est sensiblement la même : les deux cuillers sont placées séparément derrière la symphyse pubienne, et articulées. Une main saisit le manche de l'instrument et le porte en avant et en haut, tandis que l'autre main appuie de haut en bas sur sa partie moyenne.

Quand les effets du levier sont obtenus, on termine l'accouchement par une application de forceps.

Pronostic. — Les lésions seront moins nombreuses et moins graves si le levier est manié comme un crochet mousse à la façon d'Herbiniaux que s'il est employé comme levier proprement dit, c'est-à-dire en appuyant sur le bord inférieur de l'arcade pubienne. Les contusions du conduit vagino-vulvaire, les attritions et déchirures de l'urètre ont été surtout signalées. Il faudrait compter aussi avec les plaies produites par le dérapement au moment d'une traction. Les déchirures du périnée étaient fréquentes et profondes à l'époque où on appliquait le levier sur la tête arrivée au détroit inférieur, pour l'extraire en la repoussant en arrière et bas.

Quant à l'enfant, on a accusé des ecchymoses, des plaies, des enfoncements et des fractures du crâne. Si la cuiller est, par erreur, appliquée sur la face, elle est capable de blesser le globe oculaire plus ou moins grièvement.

§ 2. — Mensurateur-levier-préhenseur.

Le professeur Farabeuf a fait construire un instrument qui se compose de quatre pièces, de cinq avec la cuiller de rechange (cuiller postérieure courte).

Des quatre pièces fondamentales, trois s'articulent et fonctionnent ensemble ; elles constituent l'instrument proprement dit. Ce sont deux cuillers, l'une fixe, l'autre à charnière, montées presque à angle droit sur des manches rectilignes qui glissent l'un sur l'autre, tenus appliqués par une tringle. Celle-ci court sur le manche inférieur longuement fendu pour laisser passer le crochet qui saisit le bouton de charnière de la cuiller antérieure. Entre les crochets, à l'autre bout, la tringle s'agrafe encore au manche supérieur

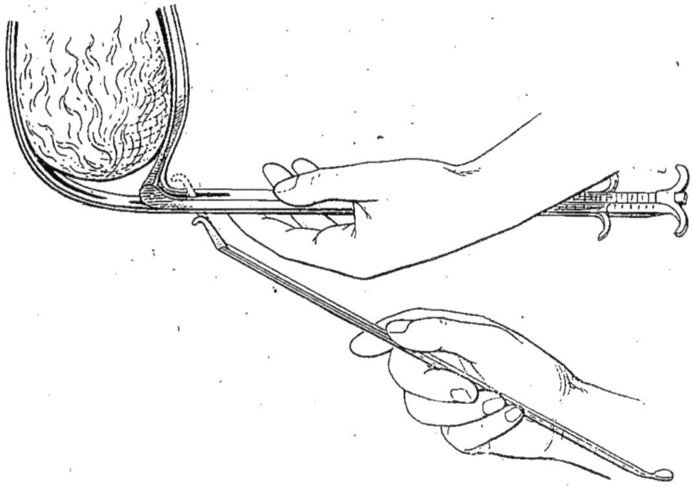

FIG. 130. — Mensurateur-levier-préhenseur de Farabeuf.

avec lequel elle va et vient, tandis que le manche inférieur, celui de la cuiller postérieure, glisse tout seul entre deux.

La quatrième pièce est tout à fait indépendante : c'est le guide-redresseur

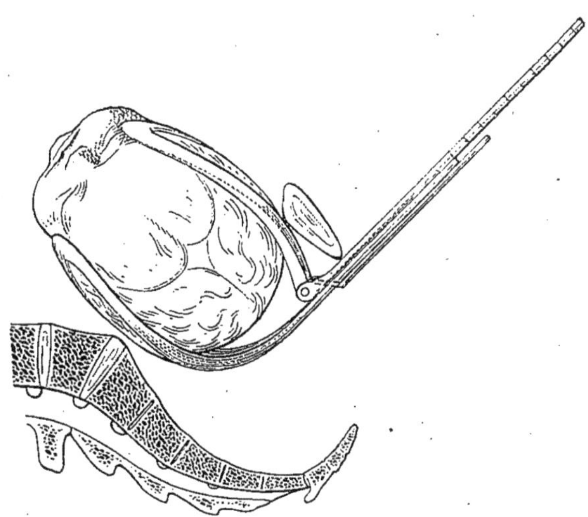

FIG. 131. — Mensurateur-levier-préhenseur appliqué.

indispensable pour atténuer l'inclinaison de la tête et pour guider la cuiller postérieure.

On comprend aisément de quelle manière on mesure le diamètre bipariétal avec cet instrument; comment aussi on abaisse la bosse pariétale postérieures en relevant le manche; ou comment, enfin, en le repoussant en bas et en arrière, on abaisse à son tour la bosse pariétale antérieure.

Le levier-préhenseur a, comme dernière propriété, de pouvoir exécuter la rotation interne de la tête.

Avant d'employer cliniquement ce nouvel instrument, Budin a tenu à l'expérimenter : il a pour cela fait usage de bassins de fonte moulés sur des bassins rétrécis, et de fœtus morts au moment de l'accouchement ou dans les quelques jours qui avaient suivi leur naissance; et il a vu que, dansun bassin ayant 8 centimètres de promonto-pubien minimum, une tête fœtale mesurant 9 centimètres 1/4 de bipariétal et 8 centimètres 1/4 de bitemporal, passait facilement première sous l'influence de simples poussées, ou dernière avec un

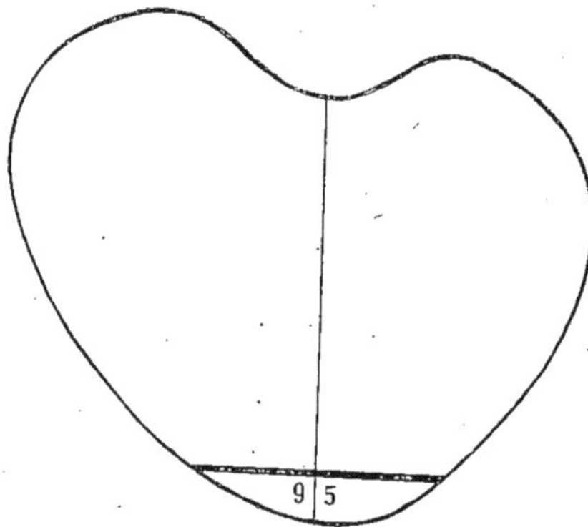

Fig. 132. — Partie du bassin rendue inutilisable par l'application du mensurateur-levier-préhenseur (Budin).

peu d'expression. La même tête, dans le même bassin, a été entraînée par une application oblique de forceps, mais en déployant une force très notable; l'application antéro-postérieure de forceps et le mensurateur-levier-préhenseur ont totalement échoué.

Si on examine l'instrument mis en place, une des cuillers étant en rapport avec l'angle sacro-vertébral et l'autre se trouvant derrière la symphyse pubienne, voici ce qu'on constate : en arrière, la cuiller s'applique sur le promontoire, et la saillie de la première vertèbre sacrée se place dans l'ouverture de la cuiller.

En avant, la courbure très peu convexe transversalement de la cuiller ne s'adapte pas exactement à la concavité de la paroi antérieure du bassin. La cuiller du mensurateur-levier-préhenseur mesure dans son plus grand diamètre transversal 5 centim. 3 ; ses deux bords externes viennent prendre point d'appui sur la surface osseuse, et on voit qu'il reste un espace libre entre la paroi pelvienne et la face externe de la cuiller. Dans la figure 132, qui représente un bassin dont le diamètre promonto-pubien minimum était de 9 centim. 4, cet espace était de 9 millim. 5. Une partie du diamètre promonto-pubien minimum est donc ainsi rendue inutilisable.

Budin a cherché à évaluer cette réduction du diamètre promonto-pubien minimum et il a vu que, dans une série de dix bassins, l'application de la cuiller antérieure derrière le pubis diminue l'étendue du diamètre minimum de 5 millim. 5 à 13 millim. 5. La moyenne des dix bassins mesurés a donné 9 millim. 6, c'est-à-dire bien près d'un centimètre. Cette diminution n'est pas en rapport avec le degré de rétrécissement, mais avec la forme de la paroi pelvienne : si la paroi antérieure du bassin est assez plane, la diminution est moindre ; elle est plus considérable lorsque le pubis fait une saillie accentuée et convexe en avant.

Cette non-utilisation d'une partie du diamètre promonto-pubien minimum joue certainement un rôle pour empêcher la descente de la tête.

Mais le mensurateur-levier-préhenseur doit aussi être employé après la symphyséotomie. « C'est surtout, dit M. Farabeuf, comme mensurateur et extracteur, avant et après cette opération, que j'en attends des services. » « Il sera, je crois, écrit-il encore, l'instrument d'extraction après la symphyséotomie. »

Budin a recherché quels résultats il donnait. Dans une série d'expériences qu'il rapporte, il a vu qu'après la symphyséotomie et avec un écartement de 4 centimètres :

A. — La tête passe si elle se présente la première et si elle est poussée par les contractions utérines ;

B. — La tête passe si elle vient la dernière, après la sortie du tronc, et si on exerce de légères tractions sur le maxillaire inférieur.

C. — La tête, se présentant par le sommet, passe si on fait sur elle une application oblique du forceps.

Mais elle ne peut franchir le rétrécissement :

D. — Si on fait une application antéro-postérieure du forceps ;

E. — Si on emploie le mensurateur-levier-préhenseur.

La tête peut être entraînée avec une application antéro-postérieure du forceps, si l'écartement du pubis est égal à 5 centimètres.

Enfin, si cet écartement devient égal à 6 centimètres le mensurateur-levier-préhenseur agit efficacement.

Donc, de tous les procédés auxquels on peut avoir recours après la symphyséotomie, c'est le mensurateur-levier-préhenseur qui paraît donner les résultats les moins favorables.

Comment peut-on expliquer ces faits ?

La symphyséotomie détermine l'augmentation du diamètre antéro-postérieur du détroit supérieur et elle permet à un segment de la tête, à la bosse pariétale par exemple, ou à une bosse frontale, de venir se placer dans l'espace devenu libre entre les deux pubis. De la sorte, la tête peut passer poussée par les contractions utérines, ou venant la dernière, ou entraînée par une application soit oblique, soit directe de forceps, quoique, dans ce dernier cas, la pression exercée par les cuillers de l'instrument augmente un peu les diamètres transverses de la tête ou les rende moins réductibles.

Si on fait une application antéro-postérieure de forceps, le passage de la tête est beaucoup plus difficile, sinon impossible, car les bords de la cuiller s'appliquent sur les surfaces osseuses des pubis; une sorte de barrière rigide

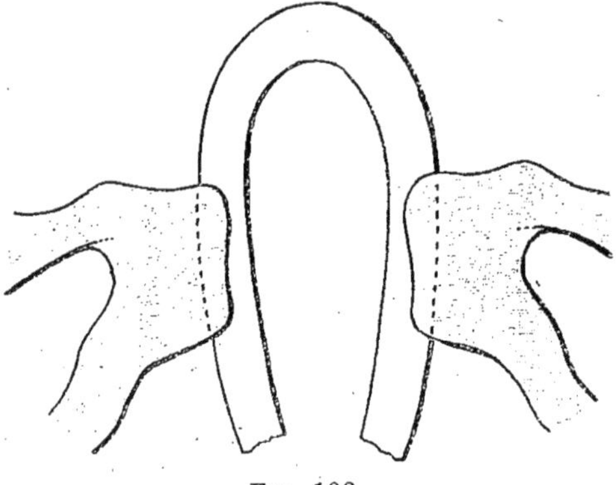

Fig. 133.

se trouve établie, qui empêche la convexité du crâne de pénétrer comme précédemment entre les pubis.

Il en est de même avec le mensurateur-levier-préhenseur (voyez fig. 132). Mais la cuiller du forceps est moins large que celle du mensurateur-levier-

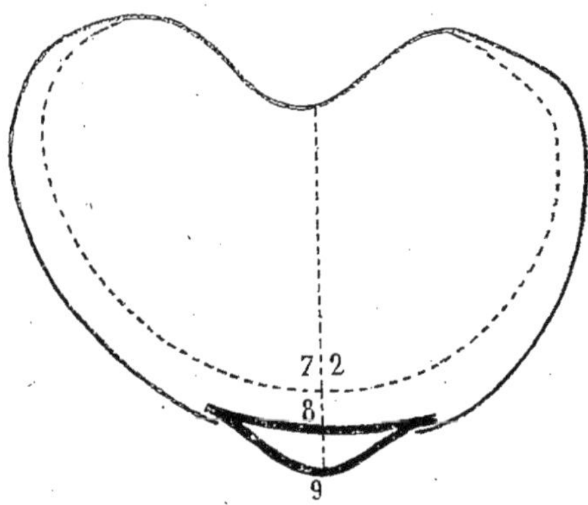

Fig. 134.

préhenseur ; à 5 centim. elle peut pénétrer entre les deux pubis ; la tête fœtale descend alors. Ce résultat n'est obtenu avec le mensurateur-levier-préhenseur que si l'écartement des pubis est de près de 6 centimètres.

En effet, l'examen d'un bassin à symphyséotomie dont le diamètre minimum est de 7 centim. 2 donne les résultats suivants :

Si on écarte les pubis de 4 centimètres, le gain qu'on obtient est tel que, entre le promontoire et la convexité du crâne engagée entre les os, la distance est de 9 centimètres. Si on met en place l'instrument de Farabeuf, la distance entre le promontoire et la convexité de la cuiller n'est que de 8 centimètres (voyez fig. 133).

La méthode qui consiste à employer l'instrument de M. Farabeuf après la symphyséotomie est donc celle qui nécessite l'écartement le plus considérable des pubis.

Il n'est pas douteux que, dans un certain nombre de cas, l'application du mensurateur-levier-préhenseur permettra d'extraire des enfants vivants dans les bassins rétrécis ; si, par exemple, le diamètre promonto-pubien minimum mesure 10 centimètres et le diamètre bipariétal 9 centimètres, on réussira à faire descendre la tête. Il en sera de même après la symphyséotomie. Mais dans tous ces cas les contractions utérines, la version ou le forceps auraient été beaucoup plus efficaces.

A maintes reprises, Budin a répété ces diverses expériences en utilisant des fœtus plus gros ou des fœtus plus petits, des bassins plus larges ou des bassins moins grands : il a toujours obtenu des résultats analogues.

Le mensurateur-levier-préhenseur étant un instrument complexe et d'une application parfois difficile, il ne nous semble pas que son emploi doive être préféré aux autres procédés d'extraction.

P. B. — L. Demelin.

CHAPITRE III

VERSION

Bibliographie chronologique. — Guillemeau. De la grossesse et accouchement des femmes. Paris, 1621. — Peu. Pratique des accouchements. Paris, 1694. — Mauriceau. Traité des maladies des femmes grosses. Paris, 1713. — Pugh. Treatise of midwifery, 1717, p. 11. — Deventer. Observations importantes sur le manuel des accouchements. Paris, 1734. — Smellie. Traité théorique et pratique des accouchements. Trad. Préville, Paris, 1754. — Puzos. Traité des accouchements. Paris, 1759, p. 186. — Levret. L'art des accouchements. Paris, 1761. — Deleurye. Traité des accouchements. Paris, 1770. — Baudelocque. Traité des accouchements, t. II. Paris, 1781. — Flamant. Tableau synoptique des accouchements. Strasbourg, 1795. — Wigand. Ueber Wendung durch äussere Handgriffe. Hamb. Magaz., 1807, Hambourg, 1812. (Trad. par F.-J. Herrgott, Strasbourg, 1857.) — Lachapelle. La pratique des accouchements, t. II, 1825. — Deutsch. De versione fœtus in pedes. Dorpat, 1826. — Pingeon. Archives de médecine, t. XXX, 1832. — Mme Boivin. Mémorial de l'art des accouchements. Paris, 1836, p. 267. — A. Paré. Édit. Malgaigne. Paris, 1840, t. II, p. 623. — Dugès. Traité de la science et de l'art des accouchements, 1840. — Hubert (de Louvain). De la version par manœuvres externes. Mémoires de l'Acad. roy. de Belgique, 1843, p. 109. — Désormeaux et P. Dubois. Article Version, in Dictionnaire en 30 vol., 1846. — Jacquemier. Manuel des accouchements, t. II, 1846. — Pajot. Thèse d'agrégation. Paris, 1853. — P. Dubois. Mémoires de l'Acad. de méd. de Paris, t. 11, 1853. — Mattei. Essai sur l'accouchement physiologique. Paris, 1855, p. 136, 174, 182. — Scanzoni. Précis théorique et pratique de l'art des accouchements, trad. Picard. Paris, 1859. — NIVERT. De la version par manœuvres externes. Thèse Paris, 1862. — HYERNAUX. Bull. Acad. de méd. de Belgique, n° 1, 1862. — BRAXTON HICKS. Obstetrical Transact., 1864, vol. V, p. 219. — JOULIN. Mém. Acad. de méd., 1865, t. XXVII, p. 1. — LENOIR, SÉE et TARNIER. Atlas complémentaire de tous les traités d'accouchements. Art. Version, p. 238, 1865. — CAZEAUX et TARNIER. Traité théorique et pratique de l'art des accouchements. Paris, 7e édit., 1867. — DEPAUL. Dictionnaire encycloped. des sciences médicales, Art. Bassins viciés, 1868. — FRITSCH, Archiv für Gyn., 1872, Bd IV, p. 483. — BARNES. Leçons sur les opérations obstétricales, trad. Cordes. Paris, 1873. — SIMPSON. Clinique obstétricale, trad. Chantreuil. Paris, 1874, p. 363. — MILNE. Edinburgh med. Journ., fév. 1874. — GOODELL. Amer. Journ. of obst., août 1875, p. 193. — SCHRŒDER. Manuel des accouchements, trad. Charpentier. Paris, 1875. — PINARD. Des contre-indications de la version. Thèse d'agrégation, Paris, 1875. — RUGE. Zeitschr. für Geb. und Frauen, 1873, trad. Charpentier in Bulletin général de thérapeutique, 1876. — DUCOURNEAU. Thèse Paris, 1876. — M. DUNCAN. Mécanisme de l'accouchement normal et pathologique, trad. Budin, 1876. — GUÉNIOT. Archives de tocologie, novembre 1877, p. 651. — M. DUNCAN. Obst. Journ. of great Britain, vol. VI, 1878, p. 241. — MATTEI. Du palper abdominal et de la version par manœuvres externes, 1re partie, 1879. — CHAIGNOT. Thèse Paris, 1879. — CHAMPETIER DE RIBES. Thèse Paris, 1879. — PLAYFAIR. Traité de l'art des accouchements, trad. Vermeil. Paris, 1879. — NÆGELE et GRENSER. Traité pratique de l'art des accouchements, trad. Aubenas, 1880, p. 283. — CHIARLEONI. Article Rivolgimento in Enciclopedia medica italiana, 1881. — MANGIAGALLI. Annali di ostetricia, mai-août 1881, p. 419. — C. BRAUN. Lehrb. der gesammt. Gynæk., Wien, 1881, p. 752. — SPIEGELBERG. Lehrb. der Geburtsh., 1882. — GRYNFELLT. Quelques réflexions sur la version par manœuvres externes, Montpellier, 1882. — F.-J. HERRGOTT. Annales de Gynécologie, avril 1882. — BOUCHACOURT. Art. Dystocie pelvienne, in Dictionnaire encyclopédique des sciences médic., 1885. — DEGOUL. De la version podalique partielle. Thèse Paris, 1885. — F.-J. HERRGOTT. Art. Version, in nouveau Dictionnaire de médec. et de chir., 1886 (bibliographie). — DUMAS. De la version en général et particulièrement de la version par manœuvres externes. Montpellier, 1886. — BUDIN. De la tête du fœtus. Thèse Paris, 1876, et Obstétrique et Gynécologie, p. 135, 1886. — GALABIN. Manual of midwifery, p. 786. Londres, 1886. — THORN. Zeitschr. für Geb. und Gyn., Bd XIII, 1886. — AUVARD. Version par manœuvres mixtes. Bulletin médical, 29 juin 1887. — CHARLES (de Liège). Cours d'accouchement donné à la Maternité de Liège, 1887. — BUDIN. La Semaine médicale, 28 décembre 1887. — LEFOUR. Archives de Tocologie, 1888, p. 524. — LOVIOT. Bulletins et Mémoires de la Société obstétricale et gynécologique de Paris, 12 juillet 1888, p. 232. — MAYGRIER. Article Version in Dictionnaire encyclopédique des sciences médicales, 1888. — NAGEL. Die Wendung bei engem Becken. Archiv für Gyn., 1889, Bd XXXIV, 1. — PINARD. Traité du palper abdominal, 2e édition, Paris, 1889. — WINCKEL. Berlin. klinische Wochenschr., 1889. — BUDIN. Leçons de clinique obstétricale. Paris, 1889, p. 415. — CHARPENTIER. Traité des accouchements, t. II, 1890. — LASKINE. Essai sur la version bipolaire. Thèse Paris, 1890. — BUDIN et CROUZAT. La pratique des accouchements à l'usage des sages-femmes. Paris, 1891. — FARABEUF et VARNIER. Introduction à l'étude clinique et à la pratique des accouchements. Paris, 1891. — DEMELIN. Annales de la Société obstétricale de France, 1892, p. 47. — BUDIN. Annales de la Société obstétricale de France, 1893, p. 145 et p. 391. — BAR. Annales de la Société obstétricale de France, 1893, p. 385. — DEMELIN. Journal des Praticiens, 22 août et 6 octobre 1894. — DUBRISAY. Contribution à l'étude de la version dans les bassins rétrécis. Thèse Paris, 1894. — PERRET. Accouchement prématuré provoqué et symphyséotomie. Thèse Paris, 1894. — SPÆTH. Wendung bei Symphyseotomie. Monatschr. für Geb. und Gyn., août 1895, p. 83. — THORN. Zeitschr. für Geb. und Gyn., XXXI, 1895. — ZWEIFEL. Centralbl. für Gyn., 18 mai 1895. — BARBOUR. Supplement to the atlas of the anatomy of labour. Edinburgh and London, 1896. — BRINDEAU. Du détroit moyen au point de vue obstétrical. Thèse Paris, 1896. — TRUZZI. IIIe Congrès de la Soc. italienne d'obstétr. et de gyn., Rome, 1896. — NOACK. Du relèvement des bras dans l'extraction par les pieds. Thèse Lyon, 1897. — GUÉRIN-VALMALE. Difficultés de la version podalique interne. Thèse Montpellier, 1897. — BUDIN. Femmes en couches et nouveau-nés. Paris, 1897, p. 206. — BUDIN. De la dystocie causée par l'anneau de Bandl. L'Obstétrique, 15 juillet 1898. — DEMELIN. L'Obstétrique, 15 janvier 1898. — TREUB. Annales de la Société obstétricale de France, 1898, p. 73. — MÜLLER. Monatschr. für Geb., 1898, Bd VIII, H. 5. — CUZZI. Tratt. di Ost. e Gin., Milan, 1898. — BONNAIRE et BUÉ, LEBEDEFF, PINZANI, WALCHER. Rapports sur l'influence de la position sur la forme et les dimensions du bassin. IIIe Congrès international de gynécologie et d'obstétrique, Amsterdam, août 1899. — RUBINROT. Contribution à l'étude de la symphyséotomie. Thèse de Paris, 1899. — MERLETTI. Monatschr. für Geb., Bd X, H. 3, septembre 1899. — CHÉRON. Des difficultés de la version causées par la rétraction de l'anneau de Bandl. Thèse Paris, 1899. — RAPIN. Congrès international d'Amsterdam, in Annales de Gynécologie, août-septembre 1899, p. 326.

Nomenclature alphabétique des auteurs.

AUVARD, 1887.
BAR, 1893.
BARBOUR, 1896.
BARNS, 1873.
BAUDELOCQUE, 1781.
BOIVIN, 1836.
BONNAIRE et BUÉ, 1899.
BOUCHACOURT, 1885.
C. BRAUN, 1881.
BRAXTON HICKS, 1864.
BRINDEAU, 1896.
BUDIN, 1876, 1886, 1887, 1889, 1891, 1893, 1897, 1898.
CAZEAUX et TARNIER, 1867.
CHAIGNOT, 1879.
CHAMPETIER DE RIBES, 1879.
CHARLES (de Liège), 1887.
CHARPENTIER, 1876, 1890.
CHÉRON, 1899.
CHIARLEONI, 1881.
CROUZAT, 1891.
CUZZI, 1898.
DEGOUL, 1885.
DELEURYE, 1770.
DEMELIN, 1892, 1894, 1898.
DEPAUL, 1868.
DÉSORMEAUX et P. DUBOIS, 1846.
DEUTSCH, 1826.
DEVENTER, 1734.
P. DUBOIS, 1853.
DUBRISAY, 1894.
DUCOURNEAU, 1876.
DUGÈS, 1840.
DUMAS, 1886.
M. DUNCAN, 1876, 1878.
FARABEUF et VARNIER, 1891.
FLAMANT, 1795.
FRITSCH, 1872.
GALABIN, 1886.
GOODELL, 1875.
GRYNFELLT, 1882.
GUÉNIOT, 1877.
GUÉRIN-VALMALE, 1897.
GUILLEMEAU, 1621.
F.-J. HERRGOTT, 1882, 1886.
HUBERT (de Louvain), 1843.
HYERNAUX, 1862.
JACQUEMIER, 1846.
JOULIN, 1865.
LACHAPELLE, 1825.
LASKINE, 1890.
LEBEDEFF, 1899.
LEFOUR, 1888.
LEVRET, 1761.
LOVIOT, 1888.
MANGIAGALLI, 1881.
MATTEI, 1855, 1879.
MAURICEAU, 1713.
MAYGRIER, 1888.
MERLETTI, 1899.
MILNE, 1874.
MÜLLER, 1898.
NÆGELE et GRENSER, 1880.
NAGEL, 1889.
NIVERT, 1862.
NOACK, 1897.
PAJOT, 1853.
A. PARÉ, 1840.
PERRET, 1894.
PEU, 1694.
PINARD, 1875, 1889.
PINGEON, 1832.
PINZANI, 1899.
PLAYFAIR, 1879.
PUGH, 1787.
PUZOS, 1759.
RAPIN, 1889.
RUBINROT, 1899.
RUGE, 1873.
SCANZONI, 1859.
SCHRŒDER, 1875.
SIMPSON, 1874.
SMELLIE, 1754.
SPÆTH, 1895.
SPIEGELBERG, 1882.
TARNIER (LENOIR, SÉE et), 1865.
THORN, 1886, 1895.
TREUB, 1898.
TRUZZI, 1896.
WALCHER, 1899.
WIGAND, 1807, 1812.
WINCKEL, 1889.
ZWEIFEL, 1895.

La version est une opération obstétricale qui a pour but d'éloigner du détroit supérieur la région fœtale qui s'y présente, afin de lui substituer une présentation plus favorable.

La sortie de enfant n'étant normalement possible que lorsqu'il se présente par une de ses extrémités, la version est, suivant les cas, *céphalique* ou *pelvienne*.

Il y a plusieurs manières de pratiquer la version.

On transforme la présentation par des manœuvres extérieures, à travers les parois abdominale et utérine : c'est la *version par manœuvres externes*.

On opère cette transformation à l'aide de la main introduite dans la cavité utérine : c'est la *version par manœuvres internes*, qu'on appelle d'ordinaire simplement *version*.

On peut recourir enfin à des manœuvres externes et internes combinées : c'est la *version mixte, bimanuelle, bipolaire*.

ARTICLE PREMIER

VERSION PAR MANŒUVRES EXTERNES

Entrevue par les anciens, la version par manœuvres externes est réellement l'œuvre de Wigand, de Hambourg (1807 et 1812), dont l'important mémoire ne fut bien connu en France que par la traduction de F-.J. Herrgott en 1857. Parmi les principaux accoucheurs dont les noms se rattachent à cette opération, il y a lieu de citer tout particulièrement Hubert, de Louvain (1843) en Belgique et Mattei (1815) en France.

Depuis, elle a suscité de nombreux travaux ; mais c'est Tarnier et son élève Pinard qui ont grandement contribué à la vulgariser en perfectionnant le palper abdominal, et en insistant sur la nécessité de bien fixer la présentation amenée au détroit supérieur.

Indications. — La version par manœuvres externes est, sauf de rares exceptions, essentiellement céphalique.

Sa grande indication réside dans les présentations du tronc. Lorsqu'on constate à la fin de la grossesse, ou même au début du travail, l'existence d'une présentation de l'épaule, on doit toujours tenter cette opération bénigne, afin d'éviter à la femme une opération beaucoup plus sérieuse, la version par manœuvres internes. Tous les accoucheurs sont d'accord sur ce point.

Il n'en est plus de même en ce qui concerne la présentation du siège. Ici l'indication est restée sujette à de nombreuses controverses. Hubert, de Louvain, qui considérait l'accouchement par le siège comme normal, déclarait que la version céphalique par manœuvres externes est inutile dans les cas où le fœtus se présente par l'extrémité pelvienne. Scanzoni, Martin, F.-J. Herrgott, Depaul, Pajot, Charpentier, Charles (de Liège), n'admettent pas non plus cette indication. Les arguments de ces auteurs sont que la version est ou inutile ou souvent impossible : inutile chez les multipares, à cause de la laxité des parties molles et de la facilité avec laquelle se fait l'accouchement dans les cas ordinaires; impraticable chez la plupart des primipares, à cause de la résistance si fréquente des parois utéro-abdominales.

Au contraire, Mattei conseillait de transformer le siège en sommet, et Pinard regarde cette indication comme formelle, étant donnés les dangers de l'accouchement par le siège et la mortalité des enfants pendant l'extraction.

En principe, la version par manœuvres externes nous paraît indiquée dans la présentation du siège, à cause de la gravité du pronostic pour l'enfant, comparativement à sa bénignité dans la présentation du sommet.

Mais il faut reconnaître aussi qu'on peut se dispenser assez souvent de cette opération. Les indications en sont restreintes par diverses circonstances : fréquence des mutations jusqu'à la fin de la grossesse et transformation spontanée possible du siège en sommet; rareté des risques courus par l'enfant quand les femmes sont placées dans de bonnes conditions, par exemple quand elles accouchent dans des Maternités où elles reçoivent les soins de personnes expérimentées; difficulté de faire évoluer le fœtus chez certaines primipares à parois très résistantes; difficulté de la contention après la transformation du siège en sommet, surtout quand il y a excès de liquide amniotique.

Aussi, tout en admettant d'une façon générale l'indication de la version externe dans la présentation de l'extrémité pelvienne, nous ne la croyons pas absolue dans tous les cas, et nous pensons qu'avant de la tenter, on devra tenir compte de toutes les circonstances que nous venons d'indiquer.

Les présentations de la face et du front sont une indication à la version externe au début du travail, quand la région fœtale est encore élevée, ou à peine fixée au détroit supérieur.

Diverses manœuvres ont été indiquées dans le but de transformer la face ou le front en sommet, par Tarnier, Schatz et Welponer, Pinard et Thorn. Ce sujet a déjà été traité dans le tome I (p. 716-717).

D'autres indications de la version par manœuvres externes peuvent être réalisées dans certains cas de dystocie.

C'est ainsi qu'il peut être utile, par exemple, de ramener en bas la tête ou le siège dans l'insertion vicieuse du placenta, ce qui n'est d'ailleurs, comme l'a dit Auvard, qu'un des stades du traitement du placenta prævia.

Y a-t-il lieu de songer à la version externe dans les rétrécissements antéro-postérieurs du bassin? La version pelvienne est-elle préférable à la version céphalique? C'est là une question qui a soulevé bien des discussions. Se basant sur la plus grande facilité qu'a, selon eux, la tête à sortir la dernière dans les bassins rachitiques, surtout avant terme, Goodell, Milne, Barnes ont conseillé, contrairement à la plupart des accoucheurs, de faire la version pelvienne et de provoquer l'accouchement.

Les expériences de Budin, de M. Duncan, de Champetier de Ribes, concluent dans le même sens. Ce qu'il y a de certain, c'est qu'il existe des observations cliniques dans lesquelles en effet la tête dernière traverse plus aisément le rétrécissement que venant la première, et cela non seulement avant terme, mais même à terme. La version pelvienne par manœuvres externes peut donc être indiquée dans certaines variétés de rétrécissement du bassin. C'est tout ce que nous nous bornons à dire ici, renvoyant le lecteur au chapitre des vices de conformation du bassin (tome III), où a été spécialement étudiée la question de la version dans les rétrécissements pelviens.

Contre-indications. — La grossesse gémellaire est une contre-indication à la version par manœuvres externes, à cause de la grande difficulté qu'on éprouverait à faire évoluer l'un des jumeaux. L'opération a pu cependant réussir exceptionnellement, témoin les deux faits suivants.

Le premier est cité par Pinard : « Dans un cas de grossesse gémellaire méconnue, un accoucheur, croyant avoir affaire à une présentation du siège dans une grossesse simple, transforma, après bien des efforts qui le fatiguèrent beaucoup, la présentation pelvienne en présentation du sommet. Quelques jours après, le travail se déclara, et on assista à la naissance de deux beaux enfants, qui tous les deux se présentèrent par le sommet. » Le second cas a été observé par Loviot, qui nous en a donné la communication orale (1887). Ayant diagnostiqué une présentation du siège décomplété mode des fesses, il réussit à la ramener la tête en bas, bien qu'il y eût une grossesse double, restée d'ailleurs méconnue.

La présentation du siège mode des fesses, profondément engagé, décrite par Budin, est une seconde contre-indication à la version externe à cause de l'impossibilité de dégager le siège de l'excavation.

Certaines malformations de l'utérus, telles que sa bifidité, son développement dans le sens transversal, favorisent les présentations du tronc, et contre-indiquent en même temps la version externe.

Nous citerons enfin parmi les contre-indications les cas où, les membranes étant rompues, il y a procidence du cordon, et ceux où l'épaule a subi un commencement d'engagement.

A côté des contre-indications réelles, il existe des circonstances qui sont simplement défavorables à la version.

Telles sont la primiparité qui crée parfois des difficultés insurmontables à cause de la résistance des parties molles; l'épaisseur et la surcharge graisseuse des parois abdominales, qui gênent le palper; la rupture prématurée des membranes, qui, par la rétraction utérine qu'elle entraîne, rend l'évolution du fœtus moins facile.

L'excès de liquide amniotique donne au contraire au fœtus une telle mobilité qu'il devient malaisé de le maintenir dans une position fixe. L'ascite ne permet qu'avec peine de lui imprimer les mouvements nécessaires. Les tumeurs de l'utérus, des annexes et de leur voisinage apportent aussi une certaine gêne aux manœuvres opératoires. Il faut signaler encore la brièveté du cordon que nous retrouverons, ainsi que la plupart des autres circonstances défavorables, aux difficultés du manuel opératoire.

Il existe par contre des conditions favorables. Ce sont la multiparité, la petitesse du fœtus, l'intégrité des membranes, qui facilitent l'opération d'une façon si évidente qu'il est inutile d'insister.

Manuel opératoire.— C'est à partir de la fin du huitième mois et surtout dans les derniers jours de la grossesse qu'il est préférable de pratiquer la version par manœuvres externes. Avant le neuvième mois, le fœtus, trop petit, est difficile à fixer. Et puis il faut toujours compter avec des mutations possibles jusqu'à une époque avancée, c'est-à-dire avec la transformation spontanée de la présentation en celle du sommet. Wigand conseillait même de n'exécuter l'opération qu'au début du travail. Bien que cette attente soit exagérée, il n'en est pas moins vrai que parfois la version a pu être tentée avec succès à ce moment, alors que la dilatation est peu avancée, la poche des eaux intacte, et que les contractions utérines ne sont pas trop rapprochées. On doit donc tout au moins essayer de la faire quand on est appelé dans ces conditions tardives, auprès d'une femme qui a, par exemple, une présentation de l'épaule.

Avant de procéder à l'opération, on devra s'assurer que la vessie et le rectum sont vides. La femme sera couchée horizontalement, sur le dos, les membres inférieurs étendus pour éviter toute contraction de la paroi abdominale, les membres supérieurs en résolution complète, allongés le long du corps. Elle ne devra faire aucun mouvement, aucun effort.

L'accoucheur évitera d'avoir les mains froides pour ne pas provoquer de contractions abdominales ou utérines. Placé du côté du lit où il lui sera le plus

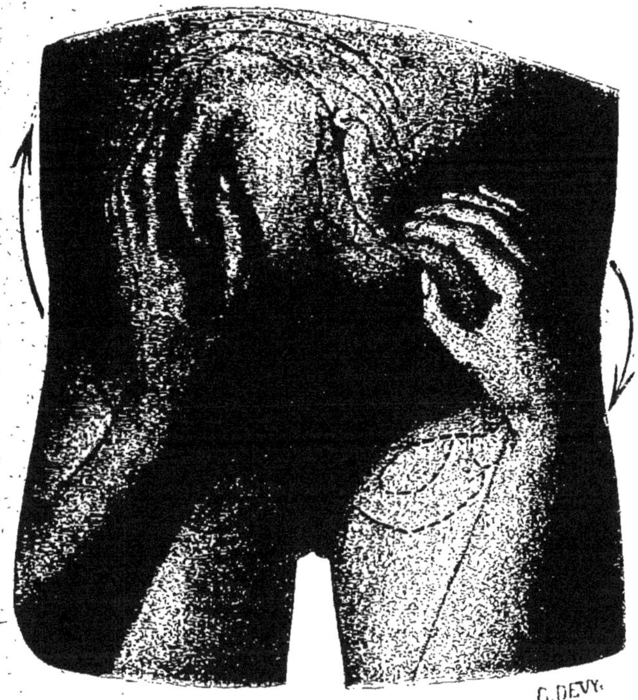

FIG. 135. — Version par manœuvres externes dans la présentation de l'épaule. Position des mains et direction des pressions (d'après Pinard).

aisé d'opérer, il découvrira entièrement le ventre et commencera ses manœuvres.

Indiquons-les successivement dans la présentation du tronc et dans celle du siège.

Présentation du tronc. — Les deux mains sont placées sur chacune des extrémités fœtales; elles agissent simultanément et en sens inverse, l'une appuyant sur la tête pour la diriger en bas, l'autre sur le siège pour le repousser au fond de l'utérus (fig. 135). On a soin de n'exercer que des pressions modérées, et d'opérer en l'absence de toute contraction utérine.

Le fœtus est rarement placé tout à fait transversalement. Le plus souvent, il a une direction plus ou moins oblique. La tête est d'ordinaire située plus bas que le siège, elle peut reposer dans la fosse iliaque, et se rapprocher même de l'excavation au point d'affleurer la marge du bassin.

Quand la présentation est franchement transversale, on pratique la version par manœuvres externes, comme nous venons de l'exposer.

Quand la tête est dans la fosse iliaque, plusieurs auteurs ont conseillé de faire coucher simplement la femme sur le côté où est la tête, et d'interposer au besoin un coussin entre la paroi abdominale et le lit. De cette façon l'utérus étant redressé longitudinalement, la tête poussée vers le détroit supérieur

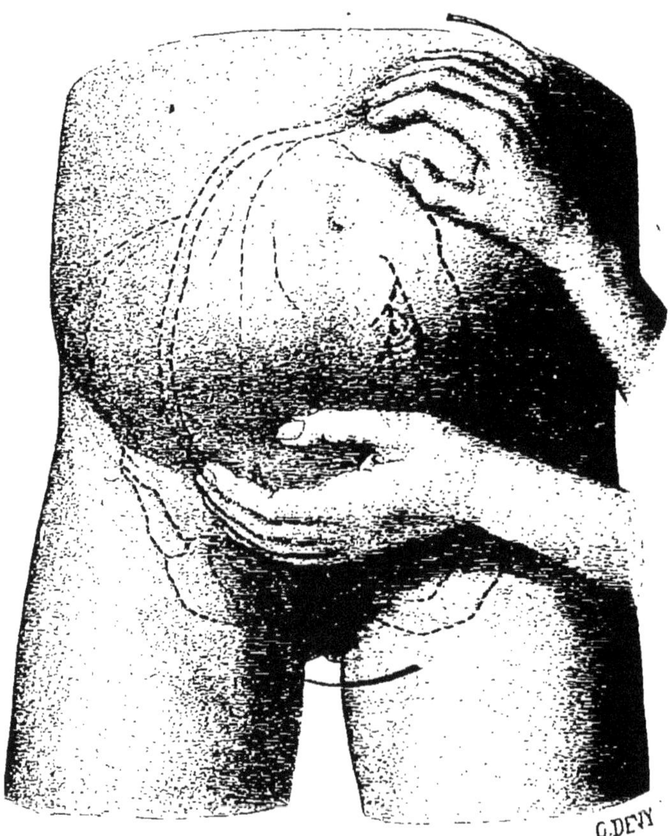

Fig. 136. — Version par manœuvres externes dans la présentation du siége. Position des mains et direction des pressions (d'après Pinard).

pourrait s'y engager. Ce moyen réussit quelquefois, mais il est trop souvent infidèle pour que nous puissions le recommander, et nous pensons qu'on doit pratiquer la version céphalique externe comme précédemment. Nivert a admis qu'il suffit de faire des pressions sur la tête pour l'abaisser et amener une présentation du sommet, mais ce procédé peut échouer, et les pressions exercées sur les deux extrémités sont bien préférables.

Lorsque la tête est tout près du détroit supérieur, il n'y a pas à proprement parler de présentation du tronc, mais le fœtus occupe une situation intermédiaire à la présentation du sommet et à celle de l'épaule. Y a-t-il alors lieu de recourir à la version par manœuvres externes ? Avec Tarnier, nous ne le pensons pas. Au moment du travail, les contractions utérines rectifient l'attitude vicieuse du fœtus, qui prend une direction longitudinale : la tête glisse en bas et en dedans, et se place au détroit supérieur en présentation du sommet.

Présentation du siège. — Quand le siège est mobile au détroit supérieur, on se comporte comme pour la présentation du tronc. Les mains, appuyées sur les deux extrémités du fœtus, les repoussent en sens inverse, de façon à abaisser la tête par le chemin le plus court (fig. 136). En opérant lentement, avec douceur, par petites poussées, on arrive presque toujours au résultat désiré.

Mais l'opération est un peu plus délicate lorsque le siège est fixé au détroit supérieur, et surtout lorsqu'il se présente en mode des fesses et qu'il a subi un léger degré d'engagement.

Dans ce cas, il faut commencer par mobiliser le siège. Les mains appuyées de chaque côté sur le pelvis exercent sur lui des mouvements de pression alternatifs pour le dégager du détroit supérieur. La chose n'est pas toujours possible. Pinard a recommandé d'introduire alors un doigt dans le vagin, et de repousser « en haut le segment inférieur sur lequel appuie la région fœtale qu'on dirige vers l'un des côtés du grand bassin ». Mais ce procédé peut échouer.

Dans un cas que nous avons observé en 1887 à la Clinique d'accouchements, nous avons essayé vainement de mobiliser l'extrémité pelvienne, d'abord avec les mains placées à l'extérieur, puis en employant le moyen indiqué par Pinard. Nous avons alors donné au Dr Loviot, chef de clinique, le conseil de procéder de la façon suivante : administrer du chloroforme et introduire la main entière dans le vagin pour repousser le siège au-dessus du détroit supérieur, tandis que l'autre main, placée sur l'abdomen, aiderait à ce dégagement. Cette manœuvre eut un plein succès, et l'évolution du fœtus put ensuite être opérée facilement.

Depuis, cette manière de faire a été conseillée également par Pinard dans le cas où un doigt ne parviendrait pas à déloger le siège. « Dans certains cas, dit-il, deux doigts sont nécessaires et même exceptionnellement peut-on être obligé d'introduire *la main* dans le vagin. Dans ces conditions, la patiente doit être anesthésiée, surtout si elle est primipare. » (*Traité du palper abdominal*, 2e édition, 1889, p. 282.)

Loviot a eu l'occasion de recourir à la même méthode dans un certain nombre de cas analogues : il lui a donné le nom de version par manœuvres vagino-abdominales.

Toutefois, bien que nous ayons indiqué, le premier, cette manière de procéder, nous tenons à bien faire remarquer qu'il s'agit là d'un mode d'intervention qui n'est pas sans une certaine gravité, puisqu'il exige l'emploi du chloroforme. Aussi ne nous paraît-il guère applicable que dans une Maternité, là où le personnel médical est nombreux, et où on peut s'entourer de toutes les précautions nécessaires. Nous avons plus haut fait des réserves à l'égard de l'opportunité de la transformation du siège en sommet. Dans bien des cas, cette transformation ne nous semble pas formellement indiquée. Si donc on veut la tenter, c'est au moins à la condition qu'elle n'expose la femme à aucun danger.

Il est une autre circonstance qui peut mettre obstacle à l'évolution du fœtus: c'est lorsque la tête, recouverte par les fausses côtes, cachée le plus souvent sous le foie, est difficilement accessible. Il faut alors essayer de la dégager soit directement, soit par des mouvements imprimés au siège, ou mieux encore en plaçant la femme sur le côté, ou dans la position génu-pectorale.

Difficultés de la version par manœuvres externes. — En pratiquant la version par manœuvres externes, l'accoucheur peut se heurter à des difficultés qui, presque toutes, sont dues aux circonstances défavorables dans lesquelles il a entrepris l'opération, et dont nous avons parlé plus haut.

La primiparité peut, en raison de la résistance des parois addominale et utérine, créer un obstacle sérieux, parfois même invincible à la mobilisation du fœtus. Pinard a rapporté un fait où Tarnier et lui ne purent, dans un cas de présentation de siège, arriver à faire la version externe, et cela malgré l'administration du chloroforme, tant la paroi de l'abdomen était résistante et tendue. Nous avons observé un fait où l'anesthésie n'a pu avoir raison de la tonicité exagérée de la paroi utérine.

Hâtons-nous de dire que, chez les primipares, il est loin d'en être toujours ainsi. Si on éprouve un échec, il ne faut pas se décourager, et souvent en renouvelant de temps en temps les tentatives, en y mettant du temps et de la patience, on finit par réussir.

Chez quelques femmes, les pressions exercées sur le ventre déterminent des contractions spasmodiques des muscles de la paroi abdominale, qui mettent un obstacle à l'opération ; on fera ordinairement cesser ces contractions en invitant la femme à respirer largement, la bouche ouverte. Dans d'autres cas, la pression est douloureuse, soit par suite d'une hyperesthésie spéciale, soit à cause d'une névralgie lombo-abdominale ; il en résultera encore un état de contraction des muscles abdominaux fort gênant pour l'opérateur. Des inhalations de chloroforme seront parfois nécessaires. Quant à la douleur ovarique, décrite par Budin et Chaignot, elle ne constitue qu'un obstacle insignifiant. Sa localisation la fera aisément reconnaître, et il suffira d'éviter de presser sur l'abdomen dans la région où elle existe.

Enfin la brièveté du cordon peut être cause de difficultés insurmontables dans l'accomplissement de la version externe (voir Brièveté du cordon, p. 71). Cette anomalie de la tige funiculaire ne peut guère être diagnostiquée; tout au plus peut-on la soupçonner; aussi ne doit-on pas la ranger parmi les contre-indications, mais parmi les difficultés de la version. L'obstacle qu'elle apporte à l'évolution du fœtus et les accidents qui pourraient survenir si l'on s'acharnait à vouloir modifier quand même la présentation, montrent avec quelle prudence on doit toujours pratiquer cette opération.

Quand la version par manœuvres externes est faite avec douceur et circonspection, elle n'est nullement dangereuse. C'est donc à tort qu'on l'a accusée de provoquer la rupture des membranes, l'accouchement prématuré, le décollement du placenta, la rupture de l'utérus, etc... Ce sont là des craintes purement théoriques, qu'aucun fait clinique n'est encore venu confirmer.

Fixation du fœtus. — C'est un fait depuis longtemps reconnu que lorsqu'on a transformé la présentation et amené le sommet au détroit supérieur, le fœtus peut se déplacer de nouveau et reprendre son attitude vicieuse, et cela surtout chez les multipares. Pour empêcher ce déplacement, il faut user de moyens de contention qui fixent la tête en bas.

Wigand, pour obvier à l'inconvénient que nous venons de signaler, n'opérait qu'au début du travail, et rompait ensuite les membranes; mais outre la difficulté de faire la version pendant le travail, la rupture précoce des membranes peut avoir des conséquences fâcheuses.

Le seul moyen vraiment pratique consiste à maintenir la région fœtale fixée à l'entrée du bassin à l'aide d'un bandage approprié ou d'une ceinture.

Hubert, de Louvain, préconisait un simple bandage de corps, et interposait des tampons d'ouate entre la paroi abdominale et le bandage dans les points où il jugeait nécessaire d'exercer une pression plus considérable.

Mattei, Grynfellt ont imaginé des ceintures spéciales.

Pinard, pensant que les déplacements du fœtus après la version par manœuvres externes sont dus à un défaut de tonicité des parois utérine et abdominale, a, dans le but de suppléer à l'insuffisance de cette dernière, fait construire une ceinture dite eutocique. Cette ceinture, très large en avant, où elle recouvre tout l'abdomen, est étroite sur les côtés et en arrière; elle se lace sur le devant, et est munie de sous-cuisses. Il en existe trois modèles de grandeur différente, qu'on emploie suivant le volume du ventre de la femme.

Toutefois, la paroi abdominale ne joue qu'un faible rôle dans l'accommodation, dont les muscles utéro-pelviens sont un des principaux agents (Thévenot, Budin). Aussi est-il arrivé plusieurs fois que, malgré l'application de la ceinture eutocique, le fœtus s'est déplacé et a repris son attitude primitive. Pinard a reconnu lui-même cet inconvénient et a muni sa ceinture de deux coussins à air qu'on peut gonfler à volonté du côté où le fœtus a le plus tendance à remonter.

La ceinture eutocique n'est pas toujours facile à se procurer et le cuir des poches latérales dont elle est pourvue détermine parfois des excoriations cutanées qui la rendent difficilement supportable. On peut, à son défaut, se servir d'un appareil assez analogue à celui de Hubert, et recommandé par Tarnier. Il consiste en un bandage de toile à la face interne duquel on fait coudre, à des hauteurs variables, suivant le point qu'on veut comprimer le plus, des rouleaux de linge qui forment des tampons plus résistants que l'ouate. Des bandes de toile, fixées en bas et en arrière du bandage et ramenées en avant, servent de sous-cuisses et empêchent le bandage de remonter.

Cet appareil très simple maintient bien la tête; il n'exige qu'un peu de surveillance au cas où il viendrait à se relâcher. Nous nous en sommes servi en maintes circonstances; nous n'avons jamais observé de déplacement du fœtus, et nous avons toujours vu les femmes accoucher en présentation du sommet.

ARTICLE II

VERSION PAR MANŒUVRES INTERNES

C'est la version proprement dite. Son origine remonte à Hippocrate ; dans ces temps reculés, on ne reconnaissait comme naturelle que la présentation du sommet, et on ne pratiquait que la version céphalique. C'est Celse qui, le premier, admit la version podalique, mais seulement sur l'enfant mort. Le mérite d'avoir recommandé la version pelvienne pour extraire un enfant vivant revient à Soranus d'Éphèse, ainsi que l'a démontré le professeur F.-J. Herrgott dans une intéressante étude historique.

Mais la doctrine de Soranus tomba dans l'oubli ; on revint avec Galien à la version céphalique, et ce n'est qu'au XVIe siècle qu'Ambroise Paré et son élève Guillemeau préconisèrent de nouveau la version pelvienne, qui entra définitivement dans la pratique. Tous les accoucheurs y eurent dès lors recours pour terminer rapidement l'accouchement lorsque cela était nécessaire, d'autant plus que la version fut longtemps la seule opération qui leur permît l'extraction d'un enfant vivant. L'apparition du forceps vint modifier et restreindre l'emploi de la version dont les indications devinrent en même temps plus précises.

Aujourd'hui, la version par manœuvres internes est presque exclusivement podalique ou pelvienne, et malgré les tentatives faites par Smellie, Flamant, d'Outrepont, Busch, etc., pour ressusciter la version céphalique, cette dernière a presque entièrement disparu de la pratique, et c'est à la version par manœuvres externes qu'on s'adresse lorsqu'on veut amener la tête au détroit supérieur.

VERSION CÉPHALIQUE

Nous dirons cependant quelques mots de la version céphalique par manœuvres internes pour les cas très rares où on pourrait être appelé à la pratiquer.

Il existe deux procédés opératoires : l'un agit sur la tête indirectement ; l'autre, directement.

Dans le premier, qui est dû à Flamant et à d'Outrepont, on introduit une main dans l'utérus et on repousse la partie fœtale, l'épaule par exemple, qui se présente, jusqu'à ce que le corps du fœtus se déplaçant en entier, la tête vienne à descendre au détroit supérieur. On peut aider à cette descente avec l'autre main à travers la paroi abdominale.

Dans le second procédé, celui de Busch, la main va chercher la tête dans l'utérus, l'accroche jusqu'à la nuque et l'attire en bas.

On comprend combien ces manœuvres, la dernière surtout, doivent être difficiles et pénibles.

Ajoutons que l'accouchement spontané n'est pas certain après la version céphalique, et que la femme est encore exposée à subir une application de forceps après cette première opération.

VERSION PELVIENNE OU PODALIQUE

Elle a pour but de transformer la présentation préexistante en une présentation du siège, et de permettre l'extraction immédiate de l'enfant.

Quelques auteurs, Wigand en particulier, ont conseillé de se borner à amener le siège dans l'excavation et à laisser l'accouchement se terminer seul. Mais il n'y a que des avantages à extraire le siège sans attendre, la version étant justement entreprise dans les cas où la terminaison rapide de l'accouchement est nécessaire dans l'intérêt de la mère ou de l'enfant.

Nous décrirons successivement : *les conditions nécessaires* pour qu'on puisse entreprendre la *version ; le manuel opératoire ; les difficultés de la version ;* enfin son *pronostic et ses indications.*

§1. — Conditions nécessaires pour qu'on puisse entreprendre la version.

On ne doit tenter une version que lorsque certaines conditions indispensables sont réalisées.

1° *Le col doit être complètement dilaté ou dilatable.* — La main doit pouvoir pénétrer dans l'utérus sans violence et sans effraction : c'est ce qui a lieu quand la dilatation de l'orifice utérin est complète. C'est ce qui a encore lieu quand cet orifice est dilatable. Il faut comprendre sous cette désignation un col qui a été préalablement dilaté largement, mais qui est revenu sur lui-même après la rupture de la poche des eaux, parce qu'aucune partie fœtale ne s'est engagée à ce moment. La dilatabilité est reconnaissable alors à ce que l'orifice se laisse facilement distendre, ainsi qu'un ruban de caoutchouc, suivant l'expression de Tarnier, et cela jusqu'à la dilatation complète.

Il y a cependant une exception à la règle que nous venons de poser: c'est lorsqu'on est obligé d'intervenir rapidement dans l'intérêt de la mère ou de l'enfant, comme dans certains cas de placenta prævia, d'éclampsie, de procidence du cordon, d'infection amniotique, etc... Si le col est insuffisamment dilaté, il faut alors, sans attendre que la dilatation se complète d'elle-même, l'effectuer artificiellement. On a recours à la méthode que Tarnier a désignée sous le nom d'*accouchement méthodiquement rapide* (voy. tome III, *Traitement des hémorrhagies par insertion vicieuse du placenta*, p. 615 et suiv.), bien différente de l'accouchement forcé des anciens. Cette dilatation artificielle qu'on fait avec une main, ou avec les deux mains (procédé de Bonnaire, tome III, p. 619), doit être opérée lentement, avec la plus grande prudence. Elle demande un temps variable, et il existe à cet égard de grandes différences suivant qu'on opère chez des primipares ou chez des multipares. Le col des primipares est ferme, résistant, souvent difficile à dilater; chez les multipares, au contraire, le col est plus mou, moins résistant, et se laisse aisément distendre.

Quoi qu'il en soit, la main ne doit franchir le col que lorsque la distension de celui-ci a été portée jusqu'à la dilatation complète. En agissant autrement, en se bornant à dilater le col uniquement dans une étendue suffisante pour laisser passer la main, on expose la mère et l'enfant à des accidents graves.

Le col incomplètement dilaté peut se déchirer pendant l'extraction, et la déchirure s'étend parfois au segment inférieur et même au corps de l'utérus. Ou bien il se rétracte sur le cou du fœtus, et met obstacle au passage de la tête qu'il devient alors très difficile d'extraire, au grand détriment de la vie de l'enfant.

Pour nous résumer, nous dirons que lorsqu'on est obligé de recourir à l'accouchement méthodiquement rapide pour pratiquer une version urgente, c'est à la main de l'opérateur et jamais à la tête du fœtus qu'est dévolu le rôle d'effectuer la dilatation complète de l'orifice utérin.

2° *La partie fœtale ne doit pas être trop profondément engagée.* — On ne peut songer à faire la version que si la présentation est mobile au détroit supérieur et n'empêche pas la main de pénétrer dans l'utérus. Si, par exemple, il existe une présentation du sommet et si la tête a franchi le détroit supérieur, la version est impraticable, et c'est au forceps qu'on doit recourir.

S'il s'agit d'une présentation de l'épaule ayant subi un commencement d'engagement, comme dans l'évolution spontanée, la version ne doit pas être tentée. En pareil cas, on s'exposerait à déchirer le vagin et l'utérus : d'ailleurs le fœtus est mort le plus souvent et c'est l'embryotomie qui est alors indiquée.

3° *L'utérus ne doit pas être trop rétracté.* — Après l'écoulement du liquide amniotique, l'utérus se rétracte et cette rétraction est d'autant plus marquée que la poche des eaux est rompue depuis plus longtemps. Ce même état de l'utérus s'observe à la suite de l'ingestion de seigle ergoté.

Dans les cas de tétanisation, toute tentative de version serait éminemment dangereuse. L'utérus s'applique sur le fœtus, et le segment inférieur distendu et aminci se moule comme un gant sur lui. Dans les présentations de l'épaule le ventre prend une forme caractéristique, indice d'une rupture imminente de l'utérus (voy. tome III, fig. 147).

Si l'on essaye alors d'insinuer la main entre le fœtus et le segment inférieur, on fait éclater celui-ci, suivant le mécanisme indiqué par Bandl et décrit dans le tome III, p. 507 de cet ouvrage à propos des ruptures de l'utérus. Le moment opportun de faire la version est passé; la rétraction prolongée de l'utérus a amené la mort du fœtus, et ici encore, il n'y a plus qu'à faire l'embryotomie.

Par opposition à ce qui précède, l'intégrité de la poche des eaux est une circonstance favorable à la version; toutefois, ce n'est pas là une condition nécessaire, et on peut encore faire évoluer le fœtus, quoiqu'avec plus de peine, quand les membranes sont rompues, surtout lorsque cette rupture est récente et qu'il reste encore dans l'utérus une certaine quantité de liquide amniotique.

L'évolution du fœtus est même encore possible quand les membranes sont rompues depuis un certain temps. Il faut la tenter si l'enfant est vivant et bien portant, et si le liquide amniotique n'a pas d'odeur fétide et est normal. Dans deux cas observés par Budin à la Maternité, où ces conditions étaient réunies, on a pu attendre que le col fût suffisamment dilaté pour faire la version qui a permis d'extraire sans difficulté deux enfants vivants.

Tout autre est la situation quand le liquide amniotique est fétide. L'enfant et la mère courent alors des dangers d'infection ; quand la version est possible, il faut y recourir rapidement après avoir dilaté largement le col, s'il ne l'était qu'incomplètement. Si l'enfant succombe, on lui aura du moins donné les plus grandes chances de salut.

4° *Il faut que le bassin ne soit pas trop rétréci.* — Sans nous occuper ici de la version dans les bassins rétrécis, nous signalons seulement cette condition que le rétrécissement ne doit pas être trop considérable pour gêner l'introduction de la main et empêcher le passage du fœtus à travers la filière pelvienne. Au-dessous de 6 centimètres et demi de diamètre dans le sens antéro-postérieur du bassin (Tarnier), on ne devra jamais tenter la version.

De tout ce qui vient d'être exposé, il résulte qu'il y a pour faire la version un véritable *temps d'élection* (F.-J. Herrgott). C'est le moment où la dilatation est complète, la poche des eaux étant encore intacte ou venant de se rompre.

Il existe aussi un *temps de nécessité* (F.-J. Herrgott). C'est quand, après la rupture des membranes, une mauvaise présentation trop longtemps méconnue ou un accident quelconque réclame une prompte intervention. Mais il reste bien entendu qu'on ne doit jamais opérer en dehors des conditions que nous avons indiquées : dilatation complète ou complétée artificiellement ; utérus non trop rétracté, partie fœtale non engagée, bassin peu rétréci.

Lorsque ces conditions n'existent pas, on ne doit jamais entreprendre la version, l'enfant fût-il encore vivant. Ce serait, dans le but illusoire de sauver un enfant dont la vie est irrémédiablement compromise, exposer la mère aux plus graves dangers.

Lorsqu'on opère au temps de nécessité, on se trouve placé dans des conditions moins favorables qu'au temps d'élection. Des difficultés peuvent alors surgir qui rendent la version parfois très pénible et en compromettent le succès, si l'opérateur n'a pas l'expérience nécessaire pour les surmonter.

§ 2. — Préparatifs de l'opération.

Quand la version est décidée, il faut, avant d'y procéder, faire tous les préparatifs nécessaires pour la mener à bien ; ils concernent la mère, l'enfant, l'opérateur.

La mère doit être placée sur un lit élevé et résistant, autour duquel on pourra circuler librement. A défaut de lit assez haut, on la fera reposer sur une table recouverte d'un matelas. Ce lit sera garni comme pour tout accouchement.

La vessie et le rectum étant vides, on procédera à une toilette minutieuse des organes génitaux externes et du vagin, avec un liquide antiseptique, tel qu'une solution de sublimé à 1 p. 4000.

Le plus souvent on administre du chloroforme. Trois aides sont alors nécessaires : deux pour maintenir les jambes, un troisième pour l'anesthésie.

La femme est placée dans la situation obstétricale, c'est-à-dire sur le dos, en travers du lit, les jambes fléchies sur les cuisses et maintenues par deux aides. On peut la faire mettre aussi dans le décubitus latéral, ou dans la position génu-pectorale, suivant les cas ; nous y reviendrons.

On fera pour le nouveau-né tous les préparatifs habituels ; de plus, on aura sous la main tout ce qu'il faut pour le ranimer : des linges chauds, de l'eau chaude pour le baigner, de l'alcool pour le frictionner, un insufflateur, une pince à langue. Pour entourer le pied ou la main du fœtus pendant l'opération s'il y a lieu, on se munira de lacs qui peuvent être faits de diverses substances. Le lac le plus usité, très suffisant, est un simple ruban de toile d'un mètre de long, qu'on plie en deux, et auquel on fait un nœud coulant pour le fixer sur le poignet ou la jambe, comme nous le verrons plus loin.

L'opérateur procédera au nettoyage et à la désinfection de ses mains et de ses avant-bras, suivant les règles habituelles. Il aura à sa disposition de la vaseline boriquée ou sublimée. Son forceps sera tout prêt pour le cas où l'extraction manuelle de la tête resterait infructueuse.

§ 3. — Manuel opératoire.

La version comprend trois temps :

1er Temps. — L'introduction de la main et la saisie des pieds.

2e Temps. — L'évolution du fœtus ou la version proprement dite.

3e Temps. — L'extraction.

Premier temps. — **Introduction de la main et saisie des pieds.**

Choix de la main et attitude de la femme. — La première question que l'accoucheur doit se poser est celle du choix de la main qu'il va introduire dans l'utérus. Est-il indifférent de se servir de l'une ou de l'autre main ? Est-il indispensable pour réussir d'en employer une plutôt que l'autre ?

Il faut envisager deux cas différents : 1° celui où on se propose de faire la version dans un cas de présentation du sommet ou de la face, et 2° celui où elle est indiquée lorsqu'il y a présentation de l'épaule.

1° *Présentation de l'extrémité céphalique.* — Ici, le choix de la main est rigoureusement déterminé par la position. Qu'il s'agisse d'une présentation du sommet ou de la face, il n'y a qu'une main qui puisse se rendre aux pieds. C'est celle qui, placée dans une position intermédiaire à la pronation et à la supination, s'applique par sa face palmaire au plan antérieur du fœtus (fig. 137). La règle qu'il faut donc suivre de toute nécessité est la suivante :

Pour le sommet :

Occiput à droite, main droite.

Occiput à gauche, main gauche.

Pour la face :

Menton à droite, main gauche.

Menton à gauche, main droite.

2° *Présentation de l'épaule.* — En cas de présentation de l'épaule, le pré-

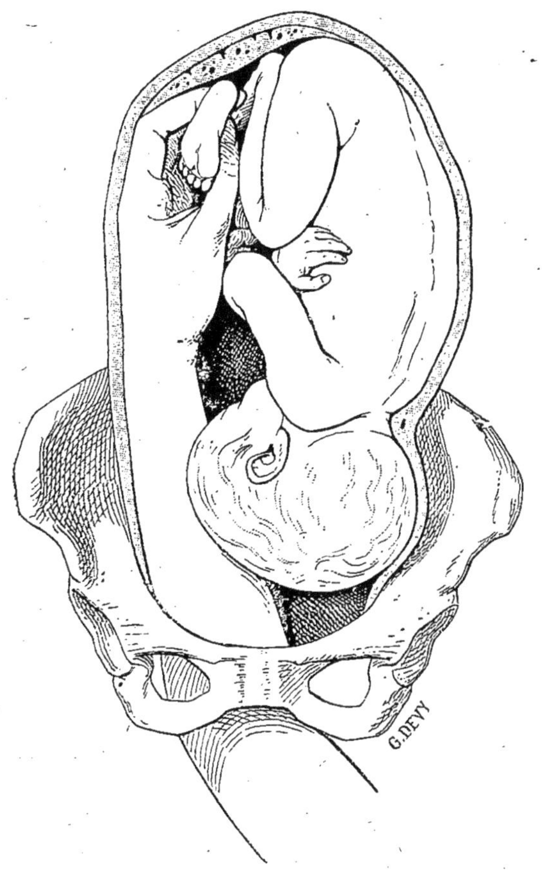

Fig. 137. — Introduction de la main dans une présentation du sommet.

cepte indiqué généralement par les auteurs est d'introduire la main homonyme de l'épaule qui se présente. Il ne faut pourtant pas à attacher cette règle trop d'importance et croire que la version est impossible si l'on se sert de la main antonyme. Pour élucider cette question, il est nécessaire d'entrer dans quelques détails.

Il y a deux variétés cliniques de position pour chaque épaule : *a*) les dorso-antérieures et *b*) les dorso-postérieures. Le choix de la main doit être étudié dans chacune de ces variétés. Ce choix dépend en effet de la situation qu'occupent les pieds. Aussi est-il très important, avant de commencer l'opération, d'avoir fait un diagnostic complet, et de bien se représenter l'attidude du fœtus ; on se rendra compte ainsi de la direction que la main doit suivre pour arriver aux pieds. Rappelons que dans les présentations de l'épaule le fœtus n'est presque jamais transversalement placé, mais que son extrémité pelvienne est

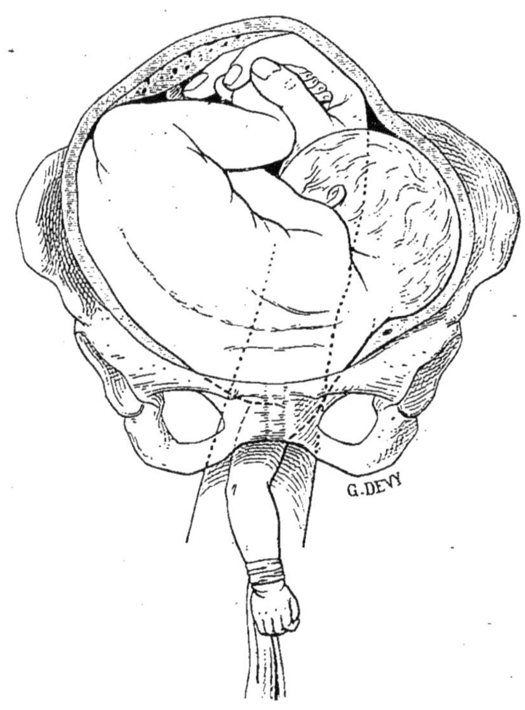

FIG. 138. — Introduction de la main dans une présentation de l'épaule droite, dos en avant.

plus ou moins remontée, en sorte que les pieds avoisinent le fond de l'utérus.

a) *Positions dorso-antérieures*. — La femme est placée dans le décubitus dorsal. Lorsque le dos du fœtus regarde en avant, ce qui est le cas le plus fréquent et le plus favorable pour faire la version, on introduit en général la main homonyme de l'épaule qui se présente. La raison en est aisée à comprendre. Supposons, en effet, une présentation de l'épaule droite en acromio-iliaque gauche, dos en avant. Les pieds que la main se propose d'aller chercher sont en arrière et à droite, plus ou moins rapprochés du fond de l'utérus. La main qui peut les saisir le plus aisément est évidemment la main droite (fig. 138).

Le même raisonnement s'applique à l'épaule gauche en acromio-iliaque droite, dos en avant ; les pieds sont en arrière et à gauche, et la main gauche se dirigera tout naturellement vers eux (fig. 139).

Le choix de la main pour les dorso-antérieures peut donc se résumer ainsi :

Épaule droite, main droite ;

Épaule gauche, main gauche.

Toutefois cette règle n'a rien d'absolu. Quelque rationnelle qu'elle soit, on peut l'enfreindre sans grand inconvénient, car les pieds ne sont jamais si

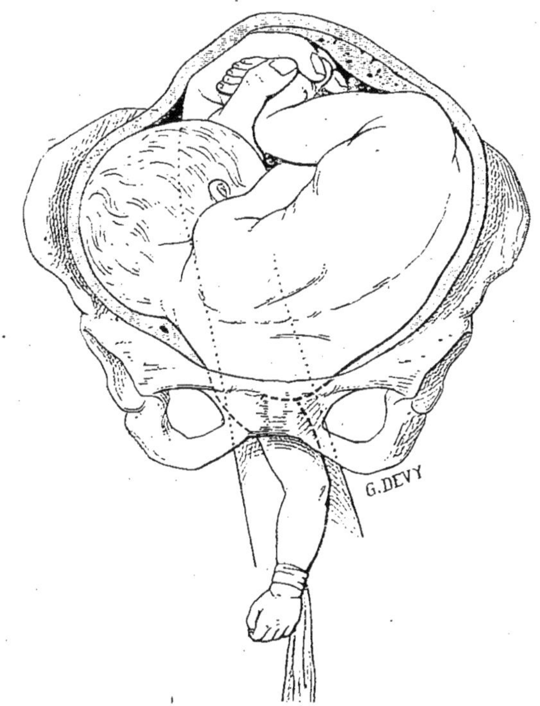

FIG. 139. — Introduction de la main dans une présentation de l'épaule gauche, dos en avant.

complètement à droite ou à gauche qu'on ne puisse arriver jusqu'à eux avec n'importe quelle main. On peut donc en réalité se servir de la main qu'on veut, de celle qui est, comme on l'a dit, la plus petite ou la plus habile : si on échoue, on n'a qu'à retirer cette main et à introduire l'autre.

b) Positions dorso-postérieures. — Quand le dos est en arrière, les pieds sont situés en avant et plus ou moins profondément. La femme étant toujours dans la situation obstétricale, la seule à peu près usitée en France, de quelle main va-t-on se servir ?

Pour arriver aux pieds, plusieurs accoucheurs ont conseillé de passer en arrière du fœtus, de suivre le dos jusqu'au siège, puis, de contourner le siège et de ramener la main en avant, en pronation forcée, pour prendre les pieds. Or si les pieds sont à gauche, la main droite *seule* peut opérer comme nous venons de le dire; s'ils sont à droite, la main gauche *seule* peut être employée, ce qui revient à dire que si l'épaule droite se présente, on emploiera la main

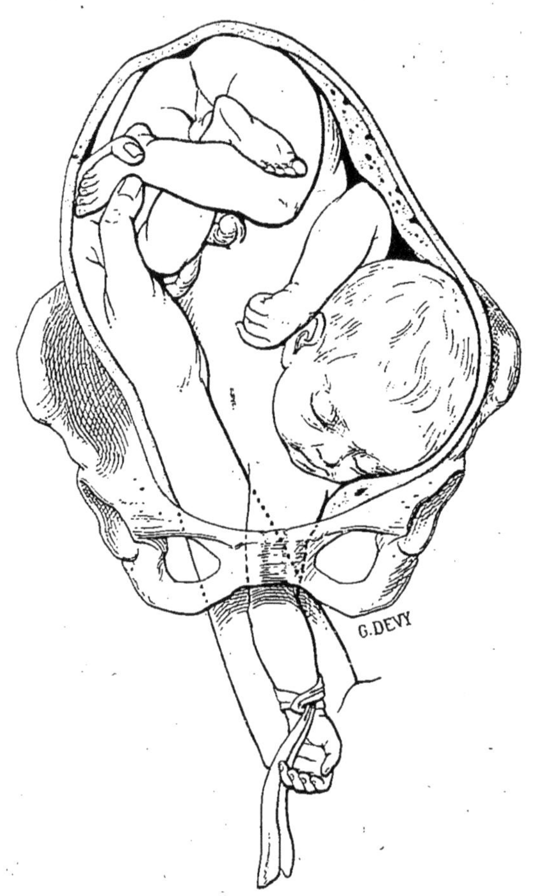

FIG. 140. — Introduction de la main dans une présentation de l'épaule gauche, dos en arrière. La main introduite en arrière du fœtus contourne le siège pour arriver aux pieds.

droite, et que si c'est l'épaule gauche on se servira de la main gauche. La main qu'on introduira sera donc encore homonyme de l'épaule (fig. 140).

Mais cette manœuvre est souvent d'une exécution difficile. Si au lieu d'y avoir recours on suit le précepte général de P. Dubois, sur lequel nous reviendrons, c'est-à-dire si, passant en arrière du fœtus, on va droit au fond de l'utérus chercher les pieds sans contourner le siège pour revenir en avant, comme précédemment, le choix de la main n'a plus la même importance, et, bien que la main homonyme soit préférable, on pourra cependant employer la droite ou la gauche avec succès (fig. 141).

On peut aussi passer, non plus en arrière, mais en avant du fœtus pour

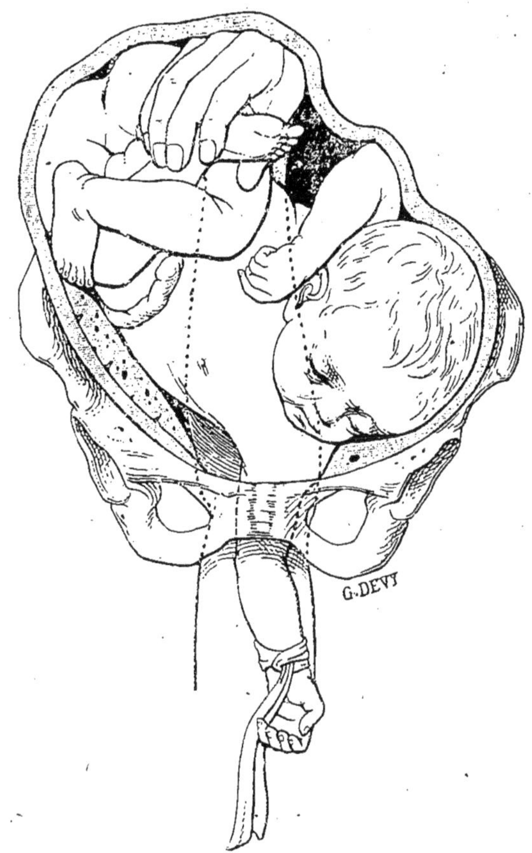

FIG. 141. — Introduction de la main dans une dorso-postérieure de l'épaule gauche. La main introduite en arrière du fœtus va directement au fond de l'utérus chercher les pieds au delà du siège.

atteindre les pieds par le chemin le plus court. On doit glisser alors la main à plat en pronation entre la symphyse pubienne et le plan antérieur du fœtus. On *brusque* la version pour employer une expression de Mme Lachapelle. En ce cas, quelle main choisira-t-on ? Supposons que les pieds soient en haut et à gauche, c'est-à-dire qu'il s'agisse d'une position acromio-iliaque droite de l'épaule droite, on aura avantage à introduire la main gauche qui montera directement vers eux. S'ils sont en haut et à droite, la position étant une acromio-iliaque gauche de l'épaule gauche, la main droite sera la plus indiquée (fig. 142). La main à introduire sera donc cette fois antonyme de l'épaule qui se présente. Mais ce choix n'est pas indispensable, et on peut, moins commodément il est vrai, se servir de la main homonyme en la dirigeant, inclinée sur son bord cubital, vers les pieds.

Quelle que soit d'ailleurs la main dont on fait usage pour passer en avant

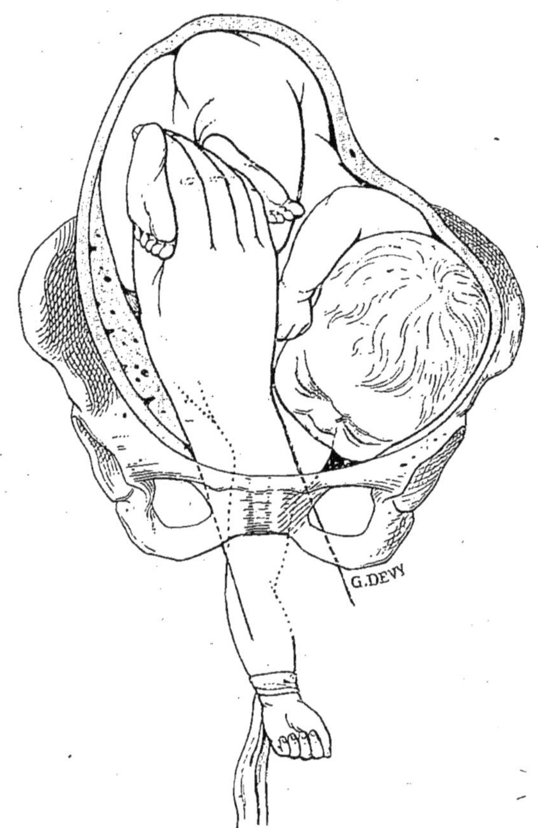

Fig. 142. — Introduction de la main dans une dorso-postérieure de l'épaule gauche. Version brusquée.

du fœtus, on a fait remarquer que cette main a une certaine peine à se mouvoir, étant en pronation forcée, et comprimée, parfois douloureusement, par la symphyse pubienne. Aussi, pour remédier à cet inconvénient, un certain nombre d'accoucheurs ont-ils conseillé, quand on veut brusquer la version, de mettre la femme dans la situation génu-pectorale ou dans le décubitus latéral. Disons tout de suite que lorsqu'on opère dans ces positions, une fois les deux premiers temps de la version accomplis, on replace généralement la femme sur le dos pour effectuer le troisième temps, l'extraction.

Ritgen a surtout insisté sur la position génu-pectorale, qu'il recommande même dans tous les cas. Peu, Deventer, Smellie, Levret, Nægele et Grenser, Jacquemier, etc., la préconisent également. La femme étant dans cette posture, l'opérateur, placé derrière elle, peut facilement introduire la main en avant du fœtus. Il donnera naturellement la préférence à la main homonyme de l'épaule, c'est-à-dire à la main droite si les pieds sont à gauche, à la main gauche si les pieds sont à droite ; mais ici encore le choix de la main n'a rien d'absolu. La situation génu-pectorale, très favorable pour opérer, a malheureusement un inconvénient, c'est qu'elle ne permet pas l'anesthésie.

Le décubitus latéral n'a pas ce désavantage. En Angleterre, où toutes les femmes accouchent sur le côté gauche, c'est dans cette situation qu'on pratique la version (Barnes, Playfair). Chiarleoni donne également le conseil d'opérer toujours la femme étant couchée sur le côté gauche quelle que soit la position de l'épaule qui se présente et il ajoute le précepte d'introduire constamment la main gauche, sauf dans certains cas difficiles où il peut être nécessaire de mettre la femme sur le côté droit et d'introduire la main droite.

En réalité, c'est tantôt sur le côté gauche, tantôt sur le côté droit qu'on doit placer la femme, suivant la position de l'épaule. Nægele et Grenser ont insisté sur l'avantage qu'il y a à la faire coucher sur le côté où sont les pieds. Des règles très précises ont été données à cet égard par Mangiagalli. La femme doit être mise sur le côté qui correspond aux pieds de l'enfant ; donc sur le côté gauche quand les pieds sont à gauche, et on introduira la main droite ; sur le côté droit quand les pieds sont à droite, et on introduira la main gauche. Cuzzi conseille d'agir de la même façon. Toutefois, Loviot objecte à la manœuvre de Mangiagalli qu'elle oblige l'opérateur à introduire sa main en pronation forcée, ce qui, selon lui, rend incommode la saisie des pieds ; de plus, ceux-ci n'ont aucune tendance à venir à la rencontre de la main. Aussi formule-t-il une autre règle. La femme doit être couchée sur le côté *opposé* à celui où sont les pieds, c'est-à-dire dans le décubitus latéral gauche s'ils sont à droite, et réciproquement. L'opérateur, placé derrière elle, introduit la main gauche quand les pieds sont à gauche, et la main droite quand ils sont à droite. Les pieds lui tombent alors pour ainsi dire dans la main.

La pratique de Mangiagalli et celle de Loviot ne diffèrent que par le côté sur lequel ils font coucher la femme, et, par suite, par le choix de la main qu'ils emploient pour faire la version. Ce choix peut se formuler ainsi :

Pour Mangiagalli : Épaule droite, flanc gauche, main droite. Épaule gauche, flanc droit, main gauche.

Pour Loviot :

Épaule droite, flanc droit, main gauche. Épaule gauche, flanc gauche, main droite.

Résumons maintenant ce que nous venons de dire au sujet de la main avec laquelle on doit pratiquer la version dans une présentation de l'épaule.

1° Quand le dos du fœtus regarde en avant, la femme est placée dans la situation obstétricale, et on introduit de préférence la main homonyme de l'épaule qui se présente.

2° Quand le dos du fœtus regarde en arrière, la femme étant dans la même attitude, si l'on passe en arrière du fœtus, c'est encore la main homonyme dont on se sert : son emploi est *nécessaire* si on contourne le siège pour revenir en avant, simplement préférable si l'on reste en arrière, et si on va chercher les pieds au delà du siège, au fond de l'utérus.

Mais nous avons vu qu'on peut aussi passer en avant du fœtus en brusquant la version, et que c'est alors la main antonyme qui va le mieux aux pieds. Seulement, la manœuvre est souvent pénible à accomplir quand la femme est sur le dos ; elle devient beaucoup plus aisée dans la situation génu-pectorale ou dans le décubitus latéral. Cette dernière attitude a l'avantage de permettre l'anesthésie. Suivant que la femme est couchée sur le côté où répondent les pieds (Mangiagalli) ou sur le côté opposé (Loviot), on introduit la main homonyme ou l'antonyme.

Il suffit, comme nous l'avons dit, de se représenter bien exactement la situation du fœtus dans l'utérus pour que ces règles, en apparence compliquées, deviennent faciles à comprendre et à retenir.

Nous avons tenu à exposer aussi complètement que possible tout ce qui a été dit et conseillé sur le choix de la main à employer pour faire la version et sur l'attitude à donner à la femme, particulièrement en ce qui concerne les positions dorso-postérieures de l'épaule.

Mais, sans contester les avantages que peut présenter le décubitus latéral par exemple, lorsqu'il s'agit de passer la main en avant du fœtus, nous rappellerons simplement qu'en France les femmes accouchent sur le dos, et que c'est dans cette situation qu'on pratique habituellement la version. Nous n'avons jamais vu Tarnier opérer autrement ; nous-même n'avons jamais été obligé de mettre la femme sur le côté.

La raison en est bien simple. C'est que Tarnier et ses élèves se conforment le plus souvent au précepte de P. Dubois, quelle que soit la position de l'épaule.

Ce précepte, nous y avons déjà fait allusion, et nous le considérons comme étant d'une importance capitale. Voici comment il est formulé par Tarnier : « Nous préférons la manière de faire de notre maître le professeur P. Dubois, qui conseille de passer la main *derrière* le fœtus, la face dorsale regardant en arrière, la face palmaire en avant, et de l'enfoncer jusqu'au fond de l'utérus sans trop se préoccuper des parties fœtales que l'on rencontre. Une fois au fond de la matrice, on est maître de la situation ; après s'être orienté, rien n'est plus facile que de saisir les pieds. » Et plus loin : « Nous n'attachons qu'une mince valeur à tous ces procédés (ou suivre le dos et contourner le siège, ou brusquer la version) ; le mieux est d'enfoncer profondément la main en la faisant pénétrer là où l'on rencontre le moins d'obstacles. Les pieds sont souvent très haut ; les jeunes praticiens qui ignorent ce fait s'arrêtent à moitié chemin et échouent dans leur entreprise ; ils auraient réussi avec un peu plus de hardiesse. Il faut, pour ainsi dire, que l'avant-bras entre dans les parties jusqu'au coude : il n'y a aucun danger à craindre quand on agit avec douceur. »

Nous conseillons donc, en définitive, d'adopter la règle si pratique de

P. Dubois. Le choix de la main en pareil cas n'a pas une très grande importance. Sans doute, il vaut mieux, d'une façon générale, introduire la main homonyme de l'épaule ; mais si pour une raison quelconque, par exemple dans le cas de diagnostic incomplet, on a introduit la main opposée, il n'y a pas lieu de s'en trop préoccuper. Quelle que soit la main employée, elle pourra toujours gagner le fond de l'utérus, s'y orienter en s'inclinant en différents sens, et arriver aux extrémités fœtales.

Manuel opératoire du 1er temps. — Une fois le choix de la main déterminé, l'opérateur, habit bas, la manche de sa chemise relevée au-dessus du coude, enduit la face dorsale de sa main et son avant-bras d'un corps gras antiseptique ; la paume de la main doit rester sèche pour saisir et retenir sans glissement les membres du fœtus.

Puis la main est ramassée en cône, de façon à offrir le plus petit volume possible, ainsi que le conseillait Antoine Dubois. Le pouce est rentré dans la main ; les autres doigts sont imbriqués les uns sur les autres. Ainsi disposée, cette main est présentée à la vulve, l'index en haut, le petit doigt en bas, et elle est introduite lentement, doucement, avec de petits mouvements de latéralité ; elle franchit ainsi l'orifice vulvaire, suit la concavité du vagin, et arrive sur l'angle sacro-vertébral, qui paraît toujours plus saillant qu'il ne l'est en réalité. A ce moment, l'opérateur redresse un peu les doigts en haut, et rencontre l'orifice utérin. Avant de pénétrer dans cet orifice, il doit appliquer son autre main sur le fond de l'utérus. Cette manœuvre a une extrême importance. Le fond de l'utérus doit en effet être maintenu fixé et abaissé au-devant de la main qui va entrer dans sa cavité, sans quoi l'organe tout entier fuirait devant cette main, et les culs-de-sac du vagin, allongés, distendus outre mesure, pourraient être déchirés, ainsi que cela s'est malheureusement produit quelquefois. Si la personne qui opère ne peut elle-même soutenir l'utérus, elle se fera suppléer par un aide.

La main va franchir le col ; si elle y rencontre les membranes intactes, elle doit les rompre. Peu conseillait de glisser les doigts entre la paroi utérine et les membranes, et de ne déchirer celles-ci qu'au niveau des pieds du fœtus. Il espérait ainsi conserver dans l'utérus une assez grande quantité d'eau, de façon à rendre l'évolution plus facile. Mais ce procédé n'est pas sans inconvénients. Il expose à décoller le placenta et à amener une hémorrhagie ; de plus, quand on chemine entre la paroi et les membranes, celles-ci peuvent se rompre en bas ; on doit alors revenir au niveau de leur orifice pour y pénétrer ; aussi le conseil de Peu n'a-t-il pas prévalu, malgré l'autorité de Mme Lachapelle qui l'avait adopté. Avec Levret, la plupart des accoucheurs conseillent de rompre les membranes au niveau même du col, et de pénétrer immédiatement et franchement dans l'utérus, afin d'obturer avec l'avant-bras l'orifice utérin et d'éviter un écoulement trop abondant du liquide amniotique.

Le col une fois franchi, la main est dans la cavité utérine. Un premier point très important, est qu'elle ne doit y cheminer que dans l'intervalle des contractions; si donc une contraction survient, l'opérateur s'arrête, et ne continue sa route que lorsque l'utérus s'est relâché.

Quel chemin va suivre la main pour arriver aux pieds ? Nous nous sommes suffisamment expliqué, à propos du choix de la main, sur la situation occupée par les membres inférieurs et sur la direction que l'on doit suivre pour les trouver. Nous nous bornerons donc ici à rappeler brièvement les règles qui doivent être observées suivant les différents cas.

Pour les présentations de l'extrémité céphalique, rien de plus simple ; la main, choisie comme nous l'avons dit, repousse légèrement la tête pour se frayer un passage, puis suit le plan antérieur du fœtus et arrive directement aux pieds, au fond de l'utérus.

Pour les présentations de l'épaule, nous avons vu qu'il y a lieu de distinguer les positions dorso-antérieures des dorso-postérieures.

Dans les dorso-antérieures, la main refoule un peu l'épaule, puis passe derrière le fœtus, c'est-à-dire qu'elle va longer son plan antérieur, ou mieux son plan latéral inférieur, pour éviter toute confusion entre les membres supérieurs et inférieurs. Elle arrivera ainsi aux pieds, qu'elle ne rencontrera parfois que tout au fond de l'utérus, soit à gauche, soit à droite, suivant la position de l'épaule (fig. 138 et 139).

Dans les dorso-postérieures, l'opérateur engagera sa main en arrière ou en avant du fœtus, suivant la voie qu'il se sera tracée d'avance. S'il veut brusquer la version, il se dirigera en avant (fig. 142), et pour se rendre la tâche plus facile il pourra placer la femme dans la situation génu-pectorale ou dans le décubitus latéral. Tout ce que nous avons dit plus haut à ce sujet nous dispense d'insister. Nous répéterons seulement que nous préférons opérer la femme étant sur le dos, passer la main en arrière du fœtus, et suivre le précepte de P. Dubois, qui consiste à aller droit au fond de l'utérus et à saisir les pieds par-dessus le tronc du fœtus (fig. 141). Nous ne faisons de réserve que pour le cas exceptionnel où les pieds étant situés tout à fait en avant, la main ne pourrait les atteindre. L'opérateur serait alors dans l'obligation de passer en avant du fœtus et de brusquer la version, soit en laissant la femme sur le dos, soit en la mettant sur le côté.

Une fois les pieds trouvés, on les saisit autant que possible tous les deux, solidement, sans se préoccuper de la manière dont on les tient ; l'essentiel est de ne pas les quitter. Si l'on ne peut les prendre tous deux, on se contentera d'en avoir un, car la version est possible avec un seul pied. Cette version *monopode*, conseillée nettement pour la première fois par Puzos, est même préférée par certains auteurs (Wigand, Kilian). Quoi qu'il en soit, il est certain qu'un pied suffit pour faire évoluer le fœtus.

Mais y a-t-il avantage à saisir un pied plutôt que l'autre, et lequel ? C'est là une question qui a soulevé de nombreuses discussions, du moins en ce qui concerne les présentations de l'épaule. Nous allons passer rapidement en revue les différentes opinions émises.

Il y a tout d'abord lieu d'envisager la manière dont se fait l'évolution suivant qu'on exerce des tractions sur l'un ou l'autre membre inférieur du fœtus.

J. Simpson a conseillé de prendre la jambe supérieure, celle qui est la plus élevée, et qui est l'antonyme de l'épaule qui se présente. Il en a donné la raison suivante : pour que l'évolution s'accomplisse facilement, il faut faire exécuter au fœtus un double mouvement de flexion autour de son axe transverse et de rotation le long de son axe longitudinal ; le dos est ainsi retourné en sens inverse. Or, c'est ce qui a lieu quand on tire sur le pied supérieur, et la version est aisée. Si, au contraire, on tire sur le pied inférieur, le plus rapproché de l'orifice utérin et l'homonyme de l'épaule, on ne produit que le mouvement de flexion, et l'évolution peut être plus difficile. Barnes, Tyler Smith, Playfair se sont rangés à l'avis de Simpson.

Baudelocque, Mme Lachapelle, Michaelis, Gusserow, Charpentier ont également recommandé la saisie du pied supérieur, mais surtout dans les dorso-postérieures, afin de ramener le dos en avant.

Par contre, d'autres accoucheurs estiment que la prise du pied inférieur est habituellement suffisante pour faire évoluer l'enfant. Telle est l'opinion de M. Duncan, A. Martin, C. Braun, Tarnier, Spiegelberg.

Enfin, beaucoup d'auteurs ne donnent aucune règle précise à cet égard.

Galabin a, dans son Manuel d'accouchements, consacré un intéressant chapitre additionnel au choix du pied dans les présentations de l'épaule. Critiquant les assertions de Simpson et de Barnes, il a fait remarquer que l'évolution du fœtus ne s'accomplit pas toujours par le double mouvement de flexion et de rotation indiqué par Simpson quand on tire sur le pied supérieur. Il faut en effet, pour que cette révolution autour des axes transverse et longitudinal du fœtus se produise, que la traction sur le pied s'exerce dans une direction voisine d'une ligne qui rejoindrait ce pied à l'épaule qui se présente. Or, cette traction oblique, assez facilement réalisable si le dos est en avant, est bien moins aisée si le dos regarde en arrière, à cause du peu d'espace qu'a la main pour se mouvoir quand on brusque la version ; dans ce dernier cas, c'est une traction à peu près verticale qu'on opère, et le siège est seulement abaissé, mais non retourné. Dans 14 versions faites pour des dorso-postérieures, Fritsch a vu l'évolution se produire le dos restant en arrière, malgré la prise du pied supérieur. Il résulte de là que lorsqu'on saisit le pied supérieur, l'évolution telle que l'a décrite Simpson a lieu surtout dans les dorso-antérieures, et le dos tourne en arrière, alors qu'il serait désirable qu'il restât en avant; cette même évolution ne se fait souvent qu'incomplètement dans les dorso-postérieures ; le siège descend, mais le dos reste en arrière alors qu'il y aurait plutôt avantage à ce qu'il tournât en avant.

Quant à la saisie du pied inférieur, elle fait évoluer le fœtus autour de son axe antéro-postérieur et non transverse, et elle abaisse le siège en laissant au dos sa direction primitive.

Telle est l'argumentation de Galabin qui nous paraît absolument fondée, abstraction faite des difficultés qu'on peut rencontrer dans certains cas dont il sera question plus loin.

La conclusion qui se dégage est qu'il n'y a pas de bénéfice réel à saisir le pied supérieur plutôt que l'inférieur. Ce dernier est le plus accessible ; sa prise suffit pour faire évoluer le fœtus et amener le siège à la place de l'épaule qui remonte. Il est vrai que le dos reste en arrière dans les dorso-postérieures ; mais le fait peut se produire également quand on a pris le pied supérieur. D'ailleurs, l'orientation du dos en arrière pendant le temps d'évolution n'a rien de bien fâcheux ; il n'y aura, pendant l'extraction, qu'à le ramener en avant.

En résumé, le choix du pied au point de vue de l'évolution du fœtus dans les présentations de l'épaule est loin d'avoir l'importance que lui ont attachée beaucoup d'auteurs. L'essentiel est d'attirer le siège en bas, ce qu'on peut faire avec n'importe quel pied, sans s'inquiéter si le dos ne tourne pas en avant, puisqu'il sera facile de l'y ramener ensuite.

Il est encore une autre considération qui a préoccupé les accoucheurs dans le choix du pied avec lequel on va faire la version. C'est celle de prendre en main le pied qui, pendant l'extraction, se trouvera être l'*antérieur*, celui qu'on a appelé le *bon pied*, le pied postérieur étant au contraire considéré comme le *mauvais pied*. Farabeuf et Varnier, dans leur étude théorique et expérimentale de la version, ont particulièrement insisté sur ce point, et les remarquables figures du professeur Farabeuf montrent toute l'importance que ces auteurs attachent à la prise du bon et du mauvais pied. En voici l'explication. En tirant sur le pied antérieur, on fait descendre et engager le siège dans le petit bassin sans aucune difficulté ; au contraire, en tirant sur le pied postérieur, il peut arriver que l'autre membre inférieur se relève et que la fesse correspondante, l'antérieure, s'arrête et s'accroche, pour ainsi dire, en avant, sur la marge du détroit supérieur, mettant ainsi obstacle au dégagement du siège.

Dans la présentation du sommet, le pied antérieur ou bon pied est le pied gauche quand l'occiput est à droite, et le pied droit quand l'occiput est à gauche. Remarquons en passant qu'il est toujours facile de reconnaître si l'on a amené au dehors le pied antérieur ou le postérieur : dans le premier cas, c'est le bord externe du pied, et dans le second, son bord interne, qui est dirigé en avant.

Dans les présentations de l'épaule, quand le dos est en avant, le pied qui deviendra l'antérieur ou le bon, est l'inférieur, l'homonyme de l'épaule qui se présente ; quand le dos est en arrière, c'est le supérieur, l'antonyme de l'épaule ; de là le précepte de choisir dans les dorso-antérieures le pied homonyme, et dans les dorso-postérieures le pied antonyme.

Mais est-ce à dire que le succès de la version soit compromis si l'on n'a pas saisi le bon pied? La vérité est que l'extraction est possible, tout comme l'évolution, quel que soit le pied qu'on a pris. Lorsque ce pied est le postérieur, celui qu'on dit le mauvais, le siège descend parfois sans arrêt, et si le dos tourne en arrière, le danger de cette rotation et la crainte de voir l'occiput se mettre en rapport avec le sacrum et le menton regarder en avant, sont plus théoriques que réels ; car, ainsi que nous l'avons dit plus haut, il est toujours possible de ramener le dos du fœtus en avant. Mais la fesse antérieure peut rester arc-boutée sur le pubis ; nous y reviendrons à propos des difficultés de l'extraction, et nous verrons comment on peut parer à cet inconvénient.

Il ne faut donc rien exagérer : en clinique, il n'est pas toujours facile ni possible de se conformer à des règles précises, comme sur le mannequin. En effet, dans les expériences faites sur un bassin osseux ou de bronze, ou sur le fantôme, on rencontre des difficultés qui n'existent que rarement dans la pratique. Il ne faut pas oublier qu'il y a, chez la femme vivante, un organe, l'utérus, dont les parois empêchent le plus souvent les parties fœtales de s'accrocher sur le rebord osseux du détroit supérieur. Certainement, il vaut mieux saisir le bon pied ; mais on est parfois obligé de faire comme on peut, et, dans ces conditions un peu moins favorables, il est encore très possible de mener à bien l'opération.

DEUXIÈME TEMPS. — **Évolution du fœtus ou version proprement dite.**

Ce temps consiste à *retourner* le fœtus, c'est-à-dire à amener son siège au détroit supérieur. L'opérateur, qui tient solidement les pieds, exerce des tractions sur eux, et les attire en bas.

Si la main introduite est en rapport avec la face ventrale du fœtus, il est évident que l'abaissement des membres inférieurs se fera dans le sens de la flexion, c'est-à-dire le long du plan antérieur du corps du fœtus et ne souffrira aucune difficulté.

Mais si la main est arrivée aux pieds par la face dorsale du fœtus, l'accoucheur n'a-t-il pas à craindre, en tirant sur eux, de renverser le fœtus sur le dos et de léser sa colonne vertébrale? Cette crainte n'est heureusement pas fondée. Tarnier en a fait justice : « Les tractions sur les pieds, a-t-il dit, pelotonnent l'enfant sur son plan antérieur. »

Quelle que soit donc la voie par laquelle on a pu arriver aux extrémités, il suffira d'exercer sur elles des tractions directes en bas pour que le fœtus subisse un mouvement de rotation sur lui-même qui le ramène dans le sens de la flexion naturelle.

Le deuxième temps de la version doit s'accomplir, comme le premier, dans l'intervalle des contractions utérines.

TROISIÈME TEMPS. — **Extraction.**

Avec les deux premiers temps, la version proprement dite est terminée. Mais il est, comme nous l'avons dit, très avantageux de ne pas abandonner la descente du siège à la nature et de terminer immédiatement l'accouchement. L'extraction du siège constitue le troisième temps. C'est le plus sérieux de l'opération, celui pendant lequel l'enfant court le plus de risques, et il importe d'en connaître avec précision les moindres détails.

La main qui a saisi les pieds, et qui a fait évoluer le fœtus en les attirant en bas, les amène à la vulve. On les abandonne alors un instant pour se munir d'un linge sec et chaud avec lequel on les recouvre. Puis on prend un membre inférieur dans chaque main ; le pouce de la main regarde en avant et est allongé le long de la jambe, tandis que les autres doigts entourent cette jambe au-dessus des malléoles (fig. 143). On commence alors à exercer des tractions lentes et continues; au fur et à mesure que les membres inférieurs sortent au dehors, on remonte les mains tout près de la vulve. On arrive de la sorte à saisir les jambes, puis les genoux, puis les cuisses. En agissant ainsi, on a une prise plus solide.

Les tractions qui dégagent les membres inférieurs doivent être dirigées en

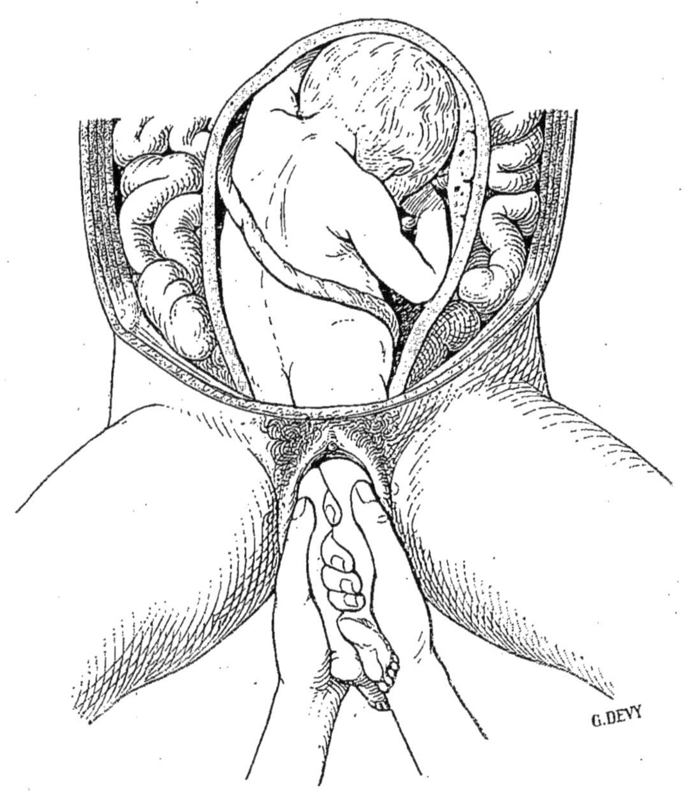

FIG. 143. — Dégagement des extrémités inférieures.

bas et en arrière, dans l'axe du détroit supérieur, de façon à engager les hanches dans le bassin. En même temps, on aura soin, par de petits mouvements et quelques tâtonnements, de placer les membres l'un en avant, l'autre en arrière, afin que les hanches occupent le diamètre antéro-postérieur du détroit inférieur. La hanche antérieure apparaît la première à la vulve, derrière la symphyse pubienne; on tire alors en avant et en haut pour dégager la hanche et la fesse postérieures; puis, on retire de nouveau en bas pour dégager complètement la fesse antérieure (fig. 144).

Si l'on a opéré la version à l'aide d'un seul pied, on se comportera comme si on avait les deux en main. On tirera donc ainsi que nous venons de le dire, et si l'autre membre inférieur est resté fléchi, au moment où la hanche correspondante arrivera à la vulve, on placera l'index en crochet dans l'aine pour attirer complètement le siège au dehors, et non pour dégager le membre relevé qu'on laissera se défléchir ensuite de lui-même.

Une fois le siège sorti, on saisit le bassin du fœtus entre les deux mains, et

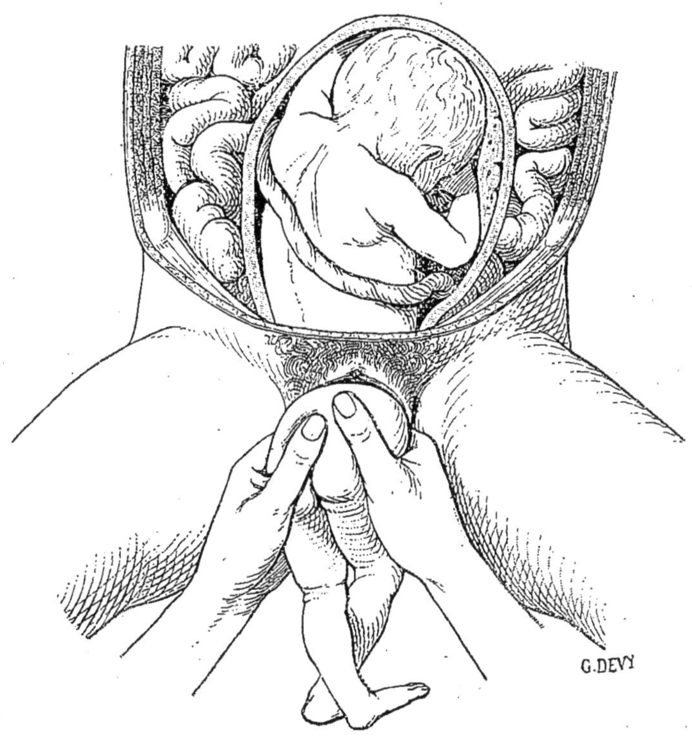

Fig. 144. — Dégagement des hanches.

on a soin de ne jamais les remonter au-dessus, sur le ventre, afin de ne pas comprimer et léser les viscères abdominaux.

Les os iliaques étant donc solidement tenus, on imprimera des tractions au tronc en bas et en arrière. Tout en tirant ainsi, on dirigera le dos du fœtus vers l'une des branches ischio-pubiennes ; on le *diagonalisera*, de façon à permettre aux épaules de s'engager dans le diamètre oblique du détroit supérieur, c'est-à-dire dans un diamètre plus large. Quand l'ombilic du fœtus apparaît, on doit attirer légèrement le bout placentaire du cordon en dehors, de façon à faire une anse qui pend à l'extérieur. Cette anse empêche le cordon d'être tiraillé pendant l'extraction ; elle permet, en outre, de rechercher les battements de la tige funiculaire, et de surveiller ainsi l'état de l'enfant. Ceci fait, on continue à tirer sur le siège ; les bras descendent le long du tronc, à moins qu'ils ne soient relevés, auquel cas on les dégage par une manœuvre que nous indiquerons plus loin. L'épaule antérieure apparaît à la vulve ; on cesse alors de tirer en bas, et on relève le tronc du fœtus en avant et en haut, pour dégager l'épaule postérieure ; puis, on l'abaisse de nouveau pour achever la sortie complète de l'épaule antérieure.

Le tronc est tout entier au dehors. Reste la tête, qu'il importe d'extraire rapidement, car c'est l'instant où l'enfant court le plus de risques. A ce moment, en effet, l'utérus revenu sur lui même comprime le placenta sur la tête fœtale ; la circulation fœto-placentaire est gênée ou suspendue. L'enfant fait alors des efforts inspiratoires, qui n'aboutissent qu'à lui faire déglutir du liquide amniotique, des glaires, du méconium. Si cette situation se prolonge, il naît en état d'asphyxie ou de syncope, et il n'est pas toujours possible de le ranimer.

Il faut donc se hâter. On place le fœtus à cheval sur l'avant-bras qui correspond à son plan antérieur, et on glisse la main dans le vagin jusqu'à ce qu'on soit arrivé à la bouche où l'on introduit un ou deux doigts. Il faut se rappeler que la bouche regarde généralement à droite ou à gauche, la rotation interne de la tête n'étant pas encore faite. On place l'autre main sur les épaules, le pouce et l'index d'un côté, les trois derniers doigts de l'autre, et on imprime à la tête un mouvement de rotation qui ramène l'occiput en avant et la nuque sous la symphyse pubienne. Il ne reste plus qu'à exécuter la manœuvre de Mauriceau. Les mains restant en place, l'opérateur exerce des tractions sur la mâchoire inférieure pour fléchir la tête ; la main qui est placée sur les épaules doit éviter toute compression trop forte, pour ne pas léser les nerfs du plexus cervical ou même les clavicules ; pour cela, les doigts doivent être mis à plat et non recourbés en crochet, car alors leur extrémité, appuyant directement sur les clavicules, pourrait les fracturer. Tout en tirant sur le maxillaire, on relève le dos du fœtus peu à peu et progressivement vers le ventre de sa mère (*dos sur ventre* suivant la formule usitée par Pajot). La tête se dégage par ses diamètres sous-occipito-mentonnier, frontal et bregmatique. Le dégagement doit s'opérer lentement, en vue de l'intégrité du périnée (fig. 145).

Telle est la manœuvre de Mauriceau, désignée à tort en Allemagne sous les noms de Smellie-Veit. Ces deux auteurs, en effet, n'ont fait qu'adopter la méthode de l'accoucheur français. Veit l'a tirée de l'oubli et l'a répandue parmi ses compatriotes.

Mme Boivin a indiqué un procédé d'extraction de la tête dernière un peu différent de celui que nous venons de décrire. Il consiste à placer le fœtus sur l'un des avant-bras et à aller appuyer deux doigts sur les côtés de la face, au niveau des apophyses malaires, conseil également donné par Smellie. L'autre main est en rapport avec le dos du fœtus, et l'index et le médius s'engagent derrière la symphyse pubienne pour repousser l'occiput et aider ainsi à la flexion de la tête. Ce moyen est bien moins efficace que le précédent ; les doigts glissent sur la face et n'amènent que difficilement la flexion. Il est également difficile de repousser l'occiput en haut à l'aide des doigts introduits sous la symphyse.

Une manœuvre très vantée en Allemagne est celle de Wigand, adoptée par Martin, d'où le nom de Wigand-Martin sous lequel elle est désignée. Elle est particulièrement recommandée par Winckel. Elle consiste à placer les doigts d'une main sur la face du fœtus et à en introduire un dans sa bouche, tandis que la paume de l'autre main appuie à travers la paroi abdominale sur l'occiput. Une main est donc chargée d'abaisser la face et la mâchoire infé-

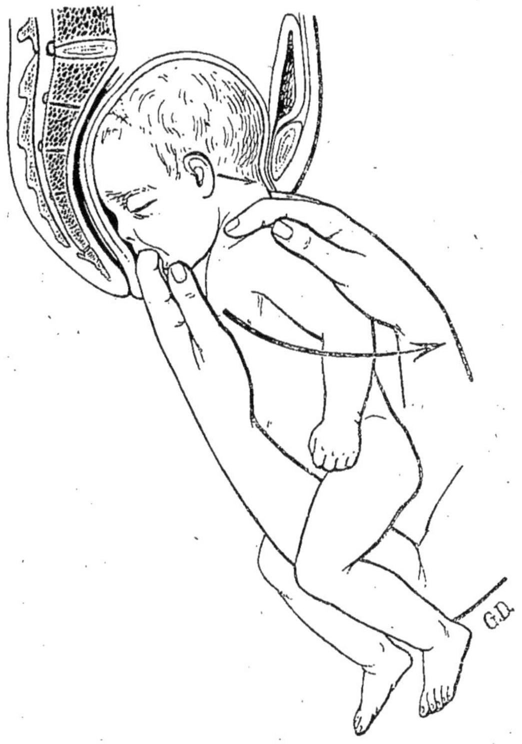

FIG. 145. — Manœuvre de Mauriceau.

rieure, et de fléchir par conséquent la tête. L'expression faite par l'autre main sur l'occiput a pour but d'exagérer cette flexion et d'amener la sortie de la tête.

L'avantage de cette dernière méthode serait de ne produire de lésions ni du côté du maxillaire inférieur, sur lequel le doigt appuie pour fléchir simplement la tête, mais non exclusivement pour l'extraire, ni du côté de la colonne vertébrale.

Nous signalerons encore la *méthode de Prague*, décrite par Kiwisch. Les pieds de l'enfant étant réunis dans une de ses mains, l'opérateur exerce sur eux une traction brusque en bas pour engager la tête dans l'excavation ; puis, la main tenant toujours les pieds, l'index et le médius de l'autre main sont placés sur les épaules : les deux mains opèrent alors une traction énergique en bas et en arrière, et le dégagement de la tête est obtenu par un redressement rapide de tout le tronc du fœtus vers le ventre de la mère (fig. 146 et 147). Cette méthode brutale est passible de bien des reproches. Le plus grave, sur lequel a insisté Schrœder, est qu'elle peut causer de graves lésions de la colonne vertébrale, particulièrement du côté des vertèbres cervicales.

C. Braun a proposé, en 1897, une méthode d'extraction qui tient à la fois de la manœuvre de Mauriceau et de la méthode de Prague. Placé latéralement, l'opérateur applique de haut en bas une main sur le cou du fœtus, de telle sorte que le pouce est d'un côté, les autres doigts de l'autre. Quant à la paume de la main, elle repose sur le mont de Vénus sur lequel elle prend un point d'appui. L'autre main est introduite dans le vagin, et deux doigts sont

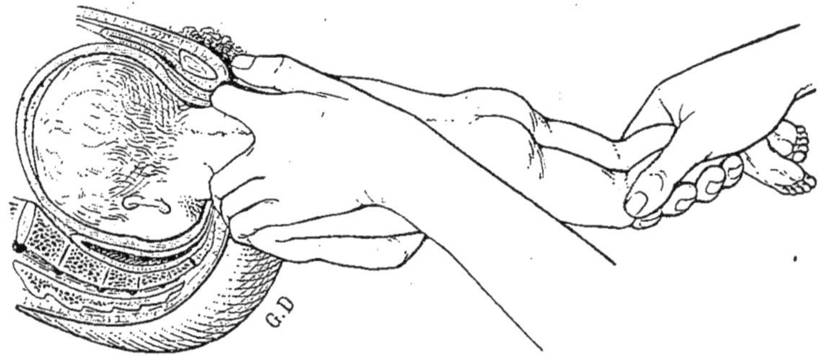

Fig. 146. — Méthode de Prague (1er temps).

placés dans la bouche. La tête est alors abaissée et fléchie par l'action simultanée des deux mains, l'une repoussant les épaules en bas, l'autre tirant sur le maxillaire inférieur. Dès que la flexion est faite et que le menton apparaît à la commissure postérieure de la vulve, les doigts sont retirés de la bouche, la main va saisir les pieds et les reporte en haut vers l'abdomen de la mère. Pendant ce temps la main restée appliquée sur le mont de Vénus et sur le cou empêche la tête de se dégager trop brusquement.

Bien que moins dangereuse que la méthode de Prague, la manœuvre de C. Braun est susceptible de créer des lésions fœtales et maternelles, surtout entre des mains peu expérimentées, et elle ne nous paraît nullement préférable à la manœuvre de Mauriceau.

En réalité, il n'y a guère actuellement que deux méthodes d'extraction de la tête qui soient mises en usage : celle de Mauriceau et celle de Wigand-Martin.

Cette dernière employée surtout en Allemagne et par quelques accoucheurs étrangers, tels que Cuzzi en Italie, aurait pour elle de ne pas léser la bouche ni la colonne vertébrale du fœtus, comme peut le faire la manœuvre de Mauriceau. Mais ce reproche ne nous paraît pas fondé. Outre que la manœuvre française permet plus facilement l'extraction de la tête, elle ne cause de lésions qu'entre des mains imprudentes et inhabiles. Rappelons qu'on ne doit exercer de tractions sur le maxillaire qu'au moment des contractions utérines. Si la femme est endormie et si les contractions de l'utérus sont rares, on peut la laisser se réveiller un peu ; les efforts abdominaux vont survenir alors et aider au dégagement de la tête.

D'autre part, il est très utile de faire faire par un aide, ainsi que le conseille le professeur Budin, de l'expression sur la tête à travers la paroi abdominale.

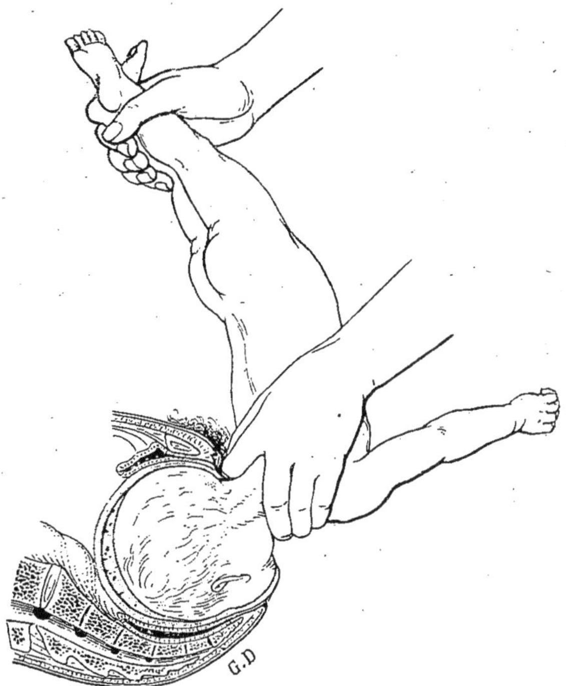

Fig. 147. — Méthode de Prague (2e temps).

Ce ne sont donc pas les tractions seules sur le maxillaire inférieur qui amènent alors la flexion et le dégagement de la tête, mais ce sont des tractions combinées avec les contractions de la matrice et avec l'expression utérine.

Dans ces conditions, les lésions incriminées n'ont aucune raison d'être redoutées et, à notre avis, la manœuvre de Mauriceau reste supérieure à toutes les autres.

§ 3. — Difficultés de la version.

L'exécution de la version est souvent entravée par des difficultés qui doivent être bien connues. Car s'il en est de légères qui peuvent être vaincues facilement, il en est aussi de considérables qui exigent un mode d'intervention spécial duquel dépend le succès de l'opération. Ces difficultés peuvent se rencontrer aux trois temps de la version. Nous allons donc les exposer dans cet ordre naturel.

Difficultés du premier temps. — Elles peuvent exister : 1° au niveau de la vulve et du vagin ; 2° au niveau du col de l'utérus ; 3° dans l'utérus lui-même.

1° *Au niveau de la vulve et du vagin.* — Une première difficulté est parfois créée par l'indocilité de la femme, lorsqu'elle n'a pas été anesthésiée. Il suffira de lui donner un peu de chloroforme pour faire cesser sa résistance.

L'orifice vulvaire peut être très étroit et gêner l'introduction de la main. Il faut se garder de pénétrer avec force dans le vagin ; on pourrait, comme nous en avons vu un exemple, déchirer le périnée. On doit au contraire enduire plus largement la main de vaseline, et procéder lentement et avec douceur à son introduction. On distendra ainsi progressivement l'anneau vulvaire, et on finira par le franchir.

La vulve est-elle le siège d'un œdème plus ou moins considérable, on agira comme dans le cas précédent. Si l'on y rencontre des tumeurs, des végétations, un thrombus, etc., c'est encore de la même façon qu'on aura raison de ces obstacles.

L'étroitesse de l'orifice vaginal, la contracture du constricteur du vagin, et un peu plus haut celle du releveur de l'anus seront vaincues par la même introduction lente, progressive, de la main bien enduite d'un corps gras.

Dans le vagin, la main peut être arrêtée par des obstacles de nature variée. Une atrésie, des brides, des tumeurs, etc., rendront son passage difficile. Nous ne faisons que signaler ces faits qui ont été décrits ailleurs, et, pour tout ce qui concerne les obstacles de ce genre que l'opérateur peut rencontrer jusqu'à l'utérus, nous renvoyons le lecteur à la dystocie due aux parties génitales externes (voy. tome III, p. 371).

Mais que doit-on faire lorsqu'on constate, dans le vagin, la présence d'un bras ? Dans les présentations de l'épaule, il est fréquent, comme on sait, de voir, après la rupture des membranes, le bras descendre dans le vagin, et souvent même la main apparaître hors de la vulve. Disons tout de suite que le bras n'est jamais un empêchement au passage de la main de l'accoucheur. Aussi ne doit-on pas le refouler, et encore moins le sectionner, comme on l'a fait quelquefois. Cette section aurait à peine sa raison d'être si l'on avait la certitude que l'enfant fût mort. C'est ici le lieu de rappeler le cas bien connu du Dr Hélie qui date de 1827. Appelé auprès d'une femme en travail chez laquelle l'enfant se présentait par l'épaule et gêné par la présence successive des deux bras dans le vagin, il les amputa l'un après l'autre. L'enfant naquit vivant et manchot, et le médecin, traduit par la famille devant les tribunaux, fut condamné à payer une pension alimentaire.

Si la main du fœtus ne pend pas au dehors et qu'elle soit repliée dans le vagin, il faut l'attirer à la vulve. Cette manière d'agir est utile à plusieurs points de vue. L'issue de la main permet au médecin de confirmer *de visu* son diagnostic relativement à l'épaule qui se présente ; de plus, il placera un lacs sur le poignet, et ce lacs maintenu par un aide empêchera le bras de remonter pendant l'opération et de se relever sur les côtés de la tête. Enfin, si l'on était obligé à renoncer à la version et de faire l'embryotomie, la présence du bras serait très favorable en permettant d'exercer des tractions sur le tronc du fœtus.

La même conduite sera tenue si au lieu d'un bras il y en a deux de prolabés : ce fait se présente quelquefois quand il y a eu des tentatives de version, et quand l'opérateur croyant amener un pied a amené l'autre bras.

On mettra donc un lacs sur chaque bras ; on les fera relever fortement en haut, et, malgré un peu de gêne inévitable, la main pourra encore pénétrer dans le vagin et s'y engager.

Il y a parfois une procidence du cordon ; ce fait ne doit préoccuper l'accoucheur que si l'enfant est vivant. Dans ce cas, le cordon pris doucement avec l'extrémité des doigts sera repoussé dans l'utérus. Il aura d'autant moins de chances de retomber que la main pénétrant avec lui le refoulera plus profondément.

Enfin des procidences multiples s'observent quelquefois, et sont presque toujours le résultat de tentatives infructueuses de version. Nous avons été témoin d'un fait dans lequel les deux bras, un pied et le cordon faisaient procidence dans le vagin. En pareil cas, si l'enfant vit, on peut essayer de terminer la version en tirant sur le pied procident ; si l'on ne réussit pas, ou si l'enfant est mort, il n'y a qu'à faire l'embryotomie.

2° *Au col de l'utérus.* — Voici maintenant la main arrivée au col de l'utérus. L'orifice peut être incomplètement dilaté. D'après ce que nous avons dit des conditions nécessaires pour faire la version, c'est là une difficulté qu'on ne devrait pas rencontrer dans les cas ordinaires. Mais lorsqu'il s'agit d'un de ces cas dont nous avons parlé, où l'on est obligé de terminer l'accouchement d'urgence, on introduit parfois la main de propos délibéré dans le vagin, avec l'intention de dilater le col avec les doigts.

Si donc il n'y a pas d'urgence, on retirera la main, et on attendra que le col soit suffisamment dilaté pour intervenir de nouveau.

Le col devient parfois, au moment où l'on s'apprête à le franchir, le siége d'une contraction spasmodique qui s'oppose au passage de la main. Cette contraction peut être passagère, et alors, après quelques instants d'attente, le col se relâche et la main pénètre. Mais si la contracture persiste, il faut renoncer à lutter contre un obstacle invincible, et s'efforcer de faire cesser le spasme cervical. Les injections chaudes prolongées à 45° seront souvent employées avec succès. On pourra recourir aussi aux lavements de laudanum ou de chloral, à une piqûre de morphine et mieux encore aux inhalations de chloroforme. Il est rare que la contraction ne finisse pas par disparaître sous l'influence de ces moyens.

Du reste nous ne nous arrêterons pas ici aux différentes sortes de rigidités dont le col peut être atteint, tout ce qui concerne la rigidité anatomique et pathologique, les tumeurs du col, fibromes, cancer..., ayant été déjà exposé (voy. tome III, p. 411 et suiv.).

La main peut rencontrer le placenta inséré vicieusement sur le col. Le mieux est, en pareil cas, de décoller rapidement les cotylédons du côté où les membranes sont le plus proches, de les rompre aussitôt qu'on les a atteintes et de pénétrer dans l'œuf. Nous n'insistons pas sur ce sujet qui a été traité ailleurs (voy. tome III, p. 571).

Enfin un dernier obstacle peut empêcher la main d'entrer dans l'utérus : c'est un commencement d'engagement de la partie qui se présente, tête ou épaule. S'il est impossible de soulever cette partie fœtale, ce qu'on ne doit tenter d'ailleurs que modérément, on devra s'abstenir de continuer la version ; on n'aurait même pas dû la tenter puisqu'une des conditions nécessaires est qu'il n'y ait pas d'engagement de la présentation. Le forceps, la basiotripsie seront alors indiqués si le fœtus se présente par le sommet, suivant qu'il est vivant ou mort. L'embryotomie sera la seule ressource en cas de présentation de l'épaule.

3° *Dans l'utérus.* — La main est dans l'utérus. Elle peut être gênée dans sa marche par des contractions utérines, que sa présence même suffit souvent à provoquer. L'opérateur doit alors s'arrêter et attendre que l'utérus se relâche. Mais parfois les contractions sont si longues et si énergiques que le bras comprimé et engourdi ne peut plus se mouvoir. Il faut alors le retirer, pour le réintroduire après quelques minutes de repos, ou bien se servir de l'autre main.

Le tétanisme utérin est une des plus graves difficultés de la version. Il est souvent provoqué par l'administration intempestive du seigle ergoté. La version en pareil cas est à peu près impossible ; nous avons vu d'ailleurs qu'on ne doit pas la tenter quand l'utérus est trop rétracté. Aussi ne signalons-nous ici cette complication que pour rappeler les dangers de rupture utérine qui pourraient résulter d'une version forcée. Si l'on n'arrive pas à faire cesser le tétanisme de l'utérus à l'aide de grands bains, d'inhalations de chloroforme, etc., il n'y a pas à hésiter : le fœtus est habituellement mort, et c'est à l'embryotomie qu'il faut s'adresser pour terminer l'accouchement.

La rétraction de l'anneau de Bandl, bien étudiée dans ses rapports avec la version par Budin et Demelin, puis plus récemment par Chéron dans sa thèse, est une des plus sérieuses difficultés du premier temps, après le tétanisme utérin. Cette rétraction s'observe d'ailleurs également dans les deux autres temps de la version, comme nous le verrons.

Deux cas différents peuvent se présenter.

a) Dans le premier cas, le fœtus est tout entier au-dessus de l'anneau de Bandl. Celui-ci est alors resserré au point de ne laisser parfois pénétrer qu'un ou deux doigts dans son ouverture. La main, arrivée dans le segment inférieur, constate qu'il est flasque et vide, et sent l'anneau rétracté. Le meilleur procédé est alors de le dilater avec la main, en introduisant successivement un ou deux doigts, puis trois, quatre, enfin la main entière. On arrive ainsi à forcer l'anneau de Bandl et à entrer dans le corps de l'utérus, où l'on va chercher les pieds du fœtus.

b) Dans le second cas, la partie fœtale, tête ou épaule, est au-dessous de l'anneau de Bandl, et occupe le segment inféreur de l'utérus. Le reste du fœtus est au-dessus de l'anneau, dans la cavité du corps de l'utérus. L'anneau enserre donc le fœtus, et l'organe prend la forme d'un sablier (*hour glass ante partum*). La partie inférieure du sablier est constituée par le segment inférieur, mince et peu résistant. La partie étranglée est l'anneau de contraction. La partie supérieure enfin est le corps de l'utérus, rétracté aussi, comme l'anneau. Le diagnostic est facile à la vue, au palper, au toucher. L'intensité de la constriction produite par l'anneau de Bandl est variable. Quand elle n'est pas très prononcée, l'introduction de la main est possible avec du temps et de la patience. Les doigts finissent par dilater l'anneau et pénètrent dans la cavité utérine proprement dite, où sont les pieds.

Mais dans quelques cas, rares il est vrai, le cercle utérin est si rétracté qu'il a été comparé à un anneau métallique et qu'il laisse une empreinte parfois très profonde sur le tronc du fœtus, comme dans les cas de Barbour et de Treub. Dans le fait de Barbour, communiqué à la Société obstétricale d'Edimbourg, il s'agissait d'une femme amenée mourante à l'hôpital, où elle succomba presque aussitôt. Sur le moulage de l'utérus congelé, que Budin a eu l'occasion d'examiner, et dont il a présenté une reproduction à la Société d'obstétrique de Paris, on peut voir un cercle très saillant, l'anneau de Bandl, qui a laissé une forte empreinte sur le fœtus au-dessous des épaules.

Dans le cas rapporté par Treub à la Société obstétricale de France (1898), la femme avait un bassin rétréci, et l'anneau de contraction se trouvait très haut. Treub était d'avis de pratiquer la basiotripsie ; mais Van der Meij, dans le service duquel était la parturiente, préféra faire l'opération césarienne. Or, l'anneau de Bandl avait tellement comprimé les bras de l'enfant que, des deux côtés, un peu au-dessous de l'épaule, il y avait un sillon nécrosique, peu profond il est vrai, mais très nettement marqué.

Quand la rétraction du cercle utérin atteint un pareil degré, la version est impossible. On est donc obligé le plus souvent de recourir à la basiotripsie ou à l'embryotomie. Ajoutons que l'expectation n'offre aucun avantage, car plus on attend et plus la rétraction augmente. Fait singulier, sur lequel Chéron insiste dans sa thèse, le chloroforme lui-même ne détermine que rarement le relâchement de l'anneau de contraction, et reste habituellement sans effet.

En résumé, la rétraction de l'anneau de Bandl n'oppose pas très fréquemment un obstacle insurmontable au premier temps de la version. Cependant, il faut craindre de le forcer trop violemment, car on pourrait rompre l'utérus. Aussi doit-on l'explorer soigneusement avec la main, et se rendre compte de son degré de résistance. C'est ce que conseille Budin, qui, dans un cas de présentation élevée du sommet, trouva l'anneau trop rétracté pour tenter la version sans danger, et préféra faire une application de forceps, qui lui permit d'extraire un enfant vivant.

Une autre difficulté, signalée par tous les auteurs, consiste dans la peine qu'on éprouve parfois à trouver les pieds. Mais cette difficulté disparaît quand on agit comme nous avons conseillé de le faire, avec P. Dubois et Tarnier, c'est-à-dire quand, sans arrêts ni tâtonnements, on enfonce franchement la main jusqu'au fond de l'utérus. Nous avons dit combien il est facile alors de s'orienter et de se diriger vers les pieds. On peut, d'ailleurs, s'aider de l'autre main qui, placée sur l'abdomen, appuie sur les extrémités fœtales et les pousse vers la main qui est dans l'utérus.

Est-ce une difficulté pour la version que de ne pas trouver les deux pieds? Nous avons déjà vu qu'on peut très bien faire évoluer le fœtus avec un seul pied; nous ajouterons même qu'on ramène assez rarement les deux pieds ensemble. Mais il n'est même pas nécessaire d'atteindre un pied, et quand on ne peut y arriver, comme dans certains cas de rétraction utérine, il suffit de saisir un genou, ainsi que l'ont montré Simpson, Barnes, C. Braun, etc., ou un creux poplité, ou même une hanche. On fait parfaitement évoluer le fœtus en tirant sur un genou, ou mieux encore sur le creux poplité accroché avec l'extrémité des doigts. La chose est moins facile avec une hanche.

Dans quelques cas beaucoup plus rares, la main ne peut arriver à saisir ni un pied, ni un genou; elle ne peut aller plus loin que le siège du fœtus. C'est dans ces conditions que Guéniot a conseillé de recourir à un procédé qu'il a désigné sous le nom d'ano-pelvien, procédé qui consiste :

« 1° A s'aider du poids du corps pour faire pénétrer la main, presque sans fatigue, jusque vers le fond de la cavité utérine; 2° à prendre comme point d'appui pour les tractions à exercer sur le fœtus, l'arcade pubienne ou la pointe sacro-coccygienne, à l'aide d'un doigt (de préférence le médius), courbé en crochet dans le rectum. » Ce moyen peut avoir son utilité, surtout quand il y a grossesse gémellaire et qu'on craint de faire une confusion entre les membres des fœtus. Cependant, nous ne le croyons recommandable que sur un enfant mort. Nous rappellerons à ce propos une observation antérieure de Pingeon (de Dijon), qui eut recours à un procédé analogue. Ayant à faire la version dans un utérus rétracté et ne pouvant arriver aux pieds, le fœtus qu'il reconnut être du sexe féminin ayant succombé, il introduisit un doigt dans le vagin de l'enfant, et put ainsi attirer le siège au détroit supérieur.

Pour en finir avec les différents moyens d'éluder les difficultés qu'on peut avoir à se frayer un chemin jusqu'aux pieds, nous citerons encore une manœuvre, indiquée autrefois par Levret, de nouveau préconisée et modifiée par Deutsch. La manœuvre de Deutsch a pour but de rendre les membres inférieurs plus accessibles, et d'éviter une introduction trop profonde de la main dans la matrice. Supposons une présentation de l'épaule. La main arrivée dans l'utérus repousse le tronc du fœtus de bas en haut, tout en essayant de lui faire accomplir un mouvement de rotation autour de son axe longitudinal, de façon à diriger les pieds vers l'orifice utérin. Cette méthode a pu donner quelques succès; mais nous ferons remarquer, avec Charpentier, qu'elle ne peut réussir que si le fœtus est petit, mobile, s'il y a encore du liquide amniotique dans l'utérus; et, dans ces conditions, la version est facile à faire par le procédé classique.

Le premier temps de la version est parfois rendu un peu difficile par ce que les doigts de l'opérateur s'embarrassent dans les membranes déchirées qui flottent dans l'utérus. Il lui suffit de quelques tâtonnements et d'un peu de patience pour dégager sa main. Le cordon ombilical est parfois entortillé autour du fœtus. Quand on constate cet enroulement, il faut essayer de dégager les circulaires, qui pourraient sans cela gêner sérieusement l'extraction (voir p. 71).

Il nous reste encore à signaler deux difficultés que peut rencontrer l'accoucheur en introduisant la main dans l'utérus, et qui, sans être graves, méritent d'être prises en considération. L'une, sur laquelle P. Dubois a attiré le premier l'attention, provient d'une très grande mobilité de l'utérus autour de son axe vertical. Le seul moyen de s'en rendre maître est de faire fixer solidement le globe utérin par les mains d'un aide. L'autre, indiquée par Tarnier, est due à une mobilité exagérée du fœtus qui fuit devant la main. Pour la faire disparaître, il suffira de faire exercer une pression extérieure sur l'abdomen pour fixer le fœtus dans l'utérus.

Difficultés du deuxième temps. — Quand la version a été pratiquée au temps d'élection, c'est-à-dire dans les conditions les plus favorables, l'évolution est en général facile. Si le pied saisi est très glissant et qu'on ne puisse le maintenir, on placera un lacs sur la jambe, et on exercera des tractions sur le pied et sur le lacs. Mais l'application d'un lacs autour de la jambe, aisée quand le pied est arrivé à l'entrée de la vulve, est beaucoup moins commode quand ce pied est dans l'utérus ou dans le vagin. On a conseillé l'emploi d'instruments appelés porte-lacs ; leur nombre est considérable, et ils n'ont pas une grande utilité pratique. Le meilleur instrument est encore la main. L'opérateur replie le lacs sur lui-même, et y fait un nœud coulant, dont il entoure son poignet. Puis, la main tenant la jambe, il fait glisser le lacs du poignet sur la main, sur les doigts, enfin sur la jambe elle-même, au-dessus des malléoles. Il ne reste plus qu'à tirer sur les deux extrémités du lacs pour le serrer sur le membre inférieur. Cette petite opération est assez délicate à mener à bien, et l'on est souvent obligé de s'y reprendre à plusieurs fois et même d'y renoncer. On peut alors se servir de l'instrument imaginé par Van Huevel pour saisir directement la jambe. C'est une longue pince, dont chaque branche est terminée par un demi-anneau, coudé à angle droit, et destiné à s'appliquer sur la jambe ; quand la pince est fermée, les deux demi-anneaux réunis forment un anneau complet, qui embrasse le membre. La pince podalique d'Auvard, assez analogue à la précédente, remplit le même but. Mais on n'a pas toujours ces instruments à sa disposition.

C'est pour remédier à ces inconvénients que Grynfeltt a recours à un procédé très simple et très ingénieux, *le procédé du gant*. Il introduit dans l'utérus sa main recouverte d'un gant de fil, de coton ou laine, préalablement bouilli et stérilisé. Le gant est vaseliné, comme la main, sur sa face dorsale et le pied saisi ne glisse jamais. Dans bien des cas, ce moyen, si facile à employer, peut rendre grand service, et il est certainement supérieur aux lacs en ce qui concerne la saisie des pieds. Il y a toutefois des cas où l'application d'un lacs est indispensable ; c'est lorsqu'on est obligé d'exercer des tractions sur le membre inférieur encore situé dans le vagin, la main restant en dehors des organes génitaux, comme dans la double manœuvre, dont nous parlons un peu plus loin.

Quand la version a été entreprise après la rupture des membranes et quand l'utérus est plus ou moins revenu sur lui-même, l'évolution ne se fait pas toujours facilement. Les tractions qu'on exerce sur le membre inférieur saisi l'entraînent bien et le siège avec lui, mais la partie fœtale, tête ou épaule, qui se présentait, ne remonte pas et reste au détroit supérieur ; il y a tendance à l'engagement simultané des deux régions fœtales.

Quand ce fait se produit dans une présentation de l'épaule, il y a lieu de rechercher si c'est le pied inférieur, homonyme de l'épaule, qu'on a saisi ; car, nous l'avons vu, avec ce pied on fait simplement tourner le tronc du fœtus autour de son axe antéro-postérieur, et, si l'évolution peut avoir lieu de cette manière, il n'en est pas moins vrai que, dans un utérus rétracté, elle a moins de chance de s'accomplir que si l'on tire sur le pied supérieur, antonyme de l'épaule ; avec ce dernier, en effet, si on réussit à faire exécuter au fœtus la double révolution autour de ses axes transverse et longitudinal sur laquelle a insisté Simpson, on délogera certainement l'épaule du détroit supérieur. Aussi, lorsqu'on aura pris le pied inférieur, et que l'évolution n'aura lieu qu'incomplètement, l'épaule ne remontant pas, on ira chercher le pied supérieur. Si malgré la prise de ce pied la transformation de la présentation reste impossible, on aura alors recours aux moyens que nous allons exposer et qui sont indiqués aussi bien dans la présentation du sommet que dans celle de l'épaule.

C'est ainsi que Charles (de Liège) a conseillé de continuer les tractions sur le pied saisi sans le quitter, en même temps que l'autre main, agissant extérieurement à travers la paroi abdominale, essaie d'éloigner la partie fœtale du détroit supérieur.

Si l'on ne réussit pas ainsi, on peut recourir à la *double manœuvre*, de Justine Sigmundin, c'est-à-dire qu'une main tirant sur un lacs dont on a entouré la jambe, l'autre main est introduite dans le vagin jusqu'à la partie fœtale qui se présente, et la refoule en haut dans l'utérus (fig. 148). On s'est servi autrefois, pour repousser la tête, d'instruments, béquilles, repoussoirs, etc., aujourd'hui abandonnés. Grâce à ce double mouvement simultané de traction et d'élévation, on arrive souvent à faire évoluer le fœtus.

Il ne faut pas y compter toutefois lorsque l'utérus est tétanisé ; nous avons vu qu'en pareil cas on doit s'abstenir de toute manœuvre énergique sous peine de déterminer une rupture. L'embryotomie seule est alors indiquée.

Il est encore une autre circonstance où l'évolution du fœtus est difficile, c'est lorsqu'il y a rétraction de l'anneau de Bandl. Nous avons vu cette rétraction s'opposer, dans le premier temps, à l'introduction de la main. Nous la retrouvons ici s'opposant à l'évolution du fœtus.

Comme pour les difficultés apportées par l'anneau de contraction pendant le premier temps de la version, nous avons à considérer deux cas ; ces faits ont été exposés et bien étudiés dans les thèses de Guérin-Valmale (1897) et de Chéron (1899) :

a) Dans le premier cas, le fœtus est situé tout entier au-dessus de l'anneau. L'évolution pourra être gênée parce que le corps de l'utérus est toujours plus ou moins rétracté ; mais, en réalité, l'anneau ne jouera presque aucun rôle pour empêcher l'évolution, la main ayant pu le franchir.

b) La partie qui se présente, quelle qu'elle soit, tête (sommet ou face) ou

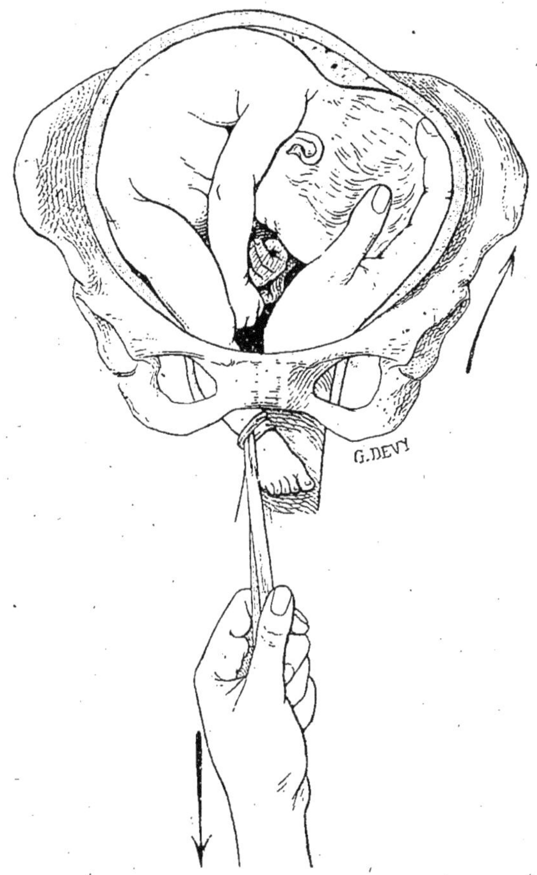

FIG. 148. — Double manœuvre.

épaule, est située au-dessous de l'anneau de Bandl rétracté qui l'empêche de remonter. Que se passe-t-il alors?

A. — Examinons d'abord le cas où il s'agit d'une présentation de l'extrémité céphalique fléchie ou défléchie. On a bien abaissé un pied, mais en tirant sur ce pied, on éprouve la plus grande peine à faire évoluer le fœtus. Si l'on continue à tirer, on peut faire descendre un peu le siège ; mais, d'autre part, la tête ne se déplace pas. Le fœtus s'incurve sur lui-même ; le siège tend à venir occuper avec la tête le segment inférieur. Dans ces conditions, prolonger les tractions, c'est risquer de distendre au maximum le segment inférieur dont la rupture devient imminente. Il n'y a qu'un moyen d'éviter une catastrophe : c'est d'arriver à faire remonter la tête au-dessus de l'anneau de Bandl ; mais comment s'y prendre ? Les simples pressions extérieures sur la tête conseillées par Hubert pour la repousser en haut sont inefficaces le plus souvent. Les mêmes pressions combinées à la traction sur le pied préconisées, comme nous l'avons vu, par Charles (de Liège) échouent ordinairement de même. La double manœuvre, exécutée ainsi que nous l'avons décrite, peut rester également infructueuse (fig. 149). Ajoutons que toutes ces tentatives sont

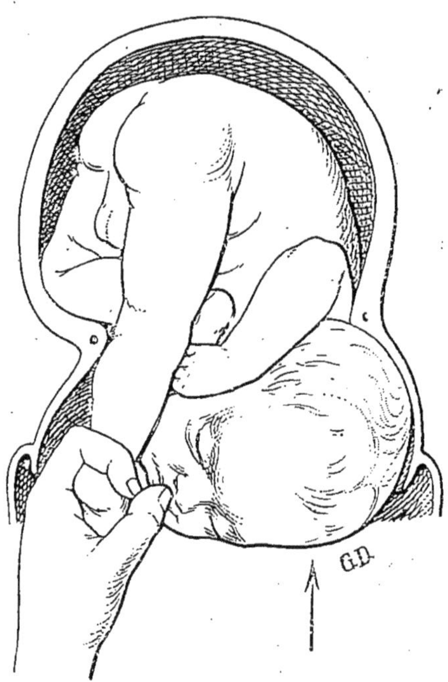

FIG. 149. — 2e temps de la version. Tentative d'évolution (P. Budin).

L'anneau de contraction met obstacle au refoulement de la tête. La *flèche* indique le sens dans lequel est exercée la pression sur la tête par la main droite introduite dans le vagin.

dangereuses. Repousser ainsi la tête, c'est la faire buter davantage contre la saillie musculaire du cercle utérin : si cette saillie ne se laisse pas vaincre, on s'expose soit à faire une fausse route vers le segment inférieur et à le voir éclater, soit à rompre l'anneau de Bandl lui-même.

Budin a proposé de recourir à un procédé qui permet d'éviter ces graves éventualités, et qu'il a eu l'occasion d'employer avec succès.

« Le moyen qui m'a le mieux réussi, dit-il, est le suivant :

« *a*) Quand le pied ayant été amené dans le vagin ou au niveau de la partie supérieure de ce canal, on ne réussit pas à refouler la tête dans la cavité du corps de l'utérus, on met un lacs sur le membre inférieur, puis on confie ce lacs à un aide qui ne va pas exercer sur lui des tractions, mais qui va seulement se tenir prêt à tirer lorsqu'on lui dira de le faire (fig. 150).

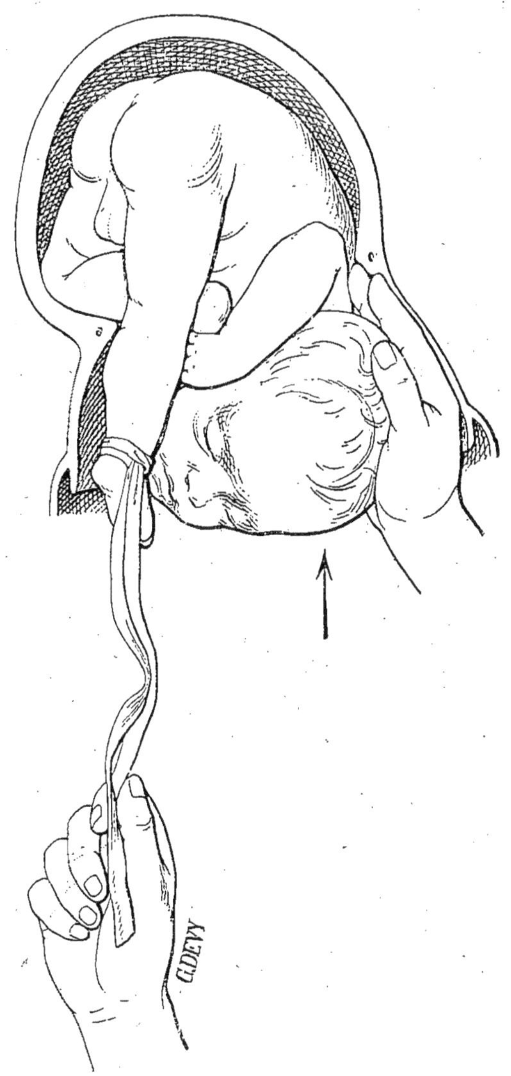

Fig. 150.

La main droite, introduite dans le canal cervical, essaie de refouler en dehors l'anneau de contraction et forme un plan incliné sur lequel la tête va pouvoir glisser. La *flèche* indique dans quels sens l'autre main de l'opérateur, la gauche, essaie de refouler la tête. Un lacs a été mis sur le pied, il est tenu par la main droite d'un aide; on ne laisse tirer sur le lacs qu'après avoir refoulé en dehors l'anneau de contraction ou après avoir commencé à exercer une pression de bas en haut sur l'extrémité céphalique, dans le sens de la flèche, et après avoir constaté que la tête a presque complètement franchi l'anneau de contraction (P. Budin).

« b) On introduit alors une main dans les parties génitales, et on fait pénétrer l'extrémité des doigts entre l'anneau de Bandl et la tête. Cette main, la droite dans la figure, s'efforcera de refouler un peu l'anneau de contraction de dedans en dehors ; mais elle constituera surtout un plan incliné, allant de la cavité cervicale vers la cavité du corps de l'utérus. L'autre main s'efforce de refouler, avec le bout des doigts, la tête qu'on réussit souvent à faire glisser sur le plan incliné.

« c) Quand on sent que la tête a complètement franchi l'anneau de contraction, sans cesser d'exercer une pression sur l'extrémité céphalique, on prie l'aide de tirer sur le lacs ; l'évolution se produit, la tête remonte au fond de l'utérus et le siège, au contraire, descend.

« Dans ces conditions, on ne saurait affirmer que la main droite a fait céder l'anneau de contraction ; il semble plutôt qu'elle a joué le même rôle que le plan incliné sur lequel on fait rouler un tonneau pour qu'il franchisse de bas en haut un escalier. Si on se contente de pousser le tonneau contre une marche, il est arrêté par le plan vertical de la marche ; si, au contraire, on forme avec des planches un plan incliné, le tonneau n'est plus arrêté et il s'élève sous la pression qu'il subit.

« En résumé, après avoir amené un pied à l'orifice utérin, on met sur lui un lacs et on le confie à un aide ; puis une main est introduite à travers l'anneau de Bandl et forme une sorte de plan incliné sur lequel, avec les doigts de l'autre main, on s'efforce de faire glisser la tête. A ce moment seulement, quand on constate qu'elle s'élève, on prie l'aide de tirer sur le lacs, et le deuxième temps, ou temps d'évolution, s'accomplit. »

Le seul inconvénient de ce procédé est qu'on éprouve une certaine difficulté à opérer avec les deux mains dans le vagin. On pourrait essayer de ne se servir que d'une seule main ; les quatre doigts de cette main étant glissés entre la tête et l'anneau, et formant le plan incliné, le pouce de la même main presserait la tête de bas en haut pour la refouler. Mais il y aurait à craindre alors, dit Budin, de produire un enfoncement sur le crâne fœtal ou même une fracture, et il préfère agir avec les deux mains. En procédant avec douceur, lentement, progressivement, on finira par triompher de la résistance des parties molles qui pourrait faire obstacle au passage des deux mains de l'opérateur.

B. — Tout ce que nous venons de dire pour le cas où c'est la tête qui est au détroit supérieur, s'applique aux présentations de l'épaule.

Dans ces dernières, l'épaule et la tête peuvent être au-dessous de l'anneau de Bandl dans le segment inférieur, ou bien l'épaule seule occupe ce segment, la tête ayant remonté au-dessus de l'anneau. Il faut donc faire franchir cet anneau ou à la tête et à l'épaule, ou à l'épaule seulement.

Quand la tête est avec l'épaule au-dessous de la stricture, on se retrouve un peu dans le même cas que dans les présentations du sommet, avec cette différence que la tête n'est plus aussi accessible puisqu'elle occupe l'une des fosses iliaques. Il faudra donc repousser à la fois l'épaule et la tête en haut. Les moyens que nous venons d'indiquer pour le sommet ou la face sont encore applicables ici. Toutefois, la manœuvre conseillée par Budin rencontrerait alors d'extrêmes difficultés, car il faudrait, pour arriver à l'anneau de Bandl, contourner avec la main la tête située sur l'un des côtés du bassin.

Quand l'épaule seule est enserrée par l'anneau de Bandl, la tête étant au-dessus de lui, on peut, au contraire, pour la repousser, se servir avec avantage du procédé indiqué par Budin. L'épaule, en effet, ne peut remonter parce qu'elle bute contre le relief musculaire du cercle utérin. Il est possible alors d'introduire la main entre l'épaule et la saillie musculaire, et d'agir comme Budin le conseille pour la refouler en haut.

Il nous reste une remarque importante à faire à propos de la rétraction de l'anneau de Bandl. C'est que toutes les manœuvres de réduction de la présentation dans le but de favoriser l'évolution du fœtus doivent être tentées avec la plus grande prudence. Si le cercle utérin est trop résistant, si le segment inférieur est moulé pour ainsi dire sur la partie fœtale, il vaut mieux s'abstenir de tentatives qui pourraient entraîner une rupture du segment inférieur ou de l'anneau, et recourir à l'embryotomie.

Difficultés du troisième temps. — Les difficultés de l'extraction ont une extrême importance, le moindre retard pouvant être préjudiciable à l'enfant. Elles sont nombreuses et proviennent souvent de fautes commises. Tout d'abord, nous ne saurions trop insister sur la nécessité qu'il y a à ne faire l'extraction qu'au moment des contractions utérines. L'opérateur doit s'aider en effet de la *vis à tergo* provenant de l'utérus pour éviter de sérieuses complications. Il ne négligera pas non plus d'y joindre l'expression utérine, sur laquelle insiste avec raison Budin. Un aide, appuyant sur le fœtus de haut en bas à travers la paroi abdominale et le fond de l'utérus au moment des tractions, facilitera singulièrement la tâche de l'opérateur. Cette tâche consistant à extraire l'enfant par le siège, nous envisagerons successivement les difficultés du dégagement des membres inférieurs et des hanches, du tronc, des membres supérieurs et des épaules, enfin de la tête.

La première difficulté qui peut surgir est due à ce que l'opérateur, faisant la version avec un seul pied, a saisi le mauvais pied, c'est-à-dire le pied postérieur. Nous nous sommes déjà expliqué à ce sujet, et nous avons montré comment l'arrêt de la fesse antérieure peut résulter de la prise de ce pied. Toutefois, nous l'avons dit, il ne faut pas exagérer cet inconvénient ; il est même facile d'y remédier.

On peut d'abord, quand on s'est aperçu qu'on a pris le pied postérieur, continuer à tirer sur ce pied ; mais pour empêcher la fesse antérieure de s'accrocher au-dessus du pubis, on a soin de diriger la traction en bas et en arrière, autant que possible dans l'axe du détroit supérieur ; on arrive souvent de cette manière à engager la hanche antérieure dans le bassin et à amener sans peine le siège à la vulve. Il suffit alors de continuer les tractions sur le membre inférieur sorti, en s'aidant d'un doigt placé dans le pli de l'aine antérieur ; on entraîne ainsi le siège et avec lui l'autre membre inférieur ordinairement relevé au-devant du tronc.

Mais ce moyen si simple ne réussit pas toujours. Guérin-Valmale indique une autre façon de procéder très rationnelle. En même temps qu'on tire sur le pied postérieur en arrière, en prenant garde toutefois d'offenser le périnée, l'index et le médius de l'autre main, glissés sous la symphyse, recherchent l'anus du fœtus, et appuient sur la face interne de l'ischion postérieur. On fait en outre repousser la fesse antérieure par un aide qui exerce des pressions d'avant en arrière au-dessus de la symphyse. La traction sur le membre postérieur, jointe à ces pressions antéro-postérieures sur le siège, constitue un moyen très efficace pour entraîner la hanche antérieure dans le bassin. Une fois le siège à l'orifice vulvaire, on le dégage comme précédemment.

Lorsque les procédés que nous venons d'indiquer échouent et que la hanche antérieure reste arrêtée quand même au détroit supérieur, on peut essayer de transformer le *mauvais* pied en *bon* pied. Pour cela, on saisit le membre inférieur à pleine main, au-dessus du genou, et on lui imprime un mouvement de rotation autour de son axe longitudinal, de manière à le reporter en avant; en même temps, le doigt indicateur de l'autre main appuie sur la fesse antérieure pour aider à cette rotation. Le mouvement se communique au tronc tout entier, en sorte que la fesse qui était primitivement antérieure et arrêtée par le pubis devient postérieure et se place dans la concavité du sacrum. L'extraction du siège ne souffrira plus alors aucune difficulté.

Enfin, en cas d'insuccès, d'ailleurs exceptionnel, l'opérateur n'aura plus qu'à introduire la main dans le vagin, et à aller à la recherche du pied qui est encore dans l'utérus pour l'amener au dehors.

Les membres inférieurs et le siège étant dégagés, on peut se trouver aux prises avec des difficultés dues à la brièveté du cordon ombilical.

Tantôt cette brièveté est relative, soit qu'on trouve le fœtus à cheval sur son cordon, soit qu'on constate l'existence de circulaires autour du tronc ou des membres ; tantôt elle est réelle, le cordon étant trop court naturellement.

On ne peut, dans ces cas, faire d'anse au cordon sans risquer de le tirailler ou même de le rompre. On essaiera de dégager le cordon par-dessus les membres ou le corps du fœtus quand il s'agira de circulaires. Mais si l'on ne peut y réussir ou si la brièveté est congénitale, on placera deux ligatures ou deux pinces sur le cordon et on le sectionnera entre les deux. Il faudra ensuite terminer rapidement l'extraction du fœtus.

Nous devons encore signaler comme obstacle possible à la descente du siège et du tronc la contraction spasmodique de l'anneau de Bandl. Mais sa résistance est alors en général peu considérable et il se laisse vaincre par des tractions bien soutenues. Il est rare que la constriction soit telle que le tronc ne puisse plus avancer ni reculer. Si le spasme ne cessait pas de lui-même, ce qui arrive quelquefois, il n'y aurait plus qu'à faire l'embryotomie.

Pendant la descente du tronc, les deux bras peuvent se relever sur les côtés de la tête, ce qui arrive quand on a négligé de mettre un lacs sur le poignet du bras prolabé ; sinon un seul bras pourra se défléchir. Nous les supposerons défléchis tous deux. Leur relèvement se fait en passant en avant ou en arrière de la poitrine. Il importe de s'en assurer, car le mode de dégagement diffère dans les deux cas.

Quand les bras se sont relevés en avant, comme on l'observe le plus fréquemment, la pointe de l'omoplate est très éloignée de la colonne vertébrale. Elle en est, au contraire, très rapprochée si les bras se sont relevés en arrière.

Dans le relèvement des deux bras en avant, on commence généralement par dégager le bras postérieur, car c'est en arrière qu'on a le plus de place. D'une main, on redresse le tronc du fœtus en haut; puis on introduit l'autre dans le vagin, de telle façon que le pouce d'une part, l'index et le médius de l'autre soient allongés sur le bras du fœtus jusqu'au delà du coude, le pouce regardant du côté de l'aisselle, les deux autres doigts appliqués sur la face externe de l'humérus (fig. 151 et 152). De cette façon le bras de l'enfant est comme entouré par trois petites attelles, et on ne risque pas de le fracturer en le dégageant, comme on s'exposerait à le faire si on se bornait à tirer sur lui avec un doigt replié en crochet. Le bras étant ainsi saisi, on l'abaisse dans le

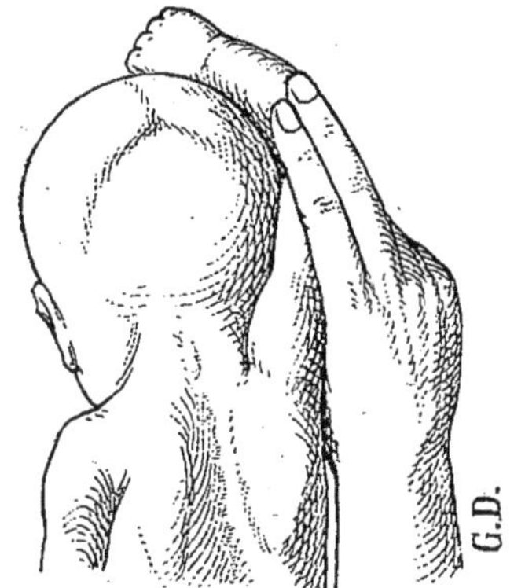

Fig. 151. — Situation de la main qui doit abaisser le bras du fœtus relevé le long de la tête (Budin et Crouzat).

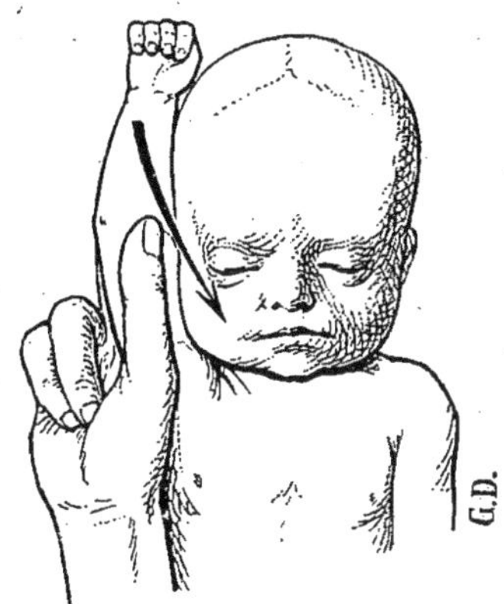

Fig. 152. — Situation de la main qui doit abaisser le bras du fœtus relevé le long de la tête. La flèche marque la direction qui va être suivie par le membre supérieur de l'enfant (Budin et Crouzat).

sens de la flexion, c'est-à-dire en le faisant passer au-devant de la face et du thorax du fœtus ; c'est ce que Pajot a pittoresquement appelé *faire moucher le fœtus* (fig. 152).

On passe ensuite au bras antérieur, et on emploie une manœuvre identique pour opérer son dégagement.

Notons que la main dont on doit se servir est la même pour les deux membres supérieurs. C'est celle dont la face palmaire répond au plan dorsal du fœtus; c'est-à-dire la main droite quand le dos regarde à droite, et la main gauche quand il regarde à gauche.

Le dégagement du bras antérieur est souvent pénible ou même impossible à cause de la difficulté qu'éprouve la main à se mouvoir derrière la symphyse pubienne, contre laquelle elle est serrée.

Dans une observation rapportée dans la thèse de Noack, Pollosson n'ayant pu réussir à dégager le bras antérieur, en raison de la gêne apportée par la symphyse, et ayant constaté que le membre était très nettement perceptible au palper, se proposa de l'abaisser par des manipulations externes. A l'aide de pressions exercées à travers la paroi abdominale, il commença par fléchir l'avant-bras sur le bras; puis, en appuyant sur le coude, il abaissa l'avant-bras et la main put alors être facilement saisie dans le vagin et amenée au dehors.

C'est là un procédé très simple, auquel on peut toujours essayer d'avoir recours. A son défaut, il est un autre moyen qui rend de grands services, c'est

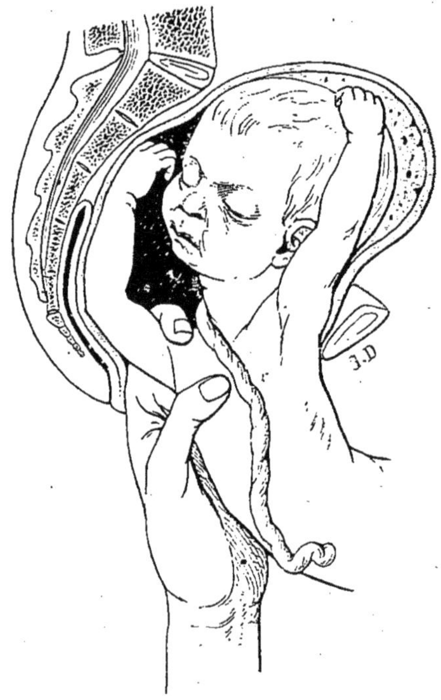

FIG. 153. — Il faut éviter d'abaisser le bras en recourant au procédé ci-dessus.

le suivant. On fait soutenir le tronc par un aide; puis on saisit d'une main le bras postérieur sorti, on appuie avec l'index de l'autre main sur l'épaule antérieure, et on imprime au fœtus un mouvement de rotation qui ramène l'épaule postérieure en arrière de la symphyse. Le bras antérieur se trouve alors reporté en arrière et on le dégage comme le précédent.

Supposons maintenant que les bras se soient relevés en arrière, ce qui est bien rare, on les abaissera par la même manœuvre faite en sens inverse. C'est-à-dire qu'on dégagera le bras postérieur d'abord en l'abaissant successivement le long de la nuque et le long du dos. On dégagera ensuite le bras antérieur de la même manière, soit directement, soit en le transformant en bras postérieur. Pour cela on emploiera la même main pour les deux bras, celle qui s'appliquera par sa face palmaire au plan ventral du fœtus ; donc la main gauche quand ce plan regardera à gauche; la main droite quand il regardera à droite.

Il arrive quelquefois que les bras sont non seulement relevés, mais croisés derrière la nuque. Ainsi que l'a fait remarquer Dugès, on recherchera si le croisement s'est fait les bras étant relevés en avant ou en arrière, afin de les dégager dans la direction voulue, sans risquer de tordre le membre, de le luxer ou de le fracturer. On procédera à l'abaissement par le procédé que nous avons indiqué : seulement, la manœuvre sera évidemment plus pénible, plus difficile, surtout pour le bras antérieur. Aussi Mme Lachapelle conseillait-elle, en pareil cas, d'extraire ensemble la tête et le membre supérieur, quitte à exposer ce dernier à une fracture. Mais en ayant soin de convertir le bras antérieur en postérieur, le dégagement isolé de ce bras deviendra possible.

A côté du procédé classique de dégagement des bras à l'aide de trois doigts réunis en attelles autour de l'humérus, il en est d'autres parmi lesquels nous signalerons ceux de Müller et de Truzzi.

Müller, se basant sur ce fait que, lorsque les bras sont relevés, le diamètre bisacromial est d'autant plus petit que l'élévation du bras est plus prononcée, propose de dégager les épaules avec les bras relevés au maximum. Pour cela, il exerce sur le tronc fœtal de très fortes tractions par en bas, et il y ajoute des mouvements pendulaires jusqu'à ce que les épaules aient franchi successivement (l'épaule postérieure passant la première) le détroit supérieur, et pénétré dans l'excavation. Quand l'épaule antérieure est arrivée sous la symphyse pubienne, il relève fortement le tronc pour dégager l'épaule postérieure. Parmi les observations rapportées par Müller, il en est où, le bassin étant notablement rétréci, on a dû faire sur le tronc du fœtus des tractions telles qu'il s'est allongé de plusieurs centimètres; dans quelques cas, il a fallu aider à l'abaissement de l'épaule antérieure par des pressions exercées avec le poing au-dessus de la symphyse pubienne. Enfin, sur 104 cas, Müller a constaté 44 fractures de l'humérus et 44 fractures de la clavicule.

Cette méthode violente ne nous semble pas recommandable; tout au plus pourrait-on y recourir dans les cas de rétrécissement du bassin, alors que la viciation pelvienne mettrait un obstacle insurmontable au passage de la main pour le dégagement des bras par le procédé ordinaire.

Truzzi a conseillé d'abaisser les bras relevés, que les épaules soient au détroit supérieur, dans l'excavation ou au détroit supérieur, de la manière suivante : la main homonyme du bras à dégager est introduite à plat le long du dos du fœtus jusqu'à ce que l'extrémité des doigts dépasse un peu l'épaule; les quatre derniers doigts sont alors glissés sur l'humérus qu'ils embrassent presque circulairement par leurs deux dernières phalanges dans toute sa longueur. Le pouce prend un point d'appui sur la colonne vertébrale du fœtus. On procède ainsi à l'abaissement du bras, et si l'on éprouve quelque difficulté, il suffit d'imprimer en même temps au tronc du fœtus un léger mouvement de rotation qui facilite le dégagement du membre. Truzzi estime que dans les bassins étroits, et chez les primipares à tissus résistants, son procédé est préférable au procédé classique, en ce sens qu'on n'est pas obligé d'introduire profondément les doigts le long des bras jusqu'au coude, ce qu'il considère comme souvent difficile ou impossible. Merletti a eu occasion d'employer la méthode de Truzzi dans 18 cas, et il n'a pas constaté une seule fracture de l'humérus. Malgré l'affirmation de Truzzi, nous pensons que la manœuvre classique n'est que bien rarement impraticable, et qu'elle protège mieux le bras contre toute lésion. Ce n'est donc que dans le cas exceptionnel où elle échouerait, que l'on pourrait recourir au procédé de Truzzi.

Il nous reste à envisager les difficultés de l'extraction de la tête, les plus importantes de toutes, car c'est ici surtout que la moindre perte de temps est préjudiciable à l'enfant. Il faut donc savoir agir et agir vite.

Ces difficultés sont de plusieurs ordres. Elles peuvent : 1° résider dans la résistance des parties molles ; 2° être dues à une anomalie du mécanisme de l'accouchement ; 3° tenir à un rétrécissement du bassin.

1° Du côté des parties molles, la tête peut rencontrer de haut en bas des obstacles constitués par l'anneau de Bandl, par le col, par le vagin, le périnée et la vulve.

L'anneau de Bandl peut se resserrer autour du cou ou sur la tête elle-même, au-dessous de sa circonférence sous-occipito-frontale, la plus grande qui doit se dégager.

L'orifice utérin peut aussi revenir sur lui-même, ce qui n'arrive guère que lorsqu'on a commencé la version avant la dilatation complète ; de même que l'anneau de Bandl, il peut enserrer le cou du fœtus, qui est alors pris comme un bouton dans une boutonnière, ou bien arrêter la tête avant le passage du front. La tête est ainsi comme coiffée d'un bonnet de coton très serré.

La contracture des muscles releveurs de l'anus, la résistance du périnée et de l'orifice vulvaire opposent parfois un obstacle à la sortie de la tête qui séjourne plus ou moins longtemps sur le plancher périnéal.

Dans toutes ces circonstances, le fœtus est exposé à mourir d'asphyxie, si la situation se prolonge. La gêne de la circulation fœto-placentaire étant considérable, il fait des efforts d'inspiration et aspire des glaires, du sang et du méconium.

Pour parer au danger immédiat qu'il court, quelques accoucheurs ont conseillé de faire arriver l'air jusqu'à la bouche, soit à l'aide de la main creusée en gouttière et dont deux doigts pénètrent dans l'orifice buccal (Pugh), soit au moyen d'instruments spéciaux (Weidmann, Hecking, Baudelocque neveu). Récemment, au Congrès d'Amsterdam de 1899, Rapin de Lausanne a proposé de créer une atmosphère respirable au fœtus en injectant 500 à 600 centimètres cubes d'air dans la cavité de l'œuf, au moyen d'une sonde montée sur une seringue. Dans trois cas, où il a employé ce moyen, les enfants sont nés vivants ou ont pu être rappelés à la vie. Ces faits sont trop peu nombreux pour qu'on puisse en tirer une conclusion.

Le mieux est, sans perdre de temps à des manœuvres souvent inutiles, de procéder le plus rapidement possible au dégagement de la tête.

Il faut premièrement essayer de l'extraire par la manœuvre de Mauriceau. Mais il est souvent difficile d'introduire un doigt dans la bouche dans les cas de rétraction de l'anneau de Bandl ou de l'orifice utérin sur le cou du fœtus, et alors même qu'on y est parvenu, on a encore à lutter, pour fléchir la tête, contre la résistance du tissu utérin. Parfois, lorsque c'est le col qui résiste, on voit sa lèvre antérieure apparaître à l'orifice vulvaire pendant les tractions sur le maxillaire inférieur; deux doigts de l'autre main peuvent alors essayer de la refouler au delà du vertex, mais on n'y réussit pas toujours.

Il est plus aisé d'atteindre la bouche quand elle a franchi le col; mais on a, pour entraîner le maxillaire inférieur en bas et fléchir la tête, à vaincre la résistance parfois considérable des parties molles. Aussi, dans tous ces cas, la manœuvre de Mauriceau peut-elle échouer, et il ne reste plus qu'à recourir promptement à une manœuvre instrumentale. Quoi qu'en aient dit certains auteurs et Mme Lachapelle elle-même, on ne réussit pas toujours avec la main, et l'on est bien forcé d'en venir au forceps. Smellie a le premier appliqué le forceps sur la tête dernière dans ces cas difficiles, et il a été souvent imité. Grynfeltt, en 1875, a, dans un intéressant mémoire, bien précisé les indications et le manuel opératoire des applications de forceps sur la tête dernière. Budin a fait, en 1887, une leçon sur ce sujet, et a rapporté trois observations où il a pu sauver avec le forceps des enfants que la manœuvre de Mauriceau n'avait pu réussir à extraire. Beaucoup d'autres faits analogues ont été publiés depuis. Il faut donc, comme nous l'avons indiqué à propos des préparatifs de la version, avoir toujours un forceps à sa disposition.

L'introduction des cuillers doit être faite avec beaucoup de douceur et de prudence quand la tête est retenue par l'anneau de Bandl ou par le col, et l'on s'assurera que leur extrémité pénètre bien entre l'anneau musculaire et les côtés de la tête. Plus facile est cette introduction quand la tête est simplement arrêtée par la résistance du vagin et du périnée.

L'application des branches est faite en occipito-pubienne, du côté de la face ventrale de l'enfant, dont le tronc est fortement relevé par un aide : on dégage la tête par ses diamètres sous-occipitaux. Le fœtus est donc extrait *dos sur ventre* (voy. p. 300 et fig. 123). Ajoutons que l'on facilitera la sortie de la tête en faisant de l'expression sur elle à travers la paroi antérieure de l'abdomen.

2° Nous arrivons maintenant aux anomalies du mécanisme qui préside à la sortie de la tête. Elles sont dues à la rotation de l'occiput en arrière, rotation qui est le plus souvent la conséquence de tractions sur le tronc qui ont été mal dirigées. La tête est alors en position occipito-sacrée, fléchie ou défléchie.

On a conseillé de la faire tourner, c'est-à-dire d'attirer le menton en arrière et de ramener l'occiput en avant. Mme Lachapelle a préconisé dans ce but la manœuvre suivante : introduire la main dans le vagin derrière l'occiput, puis le contourner d'arrière en avant, arriver sur la face, essayer d'atteindre la commissure labiale et placer un ou deux doigts dans la bouche, entraîner alors la face en arrière. Si on ne peut pas arriver à la bouche, appuyer les doigts sur le maxillaire supérieur du côté opposé. Mais ce procédé, outre qu'il est d'une exécution difficile, ne peut permettre le dégagement de la tête en occipito-pubienne que si elle est fléchie. En effet, quand elle est défléchie, le menton est plus élevé que l'occiput. Or, en supposant qu'on arrive à atteindre la bouche quand la tête est défléchie au-dessus des pubis, et à faire tourner le menton en arrière, on ne pourrait abaisser le maxillaire inférieur puisque le diamètre occipito-mentonnier est plus grand que tous les diamètres du petit bassin et ne peut par conséquent basculer de haut en bas dans l'excavation.

La manœuvre de Mme Lachapelle ne doit donc être tentée que quand la tête est fléchie, ou dans quelques cas rares où la tête, bien que défléchie, est petite et où le bassin est large.

On peut d'ailleurs, dans le cas de flexion de l'extrémité céphalique, recourir à un autre mode de dégagement plus simple et plus facile. Il suffit de porter le tronc du fœtus en bas et en arrière, et de relever son dos vers le dos de la mère (*dos sur dos*). Le sous-occiput sera en rapport avec la commissure postérieure et le dégagement de la tête se fera par les diamètres sous-occipitaux. On pourra aider à cette flexion de la tête en glissant deux doigts derrière la symphyse et en les introduisant dans la bouche qui est proche du bord inférieur du pubis. On fera ainsi la manœuvre de Mauriceau à l'envers.

Si cette manœuvre ne réussissait pas, on devrait employer le forceps, l'introduire du côté du plan ventral de l'enfant, et tirer directement en bas et un peu en arrière pour dégager successivement derrière la symphyse le menton, la bouche, le front, le bregma (voy. p. 300).

Quand la tête est défléchie, l'occiput dans la concavité du sacrum et le menton accroché en avant par le bord du détroit supérieur, ce qui est heureusement assez rare, un seul mode de dégagement est possible ; l'occiput doit tourner autour du sous-menton comme charnière, et apparaître le premier à la commissure postérieure ; puis le bregma et le front sortiront à leur tour. Ce sont donc les diamètres sous-mento-occipital, bregmatique et frontal qui doivent se dégager successivement. Pour obtenir ce résultat, le tronc du fœtus doit être fortement relevé et attiré en haut et en avant, le ventre dirigé vers celui de la mère (*ventre sur ventre*).

Cette seule manière rationnelle d'extraire la tête n'est pas toujours aisée ni même possible avec la main, surtout chez les primipares dont les tissus résistent. Alors on est encore obligé de recourir au forceps, qu'on applique sur la tête du côté du plan dorsal du fœtus ; et, avec l'instrument, comme avec la main, on extrait la tête suivant ses diamètres sous-mentaux, le tronc de l'enfant étant maintenu en haut et en avant (voy. p. 300 et fig. 124).

Quand le forceps échoue à son tour, soit à cause du trop gros volume de la tête, soit parce que les parties maternelles opposent une résistance invincible, l'enfant ne tarde pas à succomber, et il n'y a plus qu'à recourir à l'embryotomie sur la tête dernière.

3° Le troisième groupe de difficultés qu'on peut rencontrer dans l'extraction de la tête est constitué par les rétrécissements du bassin.

La tête peut se trouver arrêtée : A) au détroit supérieur ; B) au détroit moyen ; C) au détroit inférieur.

A. — La viciation la plus fréquente étant celle du détroit supérieur dans son diamètre antéro-postérieur, c'est sur elle que nous allons insister tout particulièrement.

Le mécanisme du passage de la tête retenue la dernière à travers le détroit supérieur rétréci du bassin a déjà été exposé sommairement dans cet ouvrage (voy. tome III, p. 91 et suiv.). Toutefois, il nous semble nécessaire d'y revenir ici avec quelques détails, pour bien faire comprendre la série des manœuvres particulières auxquelles on doit avoir recours pour faire franchir à la tête le rétrécissement.

Budin étant un des accoucheurs qui s'est le plus occupé de cette question, nous reproduirons ce qu'il a écrit sur ce sujet dans une de ses leçons cliniques.

« I. — Dans les bassins rachitiques, c'est en général le diamètre antéro-postérieur du détroit supérieur qui est le plus rétréci. Deleurye et Simpson ont montré que l'extrémité céphalique, pour franchir ce rétrécissement devait se placer transversalement. En effet, la tête ayant ses diamètres transverses plus petits que ses diamètres antéro-postérieurs tend, quand elle est poussée par les contractions utérines, à adapter ses diamètres transverses au diamètre promonto-pubien minimum. La face se tourne donc vers l'un des côtés du bassin.

« II. — Mais pour certains auteurs, Joulin, Goodell (1875), la tête qui franchit le diamètre promonto-pubien serait un peu défléchie et s'engagerait suivant sa circonférence occipito-frontale. Dans des expériences faites en 1875, nous avons montré pourquoi l'extrémité céphalique devait au contraire être fléchie.

« Si on mesure la distance qui va de la pointe de l'occiput au diamètre bi-temporal, on voit que, chez un fœtus à terme, elle est égale à 85 millimètres environ ; la distance qui va de la nuque au diamètre bi-temporal n'est que de 70 millimètres. La tête étant défléchie, c'est son diamètre bi-pariétal qui se met en rapport avec le diamètre minimum du détroit supérieur tandis que son diamètre le plus petit et le plus réductible, celui qui franchirait le plus aisément le rétrécissement, est le diamètre bi-temporal.

« Si donc on fléchit la tête et si la nuque vient s'appliquer contre la ligne innominée, contre le bord latéral du détroit supérieur, ce n'est plus le diamètre bi-pariétal, c'est-à-dire le plus grand des diamètres transverses, qui tend à passer, mais le diamètre bi-temporal ou un diamètre qui se rapproche beaucoup du diamètre bi-temporal (voy. fig. 152).

« Nous avions de plus remarqué que la tête défléchie se trouvait parfois arrêtée au niveau du rétrécissement par le diamètre bi-malaire, qui est égal ou plus grand que le diamètre bi-temporal et qui est toujours beaucoup moins réductible. Au contraire, lorsqu'on fléchit la tête, le diamètre bimalaire pénètre sans difficulté à travers le détroit supérieur.

« Ainsi donc, pour que la tête puisse franchir le détroit supérieur, il importe qu'elle soit fléchie et que sa nuque se trouve en rapport avec le bord de ce détroit. Elle se loge alors, en grande partie, dans une moitié du bassin.

« On obtient ce résultat :

« *a*) En introduisant un ou deux doigts dans la bouche de l'enfant et en attirant le maxillaire en bas.

« b) En refoulant la nuque d'un côté du bassin, de façon à l'appliquer sur la ligne innominée (voy. fig. 154).

« III. — La tête ayant été ainsi placée, on peut exercer des tractions et sur le maxillaire inférieur, à l'aide des doigts qui ont été introduits dans la bouche, et sur les épaules avec l'autre main. L'index appuie d'un côté du cou, le médius et les deux derniers doigts appuient de l'autre (voy. fig. 156 et 157).

« Si le rétrécissement est léger, si la disproportion entre les diamètres de la

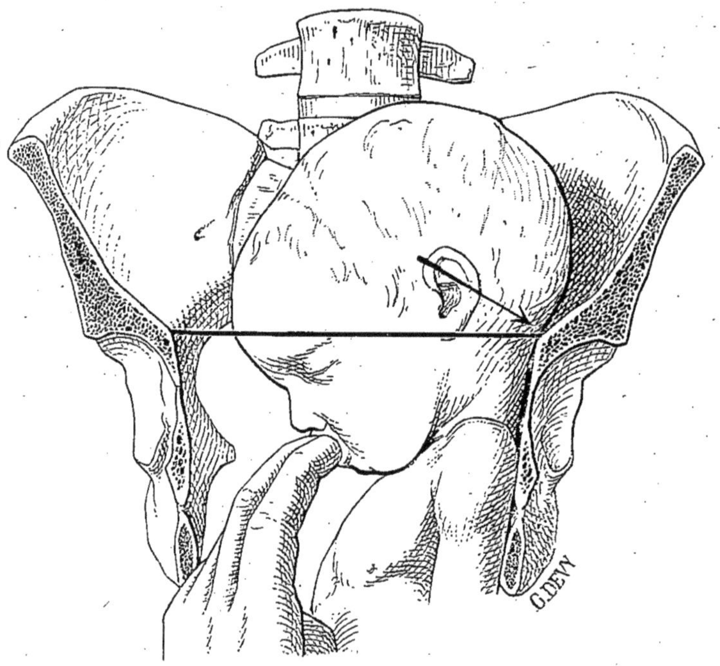

FIG. 154. — La tête est placée transversalement. — Elle est fléchie. — La région de la nuque est appliquée contre la ligne innominée (P. BUDIN).

tête et ceux du détroit supérieur n'est pas trop considérable, l'extrémité céphalique peut descendre dans l'excavation ; mais souvent cela ne suffit pas.

« IV. — Quand la tête, pour franchir le rétrécissement, vient se placer sur le détroit supérieur, elle s'incline de telle manière que le côté postérieur de sa base passe le premier et descend dans l'excavation, ainsi que l'a montré J. Matthews Duncan (voy. fig. 155).

« Puis, comme l'a indiqué Barnes, l'extrémité céphalique exécute un mouvement de bascule autour du pariétal postérieur immobilisé sur l'angle sacro-vertébral ; les parties qui sont en avant, en rapport avec le pubis, franchissent le détroit supérieur : la tête double le promontoire, suivant l'expression du professeur anglais.

« a) Pour obtenir l'inclinaison de la tête sur son pariétal postérieur, Goodell a conseillé d'opérer de la façon suivante : le médecin applique une main sur le cou de l'enfant, de l'autre il saisit en bas les jambes et il exécute des tractions dans l'axe du détroit inférieur : de cette façon, le côté de la tête qui était en rapport avec le pubis s'éloigne de l'ouverture du bassin, tandis que celui qui se trouve dirigé en arrière, descend proportionnellement sur le promontoire et aborde le détroit supérieur. Si alors, tout en continuant à tirer et en augmentant la traction, on se dirige en sens inverse et on repousse le corps de l'enfant en arrière, vers le coccyx, le côté de la tête qui se trouve en arrière reste fixé, tandis que sa partie antérieure décrit un arc de cercle autour du promontoire comme centre et descend dans l'excavation. Si cette manœuvre

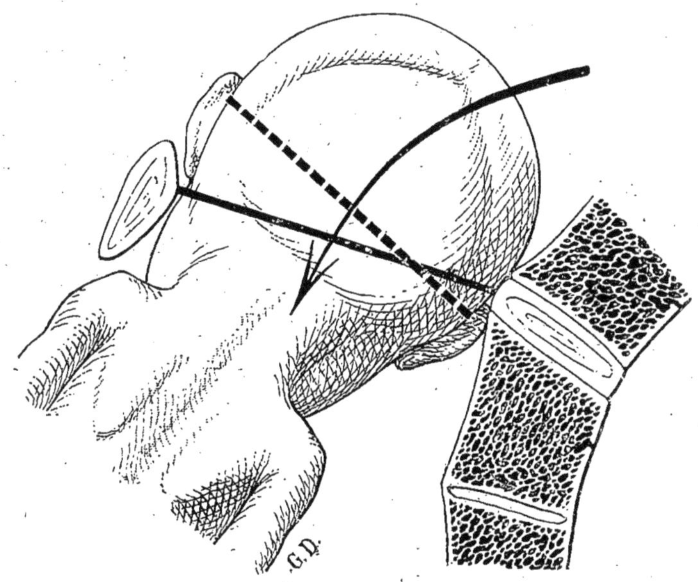

Fig. 155. — La tête, placée transversalement au détroit supérieur, est inclinée sur son pariétal postérieur (P. Budin).

ne réussit pas immédiatement, on élève de nouveau le tronc sans cesser de tirer, puis on l'abaisse ; on exécute ainsi des mouvements semblables à ceux qui sont nécessaires pour faire manœuvrer une pompe.

« On peut avoir recours au mouvement conseillé par Goodell ; cependant il nous a semblé qu'il ne suffisait pas toujours de relever ainsi le tronc pour déterminer l'abaissement pariétal postérieur, car le corps s'infléchit au niveau du cou, sans déplacer beaucoup la tête. Nous aimons mieux agir de la façon suivante : une main relève le tronc du fœtus ; l'autre, qui se trouve dans l'excavation et est appliquée sur les épaules, refoule le cou en avant ; la tête s'incline alors sur son pariétal postérieur.

« *b*) Pour obtenir que la tête double le promontoire en suivant le mouvement indiqué par Barnes, Champetier de Ribes donne le conseil de repousser directement dans la concavité du sacrum le cou qui se trouve descendu derrière la symphyse pubienne ; pour cela, la base du cou est saisie entre l'index et le médius comme dans une fourche. Nous préférons, pour notre part, laisser toujours la main à cheval sur les épaules ; tandis qu'elle exerce des tractions sur le tronc, l'index peut appuyer d'avant en arrière et faire ainsi tourner la tête autour de l'angle sacro-vertébral (voy. fig. 156).

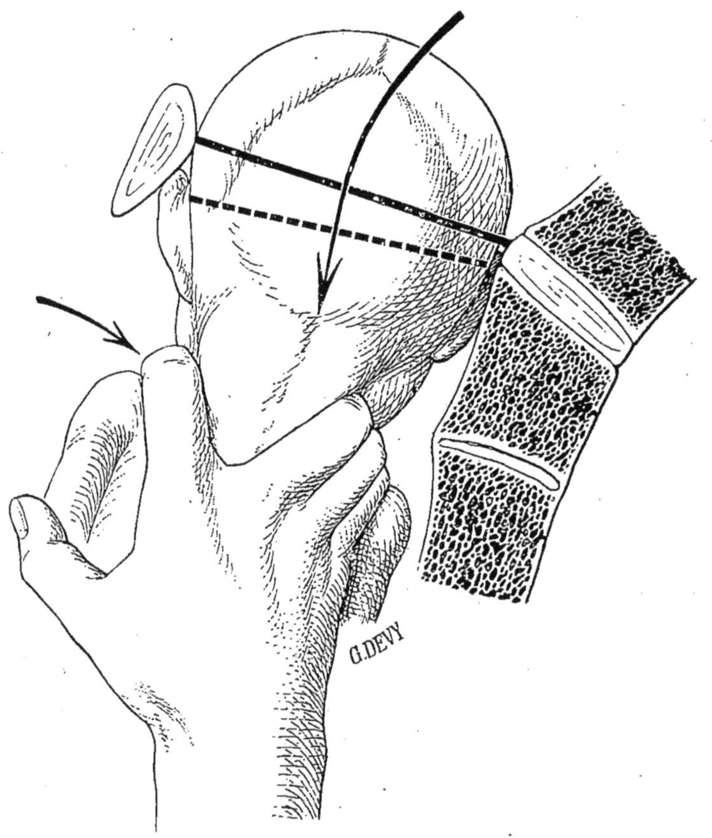

Fig. 156. — La tête a doublé le promontoire. — La flèche supérieure indique le sens dans lequel elle tourne autour de l'angle sacro-vertébral. — L'autre flèche montre la pression que l'index de la main qui tire exerce d'avant en arrière sur le cou de l'enfant (P. Budin).

« Champetier a démontré expérimentalement que la tête logée dans un côté du bassin pivote sur elle-même de telle sorte que la bosse pariétale postérieure se place dans l'encoche formée par la réunion du promontoire avec l'aileron du sacrum. Nous avions observé la même chose lorsque le forceps, appliqué sur la tête venant la première, l'engageait à travers le détroit supérieur rétréci.

« Il ne nous paraît pas nécessaire, en pratique, d'essayer de reproduire ce mouvement de rotation. En effet, les deux doigts qui sont dans la bouche et tirent sur le maxillaire inférieur, laissent le crâne relativement libre dans ses mouvements. Sous l'influence des tractions, la tête pivote sur elle-même et se place de la façon qui lui est le plus favorable pour franchir le détroit supérieur.

« V. — Mais les tractions exercées pour faire descendre la tête peuvent être dangereuses si elles sont trop puissantes. Les expériences de Champe-

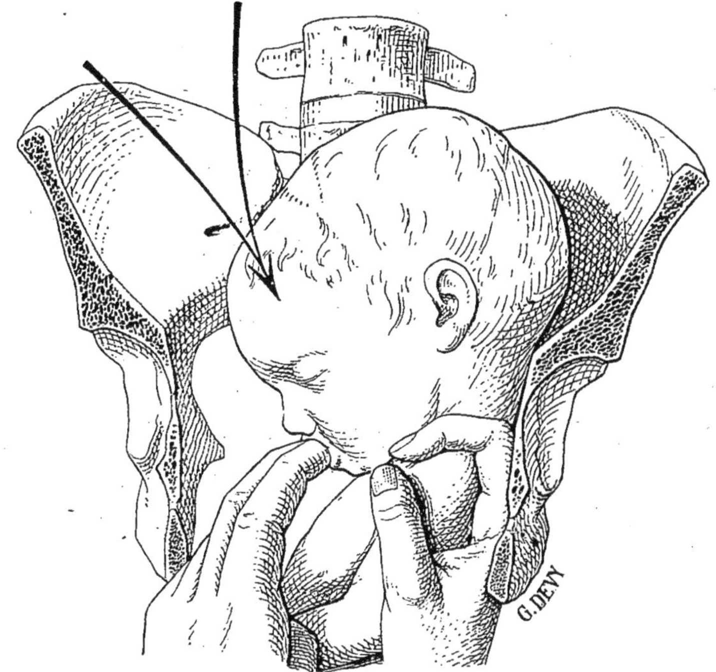

Fig. 157. — La tête est placée transversalement. — Elle est fléchie. — La région de la nuque est appliquée contre la ligne innominée. — L'opérateur exerce des tractions sur le maxillaire inférieur et sur les épaules. — L'index de la main droite appuie d'avant en arrière sur le cou. — La double flèche indique comment l'expression doit être faite à travers la paroi abdominale.

1° En appuyant sur le front, on contribue à fléchir la tête et à repousser la région de la nuque contre la ligne innominée.

2° On agit suivant l'axe du détroit supérieur (P. Budin).

tier de Ribes ont montré que le maxillaire inférieur se rompait sous une force de 28 kilogrammes en moyenne, chez un enfant à terme, et sous une traction de 22 kilogrammes, en moyenne, chez un enfant avant terme ; on ne devra donc jamais déployer une force de plus de 25 kilogrammes sur le maxillaire inférieur pour les premiers et de 20 kilogrammes pour les seconds.

« On peut encore avoir recours à l'emploi d'une méthode, conseillée depuis longtemps par divers auteurs, l'expression à travers les parois abdominales. Mais cette pression exercée de haut en bas sur la tête doit être bien dirigée. Champetier a montré que, si on déprime la voûte, le crâne risque de s'aplatir ; il faut au contraire appliquer la pression sur la région frontale. De la sorte, on fléchit davantage la tête et la nuque est refoulée fortement vers la ligne innominée (voy. fig. 157) ; enfin on favorise l'engagement en appuyant dans la direction de l'axe du détroit supérieur.

« Pour obtenir ce résultat, un aide est placé à côté de la parturiente, et à travers la paroi abdominale il applique la paume d'une de ses mains sur la région frontale de l'enfant. Pendant que l'accoucheur exécute des tractions, l'aide appuie d'une façon lente et continue. L'opérateur sent alors la tête qui descend progressivement ; quelquefois elle franchit brusquement le détroit supérieur et arrive dans l'excavation pelvienne. On n'a plus qu'à ramener l'occiput en avant et à dégager l'extrémité céphalique suivant la manœuvre de Mauriceau.

« Ainsi donc, si nous résumons la conduite à tenir, nous voyons qu'il faut :

« 1° Placer la tête transversalement au détroit supérieur (Deleurye et Simpson) (voy. fig. 154).

« 2° Fléchir l'extrémité céphalique en mettant un ou deux doigts dans la bouche de l'enfant, et refouler la nuque d'un côté du bassin de façon à l'appliquer sur la ligne innominée (Budin) (voy. fig. 154).

« 3° Exercer des tractions sur les épaules et sur le maxillaire inférieur (voy. fig. 157).

« Si la tête ne descend pas, on ne doit pas se borner à ces tractions sur les épaules et sur le maxillaire inférieur.

« 4° Il faut s'efforcer d'obtenir que la tête double le promontoire (Matthews Duncan et Barnes). Pour cela :

« *a*) On incline d'abord l'extrémité céphalique sur son pariétal postérieur, en relevant le tronc et en refoulant, avec la main qui est à cheval sur les épaules, le cou de l'enfant en avant, vers les pubis (voyez fig. 155).

« *b*) Puis on appuie sur le cou avec l'index de la même main, mais en pressant d'avant en arrière. Le diamètre transverse de la tête franchit alors le détroit supérieur (voy. fig. 156).

« 5° On a recours à l'expression à travers la paroi abdominale : un aide appuie sur la région frontale du fœtus (Champetier de Ribes) et suivant l'axe du détroit supérieur. Il fléchit ainsi la tête, appuie la nuque sur la ligne innominée et contribue à l'engagement (voy. fig. 157). »

Au moment où la tête franchit le détroit supérieur, l'opérateur et son aide éprouvent la sensation d'une résistance vaincue. La tête est passée dans l'excavation, et on n'a plus qu'à l'extraire par la manœuvre de Mauriceau.

Bien exécutée, la méthode que nous venons d'exposer dans son ensemble d'après Budin, permet ordinairement à une tête de volume normal de franchir le détroit supérieur dans un bassin moyennement rétréci. Nous reviendrons d'ailleurs sur ce point à propos des indications de la version.

L'opérateur peut cependant éprouver quelque peine à entraîner la tête dans le petit bassin, soit parce qu'il est mal secondé par les contractions utérines, soit à cause de l'ossification trop avancée des os du crâne, soit en raison d'une résistance exagérée des articulations du bassin, etc... Est-il utile, dans ces circonstances, de substituer à la position obstétricale, dans laquelle est la femme, la position de Walcher dont il a déjà été question à propos des rétrécissements du bassin (voy. tome III, p. 118) ?

On sait que Walcher a recommandé de placer la femme le siège solidement appuyé sur le bord du lit, les jambes pendantes, en hyperextension, estimant d'après ses recherches que dans cette attitude le diamètre conjugué vrai, le promonto-pubien minimum, augmente de 8 à 10 millimètres.

L'affirmation de Walcher a soulevé de nombreuses discussions. En 1895, à la Société obstétricale de France, à propos d'une communication de Treub sur les avantages de la position supinée, Tarnier déclarait qu'il y avait lieu de faire des réserves et que de nouvelles recherches étaient nécessaires. Depuis, la question a été étudiée par un certain nombre d'accoucheurs, tous spécifiant bien qu'il s'agit du passage de la position obstétricale, et non de la position de la taille ou hyperflexion, à la position de Walcher. Or, l'accord est loin d'être fait entre eux. Les uns, comme Pinard et Varnier, admettent que l'agrandissement du détroit supérieur est nul ou insignifiant, variant de quelques dixièmes de millimètre à 3 millimètres. D'autres, comme Léopold, concluent à une augmentation de 5 à 10 millimètres. Récemment, au Congrès d'Amsterdam (1899), où le sujet était à l'ordre du jour, Walcher a maintenu ses conclusions, tandis que les différents rapporteurs ont donné comme chiffres d'agrandissement du bassin, Bonnaire et Bué une moyenne de 3 millimètres, Lebedeff et Bartozsewski un maximum de 3 millimètres, Pinzani une moyenne de 6 millimètres.

En présence de résultats aussi dissemblables, il est difficile de se prononcer d'une façon absolue sur l'utilité de la posture de Walcher. Toutefois, il ressort de ces recherches, ainsi que l'avait déjà fait remarquer Tarnier, que la mobilité des articulations pelviennes est très variable suivant les femmes. D'autre part, plusieurs accoucheurs, Treub entre autres, ont obtenu d'heureux effets de la position de Walcher pour l'extraction de la tête dernière dans les bassins viciés. La conclusion est donc qu'il peut être utile de rechercher chez les femmes à bassin vicié le degré de mobilité des articulations du bassin, et, en particulier, de la symphyse pubienne par le procédé de Budin (tome II, p. 261). Plus cette mobilité sera accentuée, plus il y aura de chances que l'hyperextension agrandisse le bassin d'une façon assez appréciable pour faciliter le passage de la tête dernière à travers le détroit supérieur rétréci. De toute façon, il n'y a aucun inconvénient, dans les cas où ce passage est difficile, à essayer de l'effectuer en donnant à la parturiente l'attitude recommandée par Walcher. Lorsque toutes les tentatives échouent pour engager la tête, il ne reste qu'à faire la symphyséotomie si l'enfant est vivant et bien portant et si la mère y a consenti par avance, l'embryotomie s'il est mort ou si sa vie paraît trop compromise, ce qui est habituellement le cas.

B. — La tête peut être arrêtée la dernière au niveau du détroit moyen, dont les rétrécissements viennent d'être étudiés par Brindeau dans sa thèse, soit par la saillie des deux épines sciatiques, comme dans certaines variétés de bassin cyphotique, soit par la saillie d'une seule, comme dans le bassin oblique ovalaire. Dans ces cas, il faut incliner la tête latéralement de façon à ce que les bosses pariétales franchissent l'une après l'autre la partie rétrécie ; des expériences inédites de Budin sur des bassins de fonte lui ont démontré l'efficacité de cette manœuvre. Si l'on ne réussit pas avec la main, on peut employer le forceps auquel on imprime de petits mouvements de latéralité pour dégager le diamètre bi-pariétal (Brindeau).

Rappelons ici, à propos de la version dans les bassins obliques ovalaires et asymétriques, que l'on doit toujours s'efforcer de ramener l'occiput dans la moitié la plus large du bassin.

C. — Il nous reste à signaler, comme pouvant faire obstacle à la sortie de la tête dernière, les rétrécissements du détroit inférieur, par exemple l'étroitesse du diamètre bi-ischiatique dans les bassins cyphotiques, le rétrécissement du diamètre sous-sacro-sous-pubien, la saillie exagérée et l'ankylose du coccyx, etc.

On pratiquera le dégagement manuel de la tête à l'aide de légers mouvements d'oscillation latérale, dans les cas de rétrécissement du diamètre transverse, et au besoin on emploiera le forceps. On aura d'emblée recours à cet instrument quand le rétrécissement portera sur le diamètre antéro-postérieur. Enfin, dans les cas les plus graves, on s'adressera à la symphyséotomie ou à la crâniotomie suivant l'état de l'enfant.

Difficultés de la version dans quelques cas particuliers. — Nous devons, en terminant la description des difficultés de la version, en signaler rapidement quelques-unes qu'on rencontre dans certains cas de dystocie, pour lesquels nous renvoyons d'ailleurs aux chapitres qui traitent spécialement de chacun d'eux.

La grossesse gémellaire peut apporter d'assez grandes difficultés à la version. Dans le temps d'introduction et de recherche, on peut faire une confusion entre les différents membres inférieurs. La règle est, en pareil cas, de ne saisir qu'un seul pied pour abaisser l'un des sièges. Dans les temps d'évolution et d'extraction, l'un des fœtus peut être gêné par son jumeau. Leurs têtes peuvent s'accrocher de différentes façons (voy. p. 86). Il est souvent impossible, dans ces conditions, de dégager les fœtus l'un de l'autre, et l'on est obligé d'en sacrifier un pour pouvoir extraire l'autre vivant.

Quand il s'agit de jumeaux adhérents, les difficultés peuvent être considérables, et il est impossible de tracer une ligne de conduite applicable à tous les cas. Disons toutefois que la version parfois impossible, peut être exécutée lorsque l'adhérence des jumeaux n'est pas intime ou lorsqu'ils ne sont pas trop volumineux (voy. p. 92).

Toutes les anomalies ou monstruosités que peut présenter le fœtus sont souvent un obstacle à la version ; par exemple l'hydrocéphalie, l'excès de volume des épaules, du thorax, de l'abdomen, les tumeurs sacro-coccygiennes, etc. Dans tous ces cas, les règles d'intervention varient et sont exposées à l'article *Dystocie fœtale.*

§ 4. — Pronostic de la version.

Le pronostic de la version est loin d'être indifférent pour la mère et pour l'enfant. Il dépend naturellement des conditions plus ou moins favorables dans lesquelles l'opération a été entreprise, des difficultés avec lesquelles on peut se trouver aux prises, et de l'habileté de l'opérateur. Nous ne pouvons plus tenir compte aujourd'hui des statistiques anciennes, qui remontent à une époque où l'on ne faisait pas d'antisepsie et où les manœuvres employées étaient défectueuses. Actuellement, la version est encore une opération sérieuse pour la mère, si l'on veut porter un pronostic d'ensemble, sans tenir compte des indications de l'opération. Mais si l'on fait une distinction entre ces indications, il en est, comme les présentations vicieuses et certains accidents de l'accouchement, où le pronostic de la version elle-même ne présente aucune gravité, pourvu qu'elle soit faite en temps opportun et bien faite.

Il est, au contraire, d'autres indications où le pronostic doit être plus réservé, comme celle qui est fournie par les rétrécissements du bassin. Cependant, même dans ce dernier cas, les résultats varient suivant les opérateurs, et il est impossible de donner un chiffre exact de mortalité. Nous reviendrons sur ce point.

En ce qui concerne l'enfant, le pronostic est beaucoup plus grave. C'est qu'en effet, outre les dangers d'asphyxie ou de syncope qu'il court comme dans toute présentation du siège, il est exposé pendant l'extraction à des lésions traumatiques nombreuses. Ces lésions ont été particulièrement bien décrites par Ruge (1875), dans un mémoire traduit par Charpentier en 1876. Elles peuvent porter sur toutes les parties du squelette, et aussi sur le tissu cellulaire, les muscles, les séreuses, les viscères. Nous allons les indiquer rapidement.

Du côté du squelette, les lésions les plus fréquentes sont les fractures et surtout les décollements épiphysaires, les arrachements, bien plus rarement les luxations. Les fractures des membres, fémur et humérus, se produisent dans un dégagement vicieux du bras (voy. fig. 153) ou de la cuisse. Les clavicules peuvent être brisées ou leur épiphyse sternale décollée par des pressions trop fortes exercées à leur niveau. On observe parfois, du côté du bassin, des décollements de la symphyse sacro-iliaque (Ruge) qui, en déformant le bassin dans le sens oblique, peuvent avoir des conséquences graves pour l'avenir chez les petites filles.

La colonne vertébrale peut céder sous l'influence des tractions : il se fait alors des disjonctions épiphysaires des vertèbres. D'après les recherches de Joulin, Goodell, Matthews Duncan, Champetier de Ribes, il faut une force d'environ 50 kilogrammes pour rompre la colonne vertébrale ; c'est au niveau du cou qu'a lieu généralement la lésion, et si l'on continue à tirer, on peut arracher le tronc et laisser la tête dans l'utérus : pour extraire cette tête demeurée seule dans la matrice, on est souvent obligé de se livrer à des manœuvres difficiles et pénibles.

Le crâne est parfois le siège de lésions très variées. Ce sont d'abord des sillons, des enfoncements, avec ou sans fracture, des disjonctions, qui occupent le plus fréquemment la région temporo-pariétale qui était en contact avec le promontoire. Ces lésions sont en rapport avec la forme et la saillie de l'angle sacro-vertébral. On les observe aussi au niveau du pariétal antérieur, comprimé par la symphyse pubienne. Ces traumatismes sont moins graves par eux-mêmes que par les hémorrhagies qu'ils provoquent souvent à l'intérieur du crâne, hémorrhagies méningées et cérébrales. Le meilleur moyen de les éviter est de procéder avec lenteur à l'extraction de la tête dernière et de ne faire exercer sur la région frontale que des pressions modérées.

Parmi les lésions crâniennes, il nous faut signaler encore la disjonction de la portion écailleuse avec la portion basilaire de l'occipital, au niveau de la charnière fibro-cartilagineuse décrite par Budin. On la désigne sous le nom de luxation de Schrœder, bien qu'elle eut été indiquée déjà par Jacquemier. Elle a plusieurs degrés : tantôt le déplacement est peu marqué, tantôt il est tel que la moelle épinière est comprimée. On l'observe surtout à la suite de l'emploi de la méthode de Prague.

La mâchoire inférieure peut être fracturée, ou disjointe au niveau de la symphyse du menton. Pajot, Matthews Duncan, Champetier de Ribes évaluent à 28 kilogrammes la force nécessaire pour la rompre chez un fœtus à terme. Cette force ne serait que de 22 kilogrammes chez un fœtus de huit mois, d'après Champetier de Ribes.

Quant aux luxations, elles sont rares; le plus souvent, ce sont des arrachements épiphysaires qu'on observe et non des luxations. C'est ainsi que les luxations congénitales, et celles de la hanche en particulier, sont très rares, si tant est qu'elles existent. En ce qui concerne ces dernières, C. Ruge n'en a pas rencontré une seule sur 300 cas d'extraction, et l'on sait que Verneuil le niait. Des recherches récentes faites à l'aide des rayons Rœntgen montrent du reste que les luxations congénitales sont habituellement la conséquence d'un défaut de développement de la tête fémorale.

On a quelquefois observé l'arrachement du membre inférieur (Charpentier) à la suite de tractions violentes et mal dirigées sur le pied postérieur, la hanche antérieure étant arrêtée par le bord supérieur de la symphyse pubiennes

Le tissu cellulaire sous-cutané et même profond peut être le siège d'épanchements sanguins plus ou moins considérables. Les muscles tiraillés, déchirés même, présentent parfois des hématomes volumineux : ceux qui sont le plus habituellement intéressés sont les muscles des régions du dos et du thorax et surtout le sterno-cléido-mastoïdien, dont la lésion s'accompagnerait, dans certains cas, de torticolis congénital.

Des paralysies ont été observées, dues à la compression et au tiraillement des plexus nerveux ou des nerfs. Une des plus communes est celle du membre supérieur. Passagère le plus souvent, elle affecte quelquefois une forme grave.

Nous signalerons enfin les altérations viscérales qu'on peut constater du côté du thorax : épanchements sanguins pleuraux ou sous-pleuraux et pulmonaires; du côté de l'abdomen : hémorrhagies intra-péritonéales, épanchements dans le foie, les reins, les capsules surrénales, etc. Ces désordres sont d'ordinaire le fait de pressions exagérées exercées sur le tronc du fœtus pendant l'extraction.

Les lésions que nous venons de passer en revue et qui résultent de la version et surtout de l'extraction peuvent être légères ou graves et amener la mort de l'enfant. Elles sont plus à craindre quand la version est difficile, et particulièrement dans les rétrécissements du bassin. Le pronostic de la version est donc grave pour l'enfant, et il le devient davantage quand le bassin est vicié.

Il est toutefois un correctif important à faire à un double point de vue.

C'est d'abord que le plus souvent les dangers courus par l'enfant, aussi bien que par la mère dans toute version en général, sont le fait des mauvaises conditions dans lesquelles l'opération a été entreprise, ou bien de manœuvres mal conduites, et de fautes commises dans le manuel opératoire. De tout cela un opérateur prudent et habile doit essayer de se préserver le plus possible.

D'autre part, en ce qui concerne les rétrécissements du bassin, on n'entreprendra la version que dans certaines conditions bien déterminées. En tout cas, on se conformera à cette règle qui résulte des recherches de Budin et de Champetier de Ribes : c'est que le diamètre bipariétal, ou bitemporo-pariétal qui a à franchir le rétrécissement, ne devra jamais dépasser de plus de 15 millimètres le diamètre antéro-postérieur du détroit supérieur, diamètre promonto-pubien minimum. Cette appréciation est aujourd'hui relativement facile, grâce à la mensuration exacte du bassin d'une part, d'autre part à celle de la tête pratiquée d'après le procédé de Perret.

Nous avons dit combien il est difficile d'évaluer en chiffres la mortalité des mères et des enfants à la suite de la version en général. La chose devient encore moins aisée quand la version est faite dans un bassin rétréci.

Toutefois, pour montrer les résultats heureux que peut donner cette opération en cas de viciation pelvienne, quand elle répond à des indications précises, nous rapporterons la statistique présentée par Budin à la Société obstétricale de France en 1893. Cette statistique a trait aux accouchements qui ont eu lieu chez des femmes rachitiques à la Maternité de la Charité, d'octobre 1891 à avril 1893.

Il y a eu 131 accouchements dans des bassins dont le diamètre promonto-pubien minimum mesurait de 10 centimètres à 8 centimètres et au-dessous. Disons tout de suite que pas une mère n'a succombé. Sur ces 131 accouchements, 106 ont eu lieu spontanément à terme.

25 se sont terminés artificiellement. Les interventions se décomposent ainsi :

12 applications de forceps avec 12 enfants vivants; 1 accouchement prématuré artificiel terminé spontanément par la naissance d'un enfant vivant; 1 embryotomie sur un enfant mort ; 2 symphyséotomies, dans des bassins généralement rétrécis : l'une des deux a été suivie de version ; l'enfant extrait

pesait 2,850 grammes; il était malheureusement syphilitique et a succombé le quatorzième jour.

Enfin 9 versions. Voici le détail de ces dernières :

1° Deux ont été faites dans des bassins de 10 centimètres et au-dessus. L'une pour une procidence du cordon; l'enfant pesait 3 kilogrammes 500 et est né vivant. L'autre pour une présentation de la face, après échec du forceps; l'enfant, vivant, pesait 3 kilogrammes 750.

2° Deux ont eu lieu dans des bassins mesurant entre 9 centimètres et 10 centimètres : une pour une présentation de l'épaule, enfant de 3 kilogrammes 350, extrait vivant; la seconde pour une latérocidence, après trois applications infructueuses de forceps, enfant vivant de 2 kilogrammes 850.

3° Trois ont été pratiquées entre 8 centimètres et 9 centimètres : une pour procidence du cordon; l'enfant était mourant et n'a pu être ranimé; il pesait 3 kilogrammes 700; une pour une présentation élevée du sommet: enfant vivant de 3 kilogrammes 600; une, après échec du forceps: enfant vivant de 4 kilogrammes 400.

4° Deux dans des bassins de moins de 8 centimètres : une, après tentative de forceps: enfant de 4 kilogrammes 430, vivant; une, dans les mêmes conditions: enfant de 3 kilogrammes 025, vivant.

En résumé, sur les 25 accouchements artificiels, 10 versions ont été pratiquées entre 10 centimètres et moins de 8 centimètres, dont une après symphyséotomie et 5 après des tentatives de forceps.

8 enfants sont nés vivants.

2 sont morts; l'un, mourant au moment de l'opération, n'a pu être rappelé à la vie; l'autre, celui de la symphyséotomie, est mort 14 jours après sa naissance de syphilis. Si l'on fait abstraction de ce dernier cas, il y a eu en réalité 1 enfant mort sur 9 versions, et les enfants, qui sont nés vivants, étaient souvent volumineux.

Ces chiffres prouvent l'utilité de la version dans certains cas de viciation du bassin. Ils démontrent une fois de plus que le traitement de ces viciations ne saurait être univoque, que la version ne doit pas en être rayée, et qu'elle a ses indications de même que l'accouchement prématuré artificiel, le forceps, la symphyséotomie, l'opération césarienne, et même l'embryotomie.

§ 5. — Indications de la version.

Il y a à la version par manœuvres internes plusieurs sortes d'indications : les unes absolues, la version étant la seule opération à laquelle on puisse recourir; les autres relatives, la version devenant alors une opération de choix. Nous envisagerons successivement les indications dues à une présentation vicieuse, celles qui relèvent d'un accident de l'accouchement, enfin celles qui dépendent d'un rétrécissement du bassin.

I. — Les présentations de l'épaule constituent à elles seules le premier groupe. L'accouchement spontané est impossible, sauf dans les cas rares de version spontanée ou d'évolution spontanée. Aussi ces présentations fournissent-elles l'indication la plus formelle de la version. Celle-ci doit être accomplie, comme nous l'avons indiqué, dans des circonstances aussi favorables que possible, au temps d'élection. Malheureusement, il n'en est pas toujours ainsi, et on se trouve souvent en présence de cas où le liquide amniotique est écoulé, où l'utérus est plus ou moins rétracté, où des tentatives infructueuses ont déjà été faites. La version est encore indiquée dans ces cas, si l'enfant est vivant et si les conditions nécessaires existent toujours; seulement, il est à prévoir que l'opération sera pénible, qu'elle présentera quelques-unes des difficultés que nous avons décrites, et que l'opérateur aura besoin de toute sa science et de toute son habileté pour en venir à bout. Mais si l'enfant est mort, il y a contre-indication à la version, et l'embryotomie s'impose.

II. — Les accidents de l'accouchement sont la seconde indication de la version, toutefois moins formelle que la précédente, car il est des cas où on pourrait opter entre le forceps et la version.

On désigne sous le nom d'accidents de l'accouchement toute complication qui survient du côté de la mère ou de l'enfant et qui, mettant leur vie en danger, exige une prompte terminaison de l'accouchement.

Du côté de la mère ces accidents sont les hémorrhagies, l'éclampsie, la rupture de l'utérus. Du côté de l'enfant, ce sont la compression du cordon, sa procidence, celle des membres, un état de souffrance qui se traduit par la perte du méconium et des modifications des battements du cœur.

Toutes les fois que, dans ces circonstances, les conditions nécessaires pour accomplir la version existeront, cette opération sera indiquée et urgente.

III. — Le troisième ordre d'indications est fourni par les rétrécissements du bassin. A ce propos, nous dirons, en terminant, quelques mots de la version après la symphyséotomie.

Il est en obstétrique peu de questions qui aient soulevé autant de discussions, et provoqué autant de recherches et de travaux que celle des indications de la version dans les bassins viciés.

Nous n'avons pas à entrer ici dans une discussion approfondie des indications respectives du forceps, de la version et d'autres opérations, car cette question a été longuement traitée déjà dans une autre partie de cet ouvrage (voy. tome III, p. 121 et suiv.). Nous voulons seulement rappeler ici les raisons qui militent en faveur de la version dans un certain nombre de cas.

Avec Budin, qui a publié à diverses reprises d'importantes leçons sur ce sujet, nous examinerons ces raisons du côté de la mère, du côté de l'enfant, du côté de l'accoucheur.

a) Du côté de la mère, il y a d'abord lieu de tenir compte de la forme du bassin.

Les principales formes du bassin rachitique sont le bassin généralement rétréci, le bassin plat, le bassin en forme de cœur de carte à jouer.

Dans le bassin généralement rétréci, la version ne donnerait guère que des insuccès. On ne pourrait y songer que si l'application du forceps était impossible ou avait échoué.

Les deux autres formes de bassin, le bassin plat et surtout le bassin en forme de cœur de carte à jouer, sont beaucoup plus favorables à la version. Dans la dernière surtout, il existe un espace suffisamment large sur les côtés et en arrière pour permettre la descente de la tête dernière.

Il est donc nécessaire de bien étudier la forme du détroit supérieur, et de ne pratiquer la version que quand on a reconnu que cette forme est favorable à l'opération.

Quant au degré du rétrécissement dans le sens antéro-postérieur, il ne doit être évidemment pas trop considérable. S'il s'agit d'enfant à terme, le bassin ne doit être que moyennement rétréci (8 centimètres et même un peu moins); mais si l'enfant est avant terme, le rétrécissement peut être plus prononcé.

Ajoutons que la version est encore indiquée dans les bassins à forme oblique ovalaire, à la condition de pouvoir faire passer la tête par la moitié la plus large du bassin.

b) Du côté de l'enfant, il y a lieu de considérer le volume de la tête, son degré de réductibilité. Il faut aussi se souvenir du mécanisme du passage de la tête dernière à travers le détroit supérieur rétréci, mécanisme établi par les recherches expérimentales, antérieurement exposées, et sur lequel nous n'avons pas à revenir ici.

c) Enfin l'accoucheur devra exécuter avec la plus grande exactitude le manuel opératoire que nous avons indiqué.

Quand toutes ces conditions sont réunies du côté du bassin, du fœtus et de l'opérateur, la version est indiquée dans les bassins moyennement rétrécis.

Les faits cliniques le prouvent, et grande est souvent la stupéfaction des médecins et des étudiants qui voient, après plusieurs applications infructueuses de forceps, la version réussir, et permettre d'extraire des enfants parfois volumineux. Il suffit de se reporter à la belle statistique de Budin que nous avons exposée plus haut.

Nous répétons donc que la version a, dans le traitement des angusties pelviennes, des indications bien déterminées, qui résident dans la forme du rétrécissement, dans le volume et la malléabilité de la tête fœtale. L'opérateur qui procédera à l'extraction de la tête comme nous l'avons indiqué aura certainement des succès analogues à ceux que nous avons signalés.

§ 6. — Version après symphyséotomie.

Quand à la suite des efforts de Morisani en Italie, puis de Pinard en France, la symphyséotomie a repris rang parmi les opérations obstétricales, il était de règle, si l'accouchement n'avait pas lieu spontanément après la section de la symphyse, de le terminer par une application de forceps.

En 1893, ainsi qu'il le rapporte dans une leçon à laquelle nous empruntons ces détails, Budin pratiqua, de parti pris, et avec succès, après une symphyséotomie, la version pelvienne par manœuvres internes. Les motifs qui le guidaient pour agir ainsi étaient les suivants. Il s'agissait d'un bassin généralement rétréci. Or la symphyséotomie, en agrandissant les différents diamètres du détroit supérieur, transforme un bassin généralement rétréci en un bassin plat. Si l'on superpose en effet deux bassins, l'un plat, non ouvert, l'autre généralement rétréci, ouvert par la section de la symphyse pubienne, on constate qu'ils sont absolument semblables l'un à l'autre. La version étant, nous l'avons vu, une bonne opération dans un bassin plat, elle l'est donc égalemen dans un bassin généralement étroit, ouvert par la pubiotomie.

L'opinion émise par Budin sur l'opportunité de la version après symphyséotomie souleva d'abord des critiques. Cependant, on ne tarda pas à s'apercevoir que parfois, après échec du forceps, si l'on tentait la version on réussissait à extraire l'enfant facilement, et on en vint bientôt à la version d'emblée.

C'est ainsi que Pinard, rendant compte des symphyséotomies pratiquées à la Clinique Baudelocque pendant l'année 1895, a signalé, sur 20 cas, 14 terminaisons de l'accouchement par le forceps et 6 par la version : de ces 6 versions 3 furent précédées d'applications infructueuses de forceps ; 3 furent faites d'emblée. Et il conclut que « dans le cas où après l'agrandissement du bassin, la tête reste très élevée, la version s'est montrée sans aucun doute supérieure à l'application de forceps ».

A l'étranger, Spæth a publié en 1895 un intéressant travail sur la question. A propos d'un cas malheureux, rapporté par Koffer, de symphyséotomie suivie de version, où il se produisit une déchirure des ligaments sacro-iliaques et où la femme mourut d'infection, une discussion s'était élevée en 1893 à la Société obstétricale et gynécologique de Vienne, discussion dans laquelle Schauta avait déclaré que la version après symphyséotomie était particulièrement dangereuse pour les articulations sacro-iliaques, et qu'il fallait y renoncer pour recourir uniquement au forceps.

Or Spæth a rapporté l'histoire d'un cas dans lequel il assista Prochownik pour une symphyséotomie. Celui-ci fit deux applications de forceps, mais chaque fois l'instrument glissa ; il pratiqua alors la version qui fut facile et lui permit d'extraire un enfant vivant de 3.850 grammes.

Aussi, Spæth combat-il l'assertion de Schauta, que la version favorise les lésions articulaires du bassin ; il montre au contraire que la tête venant la dernière forme une sorte de coin qui dilate peu à peu les parties molles de la filière pelvi-génitale. De même que Budin, il admet l'indication de la version dans les bassins plats et dans les bassins généralement rétrécis après symphyséotomie.

Spæth a recherché les cas dans lesquels on a pratiqué la version après la section du pubis. Il a relevé ainsi 234 symphyséotomies faites de 1887 à 1895. 25 fois le fœtus est sorti par le siège ; mais 4 fois il y a eu présentation de l'extrémité pelvienne. Il y a donc eu 21 versions podaliques sur 234 cas : 6 fois pour des présentations de l'épaule, 15 fois pour des présentations du sommet. Les résultats de ces 21 cas ont été les suivants : deux femmes et quatre enfants ont succombé ; mais deux des enfants étaient morts avant l'opération. La mortalité a donc été la même pour les mères et pour les enfants : 2 sur 21, ou 9,5 p. 100.

D'autre part, Rubinrot, dans une thèse récente et très documentée, a réuni 136 symphyséotomies pratiquées pendant les années 1896, 1897 et 1898. Nous avons, sur ces 136 cas, relevé 22 versions. La proportion de versions est donc bien plus considérable que dans la statistique de Spæth, ce qui prouve que les opérateurs font plus volontiers la version depuis 1896. Sur ces 22 cas, tous les enfants sont venus vivants, trois mères ont succombé. La mortalité des enfants a donc été nulle, tandis que celle des mères a été de 13,6 p. 100.

En additionnant les statistiques de Spæth et de Rubinrot, on arrive à un total de 370 symphyséotomies qui ont été suivies 43 fois de version. Sur ces 43 cas, il y a eu cinq femmes mortes et deux enfants morts, ce qui donne une mortalité maternelle de 12,6 p. 100, et une mortalité fœtale de 4,6 p. 100.

Or, la mortalité générale de la symphyséotomie est, d'après Rubinrot, de 11,03 p. 100 pour les mères, de 13,97 pour les enfants.

Donc, lorsqu'on fait suivre la symphyséotomie de la version, la mortalité maternelle reste sensiblement la même; mais la mortalité fœtale devient trois fois moins considérable.

La conclusion est que la version après la symphyséotomie est un mode de terminaison de l'accouchement qui, sans faire courir plus de risques à la mère, est très favorable à l'enfant. Il y a donc lieu d'y recourir toutes les fois qu'on le peut. Les indications de la version résident surtout dans la forme du bassin, bassins plats et bassins généralement rétrécis; ces derniers devenant plats une fois ouverts.

La multiparité est une circonstance favorable, les tissus, moins résistants, se laissant plus facilement distendre que chez les primipares. Il y a contre-indication à la version chez les primipares dont les parties molles sont très résistantes. Dans ces cas, le vagin est souvent court, le col dur; on peut même être obligé de dilater le vagin à l'aide de ballons pour favoriser la sortie du fœtus et éviter des lésions maternelles.

ARTICLE III

VERSION PAR MANŒUVRES MIXTES

La version par manœuvres mixtes, version bimanuelle de Braxton-Hicks, version bipolaire de Barnes, consiste à faire évoluer le fœtus pour ramener son siège ou sa tête en bas, à l'aide des deux mains agissant simultanément, l'une à l'intérieur, l'autre à l'extérieur.

Nous avons vu qu'on a souvent recours à des manœuvres combinées dans la version par manœuvres externes et dans la version par manœuvres internes, mais elles ne sont alors qu'accessoires : les manœuvres internes dans la première, externes dans la seconde, constituent seulement un adjuvant. Dans la version mixte, au contraire, la simultanéité d'action des deux mains, agissant l'une par le vagin, l'autre par l'abdomen sur les deux extrémités fœtales, est nécessaire. Elle caractérise l'opération, d'où les noms de bimanuelle, bipolaire.

Nous ne parlerons de la version mixte que brièvement, car elle a été décrite à propos du traitement des hémorrhagies par insertion vicieuse du placenta (voy. tome III, p. 639). Cette opération, dont F.-J. Herrgott a donné un excellent historique, remonte à Wigand et à Hohl. A notre époque, elle a été

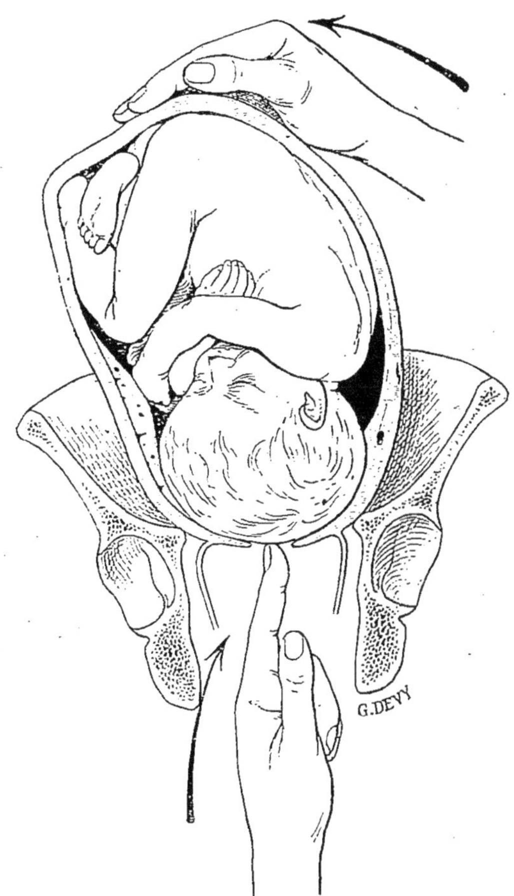

Fig. 158. — Version pelvienne par manœuvres mixtes, 1er temps (Braxton Hicks).

surtout étudiée par Braxton Hicks, dont on lui donne souvent le nom, par Barnes, puis dans la thèse de Degoul (1886), dans un article d'Auvard (1887), enfin dans la thèse de Laskine (1888).

Manuel opératoire. — Les conditions nécessaires pour faire cette version sont la perméabilité du col à un ou deux doigts, et le non engagement de la partie fœtale. On peut donc opérer pendant la grossesse ; mais le moment le plus indiqué est celui du travail, alors que la dilatation est de deux centimètres environ et qu'elle permet facilement l'introduction des deux premiers doigts. Il est favorable que les membranes soient intactes. Les préparatifs n'ont rien de de particulier et sont les mêmes que pour la version par manœuvres internes.

On peut faire la version pelvienne ou céphalique; la première est la plus usitée.

Version pelvienne. — La femme étant placée en travers du lit et anesthésiée, voici comment on opère : Qu'il s'agisse d'un sommet ou d'une épaule,

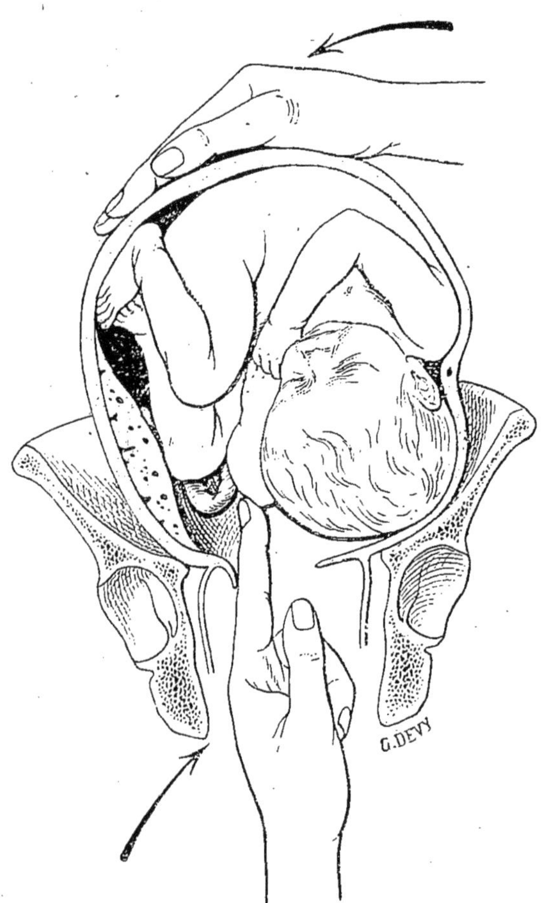

Fig. 159. — Version pelvienne par manœuvres mixtes, 2e temps (Braxton Hicks).

une main est introduite en totalité ou en partie dans le vagin, et deux doigts pénètrent doucement dans le col jusqu'au contact de la partie fœtale (fig. 158). Ces doigts repoussent la présentation en même temps que l'autre main agit sur le siège à travers la paroi du ventre, pour l'abaisser par le chemin le plus court (fig. 159). Sous l'influence de ces pressions combinées, qui ne doivent être faites que dans l'intervalle des contractions utérines, le fœtus se déplace, la présentation remonte, et les doigts ne vont pas tarder à sentir au niveau du col un membre inférieur, qu'ils arrêteront au passage par le genou, la jambe ou le pied (fig. 160). Le membre bien saisi, on rompt les membranes si elles ne le sont pas ou si elles ne se déchirent pas au moment de la saisie du membre, puis on amène rapidement le pied et la jambe dans le vagin, où on les abandonne. L'opération est alors terminée.

VERSION CÉPHALIQUE. — Ici, c'est la tête qu'il faut abaisser avec la main extérieure, tandis que la main intérieure repousse en haut la présentation, épaule ou siège. Auvard conseille de laisser la femme allongée dans son lit,

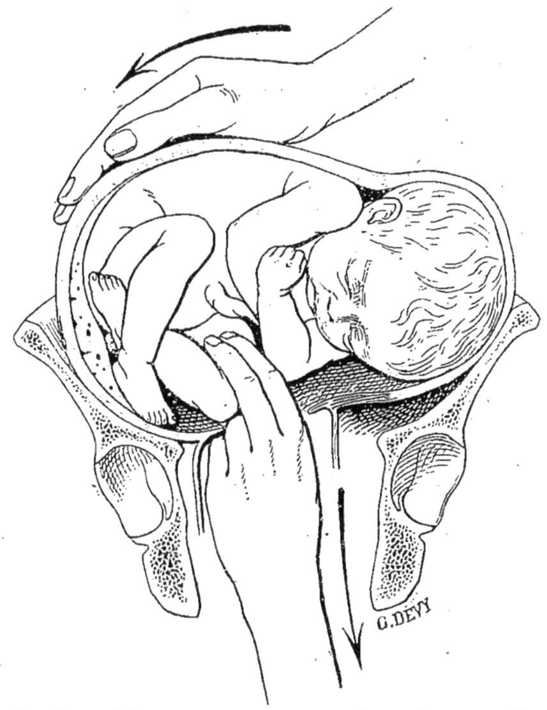

FIG. 160. — Version pelvienne par manœuvres mixtes, 3e temps (Braxton Hicks).

le siège élevé. L'opérateur se place du côté où est la tête fœtale pour la diriger plus facilement en bas. Puis, comme précédemment, une main, la gauche si on se trouve à gauche de la femme, la droite si on est à sa droite, est introduite en totalité ou partiellement dans le vagin; deux doigts pénètrent dans le col et repoussent la présentation, en même temps que l'autre main, placée sur l'abdomen, abaisse la tête au détroit supérieur. L'opération faite, il est bon de maintenir la tête fixée à l'aide d'un bandage approprié.

Quant aux difficultés qu'on peut rencontrer dans l'exécution de la version mixte, elles sont les mêmes que celles de la version manœuvres externes, et nous n'avons pas à les décrire de nouveau.

Indications. — Les deux principales indications de la version bimanuelle sont l'insertion vicieuse du placenta et les présentations de l'épaule.

Dans le cas de placenta prævia, la version dite de Braxton Hicks permet, par suite de l'abaissement d'un membre inférieur dans le vagin, d'appliquer le siège sur le segment inférieur, et d'en faire une sorte de tampon qui arrête l'hémorrhagie. Cette opération peut rendre de signalés services dans un certain nombre de cas d'insertion vicieuse. La question a été traitée déjà dans le tome III (p. 639).

Dans les présentations de l'épaule, Auvard conseille la version céphalique de préférence à la pelvienne. Il a observé deux cas où la version céphalique a pu être faite facilement, et où les femmes sont accouchées spontanément.

Cependant, il faut prévoir le cas où l'on serait obligé d'appliquer le forceps, ce qui ajouterait une seconde opération à la première, et nous croyons qu'en général, malgré les inconvénients que peut présenter l'extraction du siège, la version pelvienne est préférable.

Quoi qu'il en soit, en ce qui concerne la présentation de l'épaule, la version par manœuvres combinées offre le grand avantage de permettre de transformer cette présentation vicieuse en une présentation du sommet ou du siège, alors que le travail est commencé, et d'éviter ainsi à la femme une version par manœuvres internes, toujours plus aléatoire et plus sérieuse.

P. B. — C. MAYGRIER.

CHAPITRE IV

DE L'INTERRUPTION ARTIFICIELLE DE LA GROSSESSE

Index bibliographique chronologique. — CELSE. (Trad. NINNIN, 1763, liv. II, p. 362). — GUILLEMEAU. Obs. chirurg., l'Heureux accouchement. Edit. 1649, liv. II, chap. XIII. — PUZOS. Mém. sur les pertes de sang. Mém. Acad. chirurg., 1747, p. 358. — LEROUX. Obs. sur les pertes de sang, etc., Dijon, 1776. — ROUSSEL DE VAUZESME. De sect. symphyseot. oss. pub. etc., Paris, 1778, p. 64. — SÜE. Ess. histor. littér. et crit., Paris, 1779. — BAUDELOCQUE. L'art des accouchements, 1781, t. II, p. 225. — LAUVERJAT. Nouv. méthode de prat. l'opér. césar., etc., Paris, 1788. — DENMAN. Introduct. to the pract. of midwif., London, 1795. — MAI. Progr. de necessitat. part. quand. prœmatur. etc., Heidelberg, 1799. — BARLOW. An account of a mode of pract., etc., Medical facts and observ., London, 1800, t. VIII, p. 185. — WEIDMANN. Entw. d. Geburtsh., 1808, §§ 725, 726. — MERRIMAN. Case of premat. lab. artific. induct., Medic. surg. transact., 1812, t. III, p. 123. — FODÉRÉ. Traité de méd. légale, Paris, 1813. — WENZEL. Allgem. geburtsh. Betracht., Mainz, 1818. — DUCLOS (de Toulouse). Accouchement prémat., Bullet. Soc. méd. de Paris, 1818, t. VI, p. 222. — RITGEN. Die Anzeigen der mechan. Hülfe. Giessen, 1820. — BONGIOVANNI, Ann. univ. di medicina, 1824, t. XXVII. — LOVATI, Ann. univ. di medic., 1824, t. XXIX. — GARDIEN. Traité compl. d'accouchement, Paris. 1824, 3e édit, t. III, p. 16. — LACHAPELLE (Mme) Prat. des accouchements, 1825, t. III, p. 432. — SCHWEIGHÆUSER. Das Gebær. nach d. Beobacht. natur., Strasbourg, 1825, p. 229. — VELPEAU. Trait. élém. de l'art de l'accouchement, 1829, t. II, p. 229. — BURCKHARDT. Ess. sur l'acc. prém. artif., Th. Strasbourg, 1830. — MEISSNER. Künst. Frühg., Encykl. d. medicin. Wissensch., Leipzig, 1831, t. V. — DEZEIMERIS. Art. Acc. prémat., Dictionn. en 30 vol., 1832. — STOLTZ. Mém. Acad. méd. de Paris, 24 sept. 1833 et Mém. et observat. sur la provoc. de l'acc. prémat., Strasbourg, 1835. — BUSCH. Eine neue Meth. künstl. Frühg. zu bewirk. Neue Zeitschr. f. Geburtsk., 1834, t. I, p. 32. — P. DUBOIS. Thèse pour le professorat, Paris, 1834. — FERNIOT. Existe-t-il d'autres cas, etc., Th. Strasbourg, 1836. — SCANZONI. Die Kohlensaüre als Methode... Wien. medic. Wochenschr., 1836. — FRERICHS. Dissert. de nova quoed. part. præmatur, etc., Rostock, 1839. — SCHŒLLER. Die künstl. Frühgeb. durch Tampon., Berlin, 1842. — KIWISCH. Beiträge zur Geburtsk., Wurzburg, 1846, p. 114. — COHEN. Künstl. Frühg. Neue Zeitschr. f. Geb., 1846, t. XXI, p. 116. — VILLENEUVE. Mém. sur l'accouchem. prov. prém., Marseille, 1847. — HOFFMANN. Statist. Verhaltn. d. künstl. Frühgeb. Amsterdam, 1848, p. 19. — MIQUEL. Mém. Acad. des Sciences, Rapp. de VELPEAU, Compte rend. Ac. sc., 1848, p. 476. — C. BRAUN. Zeitschr. d. Ges. der Wien. Ærzte, 1851, Bd II, p. 527 et Wien. med. Presse, 1865, n°s 20 et 21. — SCANZONI. Eine neue Verfahr., etc., Physik. medic. Gesellschaft. Wurzburg, 1853, t. IV. — CAMPBELL. Des douches utér. d. les accouch. prémat. Monit. des hôpit., 1853, t. I, p. 18. — KRAUSE. Die künstl. Frühg., Breslau, 1855. — TARNIER. Bull. Acad. méd., 1862-63, t. XXVIII, p. 86. — BARNES. New meth. of induc. premat. labor. Edinb. med. Journ., 1862, t. VIII, p. 1. — OLSHAUSEN. Monatss. fur. Geburtsh., 1864, t. XXIV, p. 350. — SCHRŒDER. Schwangersch. Geb. und Wochenb., Bonn, 1867, p. 140, et Der schwangere und d. kreissende Uterus, Bonn, 1886. — CHASSAGNY. Nouv. moyens hémostat., etc., Paris et Lyon, 1868 et Archiv. tocol., 1883. — STEBBERGER. Lex regia und künstl. Frühg. Arch. f. Gynäk., 1870, t. I, p. 465. — LITZMANN. Ueb. d. Werth d. künstl. Frühg. Arch. fur Gynäk., 1871, t. II, p. 169. — DE SOYRE. Th. agrég., Paris, 1875. — P. MUELLER. Placenta prævia. Stuttgard, 1877, p. 278. — MASSMANN. Pilocarpine, etc. Cent. f. Gynæk., 1878, p. 193. — HYERNAUX. Pilocarpine. Bullet. Acad. Méd., Bruxelles, 1878. — SCHAUTA. Pilocarpine. Wien. medic. Wochensch., 1878. — WIENER. Zur Frage der künstl. Frühg. Arch. f. Gynæk., 1878, t. XIII, p. 80. — MARI-AUTET. Th. Paris, 1879. — SÆNGER. Pilocarpine. Arch. f. Gynæk., 1879 t. XIV, p. 43. — AHLFELD. Ueb. Indik. zum künstl. Abort. Arch. f. Gynæk., 1881, t. XXVIII, p. 307. — SABARTH. Breslauer aertzlich. Zeitschr., 1881, t. III, p. 181. — BREISKY. Ueb. die Unterbrech. der Schwang., Prager Vierteljahrsschrift, 1882. — PICARD. Et. sur l'acc. prém. art., Th. Paris, 1882. — SCHAUTA. Ueb. intrauter. Kolpeuryse. Centralb. f. die gesammte Therapie, 1883, p. I. — TIBONE. Sul tecnicismo e sul valore del metode del Krause. Riv. clinic. e terapeutic., Napoli, 1885, p. 426. — BAUDRY. Thèse de Paris, 1886. — SIPPEL. Zu den Wehenerregengde Wirk. heiss. Vollbäder. Centr. f. Gynäk., 1886, p. 212. — HOFFMANN. Heisse Vollbäd., Centr. f. Gynæk., 1886, p. 513. — WIEDEMANN. Unterbrech. d. Schwangersch. durch Evidement weg. Hyperemesis. Petersb. medic. Wochenschr., 1886, n° 45. — EHRARD. Ueb. die Wirk. d. Cornutin. Centralb. f. Gynäk., 1886, p. 309. — LEHMANN. Kunst. Frühgeb. bei Hoffnungslöser Erkrank. Centralb. f. Gynæk., 1887, p. 516. — MAUSER. Neue Methode zur schnell Erœffn. d. Mutterm., Centralb. f. Gynæk., 1887, p. 393. — CHAMPETIER DE RIBES. Ann. de gynécol., 1888, t. XXX, p. 401. — ST. BRAUN. Ein Fall von künst. Frühg. Centralb. f. Gynäk., 1888, p. 665. — CHENNEVIÈRE. Acc. prém. artif. par le tamp. iodof. Rev. méd. Suisse Romande, 20 déc. 1888. — LEOPOLD. Die Kaiserssch. u. seine Stell. zur künst. Frühg., Stuttgard, 1888. — CHARPENTIER. Traité acc., 2e édit., 1889, t. I, p. 693 et Bullet. et mém. de la Soc. obstétr. et gynéc. de Paris, 1895, p. 379. — BAYER. Ueb. Geburtsh. elektr. bei künst. Frühgeb., Volksmann's Sammlung (Gynæk. n° 103), 1890. — TREUB. La techn. de l'acc. provoq. Arch. Tocol., 1890, t. XVII, p. 6. — TORGGLER. Beitr. zur Einleit. der künst. Frühgeb. durch. Tampon. d. Cervix Medic. chirurg. Rundschau, 1890, t. XXX, p. 11. — ED. FRANK. Einleit. d. künst. Frühgeb. mit Iodof. Wien. med. Wochenschr., 1890, p. 3. — GRINDA. Contrib. à l'ét. et à la techn. de l'acc. prém. artif., Th. Paris, 1891. — PINARD. Ann. de gynéc., 1891, t. XXXV, p. 7 et 81. — BALANDIN. Künst. Frühg. d. Blasensprengung. Arch. f. Gynæk., 1891, t. XXXIX, p. 151. — KEHRER. Lehrb. der operat. Geburtsh., 1891. — BONNAIRE. Ecarteur utér. de Tarnier. Arch. tocol., 1892. — DOLÉRIS. Avort. provoq. rapide par le curettage. Nouv. Arch. d'obs. et de gynéc., 1892, p. 228. — PELZER. Erreg. der Wehenthætig. durch Glycerin. Arch. f. Gynæk., 1892, t. XLII, p. 220. — TRACOU et BUÉ. De l'acc. prém. art. dans les arth. de la gross. Arch. Tocol., janvier 1892. — SILVA. Etude sur le proc. de Treub. Th. Paris, 1893. — DÜHRSSEN. Ueb. die Bedeut. d. mechan. Dilat. d. Mutterm. Centr. f. Gynæk., 1893, p. 529. — SONDHEIMER. Zur Einleit. der künst. Frühg. durch Elektr. d. Brust. wärzen, Münch. med. Wochenschr., 1894, n°s 21 et 22. — FERRARI. Sull uso della glycerina. Lo Sperimentale, déc. 1894. — PFANNENSTIEL. Ueb. d. Gefæhrlichk. d. künst. Frühg. durch Glycerin. Central. f. Gynæk., 1894, p. 378. — A. MUELLER. Zur Techn. der Einleit. d. künst. Frühg. Münch. medic. Wochenschr., 1894, n° 4. — et Zur Ballondilat. der Cervix.

Monatsschr. f. Geburtsh., 1896, t. IV, p. 415. — THEILHABER. Dei Einleit. d. künst. Frühgeb. d. Glycerin, Centralb. f. Gynæk., 1894, p. 474. — FLATAU. Zur Einleit der künst. Frühg. d. Glycer. Münch. medic. Wochenschr., 1894, nº 28. — BOISSARD. Instrument. pour l'acc. prém. artif., in EDDÉ, Th. Paris, 1894. — HYPE. Inject. of Glycerine. Amer. Journ. of obstetr., déc. 1895. — R. BRAUN. Ueb. intraut. Kolpeuryse, Wien. medic. Blätt., 1895, nºs 31, 33, 35. — BOULLÉ. Et. sur l'acc. prém. art. provoqué par la méth. de Dührssen. Th. Paris, 1896. — KOSSMANN. Therapeut. Monatshefte, 1896, p. 312. — BOSSI. Sur la dilat. du col. Bullet. Soc. obstétr. de France, 1896, p. 426. — BONNAIRE. Acc. méth. rapide. Presse médic., août 1897. — MORTAGNE. Acc. méth. rapide, Th. Paris, 1897. — SCHWAB. Sulf. de quinine dans l'avort. incomplet. Bull. Soc. obstétr. de France, 1897, p. 119. — GRÆFE. Ueb. die Einleit. intraut. Kolpeuryse. Munchn. med. Wochensch., 1897, nºs 29 et 30. — STIEDA. Ueb. intraut. Anwend. von Ballon, Monatsschr. f. Geburtsh., 1897, t. V, p. 191. — VEITSCH. Alarm. sympt. follow. the intraut. inj. of glycerine. Edinb. med. Journ., 1898, p. 69. — KLEINHAUS. Zur intraut. Anwend. d. Kolpeurynt. Monats. f. Geb., 1898, t. VII, p. 167. — SAFT. Ein neue Meth. d. Anwend. d. Glycerin. Deutsch. medic. Wochenschr., 1898, t. XXIV, p. 3. — MERLE. De l'avort. forcé extempor. L'Obstétrique, 15 mai 1900.

Nomenclature alphabétique des auteurs.

AHLFELD, 1881.
BALANDIN, 1891.
BARLOW, 1800.
BARNES, 1861.
BAUDELOCQUE, 1781.
BAUDRY, 1886.
BAYER, 1890.
BOISSARD, 1894.
BONGIOVANNI, 1824.
BONNAIRE, 1892, 1897.
BOSSI, 1896.
BOULLÉ, 1897.
BRAUN (C.), 1851, 1865.
BRAUN (R.), 1895.
BRAUN (St.), 1888.
BREISKY, 1882.
BUÉ, 1892.
BURCKHARDT, 1830.
BUSCH, 1834.
CAMPBELL, 1853.
CELSE (trad. Ninnin), 1763.
CHAMPETIER DE RIBES, 1888.
CHARPENTIER, 1889, 1895.
CHASSAGNY, 1868, 1883.
CHENNEVIÈRE, 1888.
COHEN, 1846.
DENMAN, 1795.
DEZEIMERIS, 1832.
DOLÉRIS, 1892.
DUBOIS (P.), 1834.
DUCLOS, 1818.
DÜHRSSEN, 1893.
EDDÉ, 1894.
EHRARD, 1886.
FERNIOT, 1836.
FERRARI, 1894.
FLATAU, 1894.
FODÉRÉ, 1813.
FRANK, 1890.
FRERICHS, 1839.
GARDIEN, 1824.
GRAEFE, 1897.
GRINDA, 1891.
GUILLEMEAU, 1849.
HOFFMANN, 1847.
HOFFMANN, 1886.
HYERNAUX, 1878.
HYPE, 1895.
KEHRER, 1891.
KIWISCH, 1846.
KLEINHAUS, 1898.
KLUGE, 1896.
KOSSMANN, 1896.
KRAUSE, 1855.
LACHAPELLE (Mme), 1825.
LAUVERJAT, 1788.
LEHMANN, 1848.
LÉOPOLD, 1888.
LEROUX, 1776.
LITZMANN, 1871.
LOHMANN, 1887.
LOVATI, 1824.
MAI, 1799.
MARI-AUTET, 1879.
MASSMANN, 1878.
MAUSER, 1887.
MEISSNER, 1831.
MERLE, 1900.
MERRIMAN, 1812.
MIQUEL, 1848.
MORTAGNE, 1897.
MUELLER (A.), 1894, 1896.
MUELLER (P.), 1878.
OLSHAUSEN, 1864.
PELZER, 1892.
PFANNENSTIEL, 1894.
PICARD, 1882.
PINARD, 1891,
PUZOS, 1747.
RITGEN, 1824.
ROUSSEL DE VAUZESME, 1778.
SABARTH, 1881.
SÆNGER, 1879.
SAFT, 1897.
SCANZONI, 1836, 1853.
SCHAUTA, 1881, 1883.
SCHOLLER, 1842.
SCHRŒDER, 1867, 1886.
SCHWAB, 1897.
SCHWEIGHÆUSER, 1825.
SILVA, 1893.
SIPPEL, 1886.
SONDHEIMER, 1894.
SOYRE (DE), 1875.
STEHBERGER, 1870.
STIEDA, 1897.
STOLTZ, 1833, 1835.
TARNIER, 1862.
THEILHABER, 1894.
TIBONE, 1885.
TORGGLER, 1890.
TRACOU, 1892.
VEITSCH, 1898.
VELPEAU, 1829.
VILLENEUVE, 1847.
WEIDEMANN, 1808.
WENZEL, 1818.
WIEDEMANN, 1886.
WIENER, 1878.

L'accoucheur peut être appelé à provoquer l'expulsion de l'œuf soit à la fin, soit dans les débuts de la grossesse.

Pratiquée dans les trois derniers mois, lorsque l'enfant est viable, l'opération prend le nom d'accouchement prématuré artificiel ; effectuée au cours des six premiers mois, c'est-à-dire avant l'époque de la viabilité fœtale, elle constitue l'avortement provoqué.

Il peut être indiqué d'interrompre la grossesse soit dans l'intérêt combiné de la mère et de l'enfant, soit dans l'intérêt exclusif de l'enfant, soit enfin dans l'intérêt exclusif de la mère.

L'accouchement prématuré artificiel comporte ces trois ordres d'indications. A l'avortement provoqué ne répond que le troisième.

De ces deux interventions obstétricales, la première est de pratique courante ; c'est le plus souvent une opération de choix qui sauvegarde au mieux les deux existences en jeu. La seconde, au contraire, par ce fait qu'elle détruit le produit de conception, d'ailleurs condamné le plus souvent par l'état pathologique qui nécessite l'intervention, se pratique d'ordinaire à titre de dernière ressource. C'est en tout cas une opération d'exception et de pis aller.

Qu'il s'agisse d'acccouchement prématuré artificiel ou d'avortement provoqué, si les indications de l'intervention diffèrent, la technique de celle-ci est la même ; certains procédés opératoires sont à préférer pour l'accouchement prématuré artificiel, d'autres conviennent mieux à l'avortement provoqué. Nous les exposerons complètement en étudiant la première de ces deux questions et, pour éviter les redites, nous rappellerons succinctement les procédés plus spécialement applicables à l'avortement provoqué.

ARTICLE PREMIER

ACCOUCHEMENT PRÉMATURÉ ARTIFICIEL

L'accouchement prématuré artificiel est une opération de date très reculée, si l'on comprend sous cette dénomination l'accouchement forcé, tel que l'appliquait A. Paré au traitement des hémorrhagies graves de la fin de la grossesse, et certaines manœuvres usitées avant le travail dans un but hémostatique, telles que la perforation des membranes (Puzos) et le tamponnement vaginal serré (Leroux) ; ces deux derniers procédés thérapeutiques ont en effet pour résultat l'évacuation, en un délai variable, de la cavité utérine et à ce titre nous reviendrons sur la description qui en a été donnée à propos du traitement des hémorrhagies gravidiques (voyez tome III, p. 623 et 628).

En tant qu'opération réglée dans le but nettement déterminé de provoquer le travail, l'accouchement prématuré artificiel semble être entré dans le domaine de la thérapeutique obstétricale, en Angleterre, vers le milieu du siècle dernier. La première application remonterait à 1738 et aurait été pratiquée par une sage-femme, Mary Dunally ; ce fait, toutefois, est considéré comme apocryphe par nombre d'auteurs, en Angleterre même.

En 1756, les accoucheurs de Londres s'émurent des attaques auxquelles leur corporation était en butte en raison de l'abus de la crâniotomie (voir, cité par Suë, in Essai histor. et littér., etc. Paris, 1779, t. I, p. 209, le pamphlet de F. Nichols : « Requête que les enfants encore contenus dans le sein de leur mère adressent aux membres du Collège royal des médecins de Londres. ») Ils furent ainsi amenés à discuter l'opportunité de l'accouchement provoqué avant terme et, à l'unanimité, ils déclarèrent cette opération rationnelle et moralement légitime. Parmi eux, Macaulay fut le premier à la mettre en pratique. Kelly l'imita, la pratiqua notamment trois fois sur une même femme et fut ainsi assez heureux pour sauver deux des trois enfants.

Cette décision du Collège royal des médecins de Londres ne fut publiée qu'en 1795. On en trouve la première mention dans la préface du livre de Denman, livre dans lequel ont relatées les premières observations anglaises d'accouchement prématuré artificiel.

Si les droits de priorité ne doivent être établis que d'après les dates des publications scientifiques, nous pouvons, avec Tarnier (cours à la Faculté), considérer que la priorité de l'interruption artificielle systématique de la grosssesse, revient à notre pays. En 1778, en effet, un Français, Roussel de Vauzèsme, publia un ouvrage en latin sur la symphyséotomie, travail dans lequel il se déclara partisan de l'accouchement prématuré artificiel comme mode de traitement des viciations pelviennes. Cette conception, du reste, ne lui était pas personnelle, car il s'appuyait sur l'autorité de son confrère, Le Vacher de la Feuterie. Dans la traduction française de ce livre, que Suë le jeune fit paraître un an plus tard, cet auteur rapporte que l'opération avait été pratiquée depuis plusieurs années par A. Petit.

Adoptée avec empressement en Angleterre dès le principe, cette opération ne reçut pas, en France, un accueil favorable. Un des premiers et des plus marquants de ses adversaires fut Baudelocque ; celui-ci s'appuyait sur des considérations d'ordre religieux pour la condamner comme criminelle. Capuron la qualifie « d'attentat commis envers les lois divines et humaines » ; Gardien, Mmes Lachapelle et Boivin la proscrivent avec la même sévérité.

En 1817, l'Académie de médecine est consultée par Costa, à l'occasion d'un accouchement prématuré spontanément et salutairement survenu chez une cardiaque ; Costa demande s'il ne conviendrait pas d'interrompre artificiellement la grossesse, l'enfant étant viable, lorsque la vie de la mère et celle de l'enfant se trouvent compromises. La commission, dont Orfila et de Kergaradec faisaient partie, repoussa la proposition comme « inconvenante ».

Deux ans plus tard, tout en continuant à rejeter l'accouchement prématuré artificiel, Velpeau se déclarait partisan de l'avortement provoqué.

La nouvelle opération, cependant, n'avait pas été sans trouver quelques défenseurs : Lauverjat, en 1788, l'avait adoptée ; Fodéré, en 1813, l'admettait dans les cas de rétrécissement du bassin, d'hémorrhagie gravidique, voire même d'éclampsie. En 1815, Duclos, de Toulouse, la mettait en pratique avec succès dans un cas d'hydramnios.

C'est à Stoltz que revient l'honneur d'avoir dissipé les préventions si tenacement introduites dans l'opinion française par Baudelocque. Dans ses cours, dans les thèses de ses élèves Burckhardt (1830) et Ferniot (1836), il préconisa l'opération; il construisit même un trocart perforateur des membranes, et, en 1831, il fit accoucher à 7 mois et demi d'un enfant qui vécut, une primipare atteinte de rachitisme pelvien; il présenta son observation à l'Académie, en 1833, à l'appui d'un appel contre la sentence de 1818, et obtint gain de cause.

L'année suivante, dans une thèse pour le concours de professorat, Paul Dubois accepte et conseille sans restrictions l'accouchement prématuré artificiel dans les cas de viciations pelviennes. Il le met en pratique trois ou quatre ans plus tard.

Depuis cette époque l'accouchement prématuré artificiel a conservé, en France, sa juste place en tête des opérations obstétricales.

A l'étranger, la nouvelle opération fut d'emblée et définitivement bien accueillie; en Allemagne, May (1799), Weidmann (1808) la mirent en pratique dans les cas de rétrécissements pelviens. En 1847, Hoffmann publia le premier relevé statistique de tous les faits d'accouchement prématuré artificiel jusqu'alors connus; il réunit un total de 528 observations.

En Angleterre, la pratique de cette opération se généralisa à partir de la publication du livre de Denman. Barlow, en 1800, Merriman en 1812, en précisèrent les indications, spécialement en ce qui concerne les difformités du bassin.

§ 1. — Indications.

Les indications de l'accouchement prématuré artificiel sont multiples : les cunes ont trait à l'intérêt exclusif de l'enfant; les autres, ce sont les plus communes, s'adressent à titre égal à la mère et à l'enfant. Quant aux indications oncernant exclusivement l'intérêt de la mère, hormis les cas où celle-ci refuse de se soumettre au terme de la grossesse à une opération comportant un pronostic grave, comme dans le cas de viciations très accusées du bassin, on peut dire qu'elles reposent exclusivement sur des troubles de l'état général de la mère, lesquels, par contre-coup, menacent la vie de l'enfant.

Pour classer rationnellement les indications, il convient de les distinguer en absolues et relatives. Suivant les premières, l'accouchement prématuré artificiel constitue le seul moyen à employer pour faire face à un danger menaçant soit la vie de l'enfant seule, soit simultanément celle de la mère et de l'enfant. L'indication est relative lorsque l'interruption artificielle de la grossesse peut être mise en balance avec d'autres modes de traitement susceptibles d'assurer la même sauvegarde.

En ce qui concerne l'intérêt exclusif du fœtus, en dehors de toute menace pour la mère, l'accouchement prématuré artificiel ne comporte qu'une seule indication : celle-ci, la mort habituelle du fœtus, est d'ordre absolu.

Nous avons vu (tome II, p. 363) que parfois sous l'influence ou en dehors de toute tare étiologique appréciable, tant du côté de la mère que de celu du père, le fœtus succombe à la période de viabilité dans une série de grossesses successives : c'est la mort habituelle du fœtus. L'accident se répète soit au cours de toutes les grossesses, soit avec des alternances régulières ou non de naissances d'enfants, les uns vivants et les autres morts avant le travail.

Lorsque l'accoucheur, après une série de morts fœtales, est consulté au début d'une grossesse nouvelle, s'il reconnaît ou suspecte simplement l'existence de la syphilis chez le père ou chez la mère de l'enfant à naître, il peut espérer conjurer la mort du fœtus en instituant une thérapeutique spécifique ; mais si, dans les grossesses antérieures, ce traitement a été infructueux, il doit de toute nécessité interrompre la gestation avant le terme auquel ont succombé les fœtus précédents. Il ne doit pas, pour cela, se fonder sur la constatation stéthoscopique des premières manifestations de la souffrance de l'enfant, car ce serait le plus souvent intervenir trop tard ; mais, lorsque la mort fœtale est survenue antérieurement, par exemple au terme de 8 mois et demi, il doit résolument faire naître l'enfant au commencement du huitième mois.

Cette indication a été établie en premier par Denman. Cet auteur a pu, chez deux femmes, obtenir ainsi la naissance d'enfants vivants.

Les indications absolues qui ont trait à la fois à la sauvegarde de la mère et à celle de l'enfant, que les dangers menacent plus immédiatement l'une ou l'autre des deux existences, ou qu'ils les visent toutes les deux à titre égal, reposent sur des états pathologiques qui tantôt portent sur l'organisme général de la mère et tantôt ont leur siège localisé à son appareil génital.

De ces affections, les unes sont créées par la grossesse même, les autres préexistent à la gestation, et reçoivent de celle-ci un cachet de gravité spéciale.

L'observation clinique a montré que dans nombre d'états morbides graves, l'évacuation spontanée de l'utérus et la cessation des actes réflexes émanant de la présence du fœtus vivant *in utero*, déterminent pour la femme des effets curateurs qu'on demanderait vainement à la thérapeutique médicale.

En de telles circonstances, et en présence de la perte imminente d'une ou des deux existences, l'accoucheur, en interrompant artificiellement la grossesse, ne fait qu'imiter la nature.

Pour éviter des redites, nous ne pouvons que rappeler ici les divers états pathologiques qui ont été passés en revue détaillée dans les deux précédents volumes.

Parmi les affections ayant leur siège dans l'œuf même nous citerons :

L'hydropisie brusque et excessive de l'amnios ou amniotite aiguë, qui compromet la vie de la femme en raison des phénomènes généraux et des troubles de compression rapide qu'elle comporte ;

La dégénérescence hydatiforme des villosités choriales, quand les hémorrhagies, par leur fréquence et leur abondance, plongent la femme dans un état de cachexie olighémique :

Les hémorrhagies incoercibles liées à l'endométrite gravidique, et au décollement du placenta inséré vicieusement.

Parmi les affections dyscrasiques qui tirent leur origine de la grossesse même et qui sont susceptibles d'entraîner la mort de la femme enceinte, nous citerons :

Les vomissements incoercibles, lorsque ceux-ci surviennent par anomalie au cours du dernier tiers de la grossesse ou lorsqu'ils persistent au delà du terme du sixième mois;

Les troubles de la crase sanguine décrits sous le nom d'anémie pernicieuse progressive;

La cachexie séreuse avec anasarque accompagnée d'épanchements abondants dans les séreuses (hydrothorax, ascite);

L'albuminurie gravidique, à marche progressive, compliquée de phénomènes urémiques et demeurant rebelle au régime lacté absolu.

En ce qui regarde les maladies préexistantes à la grossesse, l'accouchement prématuré artificiel deviendra absolument indiqué, lorsque, chez une cardiaque ou chez une emphysémateuse se développeront, peu à peu ou brusquement, les phénomènes d'asystolie connus sous le nom d'accidents gravido-cardiaques.

L'interruption artificielle de la grossesse pourra s'imposer encore en présence des accidents de suffocation déterminés par la croissance rapide d'une tumeur du corps thyroïde. Le mal de Bright accompagné de manifestations urémiques comporte la même indication. La chorée, parfois créée, mais le plus souvent réveillée par la grossesse, peut affecter un caractère d'intensité des plus graves; en présence de l'état cachectique qu'elle peut déterminer par une sorte d'épuisement nerveux, en raison de la perte du sommeil et de l'absence d'alimentation, l'interruption de la grossesse constitue la dernière ressource à tenter pour sauver la femme et, par suite, l'enfant.

Dans les circonstances pathologiques que nous venons d'énumérer, l'accouchement prématuré artificiel s'impose comme opération d'urgence absolue et à indication exclusive. Il devient opération de choix et ses indications ne sont plus que relatives quand, pour sauvegarder la vie de la femme et celle du fœtus, on peut le mettre en balance avec l'expectation ou avec toute autre intervention obstétricale.

Nous éliminerons du cadre des indications relatives certaines affections maternelles, antérieures ou intercurrentes à la grossesse sur lesquelles l'évacuation hâtive de l'utérus n'exerce aucune influence curative ni même sédative assurée. A cette catégorie d'affections se rattachent les pyrexies infectieuses aiguës : fièvre typhoïde, pneumonie, fièvres éruptives; l'ictère grave; le rhumatisme articulaire aigu ou les ostéo-arthrites puerpérales intenses.

Si l'opportunité de l'intervention est au moins douteuse dans l'intérêt de la femme en pareil cas, elle devient plus discutable encore en ce qui regarde l'enfant. On s'expose en effet à faire naître par trop débile, du fait de sa prématurité et de son empoisonnement par les toxines qui ont franchi le filtre placentaire, un fœtus qui eût pu gagner en viabilité par son séjour prolongé dans la cavité utérine, et en vitalité grâce à l'élimination de retour à travers le placenta des résidus de l'infection fœto-maternelle.

Au même groupe d'affections pour lesquelles la mise en pratique de l'accouchement prématuré artificiel n'est pas justifiée, il convient d'ajouter la tuberculose pulmonaire. Tous les accoucheurs, en effet, s'accordent aujourd'hui à admettre que des deux existences qui sont en jeu dans le cas de grossesse compliquée de phtisie, celle de la mère est irrémédiablement compromise, tandis que celle de l'enfant n'est qu'éventuellement menacée; aussi est-ce vers cette dernière que doit se tourner de préférence la sollicitude de l'accoucheur. L'interruption de la grossesse est d'autant moins profitable à la mère que souvent ce n'est que dans les suites de couches que la maladie prend une allure rapidement mortelle, constituant ainsi une véritable infection puerpérale spécifique. Mieux vaut donc lutter par la thérapeutique médicale pour soutenir la résistance de la phtisique enceinte, et diriger tous les efforts vers l'amélioration du terrain sur lequel se nourrit le fœtus.

Pour d'autres états pathologiques, c'est avec les ressources de la chirurgie que doit être mise en balance l'interruption de la grossesse. Les progrès de cette branche de la science, qui se traduisent par l'excellence des résultats obtenus, ont notablement restreint le champ des indications relatives de l'accouchement prématuré artificiel. En présence d'une affection d'ordre chirurgical, telle que kyste de l'ovaire, cancer utérin ou tumeurs fibreuses de l'utérus volumineuses, on ne songe plus à faire naître avec de grands risques ou difficultés, un enfant débile, pour laisser ensuite la mère en butte aux dangers de son affection. Aussi est-il préférable à tous points de vue de pratiquer l'exérèse de l'obstacle fauteur de dystocie, soit pendant la grossesse même, soit au moment du travail, de façon à donner toute chance de survie à l'enfant tout en assurant le salut définitif de la mère. Aux cas mêmes où la cure radicale n'est pas à espérer, l'opération césarienne est encore préférable pour la mère à l'accouchement prématuré artificiel.

Les graves opérations que comporte ce traitement chirurgical ne pouvaient pas jadis, alors qu'elles étaient presque constamment mortelles, être mises en parallèle avec l'accouchement prématuré artificiel. Grâce à l'antisepsie et à l'asepsie, les termes sont aujourd'hui renversés.

De toutes les indications relatives de l'accouchement prématuré artificiel, les plus communes sont, sans contredit, celles qui ont trait aux malformations pelviennes, lorsque celles-ci n'outrepassent pas les limites compatibles avec le passage d'un fœtus viable et vivant. Sans reprendre ici l'étude de la thérapeutique obstétricale applicables aux rétrécissements du bassin (voir tome III, p. 112), nous rappellerons simplement les éléments qui doivent ou peuvent diriger le traitement lorsqu'il s'agit d'un rétrécissement pelvien dont le degré empêche d'espérer l'engagement ou le dégagement spontané d'un fœtus vivant et à terme, tout en permettant l'accouchement d'un enfant viable avant terme. Ces éléments sont au nombre de trois : 1° le terme de la grossesse auquel la femme est arrivée, ou, ce qui revient au même, le volume de l'enfant au moment où l'accoucheur est consulté ; 2° la volonté formellement exprimée par la femme au sujet du mode de traitement à appliquer, lorsque celui-ci peut mettre en jeu son existence propre ou celle de son enfant;

3° les convictions personnelles de l'accoucheur lorsqu'il a licence pleine de décider de la meilleure pratique opératoire à mettre en œuvre.

1° Nous avons déjà exposé (tome III, p. 114, 150, 176, 207, 229, 269, 313, 318 et 351) les règles qui président à la fixation du moment auquel il convient d'interrompre la grossesse, pour chaque degré et pour chaque type de rétrécissement, lorsqu'on a recours à l'accouchement prématuré artificiel. Ce mode d'intervention constitue une opération de choix, à condition que l'accoucheur assiste la femme en temps opportun. Est-il appelé à une période trop avancée de la grossesse, c'est-à-dire alors que le volume de l'enfant outrepasse manifestement la capacité du bassin, il doit, s'il a le choix libre, rejeter l'accouchement prématuré artificiel pour recourir à l'opération césarienne ou à la symphyséotomie à terme. Mais si la femme refuse de courir les risques de ces deux opérations, il tombe dans l'obligation d'interrompre la grossesse sans aucun délai. Ainsi l'opération n'est plus tempestive, et, partant, elle devient aléatoire dans ses résultats ; l'accoucheur escompte alors la réductibilité du volume de la tête, qui est elle-même liée à la malléabilité relative des tissus du fœtus avant terme, pour accorder à l'enfant les quelques chances de survie qui lui restent et qu'il perdrait, sauf heureuse et improbable anomalie, dans un accouchement retardé jusqu'à terme. L'accouchement prématuré artificiel n'est ici qu'une opération de pis-aller. On ne saurait néanmoins le mettre en balance, même au point de vue de l'intérêt de la mère, avec l'expectation systématique dans le but de pratiquer la basiotripsie à terme sur l'enfant vivant.

2° Les divers modes de traitement obstétrical qui peuvent être opposés à l'accouchement prématuré artificiel, dans le cas de viciation du bassin, reposent tous sur l'expectation poursuivie jusqu'au terme de la grossesse ; ils consistent dans l'opération césarienne, la symphyséotomie, l'application du forceps, la version et l'embryotomie. Il s'en faut qu'ils comportent un même pronostic pour la mère et pour l'enfant : tandis que l'opération césarienne et la symphyséotomie entraînent une mortalité maternelle qui oscille autour de 10 p. 100, l'accouchement prématuré artificiel ne fait guère courir plus de risques à la femme que l'accouchement à terme avec bassin normal. Par contre, la section de l'utérus ou celle des pubis, et particulièrement la première de ces deux solutions, assurent mieux que l'accouchement prématuré la survie de l'enfant. Trop souvent le forceps ou la version, pratiqués lors de l'accouchement à terme, ne sont que des opérations fœticides déguisées, soit qu'elles suffisent seules à permettre l'extraction d'un enfant qui naît mort mais non mutilé, soit qu'elles constituent une sorte de temps préalable à la basiotripsie, temps qui a pour effet d'éviter à l'accoucheur l'angoisse de la mise à mort systématique du produit de conception.

Forceps et version dans l'accouchement à terme comportent donc un pronostic beaucoup plus sévère pour l'enfant, et aussi pour la mère, quand il s'agit d'un rétrécissement inférieur à 9 centimètres, que l'accouchement prématuré artificiel, même alors que celui-ci est pratiqué aux premières limites de la viabilité. Quant aux faits d'accouchement d'enfants vivants à terme, spontané ou effectué par le forceps ou la version, ils sont trop rares ou difficiles à prévoir dans les limites de rétrécissement que nous venons de prendre pour exemple, pour que l'accoucheur soit en droit de donner à la femme, au sujet de la survie de l'enfant, un espoir aléatoire basé sur l'expectation, et de l'engager à préférer l'expectation à l'accouchement prématuré artificiel.

Il est incontestable, à notre sens, que toute femme enceinte consciente, si elle n'est pas maîtresse de sacrifier la vie de son enfant lorsque l'on peut demander la sauvegarde de celui-ci à une opération qui ne comporte pas plus de risques maternels qu'un accouchement naturel, et si, par conséquent, elle n'a pas à choisir entre l'accouchement prématuré artificiel et la basiotripsie à terme, a du moins le droit d'opter pour un mode de traitement qui met sa propre existence à l'abri, tout en n'exposant celle de son enfant qu'à des risques très relatifs.

C'est donc un devoir pour l'accoucheur d'éclairer avec la plus stricte impartialité la femme qui se confie à ses soins. Dûment avisée, celle-ci décide elle-même en connaissance de cause.

3° Ce n'est qu'aux cas où la femme, strictement éclairée sur la nature et les risques des divers modes d'assistance qui peuvent lui être appliqués, s'en remet aveuglément au choix de l'accoucheur, en lui demandant d'agir au mieux dans son intérêt et dans celui de son enfant, que celui-ci peut obéir à ses convictions personnelles.

Toutefois, nous nous appuyons sur l'opinion de Tarnier, opinion que nous avons maintes fois entendue formuler au lit de la malade par notre maître, pour professer que le médecin, quelque profonde et sincère que soit sa conviction au sujet du mode de traitement qu'il préfère instituer, n'a jamais le droit de passer outre à la volonté d'une femme qui entend se dérober à tout danger opératoire. Il ne lui est pas davantage permis de recourir à une opération qui peut avoir des conséquences funestes pour la femme, tout en étant plus favorable pour l'enfant, sans aviser celle-ci, au préalable, qu'il est possible de la soustraire à tout risque personnel par une opération autre, surtout alors que cette dernière, comme l'accouchement prématuré artificiel pratiqué même de très bonne heure, assure encore à l'enfant des chances incontestables de survie.

§ 2. — Méthodes et procédés.

Les moyens usités pour provoquer l'accouchement prématuré peuvent être groupés en trois catégories ou méthodes, selon qu'ils agissent :

1° En éveillant les contractions douloureuses de l'utérus et en se substituant simplement au nisus naturel du terme de la grossesse. C'est la méthode excitatrice ou physiologique ;

2° En ajoutant à la mise en jeu artificielle du travail, une action dilatatrice progressive exercée sur le col. C'est la méthode excito-dilatatrice ou physiologico-mécanique ;

3° En effectuant mécaniquement, sans le secours des contractions utérines, une dilatation du col utérin suffisante pour permettre l'expulsion ou l'extraction du fœtus. C'est la méthode purement dilatatrice ou mécanique.

La première de ces trois méthodes ne fait que déterminer la mise en train du travail, sans influer en rien sur la marche de celui-ci qu'elle abandonne à lui-même.

Dans la seconde, l'accoucheur éveille et en même temps il renforce les efforts de la nature.

Dans la troisième, il substitue son action à celle de la nature, soit pour la première période du travail seulement, soit pour l'accouchement en totalité, selon qu'il abandonne l'expulsion fœtale aux efforts de l'utérus, ou selon qu'il effectue l'extraction du fœtus dès que les voies naturelles ont été suffisamment ouvertes dans le premier temps de l'intervention.

Cette dernière méthode est la plus ancienne en date, puisqu'elle compte au nombre de ses procédés l'ancien accouchement forcé, tel que le pratiquait A. Paré.

Nous ajouterons qu'elle n'appartient pas en propre à l'accouchement provoqué : elle est tout aussi bien applicable au cours d'un travail spontanément déclaré, quand il est nécessaire de terminer en toute hâte l'évacuation utérine, que lorsqu'il s'agit de procéder à l'accouchement prématuré artificiel avant tout début de travail.

Chacune de ces méthodes comporte pour son exécution des procédés multiples. Nombre d'entre eux sont rejetés de la pratique actuelle comme inefficaces ou incertains, difficiles d'application et dangereux pour la mère ou pour l'enfant. Ceux-là n'offrent guère désormais qu'un intérêt purement historique ; aussi n'en donnerons-nous qu'une brève description.

Quant aux procédés encore usités à cette heure, ils sont nombreux pour chacune des trois méthodes que nous distinguons. Il serait malaisé d'établir un exposé comparatif complet de leur valeur respective : tel procédé, en effet, donne d'excellents résultats à un accoucheur accoutumé à en faire un usage exclusif ou prépondérant, qui est rejeté comme incertain ou insuffisant par d'autres.

Si, à ce point de vue, il est permis de répéter que tant vaut la main qui opère, tant vaut le procédé opératoire, il est plus juste encore de dire que l'excellence ou l'insuffisance des résultats obtenus dépend souvent bien plus de la réaction individuelle de l'organisme et de l'utérus en particulier de la femme que l'on opère, que de la nature du procédé employé pour exciter cette réaction.

On sait, en effet, combien est variable la susceptibilité suivant laquelle s'éveillent les contractions du travail. Le degré d'irritabilité utérine est éminemment idiosyncrasique pour chaque femme ; il y a plus, chez une même femme il varie très souvent d'un accouchement à un autre. C'est pourquoi il est impossible à l'accoucheur, alors même qu'il est rompu à la pratique d'un procédé donné d'accouchement prématuré artificiel, de préjuger même approximativement de la rapidité et de l'efficacité de son intervention en chaque cas. Il serait donc illogique, à notre sens, de juger la valeur des procédés actuellement adoptés d'après le nombre d'heures que demande chacun d'eux pour amener la provocation et la terminaison du travail.

La comparaison n'aurait de valeur démonstrative que si les statistiques publiées jusqu'ici catégorisaient les cas cliniques par groupes de faits identiques et les distinguaient aux divers points de vue de la parité, de l'irritabilité utérine, de l'étendue de la nature et de la forme des viciations du bassin, du terme de la grossesse, etc.

Pratiquant nous-même l'éclectisme dans l'emploi des méthodes et des procédés d'accouchement prématuré artificiel, mettant volontiers successivement en œuvre, dans les cas rebelles, des méthodes différentes et des procédés variés, nous considérerions comme déraisonnable de faire table rase des divers modes opératoires pour n'en préconiser qu'un seul à l'exclusion des autres. Nous nous contenterons, pour permettre au lecteur de fixer son choix, suivant les circonstances cliniques particulières auxquelles il peut avoir affaire, de présenter, à côté de la description technique des procédés, les avantages et les inconvénients que les plus usuels d'entre eux peuvent offrir.

A. — **Méthode purement excitatrice ou physiologique.** — Tous les procédés de cette méthode s'adressent à l'innervation du muscle utérin.

Nous les classerons en cinq groupes suivant qu'ils agissent sur l'utérus :

1° Par l'intermédiaire de substances médicamenteuses introduites dans la circulation ;

2° Par excitation réflexe à point de départ périphérique ;

3° Par excitation de l'utérus par la paroi abdominale ;

4° Par excitation périphérique de l'utérus par la voie vaginale ;

5° Par excitation intra-utérine profonde.

1° Emploi des médicaments. — Ce procédé consiste dans l'administration par la voie buccale ou la voie sous-cutanée de certaines substances médicamenteuses; telles : l'ergot de seigle, le chlorhydrate de pilocarpine, le sulfate de quinine, la rue, l'if, la sabine, etc. La liste de ces médicaments est longue : les uns, inoffensifs, ne sont ecboliques que de réputation ; d'autres n'influent sur le système nerveux que par le contre-coup d'une véritable intoxication générale. Dans la grande majorité des cas, les agents médicamenteux, même le plus puissant de tous, l'ergot de seigle, sont totalement dénués d'action, à moins qu'ils ne s'appliquent à une femme déjà en travail.

Réserve doit être faite cependant pour les circonstances où il existe chez la femme enceinte une prédisposition pathologique qui place, en quelque sorte, l'utérus en état constant d'imminence du travail. On sait, par exemple (voir tome II, p. 24) que chez les femmes fébricitantes, l'ingestion du sulfate de quinine amène parfois l'interruption de la grossesse. Mais, d'une façon générale, on peut dire que les agents médicamenteux excitateurs de l'utérus ne mettent pas en train la dilatation ; ils sont parfois accélérateurs, souvent perturbateurs, mais jamais franchement provocateurs du travail.

L'ergot de seigle, expérimenté d'abord sans succès par Bongiovanni puis par Laivot à Pise, en 1833, par Ritgen en 1836, a été surtout employé pour provoquer le travail par Ramsbotham, en Angleterre. Cet auteur ne craignait pas de l'administrer à très haute dose (jusqu'à 40 grammes); les résultats furent désastreux pour les enfants (22 morts sur 26), qui succombèrent aux troubles circulatoires occasionnés par la tétanisation de l'utérus. Cette pratique était d'autant plus dangereuse que l'auteur associait souvent la ponction des membranes à l'emploi de l'ergot de seigle. Ajoutons que le pronostic pour la mère était des plus fâcheux en raison de la production fréquente d'incarcérations placentaires liées au tétanisme utérin.

Parmi les diverses substances qu'on est parvenu à extraire de l'ergot de seigle, celle qui semble avoir l'action la plus directe sur la contraction du muscle utérin est la cornutine (Ehrard).

Quant au sulfate de quinine, dont l'emploi fut, en premier, préconisé par Sayre, les recherches de Chiara, portant sur 40 femmes enceintes les unes bien portantes, les autres malades et sur quelques-unes déjà en travail d'accouchement, ont abouti à des résultats négatifs. Schwab a plus récemment insisté sur le rôle ecbolique de cet agent médicamenteux, employé pour favoriser la délivrance dans l'avortement ; nos recherches personnelles ne nous ont donné aucun résultat positif à cet égard.

Le chlorhydrate de pilocarpine a été employé par Massmann, en 1878, en injection sous-cutanée à la dose de 2 centigrammes. Cet accoucheur a obtenu ainsi deux succès, et, après lui, Sänger et Schauta en ont rapporté chacun un; mais d'autres auteurs, dont les recherches ont été publiées dans la thèse de Mari-Autet, ont complètement échoué dans l'expérimentation de ce médicament. Cependant, Torggler, qui en a fait un usage prolongé, a obtenu par ce procédé 19 réussites contre 35 échecs. L'effet ocytocique de cet agent, lorsqu'il arrive à se manifester, est attribué, par Hyernaux, à un véritable empoisonnement; cet auteur assimile son action à celle d'un ébranlement nerveux considérable analogue à celui qu'on observe dans les maladies convulsives.

2° Excitation de l'utérus par voie réflexe a point de départ périphérique. — Les principaux procédés reposant sur ce mode d'action sont les bains chauds et l'excitation des mamelles.

L'influence des bains chauds sur la contractilité utérine a été admise dès la plus haute antiquité. Aétius l'a signalée comme cause d'avortement. Jusqu'au commencement de ce siècle, cette action ne fut guère recherchée que dans un but criminel. Les premiers essais scientifiques de Plessmann et de Gardien ne furent pas heureux. Krause, Scanzoni et Schröder considèrent les bains chauds comme agissant d'une façon lente, incertaine et dangereuse. Un succès fut cependant rapporté par Sippel, en 1886. Mais, cette même année, Hoffmann publia une observation dans laquelle un bain de dix-sept minutes, à la température de 33-35° R., amena des accidents congestifs menaçants pour la vie de la femme, sans cependant éveiller une seule contraction utérine.

La relation qui existe entre l'innervation des mamelles et celle de l'utérus, et qui se manifeste parfois de façon très douloureuse chez les nouvelles accouchées à l'occasion de l'allaitement, a amené les accoucheurs à tenter la provocation du travail en stimulant les régions mammaires. C'est ainsi que Friedreich a eu recours à la révulsion mammaire par des sinapismes ou des vésicatoires; que Kilian et Scanzoni ont essayé de l'action des ventouses, des frictions répétées sur les seins, voire même de la succion aréolaire. Ces essais demeurèrent infructueux, et Jacquemier a eu raison de les qualifier de « vaines fantaisies qui ne sont pas sans inconvénients ».

Cependant, Freund a conseillé l'emploi de l'électrisation sur les aréoles mammaires. Sondheimer rapporte trois observations dans lesquelles il a pu provoquer un début de travail par ce procédé.

3° Excitation directe de l'utérus par la paroi abdominale. — L'excitation directe du muscle utérin par la paroi abdominale s'effectue soit exclusivement par manœuvres externes, soit, par une action mixte, à travers la paroi de l'abdomen et à travers le canal vaginal. Deux procédés seulement sont à signaler pour cette excitation directe: le massage de l'utérus et l'électrisation.

D'outrepont, en 1821, se fondant sur l'action favorable des frictions utérines mises en œuvre pour faire face à l'inertie post-partum, et pour exciter à titre de renfort le jeu fonctionnel de l'organe au cours même de l'accouchement, proposa d'éveiller les contractions dilatatrices du col, avant tout début de travail, par ce même moyen. Toutes ses tentatives demeurèrent sans effet. Ritgen ne fut pas plus heureux en combinant les frictions périphériques par la paroi abdominale avec la titillation du col.

L'application de l'électricité sur le globe utérin, dans le but de provoquer le travail, a été préconisée en premier par Hüter en 1803. Schreiber et Kilian ont d'abord employé l'électricité voltaïque, mais sans résultats satisfaisants, en plaçant un pôle sur le fond de l'utérus et l'autre au contact du col utérin. En ces temps derniers, Bayer s'est fait le défenseur de ce procédé. Il a recours au courant continu qu'il emploie suivant une puissance de 25 à 30 milliampères. Le pôle négatif, terminé par une petite éponge, est introduit dans le col; l'électrode positive est placée, suivant une grande surface, sur la paroi abdominale, au niveau du fond de l'utérus. Sur dix tentatives pratiquées à la Maternité de Strasbourg, il a obtenu sept succès. Une fois la femme refusa de continuer le traitement après la septième séance. Deux autres fois, il fallut terminer par la mise en place de la bougie de Krause.

A côté de ces succès, il convient de citer les tentatives moins heureuses de Bruhl qui, dans sept cas où il eut recours au courant continu, en plaçant le pôle positif dans le cul-de-sac postérieur du vagin, échoua constamment. Dans une de ses observations, il se produisit une eschare sur la paroi abdominale.

Malgré l'accident indiqué par Brühl, imputable à une faute de technique, et malgré une certaine agitation du fœtus au début du passage du courant, indiquée par Bayer, ce procédé paraît inoffensif. Son action est des plus incertaine. Comme il est assez douloureux dans son application et qu'il nécessite un outillage électrique important, il ne peut figurer pratiquement en bonne place auprès des procédés qu'il nous reste à décrire.

4° Excitation périphérique de l'utérus par la voie vaginale. — Parmi les procédés d'induction du travail qui ont pour champ d'application la voie vaginale, les uns agissent exclusivement sur les parois du vagin et sur la périphérie du museau de tanche; les autres portent leur effet dans la cavité du col et agissent sur les parois internes de ce trajet; un certain nombre enfin exercent leur action à l'intérieur du corps de l'utérus, en même temps que sur le col. Nous les étudierons avec le 5e groupe.

Les procédés usuels de ce 4e groupe sont au nombre de deux; ils consistent dans le tamponnement vaginal et dans l'application des injections vaginales sous la forme de douches.

Tamponnement vaginal excitateur. — En 1839, Schöller remarquait à la Clinique de Dubois, que le tamponnement appliqué dans les cas d'hémor-

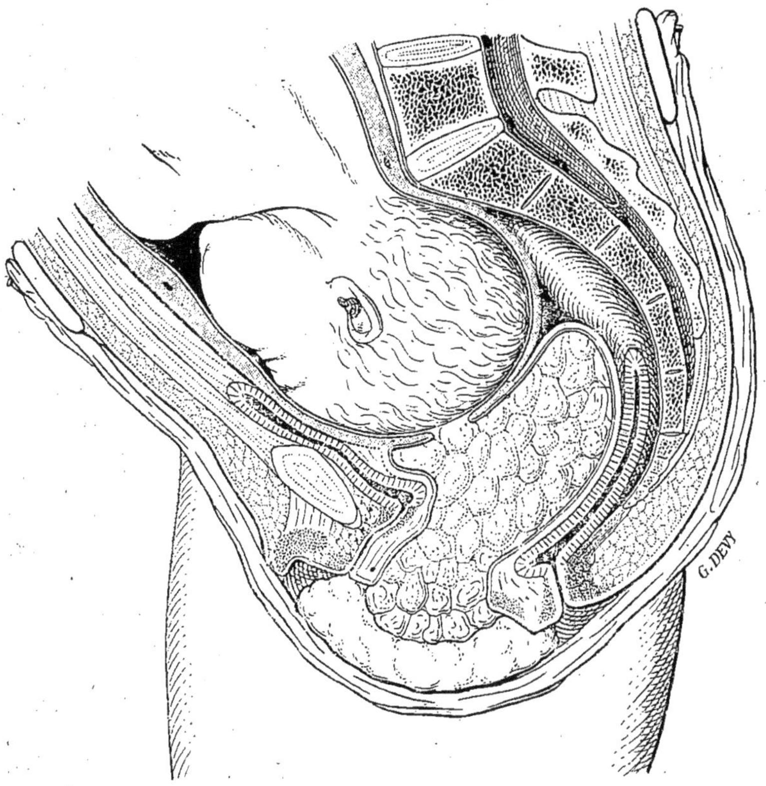

FIG. 158. — Tamponnement vaginal excitateur. (Procédé de SCHÖLLER.)

rhagies de la grossesse, suivant la méthode de Leroux, avait pour effet habituel de provoquer le travail; il eut l'idée d'utiliser cette propriété pour l'accouchement prématuré artificiel et obtint plusieurs succès. Il faisait le tamponnement complet, c'est-à-dire la dilatation forcée du vagin au moyen de bourdonnets de charpie et il le renouvelait toutes les vingt-quatre heures.

C'est, en effet, un bienfait du tamponnement vaginal, quand il est appliqué contre le placenta prævia, que de provoquer l'interruption de la grossesse.

Mais s'il est, à ce titre, utilisable dans les cas d'hémorrhagies graves, on ne saurait le recommander en toute autre circonstance. Pour être actif il doit être complet, et l'application du tamponnement obstétrical constitue l'une des interventions les plus pénibles auxquelles puisse être soumise la femme enceinte ou parturiente (voyez fig. 158).

Hüter, en 1842, proposa de remplacer le tampon de charpie par une vessie de veau. Ce ballon était lubrifié avec de l'huile de jusquiame et distendu à l'aide d'une décoction d'ergot de seigle destinée à agir, par exosmose, sur l'innervation utérine. Ce procédé n'offre guère qu'un intérêt historique ; du fait seul des nécessités de l'antisepsie il doit être rejeté aujourd'hui.

Plus simple, moins dangereux, mais d'une efficacité incertaine est le mode de tamponnement préconisé par C. Braun. En 1851, cet auteur employa, sous le nom de colpeurynter, un ballon extensible en caoutchouc vulcanisé, de 5 à 10 centimètres de diamètre, et muni d'un tube conique de 30 centimètres, terminé par un robinet. (Voyez tome III, fig. 158.) Le ballon est introduit vide dans le vagin et distendu sur place avec de l'eau. Cet instrument fut d'abord destiné à combattre les hémorrhagies de la grossesse et ce ne fut que secondairement (1857) que C. Braun s'en servit pour provoquer le travail.

Stoltz a rapporté 17 observations ayant trait à l'emploi de ce procédé, 5 fois pour rétrécissement du bassin et 12 fois pour affections gravidiques. Il échoua pour les premières et n'obtint de résultats dans la deuxième série de faits que parce qu'il existait une prédisposition au travail spontané créée par la maladie.

En 1894, Rosenthal a publié les résultats observés en 3 ans et demi à la clinique de Dresde, tant pour provoquer que pour accélérer le travail à l'aide du colpeurynter vaginal. Sur 184 observations, 108 ont trait à des bassins viciés. On fait usage de trois colpeurynters de tailles différentes que l'on emploie en les distendant progressivement ; le plus volumineux est d'une capacité de 700 centimètres cubes.

Rosenthal ne présente pas le procédé comme infaillible pour provoquer d'emblée le travail ; mais il en préconise l'emploi, surtout à titre d'adjuvant, après la mise en place du ballon de Tarnier.

Procédé de Kiwisch. — Le professeur Kiwisch, de Wurzbourg, ayant, en 1844, accidentellement provoqué l'accouchement chez une femme à laquelle il avait administré des injections vaginales chaudes, eut l'idée d'employer ce moyen pour déterminer l'accouchement prématuré. Il appliqua ce procédé pour la première fois en 1846 et publia dix succès en 1848. Les épreuves cliniques se multiplièrent rapidement ; les résultats furent favorables, aussi l'emploi du nouveau procédé, d'un usage facile, en apparence inoffensif, se généralisa-t-il rapidement. Il fut introduit en France, en 1852, par Campbell.

Kiwisch se servait d'un réservoir contenant 25 litres d'eau, fixé contre un mur à une hauteur de deux mètres. Du récipient partait un long tuyau terminé par une canule de caoutchouc dont l'extrémité devait être dirigée vers le museau de tanche. La température de l'eau était de 30° à 35° R. Le jet devait être violent et durer dix à quinze minutes sans interruption. L'irrigation était renouvelée trois ou quatre fois par jour, jusqu'à l'apparition d'un début franc du travail.

De nombreuses modifications furent apportées successivement à ce procédé : Stoltz employait une pompe de jardin à main. Dubois et Depaul se servaient d'un irrigateur Eguisier de grand modèle ou encore d'une pompe spéciale.

Blot conseillait de diriger le jet de façon à le faire pénétrer directement dans le col.

Kiwisch attribuait l'effet des douches à la propriété excitante et congestive de l'eau chaude. On admet généralement aujourd'hui que la chaleur ne suffit pas à déterminer le travail, et que le procédé en question n'agit que par le traumatisme qu'il détermine en heurtant le col et en distendant brusquement les culs-de-sac du vagin.

Quoique supérieur à tous les procédés que nous venons d'exposer, il n'est pas infaillible et, de plus, il est dangereux à divers titres.

La provocation du travail exige, en moyenne, une dizaine de douches ; le résultat désiré peut se faire attendre six ou huit jours ; il peut manquer : sur 81 cas relevés par Stoltz, la douche échoua treize fois.

Dans une statistique récente, portant sur 60 accouchements provoqués par le procédé de Kiwisch seul, O. Sarwey a rapporté 12 succès. Chez 40 femmes il fallut le combiner avec celui de Krause ou avec la perforation des membranes; 50 enfants naquirent vivants; une femme mourut d'infection.

Les dangers de ce procédé tiennent à diverses causes : si le liquide n'est pas absolument purgé d'air, il peut en pénétrant entre les membranes et la paroi utérine ouvrir des sinus utérins et provoquer une embolie gazeuse. Ulrich, Depaul, Olshausen, Litzmann et Baudry ont rapporté des cas de mort par cette cause, dont la nature fut dûment constatée à l'autopsie par la présence de nombreux indices aériens dans le système veineux.

Mais là n'est pas le seul danger du procédé de Kiwisch : En 1861, Tarnier observa dans le service de P. Dubois un cas de mort rapide par perforation des culs-de-sac vaginaux. Frappé de cet accident, il entreprit des expériences sur le cadavre et il réussit à produire des déchirures du vagin à l'aide de la douche. Des observations de même nature ont été rapportées par Taurin, Salmon, Blot. Simpson, en pratiquant l'injection forcée dans la cavité utérine, observa deux faits de rupture utérine.

D'autres accidents ont été signalés qui, bien que non mortels, sont suffisants pour faire rejeter le procédé : c'est ainsi qu'on a observé des frissons, de la fièvre et du collapsus.

Les statistiques concernant le pronostic pour l'enfant ne sont pas des plus encourageantes. Sur 65 enfants, Krause a compté 26 morts. Sur 16 enfants, Wiener en a vu succomber 12. Lehman attribue la mort infantile à la congestion cérébrale occasionnée par la violence de la douche.

En 1890, Schrader a proposé une variante du procédé de Kiwisch, consistant à remplacer la projection d'eau chaude par une douche écossaise de force un peu moindre. Avec deux irrigateurs, il projette alternativement au contact du col, litre par litre, 24 litres d'eau à 6° R. et 12 autres à 35° R. Sur 22 cas, le procédé réussit 13 fois, employé seul avec 10 séances de douches en moyenne. Une seule femme succomba, par éclampsie; 12 enfants quittèrent l'hôpital vivants.

Dans le même ordre d'idées, nous ne ferons que mentionner les douches d'acide carbonique préconisées par Scanzoni. Employé par son auteur, ce procédé n'est pas destiné à être vulgarisé (Tarnier).

5° Excitation interne de l'utérus. — Comme tous les muscles creux appartenant au système de la vie organique, l'utérus est susceptible de se contracter au contact d'un corps étranger introduit dans sa cavité et appliqué sur sa paroi interne. L'œuf lui-même peut jouer le rôle de corps étranger lorsqu'il est libéré partiellement de ses connexions naturelles avec la paroi musculaire. Ainsi agit comme procédé d'accouchement prématuré le décollement artificiel des membranes. Toutefois la plupart des procédés ressortissant à cette méthode consistent à appliquer soit dans le corps même de l'organe, soit simplement dans sa cavité cervicale, des instruments ou des substances qui, par leur présence, jouent le rôle de suppositoires et excitent par voie réflexe les contractions douloureuses dont le travail est la résultante. Le rôle de ces agents introduits dans le col ou le corps de l'utérus devient plus actif, lorsque par leur volume ou par leur mode d'action ceux-ci déterminent, en même temps que l'excitation du muscle, une dilatation mécanique du segment inférieur ou des orifices utérins. Les procédés de cette dernière catégorie se rattachent à la méthode de dilatation physiologico-mécanique. On conçoit que le départ entre les procédés purement physiologiques ou excitateurs et les procédés physiologico-mécaniques ne puisse être que théoriquement et arbitrairement établi.

Les procédés qui reposent sur l'excitation localisée au col et au segment inférieur de l'utérus consistent dans la cautérisation du col, le tamponnement du col, le décollement du pôle inférieur de l'œuf, la mise en place d'un excitateur au-dessus de l'orifice interne du col.

Cautérisation du col. — Ce procédé, systématiquement appliqué par Giordano, de Turin, consiste à cautériser la paroi non effacée du col utérin à l'aide d'un crayon de nitrate d'argent. Giordano obtint ainsi plusieurs succès; Wasseige, qui l'expérimenta après lui, n'en obtint aucun résultat favorable. Il est aujourd'hui universellement délaissé.

Tamponnement du col. — Brunninghausen le premier et Kluge ensuite, ont eu recours à ce procédé, qu'ils appliquaient non pas à titre de simple excitateur, mais dans le but de dilater le col utérin : ils firent à cet effet usage de cônes d'éponge préparée susceptibles, en se distendant, d'ouvrir peu à peu l'orifice inférieur de l'utérus. La lenteur d'action de ce procédé permet bien plutôt de le classer dans le groupe des procédés d'excitation que dans celui des procédés de dilatation active; 70 observations publiées par Hoffmann ont fourni 56 succès par l'emploi de l'éponge seule. En raison des difficultés et des dangers qu'il comporte au point de vue de l'asepsie, ce procédé n'est plus actuellement usité.

L'emploi des tiges de laminaire, conseillé par C. Braun pour déterminer la dilatation du col de l'utérus gravide, ne peut guère compter que comme moyen d'excitation réflexe quand il s'agit d'une grossesse arrivée au voisinage du terme ; ce mode d'interruption de la grossesse s'applique mieux à titre d'agent de dilatation mécanique, quand il est mis en œuvre au cours de la première moitié de la gestation, c'est-à-dire quand le col n'a pas encore perdu la tonicité de ses tissus ; son emploi se rattache ainsi plutôt à l'avortement provoqué qu'à l'accouchement prématuré artificiel.

En 1888, Chennevière a publié trois observations heureuses dans lesquelles l'excitation intra-cervicale fut déterminée au moyen du tamponnement du col et du segment inférieur, effectué à l'aide d'une vingtaine de petits tampons iodoformés. Après lui, Treub a réussi cinq fois et Torggler deux fois, en pratiquant le tamponnement cervical à la gaze iodoformée. Hofmeier rapporte six observations dans lesquelles il appliqua ce procédé avec un succès constant.

Ed. Frank pratique ce même genre d'intervention, en deux temps : un premier tamponnement du col à la gaze iodoformée est appliqué pendant vingt-quatre heures ; une fois le col ainsi entr'ouvert, dans un second temps, il fait le tamponnement du segment inférieur sans rompre les membranes. Il rapporte six observations favorables.

Pour accroître l'action excitatrice du corps étranger introduit dans le col, on a eu l'idée de l'imbiber de substances irritantes, parmi lesquelles la plus active semble être la glycérine. Kehrer (1891) a obtenu des succès par le tamponnement du col à l'aide d'ouate imbibée de glycérine.

On peut également recourir au tamponnement à l'aide de gaze aseptique ou iodoformée imbibée de cette même substance. Dans deux faits où nous avons eu personnellement recours à ce procédé, nous avons échoué : il est vrai qu'il s'agissait d'activer la provocation du travail dans des cas de bassin justo-minor, cas dans lesquels la contractilité utérine est d'ordinaire pervertie, nous n'avions usé de ce moyen qu'après avoir constaté l'insuffisance d'autres procédés.

Theilhaber et Flatau ont fait usage, l'un de suppositoires glycérinés, l'autre de sondes élastiques préparées avec cet agent.

Décollement du pôle inférieur de l'œuf. — Les divers procédés de tamponnement cervical que nous venons d'énumérer, déterminent en partie la provocation du travail en libérant la zone inférieure des membranes de l'œuf de ses attaches au segment inférieur de l'utérus. Agissent de la même façon les corps étrangers qui sont introduits d'emblée au-dessus de l'orifice interne.

Le simple décollement de la partie inférieure de l'œuf a été mis en pratique par Hamilton en 1800. Ce procédé compte donc au nombre des plus anciens. Cet auteur introduisait l'index aussi profondément que possible au-dessus du col, et effectuait le décollement par un mouvement de circumduction du doigt.

La résistance naturelle du col chez les primipares, l'élévation du segment inférieur de l'utérus au-dessus du détroit supérieur dans les bassins viciés, rendaient malaisée dans nombre de cas cette manœuvre profonde. Aussi ne tarda-t-on pas à substituer à l'index des instruments destinés en quelque sorte à lui fournir une allonge. Kluge et Riecke se servaient d'un cathéter en corne ; Lehmann employait une bougie en cire qu'il se contentait d'introduire dans le segment inférieur, sans l'y laisser séjourner ; il réitérait journellement ce cathétérisme, jusqu'à effet produit.

Mise en place d'un excitateur dans le segment inférieur de l'utérus. — Le prototype des instruments employés pour réaliser ce procédé est le ballon dilatateur intra-utérin, que Tarnier présenta à l'Académie de médecine en 1862. La première observation de son emploi fut publiée dans la *Gazette des Hôpitaux* du 8 janvier 1862.

En raison de son mode d'action, cet instrument porte encore le nom de ballon excitateur intra-utérin. L'instrument primitif se composait d'une longue sonde métallique, surmontée d'une ampoule de caoutchouc dilatable. La présence de la tige métallique représentée par la sonde étant mal supportée par les femmes, Tarnier modifia son appareil. Nous lui empruntons la description qu'il en a donnée.

« L'instrument se compose :

« 1° D'un tube de caoutchouc gros comme une plume d'oie, long de 30 centim., fermé à l'une de ses extrémités. Le tube est épais et résistant dans la plus grande partie de son trajet. Ses parois deviennent, au contraire, plus minces à son extrémité sur une longueur de 3 à 4 centim. au plus. Quand on pousse une injection dans ce tube, l'épaisseur inégale des parois fait que la partie amincie se dilate.

« J'attache sur l'extrémité de ce tube un ruban de fil, de 50 centim. de longueur environ. Le ruban doit être assez solide, quoique assez fin ; le meilleur que j'aie trouvé est celui que les femmes connaissent sous le nom de soutache en soie blanche » (fig. 159).

« 2° D'un conducteur métallique à extrémité mousse, creusé d'une gouttière dans toute sa longueur comme une sonde cannelée, courbe comme un hystéromètre. On en aura une assez bonne idée en le comparant à une sonde d'homme qu'on aurait fendue en deux parties, dans toute sa longueur, pour enlever la moitié convexe.

« Le conducteur est percé de part en part, par trois yeux. Les premiers sont placés près de l'extrémité de cette sonde, à un centim. l'un de l'autre. Le troisième se trouve placé près du manche sur lequel le conducteur est fixé.

« Pour monter le tube sur son conducteur, j'engage l'extrémité libre du fil dans l'œil le plus rapproché de l'extrémité du conducteur, en allant de la face cannelée à la face convexe, je le fais rentrer dans la cannelure par l'œil placé immédiatement au-dessous ; il longe ensuite la gouttière et en ressort encore par l'œil placé près du manche. En tirant fortement sur le ruban, la tête du tube vient se loger dans l'extrémité du conducteur et on la maintient dans ce rapport en arrêtant le fil sous un ressort destiné à cet usage.

« Le corps du tube est enfin couché dans la gouttière où on le fixe par quelques circulaires opérés avec la partie du fil qui reste encore disponible. On termine en assujettissant l'extrémité du ruban sous le ressort déjà indiqué. L'appareil, tout monté, n'est pas plus volumineux qu'une sonde ordinaire. »

« Quand je veux me servir de cet appareil, voici comment je procède : quand le tube a été garni de son fil, je pousse dans son intérieur une injection d'essai

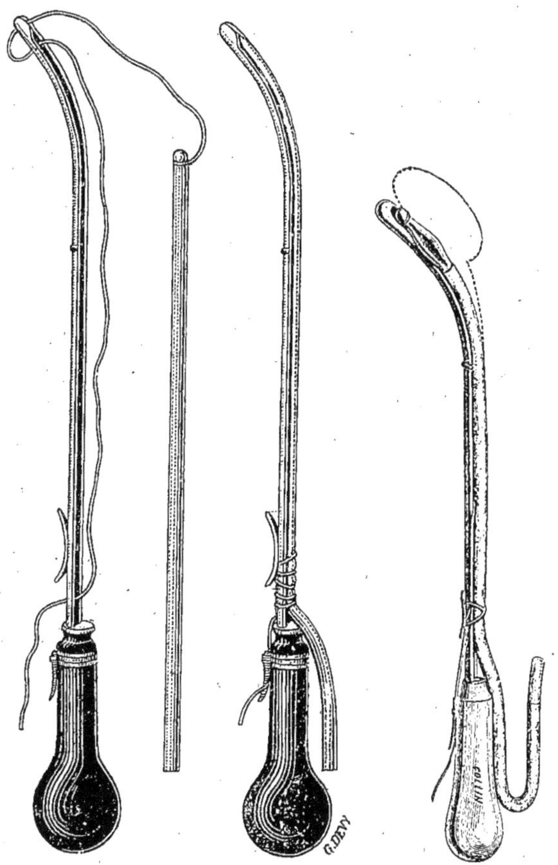

FIG. 162. — Ballon dilatateur intra-utérin de Tarnier.

pour m'assurer qu'il ne présente aucune fissure, cela fait, le tube est tenu verticalement, le robinet en haut, et celui-ci est ouvert. On voit d'abord sortir quelques bulles d'air, l'eau vient ensuite ; on la laisse s'écouler librement. Quand le tube a repris son volume ordinaire il se trouve amorcé, c'est-à-dire que l'air en a été chassé et je ferme le robinet pour empêcher qu'il n'y rentre. Je prends cette précaution pour qu'aucune bulle d'air ne soit projetée dans l'utérus, au cas où la vessie de caoutchouc viendrait à se rompre.

« Le tube, ainsi amorcé, est ensuite monté sur son conducteur comme nous l'avons dit. Comme corps de lubréfaction, on aura le soin de se servir de glycérine, car les corps gras altèrent le caoutchouc très rapidement et font éclater l'appareil.

« La femme étant placée en travers son lit, le siège élevé, débordant le mate-

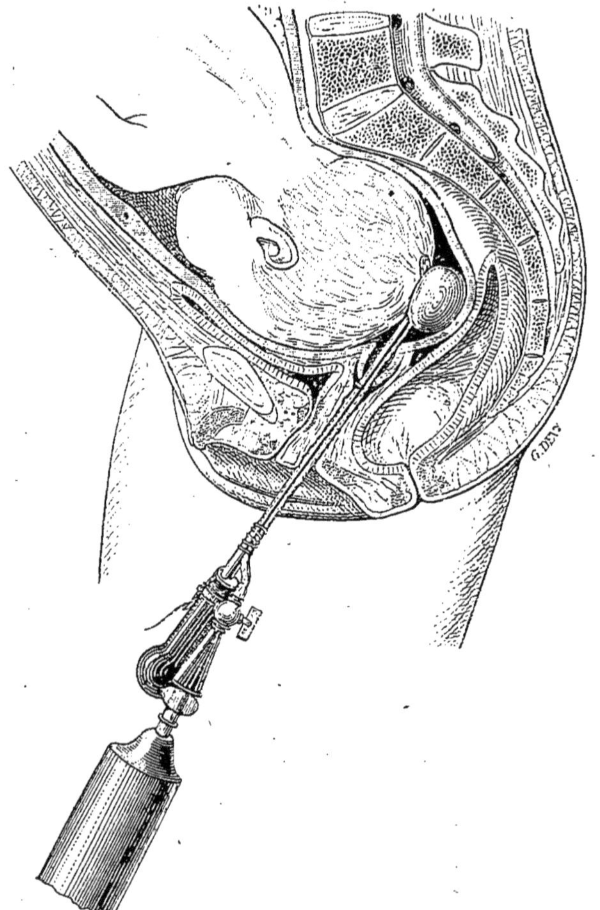

FIG. 163. — Ballon dilatateur intra-utérin de Tarnier mis en place. Le liquide pénètre dans l'intérieur du ballon et le distend.

las, les jambes maintenues écartées par deux aides, l'opérateur introduit deux doigts de la main gauche dans le vagin et applique l'extrémité de l'index sur l'orifice externe du museau de tanche. On fait alors glisser le dilatateur dans le vagin en le tenant de la main droite; son extrémité est dirigée dans le col, et en abaissant le manche elle pénètre ordinairement sans aucune difficulté dans l'utérus, en passant entre l'œuf et la paroi antérieure de la matrice.

L'instrument doit dépasser l'orifice interne de 3 centimètres au moins; on se guide sur un petit relief placé sur le conducteur à 1 centimètre de son extrémité.

« L'instrument est maintenu en place pendant qu'on déroule les circulaires qui liaient le tube sur le conducteur. Un aide charge une seringue d'eau tiède, la purge d'air, et introduit la canule dans la douille qui pend à l'extérieur.

« L'injection doit être poussée avec une grande lenteur ; il faut y mettre assez de force au début; cinquante grammes de liquide donnent à la vessie de caoutchouc le volume qu'elle doit acquérir. L'injection faite, on ferme le robinet ; puis on dégage le fil du ressort qui le maintient et l'on retire doucement le conducteur qui sort sans difficulté. Le tube, maintenu par la boule qui le termine, reste seul en place ; le fil pend à côté de lui (voy. fig. 163).

« Il ne reste plus qu'à prendre quelques précautions pour prévenir l'ouverture du robinet, que l'on fixe à un bandage de corps ou à une bande ; j'aime, cependant, mieux lier fortement le tube à sa sortie du vagin et retirer tout à fait le robinet, les femmes sont ainsi libres de toute entrave : on les laissera vaquer dans leur chambre à leurs occupations habituelles ; il est même bon qu'elles restent levées, car, dans cette attitude, la vessie de caoutchouc presse directement sur l'orifice interne et le travail se déclare plus rapidement.

« Les douleurs naissent quelquefois pendant qu'on applique l'instrument ; en moyenne, c'est trois ou quatre heures après l'opération qu'elles apparaissent : d'abord peu intenses, elles deviennent peu à peu plus énergiques, se rapprochent comme dans l'accouchement naturel. Le col s'efface et s'entr'ouvre, et l'instrument tombe dans le vagin. Cette expulsion a lieu en moyenne en dix ou douze heures, quelquefois beaucoup plus tôt ou un peu plus tard. Je me réserve de donner ultérieurement le relevé de toutes mes observations.

« Au moment de l'expulsion du dilatateur, le col est effacé, déjà largement entr'ouvert ; les membranes bombent à l'orifice.

« Le travail, dans la plupart des cas, continue sa marche ; mais d'autres fois il se suspend.

« J'ai remarqué souvent qu'il suffisait de faire marcher les femmes et de laisser l'instrument dans le vagin, où il agit sans doute comme le colpeurynter de Braun, pour assurer la marche progressive des contractions. Quand, malgré ces précautions, le travail s'arrête, on est obligé de renouveler l'introduction du dilatateur et de lui donner un volume plus considérable.

« J'attribue l'efficacité du dilatateur à un mode d'action tout spécial, à la présence d'un corps étranger dans l'utérus qui se contracte pour le chasser au dehors. Il agit aussi par le décollement des membranes ; mais cette dernière influence doit être moindre puisqu'il résulte de quelques-unes de mes observations que le travail s'arrête quand l'instrument est trop tôt retiré, bien que le décollement des membranes ait été produit par son application.

« A priori, on pouvait penser que ce procédé exposait à la rupture des membranes ; il me suffira de dire que dans vingt cas elle n'a jamais été observée.

Une autre objection plus fondée se présente : c'est la déchirure possible de la vessie de caoutchouc. J'ai observé quatre fois cette rupture dans les dix premières observations recueillies ; mais dans les dix dernières, je me suis servi d'un dilatateur plus parfait et je ne l'ai observée qu'une seule fois. On fait involontairement, dans ce cas, une injection intra-utérine, comme dans le procédé de Cohen ; aussi il n'en résulte ni douleur, ni accident, et l'opération n'est interrompue que pendant le temps nécessaire pour monter sur le conducteur un tube de rechange qu'on fera bien d'avoir à sa disposition. »

Dès sa création, l'instrument de Tarnier reçut le meilleur accueil en France, et actuellement encore il est en grande faveur chez nous. Rien dans sa constitution ni dans son mode d'emploi n'a été changé, sinon en ce qui regarde l'adjonction des précautions antiseptiques. Actuellement, en effet, on effectue le gonflement du ballon avec une solution d'acide phénique à 2 p. 100, ou de sublimé à 1 p. 4000, pour parer aux risques d'infection possible en cas de rupture du caoutchouc dans l'utérus.

On a reproché au ballon Tarnier de se rompre fréquemment : ce reproche est de peu d'importance, car pour éviter l'accident il suffit de faire usage de caoutchouc de bonne qualité, et, pour éviter la friabilité qu'acquiert cette substance par le dessèchement prolongé, de conserver le ballon dans la glycérine. Il convient, du reste, d'en avoir toujours deux ou trois à sa disposition, dûment essayés par distension préalable, à chaque opération.

C'est à tort qu'on a objecté à l'instrument le reproche de rompre les membranes. Cet accident ne se produit que par maladresse ou mauvaise application : par maladresse, lorsqu'on oublie que la tige métallique conductrice doit être menée sans force à travers le col, à la façon d'un cathéter ; par mauvaise application, lorsqu'au lieu de suivre le conseil de Tarnier on cherche à poser le ballon au-dessus de l'anneau de Bandl, dans le sinus naturel qui sépare les épaules de la tête. Dans le seul cas où nous ayons tenté cette application profonde, en présence de Tarnier, nous avons rompu les membranes. Jamais, autrement, nous n'avons observé cet inconvénient.

L'objection réellement sérieuse qu'on puisse opposer au procédé de Tarnier repose sur son insuffisance relativement fréquente pour mener le travail à terminaison. Assez souvent l'utérus, irrité au contact du ballon distendu, entre en contraction ; le col s'efface, ou tout au moins s'entr'ouvre, et l'effort utérin a rapidement pour effet de rejeter le ballon au dehors de l'utérus ; l'organe, comme satisfait de s'être débarrassé de l'excitation intempestive, arrête dès lors son travail. Comme l'a indiqué Tarnier, il suffit, en ce cas, de réappliquer un ballon plus distendu que le précédent. Bon nombre d'accoucheurs préfèrent, avec nous, recourir de préférence à l'emploi d'un autre mode d'excitation complémentaire, et appliquer, par exemple, l'écarteur utérin.

Les statistiques publiées jusqu'à ce jour sont des plus favorables, au point de vue de la mère et de l'enfant. Sur 19 accouchements provoqués par ce procédé, avec application de l'antisepsie, dans les six dernières années du séjour de Tarnier à la Maternité, Grinda a noté que 15 fois l'accouchement s'était terminé sans le secours de procédés adjuvants.

Le temps écoulé entre l'introduction du ballon et l'accouchement a été :

7 fois de 12 à 24 heures.
4 — de 24 à 40 —
2 — de 40 à 3 jours.
1 — de 3 à 4 —
1 — de plus de 5 —

Il n'est pas fait mention, dans les observations, de la forme du rétrécissement du bassin.

12 fois il fut nécessaire de renouveler l'application du ballon.
4 — on appliqua la sonde de Krause après l'expulsion du ballon.

Dans un cas, on appliqua en même temps que la sonde utérine, un pessaire Gariel destiné à jouer le rôle d'un colpeurynter vaginal.

Dans le relevé des accouchements prématurés provoqués par le ballon à la Clinique d'accouchement, par Tarnier, de 1890 à 1897 (sauf en 1896), nous voyons que sur 113 interventions de cette nature :

59 fois le ballon fut employé seul, avec succès,
9 — on dut recourir à la réapplication du ballon,
4 — après expulsion du ballon on appliqua la sonde de Krause,
41 — après expulsion du ballon on appliqua l'écarteur utérin.

Entre les mains de Tarnier, à la Clinique d'accouchement, la mortalité maternelle par l'emploi du ballon a été de 0. Celle des enfants, y compris les décès par faiblesse congénitale survenus à l'hôpital, a été de 25 pour 113 cas, soit de 22,12 p. 100.

Dans une statistique de 36 observations d'accouchement provoqué, publiées par Pinard en 1889, le ballon Tarnier fut employé seul 20 fois. La durée totale du travail fut :

6 fois de 12 à 24 heures,
10 — de 24 à 48 —
9 — de 48 à 60 —
2 — de 60 à 72 —
1 — de plus de 4 jours.

Quatre fois seulement il fut nécessaire de réintroduire le ballon.

Cette statistique ne comporte pas, non plus, de mortalité maternelle.

Le faible volume et la réductibilité du caoutchouc élastique ne permettent pas de ranger le ballon de Tarnier au nombre des moyens visant spécialement la dilatation mécanique.

D'autres agents excitateurs de petit volume et de même nature ont été employés depuis. La plupart, du reste, sont des dérivés du ballon de Tarnier : le ballon de Pajot, les petits modèles des ballons de Champetier de Ribes et de Boissard n'en sont que des modifications.

Treub fait usage, en guise de ballon, d'un condom de caoutchouc monté sur une sonde en gomme, et fixé par un fil à l'extrémité de celle-ci ; l'ensemble est adapté à une sonde volumineuse en celluloïde, courbée, qui sert à porter le condom jusque vers le fond de l'utérus. On pousse dans la sonde en gomme une quantité d'environ 175 grammes d'eau, et on retire le conducteur en celluloïde au fur et à mesure que la distension s'effectue ; on ferme la sonde en gomme avec un fil, et on place dans le vagin un tampon de gaze iodoformée destiné à jouer le rôle d'un protecteur antiseptique.

Sur un ensemble de 18 observations, 14 ont trait à l'emploi exclusif de ce procédé. La durée moyenne du travail fut de trente et une heures.

Comme toutes les interventions profondes pratiquées sur l'utérus gravide, ce procédé expose à la rupture des membranes de l'œuf et au décollement placentaire. Pour éviter ces inconvénients, Porak a appliqué, à la façon du ballon Tarnier, l'appareil de Treub, en réduisant la longueur du condom, c'est-à-dire en le plaçant dans le segment inférieur de l'utérus. Toutefois cet agent excitateur est plus actif que le ballon Tarnier, en ce qu'il comporte, du fait de l'injection de 200 grammes d'eau à l'intérieur, un volume qui dépasse de plus du double celui du ballon de caoutchouc. Sur trois observations de Porak, rapportées par Grinda, deux fois le procédé réussit à lui seul.

Pour renforcer l'action excitatrice du corps étranger introduit entre les membranes et l'utérus, H. Saft se sert d'un ballon constitué par une vessie natatoire de poisson. Après aseptisation de ce réceptacle, on le monte sur un cathéter rigide et on l'introduit dans l'utérus. On le distend alors au moyen d'une injection de glycérine. Par osmose, cette substance attire à elle les liquides des tissus maternels et irrite le muscle par une sorte de dessèchement localisé. Ce procédé a été employé 7 fois à la Maternité de Breslau. Chez les quatre premières femmes, avec une injection de 40 à 60 grammes, la durée moyenne du travail fut de cent huit heures. En injectant 100 grammes, chez les trois dernières, on réduisit la durée à cinquante-deux heures.

Ces résultats ne sont pas supérieurs à ceux que donne le ballon Tarnier, et le rôle dialytique de la glycérine semble ici n'avoir influé en rien sur la marche du travail.

Excitation intra-utérine profonde. — Au lieu de se localiser au niveau du col même ou à la zone inférieure de l'utérus, l'excitation intra-utérine peut porter ses effets soit sur la totalité, soit sur les parties profondes de l'organe. Les procédés qui reposent sur ce mode d'action sont :

La rupture des membranes, le décollement profond de l'œuf, la mise en place de corps étrangers vers le fond de l'utérus.

a) *Rupture des membranes.* — Ce procédé doit être considéré comme le premier en date des moyens adoptés dans le but exclusif de provoquer le travail prématuré : il devait en être ainsi, car de tous les phénomènes qui entraînent accidentellement l'interruption de la grossesse, celui dont l'efficacité a dû être de tout temps la plus aisée à constater est la rupture ou la perforation des parois de l'œuf. La ponction des membranes fut donc le procédé de Macaulay, de Kelly, de Denman, et le seul employé jusqu'au début du XIXe siècle.

Dans le principe on se contenta de perforer l'œuf, au niveau du col, à l'aide d'aiguilles, de cathéters. Wenzel et Klüge imaginèrent des trocarts perforateurs et spéciaux. Stoltz saisissait les membranes, dans l'aire du col, à l'aide d'une longue pince et les dilacérait en les arrachant. Ritgen combinait la ponction avec l'aspiration au moyen d'une seringue.

Le danger pour le fœtus de l'écoulement complet du liquide amniotique avant tout début du travail amena Hopkins, en 1814, à proposer la ponction de l'œuf à sa partie supérieure. Pour obtenir ce résultat, Meissner construisit un long trocart susceptible de pénétrer jusqu'au fond de l'utérus. L'instrument se compose d'une canule d'argent longue de 32 centimètres et incurvée. Deux mandrins sont successivement glissés dans ce conducteur. Un premier, à terminaison olivaire, est destiné à fournir un embout protecteur à la canule dans le temps où elle chemine entre la partie inférieure de l'œuf et la paroi utérine ; une fois le cathéter introduit, on le garnit du second mandrin, dont la pointe acérée vient faire une saillie à un centimètre au delà de la canule, et sert ainsi à la ponction de l'œuf. Le trocart retiré, on laisse écouler environ une cuillerée de liquide amniotique à travers la canule, et on retire celle-ci de façon à suspendre la perte d'eau (voy. fig. 164).

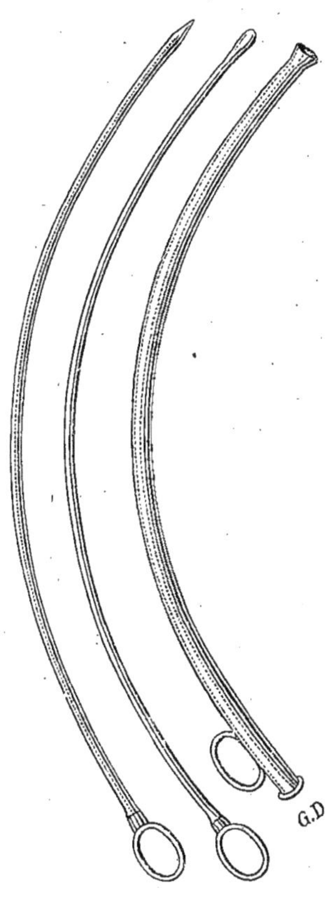

Fig. 164. — Trocart de Meissner.

Au trocart aigu de Meissner, Villeneuve, de Marseille, substitua un mandrin terminé en hameçon, destiné à déchirer les membranes de l'œuf en les harponnant, sans exposer le fœtus au risque d'une blessure. Guignard, d'Angers, s'est servi dans le même but d'une sonde d'homme de moyen calibre et de grande courbure.

Sous l'influence de l'issue du liquide amniotique l'utérus se rétracte, et en raison de la modification qui se produit dans le tassement de ses éléments, peut-être aussi en conséquence d'un contact plus intime de ses parois avec les inégalités des parties fœtales, il réagit et entre en contractions.

L'ouverture de l'œuf par sa partie inférieure n'entraîne la mise en jeu des contractions douloureuses qu'au bout de plusieurs heures. Le travail est long, par suite du défaut de perte des eaux, la circulation fœto-placentaire est plus exposée à se troubler, et la mort du fœtus peut être la conséquence de la prolongation et de l'intensité des contractions qui étranglent la circulation dans les sinus. Ajoutons que les risques d'infection pour la femme, abstraction faite des dangers que comporte pour elle la rétention éventuelle d'un fœtus mort dans l'œuf ouvert, sont plus grands.

Le procédé de Meissner obvie en partie à ces inconvénients, mais sans doute il agit plus par le cathétérisme utérin profond qu'il comporte que par la simple ponction de l'œuf. On sait en effet que l'hydrorrhée amniotique spontanée n'entraîne pas fatalement l'interruption de la grossesse. Ce procédé expose le fœtus aux blessures produites par la pointe du trocart; en outre il ne met pas à l'abri des décollements placentaires. Quoi qu'il en soit, les 14 premières observations publiées par Meissner furent favorables pour la mère et pour l'enfant.

b) *Décollement profond de l'œuf.* — Ce moyen de provocation de travail peut être obtenu, soit à l'aide d'injections de liquides poussées jusqu'au fond de l'utérus, soit au moyen d'instruments spéciaux.

Injections intra-utérines. — En 1825, Schweighauser, pour obvier aux difficultés que présentait le décollement des membranes à l'aide du doigt seul, proposa d'effectuer le détachement partiel de l'œuf en poussant une injection d'eau chaude entre celui-ci et la paroi utérine.

Cohen, de Hambourg, vulgarisa ce procédé en 1846. Pour pratiquer l'injection, il introduisait une canule d'étain dans le segment inférieur de l'utérus. A cette canule était adapté le tuyau d'un clysopompe au moyen duquel on poussait dans l'utérus environ 200 grammes d'eau de goudron; une fois la canule retirée et une partie du liquide écoulée au dehors, on recommençait au bout de 5 à 6 heures en modifiant l'incurvation de la canule, de façon à changer le foyer de collection du liquide injecté.

Steitz, de Hambourg, provoqua 10 fois l'accouchement en injectant 60 grammes d'eau de goudron à l'aide d'une sonde d'homme en argent.

Lazarewitch, se fondant sur ce principe que plus l'excitation est portée près du fond de l'utérus, plus prompt est le travail, appliqua le procédé de Cohen, en 1856, en injectant le liquide à l'aide d'un long cathéter, très profondément introduit; 12 fois, il eut recours à cette technique, et les 12 fois le procédé agit rapidement. Mais une des femmes succomba. Dans une statistique publiée par Sabarth, 27 enfants seulement sur 55 naquirent vivants.

Pour accroître l'action excitatrice de l'injection, quelques auteurs ont eu l'idée de faire usage de substances irritantes. L'eau de goudron employée par Cohen agissait sans doute de cette façon.

Breisky injectait au fond de l'utérus une solution de permanganate de potasse.

En 1892, Pelzer a proposé et pratiqué l'emploi de la glycérine injectée entre la paroi utérine et les membranes de l'œuf, et introduite aussi profondément que possible à l'aide de la sonde de Meissner. La dose employée par cet auteur était de 100 grammes.

L'activité de ce procédé repose sur l'action irritative de la glycérine vis-à-vis du muscle de l'utérus; elle est basée sur la propriété dessiccatrice que possède la glycérine en appelant à elle, par exosmose, les liquides des tissus avec lesquels elle est mise en contact; Pelzer a rapporté 28 observations d'accouchements provoqués par ce procédé, dont 19 ont été recueillies par lui à la clinique de Cologne.

Sur ces 28 cas, il y eut 18 succès. Les douleurs apparaissent d'habitude deux heures après l'injection de 60 à 100 grammes de glycérine; une moyenne de 6 à 8 heures peut suffire pour que le col arrive à la dilatation complète. En général cependant, l'action est plus lente. Sur 23 cas, la durée moyenne du travail a été de 17 heures 40. Il a fallu attendre parfois jusqu'à 48 heures.

Ce procédé fut accueilli dans le principe avec quelque faveur. Mais à l'usage on ne tarda pas à lui reconnaître de graves inconvénients; Ferrari rapporte une observation de Pestalozza dans laquelle on vit se produire après l'injection de glycérine frisson, diarrhée, vomissements et hématurie. La malade succomba, après avoir subi toutefois des incisions profondes du col utérin. D'autres cas de mort ont été publiés par Pfannenstiel.

Hypes a noté la mort du fœtus et insiste sur les dangers du procédé chez les femmes atteintes de lésions rénales. Il a perdu une malade au 5e jour des suites de couches. Emdon, Weitch, A. Mueller, ont signalé de graves accidents dont le plus commun est l'hématurie. On sait d'ailleurs que l'emploi de la glycérine iodoformée dans le traitement des abcès froids est parfois suivi d'hémoglobinurie.

Pour obvier à l'absorption de la glycérine sur une surface trop étendue, Kossmann se contente d'instiller dans le col utérin, au besoin à reprises successives, 5 grammes de glycérine. Un colpeurynter est mis en place dans le vagin pour prévenir l'effusion du liquide ; l'action de la glycérine ainsi employée serait plus efficace, d'après cet auteur, en raison de la présence dans les parois du col, des plexus nerveux qui tiennent sous leur dépendance la contractilité de l'utérus.

Quoi qu'il en soit, l'injection de glycérine est aujourd'hui presque universellement rejetée; la propriété excitante de cette substance est cependant usitée à titre d'agent adjuvant: nous avons exposé plus haut les procédés qui reposent en partie sur son emploi : tamponnement à la gaze glycérinée, vessie natatoire gonflée de glycérine. Peut-être la glycérine avec laquelle on a coutume de lubréfier le ballon Tarnier augmente-t-elle l'action de cet excellent agent de provocation du travail; il en est de même pour la sonde-bougie de Krause dont nous parlerons ci-après.

c) *Mise en place d'une sonde à demeure. Procédé de Krause.* — L'idée d'effectuer le décollement des membranes à l'aide d'une sonde revient à Lehmann, qui, ainsi que nous l'avons exposé plus haut, se contentait de cathétériser l'utérus avec une sonde simplement introduite dans le segment inférieur et retirée aussitôt après.

En introduisant une sonde profondément et en la laissant en place jusqu'à la déclaration franche ou mieux jusqu'à la fin du travail, Krause a créé un procédé qui doit compter parmi les plus efficaces, les moins dangereux et dont la valeur a été consacrée par la généralisation de son emploi, sinon en France, du moins à l'étranger.

Krause se servait d'une sonde flexible à travers laquelle il faisait passer une injection d'eau tiède, quand l'action excitatrice se montrait trop faible.

Actuellement, pour les nécessités de l'asepsie, on substitue généralement au cathéter creux, une bougie pleine, en gomme ; celles qui nous semblent pré-

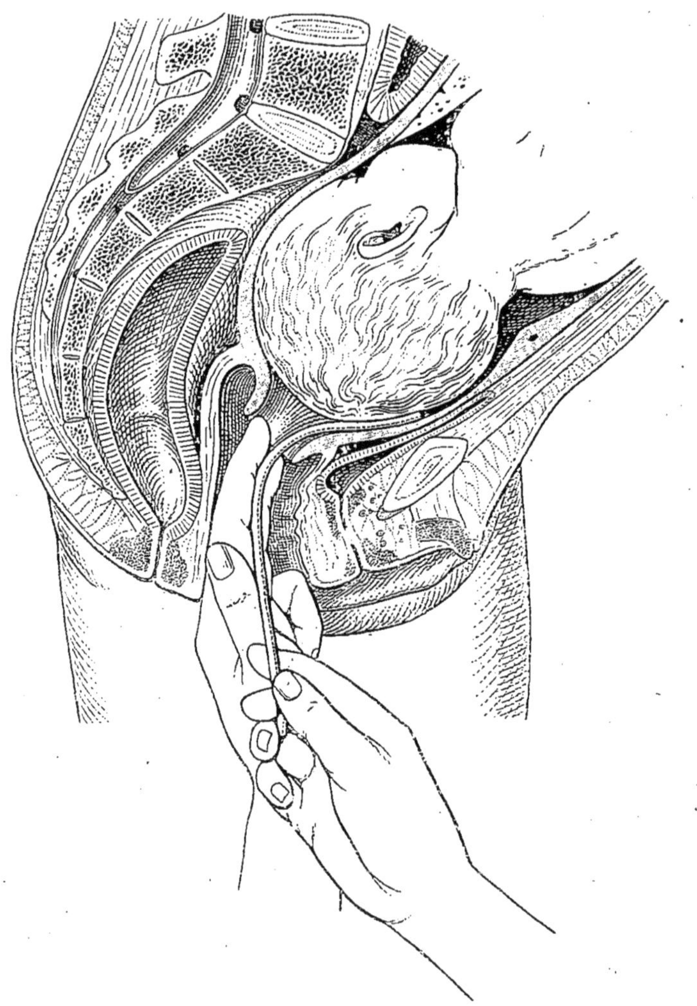

FIG. 165. — Introduction de la sonde à demeure dans l'utérus. (Procédé de KRAUSE.)

férables doivent être à extrémité arrondie, du n° 25 au n° 30 de la filière Charrière et demi-flexibles. Les bougies à extrémité effilée et terminées en olive exposent davantage, en se recourbant, à la perforation de l'œuf; leur action excitatrice semble être en raison directe de leur volume. On peut mettre en place plusieurs bougies simultanément.

L'introduction de la bougie est des plus simples ; l'instrument est aseptisé par ébullition et a séjourné dans la glycérine phéniquée à 5 p. 100. Deux doigts de la main gauche sont glissés dans le vagin et vont à la recherche du col utérin. Celui-ci est-il fortement dévié en arrière, il suffit de faire basculer le globe utérin d'avant en arrière, par pression sur la paroi abdominale, pour le rendre accessible. En cas de difficulté extrême, on peut saisir, redresser et maintenir le museau de tanche au moyen d'une pince tire-balle.

Les deux doigts introduits dans le vagin reposent par leur pulpe sur la lèvre postérieure du col (fig. 165). La sonde tenue de la main droite glisse sur la gouttière formée par l'index et le médius, et sur l'extrémité de ces doigts est conduite dans la cavité du col. Au besoin, si la sonde bute sur les parois du col repliées sur elles-même, les doigts, par de petits mouvements de leur pulpe, arrivent à la dégager et à la remettre en bonne direction pour franchir l'orifice interne. Une fois cet obstacle franchi, la sonde pénètre d'ordinaire librement, et, grâce à sa souplesse, elle évite et contourne d'elle-même l'obstacle placentaire. Vient-elle à rencontrer ce dernier, il suffit de la retirer légèrement et de lui imprimer avec les doigts laissés dans le vagin un changement de direction.

On peut se contenter d'introduire la sonde sur une étendue de 20 à 25 centimètres ; la partie qui reste dans le vagin est calée par un léger tamponnement à la gaze iodoformée, ou, ce qui vaut mieux, repliée sur elle-même en crochet, de façon à prendre appui à travers la paroi vaginale sur l'une des branches ischio-pubiennes. Nous préférons pour notre part introduire la bougie entièrement, la perdre en quelque sorte dans la cavité utérine, jusqu'à ce que son extrémité inférieure ait franchi l'orifice externe du col.

Ce procédé, malgré son incontestable valeur, ne va pas sans comporter quelques inconvénients ; il peut entraîner la perforation des membranes de l'œuf ; l'inconvénient n'est pas grave si l'accouchement est rapide, et ce petit accident n'a le plus souvent d'autre effet que d'activer le travail ; néanmoins il doit être évité, dans l'intérêt de l'enfant. Dans la statistique de 45 cas, publiée par Leopold en 1888, il a été observé 11 fois.

S'il est presque inévitable en certains cas où les membranes présentent une friabilité excessive, on doit chercher à le prévenir en procédant à l'introduction de la bougie avec la plus grande douceur.

Avec de la légèreté de main dans ce cathétérisme, on arrive également à éviter le décollement du placenta et la rupture du sinus circulaire, autre accident signalé assez fréquemment. On doit se garder de confondre la légère hémorrhagie qui accompagne souvent l'introduction d'un corps étranger au long des membranes de l'œuf, et qui n'a d'autre source que la déchirure de quelques capillaires de la caduque, avec la notable perte de sang symptomatique de l'accident que nous venons de signaler. Même avec un décollement du placenta, cependant, l'hémorrhagie n'est pas inévitable ; nous avons récemment observé un cas, à l'hôpital Lariboisière, dans lequel la sonde avait laissé son empreinte sur le placenta, qui avait été décollé diamétralement. Pas une goutte de sang ne s'était écoulée au dehors.

Un reproche assez singulier, mais qui repose sur la comparaison des statistiques anciennes et récentes, a été formulé par Tibone, en 1885. Pour cet auteur, le procédé de Krause a perdu une partie de son efficacité depuis l'instauration de l'antisepsie, et, selon lui, l'activité de la sonde repose sur la production d'une légère endométrite septique produite par l'inoculation de germes virulents entraînés avec l'instrument dans l'utérus; Balandin, en 1885, a donné un relevé de 17 observations dans lesquelles l'emploi aseptique de la sonde est demeuré inefficace.

Que la conception de Tibone soit réelle ou théorique, il n'en importe pas moins de procéder à la mise en place de la bougie, comme d'ailleurs à toutes les opérations obstétricales, avec le secours de l'antisepsie la plus rigoureuse. Peut-être en enduisant largement la sonde de glycérine phéniquée à 5 p. 100, ainsi que nous avons coutume de le faire, arrivons-nous à pallier suffisamment le très relatif inconvénient exposé par l'auteur italien.

Pour les raisons que nous avons présentées, au sujet de l'appréciation de la valeur comparative des divers procédés d'accouchement prématuré artificiel, il est difficile d'assigner la suprématie au procédé de Krause sur celui de Tarnier ou inversement. Selon les degrés d'irritabilité idiosyncrasique de l'utérus, l'un et l'autre peuvent demander un laps de temps de plusieurs jours avant de procurer le résultat cherché. Le ballon de Tarnier détermine sans doute des contractions utérines plus hâtives, mais il n'a pas, comme la sonde de Krause, l'avantage de soutenir la marche progressive du travail, une fois qu'il a été rejeté dans le vagin ; pénétrant moins profondément dans l'utérus, il expose moins la femme au risque d'infection, si quelque faute contre l'antisepsie a été commise ; il permet de mieux éviter le très aléatoire décollement placentaire reproché à la sonde de Krause ; mais ces avantages relatifs sont en grande partie compensés par la minutie de la technique que comporte l'emploi du ballon, et surtout par l'ennui auquel est exposé l'accoucheur de voir éclater l'ampoule au cours de la dilatation pour peu que le caoutchouc se soit desséché, ou qu'il ait affaire, comme cela nous est arrivé, à une série d'instruments préparés avec une matière première défectueuse.

En Allemagne, le procédé de Krause est, à cette heure encore, le plus généralement usité. En France, Tarnier préférait l'emploi du ballon, sans cependant en faire un usage exclusif, au moins dans les derniers temps de sa pratique. Charpentier et Pajot avaient exclusivement recours à la sonde de Krause.

Pour notre part, nous faisons profession d'éclectisme à ce sujet; souvent il nous est arrivé de recourir en premier lieu au ballon Tarnier, et de compléter ou de renforcer l'action de celui-ci à l'aide de la sonde de Krause, ou d'introduire d'emblée une bougie dans l'utérus.

Cependant, si, dans ce court parallèle, nous devions marquer une préférence pour l'un des deux procédés, elle serait en faveur du ballon dilatateur en raison de l'avantage qu'il présente lorsqu'on veut recourir, à titre de renfort, à l'emploi de la méthode de dilatation mécanique du col utérin. En ouvrant le canal cervical, le ballon, dans les cas où il est prématurément expulsé, prépare singulièrement, par son passage, la mise en place de l'écarteur utérin, celle du ballon de Champetier de Ribes de grand modèle ou du dilatateur de Barnes, c'est-à-dire l'application des divers procédés de la deuxième méthode d'accouchement prématuré artificiel, à l'étude de laquelle nous arrivons.

B. — **Excitation des contractions utérines combinée avec la dilatation artificielle du col. Méthode excito-dilatatrice ou physiologico-mécanique.** — Les procédés que comporte l'application de cette méthode doivent être qualifiés de physiologico-mécaniques. Suivant leur nature, ils ont pour action prédominante soit la mise en jeu des contractions utérines, soit la dilatation mécanique du col, l'un ou l'autre de ces deux éléments de provocation de l'accouchement ne comptant, suivant les cas, qu'à titre accessoire.

Ces procédés se classent en deux groupes comprenant :

1° L'écarteur utérin de Tarnier ;

2° L'emploi *in utero* de ballons volumineux, agissant à la façon d'une présentation fœtale artificielle.

Le premier procédé compte plutôt comme agent physiologique que comme agent mécanique.

Le second exerce une action d'abord purement physiologique, en ce qu'il agit comme excitateur à la manière du ballon Tarnier. Une fois le col dilaté, lorsqu'il franchit col, vagin et gouttière périnéale, il exerce une ampliation mécanique préfœtale qui facilite puissamment la terminaison de l'accouchement.

Si, dès la mise en place du ballon, on exerce des tractions sur celui-ci pour forcer la dilatation du col, le rôle devient presque exclusivement mécanique. Par son application ainsi pratiquée, l'emploi du ballon se rattache à la troisième méthode que nous étudions ci-après.

Pour présenter uue conception générale de la méthode reposant sur ces deux genres de procédés, en la comparant dans son mode d'action à la méthode que nous venons de décrire, nous dirons que tandis que cette dernière ne fait que provoquer le travail, celle que nous allons étudier est à la fois provocatrice et accélératrice du travail. On peut donc la définir en peu de mots en disant qu'elle a pour but : L'ACCOUCHEMENT PROVOQUÉ et ACCÉLÉRÉ.

Si, au lieu d'être appliquée à la femme enceinte, elle est mise en œuvre dans le but de hâter l'évolution de la dilatation du col, au cours du travail déjà et spontanément déclaré, elle a pour objet L'ACCOUCHEMENT ACCÉLÉRÉ.

1° ÉCARTEUR UTÉRIN. — En 1888, Tarnier a imaginé et expérimenté, à la Maternité, un instrument métallique actionné par du caoutchouc, auquel il a donné le nom d'écarteur utérin.

Primitivement appliqué à titre d'accélérateur du travail, dans les cas où la résistance du col utérin est exagérée et dans ceux où la dilatation du col est trop lente en raison de l'inertie utérine, l'écarteur a été ensuite employé par Tarnier comme agent complémentaire du ballon dilatateur dans l'accouchement prématuré artificiel. Dès 1889, nous l'avons appliqué nous-même, au cours de la grossesse, non plus à titre d'agent de renfort, mais d'emblée et exclusivement, dans le but de provoquer le travail de l'accouchement et, depuis, nous l'employons souvent seul, comme procédé de choix.

Au premier aspect, l'instrument se présente comme un simple divulseur mécanique du col utérin, analogue à ceux dont nous donnons plus loin la description. Cette apparence a pu amener certains accoucheurs, ignorants de son mode d'action réel, à en faire usage pour brusquer l'ouverture du col à la force du poignet ; aussi, nous hâtons-nous de dire que si l'emploi de l'écarteur ainsi entendu a pu entraîner des traumatismes mortels, la responsabilité des accidents ne doit pas incomber à l'instrument. Quoique très actif, ce procédé d'accouchement artificiel n'est rien moins qu'un procédé de violence.

L'écarteur se compose de deux parties que nous pouvons qualifier l'une de passive et l'autre d'active. La partie passive est constituée par un ensemble de deux ou trois tiges métalliques, destinées à transmettre sur le pourtour du col utérin une force, représentant la partie active, qui est développée par du caoutchouc.

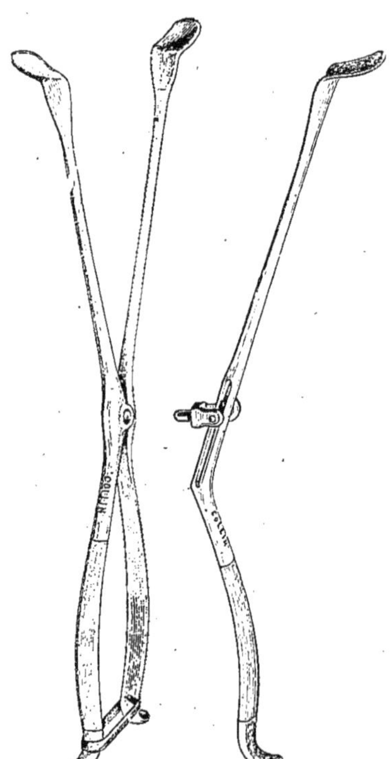

Fig. 166. — Écarteur utérin de Tarnier.

Quoique pouvant comporter l'emploi de trois branches, voire même de quatre, l'écarteur se réduit, dans son application la plus simple, la plus commode et, nous dirions presque la plus efficace, à un ensemble de deux branches.

Ce sont deux tiges métalliques, d'une longueur totale de 35 centimètres qui sont coudées à angle très obtus en leur milieu (fig. 166) ; par le sommet mousse de leur coudure, elles s'adossent l'une à l'autre et s'articulent par emboîtement. A cet effet une des deux branches est munie d'un pivot fixé sur le plat de la tige, ayant la forme d'une rondelle métallique aplatie. Cette rondelle s'introduit à frottement doux dans une mortaise de calibre correspondant forée dans l'épaisseur de la branche opposée. Pivot et mortaise sont perforés sur le plat de manière à fournir un point d'implantation articulaire à une troisième branche qui, elle, est munie d'une goupille pour s'articuler avec les deux autres.

Chacune des tiges offre deux extrémités de formes différentes : l'une, intra-génitale, est destinée à prendre appui sur le col ; c'est une ailette coudée à angle mousse sur la tige, longue de 27 millimètres et large de 20 millimètres. Les bords en sont arrondis et la surface en est incurvée en forme d'ongle. La face qui repose sur l'utérus est convexe ; celle qui regarde l'œuf est concave. Elle est donc disposée au mieux pour ménager à la fois les parois de l'utérus et celles de l'œuf.

L'autre extrémité, extra-génitale, affecte la forme d'un crochet dont la gorge, très mousse, est tournée en dehors, et doit fournir assise au lien de caoutchouc (fig 166).

Les tiges, dans leur portion coudée attenante aux ailettes, sont droites dans le sens de la longueur ; elles sont courbées et convexes en dehors, dans leur portion extra-génitale, qui prend ainsi l'aspect d'une poignée, mais sans devoir jamais en jouer le rôle.

Le premier modèle d'écarteur n'offrait aucune courbure sur le plat. Cette disposition offrait le très léger inconvénient de faire appuyer les crochets extérieurs de l'écarteur sur le plan du lit, lorsqu'on ne soulevait pas les tiges au moyen d'un bandage ou d'un tampon de coton. Tarnier a fait construire un modèle plus récent, dans lequel les deux tiges sont fortement incurvées sur le plat, de telle sorte que les crochets extérieurs se relèvent au-dessus du plan du lit. Cette modification ne constitue pas, à notre avis, un perfectionnement indispensable, car elle complique singulièrement l'application de l'écarteur : avec le premier modèle, que nous préférons, les deux branches sont mieux en main, et elles peuvent sans distinction s'appliquer l'une et l'autre, soit à droite, soit à gauche du bassin. Avec l'instrument muni d'une courbure qui rappelle la courbure pelvienne du forceps, les deux branches tournent facilement et dévient entre les doigts qui les manient ; elles se présentent mal au col utérin ; en outre, elles ne peuvent indifféremment être placées à droit e ou à gauche du bassin.

L'élément actif de l'écarteur est constitué par un lien de caoutchouc que l'on applique, distendu, d'un crochet à l'autre de l'instrument. En revenant sur lui-même, grâce à son élasticité propre, ce tissu tend à rapprocher les crochets sur lesquels il est appliqué. Comme les branches de l'instrument sont coudées et articulées par adossement au sommet de leur courbure, elles se comportent comme un levier coudé, c'est-à-dire que leurs ailettes s'écartent en raison du degré de rapprochement de leurs crochets.

Comme lien de caoutchouc, Tarnier recommandait les anneaux aplatis dont on se sert pour maintenir en rouleau les liasses de papier, qui sont taillés à l'emporte-pièce dans une feuille anglaise de caoutchouc rouge.

Un des reproches que l'on peut faire à l'écarteur est de développer sur le col utérin une force aveugle : à vouloir apprécier par le degré de tension du caoutchouc l'effort déployé, on est exposé à commettre des erreurs considérables. Le reproche est donc exact, à moins qu'on n'ait soin de faire usage d'anneaux de caoutchouc, de diamètre et d'épaisseur déterminés, dont le travail dynamique a été expérimentalement mesuré au préalable pour les divers degrés de tension, c'est-à-dire suivant le degré d'écartement des crochets.

Dans un mémoire publié en 1892 et paru en 1890 par extraits dans la thèse de Grinda nous avons mesuré, sous forme de tables, le travail d'un anneau plat d'un diamètre total de 30 millimètres, avec largeur de ruban de 5 millimètres et épaisseur de 1 millimètre. Nous avons établi les calculs pour un anneau simplement distendu d'un crochet à l'autre ou replié sur lui-même; pour deux ou trois anneaux, simplement distendus ou repliés sur eux-mêmes, aux différents degrés d'écartement des crochets.

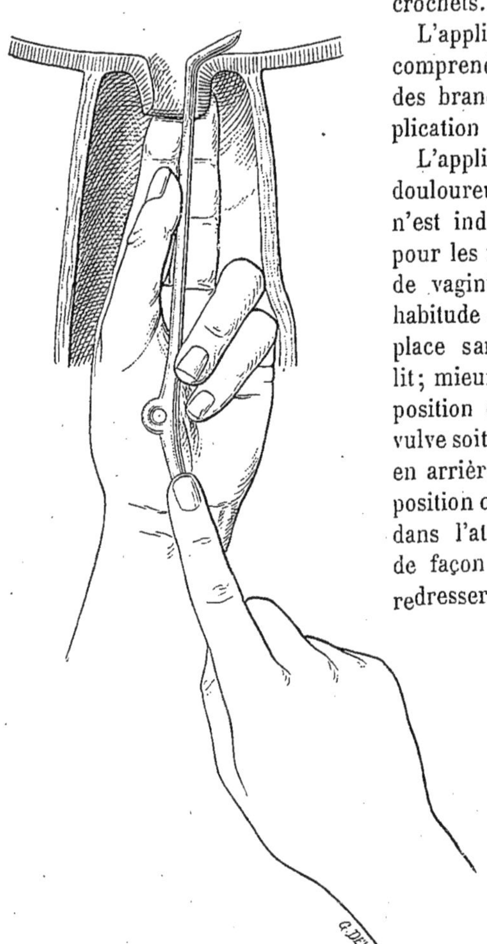

FIG. 167. — Écarteur utérin de Tarnier. Introduction de la première branche.

L'application de l'écarteur utérin comprend trois temps : 1° introduction des branches; 2° articulation; 3° application du caoutchouc.

L'application de l'instrument n'est pas douloureuse : l'emploi du chloroforme n'est indiqué qu'à titre exceptionnel pour les malades indociles ou atteintes de vaginisme intense. Avec quelque habitude on peut mettre l'écarteur en place sans déplacer la femme sur le lit; mieux vaut cependant recourir à la position obstétricale. Pour peu que la vulve soit étroite, le col élevé et orienté en arrière, on disposera la femme en position obstétricale outrée, c'est-à-dire dans l'attitude de la taille prérectale, de façon à élargir le détroit inférieur, redresser le globe utérin et rendre le champ opératoire mieux accessible. Toutes les précautions antiseptiques sont observées avec la même rigueur que pour une application de forceps.

1° L'introduction des deux branches, quand on fait, comme nous le conseillons, usage de l'écarteur non courbé sur le plat, peut se faire avec la même main conductrice, comme l'application de forceps à la manière de Hatin.

Deux doigts de la main gauche sont introduits dans le vagin jusqu'à ce que leur pulpe affleure l'orifice externe du col, la face palmaire étant tournée en avant et la face dorsale déprimant le périnée en arrière. La première branche est saisie à poignée : l'ailette glisse sur la gouttière bidigitale et, quand elle arrive au col, elle est menée à l'intérieur de celui-ci sous le contrôle des pulpes de l'index et du médius (fig. 167). Si le col est effacé, l'ailette est introduite à gauche du col et le diaphragme utérin appuie sur la base de l'ailette. Si le col n'est pas effacé, la tige est enfoncée profondément, de manière que l'ailette dépasse certainement l'orifice interne sur lequel elle doit reposer.

Cette première branche mise en place, on la refoule vers la gauche du bassin en totalité, sans la faire basculer, de façon à éviter le déplacement de l'ailette, puis on la confie à un aide qui la maintient fixe en la tenant par l'entablure à pleine main (fig. 168).

La seconde branche peut être directement présentée à droite du col, en un

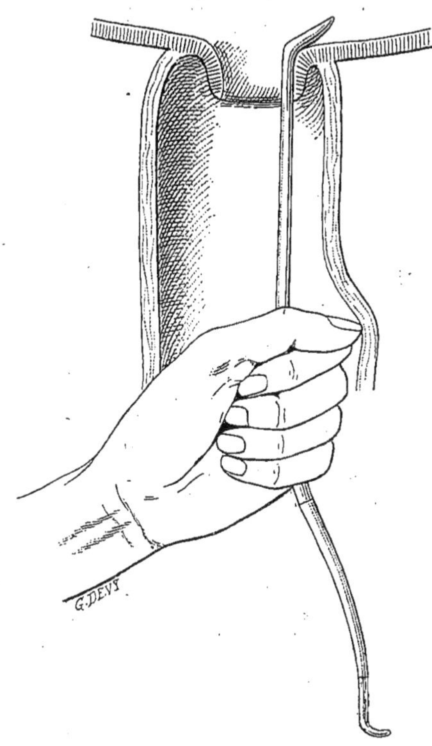

Fig. 168. — Écarteur utérin de Tarnier. La première branche de l'écarteur est maintenue en place par un aide.

point diamétralement opposé à l'ailette de la première. Nous préférons introduire la seconde ailette, d'abord à gauche, au-dessus de la première pour la ramener par un mouvement de demi-cercle au point diamétralement opposé où elle doit se fixer. Cette dernière technique prévient mieux que l'autre le glissement de la première ailette au cours de l'application de la seconde. Ce premier temps doit toujours s'effectuer, s'il y a début de travail, en dehors des contractions utérines, afin de ménager l'intégrité de la poche des eaux.

2° Pour articuler, on saisit en son milieu une branche de chaque main, et on rapproche les deux surfaces articulaires, de façon qu'elles se rejoignent dans le plan médian de la femme. L'emboîtement est facile, mais à la condition expresse que tout mouvement de torsion des branches soit soigneusement évité et qu'on procède à l'articulation d'une main légère.

Si l'on juge utile d'employer la troisième branche, on fait maintenir les deux premières conjuguées par la main d'un aide, et on introduit la troisième ailette, soit en arrière, soit de préférence en avant. La goupille dont est munie cette branche pénètre dans l'orifice foré sur l'entablure des deux premières et maintient l'ensemble articulé.

A notre sens, l'emploi de cette troisième tige complique inutilement la

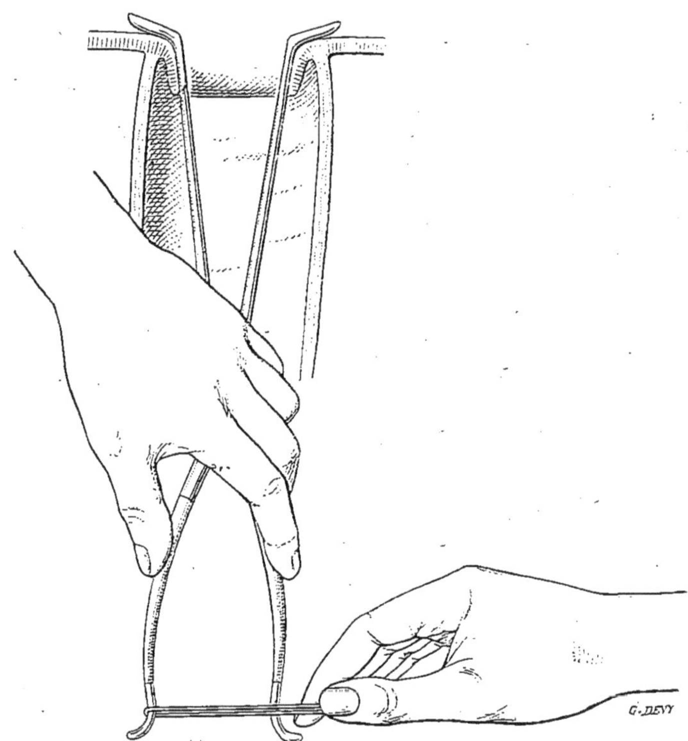

Fig. 169. — Écarteur utérin de Tarnier. Mise en place du caoutchouc.

petite opération : nous n'y avons jamais recours, et, pour assurer la conjugaison des deux branches, nous appliquons l'anneau de caoutchouc.

3° L'articulation effectuée, on saisit et on rapproche d'une seule main les deux manches de l'écarteur, tandis que l'index de l'autre main va s'assurer par le toucher intra-cervical que les ailettes sont au-dessus de l'orifice interne du col. Selon le degré de force qu'on veut déployer, on applique alors d'un crochet à l'autre, un, deux ou trois anneaux de caoutchouc, simplement étendus ou repliés sur eux-mêmes (fig. 169).

Difficultés d'application de l'écarteur. — Des trois temps que comporte la mise en place de l'instrument, seul le premier peut offrir quelques difficultés, tenant à l'indocilité de la femme, à l'atrésie de la vulve et du vagin avec ou sans vaginisme, à l'infiltration œdémateuse de la vulve et du périnée, à la déviation du col utérin, à l'excès de tension et de saillie des membranes de l'œuf, au défaut de perméabilité du col utérin.

L'indocilité de la parturiente peut soit gêner la mise en place de l'écarteur, soit amener, après la pose, un déplacement de l'instrument. L'écarteur n'offrant, grâce à sa simplicité et à sa légèreté, rien d'effrayant dans son aspect, l'accoucheur vaincra la pusillanimité de la femme en lui présentant l'instrument et en lui expliquant son mode d'emploi. Si, après l'application, la femme s'agite beaucoup, il conviendra de veiller, par le toucher vaginal répété, à ce que les ailettes ne glissent pas hors du col, à ce qu'elles restent au-dessus de son orifice interne.

L'atrésie des voies génitales, surtout quand elle s'accompagne d'hyperesthésie, comme cela est de règle dans le vaginisme, entraîne comme difficulté d'application une notable gêne dans l'évolution des doigts et des tiges de l'écarteur à l'intérieur du canal vulvo-vaginal. Le contact des doigts avec la muqueuse hyperesthésiée, dans le vaginisme, détermine des douleurs intenses qui rendent la femme indocile. C'est là une complication commune dans le cas de bassins généralement rétrécis. Pour y faire face, on peut être obligé, comme il nous est arrivé, de recourir à la narcose chloroformique pour appliquer l'écarteur, à moins qu'on ne préfère renoncer à son emploi et s'adresser à un procédé comportant un minimum de manœuvres intra-vaginales, tel que celui de Krause. Malheureusement, dans ce cas spécial, l'emploi de la sonde utérine est souvent insuffisant.

L'infiltration œdémateuse de la vulve et du corps périnéal liée à l'anasarque ou produite par un état pathologique local, oppose un obstacle mécanique parfois insurmontable ; comme, en outre, le contact appuyé et prolongé des tiges métalliques sur des tissus à nutrition pervertie expose à la production du sphacèle, il vaut mieux rejeter en pareil cas l'emploi de l'écarteur.

Nous avons exposé plus haut les moyens à mettre en œuvre pour remédier à la déviation du col utérin en arrière.

L'excès de tension des parois de l'œuf prédispose à la rupture des membranes pendant l'introduction des ailettes de métal. L'accident est évitable si on a soin de glisser l'instrument avec précaution et de n'agir que dans l'intervalle des contractions de l'utérus.

Le défaut de perméabilité du col utérin, suffisante pour permettre l'entrée des ailettes au-dessus de l'orifice interne, ne compte guère que chez les primipares. Nous faisons ici abstraction des cas où il existe une rigidité des tissus par cicatrices ou tumeurs, état pathologique qui constitue d'ailleurs une contre-indication à l'emploi de ce procédé.

Si l'on a affaire à une primipare, dont le col est effacé avec orifice externe fermé, on arrivera toujours à frayer passage à l'instrument par des moyens de douceur. Il suffira de porter la pulpe de l'index sur l'orifice fermé, et d'exercer avec le doigt, en appuyant, de petits mouvements de vrille pour obtenir rapidement une béance suffisante. Dans le premier cas où nous avons eu recours à cette technique, nous avons pu provoquer ainsi le travail et obtenir une dilatation complète du col en cinq heures, chez une primipare.

Si le col est perméable dans toute son étendue, et fermé seulement à son orifice interne, spécialement chez les multipares, on appliquera la manœuvre que nous venons de décrire pour faire céder l'orifice interne.

Mode d'action de l'écarteur. — L'écarteur utérin agit comme excitateur par le contact appuyé de ses ailettes sur le col utérin. C'est un suppositoire introduit dans le sphincter de l'utérus.

Mécaniquement, son action repose sur le rôle spécial du caoutchouc. L'idée première, qui a présidé à la genèse de l'instrument, a été d'attaquer et de vaincre la tonicité des fibres lisses du col utérin, comme on vainc celle des fibres striées dans les muscles qui par leur rétraction mettent obstacle à la réduction des luxations. Ce n'est pas l'intensité de la force déployée, mais sa continuité, qui fatigue et fait céder les fibres musculaires.

Il importe de ne pas demander à l'écarteur une pression trop intense. Nous nous sommes assuré, par tâtonnements expérimentaux, que c'était avec une force de 800 à 1,500 grammes déployée par le caoutchouc qu'on obtenait les meilleurs résultats d'excitation et de dilatation. Au delà de 2,000 grammes, nous avons vu, en certains cas, le muscle utérin surexcité entrer en véritable état de tétanisme; en outre, avec les fortes pressions, l'instrument détermine de vives douleurs locales qui le rendent difficilement supportable et qui cèdent après son retrait. D'autres fois l'effet produit est inverse et il semble qu'une pression excessive, au lieu d'exciter la musculature utérine, la paralysie en quelque sorte par une véritable inhibition.

L'emploi prolongé d'une force intense expose, en outre, au sphacèle superficiel de la muqueuse du col. Aussi, pour prévenir cette complication, recommandons-nous de ne jamais laisser l'écarteur en place plus de deux heures; après un repos de trois ou quatre heures, on le réapplique en ayant soin de changer de direction dans la mise en place des ailettes.

Si les contractions utérines se succèdent en croissant régulièrement en intensité et en fréquence, on peut enlever l'écarteur au cours de la dilatation du col. Il se déplace et tombe généralement de lui-même dès que l'orifice dilaté offre les dimensions d'une paume de main, les ailettes n'ayant plus alors une assise suffisante sur le col.

Il convient de graduer la force déployée par le caoutchouc suivant une intensité croissante jusqu'à ce que les contractions utérines affectent une allure favorable, sans dépasser l'effort de 1,500 grammes. On ne peut donc faire un usage rationnel de l'instrument, sans connaître exactement le travail du caoutchouc. Chaque accoucheur doit, en conséquence, expérimenter lui-même dynamométriquement la puissance des anneaux de caoutchouc qu'il désire employer, ou s'en rapporter aux chiffres que nous avons publiés, en se servant du modèle d'anneaux dont nous avons donné plus haut les dimensions. En prenant des chiffres extrêmes, on voit sur nos tables d'expériences que, pour un même écartement de 40 millimètres des crochets extérieurs de l'écarteur, on obtient une force de 200 grammes ou de 4,000 grammes selon qu'on applique un seul anneau simplement distendu, ou trois anneaux de même espèce, mais repliés sur eux-mêmes.

Notre pratique personnelle nous permet de conclure que l'efficacité de l'emploi de l'écarteur repose presque tout entière sur son rôle d'excitateur. Son action mécanique est plutôt théorique que pratique.

En résumé, l'emploi de l'écarteur utérin peut être indiqué au cours du travail, ou pour provoquer le travail.

Pour provoquer le travail, il peut être employé secondairement à un autre procédé devenu insuffisant, tel que la sonde de Krause ou le ballon dilatateur de Tarnier. C'est à ce titre d'agent de renfort qu'il a été jusqu'ici, et est encore à cette heure, le plus habituellement employé.

Il peut être usité comme procédé exclusif de provocation du travail.

Nous l'avons employé à ce titre, pour la première fois, sous la direction de Tarnier, à la Clinique d'accouchements, dès 1889, dans deux cas de bassins viciés, avec succès pour la mère et l'enfant.

Depuis 1897, à l'hôpital Tenon, et à l'hôpital Lariboisière, nous avons appliqué d'emblée 9 fois l'écarteur pour provoquer le travail. Dans deux cas, ayant trait tous deux à des bassins généralement rétrécis, avec atrésie des parties molles, l'écarteur fut insuffisant et il nous fallut recourir, à titre de complément, une fois à la sonde de Krause, et l'autre fois à la dilatation bimanuelle du col.

Pour les 7 cas où l'écarteur suffit à lui seul à dilater le col, la durée moyenne du travail fut de quinze heures (chiffres extrêmes : trois heures vingt et quarante-deux heures trente), avec succès pour les mères et les enfants. Sur ces 7 femmes, 2 étaient primipares.

2° Introduction de ballons volumineux au-dessus du col utérin. — Le mode d'action spécial à ce procédé, qui nous a amené à le dissocier de celui qui consiste à introduire entre l'œuf et l'utérus un ballon de petit volume, repose sur la propriété que possèdent les ballons volumineux de frayer par leur passage à travers le col utérin une voie suffisamment large, pour permettre immédiatement l'expulsion ou l'extraction du fœtus.

Ces ballons sont principalement excitateurs quand on abandonne leur expulsion aux seuls efforts de la nature ; ils jouent, au contraire, un rôle mécanique prépondérant lorsqu'ils sont entraînés par la main de l'accoucheur, à travers le col, pour le dilater.

L'idée première de ce procédé remonte à Miquel (1848) (voyez tome III, p. 644). Cet auteur introduisait et gonflait dans l'utérus une vessie de porc montée sur une canule, et en faisait ensuite l'extraction à l'aide de lacs adaptés à ce ballon.

Stehberger dit avoir vu employer à la Clinique de Fribourg, en 1867, un ballon d'enfant extensible, qu'on introduisait au-dessus du col, et qu'on gonflait d'air dans le but de provoquer l'accouchement.

Le double ballon de Chassagny (1868), destiné à effectuer un double tamponnement de l'utérus et du vagin pour faire face aux hémorrhagies liées au placenta prævia, peut compter, en raison du volume du ballon intra-utérin, comme agent d'accouchement prématuré artificiel par le procédé dont nous nous occupons (voyez tome, III p. 642, fig. 159).

L'introduction dans la pratique courante de l'emploi d'un ballon volumineux intra-utérin est due à Schauta (1883). Sous le nom de colpeuryse intra-utérine, cet auteur a publié un procédé qui consiste à introduire le colpeurynter de Braun au-dessus du col, et à le gonfler ensuite avec du liquide. Au dire de Stieda, le tamponnement intra-utérin à l'aide du colpeurynter aurait été pratiqué pour la première fois, par mégarde, par Madurowicz. Schauta préconise ce procédé surtout à titre d'ocytocique, dans la présentation de l'épaule après rupture des membranes, dans la procidence des membres ou du cordon, dans les cas d'atrésie du col, et pour faire face aux hémorrhagies liées au placenta prævia, quand la déchirure des membranes est inefficace.

En 1888, Champetier de Ribes a fait construire un ballon à parois inextensibles et imperméables; ce ballon a la forme conique d'une pomme d'arrosoir; il est destiné à prendre place, comme le colpeurynter, au-dessus de l'orifice interne de l'utérus. Grâce à sa forme et à son inextensibilité, il dilate progressivement et complètement sur son passage le trajet ou l'orifice externe cervical. On en trouvera la description et le mode d'application dans le tome III de ce traité (p. 644-648 et fig. 160, 161 et 162). Depuis, Champetier de Ribes a fait construire une série de ballons de même forme, mais de capacités différentes, pour les cas où l'application d'emblée du ballon le plus volumineux (c'est-à-dire offrant les dimensions d'une tête de fœtus) n'est pas praticable ou est contre indiquée.

C'est ce ballon dont l'usage est le plus répandu en France; en Allemagne, on préfère généralement le ballon de Braun à parois extensibles.

Nous renvoyons le lecteur, pour la description détaillée et le mode d'application de ces ballons, à l'exposé qui en a été donné à propos du traitement de l'insertion vicieuse du placenta.

Frappé des inconvénients qui résultent de la forme convexe sur toutes ses faces du ballon Champetier de Ribes, spécialement au point de vue du déplacement de la présentation fœtale, Boissard a fait construire, en 1892, un ballon, également inextensible, mais qui offre l'avantage d'obvier à ce reproche. En effet, grâce à l'adjonction d'un lacs qui, par le conduit adducteur du liquide, traverse l'instrument gonflé et qui s'attache au centre de la calotte répondant au fond, il est facile de transformer, par la tension et la fixation du lacs, la surface convexe dirigée en haut, c'est-à-dire vers la partie fœtale qui se présente, en une surface concave destinée à s'accommoder exactement à la rotondité de la présentation, céphalique ou pelvienne (fig. 170). Boissard a fait construire des ballons de deux tailles différentes, entre lesquelles on peut choisir selon le degré de perméabilité du col utérin et selon la spaciosité et la souplesse des parois de la chambre cervico-utérine préfœtale.

Le plus petit des deux ballons est formé d'un tube de caoutchouc terminé par une ampoule amincie et extensible comme le ballon de Tarnier. Il est, comme ce dernier, monté sur un conducteur métallique, dans lequel il est engaîné : sous l'action de l'injection du liquide dans le tube, l'ampoule se dégage de son conducteur, en faisant au dehors de celui-ci une hernie de plus en plus volumineuse.

Il est spécialement appliqué pour obtenir l'éveil des contractions utérines.

Une fois le col en voie de dilatation, on accélère et on complète celle-ci par la mise en place du second ballon volumineux, dont les parois en tissu inextensible, peuvent affecter un périmètre de 32 centimètres, lors de sa réplétion complète.

L'application de ce ballon ne diffère que par de légers détails de celui du ballon de Champetier de Ribes.

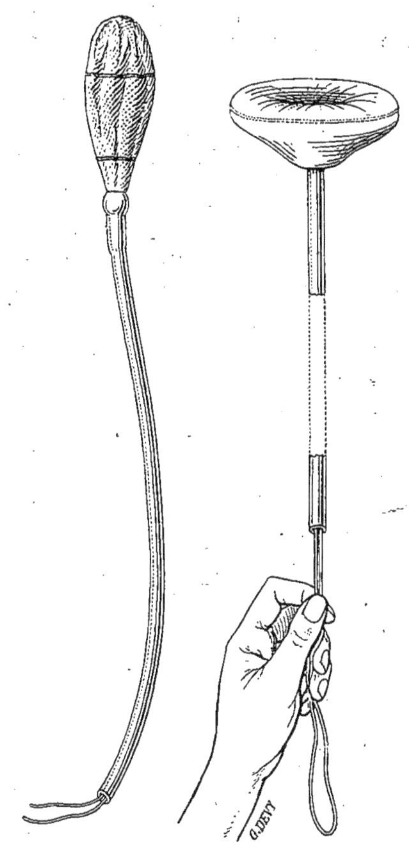

FIG. 170. — Ballon de Boissard (grand modèle).

Simplement introduits et gonflés dans le segment inférieur de l'utérus, puis abandonnés jusqu'à expulsion spontanée, ces différents ballons volumineux, extensibles ou inextensibles, ne diffèrent dans leur mode d'action du ballon de Tarnier, que par l'intensité de leur influence excitatrice proportionnée à l'étendue de leur contact avec le sphincter utérin est aussi en raison des dimensions que leur passage imprime au col dilaté et de l'ampliation périnéale qu'ils déterminent. Une fois le ballon expulsé, la descente et le dégagement du fœtus s'effectuent dans les conditions les plus favorables au point de vue mécanique, et qui ne diffèrent pas de celles qu'on rencontre dans l'accouchement d'un second jumeau. A cet égard, les ballons de Champetier de Ribes et de Boissard offrent des avantages incontestables sur le colpeurynter de Braun, lequel, en raison de l'extensibilité de ses parois, est susceptible de s'effiler à travers la filière des parties molles, sans ouvrir celle-ci à fond.

C. — **Méthode dilatatrice ou mécanique.** — Les divers procédés ressortissant à cette méthode ont tous pour objet la dilatation rapide du trajet cervical avant l'effacement, ou de l'orifice externe du col seul, après effacement. La méthode diffère de la précédente en ce qu'elle ne demande rien au concours des contractions utérines, qu'elle supplante complètement. Elle consiste à ouvrir rapidement la porte de sortie utérine ; en raison même de sa rapidité d'action, elle force le sphincter et, dans ces conditions, loin d'exciter les contractions de l'organe, elle les annihile plutôt, par un phénomène d'inhibition.

Quelques-uns de ces procédés ne peuvent être considérés comme exclusivement mécaniques, lorsqu'ils comportent une certaine durée dans leur application ; en effet, ils ne déterminent pas sur le muscle utérin la surprise dont nous venons de parler et l'action excitatrice entre en jeu à côté de l'action purement mécanique, au point même, parfois, d'affecter le rôle prépondérant. Ainsi agissent la dilatation à l'aide d'éponges préparées ou de tiges de laminaire, le tamponnement du trajet cervical. Aussi avons-nous dû, pour cette raison, rattacher ces procédés de provocation du travail à la méthode dite excitatrice ou physiologique, tant est restreint le rôle mécanique de divulsion du col qu'ils déterminent.

La méthode purement dilatatrice ou mécanique comprend les procédés suivants :

1° Dilatation à l'aide d'un ballon agissant mécaniquement sur le col ;

2° Dilatation à l'aide de divulseurs métalliques ;

3° Dilatation manuelle.

Comme les divers éléments des deux méthodes précédentes, ces procédés peuvent s'appliquer aussi bien pour provoquer l'accouchement que pour hâter la marche de celui-ci, lorsque la femme est déjà en travail. En raison de leur mode d'action nous les qualifierons, avec Tarnier, de procédés d'accouchement méthodiquement rapide, par opposition à la dénomination de procédés d'accouchement accéléré qui s'appliquent à ceux de la deuxième méthode.

En ajoutant le mot « méthodiquement », Tarnier entendait exclure de la technique de l'accouchement prématuré artificiel rapide les procédés aveugles, brutaux et dangereux, suivant lesquels on pratiquait trop souvent jadis, en dehors de toute règle, l'accouchement forcé. Il rejetait en même temps aussi, tout au moins en ce qui regarde la provocation de l'accouchement, les profondes incisions cervico-vaginales et périnéo-vulvaires, proposées par Dührssen pour permettre l'extraction extemporanée du fœtus chez la femme non en travail. Cette intervention sanglante trouve mieux sa place aux côtés de l'opération césarienne, que dans l'étude de l'accouchement prématuré artificiel. Aussi n'en ferons-nous pas ici plus ample mention.

1° Dilatation a l'aide de ballons agissant mécaniquement sur le col. — Le type des ballons dilatateurs est représenté par les poches hydrostatiques de Barnes (1862). Ce sont des sacs de caoutchouc, en forme de guitare, qui prennent assise sur le trajet de l'orifice cervical par leur segment médian étranglé. Il en existe une série de tailles graduées, ce qui permet, par les progrès de la dilatation, de substituer successivement les uns aux autres des ballons de plus en plus volumineux. Le numéro le plus élevé de la série comporte, lorsqu'il est distendu au maximum, avec environ un demi-litre de liquide, un diamètre transversal de 7 centimètres. Lorsqu'il a atteint son ampliation complète, il imprime au col une dilatation presque complète, susceptible de permettre, lorsqu'il n'existe pas de rigidité spéciale, l'extraction immédiate d'un fœtus de moyen volume. (Voir, pour plus de détails et pour le mode d'application, tome III, page 642.)

Le procédé de dilatation, qui repose sur l'emploi de ballons qui ne doivent pas franchir la limite supérieure du col, a reçu le nom de métreuryse cervicale (A. Stieda).

Les ballons à application intra-utérine (métreuryse supra-cervicale) et dont nous venons d'envisager le rôle combiné d'excitateurs et de dilatateurs, peuvent être employés comme agents de dilatation rapide lorsque, au lieu d'abandonner leur expulsion à la *vis a tergo* des contractions utérines, on procède à leur extraction, une fois qu'ils sont mis en place et dilatés au-dessus du col, par la *vis a fronte* des tractions mécaniques.

Cette technique a été appliquée d'abord par Miquel (1848) (voir plus haut p. 437), puis par Mäurer en 1887 dans la colpeuryse intra-utérine à l'aide du ballon élastique de Braun. Dans sa première observation, qui avait trait à un cas de placenta prævia, ce dernier auteur obtint un double succès pour la mère et pour l'enfant.

On peut exercer des tractions sur les ballons, soit en saisissant directement à la main le tube qui sert à leur gonflement, mais cette manière de faire expose à la déchirure de leur enveloppe, soit en adaptant un appareil spécial pour les tractions. Suivant cette dernière technique, on peut appliquer un lacs sur la partie inférieure du ballon élastique (R. Braun) ou du ballon inextensible (A. Müller) et exercer sur ce lacs une traction manuelle, ou une traction à l'aide de poids. Dührssen applique à l'extrémité du lacs, qui glisse sur une poulie adaptée au pied du lit, un vase rempli d'eau, dont il gradue la quantité suivant la force qu'il veut déployer (de 700 à 1,000 grammes). En général, cette force doit agir plutôt par sa continuité d'application que par son intensité. A. Müller conseille de ne pas dépasser la quantité de 3 kilogrammes.

Au cas où le défaut d'extensibilité du col s'oppose à l'issue facile du ballon entièrement dilaté, on peut activer la dilatation cervicale en pratiquant une sorte de massage excentrique ; il suffit pour cela de laisser écouler une partie du contenu du ballon juste nécessaire pour que la poche instrumentale puisse franchir le col. Dans un série d'extractions et de réapplications successives du ballon, la quantité de liquide à évacuer va chaque fois en diminuant, jusqu'à ce que la voie soit assez largement ouverte pour laisser passer le ballon distendu à fond et, par suite, le fœtus.

Pour ne pas laisser écouler le liquide au dehors, A. Müller emplit le ballon au moyen d'un réservoir d'eau placé au-dessus du lit ; si la traction est insuffisante pour permettre l'engagement de la poche dans le col, il abaisse progressivement le réservoir, jusqu'à ce que la pression de l'eau ait assez diminué, pour que le ballon puisse en se réduisant de volume franchir l'orifice cervical.

Le procédé d'application d'un ballon intra-utérin combiné avec les tractions, porte à la fois le nom de procédé de Mäurer, qui l'a imaginé après Miquel, et celui de Dührssen, qui a été le premier à en faire une application courante ; on décrit par ailleurs comme procédés portant le nom de ce dernier auteur, le tamponnement intra-cervical et la discission profonde du col utérin. — 2° Dilatation du col a l'aide de divulseurs métalliques. — Le principe sur lequel repose l'emploi de ces instruments est tout différent de celui de l'écarteur utérin de Tarnier. A première vue, ce dernier pourrait être pris pour un agent de divulsion rapide, d'autant mieux que lorsque ses branches sont articulées et introduites dans le col, elles offrent dans leur portion extra-vulvaire la disposition des manches d'une pince, appelant en quelque sorte la saisie de la main. Nous avons vu que tel n'était pas son rôle, et qu'au lieu

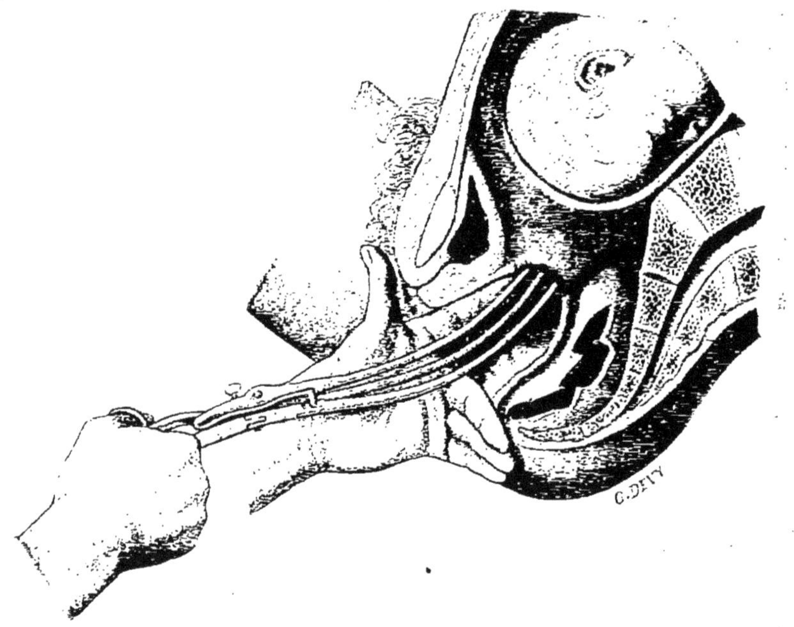

Fig. 171. — Dilatateur de Busch.

d'exercer une pression à poignée, il ne devait servir de vecteur qu'à une force lente, douce et continue. C'est à cette condition que son emploi est à la fois efficace et dénué de dangers.

Les dilatateurs mécaniques peuvent agir efficacement, mais ils ne sont pas exempts de dangers. La force qu'ils déploient est violente, et son intensité est difficile sinon à graduer, du moins à apprécier. D'ailleurs le contact de tiges métalliques étroites, avec les tissus mous du col, localise l'application de la force en des points d'autant plus restreints, par rapport au périmètre du col, que la dilatation de celui-ci progresse davantage. Les risques de lésions vont donc en augmentant à mesure que l'orifice cervical s'élargit.

Le dilatateur de Busch, d'abord imaginé pour donner au trajet cervical la capacité nécessaire à l'introduction de l'éponge préparée, fut ensuite appliqué par son auteur comme agent d'excitation et de dilatation lente. Il se composait de trois branches, en forme de pince à pansement courbe, dont l'extrémité effilée devait pénétrer dans le col, sur une profondeur de 15 millimètres seulement (fig. 171). On écartait lentement les trois branches par pression sur les manches répétée à différentes reprises, jusqu'à production d'une douleur localisée.

Cet instrument a été modifié depuis par Jobert de Lamballe et par Pajot; il est aujourd'hui délaissé.

En 1896, Bossi a fait construire sur le même principe un dilatateur à trois branches, dont l'ouverture s'obtient par la mise en jeu d'une vis adaptée au manche. Primitivement composé de trois branches rectilignes, l'instrument a reçu, par la suite, une courbure pelvienne. L'extrémité des branches, qui doit exercer la divulsion du col, affecte la forme d'une baïonnette; elle est engainée de caoutchouc pour pallier au contact offensant du métal appliqué sur les tissus du col (fig. 172).

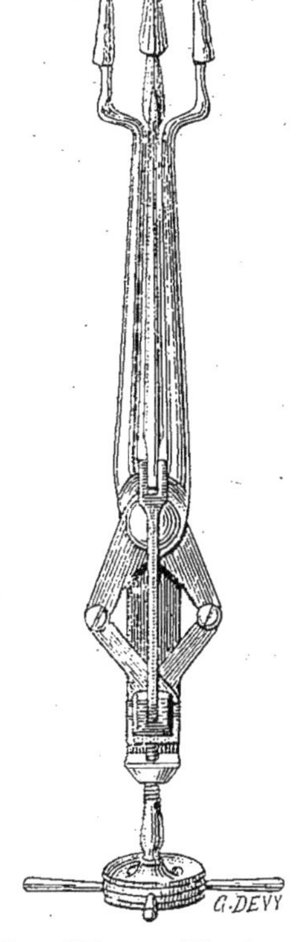

Fig. 172. — Dilatateur de Bossi.

3° Dilatation manuelle du col. — L'ouverture large du col à l'aide de la main seule, répond au plus ancien de tous les procédés d'interruption de la grossesse. C'est sur son emploi exclusif que reposait la pratique de l'ancien accouchement forcé.

La dilatation peut s'effectuer soit d'une seule main, soit avec plusieurs doigts des deux mains agissant simultanément.

C'est le premier de ces deux procédés qui semble avoir été exclusivement appliqué jusqu'en ces temps derniers. Les anciens auteurs sont peu explicites en ce qui concerne la technique employée par eux. Celse la décrit ainsi : « Le chirurgien doit introduire d'abord dans la matrice le doigt index qu'il a trempé auparavant dans l'huile; il faut l'y laisser jusqu'à ce que l'orifice s'ouvre de nouveau, y introduire ensuite un autre doigt, et, saisissant le moment favorable, insinuer les autres jusqu'à ce que toute la main soit entrée. »

Guillemeau se contente de dire : « Le chirurgien, au cas où ledit col ne serait dilaté assez, le plus doucement qu'il pourra, et sans violence, le graissera de toutes parts avec beurre et pommade, et, petit à petit le dilatant, introduira sa main dedans. »

Bien qu'il ne soit pas fait mention de ce détail, il est probable qu'en agissant d'une seule main par la voie vaginale, les anciens opérateurs, mettaient l'autre main en œuvre pour maintenir et fixer le fond de l'utérus. La main étant introduite tout entière dans le vagin, l'index, seul d'abord, puis accolé au médius, et successivement aux deux autres derniers doigts, pénètre peu à peu dans le col tandis que la main décrit de petits mouvements de rotation, comme pour pénétrer dans l'ouverture d'un gant étroit. Sous cette poussée progressive la couronne des articulations métacarpo-phalangiennes finit par franchir l'orifice cervical. Par son passage la main détermine ainsi une dilatation sensiblement équivalente à la dimension d'une petite paume de main (7 à 8 centimètres).

C'est assez dire que ce procédé n'est guère applicable que pour permettre l'extraction d'un fœtus de petit volume ou prématuré. Dans l'accouchement à terme il exposerait, soit à l'insuccès dans les tentatives d'engagement de la tête à travers le col à l'aide du forceps, soit à l'incarcération de la tête dernière au cas où l'on aurait recours à la version.

Le reproche principal qu'il convient d'adresser à ce mode de dilatation artificielle, reproche qui s'applique également à l'emploi des divulseurs métalliques, repose sur les dangers qu'il comporte de déchirures du col utérin.

En effet, les déchirures du col dans l'accouchement forcé effectué d'une seule main sont communes. Avant l'instauration de l'antisepsie, ces déchirures, souvent fort étendues, comportaient un pronostic grave qui a jeté le discrédit jusqu'en ces temps derniers sur ce mode d'opération.

La statistique publiée par P. Müller, et qui a trait à 92 cas dans lesquels l'accouchement forcé fut pratiqué tant à la fin de la grossesse qu'au cours du travail même, ne comporte pas moins de 40 p. 100 de mortalité pour les mères et de 60 p. 100 pour les enfants.

Mais il convient de remarquer que, dans la plupart des cas, l'intervention a été tentée en dernière ressource pour sauver des existences gravement compromises, que bon nombre des observations remontent à la période préantiseptique, et que la dilatation manuelle n'a pas toujours été effectuée suivant une technique bien réglée.

Introduite comme nous venons de l'indiquer, la main exerce la distension des tissus maternels par sa face dorsale. Celle-ci n'est douée que d'une sensibilité très obtuse, de telle sorte qu'elle ne peut percevoir les craquements fibrillaires, qui sont les précurseurs de la déchirure étendue des faisceaux musculaires; l'accoucheur est ainsi privé d'un indice qui l'avertit de la nécessité qui s'impose à lui de modérer son effort, ou tout au moins, de changer les points d'appui des doigts à la périphérie du col.

C'est pour obvier à ce reproche, et aussi pour permettre d'obtenir une dilatation réellement complète du col, que nous avons imaginé de recourir à l'emploi des pulpes digitales pour agir sur les tissus maternels. Pour cela les deux mains sont employées simultanément. Elles sont adossées l'une à l'autre par la face dorsale de leurs régions métacarpiennes : les deux index, seuls, sont introduits d'abord, puis associés successivement aux autres doigts. (Voir, pour détails, tome III, p. 615 et tome IV, fig. 173).

En terminant cette étude, nous devons répéter ce que nous disions dès les premières lignes : il n'est pas permis de préconiser un seul procédé, pas même une seule méthode, à l'exclusion des autres. Suivant les circonstances, c'est-à-dire selon qu'il est nécessaire d'interrompre en toute hâte la grossesse, ou selon que la sauvegarde de la mère ou de l'enfant repose sur une question non pas d'heures mais de jours, on devra recourir aux procédés rapides, qui ne vont jamais sans déterminer un certain traumatisme, ou bien aux procédés de lenteur et de douceur ; en d'autres termes, on aura tantôt à effectuer artificiellement le travail et tantôt à l'éveiller simplement en laissant aux contractions utérines le soin de dilater le col.

Par exemple, s'il s'agit d'un rétrécissement du bassin, l'accoucheur étant en mesure d'intervenir au moment d'élection, on pourra éveiller les contractions à l'aide de petits ballons placés à titre de suppositoires dans le col utérin, à l'aide de la sonde de Krause, de l'écarteur utérin avec faibles

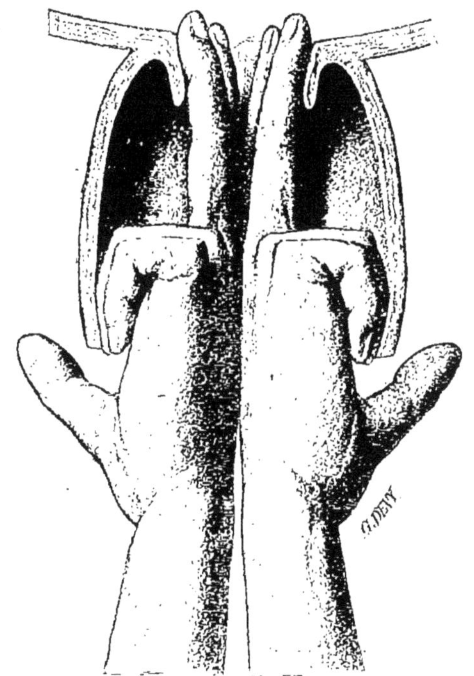

FIG. 173. — Dilatation bimanuelle du col (Procédé de Bonnaire).

pressions, du tamponnement intra-cervical à la gaze sèche ou imbibée de glycérine. Toutefois, il devra compter sur un retard possible de plusieurs jours, avant d'obtenir la dilatation complète du col : il pourra d'ailleurs, en cas d'insuccès d'une méthode ou d'un procédé, recourir successivement à plusieurs de ceux que nous avons décrits.

S'agit-il d'une viciation pelvienne trop accentuée eu égard au terme trop avancé de la grossesse, d'accidents graves menaçant la vie de la femme : hémorrhagies utérines, suffocations, éclampsie (indication généralement encore repoussée en France à l'heure présente) ou de dangers de mort pour l'enfant (troubles stéthoscopiques persistants du cœur fœtal), on aura recours aux procédés permettant l'accouchement méthodiquement rapide.

La majorité des accoucheurs s'accordent actuellement, tout au moins en Allemagne, à préférer la dilatation du col au moyen de tractions appliquées à de volumineux ballons introduits au-dessus de l'orifice interne du col. Indépendamment des inconvénients qui leur sont imputables (difficultés d'introduction, menaces de décollements placentaires, de déplacement d'une présentation fœtale favorable, de production de procidences du cordon ou des membres, de dangers d'asphyxie pour le fœtus, en raison de la compression du placenta en cas d'insertion vicieuse de celui-ci, etc.), les ballons sont d'un emploi difficile dans la pratique privée, surtout dans l'isolement à la campagne. En cas d'urgence extrême, le praticien, saisi à l'improviste par la nécessité de terminer l'accouchement sans délai, n'a pas de ballon à sa disposition ; ou bien, si son arsenal obstétrical est muni de ces instruments, en raison de la fragilité spéciale du caoutchouc ou des tissus caoutchoutés abandonnés à la sécheresse ou enduits de corps gras, il est exposé, dès que le ballon est mis en place et gonflé, à voir celui-ci éclater entre ses doigts. L'accident nous est personnellement arrivé tant dans notre pratique privée qu'à l'hôpital même.

C'est pour cette raison que nous n'hésitons pas à donner la préférence, pour pratiquer l'accouchement artificiel rapide, à la dilatation manuelle du col.

ARTICLE II

AVORTEMENT PROVOQUÉ

L'interruption de la grossesse pratiquée au cours des six premiers mois, c'est-à-dire avant le terme de la viabilité du fœtus que la loi, d'accord sur ce point avec la clinique, fixe au 180e jour de la gestation, porte le nom d'avortement provoqué.

On peut qualifier cet avortement de médical, obstétrical, prophylactique ou thérapeutique (Jacquemier) pour le différencier de celui qui est entrepris dans un but criminel.

L'idée première de l'avortement médical est à peu près contemporaine de l'entrée dans la pratique de l'accouchement prématuré artificiel. En 1768, W. Hunter, dans une lettre adressée à Cooper, demandait s'il ne serait pas moralement légitime d'interrompre la grossesse dès ses débuts, dans le but de sauver la vie de la femme menacée; la réponse de Cooper fut affirmative.

Lors des premières polémiques qui furent engagées au sujet de l'interruption artificielle de la grossesse, en France, il ne fut point établi de distinction — pas plus d'ailleurs que n'en admet la loi encore à l'heure actuelle — entre l'accouchement prématuré artificiel et l'avortement provoqué. Les deux opérations furent englobées dans le même ostracisme. Cependant nous voyons, par un contraste bizarre, que le promoteur de l'accouchement prématuré artificiel en France, Stoltz, répudiait l'avortement provoqué pour le cas spécial de rétrécissements du bassin, tandis que Velpeau, au contraire, adversaire résolu de l'accouchement prématuré artificiel, acceptait la légitimité de l'avortement provoqué, quand la vie de la femme est en jeu. « Pour moi, dit cet auteur, j'assure qu'il m'est impossible de mettre en balance la vie précaire d'un fœtus de 3, 4, 5 ou 6 mois, d'un être qui, jusque-là, diffère à peine de la plante, qui ne tient encore par aucun lien au monde extérieur, avec celle d'une femme adulte que mille rapports sociaux nous engagent à conserver. »

En 1842, P. Dubois pratiqua résolument l'avortement provoqué, à l'hôpital de la Clinique, pour un rétrécissement extrême du bassin.

Au point de vue de la responsabilité morale et légale, l'avortement provoqué répond à l'intervention la plus grave de toute l'obstétrique opératoire. Jamais il ne constitue une opération de choix. Le médecin ne doit le pratiquer que comme dernière ressource, pour sauvegarder la vie de la femme quand celle-ci est absolument compromise du fait de la grossesse, au cas encore où la femme se refuse catégoriquement à affronter les risques mortels d'une opération qui serait pratiquée dans le but d'assurer de grandes chances de vie à son enfant.

Il s'agit donc d'une intervention qui ne doit être entreprise qu'avec la plus scrupuleuse circonspection. « Le médecin, comme dit Tarnier, non seulement doit être guidé par une conscience honnête et un jugement droit, mais il faut encore qu'il sache démontrer à tout le monde la nécessité et la légitimité de l'opération qu'il entreprend; sa conduite ne doit pas être suspectée; il s'entourera donc de l'avis de ses confrères et donnera une certaine publicité à ses actes. »

« Trop d'autorités imposantes se sont prononcées en faveur de l'avortement provoqué pour qu'il soit nécessaire, aujourd'hui, de discuter les questions morales et religieuses que cette question a soulevées. »

Avant tout, le médecin doit mettre sa responsabilité à couvert. Aussi se gardera-t-il, en quelque cas que ce soit, de décider par sa seule autorité de la nécessité et de la mise en pratique de cette opération. Il devra, au préalable, s'assurer le concours de plusieurs confrères et n'opérer qu'avec leur assentiment unanime. Les indications de l'intervention étant dûment consignées par écrit, sous forme de consultation, il agira sagement en imitant la conduite suivie en un cas par Tarnier et Trousseau (Tarnier, Cours à la Faculté) en faisant de lui-même connaître à l'autorité judiciaire la nature de l'opération et les raisons qui l'ont impérieusement dictée.

§ 1. — Indications.

Comme celles de l'accouchement prématuré artificiel, les indications de l'avortement se distinguent en absolues et relatives; mais nous dirons de suite que la qualification de relatives ne saurait ici impliquer une synonymie avec opération de choix pour le médecin.

Tantôt l'avortement provoqué s'impose à titre de mesure *in extremis*, dans les cas où la femme est en imminence de mort prochaine du fait d'un état pathologique, que cet état soit créé par la grossesse, ou qu'il soit antérieur à celle-ci mais aggravé par elle.

Les troubles de l'organisme sont tels, en pareilles conditions, que la vie du fœtus se trouve fatalement condamnée par contre-coup, en raison des altérations que la dyscrasie de la mère apporte à la nutrition parasitaire du produit de conception.

Ce serait donc commettre un abus de langage que de définir l'avortement provoqué le sacrifice de l'enfant, puisque celui-ci est alors sûrement voué à la mort, du fait même de l'évolution de la maladie maternelle.

Tantôt, au contraire, c'est en pleine vie, alors qu'il est appelé à se développer sans encombre et jusqu'au terme de la grossesse, que le fœtus est résolument détruit par l'avortement provoqué.

Cette indication s'adresse presque exclusivement aux rétrécissements du bassin : elle se pose lorsqu'il s'agit d'une angustie tellement accusée que le diamètre minimum du bassin tombe au-dessous de 6 centimètres, de telle sorte qu'il n'est pas permis de compter sur le passage d'un enfant viable à travers les voies naturelles.

Il va de soi qu'en de telles conditions l'avortement provoqué ne saurait être mis en parallèle avec l'expectation poursuivie jusqu'à terme pour être à ce moment accompagnée, à titre de complément inévitable, de la basiotripsie pratiquée sur l'enfant vivant. Lorsque l'étroitesse du bassin est portée à l'extrême, l'embryotomie constitue une opération autrement délicate et risquée pour la femme que l'avortement provoqué en temps opportun.

Mais, à envisager l'intérêt de l'enfant, il n'en est plus de même en ce qui qui regarde l'opération césarienne ou la symphyséotomie combinée au besoin avec l'accouchement prématuré artificiel.

Autrefois, avant l'instauration de l'asepsie et de l'antisepsie, alors que la taille césarienne était, selon une règle qui ne comportait que de très rares exceptions, une opération mortelle pour la mère, l'indication de l'avortement provoqué, pour les rétrécissements du bassin inférieurs à 6 centimètres, était absolue.

Aujourd'hui, grâce à l'amélioration des procédés et des soins opératoires, amélioration qui se traduit par un abaissement de la mortalité césarienne au dessous de 10 p. 100, la formule est changée : la section de l'utérus doit être la règle et l'avortement provoqué l'exception.

Ici, comme pour l'accouchement prématuré artificiel, il est du devoir du médecin de faire connaître à la femme, qui se confie à lui dès le début de sa grossesse, la nature et les risques des méthodes de traitement dont il dispose. Mais, par contre, il ne doit pas craindre d'exercer une forte pression morale sur la femme, de faire appel à ses sentiments maternels, et de mettre en jeu toutes les influences possibles pour lui faire accepter l'accouchement césarien.

Il n'aura donc recours à l'avortement provoqué, c'est-à-dire au sacrifice réel de l'enfant, que sur la volonté expresse de la femme. Quelque pénible que lui soit la mise à exécution d'un traitement qui répugne à sa conscience médicale, il n'est pas en droit de refuser à la femme la seule assistance dont elle lui laisse la disposition.

La limite supérieure des rétrécissements du bassin, à partir de laquelle l'avortement provoqué trouve son application, peut être fixée à cinq centimètres et demi.

A nous conformer à la règle que nous avons établie en étudiant la conduite à tenir dans les malformations pelviennes, nous devrions étendre le domaine de l'avortement provoqué jusqu'aux rétrécissements de 6 centimètres, puisque le diamètre bipariétal du fœtus mesure six centimètres au sixième mois, c'est-à-dire au début de la viabilité. Mais il est permis, par exception, lorsque le bassin mesure de 5 1/2 à 6 centimètres, de retarder l'intervention jusqu'à ce que le terme de la viabilité soit atteint, et d'escompter une réduction spontanée d'un demi-centimètre dans les dimensions transversales de la tête fœtale ; ce résultat peut s'obtenir en dehors de toute lésion mortelle pour l'enfant, étant donnée la grande malléabilité que présente la voûte ostéo-membraneuse du crâne, à cette période peu avancée de la grossesse.

Entre la destruction certaine du produit de conception entraînée par l'avortement et les risques de mort, quelque grands qu'ils soient, que fait courir au fœtus l'interruption de la grossesse pratiquée au sixième mois, alors que le bassin mesure moins de 6 centimètres, l'accoucheur ne doit pas hésiter ; il aura recours à cette dernière pratique et ainsi offrira à l'enfant les rares mais réelles chances de vie que permet de lui laisser la volonté maternelle.

Les rétrécissements inférieurs à 3 centimètres sont d'une observation des plus rares : ce n'est guère que dans les bassins viciés par obstruction qu'on les rencontre. Au-dessous de 3 centimètres, l'avortement provoqué doit être considéré comme contre-indiqué. D'une part, l'application du procédé qui doit le déterminer devient très difficilement praticable ; d'autre part, alors que l'expulsion de l'embryon a pu être obtenue, la rétention éventuelle de l'arrière-faix avec les complications qu'elle comporte, l'hémorrhagie et l'infection puerpérale, expose la femme à des dangers aussi grands que ceux qui découlent de l'opération césarienne pratiquée à terme.

La délivrance artificielle s'accompagne en effet des plus grandes difficultés, en raison de l'excès d'angustie qui s'oppose à la pénétration et à l'évolution du doigt ou des instruments libérateurs dans la cavité utérine.

Les indications qui reposent sur une profonde perturbation de l'état général de la femme sont, pour la plupart, de même nature que celles que nous avons présentées à propos de l'accouchement prématuré artificiel. Elles ne diffèrent, de l'une à l'autre de ces deux opérations, qu'en ce qu'elles doivent être beaucoup plus pressantes pour l'avortement provoqué que pour l'accouchement prématuré artificiel.

Au cours des trois derniers mois, on interrompt la grossesse chez une femme qui PEUT éventuellement succomber à la maladie créée ou aggravée par a puerpéralité. Dans les six premiers mois, on ne l'interrompt que chez la femme qui, abandonnée à elle-même, DOIT sûrement et prochainement succomber à cette même maladie.

Au point de vue du pronostic, non pas de l'intervention mais de la maladie déterminante, la mortalité maternelle est donc nécessairement plus élevée à la suite de l'avortement provoqué qu'après l'accouchement prématuré artificiel; aussi ne saurait-on établir un parallèle de la valeur respective des deux opérations d'après le pourcentage de mortalité.

Si, parmi les indications qui sont communes à l'une et à l'autre, il en est, comme l'hydropisie aiguë de l'amnios, qui semblent appartenir en propre à l'accouchement prématuré artificiel, d'autres, par contre, répondent à des affections particulières aux premiers stades de la grossesse, et ne relèvent que de l'avortement provoqué. Tels les vomissements incoercibles de la grossesse et, plus spécialement, l'incarcération de l'utérus gravide par rétroversion.

On peut donc être amené à interrompre la grossesse avant la viabilité fœtale dans les cas de :

Vomissements pernicieux;

Incarcération de l'utérus gravide ;

Hémorrhagies utérines incoercibles ;

Anémie pernicieuse progressive ;

Néphrite gravidique ou brightique rebelle au traitement lacté, et accompagnée de manifestations urémiques ;

Accidents d'asystolie d'origine cardiaque ou pulmonaire ;

Phénomènes de suffocation liés au développement rapide d'un goître inopérable ;

Cachexie par épuisement nerveux dans la chorée ;

Expansion considérable et rapide de tumeurs vasculaires (anévrysmes, tumeurs érectiles).

De même qu'au point de vue de l'accouchement prématuré artificiel, certaines cachexies incurables, comme la tuberculose avancée ou la granulie aiguë, les cancers, ne sauraient être considérées comme des indications pour l'avortement provoqué. L'intervention sacrifie, en effet, le produit de conception, et ne procure à la femme aucun espoir de guérison ; des deux existences qui sont en jeu, l'une, celle de la mère, est irrémédiablement perdue : c'est donc à la conservation de l'autre, qui seule offre une valeur sociale certaine, que doivent tendre tous les efforts l'accoucheur, même si ce doit être au prix de la perte éventuelle de quelques jours de survie pour la femme.

Entre les indications d'ordre absolu et de caractère urgent que nous énumérons plus haut et celles, de nature relative, qui reposent sur les rétrécissements extrêmes du bassin, prennent place un certain nombre d'autres indications qui, en théorie, peuvent se rattacher à la même catégorie que les angusties pelviennes, mais qui, en pratique, doivent être rejetées, et qui doivent s'effacer derrière d'autres interventions assurant le salut définitif de la mère tout en sauvegardant le produit de conception.

Telles sont les indications qui ont trait à l'enclavement de tumeurs volumineuses et irréductibles dans le petit bassin, au cancer généralisé à la totalité du col utérin, états pathologiques qui déterminent une obstruction mécanique des voies de la parturition, et rendent impraticable le passage d'un enfant à terme ou même simplement viable.

S'agit-il d'une tumeur maligne, comme le cancer utérin, si celui-ci est inopérable, même à titre palliatif, la femme se trouve dans les mêmes conditions que pour les cachexies dont nous parlons plus haut. De toute nécessité l'avortement provoqué doit être rejeté et faire place à l'opération césarienne à terme.

Si, du fait de la maladie (cancer limité, corps fibreux et kystes irréductibles), la vie de la femme n'est pas immédiatement compromise, l'intervention chirurgicale, soit pratiquée au cours même de la grossesse, soit accompagnée de l'opération césarienne à terme ou près du terme, s'impose préférablement à l'avortement provoqué; cette conduite se trouve justifiée non pas tant dans l'intérêt de l'enfant que dans celui même de la mère qui se trouve ainsi définitivement guérie.

Mais quelque réduits que soient aujourd'hui les dangers des opérations chirurgicales de cette nature, ils ne vont pas néanmoins sans comporter encore quelques risques de mort ; aussi, pour peu que la femme, confiante dans la bénignité actuelle d'un kyste dermoïde ou d'un corps fibreux superficiel, par exemple, refuse absolument de se soumettre à l'exérèse de sa tumeur ou à l'opération césarienne éventuelle, l'accoucheur doit se résoudre à provoquer l'avortement.

A quel moment convient-il de provoquer l'avortement ? En présence d'une indication absolue, quand tout espoir de salut pour la femme par le secours de la thérapeutique médicale doit être abandonné et qu'il n'est plus permis de compter que sur l'évacuation de l'utérus pour dissiper les menaces d'une mort imminente, on doit opérer sans hésitation, quel que soit le terme de la grossesse. Ni trop tôt, ni trop tard, disent les auteurs ; mais il s'agit là malheureusement d'un élément de conduite des plus difficiles à fixer, et à propos duquel le sens clinique étayé sur une large expérience peut seul servir de guide ; aussi, dans le doute, répéterons-nous avec Charpentier qu'il vaut mieux agir trop tôt que trop tard.

Il serait à souhaiter, pour chacune des affections maternelles comportant l'indication absolue de l'avortement provoqué, que des données cliniques précises, facilement et nettement appréciables pour le médecin, fussent établies de manière à régler le moment auquel l'expectation doit être résolument abandonnée.

En ce qui concerne les vomissements incoercibles ou pernicieux, il est de formule classique de dire que l'interruption de la grossesse s'impose aux approches de la fin de la seconde période de cette maladie. Mais si l'on songe combien peu précises sont les frontières des trois périodes des vomissements incoercibles, et que trop souvent la phase des hallucinations ou de cachexie, à partir de laquelle l'avortement provoqué devient inefficace pour sauver la femme, survient inopinément, on conçoit qu'on puisse se laisser entraîner à interrompre une grossesse qui eût pu épargner la vie de la femme et se poursuivre jusqu'à terme.

Aussi, au point de vue du réglement de la conduite à tenir, estimons-nous que Charpentier a rendu un grand service en substituant à la trop vague appréciation de la marche de la maladie suivant les trois périodes assignées par P. Dubois, une indication précise et quasi-mathématique basée sur l'évaluation de l'amaigrissement de la malade.

Admettant, comme pour les faits d'inanition ordinaire, que la mort devient imminente à partir du moment où la femme a perdu le tiers de son poids total, ou lorsque son amaigrissement se poursuit suivant une perte régulière de 300 grammes par jour, Charpentier conseille de décider, par l'emploi de la balance, du moment auquel il convient d'intervenir.

Plus difficiles encore à apprécier par le seul sens clinique que pour les vomissements incoercibles sont les progrès de la cachexie olighémique liée soit à l'anémie pernicieuse de Biermer, soit à la répétition d'hémorrhagies génitales (métrorrhagies, hydro-hématorrhée), ou paragénitales (hémorrhoïdes).

La décoloration des tissus, la faiblesse et la rapidité du pouls, l'affaiblissement progressif des forces, sont les vagues éléments sur lesquels on se soit fondé jusqu'ici pour décider de l'opportunité de l'avortement provoqué.

C'est aux recherches cliniques et histologiques que devraient être demandées les données précises en pareille circonstance : l'examen répété du sang, au point de vue du nombre, de la forme, de la qualité des globules ; l'étude des modifications de l'urine, les modifications de la pression vasculaire devraient servir de guides. Outre qu'il n'existe pas, à notre connaissance, de travaux d'ensemble entrepris à ce sujet en ce qui regarde les hémorrhagies et les dyscrasies sanguines d'origine gravidique, il s'agit là d'éléments de pronostic qui ne sauraient jamais se trouver à la portée des praticiens exerçant loin des grands centres d'études.

Du moins, le médecin réduit à ses propres ressources doit-il toujours être en mesure de procéder à la simple numération des globules du sang, et d'apprécier sous forme graphique l'un des plus importants éléments de la cachexie olighémique, c'est-à-dire la diminution progressive du nombre des hématies. Nous nous contentons pour notre part, et faute de mieux, de régler notre conduite thérapeutique sur cette base (voir thèse de Lemaire, 1900), et nous interrompons la grossesse à partir du moment où la décroissance progressive des globules rouges abaisse leur total au-dessous de deux millions.

Cette donnée, nous ne l'ignorons pas, ne laisse pas d'être quelque peu arbitraire : nous avons vu nous-même guérir, dans le service de Tarnier, à la Clinique, une femme atteinte d'anémie pernicieuse progressive dont le taux des globules était tombé au-dessous d'un million. Aussi ne la présentons-nous, comme a fait Charpentier en fixant la limite de l'amaigrissement dans les vomissements incoercibles à la perte du tiers du poids, qu'à titre à demi empirique, et en attendant que d'autres éléments, plus précis, mais en même temps d'emploi pratique, nous soient fournis pour régler la conduite thérapeutique.

Pour les deux types d'affections gravidiques que nous venons d'envisager, l'avortement se produit souvent spontanément, et survient ainsi à titre de phénomène providentiel. Il en est fréquemment de même pour les cas où un obstacle mécanique s'oppose à la libre expansion de l'utérus (incarcération par déviation de l'utérus gravide).

Des diverses modalités d'incarcération, antéversion, prolapsus, rétroversion, la dernière est de beaucoup la plus commune et la plus grave. Elle comporte la nécessité absolue de l'avortement provoqué, lorsque la série des manœuvres destinées à reposer le fond de l'utérus au-dessus du promontoire a échoué, et lorsque le sphacèle de la vessie devient imminent.

A quel moment doit-on intervenir lorsqu'il s'agit de rétrécissements du bassin et d'obstruction pelvienne ?

L'accoucheur, averti dès le début de la gestation que la femme entend se soustraire à toute opération chirurgicale, doit procéder à l'interruption de la grossesse dès qu'il peut établir le diagnostic de probabilité de celle-ci, c'est-à-dire le plus hâtivement qu'il est en mesure de le faire.

On a argué de la fréquence des rétentions placentaires du troisième au quatrième mois de la grossesse pour donner le conseil de n'intervenir qu'après ce terme, et d'attendre ainsi le moment où la localisation du placenta et l'atrophie des caduques permettent à la délivrance de s'effectuer suivant les mêmes conditions de facilité que pour l'accouchement prématuré ou à terme. Nous nous rangerions volontiers à cet avis si l'accoucheur pouvait compter avec certitude sur l'expulsion spontanée de l'arrière-faix au cinquième mois de la grossesse. Mais la rétention des enveloppes de l'œuf à cette période est loin d'être exceptionnelle et, si l'on songe aux difficultés que peut comporter la délivrance artificielle à effectuer à travers une filière pelvi-génitale obstruée, on doit préférer agir sans délai du moment où l'intervention s'impose. Le plus tôt est le mieux.

§ 2. — Méthodes et procédés.

Sans revenir ici sur l'exposé des diverses méthodes que nous avons passées en revue dans le cours de cet article, nous nous contenterons de mentionner les procédés qui sont tout spécialement applicables à l'avortement provoqué.

Des trois méthodes d'interruption de la grossesse, celle qui répond aux moyens de douceur, c'est-à-dire à l'excitation prématurée des contractions utérines, offrira pour son application les indications les plus restreintes : elle ne pourra être mise en œuvre que dans les cas où la vie de la femme n'est pas immédiatement menacée. C'est ainsi que, pour les rétrécissements du bassin, on aura recours soit au ballon excitateur de Tarnier, soit au ballon de petit modèle de Champetier de Ribes ou de Boissard, soit encore à la bougie de Krause.

La rupture artificielle des enveloppes de l'œuf, qui dans l'accouchement prématuré artificiel constitue un procédé infidèle, lent et dangereux pour la mère et l'enfant, trouve mieux son application quand il s'agit de l'avortement provoqué; elle semble agir, en effet, d'autant plus sûrement que la grossesse est moins avancée; toutefois elle expose plus que les moyens que nous venons d'énumérer à la rétention de l'arrière-faix.

Ce n'est qu'avec la plus grande circonspection que l'on doit procéder à la ponction de l'œuf: l'exiguïté relative de la cavité utérine, et surtout le ramollissement gravidique de la paroi de l'organe gestateur exposent, en effet, à la perforation de l'utérus; l'accident est commun et fréquemment mortel dans l'avortement criminel. Pour rompre les membranes, Stoltz et Tarnier conseillaient d'introduire les mors d'une pince à pansements utérins à travers le col, de saisir la paroi de l'œuf, et de déchirer celle-ci par un mouvement de torsion et de dilacération. Le procédé n'est pas applicable aux primipares sans effectuer, au préalable, la dilatation artificielle du col.

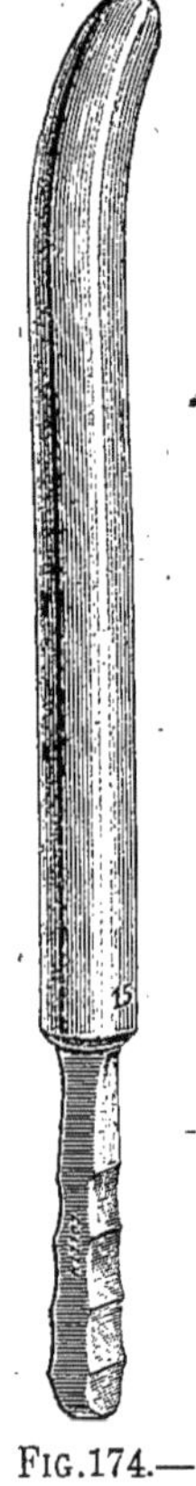

FIG. 174.— Bougie de Hegar.

Dans le cas spécial où il s'agit d'une rétroversion complète de l'utérus gravide, la ponction de l'œuf pratiquée à l'aide d'un trocart à travers la paroi postérieure de l'organe refoulée en bas et en avant, peut constituer le seul procédé applicable pour l'avortement provoqué, tant sont grandes en pareil cas les difficultés d'accès du trajet cervical.

Parmi les procédés se rattachant à la méthode physiologico-mécanique, on pourra choisir entre l'emploi des tiges de laminaire, et le tamponnement du col et du segment inférieur de l'utérus à l'aide de gaze sèche ou glycérinée.

Mais, la plupart du temps, l'accouchement tire son indication d'un état pathologique grave de la femme; l'œuf joue en ce cas le rôle d'une tumeur maligne qui doit être extirpée le plus rapidement possible. C'est dire que l'accoucheur sera fréquemment obligé de procéder à l'évacuation extemporanée de l'utérus, mode d'intervention qui, au même titre que l'accouchement prématuré artificiel méthodiquement rapide, réclame l'application des procédés ressortissant à la troisième méthode, exclusivement mécanique.

L'évacuation extemporanée de l'utérus se pratique en deux temps qui doivent se suivre immédiatement : l'ouverture du col utérin et l'évacuation de la cavité utérine.

La dilatation du col peut être obtenue au moyen de tiges de laminaire ou de l'éponge préparée; mais ce procédé est relativement assez lent puisqu'il ne demande pas moins d'une douzaine d'heures et souvent beaucoup plus, pour ouvrir une voie suffisamment large au passage de l'œuf, même à l'état de débris. Mieux vaut faire usage des dilatateurs rigides dont le type le plus parfait est réalisé par les bougies à calibre gradué de Hegar (fig. 174).

La technique de cette dilatation, appliquée à l'utérus gravide, ne diffère en rien de celle qui s'adresse à l'utérus en dehors de l'état de gestation.

Une fois le col suffisamment dilaté pour permettre le passage d'un ou de deux doigts, ou celui d'une curette, on procède à l'extirpation de l'œuf.

Le procédé le plus simple et le plus sûr est celui qui consiste à décoller l'œuf à l'aide de l'index seul ou accolé au médius, et à l'entraîner ensuite au dehors à l'aide de l'un ou des deux doigts agissant à la façon d'un crochet. C'est le curage digital. La femme est profondément endormie avec le chloroforme, et tandis que deux doigts de la main droite, introduits dans l'utérus, travaillent au décollement de l'œuf, la main gauche fixe et abaisse le fond de l'organe, par la paroi de l'hypogastre. On effectue ainsi à deux mains une véritable énucléation de l'œuf. Celui-ci peut être expulsé intact, surtout quand la grossesse n'a pas encore atteint le terme du troisième mois, et l'avortement artificiel se fait ainsi en un temps.

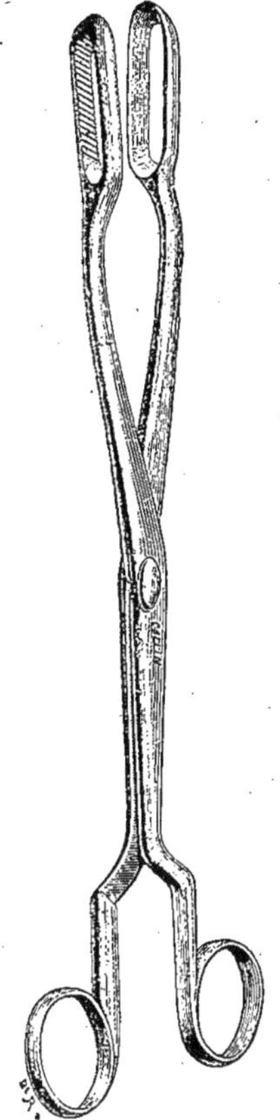

FIG. 175. — Double curette articulée de Bonnaire.

En cas d'insuccès, on aura recours à l'*expression abdomino-vaginale* de Budin. Après avoir complètement décollé l'œuf, on place l'index et le médius de la main droite dans le cul-de-sac postérieur du vagin et on appuie sur le corps de l'utérus de bas en haut et d'arrière en avant ; pendant ce temps, la main gauche exerce une pression sur la matrice du haut en bas et d'avant en arrière ; on fait sortir ainsi l'œuf de la cavité utérine.

Les doigts peuvent être arrêtés dans leur pénétration profonde par une rétraction excessive de la tunique musculaire de l'utérus : spasme de l'anneau de Bandl ou incarcération partielle de l'œuf dans une corne utérine tétanisée. Cette difficulté se rencontre tout spécialement dans le cas où l'avortement s'effectue en deux temps, au moment où l'arrière-faix reste seul dans l'utérus.

Il faut alors recourir à l'emploi de la curette.

On fait usage d'emblée de cet instrument si, par exception, la grossesse doit être interrompue avant d'avoir dépassé le terme de deux mois et demi, c'est-à-dire à cette période précoce où les parois de l'œuf sont extrêmement adhérentes à l'utérus, et n'ont pas la consistance suffisante pour s'énucléer sous la pression du doigt, sans se réduire en fragments. Ce procédé a été principalement appliqué aux vomissements incoercibles de la grossesse. Dans un travail récent, Merle a relevé tous les cas de curettage de l'utérus gravide qui ont été publiés jusqu'à ce jour.

On procède au curettage de l'utérus gravide suivant une technique identique à celle qu'indiquent les traités de gynécologie pour l'opération pratiquée en dehors de la grossesse. Mais on ne doit pas oublier que, chez la femme enceinte, cette intervention comporte des risques et des dangers spéciaux.

L'utérus, d'une part, est singulièrement ramolli du fait de la grossesse, et il présente une friabilité particulière qui expose à la déchirure ou à la perforation de ses parois ; d'autre part, les modifications gravidiques de l'économie constituent une réceptivité spéciale pour la femme au point de vue des accidents infectieux.

En ce qui regarde les risques de déchirure ou de perforation utérine, nous déconseillons à titre égal l'emploi de la curette tranchante et celui de la curette mousse : la curette tranchante est dangereuse en ce qu'elle expose à l'abrasion de lamelles plus ou moins épaisses du muscle utérin, ce tissu ne criant pas aussi nettement au contact de l'instrument, en raison de son ramollissement, qu'en dehors de l'état puerpéral; la curette mousse ne l'est pas moins, en ce que son emploi nécessite le déploiement d'une forte pression pour effectuer le détachement des cotylédons ou des débris de caduque adhérents, et qu'elle peut ainsi perforer ou faire éclater la paroi utérine ramollie.

Nous préférons, pour notre part, faire usage soit de la curette à râteau ou curette à dents de scie, soit d'une double curette articulée que nous avons fait construire par Collin (fig. 175). Les deux branches dont se compose cet instrument s'introduisent séparément de part et d'autre de l'œuf ou de ses fragments adhérents, et elles s'articulent ensuite à la façon de celles d'un forceps. Les cuillers de ces deux curettes sont l'une mousse et l'autre striée de cannelures sur son pourtour : elles s'affrontent exactement sur toute leur étendue et saisissent solidement les fragments ovulaires, quand la main enserre et rapproche à la façon des deux anneaux d'une pince, les extrémités extérieures des deux branches.

La surface de l'instrument qui doit longer les parois utérines dans toute leur hauteur est émoussée et arrondie en tous sens de manière à prévenir toute lésion ou perforation. Le seul effort à déployer pour amener l'évacuation complète de l'utérus, consiste en un mouvement d'arrachement par torsion ; en aucun cas les mors de l'instrument ne peuvent saisir et intéresser les parois musculaires.

Étant donnés les accidents très graves consécutifs à l'introduction des pinces dans la cavité utérine qui ont été publiés, Budin est opposé à leur usage et il préfère recourir, dans tous les cas, au curage digital qui permet de se rendre exactement compte de ce qui se passe pendant toute la durée de l'opération. Ce curage digital est immédiatement suivi d'un écouvillonnage.

P.B. — E. Bonnaire.

CHAPITRE V

SYMPHYSÉOTOMIE

Bibliographie chronologique. — Sigault. An in partû contra naturam sectio symphyseos ossium pubis, sectione Cæsareâ promptior et tutior ? Angers, 1773. — Discours sur les avantages de la section de la symphyse dans les accouchements laborieux et contre nature, Paris, 1779. — CAMPER (Pierre). Epistola de emolumentis Synchondroseos ossium pubis, Gron., 1774. — BAUDELOCQUE (J. L.). An in partû propter angustiam pelvis impossibili symphysis secanda ? Thèse de Paris, 1776. — Traité de l'art des accouchements, t. II, p. 292. 8e édition, Paris, 1844 (1re édition parue en 1781). — LEROY (ALPH.). Recherches historiques et pratiques sur la section de la symphyse du pubis, Paris, 1778, in 8°. — Observations et réflexions sur l'opération de la symphyse et les accouchements laborieux, Paris, 1780. — PLENCK. Elementa Artis Obstetriciæ; Wien, 1781, p. 206. — AITKEN. Principles of midwifery a. puerperal medic., Londres 1786, p. 77. — LAUVERJAT. Nouvelle méthode de pratiquer l'opération césarienne et parallèle de cette opération et de la section de la symphyse des os pubis, Paris, 1788. — DELPECH. Dissertation sur la possibilité et le degré d'utilité de la symphyséotomie, Montpellier, 1801. — ANSIAUX. Dissertation sur l'opération césarienne et la section de la symphyse du pubis. 2e édition, Paris, 1811. — MURAT. Dict. en 60 volumes des scien. méd., 1821. — PITOIS. De la bipubiotomie. Thèse de Strasbourg, 1831. — LECARPENTIER (E. V.). Des procédés imaginés pour pratiquer la section de la symphyse des pubis. Th. Paris, 1834. in-8°. — FAURE-BIGUET (CH.). Quelques réflexions sur la symphyséotomie. Th. Paris, 1834. — MALGAIGNE (J. F.). Traité d'anatomie chirurgicale et de chirurgie expérimentale, t. II, p. 380. 1re éd., Paris, 1838. — JACQUEMIER. Manuel d'accouchements, t. II, p. 473, 1846. — PÉTREQUIN. Anatomie topographique médico-chirurgicale, p. 476, 2e édit., Paris, 1857. — JACOLUCCI. Journ. Morgagni, 1858, p. 561. — MORISANI. Sur les rétrécissements du bassin et sur les indications que le bassin présente au moment de l'accouchement, Naples, 1863. — Manuel des opérations obstétricales, Naples, 1875. — Communication au Congrès international de Londres. Annali di Ost. e Ginec., 1881. — Ancora della sinfisiotomia; Statistica e considerazioni. Ann. di Ostetricia, VIII, 1886. — Congrès de Rome. Annales de Gynéc., avril 1893. Ann. de gyn., avril 1894. — TARNIER, in texte de l'Atlas de Lenoir, Sée et Tarnier, art. Symphyséotomie, Paris, 1865. — Leçon clinique inédite de 1892 et Presse médicale, 20 juillet 1895. — CORRADI. Dell' ostetricia in Italia... Chap. 37, p. 1906, 1874. — NOVI. La sinfisiotomia refugiata presso la Scuola napolitana. Naples, in-8°, p. 40, 1881. — MANGIAGALLI. Una probabile rizurrezione nell' campo dell' ostetricia operativa. Milan, 1882. — CHARPENTIER. Traité pratique des accouchements, Paris 1883, et Acad. de méd. Bulletin, p. 392, 6 sept. 1891. — BOUCHACOURT. Art. Pubiotomie. Dict. Encyclop. des Sc. méd., 2e série, 2e partie, p. 796, 1889. — AUVARD. Traité pratique d'acc., Paris, 1890. — PINARD. Leçon clinique, 7 décembre 1891. — Annales de gynécologie, 1892 à 1899. — Société obstétricale de France, p. 296, 1893. — Congrès d'Amsterdam. Semaine médicale, 23 avril, p. 284, 1899. — Clinique obstétricale, Paris 1899. — GOTCHAUX. Th. Paris, 1892. — SPINELLI. La symphyséotomie. Ann. de gyn., janvier 1892. — DESFORGES. Th. Paris, 1892. — FARABEUF (L. H.). De l'agrandissement momentané du bassin oblique ovalaire par l'ischio-pubiotomie. Annales de gynécologie, décembre 1892. — Le mécanisme de l'accouchement et la symphyséotomie. Normandie médicale, 15 avril et 5 mai 1894. — Gaz. hebd. de médecine et de chirurgie, 9 juin 1894. — VARNIER. Bilan de la symphyséotomie renaissante. Ann. de gyn., avril 1893. — Historique de la pelvitomie. Ann. de gyn., 1893. — Congrès de Moscou, août 1897. — TREUB. Société obstétricale de France, p. 334, 1893. — BUDIN. Société obstétricale de France. De la symphyséotomie, p. 317, 1893. — Recherches expérimentales à propos du mensurateur-levier-préhenseur. Soc. Obst. de France, 9 avril 1896. — Recherches expérimentales à propos de l'ischio-pubiotomie. Soc. Obst. de France, 11 avril 1896. — Leçon du 11 novembre 1899. — GUÉNIOT. Trois observations de symphyséotomie. Soc. Obst. de France, p. 313, 1893. — Symphyséotomie sur un bassin oblique ovalaire. Soc. Obst. de France, p. 89, 1895. — Symphyséotomie et opération césarienne. Soc. Obst. de France, p. 209, 1899. — FOCHIER. De la position à donner à la tête après la symphyséotomie. Soc. Obst. de France, p. 339, 1893. — LEPAGE. Observation de symphyséotomie. Soc. Obst. de France, p. 322, 1893. — De la symphyséotomie. Ann. de gyn., p. 198, mars 1896. — 8 observations de symphyséotomie. Ann. de gyn., p. 177, mars 1898. — TELLIER. De la symphyséotomie. Soc. Obst. de France, p. 348, 1893. — MAYGRIER. Symphyséotomie. Soc. Obst. de France, p. 296, avril 1893. — Leçons de clinique obstétricale, p. 19, 1893. — Symphyséotomie et basiotripsie. L'Obstétrique, n° 1, p. 17, 1896. — HERRGOTT (F. J.). Histoire de l'Obstétricie, p. 441, 1893. — WALLICH. De la symphyséotomie. Journal de méd. et de chir. pratiques, sept. 1893. — COCQ. Recherches expérimentales sur la symphyséotomie. Journal d'acc. de Liège, 30 juillet, p. 146, 1893. — FARABEUF (P.). Les bienfaits de la symphyséotomie. Th. de Paris, 1893. — DEMELIN. De la symphyséotomie. Journal des praticiens, 16 avril 1893. —

HULOT. Symphyséotomie antiseptique. Thèse de Paris, 1893. — ZWEIFEL. Société de gynécol. allemande, Congrès de Breslau, 25-27 mai 1893. — Congrès de Moscou, 1897. — NEUGEBAUER. Ueber die Rehabilitation der Schamfugentrennung oder Symphyséotomie, Leipzig, 1893. Art. Symphyseotomie. Jahresbericht über die Forschritte auf dem Gebiete der Geburtshülfe und Gynæcologie, Wiesbaden, 1894. — CHARLES. La Symphyséotomie, Journal d'accouchements, Liège. Suppl. au n° 38, 23 sept. 1894. — Journal d'accouchements, Liège, t. XVII, p. 19, 1896. — Ibid. 5 décembre 1897, p. 398. 100 opérations césariennes de Leopold, 90 symphyséotomies de Pinard. Statistique de ces deux opérations à la Maternité de Liège, n° 38, p. 342, 18 sept. 1898. Parallèle entre les diverses opérations à pratiquer dans les vices du bassin. Soc. Obst. de France, avril 1899. Journal d'acc. de Liège, novembre 1899. — GAULARD. De la symphyséotomie. Arch. de Toc., mai 1894. — SPÆTH. Version et forceps après la symphyséotomie. Monatssch. f. Geb., 1895 et l'Obstétrique, n° 1, p. 85, 1896. — PATAY et DEMELIN. Un cas de symphyséotomie. Revue obstét. internationale, 1895. — LOP et FARABEUF. La symphyséotomie. Gaz. des hôpitaux, 20 et 27 avril, et 4 mai 1895. — TISSIER. Symphyséotomie. Thrombus rétro-pubien. Soc. Obst. et Gyn. de Paris, 10 janvier 1895. — QUEIREL. La symphyséotomie et le forceps au détroit supérieur. Ann. de gyn., p. 97, février 1896. — BUÉ. La symphyséotomie à la Clinique d'accouchement de Lille. Soc. Obst. de France, 1896. — ROLLET. La symphyséotomie et l'accouchement prématuré artificiel. Essai de parallèle historique. Th. Paris, 1896. — JORAND. Accidents et complications de la symphyséotomie. Th. Paris, 1896. — MOUSSOUS. Symphyséotomie à terme, lésions osseuses au niveau du pubis. L'Obstétrique, 15 juillet, p. 313, 1896. — MICHEL. Decubitus acutus comme complication de la symphyséotomie. Th. Paris, 1897. — DAVIS. Symphyseotomy for the relative indications. Med. News, p. 78, 16 janvier 1897. — IZAC. Que faut-il penser de la symphyséotomie? Thèse de Toulouse, 1897. — BLEYNIE. Quelques remarques sur la symphyséotomie. Soc. de méd. de Limoges, 4 avril 1897. — POZZOLI. Sulla sinfisiotomia. Ann. di Ostet., p. 1, janvier 1898. — PESTALOZZA. Congrès d'Amsterdam, Semaine méd. p. 284, 23 avril 1899. — RUBINROT. Symphyséotomie, difficultés opératoires, accidents et complications. Th. Paris, 1899. — CROUZAT. Basiotripsie ou symphyséotomie. Soc. Obst. de France, p. 186, 1899. — FIEUX. De la symphyséotomie sans immobilisation consécutive. Rev. Obst. internat., p. 117, 21 mai 1899. — ABELLY. Th. Paris, 1899. — BAR. La symphyséotomie. L'Obstétrique, p. 305, n° 4, 15 juillet 1899 et Leçons de Pathologie obstétricale, 1900.

Nomenclature alphabétique des auteurs.

La symphyséotomie est une opération qui a pour but obstétrical d'agrandir la cavité pelvienne par l'indépendance et la mobilité que donne aux os iliaques la section de la symphyse pubienne.

§ 1. — Historique.

Les anciens auteurs avaient à plusieurs reprises exprimé l'opinion que la symphyse pubienne pouvait être sectionnée pour faciliter le travail, mais la réalisation de ce projet théorique n'eut lieu pour la première fois qu'au XVIIe siècle. En 1655, De la Courvée sectionna la symphyse d'une femme morte sans avoir été délivrée, après un travail de quatre jours, et put ensuite extraire l'enfant. En 1766, sur un cadavre encore, Plenck pratiqua à son tour la symphyséotomie.

Ces premiers essais étaient restés inconnus ou tombés dans l'oubli quand, en 1768, Sigault, alors étudiant en médecine, dans un travail adressé à l'Académie de chirurgie, proposa de faire cette opération sur la femme vivante. Ruffel, nommé par la Société pour examiner le mémoire, le condamna, et Louis, secrétaire de l'Académie, dans une lettre écrite à Camper en 1769, parlait de la communication de Sigault comme d'un projet éclos dans une tête folle. «La réponse du savant hollandais ne fut point défavorable à la proposition formulée par le jeune étudiant de Paris. Se fondant sur des expériences instituées chez des animaux et des recherches anatomiques nouvelles sur les articulations et la structure du bassin chez l'homme et chez les animaux, Camper affirmait à Louis que, loin de lui paraître insensée, cette opération semblait appelée à rendre des services à l'humanité » (Bouchacourt). Ripping, dans une dissertation publiée à Leyde, se montra favorable à l'opération. Il « avait pratiqué souvent la section de la symphyse sur des animaux et sur des cadavres avec son maître Desault, et il confirma la réunion des symphyses constatée déjà par Camper ; mais il mentionna que le petit diamètre du bassin (conjugué vrai) ne gagnait que peu, ou même rien à la suite de cette action. C'est sur cet argument que s'appuya Baudelocque dans un écrit contre cette opération. Voilà où en étaient les choses en France et dans les pays voisins : des voix graves s'étaient fait entendre comme favorables ou opposées à une opération, avant qu'elle eût été pratiquée sur le vivant. » (Herrgott, trad. de Siebold.)

Le 1er octobre 1777, Sigault, aidé par Alphonse Leroy, pratique pour la première fois la symphyséotomie sur la femme Souchot, multipare rachitique dont le bassin mesurait 8 pouces 1/2 (67 millimètres) d'avant en arrière et dont les accouchements précédents s'étaient tous terminés par l'extraction, au moyen de la version podalique, d'enfants morts pendant le travail. Cette fois, après la section pubienne, la version amena un enfant vivant, et la femme guérit. Contrairement à l'Académie de Chirurgie, la Faculté de Médecine combla Sigault d'éloges et fit frapper une médaille en son honneur.

Malgré ce succès, il se forma dès le début une partie adverse, « et il n'est pas douteux que l'on n'avait pas rendu hommage à la vérité, en présentant l'état de la femme Souchot aussi parfait qu'on l'avait dit » après l'opération : « c'est ainsi que Piet, accoucheur à Paris, dit, contrairement à ce qui avait été soutenu, que lors de la séance à la Faculté (où la femme Souchot fut présentée) la femme dut être pour ainsi dire portée par deux personnes pour monter l'escalier, que la marche était très difficile, que l'écoulement de l'urine était incessant, et qu'à la partie inférieure de l'incision, il s'était formé une fistule urinaire qui ne guérirait jamais ».

Joh. Hunczovsky décrit l'état de la femme Souchot de la manière suivante : « Je vis la femme Souchot dans le dixième mois après l'opération : à cette époque, elle ne marchait pas facilement et ce n'est qu'avec beaucoup de peine qu'elle pouvait monter l'escalier ; dans l'angle inférieur de la plaie existait une fistule urinaire avec une incontinence d'urine qui a été constatée immédiatement après l'opération et qui a persisté depuis. » (F.-J. Herrgott, trad. de Siebold.)

Quatre mois après l'opération de la femme Souchot, le 4 février 1778, à Wurtzbourg, Charles Gaspard de Siebold pratique à son tour la section sigaultienne sur une multipare rachitique : il ne put diviser l'articulation avec le couteau et dut employer la scie. L'enfant, qui était mort, fut extrait par les pieds. La mère guérit complètement en l'espace de quarante-deux jours.

Bientôt les cas se multiplièrent à Paris, en province, à l'étranger. L'intervention s'adressait aux rétrécissements marqués, et ce fut bientôt « un antagonisme absolu, radical, entre la *vieille* opération césarienne et la *jeune* symphyséotomie qui continuait, il faut bien l'avouer, de multiplier ses promesses de succès sans les tenir dans la plupart des cas. De là des luttes poussées jusqu'à l'invective et à la violence entre les *césariens* et les *symphysiens*, comme s'intitulaient les deux camps ennemis ». (Bouchacourt.)

Mais les insuccès, les désastres de la symphyséotomie devinrent nombreux. Des adversaires puissants et autorisés comme Baudelocque, Nægele, Kilian, Scanzoni, etc., jetèrent sur elle un discrédit qui ne fit que s'accroître.

Malgré les tentatives d'Imbert à Lyon (thèse de Faure-Biguet, 1834), de Stoltz à Strasbourg (thèse de Lacour, Paris, 1844), malgré les recherches anatomiques et expérimentales de Pétrequin (anatomie médico-chirurgicale), la symphyséotomie fut presque universellement abandonnée.

L'Italie pourtant la conserva l'école Napolitaine principalement la préserva de l'oubli et prépara sa récente renaissance.

« Parmi les plus illustres représentants de cette école de Naples nous devons signaler Galbiati, Jacolucci et Morisani. » (Gotchaux.)

Le premier travail de Morisani date de 1863 ; l'auteur y étudie l'augmentation du diamètre pelvien, les indications de la symphyséotomie d'après le le degré d'angustie, etc. A plusieurs reprises (1867, 1874, 1875) il plaide en faveur de la section sigaultienne.

Mais un des actes les plus importants de la campagne de Morisani en faveur de l'opération est sans contredit sa communication au Congrès international de Londres en 1881. S'appuyant sur 50 observations, il cherche à démontrer hautement sa supériorité sur les différentes opérations obstétricales qui peuvent lui être comparées et il proclame que la *symphyséotomie est une opération qui doit rester dans la pratique obstétricale.* (Gotchaux.)

En 1882, Mangiagalli lance cette prophétie : « L'école de Naples aura le grand avantage d'avoir gardé le feu sacré d'une idée utile à l'humanité : ce sera cette école qui fera sortir la symphyséotomie de l'oubli et la remettra en honneur. »

En 1886, au Congrès de Rome, Morisani donne la statistique générale de toutes les opérations connues de 1777 à 1886, et deux ans après, à Naples, il fait une nouvelle communication.

En 1891 Spinelli, assistant de Morisani, convertit le professeur Pinard en lui exposant une série de 24 cas avec une mortalité maternelle réduite à zéro. Mais avant de tenter un essai clinique, il était nécessaire de donner à la question une solide base expérimentale. Des recherches anatomiques ont été entreprises pour « fixer les résultats de l'écartement de la symphyse au point de vue de l'agrandissement du bassin. Ces travaux ont été essentiellement l'œuvre de Farabeuf qui y a apporté cette précision, cet esprit scientifique qui le font considérer non seulement comme un des premiers anatomistes de ce temps, mais aussi comme un des hommes qui ont fait le plus pour les progrès de la médecine opératoire. Il n'y a rien à ajouter aux conclusions qu'il a formulées, rien à en retrancher. Il fallait porter l'étude sur le terrain de la pratique : ce fut l'œuvre de M. Pinard et de ses élèves. On ne saurait méconnaître sans injustice le service qu'ils ont rendu en attirant de plus en plus, par la publication des statistiques de la Clinique Baudelocque, l'attention sur les avantages de la symphyséotomie. Mais, par contre, on doit regretter l'exclusivisme qui leur a fait considérer la symphyséotomie comme facile, sans danger et de pratique courante, et rejeter d'une manière absolue certaines opérations capables, comme la version, l'accouchement provoqué, etc., de rendre service ». (Bar.)

Les premières opérations de Pinard datent de 1892 ; elles firent grand bruit et commencèrent une série de faits dont le nombre alla croissant avec rapidité. Ce regain de faveur avait été prévu par la Société obstétricale de France qui, dans sa session de 1892, mettait la symphyséotomie à l'étude pour l'année suivante : et en effet, en 1893, eut lieu dans cette Société une discussion pleine d'enseignements. Depuis, chaque année apporta son contingent de faits nouveaux, et les résultats obtenus à la Clinique Baudelocque furent publiés régulièrement. Les thèses, les mémoires, les discussions dans les différents Congrès abondèrent en France et à l'étranger. Citons parmi ces derniers les discussions du Congrès de Moscou (1897) et, tout récemment, l'étude très intéressante faite à la Société obstétricale de France des différents modes d'intervention, dans les vices de conformation du bassin après les communications importantes de Bar, de Charles (de Liège), de Guéniot, etc. (1899).

Ce qui caractérise la symphyséotomie au point de vue historique, c'est sa tendance à supplanter les opérations avec lesquelles elle entre en comparaison. A l'origine, ce fut la section césarienne qui fut battue en brèche. Mais à cette époque, les accoucheurs, associant dans leur esprit ces deux interventions et les jugeant graves, les réservaient aux angusties prononcées du canal pelvien.

De nos jours, la section sigaultienne recherche d'autres domaines : elle tend à s'appliquer aux rétrécissements modérés du bassin et trouve des adversaires dans la version, le forceps et l'accouchement prématuré provoqué. Pour M. Pinard et ses élèves, dans les rétrécissements du bassin la version est une opération des plus aléatoires, elle doit être abandonnée, pour les risques qu'elle fait courir aux enfants ; le forceps au détroit supérieur est un instrument des plus dangereux ; l'accouchement prématuré provoqué est une intervention incertaine, très souvent grave pour le fœtus qui vient dans des conditions de viabilité inférieure.

D'autre part, l'embryotomie fœticide est presque un crime pour le symphyséotomiste enthousiaste, convaincu qu'il lève tous les obstacles de la manière la plus sûre et la plus inoffensive.

Enfin la section du pubis dans la thérapeutique des pelvi-viciations revient à son ancienne lutte contre l'opération césarienne qui, d'après Pinard et ses adeptes, ne s'adresse qu'aux angusties extrêmes et par conséquent très rares.

Une telle doctrine est d'une simplicité remarquable ; mais est-elle bien justifiée dans son absolutisme ? Sans doute la méthode antiseptique a considérablement amélioré le pronostic opératoire, mais tous les dangers sont-ils radicalement conjurés, ou tout au moins assez notablement diminués pour devenir presque quantité négligeable ?

Des voix autorisées se sont fait entendre ; des travaux impartiaux ont montré les accidents qui succèdent bien souvent encore à la symphyséotomie.

L'examen comparatif de la section sigaultienne avec l'opération césarienne, avec la version, le forceps, l'accouchement prématuré et même l'embryotomie est repris journellement. Les conséquences immédiates ou éloignées des unes et des autres sont scrupuleusement enregistrées et, en définitive, c'est la préoccupation de l'heure actuelle de chercher quel est le domaine qui revient à la symphyséotomie et de lui faire prendre sa place légitime parmi les autres opérations obstétricales, d'autant plus estimées, d'autant plus dignes de confiance que leurs indications respectives seront mieux établies.

§ 2. — De l'agrandissement du bassin par la symphyséotomie.

Après la section de la symphyse pubienne, les deux os iliaques libérés l'un de l'autre deviennent mobiles sur le sacrum par le jeu des articulations sacro-iliaques. Le ramollissement physiologique des tissus pelviens produit par l'état de grossesse, favorise ces déplacements. « L'os iliaque tout entier tourne sur la charnière qui l'attache au sacrum, c'est-à-dire sur la ligne d'insertion de toute la série des invincibles ligaments ilio-transversaux. Cette ligne, axe fictif du mouvement de volet de l'ilium, descend obliquement en arrière et aussi un peu en dedans ; rétro-articulaire, elle affleure les deux cornes supérieure et inférieure des auricules (voy. fig. 176) » (Farabeuf et Lop). Chaque paroi latérale de l'excavation peut donc se porter en dehors, c'est-à-dire que sans qu'il soit besoin d'autre démonstration, les diamètres transverses et obliques du bassin s'agrandissent évidemment. Le diamètre sacro-pubien augmente, lui aussi. La figure 177 exprime bien cet accroissement. Le point A représente la ligne d'insertion ligamenteuse qui sert d'axe au mouvement de rotation que peut exécuter l'iléum et qui est figurée dans le dessin précédent. Cet axe est situé à 5 centimètres en dehors de la ligne médiane. « Parti de la ligne médiane pour tourner autour d'un axe situé à 5 centimètres sur le côté, le pubis (P) dans les cinq premiers centimètres d'écartement, c'est-à-dire jusqu'à ce qu'il soit arrivé en face de l'axe (en P'), va donc augmenter la distance sacro-pubienne » (Farabeuf et Lop). (AP = AP', mais SP' > SP).

Mais dans quelles proportions se produit cette augmentation de la distance

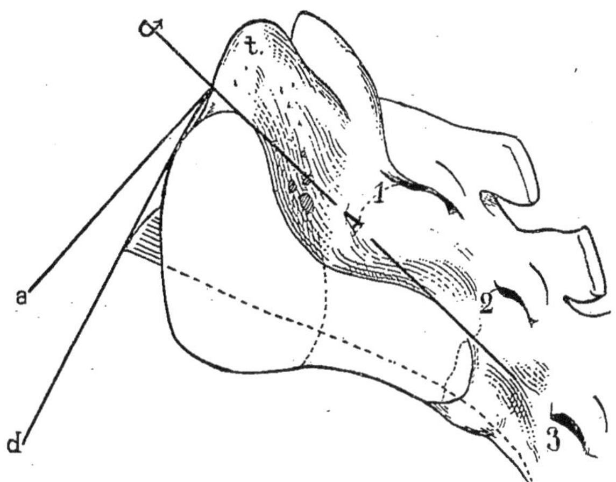

FIG. 176. — Profil gauche d'un sacrum grandeur naturelle.

T. Moitié ascendante de la première apophyse transverse sacrée montant recevoir le premier ligament ilio-transversaire sacré. — 1, 2, 3, les trois premiers tubercules conjugués. Sur 1 et 2, des points indiquent les lignes de conjugaison des vertèbres sacrées, lignes prolongées jusqu'à travers la surface articulaire. Celle-ci est coupée dans le sens de la longueur par le profil de la partie médiane de la face pelvienne du sacrum.

La ligne oblique A est l'axe de charnière autour duquel tourne l'os iliaque après la pelvitomie. C'est donc dans un plan parallèle à la perpendiculaire *a* que se déplaceraient les pubis si l'axe n'avait pas en outre une seconde obliquité ; *d* représente le plan du détroit supérieur (Farabeuf et Lop.)

sacro-pubienne? On a écrit qu'on obtenait pour ce diamètre un accroissement de 2 millimètres par centimètre d'écartement des deux pubis. Si l'on s'en tient à ce seul élément, ce ne serait même pas 2 millimètres par centimètre qu'on obtiendrait. En effet, sur « un bassin coupé dont les pubis sont écartés au maximum pratique et prudent, 7 centimètres, quelle est l'augmentation de la distance sacro-pubienne entre le sacrum et un petit bâton transversal interposé aux bords symphysiens postérieurs? Cette augmentation varie suivant l'étendue première du diamètre sacro-pubien minimum :

Elle est de	13	millim.	pour un	bassin de	60	millim.
—	12	—	—	—	70	—
—	11	—	—	—	80	—
—	10	—	—	—	90	—

« Mais ce n'est là que le premier des deux éléments du bénéfice et le moindre des deux (Farabeuf). » L'autre est dû à « la brèche antérieure interpubienne où pourra se loger, pendant l'engagement et la descente, un segment de tête d'autant plus épais que la brèche sera plus large ». En effet, si on applique une tête de fœtus dans un bassin coupé par la symphyséotomie, il entre d'abord un segment de cette tête d'une épaisseur insignifiante dans la brèche interpubienne, « 1 mm. pour un écartement de 2 centimètres, 5 millim. pour 4 centimètres. Mais la progression devient rapide : 13 millim. pour 6 centimètres, et enfin

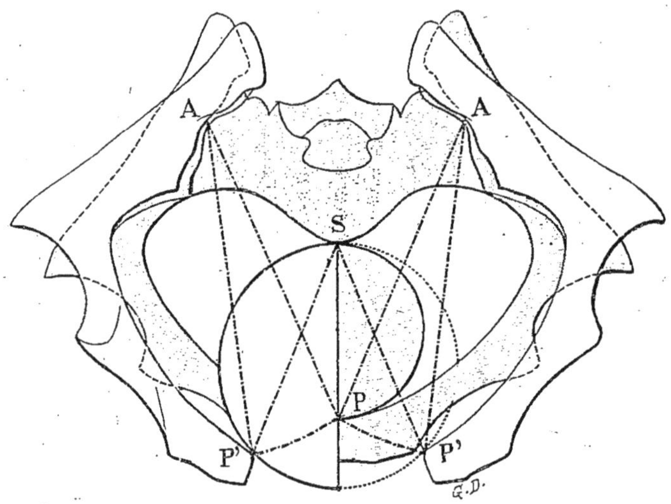

Fig. 177. — (D'après Farabeuf et Lop modifiée.) Écartement symétrique.

« L'augmentation de la distance sacro-pubienne résulte de ce que le bord postérieur de chaque pubis, parti de la lettre A, a suivi l'arc pointillé tracé autour du centre rétro-auriculaire ; elle croît très vite mais s'arrête bientôt. L'épaisseur du segment de tête enclavée, d'abord insignifiant, devient considérable lorsque l'écartement atteint 7 centimètres, comme sur cette figure ; il l'est d'autant plus qu'il appartient à la région de la bosse pariétale dont le rayon est plus petit que le rayon moyen de la tête. C'est l'enclavement de la tête qui donne le plus et c'est pour cela que, dans les rétrécissements sérieux, il faut toujours porter l'écartement à 5, 6 et quelquefois 7 centimètres. Ce dernier écartement ajoute plus de 30 millimètres au diamètre antéro-postérieur de l'ouverture offerte à la tête. » (Farabeuf et Lop.)

plus de 20 millim. pour 7 centimètres ». Or, pour avoir le total de l'agrandissement obtenu, il faut additionner les 10 mm. d'accroissement subis par le diamètre sacro-pubien (après un écartement de 7 centimètres) avec les 20 millimètres qui représentent la longueur de la flèche mesurant le segment de tête engagé entre les deux pubis.

Ainsi, le bénéfice total obtenu par la symphyséotomie, au point de vue de l'agrandissement des dimensions antéro-postérieures du bassin, est composé de deux éléments : 1° l'augmentation de la distance sacro-pubienne qui croît très vite, mais s'arrête bientôt ; 2° et surtout l'épaisseur du segment de tête enclavé qui d'abord mince augmente à la fin considérablement. (Farabeuf.)

Voici les chiffres indiqués par Farabeuf pour une série de bassins rétrécis :

1° Un bassin mesurant 5 centimètres de distance sacro-pubienne et n'admettant par suite dans sa cavité qu'une sphère de 5 centimètres de diamètre, laissera passer après section de la symphyse pubienne :

Une sphère de	73	millim.	de diamètre avec	5	centim.	d'écartement.
—	79	—	—	6	—	—
—	85	—	—	7	—	—

2° Un bassin de 6 centimètres laissera passer :

Une sphère de	81	millim.	de diamètre avec	5	centim.	d'écartement.
—	86	—	—	6	—	—
—	91	—	—	7	—	—

3° Un bassin de 7 centimètres admettra :

Une sphère de	89	millim.	avec	5	centim.	d'écartement.
—	93	—		6	—	—
—	98	—		7	—	—

4° Un bassin de 8 centimètres admettra :

Une sphère de	97	millim.	avec	5	centim.	d'écartement.
—	101	—		6	—	—
—	105	—		7	—	—

5° Un bassin de 9 centimètres admettra :

Une sphère de	106	millim.	avec	5	centim.	d'écartement.
—	109	—		6	—	—
—	113	—		7	—	—

6° Un bassin de 10 centimètres admettra :

Une sphère de	114	millim.	avec	5	centim.	d'écartement.
—	118	—		6	—	—
—	121	—		7	—	—

Il est à remarquer que c'est dans les bassins les plus étroits, les plus viciés, que l'écartement des os iliaques fournit les agrandissements les plus marqués. Par exemple, avec un écartement de 5 centimètres :

Un bassin	de 5	centim.	gagne	23	millimètres.
—	de 6	—	ne gagne que	21	millimètres.
—	de 7	—	—	19	—
—	de 8	—	—	17	—
—	de 9	—	—	16	—
—	de10	—	—	14	—

D'autre part, le bénéfice par centimètre est minime pour les premiers centimètres d'écartement, et croît de plus en plus à mesure qu'on éloigne les pubis : ainsi un bassin de 5 centimètres qui n'a gagné que 23 millim. pour

5 centim. d'écartement, en gagne 12 de plus avec deux nouveaux centimètres d'écartement.

Enfin, comme dernière conséquence pratique à tirer des chiffres précédents, pour qu'une tête fœtale à terme (mesurant par suite 95 millim. en moyenne de bipariétal), puisse traverser un bassin coupé avec l'écartement maximum permis et prudent de 7 centimètres, il faut que ce bassin ait un diamètre sacro-pubien voisin de 7 centimètres (avant la section pubienne bien entendu) ; « c'est pourquoi la plupart des auteurs français, italiens et allemands fixent à 67 millimètres (de diamètre sacro-pubien minimum) la limite de la symphyséotomie » (Charles).

Pour arriver au meilleur résultat, il faut que les deux os iliaques se partagent équitablement la besogne, c'est-à-dire qu'ils s'écartent *symétriquement*.

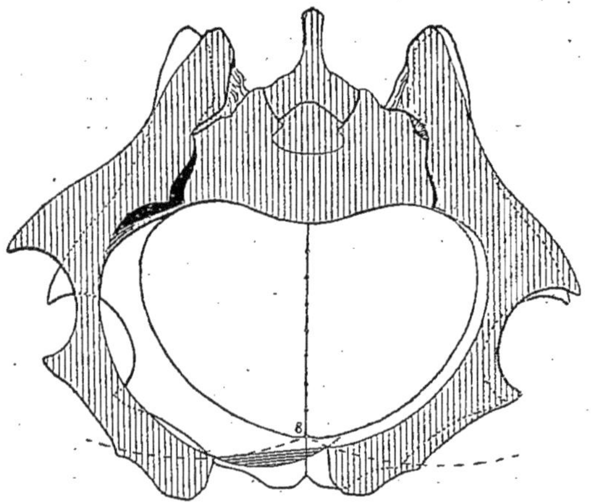

FIG. 178. — « Écartement asymétrique arrêté à 45 millimètres par un contact osseux postérieur prématuré du côté gauche. Le résultat est mauvais : mieux est de forcer le pubis récalcitrant à s'écarter en rompant quelques faisceaux interosseux situés derrière l'auricule, mais devant ou sur l'axe de mouvement. » (Farabeuf et Lop.)

Si, en effet, l'un des pubis fait presqu'à lui seul les frais de l'agrandissement pelvien, le résultat est mauvais, pour plusieurs raisons et entre autres, parce que le segment de tête qui s'interpose dans la brèche pubienne est trop petit. (Voir fig. 178).

« En pratique, lorsqu'un pubis s'écarte plus facilement et plus vite que l'autre, on ne s'en aperçoit qu'à ce qu'il *s'abaisse* aussi davantage. » C'est qu'en effet le pubis s'abaisse en s'écartant de la ligne médiane. C'est la conséquence de la double obliquité de l'axe autour duquel tourne l'os iliaque devenu libre (voir page 463 et fig. 176). « Tout le monde a vu s'abaisser quand on l'ouvre, la porte à charnière oblique d'une lanterne évasée de réverbère » (Farabeuf). Cet abaissement du pubis qui s'écarte est comparable, en sens inverse, à l'élévation que subissent les arcs costaux en s'écartant de la ligne médiane pendant l'inspiration.

Un point important dans l'évaluation de l'écartement qu'on devra produire pour agrandir suffisamment le bassin, c'est l'état de la face antérieure du sacrum qui tantôt est concave, et tantôt plane et même convexe en avant. Il ne suffit pas d'examiner avec soin le détroit supérieur, il faut connaître aussi exactement l'excavation. Non seulement il est urgent de reconnaître les faux promontoires, mais encore il est indispensable de mesurer avec le doigt la dis-

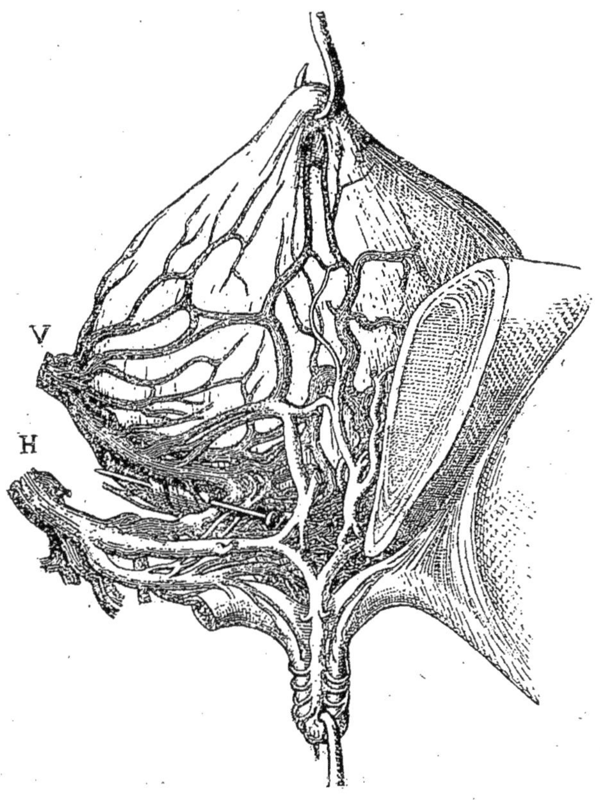

Fig. 179. — « Face antérieure de la vessie insufflée dont le sommet est tiré par un crochet ; face supérieure du clitoris dont le corps et le gland sont abaissés par une érigne, dont la cuisse droite est coupée ; pubis gauche seul conservé. — L'on voit les veines dorsales, caverneuses, uréthrales et vésicales antérieures tributaires de la honteuse interne H qui reçoit par dessous celles du bulbe, du périnée et de l'anus coupées. L'on voit d'autre part l'affluent des vésicales V. L'épingle sépare les deux courants. » (Farabeuf et Lop.)

tance qui les sépare du sous-pubis. C'était l'enseignement de Tarnier, dans ses leçons théoriques et cliniques. M. Farabeuf à son tour a vivement insisté sur l'importance du diamètre qu'il appelle *mi-sacro-pubien*. Si au-dessous du détroit supérieur rétréci, il existe une excavation large, une fois l'anneau étroit franchi, la dystocie cessera, et s'il y a eu section pubienne, l'écartement des os n'aura plus lieu d'être dès que la tête se trouvera dans la cavité de l'excavation. Dans le cas contraire, c'est-à-dire avec un sacrum convexe en avant, l'écartement du pubis devra être maintenu et peut-être augmenté, même après que la tête aura franchi le détroit supérieur.

Le moment est venu d'étudier anatomiquement les conséquences de la symphyséotomie.

En premier lieu que se passe-t-il du côté des articulations sacro-iliaques lorsqu'on écarte les pubis?

« Ce sont les fibres du périoste constituant le ligament sacro-iliaque antérieur qui se ressentent d'abord de la disjonction, surtout celles qui sont les plus éloignées de l'axe, c'est-à-dire des cornes des auricules. C'est donc sur l'origine de la ligne innominée que commencera le décollement. Cette origine est à environ 3 centimères en avant et en dehors de l'axe autour duquel l'écartement pubien la fait tourner. » (Farabeuf et Lop.) Le décollement reste localisé à l'ilium, respectant l'aileron sacré. Au-dessus et au-dessous de la ligne innominée, « la désinsertion diminue d'étendue et devient nulle au voisinage des extrémités de l'articulation ».

Toutes les fibres du ligament postérieur, qui sont en arrière de l'axe autour duquel tourne l'os iliaque (voir figure 177), se relâchent et échappent par suite à la rupture et à la distension; seuls quelques faisceaux qui s'attachent en avant de l'axe, entre la ligne qui le représente et le bord postérieur concave en arrière de la facette articulaire (voir figure 176), ont à souffrir de l'écartement du pubis.

Que deviennent maintenant les tissus mous sous et rétro-symphysiens, quand ils sont privés du soutien naturel que leur fournit l'arc antérieur du bassin avant sa division par la symphyséotomie ?

On sait que l'aire de l'arcade pubienne est occupée par une double lame aponévrotique étendue d'une branche ischio-pubienne à l'autre et perforée à la partie moyenne pour livrer passage au vagin et à l'urèthre. L'insertion de cette double lame ou plancher uro-génital sur le canal génital, se fait au niveau de l'hymen et contribue à créer l'orifice vulvo-vaginal, orifice résistant, complété en avant et en arrière par les parties du plancher que n'interrompent ni l'urèthre ni le vagin. En avant, c'est une bande fibreuse sus et pré-uréthrale appelée ligament transverse; en arrière, ce sont des tractus aponévrotiques qui nés de l'ischion viennent se perdre dans le périnée (Farabeuf et Lop). Dans l'angle dièdre ouvert en avant formé par la branche ischio-pubienne en dehors et la lame aponévrotique inférieure du plancher, se logent les racines du clitoris qui en se rejoignant l'une à l'autre, forment une sorte de trait d'union entre les deux branches ischio-pubiennes. Le corps du clitoris lui-même n'adhère pas à la face antérieure de la symphyse. En arrière s'attachent les deux ligaments pubo-vésicaux; en arrière et en haut sont les anastomoses des vaisseaux, artères petites, veines assez grosses, qui se réunissent d'un côté à l'autre (voy. fig. 179).

Or tous ces organes sont nécessairement allongés, plus ou moins distendus, dans l'écartement des pubis. Ils peuvent même être arrachés, dilacérés, si la disjonction dépasse certaines limites. Le vagin principalement dans sa paroi antérieure, l'urèthre et la vessie courent des risques soit d'élongation, soit même de déchirure. La paroi vaginale antérieure est menacée surtout près de la ligne médiane, à côté de l'urèthre.

Quand la tête fœtale est sur le point de franchir l'anneau vulvo-vaginal, les bords de cet anneau qui manquent de soutien sont fortement distendus. Dans l'accouchement normal à travers une excavation intacte, non fendue, le point faible est en arrière au niveau des tractus interischiatiques qui se déchirent facilement ainsi que le périnée parce qu'ils sont dépourvus de point d'appui osseux. Après la symphyséotomie, quand l'arc antérieur du bassin est divisé, le ligament transverse protégé d'habitude est alors exposé à la déchirure qui se propage aisément à la paroi antérieure du vagin, au lieu de gagner la paroi postérieure comme après la dilacération, dans l'accouchement ordinaire, des tractus interischiatiques.

§ 3. — Indications.

La symphyséotomie s'adresse par-dessus tout aux rétrécissements du bassin. Mais cette indication très générale a besoin d'être détaillée, et elle a déjà été exposée dans le chapitre consacré aux viciations pelviennes; nous n'y reviendrons pas ici et nous renverrons au tome III, pages 128 et 207.

On a encore proposé la section de la symphyse pubienne pendant la grossesse dans certains cas d'incarcération de l'utérus gravide et dévié; pendant l'accouchement au début du travail pour accélérer la dilatation du col en permettant l'engagement de la tête jusqu'alors impossible en raison de l'angustie du détroit supérieur; à une période plus avancée, contre l'enclavement de la partie fœtale dans les présentations du front et même de l'épaule, enfin dans certaines tumeurs fibreuses ou autres qui obstruent l'excavation.

Plusieurs de ces indications sont très discutables ; nous aurons surtout en vue la symphyséotomie destinée à agrandir le bassin rétréci.

§ 4. — Manuel opératoire.

Dans la plupart des cas, la symphyséotomie est immédiatement suivie de l'extraction du fœtus, c'est dire qu'elle s'exécute au moment où la dilatation de l'orifice utérin est complète. Nous étudierons donc :

1° La direction du travail de l'accouchement jusqu'au moment où on pratique la symphyséotomie ;

2° La symphyséotomie proprement dite et l'agrandissement du bassin ;

3° La terminaison de l'accouchement (par l'extraction ou l'expulsion spontanée du fœtus) ;

4° Les sutures de la plaie opératoire, le pansement et les soins consécutifs.

1° Direction du travail de l'accouchement jusqu'au moment de l'opération. — Lorsque les contractions utérines se suivent avec régularité et que la dilatation du col progresse rapidement, il n'y a qu'à prendre des précautions d'ordre général : assurer l'antisepsie, respecter la poche des eaux, ausculter le fœtus et toucher le moins souvent et le plus prudemment possible, tout en surveillant avec soin la marche des douleurs et les accidents qui peuvent survenir. En effet « avant tout, on doit redouter une lenteur excessive du travail, surtout s'il y a une rupture prématurée des membranes, et la procidence du cordon » (Bar).

Quand la dilatation du col se fait lentement, surtout s'il y a eu rupture prématurée des membranes, il y a d'autant plus de risques d'asphyxie pour l'enfant et d'infection pour la mère que la période préopératoire aura duré davantage.

Aussi certains accoucheurs ont-ils recommandé d'accélérer artificiellement la dilatation quand elle est trop lente à se compléter. Pour arriver à ce but on emploie les divers procédés de dilatation manuelle, ou les écarteurs métalliques, ou encore les gros ballons introduits au-dessus de l'orifice utérin. (Voir plus haut, pages 429 à 446). On se rappellera que les gros ballons exposent à divers accidents tels que la procidence du cordon et la rétraction de l'anneau de Bandl.

La dilatation complète étant obtenue soit par les seules forces de la nature ou artificiellement, il est bon, surtout chez les primipares, de préparer l'ampliation du vagin, du périnée et de la vulve pour prévenir autant qu'on peut la déchirure de ces organes, au moment du dégagement du fœtus, après la section symphysienne.

Pour cela, on se sert du gros ballon de Champetier de Ribes qu'on gonfle et qu'on laisse pendant un certain temps dans le vagin ; on peut aussi, dès que la parturiente est sous l'influence du chloroforme, exercer des tractions progressives sur la queue du ballon, et l'extraire tout gonflé à travers l'orifice vulvaire ; ou bien, on insinue la main tout entière dans les voies génitales, puis on la retire doucement et on recommence au besoin plusieurs fois, jusqu'à ce qu'on puisse faire sortir de la vulve le poing fermé.

« Cependant, il ne faudrait pas croire que cette intervention préliminaire mette à l'abri de toutes les difficultés provenant des parties molles. Tout d'abord, la dilatation de la vulve par le ballon n'est pas toujours suffisante : mais surtout, pour être moins brutale que lorsqu'elle est effectuée d'un seul coup au moment de l'extraction du fœtus, elle ne s'obtient pas sans donner lieu à des éraillures vaginales et vulvaires qui sont le plus souvent insignifiantes au moment où on retire le ballon, mais qui peuvent devenir le point de départ de déchirures étendues et profondes au moment du passage de l'enfant » (Bar).

Doit-on, avant la symphyséotomie pour bassin rétréci, tenter d'extraire le fœtus dans l'intention de n'ouvrir le bassin que si cet essai reste infructueux ?

Il va sans dire qu'il ne saurait être question d'extraction par le siège ou de version podalique par manœuvres internes. L'échec de ces opérations, c'est-à-dire l'arrêt de la tête dernière au-dessus du détroit supérieur rétréci, entraînerait fatalement la mort du fœtus avant qu'on ait le temps d'exécuter secondairement la section de la symphyse.

Il s'agit donc uniquement de l'application du forceps. Pinard et ses élèves la repoussent catégoriquement. Bar réserve ces tentatives « aux cas dans lesquels le bassin étant peu rétréci, les membranes étant rompues depuis assez longtemps, la tête étant fixée au détroit supérieur », il estime que la « symphyséotomie pourra être évitée, surtout si la femme étant une primipare, la version » paraît « devoir être après la séparation des pubis difficile et ne pas constituer une opération de choix » (Bar).

Tout dépend en somme de l'examen comparatif qu'il faut faire avec le plus grand soin des dimensions que présentent le petit bassin d'une part, et la tête fœtale d'autre part. Le plus sage, dans l'intérêt de l'enfant, est donc de s'abstenir d'appliquer le forceps lorsque la tête paraît trop volumineuse pour pouvoir passer, et en cas de doute, d'exercer des tractions prudentes et modérées, avec la résolution formelle de les suspendre si elles semblent exiger un effort tant soit peu énergique. En pareille circonstance, on peut laisser l'instrument en place, pendant qu'on procédera à la section de la symphyse.

2° Symphyséotomie proprement dite et agrandissement du bassin. — La femme est endormie, en position obstétricale, la dilatation de l'orifice est complète, l'antisepsie assurée, la région opératoire rasée, largement savonnée, brossée, lavée à l'alcool, à l'éther, au sublimé. L'urèthre est reconnu, la vessie vidée, le rectum évacué et lavé, le vagin frotté et injecté, puis dilaté ainsi que la vulve, etc.

L'opérateur se place entre les cuisses écartées par des aides.

Il s'assure « de la hauteur, de la situation, de la direction de la symphyse à l'aide d'un doigt introduit dans le vagin et du pouce palpant l'extérieur. On reconnaît les épines pubiennes saillantes sous la peau et par suite le bord supérieur de la symphyse qui se trouve juste entre deux. Il y a du reste toujours une petite dépression, une véritable encoche entre les angles des pubis ; cette espèce de petite fossette, correspondant au bord supéro-interne des pubis et au bord supérieur du cartilage inter-pubien à diviser, est un excellent guide pour ne pas s'égarer ». On la sentira aisément dès que les téguments seront divisés (Charles).

En attendant, il est facile de s'assurer que les deux pubis jouent bien l'un sur l'autre et que par conséquent les articulations sacro-iliaques sont mobiles, indemnes d'ankylose. On n'a pour cela qu'à imiter le prodédé qu'emploie Budin pour rechercher le relâchement normal de la symphyse pubienne, chez toute femme enceinte, quand il ne s'accompagne ni de douleur ni de symptômes fonctionnels : on introduit dans le vagin l'index, on le recourbe en crochet de manière à appliquer sa face palmaire sur la face postérieure de la symphyse, puis on recommande aux aides qui tiennent les cuisses de les étendre et de les fléchir sur le bassin alternativement et l'une après l'autre. On reconnaît ainsi exactement l'emplacement de l'interligne articulaire et en même temps on s'assure qu'il n'existe aucun obstacle soit au passage du bistouri, soit à l'écartement ultérieur des pubis; Budin recommande d'avoir préalablement recours à ce moyen d'investigation, avant de décider l'intervention : on y procède alors, la femme étant dans la situation debout.

Toutes ces précautions prises, l'opérateur se désinfecte une dernière fois les mains, puis il prend le bistouri.

Incision des téguments. — La peau et les tissus sous-cutanés sont incisés

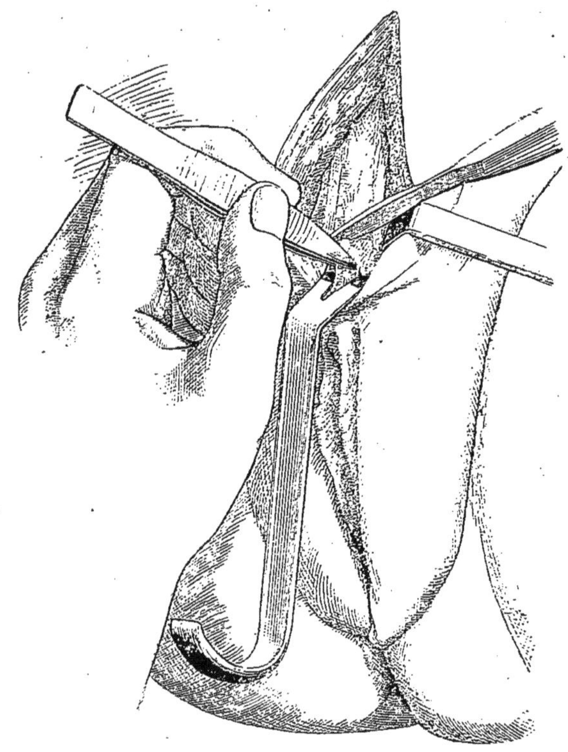

Fig. 180. — « La peau et la graisse coupées du haut en bas, la plaie rendue béante par les écarteurs appuyés du bout sur les os, la queue fourchue de la sonde ayant gratté de haut en bas devant la symphyse se trouve à cheval sur le suspenseur clitoridien : elle le tend, car elle abaisse et tire le clitoris avec la commissure inférieure de la plaie ; elle le laisse saillir entre ses dents, comme le filet de la langue pris dans la fente du pavillon de la sonde cannelée.

« Ainsi présenté, le ligament pincé largement et à fond par la gauche de l'opérateur, est offert au bistouri qui le tranche. » (Farabeuf et Lop.)

sur la ligne médiane, de haut en bas, assez largement pour donner tout le jour nécessaire. Une incision de 8 centimètres est commode avec 4 centimètres au-dessus et 4 centimètres au-devant de la symphyse pubienne : elle s'arrête en bas au-dessus du clitoris ; s'il est haut placé, s'il repose par son corps sur la face antérieure de la symphyse (sans y adhérer), la section se dévie d'un côté ou de l'autre, ou même des deux, en chevronnant (Farabeuf) l'organe érectile. La peau, la graisse sont largement et profondément entamées, surtout à la partie moyenne de l'incision qui a même intérêt à pénétrer dans la profondeur, presque du premier coup jusqu'au bouclier osseux constitué par l'arc antérieur du bassin.

Mentionnons pour mémoire les petites ouvertures de la peau par lesquelles on faisait autrefois la symphyséotomie sous-cutanée, et l'incision transversale de Zweifel. Le tracé vertical médian suffisamment étendu est préférable. On met à nu les faisceaux fibreux blancs qui recouvrent la face antérieure de l'arc pelvien, et on fait écarter les bords de la plaie. On libère le bord supérieur de la symphyse par deux petites incisions tranversales intéressant les fibres tendineuses et ligamenteuses, guidées par le doigt, et opérées soit au bistouri, soit aux ciseaux. Voilà pour la dénudation du bord supérieur : cela suffit pour beaucoup d'opérateurs qui passent alors d'emblée à la section de la jointure. Le professeur Farabeuf conseille auparavant de dénuder aussi son bord inférieur au niveau du ligament arqué ou arcuatum. Pour arriver à ce but, on fait écarter les lèvres de l'incision surtout à sa partie inférieure, et on abaisse le corps du clitoris soit avec les doigts, soit avec l'aide du manche fendu que porte la sonde spéciale très commode que recommande M. Farabeuf (voir fig. 180). Cet instrument, tout en recouvrant le clitoris et le refoulant en bas, fait saillir son ligament suspenseur à la manière dont le frein de la langue s'insinue dans la fente que présente la plaque de toute sonde cannelée. Avec une pince on tend ce ligament suspenseur pour l'inciser au-dessus d'elle, et mettre ainsi à découvert l'arcuatum et le bord inférieur de la symphyse au-dessous duquel pénétrera la sonde protectrice des organes urinaires sur laquelle on sectionnera sans crainte le fibro-cartilage interpubien.

Section de la symphyse. — L'index gauche est introduit en haut, par-dessus le bord supérieur de l'articulation, pour en reconnaître au besoin la face postérieure, et même pour garantir la vessie et l'urèthre. On peut en effet, sans autre protecteur, séparer les pubis.

Il est prudent d'ajouter à cette manœuvre l'introduction d'une sonde métallique dans l'urèthre, pour le refouler en bas et en arrière et l'éloigner du bistouri.

Il est plus sûr encore de glisser de bas en haut, de l'arcuatum vers le bord supérieur, la sonde cannelée courbe de Farabeuf, dont le bec doit venir se montrer entre les tendons des muscles droits au-dessus du bord supérieur de la symphyse.

Alors, on explore une dernière fois la petite encoche qui sépare les deux angles pubiens, et on entame le manchon fibro-cartilagineux avec un bistouri pointu. Dès que la voie est indiquée, on le remplace par un bistouri boutonné à dos *étroit* (bistouri boutonné ordinaire ou instrument de Farabeuf, ou encore falcetta de Galbiati, etc.). L'instrument tranchant sera manié sans effort pour rester dans la bonne voie, car d'un coup de main trop énergique on peut entamer le tissu osseux, créer ainsi une fausse route, arrêter l'action du bistouri et risquer de le casser ; en outre, on est vite conduit à interpréter à faux la résistance que l'on éprouve dans la division des pubis, et à croire qu'il existe une ankylose osseuse de la symphyse. Cette anomalie est des plus rares, si tant est même qu'elle existe chez les femmes en âge de devenir enceintes.

Chez les parturientes âgées de moins de 20 ans, il y a une cause d'erreur qui a pu en imposer pour une ankylose de la symphyse. Chez ces jeunes sujets, en effet, l'épiphyse qui donne naissance à l'angle du pubis n'est pas encore soudée au reste de l'os ; il y a là, à un centimètre de la ligne médiane et de chaque côté, un interstice cartilagineux où le bistouri erre facilement et se trouve bientôt arrêté par les travées osseuses qui se développent dans la profondeur. D'autres fois on a trouvé des sinuosités de l'interligne articulaire causant les mêmes difficultés.

Certains opérateurs ont dû se servir, pour fendre le bassin, soit de la scie à chaîne, soit du ciseau et du maillet.

Il est essentiel de diviser complètement le fibro-cartilage interpubien et aussi le ligament arqué. Toute section incomplète reste vaine au point de vue de l'agrandissement ultérieur du bassin.

Quand la symphyse est entièrement coupée, une légère secousse résultant de la libération complète et brusque des pubis avertit l'opérateur. Les os sont déjà suffisamment écartés pour permettre à l'index de parcourir la voie créée par le bistouri.

Agrandissement du bassin. — Nous avons vu que l'écartement des pubis ne doit jamais dépasser 7 centimètres si l'on veut éviter le diastasis des articulations sacro-iliaques, et aussi la déchirure par distension des parties molles antérieures (vagin, urèthre, clitoris, vessie) : 7 centimètres, c'est approximativement l'extrémité des quatre derniers doigts allongés et accolés. D'autre part, 5 centimètres (un peu moins de trois travers de doigt) d'écartement suffisent d'habitude si le diamètre minimum du bassin mesure plus de 75 millimètres.

Enfin, la filière pelvienne doit être ouverte par l'accoucheur sans que la tête fœtale ait à exercer la moindre action dilatatrice ; c'est la véritable condition pour que l'enfant ne subisse pas de pression inutile et dangereuse.

Les aides, qui tiennent les cuisses, en laissant tomber les genoux dans l'abduction amènent de ce seul chef un écartement déjà notable. On l'augmente en faisant agir directement de dedans en dehors sur les crêtes iliaques.

Farabeuf et Pinard se servent d'instruments métalliques, *disjoncteurs ou diducteurs*, munis de graduations permettant d'apprécier au millimètre l'écartement qu'ils produisent.

A partir de 4 centimètres, « quand même on n'éprouve aucune résistance sérieuse, il faut envoyer l'index gauche dans le bas de la plaie pour juger de la tension du clitoris, de la bande transversale pré-uréthrale et même des ligaments vésicaux. Au cinquième centimètre, nouvelle exploration que l'on renouvellerait ensuite plus fréquemment à 5 1/2, 6, 6 1/2, 7 centimètres, s'il fallait jamais aller jusque là. Ce n'est pas seulement pour explorer et savoir ce qui se passe, c'est bien plus pour aider par la pression du bout du doigt et de l'ongle le plancher pelvien et les racines du clitoris à se détacher du pilier ischio-pubien, de chaque côté également. » (Farabeuf et Lop.)

L'écartement doit être progressif et *symétrique*. Nous savons que si les deux articulations sacro-iliaques bâillent également, les pubis s'abaissent symétriquement. Si l'une d'elles s'abaisse (ou s'écarte de la ligne médiane, ce qui est tout un) plus vite que l'autre, il faut y remédier en faisant agir en sens inverse sur les cuisses ou sur les crêtes iliaques.

L'écartement nécessaire, déterminé à l'avance d'après le rétrécissement du bassin, une fois obtenu, on devra veiller à ce qu'il n'augmente pas pendant

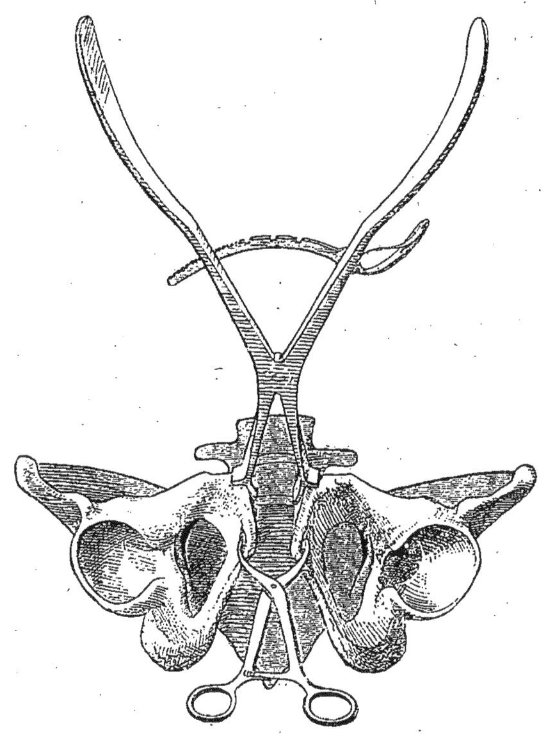

Fig. 181. — « En dessus, disjoncteur appliqué entre les sus-pubis. En dessous, modérateur limitant l'écartement des sous-pubis et la distension des parties molles. » (Farabeuf et Lop.)

le passage de l'enfant. Farabeuf se sert pour cela d'une pince modératrice dont on implante les pointes dans le tissu osseux (voy. fig. 181).

Tout étant prêt pour l'engagement du fœtus, on tamponne la plaie avec de la ouate ou de la gaze aseptique, iodoformée, etc.

3° Terminaison de l'accouchement après la symphyséotomie. — Dans quelques cas, on a attendu l'expulsion spontanée du fœtus. Cette expectation, qui a parfois duré plusieurs heures, avait pour but de diminuer les risques de lésions traumatiques pour les parties molles. Quoiqu'on protège la plaie à l'aide d'un tamponnement aseptique, il ne semble ni pratique, ni favorable de laisser ainsi l'opérée pendant un temps plus ou moins long avant son accouchement, avec une plaie béante et un bassin ouvert. Dans les récentes statistiques, la mortalité des femmes ainsi traitées a été considérable, c'est pourquoi, en général, on préfère l'extraction immédiate du fœtus.

Les premières symphyséotomies (celle de Sigault, de Siebold) furent terminées par l'extraction du fœtus au moyen de la version podalique; puis on employa le forceps, et dans la période contemporaine, c'est l'application de cet instrument qui fut d'abord et presque exclusivement pratiquée. Pourtant Budin un des premiers revint à la version, après la division du pubis; vivement combattu d'abord par ses compatriotes, il ne fut imité en France que lorsque ce mode d'extraction eut été repris à l'étranger. Aujourd'hui, la version paraît avoir le pas sur le forceps, comme complément de la symphyséotomie. La symphyséotomie, indiquée surtout dans les bassins généralement rétrécis, a pour effet de les transformer en bassins aplatis d'avant en arrière, après écartement des os iliaques; et l'on sait combien la version podalique rend de services dans les bassins aplatis (voyez ci-dessus p. 390-392). C'est pourquoi il est logique d'employer ce mode d'extraction, après la section du pubis, au moins autant que d'appliquer le forceps (Budin).

Les statistiques générales de Spæth semblent justifier cette préférence, tant pour les mères que pour les enfants.

« Il est définitivement acquis aujourd'hui que la tête fœtale arrivant dernière dans le bassin et poussée à souhait, tirée par une main suffisamment exercée, franchit le détroit supérieur plus aisément que la tête venant première saisie par un forceps qui la transforme en un bloc moins compressible. Les chances de contusions du fœtus et des parties molles de la mère se trouvent ainsi accrues. S'il en est ainsi pour le bassin dont les os iliaques ne se laissent pas écarter l'un de l'autre, il en est de même après la symphyséotomie. La tête dernière passera, ici, plus facilement que première, alors qu'elle est tirée par un forceps. Les tractions défectueuses, exercées sur cet instrument et par lui sur la tête fœtale, auront comme conséquences de contusionner les parties molles, de les déchirer d'autant plus facilement que leur soutien antérieur (la face postérieure de la symphyse) fera défaut et que leur extension pourra être portée au delà des limites permises ici. Il semblerait donc que la version dût toujours être préférée au forceps... Cependant le forceps n'a pas que des inconvénients et la version des avantages. Une application de forceps, si les tractions sont faites avec modération, peut échouer; dans ce cas la vie de l'enfant n'est pas compromise. Il n'en est pas de même avec la version : entreprise, elle doit être terminée dans le plus bref délai : la plus petite hésitation, le plus petit retard compromettent les jours de l'enfant. On peut, de ce chef, être conduit, pour obtenir plus rapidement une extraction plus difficile qu'on ne le prévoyait, à recourir à des manœuvres qui ne laissent pas d'être dangereuses pour l'enfant, et de traumatiser gravement les tissus maternels.

« Ces deux méthodes d'extraction présentent donc leurs dangers, et l'on doit s'appliquer à choisir, dans chaque cas, celle qui devra donner les meilleurs résultats. Les règles qui doivent diriger notre choix sont identiquement, après la symphyséotomie, celles que nous suivons quand le bassin n'a pas été agrandi. » (Bar.) Dans ce cas, si les parties molles sont suffisamment souples, comme cela existe chez la plupart des multipares, si la dilatation du col est franchement complète, ayons recours à la version. Bien entendu, les présentations de l'épaule irréductibles par manœuvres externes la commandent formellement. Si, au contraire, la femme est primipare avec un vagin étroit, comme c'est la règle dans le cas de bassin généralement rétréci; en outre, si la poche des eaux est rompue depuis longtemps, si l'utérus est rétracté sur l'enfant, c'est le forceps qui bien évidemment sera préférable.

En cas d'application de forceps, on devra par rapport au bassin placer les cuillers aux extrémités d'un diamètre oblique ou du diamètre transverse. Il est essentiel d'éviter l'attitude dans laquelle les branches répondent au diamètre antéro-postérieur. Dans ce cas, en effet, « le passage de la tête est beaucoup plus difficile sinon impossible, car les bords de la cuiller s'appliquent sur les surfaces osseuses des pubis ; une sorte de barrière rigide se trouve établie qui empêche la convexité du crâne de pénétrer entre les pubis.

« Il en est de même avec le mensurateur-levier-préhenseur que M. Farabeuf préconise comme l'instrument de choix pour l'extraction de la tête après division du pubis (voir p. 321). Encore la cuiller du forceps est-elle moins large que celle du mensurateur-levier-préhenseur, qui nécessite un écartement plus considérable du pubis. » (Budin.)

De plus, la cuiller antérieure directement en contact avec les parties molles correspondantes, qui sont alors privées de leur soutien osseux, les menace singulièrement, et d'autant mieux que la tête après s'être engagée profondément, et après avoir exécuté son mouvement de rotation va sortir de la vulve en appuyant le sous-occiput sur la commissure antérieure, distendre et amincir encore la paroi vaginale antérieure déjà tiraillée par l'écartement du pubis avec les racines du clitoris, les ligaments antérieurs de la vessie et les vaisseaux à direction transversale. Aussi Varnier a-t-il conseillé, une fois le rétrécissement franchi, de refermer le bassin à l'aide de pressions exercées sur les crêtes iliaques de dehors en dedans, de manière à restituer aux tissus mous le protecteur naturel que leur donne l'arc antérieur du bassin non fendu, avant de dégager la tête du fœtus. « Cette manière de faire est bonne mais n'est possible que si le détroit inférieur est normal. On peut toujours au contraire suivre le conseil de M. Fochier et de Kufferath : de ne pas ramener l'occiput en avant et de dégager la tête *transversalement*. » (Charles.) Cette attitude est en effet conforme à la forme nouvelle imprimée par l'écartement des branches ischio-pubiennes à l'orifice vagino-vulvaire dont le grand diamètre devient transversal au lieu d'être antéro-postérieur comme avant la symphyséotomie.

L'enfant né, on traite le cordon comme d'habitude et on pratique le plus souvent la délivrance artificielle, puis on nettoie l'utérus et le vagin à l'aide d'une injection ; enfin on laisse dans le vagin une grosse mèche de gaze iodoformée.

4° SUTURES, PANSEMENT ET SOINS CONSÉCUTIFS. — On commence par se nettoyer soigneusement les mains pour se débarrasser des germes qu'on a pu prendre dans le vagin pendant les manœuvres d'extraction, puis, on retire le pansement provisoire qu'on avait placé sur la plaie pubienne et on demande aux aides de rapprocher les os le plus possible, en appuyant de dehors en dedans sur les grands trochanters et sur les ailes iliaques. Le plus souvent on se contente de placer des sutures profondes et superficielles sur les téguments ; on ferme complètement la plaie opératoire quand on n'a pas d'infection à redouter ; dans le cas contraire, on draine.

Farabeuf recommande de suturer les faisceaux tendineux et ligamenteux qui s'insèrent sur la face antérieure du pubis. Il emploie pour cela un fort poinçon terminé, après une courbure légère, par une pointe renflée percée d'un chas taillé à quatre pans et assez courte pour ne pas casser en frottant les os. Bar a modifié cet instrument.

La pince fixatrice de Farabeuf maintient les pubis rapprochés pendant qu'on procède à la ligature des trousseaux fibreux.

Zweifel fait la suture osseuse ; Morisani et la plupart des auteurs la regardent comme inutile et comme compliquant l'opération.

On termine par un pansement de la plaie suturée à la poudre et à la gaze iodoformée, le tout recouvert d'ouate et maintenu par un bandage. On peut encore obturer la plaie avec une couche de stérésol, purement et simplement, ce vernis antiseptique jouant le rôle de tégument artificiel ou de collodion.

On immobilise le bassin en entravant les genoux, et en entourant le bassin d'un bandage contentif plâtré, silicaté, etc., ou en plaçant l'accouchée dans un des appareils spéciaux de Tarnier, de Guéniot, de Pinard, etc. Auvard se sert d'un simple bandage de corps, maintenu par deux rubans de fil munis de boucles ordinaires qui permettent de serrer autant qu'on veut, et de desserrer très facilement. Budin et Bar ont recours à une bande de caoutchouc appliquée sur les trochanters, au-dessus d'une couche épaisse d'ouate ; mais ce moyen de contention a besoin d'être serré modérément et surveillé.

La malade restera immobile sur le dos, surtout pendant les premiers jours. On ôte les fils vers le 10e jour. Quand tout va bien, la femme peut se lever du 20 au 25e jour.

§ 5. — Accidents et complications.

Nous avons décrit l'opération dans toute sa simplicité. Nous allons maintenant étudier ses difficultés et les accidents immédiats auxquels elle donne lieu, puis nous passerons en revue les complications des suites de couches, et les conséquences tardives.

1° Difficultés et accidents immédiats. — L'incision des parties molles prépubiennes est-elle gênée par l'antéversion de l'utérus (abdomen pendulum) ? Il suffit de faire redresser le ventre par des aides.

Les veines sous-tégumentaires saignent abondamment quand elles sont variqueuses, surtout si elles sont entourées de tissu cicatriciel comme chez les femmes ayant déjà subi autrefois une première symphyséotomie. L'hémostase est obtenue avec les pinces, avec un tampon antiseptique ou plus simplement au moyen de la compression effectuée en appuyant la peau et le pannicule sous-jacent sur l'arc antérieur du bassin.

Une abondante couche de graisse nécessite une incision profonde, au fond de laquelle on a peine à voir si la plaie n'est pas suffisamment étendue en longueur.

L'interligne articulaire est quelquefois difficile à trouver : soit que la section de la peau ait été pratiquée en dehors de la ligne médiane, soit que la symphyse pubienne ait subi une déviation ou une déformation. Chez les femmes très jeunes, avant la réunion de l'épiphyse pubienne avec le reste de l'os, le bistouri peut s'égarer dans le cartilage d'ossification et être arrêté par les tractus solides en voie de développement. On a signalé aussi l'ankylose complète de la jointure, si bien qu'on a dû employer pour ouvrir le bassin, la scie à chaîne, le ciseau et le maillet, etc. A vrai dire, l'ossification de l'article doit être fort rare ; Morisani, Pinard, Bar, etc., ne l'ont jamais rencontrée.

Une fois la section des pubis effectuée, il se peut que leur écartement se fasse avec peine ou inégalement. C'est alors que les articulations sacro-iliaques résistent. Or il y a grand avantage, dans l'intérêt des parties molles (paroi vaginale antérieure, urèthre, vessie, etc.) à ce que l'écartement des pubis se fasse symétriquement, et, d'autre part, il est essentiel pour éviter à l'enfant toute compression nuisible, d'obtenir le degré voulu d'agrandissement pelvien. C'est pourquoi l'abduction des cuisses a besoin d'être conduite avec prudence : si elle est insuffisante, on agit de dedans en dehors sur les ailes iliaques ; si, malgré tout, l'écartement des pubis est trop peu marqué ou s'il se produit aux dépens d'une seule des jointures sacro-iliaques qui, dans ce cas, se disloquerait trop, on emploie la manœuvre suivante décrite par Farabeuf. « Pour arrêter la disjonction du côté où elle est suffisante, on met la cuisse dans la flexion-adduction-appuyée (voy. fig. 182). Et pour exercer sans peine toute sa puissance, l'aide qui fait cette flexion-adduction appuyée, monte sur un tabouret et pèse sur le genou de tout le poids de la moitié supérieure de son corps. Pendant ce temps, l'autre aide ou l'opérateur lui-même donne sur la cuisse à écarter de petites secousses qui excellent à décoller le périoste qui recouvre la partie antérieure de l'articulation sacro-iliaque trop résistante. » C'est dans ces manœuvres d'écartement que les parties molles antérieures courent le plus de risques. Nous y reviendrons.

Quand par hasard il existe une synostose sacro-iliaque unilatérale, le seul ilium demeuré mobile fait tous les frais de l'agrandissement pelvien. Cette condition est généralement regardée comme défavorable et c'est pourquoi Farabeuf a imaginé l'ischio-pubiotomie (voir plus loin page 486).

Les hémorrhagies sont toujours redoutées parce qu'elles ont été quelquefois très graves et même mortelles. A part l'écoulement consécutif aux sections des tissus sous-cutanés dans le cas où les veines sont anormalement dilatées et variqueuses, c'est surtout après la division du pubis que l'accident apparaît. Laissons de côté les plaies vasculaires qui résultent d'une échappée inopportune du bistouri. Les pertes sanguines sont dues surtout à la déchirure des plexus prévésicaux qui se rompent par distension pendant l'écartement du pubis, ou encore, à la dilacération d'une racine des corps caverneux clitoridiens. L'écoulement du sang paraît augmenter au moment même où l'enfant est extrait.

Et cependant, c'est là le véritable moyen d'atténuer considérablement l'hémorrhagie ; on doit donc, sans perdre de temps, pratiquer la version ou faire l'application de forceps, quitte à effectuer, après la naissance de l'enfant, un tamponnement qui aura pour but de tarir la perte à sa source. Ce moyen vaut mieux, sans conteste, que l'emploi des ligatures ou des pinces qu'on ne sait jamais exactement où placer. Le thermocautère a été utilisé. A vrai dire, les

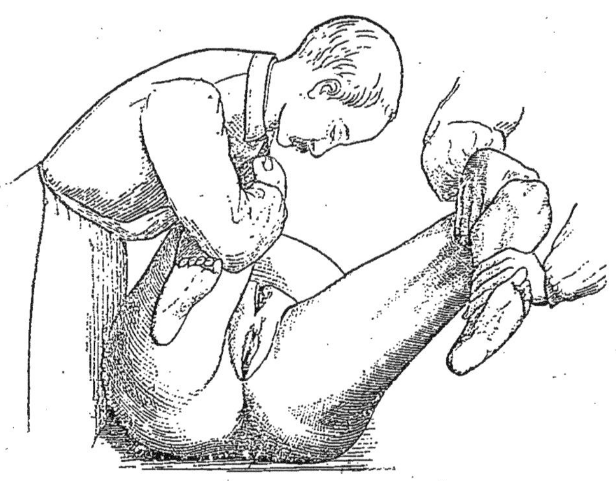

FIG. 182. — « Flexion-adduction appuyée de la cuisse droite pour sceller l'ilium droit au sacrum, pendant que par l'abduction forcée de la cuisse gauche, un autre aide disjoint la partie antérieure de la seule articulation sacro-iliaque gauche.
« Pour exercer sans peine toute sa puissance, l'aide qui fait la flexion-adduction-appuyée monte sur un tabouret et pèse sur le genou de tout le poids de la moitié supérieure de son corps. » (Farabeuf et Lop.)

moyens les plus actifs sont l'extraction du fœtus et la compression aseptique.

A ces hémorrhagies de la plaie opératoire, il faut joindre celles qui viennent de l'inertie utérine pendant ou après la délivrance et qui peuvent être très graves ; elles appellent les moyens curatifs habituels.

Assez souvent, et surtout chez les primipares, on observe des déchirures de la paroi antérieure du vagin ou de la commissure correspondante de la vulve, ensemble ou isolément. Ces lésions ont l'inconvénient de faire communiquer la plaie symphysienne avec la cavité du vagin toujours difficile à désinfecter ; elles se produisent soit au moment où les deux pubis s'éloignent l'un de l'autre, soit surtout lorsque passe la tête du fœtus, première ou dernière. Le danger est particulièrement imminent quand on n'a pas, pour une raison ou pour une autre, refermé le bassin à l'aide de pressions exercées de dehors en dedans sur les trochanters et les crêtes iliaques, et quand en même temps on a fait exécuter à la tête un mouvement de rotation qui ramène l'occiput sous la commissure antérieure de la vulve privée de soutien. Sur 23 symphyséotomies, Bar n'a observé qu'une fois cet accident, et on pouvait, dit-il, accuser une faute opératoire. Sur 89 opérations de Pinard, il y a eu huit déchirures de cet ordre : deux fois après la version, six fois après des applications de forceps, soit dans une proportion de 8,98 p. 100 (Bar). Budin a vu, dans une symphyséotomie terminée par la version podalique, deux lignes rouges marquées sur la tête du fœtus, et dues à l'impression des bords tranchants des pubis divisés. Il n'y avait pas, dans ce cas, de déchirure du vagin ; mais on comprend que cette lésion doive être aisément produite si la tête fœtale, en descendant dans l'excavation, offre la paroi vaginale antérieure à l'action des arêtes tranchantes représentées par les bords des pubis séparés l'un de l'autre.

En présence de ces lésions, il faut recourir à la suture au catgut de manière à fermer complètement la plaie et à séparer l'articulation ouverte de la cavité du vagin ; à moins d'impossibilité venant d'une infection préalable, cette conduite est préférable au drainage.

L'urèthre et la vessie sont aussi quelquefois blessés pendant la symphyséotomie. « Sur l'urèthre, ce sont les arrachements, les déchirures qui sont les conséquences fréquentes des plaies vulvaires communiquant avec l'articulation ; il est des cas où la lésion est telle que le canal de l'urèthre ne peut plus être retrouvé qu'avec de grandes difficultés.... Dans certains cas, alors même que la plaie vulvaire ne communique pas avec l'articulation, l'extrémité antérieure de l'urèthre peut se trouver en partie arrachée et rendue peu reconnaissable. » L'urèthre peut encore « être lésé sans qu'il y ait déchirure du vagin. Que la distension des tissus ait été trop forte, soit pendant l'extraction, soit au moment de l'écartement des pubis, l'urèthre peut être étiré et sa paroi, en partie déchirée, peut rester amincie. Ces lésions peuvent avoir pour conséquence une tendance à l'incontinence d'urine ; mais aussi la fragilité de la paroi uréthrale peut devenir telle qu'au cours d'un cathétérisme, même très prudemment pratiqué, on perfore l'urèthre. » (Bar.)

Toutes ces lésions du canal uréthral se traitent par l'introduction d'une sonde qu'on laissera à demeure dans la vessie, et à côté de laquelle on fera, si possible, les sutures qui pourront être nécessaires.

La vessie est parfois lésée, soit pendant l'agrandissement du bassin, soit au moment de l'extraction. Le réservoir a, dans certains cas, fait hernie entre les deux pubis, lorsqu'on les rapproche dans le dernier temps de l'opération. Mais « le plus souvent, les lésions vésicales se produisent au moment de l'extraction. La distension excessive, la compression contre le bord postérieur d'un des deux pubis en sont les principaux agents. L'effraction vésicale se produit donc soit par déchirure, soit par section. Elle peut siéger sur la face antérieure de la vessie seule, ou sur la face postérieure de celle-ci. Il n'est pas impossible qu'on voie, dans certains cas, la vessie déchirée sur les deux faces ». (Bar.) Le traitement consiste dans la suture immédiate de la déchirure suivie de l'introduction d'une sonde à demeure.

« Il est assez difficile de fixer par des chiffres ce qu'est après la symphyséotomie le risque des blessures de la vessie. D'après la statistique de M. Pinard, nous aurions deux lésions sérieuses de la vessie sur quatre-vingt-dix, mettons pour cent opérations. Mais Zweifel, sur 31 cas, dit avoir observé trois fois des lésions de l'appareil urinaire. En acceptant le chiffre de 3 p. 100 comme représentant les risques de blessure de la vessie, on ne peut être taxé de malveillance vis-à-vis de la symphyséotomie. » (Bar.)

Le *thrombus* est un accident assez rare pendant la symphyséotomie, il a été cependant observé après l'extraction rapide du fœtus à travers un orifice utérin incomplètement dilaté, par glissement des parties molles distendues et tirées à l'excès, ou consécutivement à la disjonction marquée des symphyses sacro-iliaques. Il siège soit derrière les pubis, soit au niveau des jointures latéro-postérieures du bassin. Nous y reviendrons.

Une mention spéciale, dans ce chapitre des difficultés et accidents opératoires, doit être réservée à la *symphyséotomie répétée*. Quand on accouche par la section sigaultienne une parturiente qui l'a déjà subie autrefois, on doit s'attendre à des incidents de divers ordres. Sans doute l'incision des téguments ne prête à aucune considération particulière ; mais on arrive ensuite, non plus sur un arc antérieur du bassin ostéo-cartilagineux, mais sur la bride fibreuse qui a réuni les deux pubis après la section de leur jointure. Or cette bride « adhère étroitement à la vessie; des adhérences également s'établissent entre elle et l'urèthre; il en résulte que, d'une part, il peut être difficile de passer le doigt derrière la bride pour la sectionner, et que, d'autre part, l'absence de laxité dans le tissu cellulaire augmente les chances de déchirure de la vessie, au moment de l'écartement du pubis, et surtout au moment de l'extraction de la tête du fœtus. M. Pinard a rencontré des difficultés dans sa 89e symphyséotomie, qu'il a faite le 7 décembre 1897. La femme avait déjà subi une symphyséotomie en 1892 : les tissus rétro-symphysiens furent sectionnés au bistouri sur le doigt; la vessie vint faire hernie entre les branches du pubis. On fit une application de forceps ; malgré les précautions prises, les tissus cicatriciels vestibulaires se déchirèrent, et quatre branches importantes des artères vésicales antérieures saignèrent abondamment. » (Bar.)

2° Complications des suites de couches. — Le *choc post-opératoire* a été dénoncé par le professeur Fochier à la Société obstétricale de France en 1899.

Les *hémorrhagies secondaires* venant de la plaie opératoire ou de déchirures vagino-vulvaires ont été signalées. Elles sont exceptionnelles et sous la dépendance de l'infection.

Les accidents infectieux sont de beaucoup les plus importants et les plus fréquents après la symphyséotomie. Nous étudierons au chapitre Pronostic la mortalité générale des mères: pour le moment, examinons la morbidité infectieuse.

En dépouillant la statistique intégrale de Pinard, Bar a trouvé que « sur 62 symphyséotomies, dans 25 cas il n'y a pas eu de fièvre, soit dans 40,30 p. 100. En tenant pour compliquées les suites de l'opération dans tous les cas où la température s'est élevée au-dessus de 38°, la morbidité totale serait de 59,70 p. 100. » (Bar.)

Dans sa statistique personnelle, Bar, sur un ensemble de 23 opérations, a eu une première série de 11 faits avec 81,81 p. 100 et une autre série de 12 faits avec 41,66 p. 100 de morbidité ; les premières avaient été pratiquées à la Clinique d'accouchement de la rue d'Assas ; les dernières ont été faites dans son service de l'hôpital Saint-Antoine.

En somme, la morbidité par infection est considérable après la symphyséotomie.

Les causes et les localisations de ces accidents sont multiples : ce sont la septicémie, la pyohémie, l'érysipèle, la péritonite, la pneumonie, la phlébite, l'embolie, la phlegmatia alba dolens, la suppuration de la plaie opératoire, l'œdème et l'abcès de la vulve, les hématomes infectés ou suppurés rétro-pubiens, périgénitaux, para-articulaires, les abcès trochantériens, les fistules avec élimination d'esquilles osseuses, les escarres vulvaires, vaginales, recto-vaginales, vésico-vaginales, de la fesse, du sacrum, etc.

Il faut revenir sur la fréquence particulière de la phlegmatia alba dolens et du décubitus acutus.

Les *accidents urinaires* traumatiques ou infectieux méritent également une mention toute spéciale. Nous avons déjà mentionné les plaies uréthro-vaginales produites pendant l'opération. Dans d'autres cas, plus légers au premier abord, la vessie a été seulement étirée mais non ouverte, l'urèthre a pu subir une distension, un amincissement marqués sans être complètement dilacéré, et cependant « il n'est pas douteux que, dans ces cas, pour peu qu'il y ait infection, on pourra observer pour la vessie comme pour l'urèthre du sphacèle de la paroi amincie et la formation de fistules secondaires ». (Bar.)

L'incontinence d'urine passagère ou permanente peut exister même sans fistule, sans effraction des voies urinaires. Dans certains cas rebelles, elle constitue une véritable infirmité.

La cystite purulente est loin d'être rare ; elle dure de quelques jours à plusieurs mois, et elle est susceptible de se compliquer comme lorsqu'elle se manifeste en dehors de la symphyséotomie.

Le *prolapsus utérin* serait loin d'être exceptionnel : Bar l'a vu 4 fois sur 23 opérations.

Enfin on note encore des troubles de la *marche* provenant de l'état dans lequel se trouvent les articulations pelviennes. Varnier affirme bien qu'à la Clinique Baudelocque, l'examen des opérées a toujours montré les pubis maintenus au contact ; mais par contre, Bar, avec beaucoup d'autres opérateurs, a vu que la consolidation « se faisait par la formation d'une bandelette fibreuse comblant en arrière l'espace intersymphysien, puis s'avançant entre ces deux pubis, au point de combler plus ou moins complètement l'espace qui les sépare » (Bar). Du reste, Varnier ayant eu depuis l'occasion de revoir les femmes symphyséotomisées au moyen des rayons de Röntgen, a constaté que la consolidation était beaucoup moins parfaite qu'il ne l'avait cru en tenant exclusivement compte des renseignements fournis par les moyens ordinaires d'investigation. Les pubis restent donc bien souvent écartés l'un de l'autre, et la distance qui les sépare est ordinairement d'un doigt environ ; elle peut être plus ou moins considérable. Cet écartement permanent des pubis, sans conséquence pour beaucoup d'opérées, devient pour d'autres l'objet de fatigues et de douleurs dans la région pelvienne. Les articulations sacro-iliaques, qui ont subi une diastase trop prononcée, deviennent parfois le siège d'arthrites, de douleurs plus ou moins vives accompagnées de parésie des membres inférieurs et dans quelques cas d'une impotence fonctionnelle qu'on a pu attribuer à une lésion médullaire.

En réalité, les troubles de la marche surtout portés à un degré capable de rendre la femme infirme, sont assez rares ; ils chargent le passif de la symphyséotomie beaucoup moins sévèrement que les accidents infectieux ou que les troubles urinaires.

§. 6. — Pronostic.

La symphyséotomie est une opération grave ; le nombre et la fréquence des complications étudiées plus haut ont déjà démontré l'exactitude de cette proposition. L'examen de la mortalité maternelle et fœtale ne fera que la confirmer encore.

1° Mortalité maternelle. — Au Congrès de Rome, en 1894, on a réuni 241 cas avec une mortalité maternelle de 11,6 p. 100. Neugebauer, avec 278 cas, est arrivé au pourcentage de 11,1 p. 100. Rubinrot donne la même mortalité maternelle, 11,03 p. 100, sur un ensemble de 136 observations. Pinard, sur 100 cas opérés à la Clinique Baudelocque, dans les meilleures conditions et même parfois après injection préventive de sérum de Marmorek, a eu 12 décès de femmes.

La symphyséotomie est surtout dangereuse quand elle est exécutée chez une femme déjà infectée, après une période de dilatation longue ou lorsque les membranes de l'œuf ont été rompues prématurément. Une hémorrhagie peut être mortelle par elle seule, mais c'est exceptionnel. Le plus souvent, elle aggrave le pronostic en plaçant l'accouchée dans un état d'infériorité notoire pour résister aux accidents infectieux. On sait combien ils se généralisent aisément chez les individus qui portent une plaie articulaire accidentelle ou opératoire ; le professeur Fochier a particulièrement insisté sur ce point, à propos de la symphyséotomie. En outre, chez les primipares surtout, les décollements périvaginaux, les attritions, les déchirures du conduit génital sont souvent très étendus.

D'autre part, les sections pubiennes entreprises avant que la dilatation de l'orifice utérin ne fût complète ont semblé, dans certaines statistiques, avoir été particulièrement malheureuses.

Ce sont là des conditions défavorables qu'il faut discuter avec attention quand on est sur le point d'entreprendre une symphyséotomie.

2° Mortalité infantile. — La mortalité fœtale est importante également. Elle est de 13, 97 p. 100 d'après Rubinrot ; de 13 p. 100 dans la statistique de Pinard ; de 6,45 p. 100 sur 31 symphyséotomies de Zweifel. En revanche Küstner avec 7 cas, et Bar avec 23 cas n'ont eu pour les enfants aucune mortalité.

En ce qui concerne la mortalité infantile, Budin a fait remarquer que si on voulait comparer, sous ce rapport, la symphyséotomie à certaines autres opérations, il faudrait aussi tenir compte des cas dans lesquels on se proposait de faire la section des pubis et où l'on n'y a pas eu recours parce que l'enfant avait succombé pendant le travail.

Bar a fait ce relevé pour ses observations personnelles. Il cite trois cas dans lesquels les incidents survenus au cours de l'accouchement lui ont paru si sérieux qu'il a cru devoir renoncer à faire la symphyséotomie d'abord décidée. En ajoutant ces trois faits aux 23 cas dans lesquels il a terminé l'accouchement par l'opération de Sigault, il a une proportion de 3 sur 26, c'est-à-dire de 11,5 p. 100. Ces décès devraient évidemment accroître la mortalité infantile de la symphyséotomie.

L'enfant meurt parce que le travail est souvent très lent et que, dans ce cas, les chances d'infection sont grandes et enfin parce que la procidence du cordon est loin d'être rare. En outre, les manœuvres d'extraction (forceps, version) n'ont pas toujours l'innocuité qu'on leur attribue théoriquement après l'agrandissement du bassin. En fait, l'enfant naît souvent en état de mort apparente après la symphyséotomie (19 fois sur 23 dans la statistique de Bar).

« La conclusion qui se dégage de tout cela, dit Bar, est que la symphyséotomie rend assurément de grands services ; mais qu'elle constitue, de par la section de la symphyse, de par aussi toutes les manœuvres que comporte l'extraction du fœtus, une intervention sérieuse.

« La facilité avec laquelle s'aggrave toute infection après la symphyséotomie fait de celle-ci une opération grave qu'il ne faut entreprendre qu'après mûre réflexion.

« Elle ne doit être pratiquée que chez les femmes saines et dans un milieu où toutes les conditions d'asepsie se trouvent réalisées. Agir autrement, opérer des femmes chez qui, par suite de la longueur du travail, d'examens répétés, des chances d'infection existent ; y recourir volontiers dans la pratique de la ville, c'est-à-dire dans des conditions toujours défectueuses au point de vue de la réalisation de l'asepsie, c'est aller au-devant de nombreux déboires. »

Enfin l'accoucheur, avant de s'engager dans cette intervention, toujours hasardeuse, aura soin de prévenir la parturiente ou les ayants droit, et de tenir compte des avis qu'il en recevra tout en les discutant.

En terminant la discussion qui venait d'avoir lieu à la Société obstétricale de France, en 1899, Budin a dit : « Il semble qu'il y ait eu trois périodes pour la symphyséotomie.

« Au siècle dernier, après sa découverte, il y eut d'abord un engouement considérable, mais le nombre des décès fut tel qu'on y renonça.

« En 1881, après les résultats publiés par Morisani au Congrès de Londres, on crut que cette opération allait revivre ; Morisani resta presque seul à la pratiquer à Naples.

« Après les travaux de Bouchacourt, de Mangiagalli, et surtout après ceux de Farabeuf, de Pinard et de Varnier, on crut que la symphyséotomie, grâce à l'antisepsie, pourrait rendre les plus grands services. Elle a été pratiquée partout; mais la mortalité et la morbidité qui ont été observées nous inclinent à croire que cette troisième période ne sera pas plus heureuse que les deux premières. »

§ 7. — Autres pelvitomies.

Bibliographie chronologique. — AITKEN. Principles of Midwifery. London, 3e édition, 1786, p. 83. — PITOIS. De la Pubiotomie. Th. de Strasbourg, 1831. — GALBIATI. La pelviotomia ragguaglio di una nuova operazione di chirurgia che può con vantaggio sostituersi alla cesarea. Napoli, 1832. — DE CHRISTOFORIS. La resezione pubica sotto periostea sostituita alle piu gravi operazioni ostetriche. Annali univers. di medicina, 1858, vol. 165, p. 524, et 1859, vol. 167, p. 29. — FARABEUF. De l'agrandissement momentané du bassin oblique ovalaire par ischio-pubiotomie. Ann. de Gynécologie, décembre 1892. — PINARD, CHARPENTIER. Bulletin de l'Académie de médecine, 1893, IIIe série, t. XXIX, p. 27, 52 et 102. — P. BUDIN. Recherches expérimentales à propos de l'ischio-pubiotomie. Soc. obst. de France, 11 avril 1896, et Femmes en couches et nouveau-nés, p. 468. — CUZZI, GUZZONI et PESTALOZZA. Trattato di ostetricia e ginecologia, vol. II, p. 792 et 796, 1900.

Nomenclature alphabétique des auteurs.

Peu de temps après les premières opérations de Sigault, Siebold eut à modifier le manuel opératoire ; dans un cas où il pensa trouver la symphyse ossifiée, il se servit de la scie pour fendre le bassin.

En 1775, Aitken, sans ouvrir l'articulation inter-pubienne, détacha l'arc antérieur du bassin au moyen de deux sections osseuses, bilatérales, constituant à la vérité ce qu'on appellerait aujourd'hui une double ischio-pubiotomie. Il fut imité plus tard par Pitois, élève de Stoltz.

Galbiati combina la véritable symphyséotomie avec la section des branches du pubis et de l'ischion soit d'un côté, soit des deux côtés, suivant le degré de rétrécissement du bassin. Dans le traité de Cuzzi, Guzzoni et Pestalozza, le texte de Galbiati et ses deux procédés sont cités et figurés. Par cette opération, on interrompait la continuité des parois pelviennes en trois points dans le premier cas, et en cinq points dans le second.

Un certain nombre d'auteurs italiens ont successivement proposé des modifications analogues à la symphyséotomie : parmi eux, de Christoforis, qui conseillait la pelvitomie simple ou double par résection sous-périostée, considérait le bassin oblique-ovalaire ou de Nægele comme une indication pour cette opération.

Dans ces dernières années (1893), Farabeuf a proposé de nouveau la pelvitomie unilatérale pour les rétrécissements par ankylose sacro-iliaque unilatérale avec aplatissement d'une moitié du bassin, autrement dit pour la viciation connue sous le nom de bassin oblique-ovalaire de Nægele.

Voici comment on décrit l'ischio-pubiotomie de Farabeuf.

La femme étant en position obstétricale, l'incision des téguments se fait parallèlement à la ligne médiane, et en est distante de 4 centimètres du côté de l'articulation sacro-iliaque ankylosée. La partie moyenne de cette incision se trouve répondre au droit de la fourchette. La branche ischio-pubienne est découverte, dénudée et ruginée à l'endroit où devra mordre la scie à chaîne qu'on passera derrière l'os de dedans en dehors.

Pour couper la branche horizontale du pubis, on cherche d'abord l'épine pubienne du côté à opérer ; puis on fait sur le ventre une incision qui est parallèle à la ligne médiane et à 4 centimètres en dehors d'elle, ou encore à un petit travers de doigt en dehors de l'épine.

Cette deuxième incision mesure 5 centimètres ou 3 doigts de longueur ; elle commence à un grand travers de doigt au-dessus de l'arcade crurale ou de

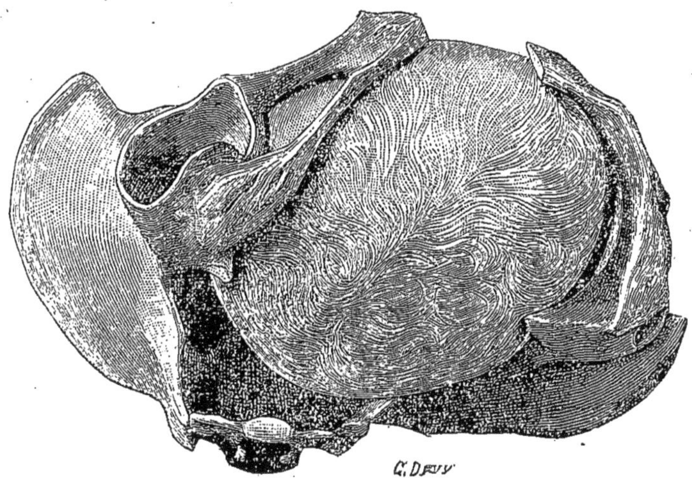

FIG. 183. — Bassin de Nægele. Symphyséotomie avec écartement de 3 centimètres. Tête arrêtée dans l'excavation par les deux épines sciatiques. (Budin.)

la ligne qui réunit l'épine iliaque antéro-supérieure à l'épine du pubis. On incise en dehors de l'orifice inguinal externe, et on fend le pectiné ; puis on rugine la branche horizontale du pubis et on la coupe avec la scie à chaîne.

Après la section du pubis, rien ne s'écarte encore : il faut désinsérer à la rugine la membrane obturatrice, le long du bord externe de la branche ischio-pubienne. Pour obtenir l'écartement de 3 centimètres qui est nécessaire, on tient la cuisse dressée, dans la demi-flexion et l'abduction très légère, en relâchant les adducteurs, et sans immobiliser la jambe pour que le segment fémoral tourne librement. La symphyse pubienne restée intacte est mobilisée, et l'agrandissement du bassin obtenu : il ne reste plus qu'à extraire, puis à pratiquer les sutures et le pansement.

Cuzzi, Guzzoni et Pestalozza pensent que si Farabeuf eut un devancier en de Christoforis qui appliqua le procédé unilatéral de Galbiati au bassin oblique ovalaire de Nægele, on ne peut cependant nier la différence essentielle qui existe entre les deux opérations et qui consiste en ce que de Christoforis associait la symphyséotomie à l'ischio-pubiotomie, tandis que Farabeuf respecte l'articulation pubienne.

Les observations cliniques d'ischio-pubiotomie sont encore extrêmement rares puisqu'un seul fait a été publié par Pinard. Dans ce cas l'opérée guérit et eut un enfant vivant. Ce n'est pas tout : les expériences de Budin sont loin d'être favorables à l'opération considérée exclusivement au point de vue du bassin oblique-ovalaire. Elles ont eu pour but d'étudier les résultats comparatifs de la symphyséotomie ordinaire et de l'ischio-pubiotomie dans un bassin de Nægele type. Il ne faut pas oublier que, dans ces cas, le bassin

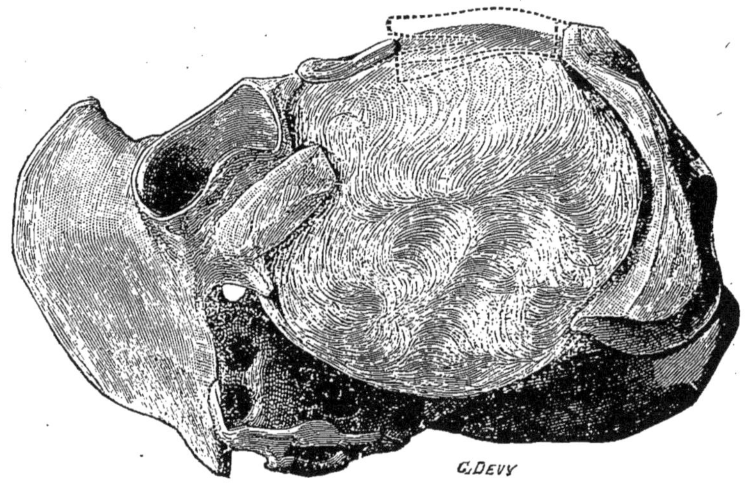

Fig. 184. — Bassin de Nægele. Ischio-pubiotomie avec écartement de 3 centimètres. Tête arrêtée de la même manière dans l'excavation par les deux épines sciatiques. (Budin.)

n'est pas seulement rétréci au niveau du détroit supérieur, mais encore au niveau de l'excavation et du détroit inférieur. Les recherches de Budin l'ont conduit aux conclusions qui suivent.

« Au détroit supérieur, la *symphyséotomie* permet l'augmentation des grands diamètres obliques du bassin ; elle ne détermine aucune augmentation des petits diamètres obliques.

« L'*ischio-pubiotomie*, pratiquée du côté ankylosé, permet, outre l'augmentation des grands diamètres obliques, l'agrandissement d'un des petits diamètres obliques ; mais l'agrandissement ne permet pas à ce petit diamètre oblique d'atteindre les dimensions du grand diamètre oblique, même si on diminue le grand diamètre oblique de 1 centimètre ou 1 centimètre et demi, qui ne sont pas utilisables en arrière, au niveau de l'encoche formée par l'angle sacro-vertébral et la ligne innominée.

« Il n'y a donc aucun avantage à placer pendant l'extraction le diamètre occipito-frontal de la tête en rapport avec le petit diamètre oblique agrandi par l'ischio-pubiotomie ; mieux vaut le mettre en rapport avec le grand diamètre oblique.

« Au détroit moyen et au détroit inférieur, qui sont aussi très rétrécis dans le bassin de Nægele, l'ischio-pubiotomie n'offre aucun avantage sur la symphyséotomie, car la section osseuse passe en avant de l'épine sciatique et en avant de l'ischion.

« L'agrandissement des diamètres bisciatique et ischio-sciatique obtenu par l'ischio-pubiotomie est le même que l'agrandissement obtenu par la symphyséotomie ; il n'est point plus considérable. »

Les figures 183 et 184 montrent bien la tête fœtale arrêtée par les épines sciatiques dans un bassin de Nægele agrandi soit par la symphyséotomie, soit par l'ischio-pubiotomie, quand on ne dépasse pas l'écartement de 3 centimètres compatible avec l'intégrité de l'articulation sacro-iliaque correspondante et des parties molles antérieures laissées sans soutien par l'ouverture du bassin.

La figure 183 est la reproduction exacte d'une photographie ; elle permet de voir nettement la saillie des deux épines sciatiques qui empêchent la tête de passer. Il en est de même pour la figure 184.

Il semble donc que, dans le cas où on veut obtenir l'agrandissement d'un bassin de Nægele, l'ischio-pubiotomie n'offre aucun avantage évident, et d'autre part, elle constitue une opération plus complexe, plus difficile et probablement encore plus dangereuse que la symphyséotomie proprement dite.

P.-B. et L. Demelin.

CHAPITRE VI

OPÉRATION CÉSARIENNE

Bibliographie chronologique. — F. Rousset. Traité nouveau de l'Hystérotomotokie ou Enfantement césarien. Paris, 1581. Trad. latine par G. Bauhin, Bâle, 1582, 1588, 1591 et Paris, 1590. — Bauhin. Appendix ad Roussetum. Paris, 1582. — Mauriceau. Traité des maladies chez les femmes grosses. Paris, 1681, p. 342. — Peu. Pratique des Accouchements, Paris, 1694, p. 636. — Simon. Mém. de l'Acad. roy. de Chir., 1743, t. I, et 1753, t. II. — Rigaudeaux. Journal des Savants, janvier 1749, p. 84. — Smellie. Traité de la théor. et de la prat. des accouchements, trad. Préville, 1754, t. I, p. 398. — Lebas. Journ. de Méd. et de Chir., 1770 (supplément), t. XXXIV. — Levret. Observations sur les causes et les accidents de plusieurs accouchements laborieux. Paris, 1770. — Baudelocque. Traité des Accouchements, t. II, 1781. — Lauverjat. Nouv. man. de pratique d'hystérot.. Paris, 1788. — Wigand. Beiträge zur theor. und. praktisch. Geb. Hambourg, 1800, fasc. II. — Stein le jeune. Lehrb. der Geburtsh., t. II, 1803. — Ritgen. Die Anzeige der Mechanik Hülfe, 1830, p. 406, 443. — J.-P. Maygrier. Nouvelles démonstrations d'accouchements. Paris, 1822, p. 75.— A. BAUDELOCQUE neveu. Nouveau procédé pour pratiquer l'opération césarienne. Thèse Paris, 1823. — HEYMANN. Die Entbindung lebloser Schwangern mit Beziehung auf die lex regia. Coblenz, 1832. — P. DUBOIS. Supplément à l'art. Opér. cés. de Désormeaux, in Dictionnaire en 30 vol., 1834. — VELPEAU. Traité complet de l'art des accouchements. Paris, 1835, t. II. — JACQUEMIER. Manuel d'accouchements. Paris, 1846, t. II. — MICHAELIS. Das enge Becken. Leipzig, 1851. — PIHAN-DUFEILLAY. Arch. gén. de méd., 1861, p. 316. — DEPAUL. Dictionnaire encycl. des Sc. médic., t. VIII, 1866. — GUÉNIOT. Parallèle entre la céphalotripsie et l'opération césarienne. Thèse agrég., Paris, 1866. — STOLTZ. Art. Opér. césar. in Dictionnaire de méd. et de chir. pratiq., t. VI, 1867. — DUSART. De la suture viscéro-pariétale. Thèse Paris, 1867. — NÆGELE et GRENSER. Traité prat. de l'art. des accouch., trad. Aubenas. Paris, 1869. — TARNIER. Bullet. de la Soc. de Chir., 1870, p. 29. — GAILLARD-THOMAS. Laparo-elytrotomy, Amer. journ. of. obst., mai 1870. — GUÉNIOT. Bullet. gén. de thérap. 1870, p. 22. — R. BARNES. Leçons sur les opérat. obst., trad. Cordes. Paris, 1873, p. 299. — GRANDESSO SILVESTRI. Bullet. Soc. chir. Paris, 17 déc. 1873. — CAZEAUX et TARNIER. Traité théor. et prat. de l'art des accouchements, 9e édit., Paris, 1874, p. 1075. — PORRO. Della amputaz. utero-ov. come compl. di taglio cesareo. Milan, 1876. — SKENE. Amer. Journ. of obst., février 1876 et janvier 1877. — BUDIN. Le Progrès médical, 1877, p. 719. — MASSON. De la gastro-élytrotomie. Thèse Paris, 1878. — RIZZOLI. Clin. chirurg. (Mém. de chir. et d'obst.), trad. Andreini. Paris, 1877, p. 575. — THÉVENOT. Ann. de Gyn., 1878, X, p. 257, 339, 412. — HARRIS. Am. journ. of obst., avril 1878, p. 325. — REUSS. Arch. für Gyn., 1878, Bd XV, H. 1, p. 133. — IMBERT DE LA TOUCHE. De l'amputation utéro-ovarique comme complément de l'opération césarienne. Thèse Paris, 1878. — MÜLLER. Centr. für Gyn., 1878, p. 97. — LITZMANN. Centr. für Gyn., n° 1, 1879. — FOCHIER. Lyon médical, juin-juillet 1879 et Arch. de Tocologie, septembre 1879. — TARNIER. Ann. de Gynécologie, août 1879. — PINARD. Ann. de Gyn., novembre et décembre 1879 et janvier 1880. — BUDIN et RIBEMONT. Archiv. de Tocologie, août 1879, p. 449. — CH. MAYGRIER. Etude sur l'opération de Porro. Thèse Paris, 1880. — GILLETTE. Amer. Journ. of Obst., 1880, p. 102. — COHNSTEIN. Centr. für Gyn., n° 2, 1882. — FRANCK. Centr. für Gyn., n° 25, 1881 et n° 2, 1882. — J. LUCAS-CHAMPIONNIÈRE. Bullet. de la Soc. de Chirurgie 17 mai 1882. — KEHRER, Arch. für Gyn., 1882. Bd XIX, H. 2, p. 177. — PAJOT. Travaux d'obstétrique et de gynécologie. Paris. 1882, p. 202. — FEHLING. Arch. für. Gyn., 1882, Bd. XX, h. 3, p. 399. — MÜLLER. Der moderne Kaiserschnitt. Berlin, 1882. — MILLOT. De l'obstétrique en Italie. Paris, 1882. — SÆNGER. Der Kaiserschnitt bei Uterus Fibromen. Kritiken Studien und Vorschläge zur Verbesserung des Kaiserschnittes. Leipzig, 1882. — SÆNGER. Zur Rehabilitirung des klassischen Kaiserschnittes, Arch. für Gyn., 1882, Bd XIX, H. 3, p. 370. — LEOPOLD. Arch. für Gyn., 1882, Bd XIX, H. 3, p. 400. — CHARPENTIER. Traité pratique des Accouchements, t. II, Paris, 1883. — DAUCOURT. Résultats cliniques éloignés des opérations césarienne et de Porro. Thèse Paris, 1884. — PORAK. Gaz. hebdomadaire, 27 juin 1884, p. 426. — GODSON. Brit. med. Journ., 17 janvier 1885. — BOUDON. Étude critique sur l'opération césarienne et l'opération de Porro. Thèse de Paris, 1885. — LEOPOLD. Arch. für Gyn., 1885, Bd XXVI, H. 3, p. 407. — KRUKENBERG. Arch. für Gyn., 1886, Bd XXVIII, p. 421. — POTOCKI. De l'opération césarienne. Annales de Gyn., mars, avril, mai, juin 1886. — CLARKE. Contribution à l'étude de la laparo-élytrotomie. Thèse Paris, 1887. — W. DUNCAN MAC KIM'S. New-York med. journ., 1887, p. 651. — BAR. Semaine médicale, 2 février 1887. — DÜHRSSEN. Soc. d'Obst. et de Gyn. de Berlin, 10 février 1888. — SCHRŒDER. Lehrb. der Geburtsh., Bonn, 1888, p. 362. — WINCKEL. Lehrb. der Geburtsh., Leipzig, 1888, p. 720. — GARRIGUES. The Amer. journ. of the med. sc., mai 1888. — BAR. Soc. de méd. prat., décembre 1888. — FEHLING. Schweiz. Corr. Bl., 1888, XVIII, 15, p. 473. — CARUSO. Il taglio cesareo conservatore con sutura dell' utero. Ann. di ostetricia e gin., 1888 et 1889. — FRITSCH. Centr. für Gyn., 8 juin 1889 et 29 mars 1890. — TRUZZI. Annali di ostet. e gin., mai-juin 1890. — POTOCKI. Technique de l'opération césarienne moderne. Ann. de Gyn., décembre 1889, février, mars 1890. — FEHLING. Centr. für Gyn., n° 5, 1890. — HARRIS. Brit. med. journ., janvier 1890. — BERLIN. De l'opération césarienne. Paris 1890. — FEHLING. Arch. für Gyn., 1891, Bd. XXXIX, p. 171. — CHROBAK. Centr. für Gyn., n° 35, 1891. — WINCKEL. Ærtzliche Rundschau, 1893, Jahrg. II, n° 5, p. 54. — BERTAZZOLI. Ann. ostetr. e gin., 1892, p. 1 et 118. — VITANZA. Riforma medica, Naples, 1892, t. VIII, p. 710. — FRITSCH. Traité clinique des opérations obstétricales, trad. J. Stas. Paris, 1892. — CARUSO. Ann. di ostetr. e gin., 1892, 1893 et 1894. — TARNIER. De l'asepsie et de l'antisepsie en obstétrique. Paris, 1894, p. 549. — FEHLING. Arch. für Gyn., 1895, Bd XLVIII, p. 472. — DEMELIN. Annales de la Soc. obst. de France, 1895, p. 110. — ZWEIFEL. Lehrb. der Geburtsh., Stuttgard, 1895, p. 627. — CLAVERIE. Sur l'accouchement artificiel immédiat par les voies naturelles (*post mortem*). Thèse Paris, 1895 (Bibliographie). — TARNIER. Cinq observations d'opération césarienne. Ann. de la Soc. obst. de France, 1895, p. 130. — CH. MAYGRIER. Annales de la Soc. obst. de France, 1896, p. 73, et L'Obstétrique, 1896, p. 321. — DEMELIN. Des hystéropexies considérées au point de vue obstétrical. L'Obstétrique, septembre 1896. — WOYER. Monatschr. für Geb. und Gyn., Bd. VI, août 1897. — VARNIER et DELBET. Annales de Gyn., février 1897. — PINARD et SEGOND. Ann. de Gyn., février 1897. — MORTAGNE. De l'accouchement méthodiquement rapide. Thèse Paris, 1897. — OLSHAUSEN. Congrès de Moscou, in Ann. de Gyn., novembre 1897, p. 377. — FRITSCH. Centr. für Gyn., 1897, nº 20, p. 561. — LEOPOLD et HAAKE. Arch. für Gyn., 1898, Bd LVI, p. 1. — MÜLLER. Centr. für Gyn., 1898, nº 9, p. 226. — NOVI. Supplemento al Policlinico, Roma, 1898, et Archivio ital. di gin., 1898, nº 2, p. 181. — SIEBOURG. Monatschr. für Geb. und Gyn., juin 1898, p. 629. — SCHAUTA. Lehrb. der gesammt. Gynæk., 1898, p. 93. — BOLDT. The Porro operation versus Totalhysterectomy. Amer. journ. of obst., juillet 1898, p. 41. — CARUSO. Archiv. di Ost. e Gin., 1898, nº 4, p. 208. — ZWEIFEL. Frommel's Jahresbericht 1898, t. XI, p. 282. — GUTIEREZ. Revue de gyn. et de chir. abdom., 1898, nº 4, p. 615. — ABEL. Arch. für Gyn., 1899, Bd LVIII, H. 2, p. 294. — BAR. L'Obstétrique, 15 mai 1899. — A. HERRGOTT. Ann. de Gyn., avril 1899. — FRÆNKEL. Arch. für Gyn., 1899, Bd LVIII, H. 2, p. 374. — GERBOUD. Des différentes incisions utérines dans l'opération césarienne conservatrice. Thèse Paris, 1899. — HAHN. Centr. für Gyn., décembre 1899. — HÜBL. Monatschr. für Geb. und Gyn., octobre 1899, p. 430. — SIPPEL. Arch. für Gyn., 1899, Bd LVII, H. 3, p. 536. — PINARD. Indications de l'opération césarienne. Congr. d'Amsterdam, in Ann. de Gyn., août-septembre 1899, p. 81. — PESTALOZZA. Indications de l'opération césarienne. Congrès d'Amsterdam, in Ann. de Gyn., août-septembre, 1899, p. 316. — LEOPOLD. Congr. d'Amsterdam, in Ann. de Gyn., octobre 1899, p. 402. — O. TRINKS. Beitræge zur Geb. und Gyn., 1899, Bd I, p. 449. — RICQUOIR. Etude comparative des résultats de la symphyséotomie et de la césarienne dans les bassins viciés. Thèse Paris, 1899. — VAUTRIN et SCHUHL. De l'hystérectomie abdominale totale pour fibromes pendant le travail. L'Obstétrique, 15 mars 1899, p. 97. — R. BRAUN-FERNWALD. Arch. für Gyn., 1899, Bd LIX, H. 2, p. 320. — CHARLES (de Liège). Ann. de la Soc. obst. de France, 1899, p. 211. — GUMMERT. Monatschr. für Geb. und Gyn., juin 1900, p. 1056. — P. BAR. Leçons de pathologie obstétricale. Paris, 1900.

Nomenclature alphabétique des auteurs.

PINARD, 1879, 1899.
PINARD et SEGOND, 1897.
PORAK, 1884.
PORRO, 1876.
POTOCKI, 1886, 1890.
REUSS, 1878.
RICQUOIR, 1899.
RIGAUDEAUX, 1749.
RITGEN, 1820.
RIZZOLI, 1877.
ROUSSET (F.), 1581.
SÆNGER, 1882.
SCHAUTA, 1898,
SCHRŒDER, 1888.
SIEBOURG, 1898.
SIMON, 1743, 1753.
SIPPEL, 1899.
SKENE, 1876, 1877.
SMELLIE, 1754.
STEIN le jeune, 1803.
STOLTZ, 1867.
TARNIER, 1870, 1879, 1894, 1895.
THÉVENOT, 1878.
TRINKS (O.), 1899.
TRUZZI, 1890.
VARNIER et DELBET, 1897.
VAUTRIN et SCHUHL, 1899.
VELPEAU, 1835.
VITANZA, 1892.
WIGAND, 1800.
WINCKEL, 1888, 1892.
WOYER, 1897.
ZWEIFEL, 1895, 1898.

De toutes les définitions qui ont été données de l'opération césarienne, celle du Dr Berlin nous paraît la plus logique : c'est « l'extraction, par une incision pratiquée à l'abdomen, d'un fœtus développé dans la cavité utérine ». En effet, tout en éliminant la laparotomie entreprise dans un cas de grossesse extra-utérine, cette définition conserve à l'opération césarienne son sens le plus large. Elle permet de lui rattacher d'une part la gastro-élytrotomie, dans laquelle l'incision porte non plus sur l'utérus, mais sur le vagin, et d'autre part, la gastrotomie dans les ruptures de l'utérus. Seulement, dans ce dernier cas, c'est la nature qui s'est chargée d'ouvrir l'utérus, et le praticien n'a qu'à achever l'extraction du fœtus. Nous laisserons d'ailleurs ici complètement de côté cet accident de l'accouchement qui a été décrit dans le tome III de cet ouvrage (Chapitre VIII, p. 496).

Il existe plusieurs variétés d'opération césarienne que nous étudierons successivement.

1° On incise l'utérus pour en extraire le fœtus et on conserve l'utérus (*opération césarienne conservatrice*).

2° Après avoir incisé l'utérus et extrait l'enfant, on supprime l'utérus, soit par l'amputation supra-vaginale *(opération de Porro)*, soit par l'ablation totale *(Hystérectomie abdominale totale)*. Ces trois opérations constituent l'opération césarienne proprement dite.

3° Après avoir ouvert l'abdomen, on fait naître l'enfant par une boutonnière pratiquée à la paroi vaginale (*gastro-élytrotomie*).

4° On pratique l'opération césarienne chez la femme morte ou agonisante.

5° Enfin, au lieu de l'opération césarienne faite par l'abdomen, on peut extraire le fœtus par le vagin, à l'aide d'un procédé auquel on a improprement donné le nom d'*opération césarienne vaginale*.

ARTICLE PREMIER

OPÉRATION CÉSARIENNE PROPREMENT DITE

L'opération césarienne proprement dite comprend la césarienne conservatrice, le Porro et l'ablation totale. Un court historique général permettra de comprendre cette classification.

§ 1. — Historique.

On peut diviser l'histoire de l'opération césarienne en trois grandes périodes.

Première période. — Elle s'étend depuis les temps les plus reculés jusqu'au XVIe siècle. Ce qui la caractérise, c'est que l'opération ne fut faite pendant ce long espace de temps que sur la femme morte. L'ouverture du ventre de la mère *post mortem*, pour en extraire l'enfant lorsqu'il était viable, était même prescrite chez les Romains par une loi attribuée à Numa Pompilius et dite *lex regia*. Pline nous apprend que le premier des Césars naquit par cette opération, qui, suivant des avis différents, lui donna ou en reçut son nom (*a cæso matris utero*). Plus tard, elle fut recommandée par la religion chrétienne, dans le but d'administrer aux enfants le baptême. C'est ce qui explique que l'opération césarienne a été maintes fois pratiquée par des prêtres. Par exagération religieuse, on alla jusqu'à ouvrir l'abdomen de femmes mortes pendant les premiers mois de leur grossesse, ou même simplement supposées enceintes. A cette époque ancienne, le manuel opératoire devait être peu compliqué. Sans insister, nous ferons seulement remarquer que l'opération *post mortem* n'a sa raison d'être que lorsque l'enfant est viable, et que son exécution comporte les mêmes règles que si la femme était vivante.

Deuxième période. — Elle commence avec la première opération faite du vivant de la mère. Il est généralement admis que cette opération fut pratiquée en l'an 1500, en Thurgovie, par un châtreur de porcs, J. Nufer, sur sa propre femme, avec un plein succès pour la mère et pour l'enfant.

Cette période s'étend jusqu'à nos jours, à l'avènement de la méthode antiseptique. Elle est remarquable par les fluctuations qu'a subies l'opération césarienne, tour à tour vantée ou décriée. Elle comprend un certain nombre d'étapes marquées par le redoublement de faveur ou de disgrâce dont l'accouchement césarien fut successivement l'objet. Nous ne pouvons qu'esquisser ici cette histoire, très complètement exposée dans les mémoires de Potocki et de Berlin.

Au début, il faut signaler le célèbre travail de F. Rousset, le premier publié sur la question, qui eut un grand retentissement. Paru en 1581, traduit dès l'année suivante en latin par G. Bauhin, de Bâle, cet ouvrage relatait sept cas heureux, et était un chaud plaidoyer en faveur de l'opération nouvelle. Celle-ci jouit d'abord d'une grande vogue et fut fréquemment exécutée. Mais, au siècle suivant, il y eut une réaction, et des opposants surgirent, parmi lesquels les plus autorisés furent Mauriceau et Peu. Et cependant, c'est Mauriceau qui proposa de faire sur la ligne blanche l'incision de l'abdomen, qui jusqu'alors avait été pratiquée latéralement au point le plus saillant de l'utérus, et son conseil a été depuis généralement adopté. Il est vrai qu'il n'avait en vue que l'opération *post mortem*, la seule qu'il admît.

La césarienne subit donc un arrêt pour reprendre son importance au

XVIIIe siècle avec Simon, Levret, Smellie. Mais, en 1777, la symphyséotomie, imaginée par Sigault, et pratiquée par lui avec succès, remit de nouveau l'ouverture du ventre en question. Il y eut alors la grande querelle des symphysiens et des césariens. Elle ne dura pas longtemps, car les revers de la symphyséotomie firent bientôt abandonner cette opération, au moins momentanément, et la césarienne triompha.

Ce n'est pas que cette dernière donnât de très bons résultats ; loin de là, et nombreux étaient les insuccès, dus surtout à l'hémorrhagie et à la péritonite.

Aussi, pendant toute la période qui nous occupe, le manuel opératoire subit-il de nombreuses modifications dans le but de parer à ces redoutables complications.

Sans insister ici sur les variétés de siège, de direction, de forme données à l'incision abdominale et à l'incision utérine, nous signalerons surtout les tentatives de sutures de la plaie de l'utérus, tentatives d'ailleurs timides et assez imparfaites.

C'est Lebas qui, le premier, en 1769, plaça des sutures sur l'utérus : son opérée guérit. Mais cette conduite ne trouva que peu d'imitateurs. Elle fut blâmée par Levret, Smellie, et au commencement de ce siècle, par Baudelocque, Capuron, Velpeau, Jacquemier, etc.

On préférait abandonner la plaie de l'utérus à elle-même, comptant sur la contractilité de l'organe pour rapprocher les lèvres de l'incision. La crainte de laisser des corps étrangers dans le ventre était un autre motif de proscription des sutures.

Cependant, les idées se modifièrent peu à peu, et les accoucheurs s'accordèrent à reconnaître l'utilité de la suture utérine et s'efforcèrent de la perfectionner. Mais malgré de nombreux essais, les résultats ne furent pas encourageants, et la méthode des sutures ne devait être complètement réhabilitée qu'avec Sænger.

Nous ne dirons qu'un mot de la suture utéro-abdominale ou utéro-pariétale, mise en pratique pour la première fois en 1859 par Lestocquoy (d'Arras), dont le fait est rapporté dans la thèse de Dusart. Elle avait pour but de réunir les lèvres de la plaie utérine à celles de la plaie abdominale, afin d'adosser les deux surfaces viscérale et pariétale du péritoine et d'empêcher ainsi l'issue dans la séreuse des liquides venus de l'utérus. Tarnier eut recours une fois à cette méthode, et son opérée mourut de gangrène utérine. C'est en effet un des dangers de ce procédé opératoire, qui expose en outre les femmes aux hémorrhagies et aux tiraillements de l'utérus, dont l'involution est considérablement gênée. Il est aujourd'hui abandonné.

Nous devons encore mentionner une opération nouvelle qu'avait fait naître la crainte de l'ouverture du péritoine. Conçue par Ritgen en 1820, cette méthode consistait à ouvrir l'abdomen et le vagin pour arriver à l'utérus sans intéresser le péritoine. En 1823, Baudelocque neveu, sans avoir connaissance du travail de Ritgen, imagina et décrivit une opération analogue, sous le nom de gastro-élytrotomie. Il la pratiqua deux fois sans succès, et malgré tous ses efforts, elle fut délaissée. Cependant elle a reparu en Amérique en 1870, préconisée par Gaillard Thomas, et elle a été exécutée plusieurs fois avec un heureux résultat. Nous aurons à y revenir.

Si nous envisageons le pronostic de l'opération césarienne à la fin de cette longue période préantiseptique, c'est-à-dire en 1876, nous le voyons d'une gravité considérable. Malgré les tentatives faites pour rendre l'intervention moins meurtrière, un grand nombre de femmes succombaient. Les succès étaient particulièrement rares dans les grandes villes. A Paris, le dernier fait connu de guérison était dû à Lauverjat et datait de 1787. En 1866, Guéniot, indiquant les diverses statistiques publiées jusqu'alors, arrivait à une moyenne de mortalité de plus de 60 p. 100. Les causes habituelles de la mort étaient l'hémorrhagie, l'infection puerpérale, la péritonite.

Aussi, depuis l'invention du céphalotribe par Baudelocque neveu en 1829, presque tous les accoucheurs préféraient-ils l'embryotomie à la césarienne. Devant la triste nécessité de sacrifier un fœtus vivant ou d'exposer la mère aux plus grands dangers, ils n'hésitaient pas et recouraient à l'intervention fœticide. Ils ne se résignaient à pratiquer la césarienne chez une femme vivante que dans les cas où ils avaient la certitude de l'impossibilité de la sortie du fœtus, même broyé, par les voies naturelles; ils n'admettaient pas d'autre indication.

Troisième période. — C'est la période moderne de la césarienne. Elle comprend deux phases : l'une où l'opération de Porro règne exclusivement, de 1876 à 1882; l'autre où la méthode de Sænger, qui date de 1882, fait renaître l'opération césarienne conservatrice.

A. — **Première phase.** — *Opération de Porro.* — C'est le 21 mai 1876, à Pavie, dans une Maternité où sévissait l'infection puerpérale, que Porro eut recours, avec l'application rigoureuse de la méthode antiseptique, au procédé opératoire qui porte son nom : il fit suivre la section césarienne de l'amputation de l'utérus et des ovaires, et réussit à sauver la mère et l'enfant. En opérant ainsi, Porro s'était proposé de supprimer les grands dangers de l'opération césarienne : l'infection d'une part par l'emploi de l'antisepsie, et d'autre part l'hémorrhagie et l'écoulement des liquides utérins dans le péritoine par l'ablation de l'utérus. Son exemple fut suivi : malgré la hardiesse de l'intervention, plusieurs accoucheurs n'hésitèrent pas à y recourir, et la méthode nouvelle gagna rapidement du terrain. Pratiquée d'abord à l'étranger, l'opération de Porro ne fit son apparition en France qu'en 1879; elle y fut exécutée presque en même temps par Fochier à Lyon, puis par Tarnier à Paris. Les chiffres suivants montrent les progrès incessants de cette opération : en 1878, Imbert de la Touche n'en réunissait que 6 cas ; en 1879, Pinard en relevait 39 ; nous-même, en 1880, en comptions 53; en janvier 1884, Godson en publiait 152, et Harris donnait au commencement de 1890 une statistique de 264 opérations.

Tout en étant bien supérieurs à ceux de l'ancienne opération césarienne, les résultats de l'opération de Porro restèrent peu satisfaisants dans les premières années, et, huit ans après son apparition, la mortalité relevée par Godson était de 56,57 p. 100. Ce n'est que dans ces derniers temps que le pronostic s'est considérablement amélioré, comme nous le verrons. Aussi, en présence d'une gravité qui ne semblait pas décroître, étant donnée, d'autre part, la mutilation qui rendait les femmes stériles, une réaction se fit-elle en faveur de la section césarienne simple qui devait désormais bénéficier de l'antisepsie, et dont le succès ne pouvait être douteux, si l'on arrivait à réaliser d'une manière parfaite et durable l'occlusion de la plaie utérine.

Dès 1878, R. Harris s'était efforcé de prouver que la césarienne devait réussir si on la pratiquait moins tardivement et si les sutures étaient mieux appliquées. La même année, Reuss, de Brême, obtenait un succès en opérant suivant l'ancienne méthode, mais avec l'antisepsie et la suture utérine. Malgré les heureux résultats que leur avait donnés la méthode de Porro, Tarnier, Lucas-Championnière avaient fait des réserves et prévu le retour à l'opération césarienne conservatrice. En Allemagne, Cohnstein, Franck (1881) proposaient à cette dernière des modifications, qui d'ailleurs n'étaient point adoptées.

B. — **Deuxième phase.** — *Opération césarienne conservatrice.* — La seconde phase de la période moderne de l'opération césarienne commence réellement avec Kehrer, de Heidelberg, et Sænger, de Leipzig, qui, presque en même temps, en 1882, apportèrent des perfectionnements importants à la suture utérine, restée jusque-là très imparfaite. Tous deux posèrent le principe de la réunion de l'incision utérine par des sutures nombreuses et disposées sur deux plans, l'un profond, l'autre superficiel, ce dernier comprenant le péritoine adossé à lui-même. L'idée de la suture séro-séreuse avait déjà été émise, d'après Caruso, auteur d'une importante monographie sur la section césarienne moderne, par son compatriote Martino, d'Avanzo. Quoi qu'il en soit, le procédé de Sænger prévalut, et c'est celui qu'on admit généralement. Ce procédé fut mis à exécution pour la première fois le 25 mai 1882 par Leopold, avec un plein succès.

A partir de ce moment, l'opération césarienne conservatrice a pris une extension rapide, et ses succès ont été toujours en croissant. Parti d'Allemagne et d'Autriche, où l'on admet à la césarienne les indications les plus larges, le mouvement a gagné les autres nations, et partout avec des résultats vraiment surprenants. De nombreuses modifications ont été introduites dans la technique de Sænger, dont il ne subsiste presque rien aujourd'hui, comme nous le dirons en décrivant le manuel opératoire. Mais l'accoucheur allemand n'en a pas moins eu le grand mérite de réhabiliter la césarienne conservatrice et d'assurer son succès en proclamant la nécessité de la suture utérine et en montrant toute l'importance d'un affrontement aussi parfait que possible des deux lèvres de la plaie utérine.

Depuis la renaissance de la césarienne conservatrice, la fréquence de l'opération de Porro a beaucoup diminué. Mais si cette dernière n'est pas devenue, comme on a pu le croire un moment, la seule forme de l'opération césarienne, elle n'en reconnaît pas moins des indications précises qui lui conservent une place importante dans la thérapeutique obstétricale.

L'opération césarienne a été, de nos jours surtout, l'objet d'un très grand nombre de publications ayant trait à son histoire, à ses indications, à sa technique, à ses résultats. Parmi les travaux d'ensemble auxquels elle a donné lieu, nous nous bornerons à signaler les mémoires de Caruso, de Potocki, de Berlin, auxquels nous avons déjà fait allusion.

On voit, d'après l'aperçu historique qui précède, qu'il existe actuellement deux méthodes d'opération césarienne, l'une dans laquelle on conserve l'utérus, l'autre dans laquelle on l'enlève. La première est dite césarienne conservatrice, la seconde comprend l'opération de Porro et l'ablation totale.

Nous décrirons d'abord le manuel opératoire de chacune d'elles, puis leur pronostic, enfin leurs indications.

§ 2. — Manuel opératoire.

A.— **Opération césarienne conservatrice.**— Avant de décrire l'opération elle-même, il importe d'établir quel est le moment le plus favorable pour l'entreprendre.

Jusqu'à une époque toute récente, il était encore généralement admis qu'il est préférable d'attendre, pour intervenir, que le travail soit commencé. Les raisons qu'on a invoquées pour justifier cette conduite sont les suivantes : l'enfant a plus de chances de survivre, étant à terme ; les contractions utérines assurent le retrait de l'utérus et préviennent le danger d'une hémorrhagie ; l'ouverture du col permet l'écoulement des lochies par le vagin.

Actuellement, si un certain nombre d'accoucheurs restent de cet avis, si telle est, par exemple, la pratique habituelle des Allemands et en particulier de Leopold et d'Olshausen, il en est d'autres qui pensent qu'on peut opérer sans inconvénients avant tout début de travail, et qui conseillent même d'agir ainsi. La crainte d'exposer la femme à une hémorrhagie par inertie utérine, quand on intervient pendant la grossesse, ne leur paraît pas fondée. Dès 1887, Bar s'est déclaré en faveur de cette façon d'agir, et dans deux observations qu'il a rapportées en 1887 et 1888, il est intervenu en dehors du travail, sans observer d'hémorrhagie par atonie. Dans une série plus récente de neuf opérations, où il s'est comporté de même, il n'a pas, non plus, constaté cet accident. Le résultat a été identique entre les mains d'autres opérateurs, dans les mêmes conditions. Tarnier avait adopté cette conduite, et dans quatre cas où nous l'avons assisté avec Bar, il ne s'est pas produit d'hémorrhagie par inertie. Nous-même n'avons pas observé cette complication chez une femme que nous avons opérée ainsi. Non seulement cette pratique n'est pas dangereuse, mais elle n'aurait que des avantages : « On se met ainsi, dit Tarnier, dans les conditions d'une laparotomie gynécologique, ce qui vaut mieux au point de vue de l'antisepsie, car on a tout le temps de s'occuper de tous les préparatifs nécessaires ; de plus, on opère de jour, ce qui est plus commode. »

Il semble donc préférable d'opérer, toutes les fois qu'on le peut, quelques jours avant le début du travail. Cependant, Budin fait remarquer qu'en opérant ainsi on est exposé à le faire trop tôt et à extraire des enfants de moins de

2,400 grammes, comme cela est arrivé à quelques accoucheurs. Il importe donc de bien établir l'époque de la grossesse et de s'assurer que le volume du fœtus est celui d'un enfant presque à terme. Au cas où ce diagnostic ne pourrait être fait, il vaudrait mieux attendre et n'opérer que dès les premières douleurs.

Mais il arrive parfois qu'on n'est appelé à intervenir que lorsque la femme est en travail. Il est alors désirable que celui-ci ne soit pas trop avancé; que la parturiente ne soit pas trop fatiguée, qu'elle n'ait pas subi d'autres manœuvres opératoires.

Les statistiques anciennes de Kayser, de Pihan-Dufeillay, celles plus récentes et plus convaincantes de Harris puisqu'elles datent de l'antisepsie, sont toutes d'accord pour démontrer l'influence néfaste qu'exerce la longue durée du travail sur le résultat de l'opération. Aussi, quand on se trouve en présence d'une femme épuisée par un long travail et surtout infectée, est-il contre-indiqué de pratiquer la césarienne conservatrice; c'est alors à l'opération de Porro qu'il convient de recourir.

En résumé, la conduite qui nous paraît préférable est d'opérer à la fin de la grossesse, à jour et heure fixés d'avance, quand les circonstances le permettent, ou seulement dès les premières douleurs, si le diagnostic de l'époque de la grossesse est incertain. D'autre part, lorsque le travail est déclaré, il est indiqué d'intervenir le plus hâtivement possible.

Les préparatifs de l'opération césarienne sont les mêmes que pour toute laparotomie.

Nous n'insisterons donc pas sur toutes les précautions d'asepsie et d'antisepsie minutieuses qui devront être prises, ni sur les différents objets, lit, instruments, etc., qu'il est nécessaire de préparer à l'avance. Nous rappellerons seulement que la femme aura dû recevoir préalablement tous les soins destinés à la mettre en état d'asepsie parfaite, et qu'au moment de l'opération la vessie et le rectum seront vides, les poils du pubis et de la vulve rasés; que la paroi abdominale sera soigneusement désinfectée.

L'opérateur et ses aides seront rigoureusement aseptiques et les instruments, les éponges, les compresses, les fils, etc. auront subi la stérilisation habituelle.

Les aides seront réduits à leur minimum : un ou deux pour assister directement l'opérateur ; un pour lui passer les instruments, les éponges, les fils; un, enfin, sera spécialement chargé de l'anesthésie. Une personne se tiendra prête à recevoir l'enfant et à lui donner les premiers soins, tout étant préparé pour le ranimer s'il y a lieu.

L'acte opératoire comprend trois temps bien distincts : le premier consiste à pénétrer dans l'utérus; le second, à extraire le fœtus et l'arrière-faix; le troisième, à refermer l'utérus et l'abdomen.

Premier temps. — Il comprend l'incision de la paroi abdominale et l'incision de l'utérus.

a. *Incision de la paroi abdominale.* — Toutes les variétés d'incision ont été préconisées : l'incision latérale, parallèle à la ligne blanche, par Levret; l'incision sur la ligne médiane, par Mauriceau; l'incision transversale, par Lauverjât; l'incision oblique, par Stein le jeune, Osiander, Velpeau, Guéniot. L'incision sur la ligne blanche de Mauriceau a prévalu, et c'est celle qu'on emploie constamment aujourd'hui.

La longueur de cette incision qui devait être selon les uns de 12 à 13 centimètres, selon Stoltz de 25, a été déterminée exactement par Budin. La circonférence sous-occipito-frontale mesurant, sur une tête de fœtus à terme, 33 centimètres environ, l'incision doit avoir 16 ou 17 centimètres de long, afin que ses deux lèvres écartées puissent circonscrire une ouverture suffisante pour laisser passer cette circonférence. Cette longueur est adoptée par la plupart des opérateurs modernes.

A quel niveau doit être faite l'incision abdominale ? Elle ne doit jamais se terminer inférieurement plus bas que 4 ou 5 centimètres au-dessus de la symphyse pubienne. Il y a même avantage à la faire plus haut. C'est ce que conseillait Lucas-Championnière dans le but d'éviter que la plaie soit infectée par les sécrétions vulvaires. Sænger pratique une incision dont l'ombilic occupe le milieu. Bar la fait plus élevée encore, les deux tiers au-dessus de l'ombilic, surtout pendant le travail ; de cette façon, elle ne se trouve pas au-devant de l'anneau de Bandl, qui ne doit pas être compris dans l'ouverture de l'utérus.

L'incision est faite au bistouri de haut en bas, et prolongée ensuite par en haut avec des ciseaux s'il y a lieu. Quand le péritoine est ouvert, il est bon de placer sur lui de chaque côté deux ou trois pinces à forcipressure pour empêcher ses bords de se rétracter et pour faciliter leur suture ultérieure.

b. *Incision de l'utérus.* — Après l'ouverture de la cavité péritonéale, l'utérus apparaît généralement incliné à droite, il a subi un mouvement de rotation qui a ramené son bord gauche en avant. Un aide doit, en comprimant la paroi abdominale, amener cet organe sur la ligne médiane, pour qu'il soit bien sectionné en son milieu.

Avant de l'ouvrir, il y a lieu de se préoccuper de la pénétration du sang et du liquide amniotique dans le péritoine, et de prévoir l'éventualité d'une hémorrhagie.

Pour empêcher l'écoulement des liquides dans la séreuse faut-il, avec Olshausen, attirer l'utérus au dehors pour l'inciser, comme le fait Müller dans l'opération de Porro ? C'est là une complication opératoire qui ne semblerait indiquée que si le liquide amniotique était infecté, car lorsqu'il est aseptique il n'est pas nuisible pour la séreuse : or, on n'entreprend guère une césarienne conservatrice quand l'utérus est infecté. Quoi qu'il en soit, l'irruption d'un liquide aseptique ou non dans le péritoine peut être évitée d'une manière beaucoup plus simple : il suffit, avant d'inciser l'utérus *in situ*, de faire appliquer fortement par les mains d'un aide les lèvres de la plaie de l'abdomen sur la face antérieure de l'organe gestateur, de façon à en faire saillir le fond en avant. C'est là ce que Guéniot a appelé *opérer hors du ventre*, procédé qui n'a rien de commun avec celui de Müller.

En vue d'une hémorrhagie possible, Litzmann a proposé d'appliquer autour du col un tube élastique et cette pratique fut suivie au début par Sænger. Mais c'est un procédé peu facile à mettre à exécution que d'entourer ainsi le col lorsque l'utérus gravide occupe la cavité abdominale. Aussi les opérateurs qui ont adopté le lien élastique ne le mettent-ils d'ordinaire en place qu'après l'extraction du fœtus, avant ou après la délivrance, pour prévenir les hémorrhagies qui sont surtout à craindre à ce moment. La constriction du col est très usitée, surtout en Allemagne, mais elle présente l'inconvénient de favoriser l'inertie utérine. Pour exercer une compression moins limitée sur l'utérus, Sænger a conseillé depuis d'entourer le segment inférieur non plus avec un tube en caoutchouc, mais avec une compresse de gaze dont les deux chefs

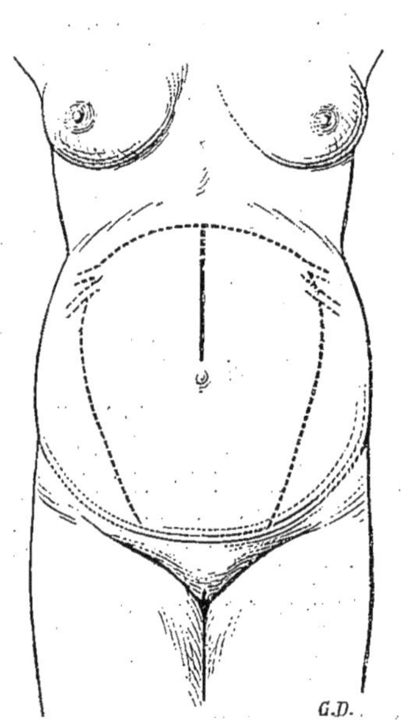

Fig. 185. — Incision de l'utérus sur la ligne médiane, se prolongeant vers le fond.

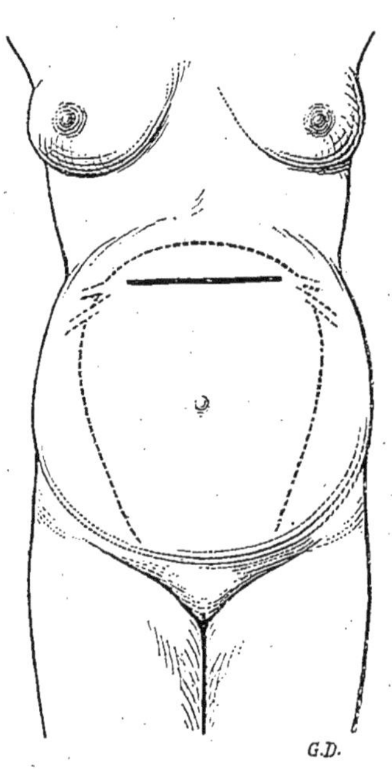

Fig. 186. — Incision transversale du fond de l'utérus.

croisés sont tordus ensemble. Plusieurs accoucheurs ont adopté cette manière de prise ; ils évitent en outre de laisser le lien trop longtemps en place.

Bien que l'efficacité de ce moyen pour prévenir ou arrêter une hémorrhagie ne soit pas niable, il est toujours à craindre que la constriction du col, même faite sur une large surface et peu prolongée, n'entraîne de l'atonie utérine. Aussi bon nombre d'opérateurs y ont-ils renoncé. Nous croyons avec eux qu'on peut s'en abstenir. Dans aucune des opérations de Bar, de Tarnier et de nous-même, pour ne citer que celles-là, il n'y a eu de lien serré autour du col et il ne s'est pas produit d'hémorrhagie. En principe, dans une section césarienne, il ne faut pas trop s'effrayer du sang qui coule et qui est toujours assez abondant ; c'est en terminant rapidement et avec sang-froid l'opération qu'on évite plus sûrement une hémorrhagie sérieuse. D'ailleurs, un des moyens les plus simples d'assurer la contraction de l'utérus est de faire pratiquer une ou deux injections sous-cutanées d'ergotine Yvon ou d'ergotinine Tanret, soit au moment où l'on va ouvrir la matrice, comme le faisait Tarnier, soit même dès qu'on commence à inciser l'abdomen (Bar).

Nous avons maintenant à examiner quels doivent être la direction, le siège et l'étendue de l'incision utérine, et comment elle doit être pratiquée.

Autrefois, on sectionnait presque toujours l'utérus sur sa face antérieure et verticalement. Cependant Lebas, Lauverjat ont eu recours à une incision transversale. Mais les seules modifications qui nous intéressent sont celles qui sont survenues depuis la renaissance de la césarienne.

Le précepte donné par Sænger d'inciser longitudinalement et sur la ligne médiane, dans le tiers moyen de sa hauteur, la face antérieure de l'utérus, est longtemps resté le plus généralement adopté (fig. 185).

Pourtant, d'autres variétés d'incisions ont été préconisées.

Cohnstein a proposé d'ouvrir l'utérus sur sa face postérieure, après l'avoir amené hors du ventre et de ne pas suturer la plaie, comptant sur sa fermeture spontanée dans une région où le muscle utérin est particulièrement épais et contractile.

Kehrer a donné le conseil d'inciser transversalement le segment inférieur en avant, estimant que l'hémorrhagie est peu à craindre à cause de la rareté des vaisseaux en ce point.

La manière de procéder de Cohnstein et celle de Kehrer ont été vivement critiquées et n'ont pas rencontré d'adeptes.

Il n'en est pas de même d'un nouveau mode d'incision préconisé récemment en Allemagne par Fritsch. L'accoucheur de Bonn recommande d'inciser le fond de l'utérus transversalement dans une étendue de 15 à 16 centimètres, entre les deux trompes (fig. 186). Il invoque pour ce procédé les avantages que voici : la paroi abdominale peut être incisée plus haut que d'habitude, ce qui rend l'éventration moins à craindre ; l'hémostase est aisée, l'utérus pouvant être facilement comprimé par la main d'un aide ; le sang est d'ailleurs peu abondant, car la plaie est parallèle aux vaisseaux importants de la face antérieure de l'utérus ; les liquides n'ont aucune tendance à passer dans le péritoine et s'écoulent facilement au dehors ; enfin l'enfant se présentant d'ordinaire par le sommet, ses pieds sont voisins de l'ouverture utérine et l'extraction est plus facile.

Le procédé de Fritsch a été mis à exécution par plusieurs de ses compatriotes et, à la suite des succès obtenus, les opérations se sont multipliées. Les résultats en ont été consignés dans des publications de O. Trinks, de Hübl, de Hahn. Le travail de ce dernier, le plus récent (décembre 1899), renferme 62 cas d'opération césarienne faite avec l'incision de Fritsch, depuis 1897, c'est-à-dire depuis que cet auteur l'a imaginée. Sur ces 62 cas, il y a eu 47 césariennes conservatrices, 14 opérations de Porro, et 1 ablation totale avec 4 décès.

Il est évident que ce sont surtout les résultats des opérations conservatrices qu'il faut considérer : or, sur les 47, 3 femmes ont succombé, ce qui donne une mortalité de 6,38 p. 100. Ces chiffres sont dont très favorables. Mais la raison en est-elle dans l'incision elle-même et non pas plutôt dans l'observation exacte des principes qui régissent l'opération césarienne moderne : emploi rigoureux de l'antisepsie et application sur l'utérus de sutures parfaites? En tout cas la statistique ne diffère pas sensiblement de celle de la césarienne à incision longitudinale.

Les avantages attribués par Fritsch à son procédé sont-ils tels que l'antique incision verticale doive être bannie de la pratique au profit de la section transversale du fond de l'utérus? Nous ne le croyons pas. L'incision de Fritsch est même passible de certaines objections. Il est assez incommode d'ouvrir l'utérus *in situ* dans le sens tranversal à travers une ouverture longitudinale. Il y a lieu de craindre que les extrémités de l'incision n'intéressent les gros vaisseaux situés sur les parties latérales de l'utérus, et si l'ouverture se trouvait insuffisante pour la sortie d'un gros enfant on ne pourrait sans danger l'agrandir de chaque côté. La facilité qu'on a à trouver les pieds est la même avec l'incision longitudinale quand on prolonge un peu celle-ci par en haut.

En ce qui concerne l'application des sutures, l'important est, ainsi que l'a fait remarquer Bar, qu'elles portent sur une région où le péritoine adhère intimement à la musculeuse, car alors les bords de la séreuse peuvent aisément s'accoler l'un à l'autre. Or, si cette adhérence existe au niveau du fond de l'utérus, elle existe aussi sur toute la face antérieure de cet organe au-dessus de l'anneau de Bandl.

Pour toutes ces raisons, nous ne pensons pas qu'on doive renoncer à l'incision longitudinale. D'après Bar, la modification de Fritsch peut être indiquée dans quelques circonstances particulières, par exemple chez une femme qui subit la césarienne pour la seconde fois, et chez laquelle il y a amincissement marqué des tissus au niveau de la cicatrice.

D'autres auteurs ont aussi recommandé d'ouvrir le fond de l'utérus, mais d'avant en arrière, en sorte que l'incision porte sur la face antérieure, sur le fond et sur la face postérieure de l'organe : tels sont Müller et Caruso, ce dernier réclamant la priorité de ce mode opératoire.

Plusieurs accoucheurs se sont préoccupés du siège du placenta. Olshausen en particulier cherche à le reconnaître par la direction des ligaments ronds et par la palpation des faces antérieure et postérieure de l'utérus, attiré hors du ventre. Le placenta est-il inséré en avant, il fait l'incision en arrière, et réciproquement ; dans les cas douteux, il incise le fond. Leopold se base sur la situation des trompes pour diagnostiquer sa présence, et pour éviter de l'intéresser avec le bistouri. Mais ce diagnostic peut être erroné, et maintes fois le délivre a été atteint par l'instrument tranchant sans qu'on ait pu déterminer son insertion exacte. Nous verrons d'ailleurs que la section du placenta n'est pas aussi redoutable qu'on pourrait le croire et que le principal est d'aller vite.

Pour nous résumer sur la région de l'utérus où doit porter l'incision, deux procédés se trouvent en réalité en présence ; tous deux consistent à ouvrir l'organe sur sa face antérieure : l'un longitudinalement, l'autre transversalement au niveau du fond ; le premier est classique, le second est de date récente et dû à Fritsch. Nous avons dit pourquoi l'incision verticale ne nous semble pas devoir être abandonnée.

Rappelons toutefois que cette dernière ne doit pas empiéter sur le segment inférieur ; il est préférable qu'elle soit élevée et qu'elle avoisine par son extrémité supérieure le fond de l'utérus (fig. 185).

Quant à sa longueur, elle doit être la même que celle de l'incision abdominale, c'est-à-dire de 17 centimètres environ et pour la même raison.

Comment doit-on inciser l'utérus ? On peut le faire couche par couche et de

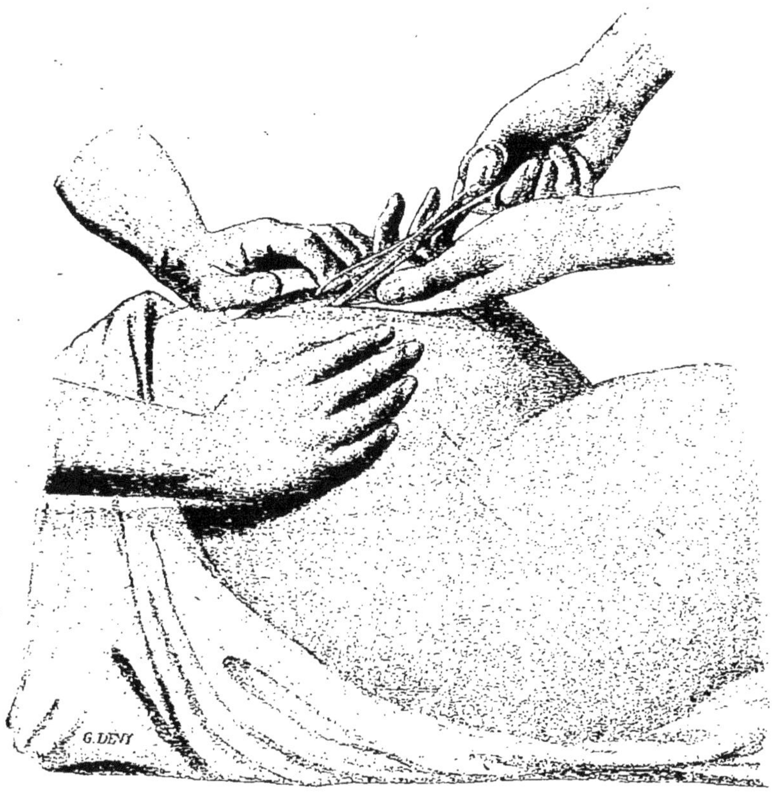

FIG. 187. — Incision de la paroi utérine avec les ciseaux. (Procédé de TARNIER.)

haut en bas suivant la pratique habituelle. Mais le procédé indiqué par Tarnier est préférable. Voici en quoi il consiste : on fait avec le bistouri une ponction à la paroi utérine au point où doit se terminer inférieurement l'incision ; puis on y introduit le bout de l'index. Le tissu de l'utérus se laisse facilement déchirer et le doigt pénètre dans l'œuf. Cela fait, la boutonnière ainsi créée est agrandie de bas en haut avec des ciseaux mousses guidés sur le doigt ou avec un bistouri boutonné (Bar), dans l'étendue convenable (fig. 187). Tarnier attachait beaucoup d'importance à cette petite manœuvre qui est, en effet, très expéditive, fait gagner du temps et réduit au minimum l'écoulement du sang. Elle est surtout très utile quand le placenta est inséré sur la face antérieure de l'utérus, ce qui a lieu, comme on sait, une fois sur trois environ. Quand il en est ainsi, le doigt, qui fait une boutonnière à l'utérus, sent les cotylédons et doit les traverser hardiment. Le placenta est ensuite sectionné avec la paroi utérine. Malgré le flot de sang qui s'écoule, cette section n'a rien de dangereux si l'on procède rapidement à l'extraction du fœtus, et si le retrait de l'utérus ne se fait pas attendre.

Deuxième temps. — Le deuxième temps consiste à extraire de la cavité utérine ouverte l'enfant et l'arrière-faix. Aussitôt que l'œuf est incisé, du sang et du liquide amniotique s'écoulent en abondance. Des éponges, des compresses placées convenablement dans le ventre, et surtout les mains d'un aide qui compriment les parois de l'abdomen empêchent l'écoulement de ces liquides dans le péritoine et immobilisent l'utérus. L'opérateur introduit vivement sa main dans la plaie et va chercher un pied ou les deux à l'endroit indiqué par la présentation de l'enfant. Il procède à son extraction par le siège et emploie, s'il est nécessaire, la manœuvre de Mauriceau pour dégager la tête. La rétraction des bords de l'orifice utérin oppose quelquefois une certaine résistance à la sortie de la tête ; mais cette résistance n'est sérieuse que si l'incision est trop petite. Il faut alors l'agrandir par en haut avec des ciseaux : cette pratique est préférable à l'application du forceps qui a été faite quelquefois dans ces conditions. Avec une ouverture plus large, l'extraction devient facile. Le cordon ombilical est lié et sectionné, et le nouveau-né confié à l'aide chargé de lui donner des soins et qui s'occupera de le ranimer s'il est en état de mort apparente. Après la sortie de l'enfant, l'utérus revient sur lui-même. Les mains de l'aide, en suivant ce retrait et les compresses qui sont placées autour de l'utérus, empêchent l'intestin de faire issue au dehors.

La matrice est attirée hors du ventre et on va procéder à la délivrance. Nous ne signalerons que pour mémoire l'idée de la faire par le vagin, préconisée par Wigand et quelques autres, Stein le jeune, J.-P. Maygrier, etc. On la pratique par la voie abdominale. D'ordinaire, le placenta apparaît dans la plaie ; on achève de le décoller avec la main s'il y a lieu, et on l'extrait lentement, en évitant de déchirer les membranes. Après la délivrance, on introduit un doigt jusqu'à l'orifice interne du col pour s'assurer de sa perméabilité. On recherche en même temps si l'utérus ne contient ni caillots, ni débris de membranes, auquel cas on en ferait l'extraction. Mais il est inutile de nettoyer la muqueuse, de la gratter, de la saupoudrer d'iodoforme, etc. On ne doit entreprendre la césarienne conservatrice que lorsque l'utérus est sain et il n'y a dès lors aucune raison d'aseptiser sa surface interne. Il ne reste donc qu'à suturer la plaie utérine.

Si la délivrance était suivie d'une hémorrhagie, on pourrait y parer en entourant le col avec le lien élastique ou la compresse dont nous avons parlé plus haut. Mais, en raison des inconvénients de ce procédé, on peut très bien se borner à faire comprimer par les mains d'un aide les ligaments larges et le segment inférieur, en même temps qu'on applique rapidement les sutures.

L'écoulement du sang ne doit pas arrêter ce temps de l'opération, et l'hémorrhagie cesse ordinairement dès que les sutures sont en place.

Au cas exceptionnel où l'hémorrhagie serait foudroyante et viendrait à menacer la vie de l'opérée par son abondance et sa persistance, il faudrait sans hésitation amputer l'utérus.

Troisième temps. — Il comprend la suture de l'utérus, celle de l'abdomen et l'application du pansement.

a. *Suture de l'utérus.* — On ne discute plus aujourd'hui la nécessité de fermer l'utérus. Si quelques auteurs ont eu autrefois des succès sans suturer cet organe, cette pratique expose la femme à de trop grands dangers pour qu'il puisse en être encore question. La crainte, émise jadis, que les sutures ne suivent pas le retrait de l'organe et deviennent trop lâches, crainte qui a conduit Grandesso Silvestri à se servir du fil élastique, est illusoire, comme le démontrent les beaux résultats qu'on obtient aujourd'hui en réunissant avec soin les bords de la plaie.

Cette réunion soigneuse, nécessaire au succès de l'opération, nous la devons à l'initiative de Sænger ; sa technique a été profondément modifiée, mais le principe de sa méthode a subsisté, et ce principe est celui d'une coaptation parfaite entre les deux lèvres de l'incision, dans chacune de leurs couches, séreuse, musculeuse et muqueuse.

Le procédé de Sænger, comme celui de Kehrer du reste, consistait essentiellement en un double plan de sutures, les unes profondes, les autres superficielles (voy. fig. 188).

Les fils profonds embrassaient la séreuse et toute l'épaisseur de la musculeuse, mais n'intéressaient pas la muqueuse. En laissant la muqueuse en dehors de la suture on voulait éviter la pénétration dans la cavité utérine des fils qui auraient pu s'y infecter au contact des lochies.

Les fils superficiels ne comprenaient que la séreuse et une petite couche de musculeuse ; le péritoine devait être adossé à lui-même, et pour cela Sænger faisait subir à la plaie une préparation particulière : il décollait la séreuse du muscle sous jacent dans une étendue de quelques millimètres, et réséquait une tranche de tissu musculaire ; le péritoine ainsi libéré sur les bords de la plaie se laissait facilement infléchir en dedans ; il était alors aisé de faire une suture séro-séreuse.

Cette technique compliquée a subi des modifications successives et profondes.

Dès ses premières opérations, Leopold modifia d'abord la résection musculaire ; puis il la supprima comme une manœuvre longue, délicate et inutile, et se borna à décoller le péritoine pour l'adosser à lui-même entre les bords de la plaie. Bientôt il renonça même à cet affrontement en surface pour lui substituer le simple rapprochement des bords de la séreuse, et il pratiqua la suture superficielle sans décoller le péritoine (1884). Sænger lui-même se rallia à cette manière de faire.

Fritsch est allé plus loin et a réduit la suture utérine au seul plan de sutures profondes comprenant toute la paroi y compris la muqueuse.

Caruso conseille également de suturer la paroi dans toute son épaisseur.

Ces quelques lignes suffisent pour montrer combien la suture de l'utérus s'est peu à peu simplifiée.

Quant aux substances dont on s'est servi pour la pratiquer, elles ont varié depuis Sænger : le fil d'argent, la soie, le catgut, le crin de Florence ont été tour à tour employés. Actuellement, on n'use plus que du catgut simple ou préparé à l'acide chromique et de la soie, et c'est à cette dernière que presque tout le monde donne la préférence. Sænger, Döderlein ont fait le procès du catgut qui est difficile à aseptiser et susceptible de se relâcher. Récemment encore A. Herrgott a signalé des accidents résultant de son emploi. Bien que quelques opérateurs tels que Olshausen et Müller y aient toujours recours, il vaut mieux s'en tenir à la soie stérilisée ; c'est la soie plate, n° 2, qu'on emploie généralement.

Voyons maintenant comment on doit pratiquer la suture utérine.

On peut se servir d'une aiguille de Reverdin, ronde sur toute sa longueur. On

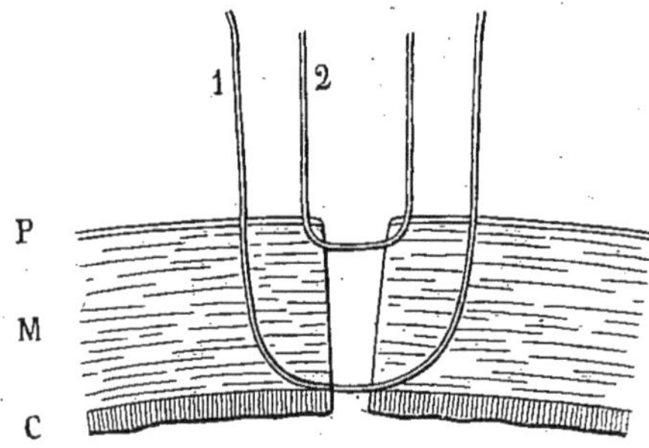

Fig. 188. — Suture à deux étages de la paroi utérine.

P. Péritoine. — M. Musculeuse. — C. Caduque. — 1. Suture profonde, mais n'intéressant pas la muqueuse. — 2. Suture superficielle séro-séreuse.

la fait pénétrer à travers l'une des lèvres de la plaie, à 1 centimètre du bord, en commençant par l'angle inférieur de l'incision. Elle doit traverser toute la paroi y compris la muqueuse. On la dirige ensuite de dedans en dehors à travers l'autre lèvre de la plaie, de façon à ce qu'elle vienne ressortir extérieurement à la même distance de 1 centimètre. On la charge avec un fil qui, une fois placé (fig. 189), est lié et coupé immédiatement.

La recommandation faite par Sænger de ne pas traverser la muqueuse pour éviter l'infection des fils dans la cavité utérine est inutile, car on ne pratique la césarienne conservatrice que lorsque l'utérus est aseptique. D'ailleurs, suivant la remarque de Potocki, la caduque embrassée par le fil se trouve coupée par lui dès qu'on le noue ; le fil s'enfonce donc dans la musculeuse et reste isolé du milieu utérin.

Après la pose du premier fil, on recommence au-dessus, en laissant un intervalle de 1 centimètre et demi, et on pose ainsi autant de ligatures qu'il est nécessaire pour fermer l'utérus, généralement 10 à 12.

Une fois ces fils profonds mis en place, on s'assure que les lèvres de la séreuse sont bien en contact ; on les rapproche au besoin par des points superficiels, disposés dans l'intervalle des précédents.

La suture terminée, on retire les éponges ou compresses qui maintiennent l'utérus, on nettoie la cavité péritonéale avec des éponges montées, pour en retirer le sang ou les caillots qui peuvent y être restés ; on replace l'utérus dans le ventre et on abaisse au-devant de lui le grand épiploon.

b. *Suture abdominale et pansement.* — On fait généralement une première suture en surjet au catgut sur le péritoine, un second surjet, au catgut également, sur les muscles, et on termine par une suture de la peau à points séparés, avec des crins de Florence. Si les deux lèvres de la plaie présentent des points où elles ne sont pas en contact parfait, on ajoute quelques sutures superficielles.

La surface suturée est ensuite recouverte de gaze iodoformée et de ouate et on applique autour du ventre un bandage de corps moyennement serré. Un

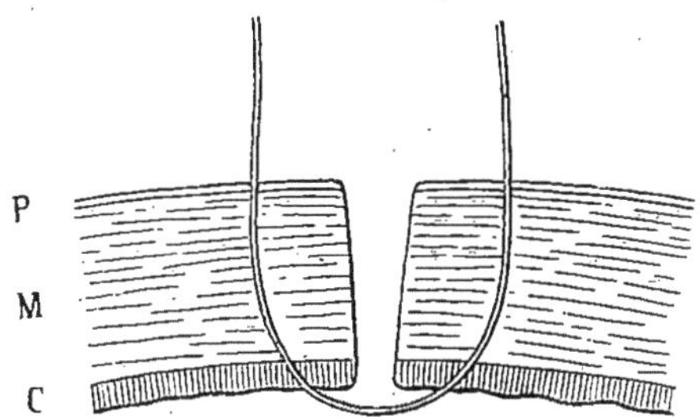

FIG. 189. — Suture en masse de la paroi utérine.

P. Péritoine. — M. Musculeuse. — C. Caduque.

tampon de ouate aseptique est maintenu sur la vulve par une compresse de gaze qu'on fixe au bandage de corps.

Nous n'avons rien dit du drainage, dont l'inutilité est à peu près universellement reconnue.

Le drainage abdomino-péritonéal est du moins complètement abandonné.

Quant au drainage utéro-vaginal, il ne reconnaît guère que des indications exceptionnelles, comme lorsqu'il existe une tumeur obstruant l'excavation et déviant le col au point de gêner l'écoulement des lochies. Cependant, Dührssen a préconisé, en 1888, une sorte de tamponnement-drainage de l'utérus à la gaze iodoformée, et Bar emploie une méthode assez analogue qu'il décrit ainsi. Avant de suturer l'utérus, il en remplit la cavité de bas en haut avec une bande de gaze iodoformée de plusieurs mètres, dont le chef inférieur répond au col de l'utérus. Un tampon de gaze a été préalablement introduit dans le vagin. Quand l'opération est terminée, il retire la gaze du vagin qui est plus ou moins souillée de sang, et attire dans ce conduit une partie de la bande qui occupe l'utérus ; puis il renouvelle le tampon vaginal. Le lendemain il refait la même manœuvre, et ainsi pendant cinq ou six jours, jusqu'à ce qu'il n'y ait plus de gaze dans l'utérus. Ce tamponnement utérin aurait pour avantages d'exciter les contractions utérines et d'empêcher l'hémorrhagie, d'absorber le sang, de faire office de drain antiseptique.

Soins consécutifs. — Les soins ultérieurs à donner à l'opérée sont les mêmes que pour toute personne ayant subi la laparotomie. Après une diète de plusieurs heures, l'alimentation des deux ou trois premiers jours sera exclusivement liquide : boissons glacées, bouillon, lait, grogs, champagne, etc... Des piqûres de morphine calmeront la douleur et l'agitation s'il y a lieu. La vessie sera vidée régulièrement par le cathétérisme pendant au moins quarante-huit heures. On évitera le météorisme et la constipation à l'aide de lavements et de laxatifs, dès le second jour. On ne renouvellera pas le pansement avant sept ou huit jours. Si l'on a fait un tamponnement utéro-vaginal, on retirera progressivement la gaze de l'utérus, comme nous venons de le dire. Sinon, on se bornera à des toilettes vulvaires.

Les fils seront enlevés vers le dixième jour. Si les seins contiennent du lait on pourra laisser la mère nourrir son enfant. Elle se lèvera, si tout va bien, au bout de vingt jours environ, et devra porter quelque temps une ceinture abdominale.

Opération césarienne conservatrice suivie de stérilisation. — Dans certains cas, dont nous parlerons plus loin, on s'est proposé de stériliser la femme tout en conservant l'utérus. On fait alors suivre la section césarienne d'une opération sur les annexes. Celle-ci peut consister dans l'extirpation des ovaires ou, si l'on ne veut pas priver la femme de ces organes, dans une intervention pratiquée sur les trompes.

A propos de cette dernière, nous voulons faire remarquer que la simple ligature des trompes n'assure pas leur imperméabilité d'une façon durable. De nouvelles grossesses ont pu se produire ultérieurement. Bien plus, des femmes, auxquelles on avait extirpé une portion des deux trompes entre deux ligatures, sont redevenues enceintes (Abel, R. Braun). Les recherches expérimentales récentes de Fænkel sur les animaux l'ont conduit à cette conclusion, que le seul moyen certain de préserver la femme d'une grossesse consiste dans l'extirpation totale des trompes avec excision de leur portion utérine et suture du péritoine en ce point.

B. — **Opération de Porro.** — L'étude complète que nous venons de faire du manuel opératoire de la césarienne conservatrice nous dispense de décrire celui de l'opération de Porro dans tous ses détails, car tous deux ont beaucoup de points communs. Le troisième temps seul est absolument différent puisque la suture de l'utérus est remplacée par l'amputation de cet organe.

Nous allons donc passer en revue chacun des temps opératoires, en signalant seulement les particularités de technique qui concernent l'opération de Porro.

Disons d'abord qu'on est bien plus rarement maître de choisir le moment d'intervenir que dans la césarienne conservatrice, car ici il s'agit souvent d'opérer d'urgence une femme infectée, chez laquelle l'ablation rapide de l'utérus est la seule chance de salut.

Les préparatifs à faire sont les mêmes que précédemment. On se munira seulement en plus, si l'on doit faire le traitement externe du pédicule, d'un tube en caoutchouc plein, de 5 millimètres de diamètre, et d'une ou deux broches en acier.

Incision de la paroi abdominale et de l'utérus. — Une seule remarque est nécessaire au sujet de l'incision abdominale. Si l'on doit faire sortir l'utérus gravide hors de l'abdomen, suivant le procédé de Müller, on lui donnera une longueur plus grande : au lieu de 16 à 17 centimètres, elle en aura 23 à 24.

Müller a, en effet, conseillé d'attirer l'utérus au dehors avant de l'inciser, au lieu de l'ouvrir *in situ*, comme le faisait Porro.

Cette modification que nous n'avons fait que signaler en parlant de la césarienne conservatrice, pour laquelle elle n'est nullement indiquée, offre ici beaucoup plus d'importance, car il s'agit d'empêcher un utérus le plus souvent infecté de déverser son contenu dans la cavité péritonéale.

On pourra donc inciser l'utérus soit *in situ*, si la femme ne présente aucun signe d'infection, soit hors du ventre, si le liquide utérin est septique.

Dans cette dernière éventualité, après avoir fait, comme nous l'avons dit, une ouverture suffisante à la paroi de l'abdomen, on passera une main derrière l'utérus, et on le fera basculer au dehors; un aide aura soin de bien appliquer avec les mains les bords de l'ouverture contre le col utérin, pour éviter la sortie de l'intestin.

Il est pourtant certains cas, où le volume de l'utérus est trop considérable pour qu'on puisse le faire sortir du ventre sans de grandes difficultés; on l'incisera alors en place, mais en redoublant de précautions pour empêcher que le péritoine ne soit contaminé par le contenu utérin ; on pourra y parvenir par l'interposition d'éponges et de compresses entre les lèvres de la plaie, et par l'application exacte des mains de l'aide sur la paroi abdominale.

Que l'utérus soit laissé en place ou attiré au dehors, on fera l'incision utérine comme nous l'avons indiqué pour l'opération conservatrice. De même que dans cette dernière, elle devra être aussi haute que possible, mais pour une autre raison, sur laquelle a insisté Lucas-Championnière : c'est afin de pouvoir confectionner un pédicule plus long et moins exposé à être tiraillé.

Extraction du fœtus et amputation utéro-ovarique. — L'extraction du fœtus ne présente rien de particulier. Quant à la délivrance, on peut ou la faire ou ne pas s'en occuper, puisque l'utérus va être enlevé.

Aussitôt l'enfant né, il sera bon, surtout en cas d'infection, de remplir la cavité utérine de gaze stérilisée pour éviter le moindre contact des produits septiques avec le péritoine (R. Braun). Deux grandes pinces courbes fixées sur les bords de l'ouverture de l'utérus seront très utiles pour maintenir cet organe et faciliter la préparation du pédicule.

On appliquera ensuite autour du col, immédiatement au-dessous du segment inférieur, le tube élastique, auquel on fera faire deux tours serrés et sur les extrémités duquel on fixera en avant une pince (fig. 190) à laquelle on substituera ensuite une très solide ligature. On aura bien soin, dans le placement de ce tube, de le faire passer au delà des trompes et des ovaires qui doivent être enlevés avec la matrice.

On pourrait alors procéder à la section de l'utérus; mais mieux vaut, suivant la pratique de Schauta, de R. Braun, etc., et toujours par crainte de l'infection, fixer d'abord le pédicule à l'angle inférieur de la plaie abdominale, ce qu'on fera à l'aide de sutures qui uniront sa surface péritonéale au

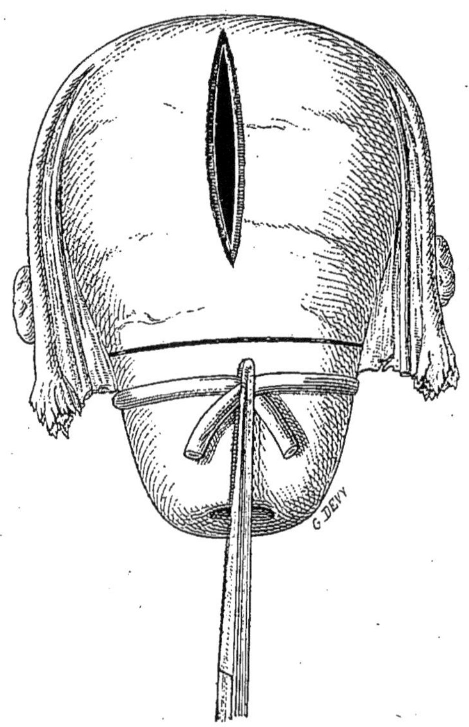

FIG. 190. — Pose de la ligature élastique autour du col, au-dessous du segment inférieur. Ligne de section de l'utérus.

péritoine pariétal. Puis on pratiquera la suture de la paroi abdominale, et c'est seulement quand le ventre sera refermé qu'on procédera à l'ablation de l'utérus et des annexes.

La section sera faite avec un bistouri large et plat ou avec de forts ciseaux, à trois travers de doigt environ de distance du lien élastique. La surface sectionnée devra rester blanche, si l'hémostase produite par la striction de caoutchouc est parfaite. Pour assurer la fixité du moignon, on le traversera d'un côté à l'autre avec une broche en acier au-devant du tube élastique, et on interposera un peu de gaze entre cette broche et la peau pour éviter une compression douloureuse (fig. 191).

Reste à panser le moignon ainsi constitué. On a conseillé d'exciser la muqueuse qui occupe son centre et de le creuser en entonnoir pour détruire tous les germes infectieux qu'il pourrait contenir, puis de le cautériser avec le thermo-cautère. Dans la pratique actuelle on tend à supprimer cette toilette du pédicule, qu'on ne cautérise plus guère avec le Paquelin, mais simplement avec le chlorure de zinc, et qu'on se borne à saupoudrer d'iodoforme. On le recouvre ensuite de gaze iodoformée. Le reste du pansement abdominal est le même que dans la césarienne conservatrice.

Le desséchement du moignon s'opère généralement très simplement; au bout de quatre ou cinq jours, le tissu utérin commence à s'éliminer, et des

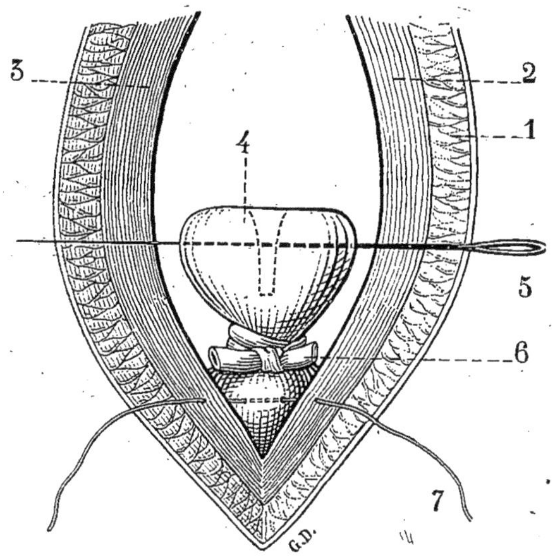

Fig. 191. — Traitement extra-péritonéal du pédicule (figure schématique).

1. Peau et tissu cellulaire sous-cutané. — 2. Couche musculaire. — 3. Péritoine. — 4. Pédicule. — 5. Broche en acier. — 6. Ligature élastique. — 7. Suture séro-séreuse.

lambeaux sphacélés entraînent bientôt avec eux la broche et la ligature. Quand l'eschare est complètement détachée, il reste au-dessous d'elle un petit bourgeon charnu qui est d'ordinaire complètement cicatrisé au bout d'une vingtaine de jours.

Tel est le mode de traitement extra-péritonéal du pédicule avec ses perfectionnements les plus récents.

Mais il existe aussi un traitement intra-péritonéal qui consiste dans l'abandon du moignon dans le ventre, et qui a été mis en pratique pour la première fois par Litzmann en 1878. C'est l'application, à l'opération de Porro, du procédé de suture employé par Schrœder dans l'hystérectomie pour fibromes, dans le but de rentrer le pédicule dans l'abdomen.

Ici le procédé se résume, après la section de l'utérus, à réunir les deux lèvres du moignon et à le recouvrir complètement par le péritoine suturé; on enlève alors le lien élastique qui étreignait le col, et le pédicule est abandonné dans la cavité abdominale.

Les résultats de cette méthode ont été d'abord fort peu encourageants. Ainsi Bertazzoli a relevé une série de 17 cas opérés de 1878 à 1884 avec 13 morts. Mais la statistique s'est beaucoup améliorée par la suite, et le même auteur a réuni 22 autres cas traités avec abandon du pédicule dans le ventre, de 1884 à 1891, et 5 femmes seulement ont succombé.

Depuis 1891, ce mode de traitement du moignon a fait de nouveaux progrès grâce à une modification importante que lui a fait subir Chrobak. Il lui a donné le nom de traitement rétro-péritonéal du pédicule. La technique est la suivante : deux lambeaux de péritoine sont préalablement disséqués sur les deux faces de l'utérus jusqu'aux insertions du vagin et rabattus. Après ablation de l'utérus au niveau du col, le pédicule est cautérisé ; une mèche iodoformée est introduite dans sa cavité et poussée vers le vagin. Puis, les deux lambeaux du péritoine sont unis l'un à l'autre, au-dessus du col, par une suture séro-séreuse.

Actuellement, les résultats donnés par l'abandon du pédicule sont devenus excellents. R. Braun cite 22 opérations de Porro qui ont été faites depuis dix ans avec traitement intra ou rétro-péritonéal du moignon, toutes avec succès. Deux cas récents et heureux où Gummert eut recours au procédé de Chrobak portent ce chiffre à 24, avec 24 guérisons.

Quel est donc, en définitive, le meilleur mode de traitement du pédicule ? Faut-il le fixer à l'extérieur, suivant l'ancienne méthode, ou le rentrer à l'intérieur de l'abdomen ? C'est là une question qui a été très débattue, mais que la plupart des opérateurs considèrent aujourd'hui comme résolue par l'expérience acquise, de la façon suivante : ni l'un ni l'autre de ces procédés ne doit être employé exclusivement ; chacun a ses indications.

Dans les cas d'infection de l'utérus, le traitement extra-péritonéal du pédicule est préférable, car c'est celui qui permet le mieux de préserver la séreuse abdominale de tout contact avec l'organe contaminé.

Dans les cas où au contraire l'utérus est aseptique, il n'y a aucun inconvénient à abandonner le pédicule dans le ventre, et le traitement rétro-péritonéal de Chrobak est tout indiqué, étant donnés ses heureux résultats.

C. — **Hystérectomie abdominale totale.** — Au lieu d'avoir recours à l'opération de Porro, on peut faire suivre la section césarienne de l'ablation totale de l'utérus, comme nous le dirons à propos des indications. Le manuel opératoire, qui seul nous occupe ici, n'est autre que celui de l'opération de Freund appliqué à l'utérus gravide. Toutefois la technique en est aujourd'hui simplifiée, et nous nous bornerons à exposer la méthode dite américaine, qui paraît être la méthode de choix. Nous en emprunterons la description à Segond qui l'a très clairement résumée à propos d'un cas où il a fait avec Pinard l'ablation totale après césarienne pour un rétrécissement extrême du bassin.

Après l'extraction du fœtus et du placenta, la femme est placée sur un plan incliné.

« La méthode américaine se caractérise d'abord par ce fait que l'ablation se pratique en bloc et par incision continue de gauche à droite ou de droite à gauche... En d'autres termes, et pour ne parler que du sens opératoire qui paraît le meilleur, le chirurgien, placé à la droite de la patiente, s'attaque d'abord au bord supérieur du ligament large gauche, en dehors des annexes, le sectionne de haut en bas pour pénétrer ensuite dans le vagin, déloger le col, renverser de son côté la masse utéro-ovarienne, et la libérer finalement en sectionnant le ligament large droit de bas en haut. Grande sécurité opératoire, perfection du drainage vaginal ; simplicité de l'arsenal instrumental ; enfin et surtout, suppression des ligatures en masse avec fils énormes et possibilité, précieuse entre toutes, de découvrir un à un les vaisseaux entre les feuillets des ligaments larges pour les lier successivement et sûrement avec des fils fins et solides; tels sont les principaux avantages de cette manière de faire. »

Voici maintenant comment se succèdent les temps opératoires.

« Ligature et section de l'artère utéro-ovarienne gauche, en dehors des annexes ; même manœuvre pour l'artère du ligament rond et, d'un coup de ciseaux, section du ligament large de haut en bas, jusqu'à l'artère utérine. Isolement soigné, ligature et section de celle-ci ; puis au-dessous d'elle, dans le cul-de-sac latéral, ouverture directe du vagin, sans autre guide que la perception digitale du col au travers des parties molles. Par cette brèche vaginale latérale, préhension et renversement du museau de tanche, en haut et à droite, à l'aide d'une pince appropriée; puis, en quelques coups de ciseaux, libération complète du col en arrière et en avant, avec la précaution d'entailler à ce niveau et sur la face utérine antérieure un lambeau péritonéal suffisant. Enfin, continuation des tractions sur le col en haut et à droite, jusqu'à la découverte fort simple de l'utérine correspondante. Ligature de celle-ci et section du ligament large droit, de bas en haut, avec ligatures successives de l'artère du ligament rond et de l'utéro-ovarienne.

« Donc, en tout six ligatures maîtresses.... Le foyer opératoire étant complètement étanche, on pare simplement les surfaces cruentées en ramenant au-dessus d'elles les lambeaux péritonéaux disponibles sans prendre la peine d'allonger l'intervention par un surjet péritonéal. On termine en assurant le drainage par une mèche de gaze iodoformée placée dans le vagin, et on ferme complètement la plaie abdominale. »

La technique de l'ablation totale a été l'objet de modifications importantes pour certains cas particuliers, comme le cancer de l'utérus. C'est ainsi que Zweifel, Fehling, Mackenrodt, Mangiagalli, au lieu d'enlever l'organe entier par la voie abdominale, procèdent à l'opération en deux temps, faisant l'ablation du corps par l'abdomen, celle du col par le vagin. Ces faits ont déjà été exposés dans le tome III (p. 428) et nous y renvoyons le lecteur.

§ 3. — Pronostic.

De toutes les opérations obstétricales la section césarienne est certainement une de celles qui a le plus largement bénéficié des progrès de la chirurgie moderne. L'application rigoureuse de l'asepsie et de l'antisepsie d'une part, les perfectionnements considérables de la technique opératoire d'autre part, en ont complètement transformé le pronostic qui est devenu aussi rassurant qu'il était sombre jadis. Pour asseoir notre jugement, nous laisserons donc de côté les statistiques anciennes, les complications et les accidents si fréquents autrefois qu'on n'observe plus aujourd'hui, pour ne nous occuper que des résultats récents de cette opération.

Ce n'est pas à dire qu'il ne s'agisse toujours d'une opération sérieuse, qui fait courir certains risques à la mère.

Tout d'abord, sans être d'une exécution difficile, elle n'est pas de pratique courante, et la moindre faute contre l'asepsie peut entraîner les plus graves conséquences. Mais n'en est-il pas de même pour la symphyséotomie et pour toutes les opérations abdominales, et le pronostic n'est-il pas toujours et avant tout subordonné à la rigueur avec laquelle les indications d'opérer sont observées et aux conditions dans lesquelles a lieu l'intervention ?

Suites immédiates de l'opération césarienne en général. — En dehors de ces éléments de pronostic, qui sont les mêmes pour toutes les opérations importantes, il en est d'autres qui tiennent à l'acte opératoire lui-même : ce sont les suites immédiates de cet acte, et nous allons les envisager ici, qu'il s'agisse de la césarienne conservatrice ou du Porro.

Nous avons signalé l'hémorrhagie qui peut survenir au cours de l'opération, et nous avons vu comment on doit y parer. Mais n'y a-t-il pas à craindre une hémorrhagie secondaire?

En ce qui concerne l'opération césarienne conservatrice, une pareille complication survenant après l'application des sutures utérines est rare. Elle le sera d'autant plus qu'on aura assuré la contraction utérine par des injections préalables d'ergotine et qu'on aura évité de se servir du tube de caoutchouc constricteur du col dont nous avons montré les inconvénients. Le tamponnement utérin, auquel Bar a recours et que nous avons décrit plus haut, paraît être aussi un excellent moyen de mettre la femme à l'abri de cet accident. Si pourtant l'hémorrhagie survient, soit que le sang coule en dehors, soit que l'utérus se laisse distendre par des caillots, on usera du même traitement qu'après un accouchement normal : introduction de la main dans la cavité utérine, extraction des caillots, injection intra-utérine à 48°, tamponnement utéro-vaginal etc., sans oublier les soins généraux usités en pareil cas, et dont les injections de sérum artificiel sont un des agents les plus efficaces. Dans le cas absolument exceptionnel d'une hémorrhagie que rien ne pourrait enrayer, on n'aurait comme dernière ressource qu'à pratiquer l'ablation de l'utérus.

Après une opération de Porro, une hémorrhagie secondaire ne pourrait venir que du pédicule dont la constriction serait insuffisante. Cet accident tout à fait insolite et dû à une faute de technique, serait conjuré facilement, si le pédicule est à l'extérieur, par une compression directe et la pose de quelques sutures ; au cas où le pédicule serait intra-péritonéal, et où il y aurait hémorrhagie interne, il faudrait rouvrir le ventre et pratiquer l'hémostase par l'application de ligatures convenables sur les points saignants.

Une seconde complication, heureusement rare après la césarienne conservatrice, plus fréquente après le Porro, est le choc opératoire. Cette complication s'observe surtout à la suite d'opérations de longue durée. Aussi doit-on s'efforcer d'agir rapidement, ce que permet heureusement la simplicité de la technique actuelle. Le choc est caractérisé par la fréquence, l'irrégularité, la petitesse du pouls, la température restant normale ou s'abaissant un peu, par de l'agitation et parfois une tendance aux syncopes. Le traitement consistera à réchauffer l'opérée, à agir sur son état général par des injections sous-cutanées d'éther, de caféine, de sérum artificiel, etc..

Nous signalerons enfin, parmi les suites immédiates de l'opération césarienne, l'infection et la péritonite. Le pronostic de cette complication est évidemment des plus graves, et nous n'avons ici à insister ni sur les symptômes, ni sur le traitement qui sont ceux de l'infection puerpérale. Remarquons seulement que lorsqu'il s'agit d'une opération conservatrice, on a la ressource d'enlever l'utérus dès les premiers signes d'infection et de donner ainsi à la malade une plus grande chance de salut.

Ajoutons que les phénomènes infectieux ne sont pas toujours mortels et que, fort heureusement légers dans un certain nombre de cas, ils aboutissent soit à la guérison pure et simple, soit à la formation d'abcès, auxquels succèdent parfois des fistules dont la durée peut être assez longue.

Tels sont les éléments du pronostic immédiat de l'opération césarienne. Voyons maintenant les résultats qu'elle donne, d'une part quand elle est conservatrice, d'autre part quand elle est suivie de l'amputation utéro-ovarique ou de l'ablation totale.

De nombreuses statistiques ont été publiées, qui consignent les résultats de l'opération césarienne moderne. Ce qui frappe surtout, c'est le nombre croissant des succès avec les années, aussi bien pour l'opération de Porro que pour la césarienne conservatrice.

1° *Résultats de la section césarienne conservatrice.* — Nous citerons d'abord la statistique déjà un peu ancienne de Caruso. Elle date de 1889, et comprend 200 opérations faites depuis 1882. 50 femmes ont succombé : mortalité, 25 p. 100. Pour les enfants, 184 sont nés vivants ; 16 étaient morts ou en état de mort apparente et n'ont pu être ranimés : mortalité, 8 p. 100.

La statistique de Caruso présente deux particularités intéressantes à signaler.

La première, c'est que sur les 200 opérations qu'il a relevées, 97, c'est-à-dire près de la moitié, ont été pratiquées en Allemagne ; et sur ces 97 cas, la mortalité n'a été que de 13,4 p. 100 pour les mères et de 6,1 pour les enfants. C'est d'Allemagne en effet, nous l'avons vu, qu'est partie la renaissance de la césarienne simple, et c'est dans ce pays que l'opération a été perfectionnée le plus rapidement.

La seconde particularité concerne les enfants. Caruso a pu suivre le sort ultérieur de 89 d'entre eux; 33 ont succombé à l'âge de 2 et 3 ans à des maladies de l'enfance, et particulièrement à des entérites aiguës ou chroniques. 56 étaient vivants et bien portants à l'âge de 5 ans, ce qui revient à dire que sur 100 enfants nés par la césarienne 63 survivent à 5 ans. C'est là un chiffre important à connaître, car il montre bien l'exagération des craintes qu'on émet d'ordinaire sur le développement et la santé des petits césariens.

En 1895, Demelin a recueilli un total de 167 opérations conservatrices pratiquées depuis 1887 : il est probable qu'il y a dans ce nombre quelques-uns des cas relevés en 1889 par Caruso. Quoi qu'il en soit, la mortalité maternelle n'est plus, dans la statistique de Demelin, que de 20 p. 100 au lieu de 35, et il fait remarquer que pendant ces huit années le pronostic a été toujours s'améliorant, si bien qu'en 1895 la mortalité était tombée à 16 p. 100.

Passons maintenant aux statistiques les plus récentes.

Voici les résultats de la pratique de dix opérateurs que nous empruntons au mémoire de R. Braun et à celui de Bar, parus le premier en 1899 et le second en 1900. Nous y ajoutons 8 cas publiés tout dernièrement par Gummert.

Leopold....	76 opérations	7 morts	9.21 p. 100	de mortalité.
Reynold....	22 —	0 —	0	—
Pasquali....	9 —	1 —	11.11	—
Olshausen ..	29 —	2 —	6.89	—
Zweifel.....	76 —	1 —	1.3	—
Charles.....	10 —	0 —	0	—
Bar........	14 —	1 —	7.14	—
Chrobak....	10 —	1 —	10	—
Schauta	58 —	6 —	10.34	—
G. Braun ...	34 —	4 —	11.8	—
Gummert...	8 —	0 —	0	—
	346	23	6.6 p. 100.	

Il s'agit là de statistiques intégrales, non expurgées, et desquelles il serait facile de déduire les cas de morts qui ne sont pas imputables à l'opération elle-même. Cette déduction a même été faite par R. Braun pour 278 cas, et il arrive ainsi à une mortalité réduite de 4,8 p. 100.

Mais nous voulons nous en tenir au chiffre de 6,6 p. 100 qui montre suffisamment combien s'est amélioré depuis quelques années le pronostic de l'opération césarienne conservatrice pratiquée, il est vrai, dans les Maternités par des hommes expérimentés.

Pour les enfants, Bar arrive au taux de mortalité de 5,59 p. 100 et R. Braun à celui de 5,88 p. 100; leurs chiffres sont à peu près équivalents.

Nous pouvons donc résumer ainsi le bilan actuel de l'opération césarienne conservatrice :

Mortalité pour les mères, **6,6** p. 100
Mortalité pour les enfants, **5,7** p. 100 environ.

2° *Résultats de l'opération de Porro*. — De même que pour la césarienne conservatrice, le pronostic de l'opération de Porro s'est considérablement amélioré.

Il est facile de le démontrer par les principales statistiques qui ont été publiées. Celle de Godson, dont nous avons déjà parlé et qui s'arrêtait à 1884, donnait une mortalité maternelle de 56,57 p. 100.

Celle de Harris, qui comprend 264 cas et s'arrête à 1890, donne déjà un chiffre moins élevé : 44,65 p. 100.

Caruso, continuant la statistique de Godson, a réuni 293 cas jusqu'en 1892 ; la mortalité n'est plus que de 34,4 p. 100.

Demelin, faisant pour le Porro les mêmes recherches que pour la conservatrice, a relevé 55 opérations de 1887 à 1895 ; la mortalité est tombée à 23 p. 100. Et, comme pour la césarienne simple, il a remarqué une très grande amélioration à partir de 1893, car les insuccès n'atteignent plus que le chiffre de 10 p. 100.

Si nous arrivons enfin aux résultats les plus récents, nous trouvons consignés dans le travail de R. Braun les documents suivants portant sur 87 cas :

9	opérations	de Chrobak	avec 2 morts...	22,22	p. 100 de	mortalité.
9	—	de Schauta	— 2 — ...	22,22	—	—
29	—	de Leopold	— 3 — ...	10,3	—	—
40	—	de G. Braun	— 2 — ...	5	—	—

Novi a donné en 1898 la relation de 24 opérations de Porro, faites à la Maternité des Incurables de Naples ; 2 femmes ont succombé : la mortalité a donc été de 8,33 p. 100.

En ajoutant ces 24 cas aux 87 de R. Braun, on obtient un total de 111 césariennes suivies d'amputation ovarique, toutes de date récente.

Sur les 111 opérées, 11 sont mortes.

La mortalité est en définitive de **9,90** p. 100.

Ce chiffre est à peu près le même que celui qu'a relevé Demelin depuis 1893. On peut donc le considérer comme l'expression définitive du pronostic des sept dernières années. Toutefois, il provient de statistiques intégrales dans lesquelles tous les cas sont comptés, y compris ceux où la mort n'a pas été le résultat direct de l'opération. Aussi R. Braun, expurgeant pour 87 cas la statistique du Porro, comme il l'a fait pour la conservatrice, arrive-t-il à une mortalité réduite de 2,5 p. 100.

Mais nous ne retiendrons que la mortalité globale de **9,90** p. 100 ; elle est assez dissemblable des chiffres d'autrefois pour attester les progrès accomplis par les opérateurs.

Quant à la mortalité des enfants, elle présente de grandes variations suivant les statistiques. Elle est de 21,5 p. 100 d'après Caruso, de 24 p. 100 à partir de 1893 pour Demelin, et R. Braun la trouve actuellement de 16,60 p. 100. Ces chiffres élevés et si différents s'expliquent par les conditions dans lesquelles est le plus souvent pratiquée l'opération de Porro. Elle est entreprise avant tout dans l'intérêt de la mère ; et nombreux sont les cas dans lesquels le travail dure depuis longtemps: des tentatives infructueuses d'accouchement ont eu lieu et des phénomènes d'infection sont apparus. Dans ces conditions la vie des enfants est fréquemment compromise au moment où l'on intervient, et il n'est pas étonnant qu'on ne puisse établir un pronostic exact à l'égard de leur survie.

Comme démonstration de ce qui précède, il n'est pas sans intérêt de faire remarquer que, dans certaines séries d'opérations de Porro faites dans de bonnes conditions, le nombre des enfants vivants est bien plus grand. C'est ainsi que Truzzi a rapporté 56 cas opérés de 1884 à 1899 avec 7 morts d'enfants. Si l'on élimine 4 cas dans lesquels le fœtus avait succombé avant l'opération, on arrive à une mortalité infantile d'à peine 6 p. 100.

D'autre part, sur les 22 cas de Bertazzoli dont nous avons parlé plus haut à propos du traitement intra-péritonéal du pédicule, à part un fœtus mort avant l'intervention, *tous* les enfants sont venus vivants et ont survécu.

3° *Résultats de l'ablation totale.* — Les cas dans lesquels on a eu recours à l'ablation totale de l'utérus au lieu et place de l'opération de Porro sont encore trop peu nombreux pour qu'on puisse porter une appréciation raisonnée sur la valeur de l'ablation totale substituée à l'amputation utéro-ovarique.

Varnier et Delbet ont relevé toutes les opérations de ce genre faites depuis 1879, époque à laquelle Schrœder l'a pratiquée pour la première fois : ils arrivent au chiffre de 27 cas avec 18 guérisons et 9 morts. 7 faits nouveaux dont nous reparlerons à propos des indications, avec 1 décès, portent le total des opérations publiées à 34, avec 10 morts. La mortalité est donc jusqu'à présent de 29,40 p. 100, sans distinction des motifs de l'intervention (cancer, fibromes, rétrécissements du bassin). Mais nous verrons plus loin que les résultats fournis par l'ablation totale varient essentiellement suivant la nature de l'indication.

Suites éloignées de l'opération césarienne. — Pour compléter le pronostic de l'opération césarienne, nous devons nous demander maintenant quelles sont les suites éloignées de cette intervention, quel est l'avenir des opérées.

L'éventration est une de ces suites, et elle est plus particulièrement à craindre chez les femmes qui ont conservé leur utérus et qui redeviennent enceintes. Toutefois, grâce aux perfectionnements apportés à la suture abdominale et au port d'une ceinture appropriée, les risques d'éventration sont réduits à leur minimum, et il n'est pas rare de voir des femmes qui ont été opérées deux et trois fois n'en pas présenter de traces.

La césarienne conservatrice peut laisser après elle des adhérences qui s'établissent entre l'utérus et la paroi abdominale. Ces adhérences deviennent parfois le siège de tiraillements douloureux au cours d'une nouvelle grossesse. Très rarement elles amènent un avortement ; le plus souvent elles n'empêchent nullement la gestation d'aller à terme. Elles se laissent d'ordinaire détacher aisément pendant une seconde opération. Quelquefois elles sont assez étendues pour que l'opérateur les respecte volontairement et puisse vider et refermer l'utérus sans avoir ouvert le péritoine. Dans quelques cas, elles sont la cause de difficultés opératoires qui peuvent nécessiter l'ablation de l'utérus. Disons cependant que les adhérences utéro-pariétales sont beaucoup plus rares depuis la pratique rigoureuse de l'asepsie et l'amélioration de la technique.

Une rupture utérine est-elle à craindre lorsqu'une nouvelle grossesse survient après une césarienne ? Cette question a déjà été soulevée à propos des ruptures de l'utérus (voy. tome III, p. 503). Nous avons fait remarquer que les observations ayant trait à cet accident, et dont Krukenberg a recueilli un certain nombre, sont sans valeur, car elles datent d'une époque antérieure à l'antisepsie et aux perfectionnements de la suture utérine. Actuellement la rupture est extrêmement rare. Il existe cependant une observation de Woyer (1897) où cet accident se produisit, et le fait vaut la peine d'être rapporté. Il s'agissait d'une femme à laquelle Chrobak avait fait, en 1893, la césarienne conservatrice pour un rétrécissement du bassin. Redevenue enceinte, elle eut une grossesse gémellaire compliquée d'hydramnios. Le ventre était énormément distendu lorsqu'elle entra en travail. Dès les premières contractions, elle présenta tous les signes d'une rupture utérine avec hémorrhagie interne. Woyer fit la laparotomie et l'amputation de l'utérus, mais la femme mourut quelques heures après son intervention.

Ce fait est exceptionnel. Chez la plupart des femmes qui ont subi la césarienne, la paroi utérine bien suturée ne subit pas d'amincissement notable au cours de grossesses ultérieures. Du moins cet amincissement, s'il existe et même s'il est assez marqué, ne peut-il aller jusqu'à la rupture que dans des conditions extrêmes de distension, comme celles qui existaient dans le cas de Woyer.

Quant à la bénignité de l'opération césarienne répétée, elle est attestée par les faits.

Caruso a rapporté les observations de 9 femmes ayant été opérées deux fois, et de 3 femmes l'ayant été trois fois. Ces 12 femmes ont donc, à elles toutes, subi 27 opérations césariennes. Toutes ont guéri ; un seul enfant a succombé.

Bar a noté que dans le nombre des femmes opérées par lui, par Zweifel, par Leopold et par Olshausen, il y en a eu 26 qui l'ont été plusieurs fois. Une a subi la césarienne quatre fois (Leopold) ; chez 6, cette opération a été faite trois fois, et chez 19, deux fois. Or, ces 26 femmes, qui ont supporté ensemble 60 interventions, se sont bien rétablies.

Abel a publié l'histoire de 15 femmes opérées à la Clinique de Leipzig, dont 11 ont subi la section césarienne deux fois, et 4 trois fois. Elles ont toutes survécu.

Si l'on réunit ces faits relatés par Caruso, Bar, Abel, on arrive à un total de 43 femmes chez lesquelles l'opération césarienne a été renouvelée deux fois et plus sans un décès.

Parmi les suites éloignées de l'opération césarienne, il nous reste enfin à signaler l'influence qu'elle peut avoir sur la santé générale des femmes : à peu près nulle chez celles qui ont subi la césarienne conservatrice, cette influence se traduit par des troubles d'ordres divers chez celles à qui on a enlevé l'utérus.

Dancourt (1884), qui a pu suivre l'état de santé ultérieure de 30 femmes hystérectomisées, a constaté chez un certain nombre d'entre elles des hémorrhagies supplémentaires par le rectum, le vagin, les voies respiratoires ; des bouffées de chaleur et des douleurs au moment des époques ; des troubles nerveux tels que du vaginisme, de l'hyperesthésie générale, des manifestations hystériques, etc., de la fatigue, de l'engraissement, de l'anémie.

L'opération de Porro peut donc avoir sur la santé générale des conséquences fâcheuses que n'a pas la césarienne simple. C'est là une considération qui n'est pas sans importance et qui doit influer dans une certaine mesure sur la décision de l'opérateur quand il a le choix entre les deux modes d'intervention.

§ 4. — Indications.

L'opération césarienne ne peut plus être considérée aujourd'hui comme étant uniquement une opération de nécessité. Les résultats si satisfaisants qu'elle donne en font aussi pour certains accoucheurs une intervention de choix, presque au même titre que les autres opérations obstétricales. Cette considération s'applique avant tout à la césarienne conservatrice qui, depuis sa rénovation, a repris la place usurpée quelque temps par l'opération de Porro. Les indications de cette dernière sont désormais restreintes à certains cas particuliers, pour lesquels elle constitue d'ailleurs une précieuse ressource.

Toutefois, quelle que soit l'indication d'opérer, l'intervention doit toujours rester subordonnée au consentement de la mère.

Nous exposerons d'abord les indications de la section césarienne en général, et nous étudierons ensuite les cas où, la césarienne étant indiquée, il y a lieu de la faire suivre de l'amputation de l'utérus.

Indications de l'opération césarienne en général. — L'opération césarienne reconnaît deux ordres d'indications, les unes absolues, les autres relatives.

L'*indication absolue* existe dans tous les cas où la sortie d'un enfant, même morcelé, est impossible par les voies naturelles.

Il y a *indication relative* toutes les fois que le bassin ne permet pas le passage d'un enfant vivant à terme ; l'indication n'est alors que relative, parce que d'autres opérations que la césarienne, telles que l'embryotomie, la symphyséotomie, peuvent entrer en ligne de compte pour délivrer la femme.

Dans l'appréciation de ces deux sortes d'indications absolues ou relatives, nous n'envisagerons ici que les cas où l'accoucheur se trouve en présence d'une femme arrivée à la fin de sa gestation, et nous laisserons de côté ceux où il est appelé dès le début ou au cours de la grossesse, et où il doit alors décider s'il l'interrompra où s'il la laissera pour intervenir à terme (Voy. ci-dessus p. 491 et 498).

Indications absolues. — Parmi les indications absolues, il faut placer en première ligne les rétrécissements extrêmes du bassin, ceux à travers lesquels on ne pourrait faire passer un fœtus broyé. Bien que la viciation pelvienne puisse être due à des causes très différentes, rachitisme, ostéomalacie, cyphose, etc... nous prendrons comme exemple le bassin rachitique, le plus commun de tous, d'autant que les mêmes considérations sont applicables aux autres variétés.

Quelle est donc, dans un bassin vicié par le rachitisme, la limite inférieure jusqu'à laquelle on peut pratiquer l'embryotomie et où commence le domaine exclusif de la césarienne? A une époque où les résultats de cette dernière étaient désastreux, l'idée dominante des accoucheurs a été d'étendre le plus possible les indications de l'embryotomie. Leur appréciation était d'ailleurs variable, et tandis que P. Dubois, Jacquemier, Nægele et Grenser admettaient comme limite inférieure de cette opération 54 millimètres de diamètre promonto-pubien minimum, Cazeaux descendait à 5 centimètres, Michaelis à 47 millimètres, Depaul, Charpentier à 4 centimètres, Pajot à 27 millimètres et Barnes à 25 millimètres! A de pareils degrés de viciation pelvienne le broiement du fœtus était fort pénible à pratiquer et plein de dangers pour la mère. En réalité, à l'aide de la basiotripsie, qui a réalisé un immense progrès sur la céphalotripsie, la dernière limite à laquelle on puisse broyer le fœtus est de 4 centimètres et demi si l'on effectue l'extraction avec les trois branches de l'instrument, et de 3 centimètres et demi si, après avoir employé les trois branches pour diminuer le volume de la tête au-dessus du détroit supérieur, on ne fait l'extraction qu'avec les deux premières branches, comme avec un cranioclaste (voy. tome III, p. 117, 133 et 134). Mais la basiotripsie elle-même est très ardue à mener à bien dans de telles conditions.

Aujourd'hui, la question a changé de face, grâce aux succès toujours croissants de l'opération césarienne et, au lieu de reculer les limites de l'embryotomie, on a élevé celles de la césarienne; on s'efforce de plus en plus de ne pratiquer la première que sur le fœtus mort et de ne pas sacrifier un enfant vivant. Aussi l'indication absolue de la césarienne dans les rétrécissements du bassin est-elle réalisée en fait, sinon au sens propre du mot, quand on ne peut recourir à la basiotripsie sans faire courir à la mère des risques plus grands qu'avec la césarienne elle-même.

Pour la plupart des accoucheurs, cette indication commence à 6 centimètres et demi ou seulement à 6 centimètres suivant la forme du bassin, le volume de la tête du fœtus, etc., qui sont des facteurs importants, dont il y a lieu de tenir tout autant de compte que de l'étendue du diamètre minimum. C'est ainsi que pour Leopold la césarienne est indiquée d'une façon absolue à 6 centimètres quand le bassin est généralement rétréci, à 6 centimètres et demi quand il est simplement aplati.

Sans doute cette expression d'indication absolue n'est plus tout à fait exacte, puisque l'embryotomie est possible au-dessous de 6 centimètres; mais, nous le répétons, cette dernière devient alors une intervention sérieuse, et les difficultés de l'extraction vont croissant avec le degré de sténose. Aussi deux circonstances seules peuvent-elles autoriser le praticien à s'y résoudre jusqu'à la limite extrême de 3 centimètres et demi : le refus de la femme de subir la césarienne, et la mort du fœtus. Telle est la règle qui a été formulée dans cet ouvrage à propos de la conduite à tenir dans les malformations rachitiques du bassin (voy. tome III, p. 132).

En dehors des viciations pelviennes dont nous venons de parler, l'opération césarienne est encore indiquée d'une façon absolue dans les cas d'obstruction irréductible de l'excavation par des tumeurs du bassin ou des parties molles, d'obstacles infranchissables siégeant au niveau du col et dans le vagin, etc. Ces indications ont déjà été signalées à l'occasion du traitement des diverses variétés de dystocie maternelle ; nous n'avons pas à y revenir.

Indications relatives. — D'une appréciation beaucoup plus délicate que les précédentes, les indications relatives sont diversement interprétées par les auteurs. Elles sont, en effet, subordonnées à une foule de circonstances qui peuvent influer sur la décision à prendre. Telles sont les conditions plus ou moins favorables dans lesquelles se trouve la parturiente et qui font préférer telle ou telle intervention ; les conditions où se trouve le praticien lui-même, plus ou moins habitué aux opérations abdominales, bien ou mal secondé, etc. Il faut bien reconnaître que l'opération césarienne n'est guère praticable en dehors des Maternités, des Cliniques, des maisons d'opérations particulières.

Pour toutes ces raisons, il est difficile d'en exposer les indications relatives d'une façon très précise.

Cependant, ces réserves faites, il est généralement admis, en ce qui concerne les rétrécissements du bassin, que la césarienne peut être indiquée entre 6 centimètres et demi et 7 centimètres et demi de diamètre promonto-pubien minimum. Mais tandis que la symphyséotomie, dont le degré inférieur est estimé par Morisani à 67 millimètres, serait plutôt l'opération de choix au-dessus de ce chiffre, la césarienne est évidemment préférable quand les dimensions du bassin sont voisines de 6 centimètres et demi.

Nous réservons, bien entendu, la question de l'accouchement prématuré artificiel, puisque nous ne considérons que les cas où la grossesse est arrivée à terme.

Nous renvoyons d'ailleurs le lecteur au traitement des rétrécissements rachitiques du bassin où toutes ces considérations ont été développées, et au tableau synoptique qui résume ce traitement (voy. tome III, p. 131, 135).

Nous voulons seulement ajouter ici une remarque importante : c'est que la césarienne semble supérieure à la symphyséotomie dans les limites que nous venons d'indiquer ; c'est, du moins, ce qui ressort de l'examen comparatif des suites immédiates et éloignées des deux opérations. (Voy. *Symphyséotomie*, p. 479-484.) C'est ainsi que conclut Ricquoir qui a étudié dans sa thèse, d'après les différentes statistiques, les résultats comparés de la symphyséotomie et de la césarienne dans les bassins viciés, et telle est aussi la conclusion qui paraît devoir s'imposer à l'avenir.

Il existe un certain nombre d'indications relatives de la césarienne autres que celles qui sont fournies par les angusties pelviennes. Pour les décrire, il nous faudrait rappeler tous les cas de dystocie dans lesquels cette opération peut être opposée à une intervention par les voies naturelles, comme faisant courir moins de danger à la mère et à l'enfant. Or, on trouvera cette question traitée dans les différents chapitres de la dystocie (voy. tome III, *Dystocie*).

Indications spéciales à l'opération de Porro. — Une des indications les mieux établies de l'opération de Porro est l'infection certaine ou probable de l'utérus. Toutes les fois qu'on est obligé de pratiquer la césarienne alors que les membranes sont rompues depuis longtemps, que le liquide amniotique est fétide, que le fœtus est mort et putréfié, que la femme a des frissons et de la fièvre, il est formellement indiqué de terminer l'opération par la suppression de l'utérus; le meilleur traitement du pédicule est alors, comme nous l'avons vu plus haut, sa fixation à la partie inférieure de l'ouverture de l'abdomen (méthode extra-péritonéale), car c'est de cette façon qu'on risque le moins d'infecter la séreuse abdominale.

Une autre indication est fournie par l'ostéomalacie. On sait, en effet, depuis les remarquables travaux de Fehling, que la stérilisation amène presque toujours la guérison de cette maladie, qu'il considère comme une trophonévrose d'origine ovarienne. Aussi est-il généralement admis que, dans les cas de bassins ostéomalaciques justiciables par leur étroitesse de l'opération césarienne, on doit pratiquer l'amputation utéro-ovarique. Les résultats obtenus prouvent la légitimité de cette conduite (voy. tome III, p. 141 et 151).

Cependant, on s'est demandé s'il ne suffisait pas, en pareil cas, de faire l'opération césarienne conservatrice et l'ablation des ovaires. Bien que la plupart des auteurs continuent à recourir au Porro, il en est quelques-uns qui préfèrent conserver l'utérus et enlever les ovaires.

O. Trinks, dans un mémoire récent sur ce sujet, a relevé en huit ans 12 opérations césariennes conservatrices suivies de castration chez des femmes ostéomalaciques. Une femme a succombé, toutes les autres ont été guéries de leur affection osseuse. Trinks conclut que ce procédé, dans lequel le traumatisme est moindre, est préférable au Porro lorsque l'utérus est aseptique.

Les néoplasmes utérins, les fibromes, le cancer sont parfois des indications de l'opération de Porro. Nous ne faisons que les mentionner ici, car elles ont été étudiées et discutées dans les chapitres relatifs à la dystocie causée par ces tumeurs (voy. pour les fibromes, tome III, p. 462, et pour le cancer, tome III, p. 430).

Nous nous bornerons de même à rappeler l'indication possible de l'amputation de l'utérus dans les ruptures de cet organe (voy. tome III, p. 538).

L'opération de Porro est encore applicable à l'atrésie cicatricielle du vagin et du col, en raison de la difficulté de l'écoulement des lochies (voy. tome III, p. 395 et 396). Elle peut aussi être indiquée dans certains cas d'hystéropexie abdominale et surtout vaginale, dans lesquels les adhérences mettent un obstacle insurmontable à l'accouchement. Sur 222 observations d'hystéropexie tant abdominale que vaginale suivie de grossesse, Demelin a relevé 6 opérations césariennes dont 4 conservatrices et 2 Porro.

Rappelons, enfin, qu'une hémorrhagie foudroyante survenant au cours d'une césarienne conservatrice peut obliger l'opérateur à amputer l'utérus pour sauver la femme.

Il nous reste à parler d'une indication sur laquelle tous les auteurs ne sont pas d'accord. Elle a trait à l'amputation utéro-ovarique pratiquée, en dehors de tout accident septique, chez les femmes atteintes d'une angustie pelvienne considérable, afin de leur éviter une grossesse ultérieure. On a proposé aussi, dans le même but, de se borner à stériliser la femme après avoir suturé l'utérus. Ce serait alors à l'extirpation des trompes, par le procédé que nous avons décrit plus haut, qu'il faudrait recourir plutôt qu'à l'ablation des ovaires, en raison du rôle que jouent ces organes dans la nutrition générale. Mais, sans examiner s'il vaut mieux stériliser la femme par l'opération de Porro ou par la section des trompes, question sur laquelle les avis sont partagés, nous avons à nous demander si le rétrécissement extrême du bassin constitue par lui-même une raison suffisante pour motiver une intervention quelle qu'elle soit ayant pour but d'entraîner la stérilité. Or, ce que nous avons dit du peu de danger des opérations césariennes répétées chez la même femme ne plaide pas en faveur de cette indication. Aussi ne nous semble-t-il pas que cette conduite radicale doive être érigée en principe absolu. Il n'y a lieu de la suivre, croyons-nous, que dans certaines circonstances particulières, par exemple quand la santé générale de la mère est mauvaise et qu'elle pourrait être gravement compromise par une nouvelle grossesse. D'ailleurs, avant de recourir à une opération qui va enlever à la femme tout espoir de maternité dans l'avenir, l'accoucheur a, selon nous, le devoir de prendre l'avis de l'intéressée, et de n'agir qu'avec son consentement.

En dehors de ces conditions, nous pensons que les viciations pelviennes très accentuées ne sont pas une indication du Porro, et que la césarienne conservatrice reste l'intervention de choix.

Du reste, d'une façon générale, nous admettons avec Pestalozza (Congrès d'Amsterdam, 1899) que « le choix entre l'opération césarienne conservatrice et l'opération de Porro doit se résoudre en faveur de la première » quand il n'existe pas une indication formelle d'enlever l'utérus. Naturellement, l'opération conservatrice aura encore plus de droit à être choisie si, au lieu d'une indication absolue, il s'agissait d'une indication relative à l'opération césarienne.

Indications de l'ablation totale. — Les cas où l'ablation totale de l'utérus par l'abdomen a été pratiquée à la suite de la section césarienne chez des femmes à terme ou en travail sont encore trop peu nombreux, ainsi que nous l'avons vu plus haut, pour permettre d'asseoir un jugement définitif sur la valeur de ce mode opératoire comparativement à celui de Porro.

Examinons pourtant, malgré le petit nombre des faits, à quelles indications a répondu jusqu'à présent cette intervention. En laissant de côté les ruptures de l'utérus (voy. tome III, p. 539), l'hystérectomie totale a été faite dans des cas de cancer du col, de fibromes utérins et de rétrécissements du bassin.

En ce qui concerne le cancer du col, les résultats sont fort peu encourageants. Sur 7 cas, relevés par Varnier et Delbet, où l'opération a été faite près du terme ou au moment du travail, il n'y a eu qu'une guérison. Ainsi que nous l'avons dit dans le tome III, p. 428, l'ablation abdomino-vaginale (Zweifel, Fehling, Mackenrodt, Mangiagalli) semble préférable à l'ablation totale par l'abdomen. Nous verrons d'ailleurs plus loin que, mieux encore, l'intervention de choix dans les cas de cancer opérable du col paraît devoir être désormais l'opération césarienne vaginale de Dührssen.

Pour les fibromes, l'indication est beaucoup plus justifiée. Outre 3 cas cités par Varnier et Delbet avec 2 guérisons et 1 mort, il y a les faits de Mouchet, de Gutierez (2), de Boldt, de Vautrin et Schuhl, qui sont tous des succès : donc en tout 8 hystérectomies totales pour fibromes à la fin de la grossesse avec 1 mort. Si l'on se reporte d'une part aux excellents résultats fournis par l'ablation totale chez les femmes atteintes de fibromes aussi bien à l'état de vacuité que dans le cours d'une grossesse (voy. tome III, p. 459), et d'autre part à la mortalité encore assez élevée de l'opération de Porro pour fibromes (20 p. 100 ; voy. tome III, p. 465), l'hystérectomie abdominale totale paraît bien être en pareil cas le meilleur mode d'intervention.

Quant aux rétrécissements du bassin, il y a dans le travail de Varnier et Delbet 8 observations avec 1 mort ; en y ajoutant 2 cas de Siebourg qui a pratiqué l'extirpation totale une fois dans un bassin rachitique avec guérison et une fois chez une ostéomalacique sans succès, nous obtenons un total de 10 faits avec 2 décès, c'est-à-dire 20 p. 100 de mortalité.

Est-il donc indiqué, lorsque chez une femme à bassin vicié on se décide à faire suivre la section césarienne de la suppression de l'utérus, de recourir à l'ablation totale plutôt qu'à l'opération de Porro ? A ne considérer que les résultats, la réponse devrait être négative ; mais 10 cas ne suffisent pas à emporter la conviction. Peut-on donc se baser sur d'autres considérations pour essayer de résoudre la question ?

Les partisans de l'hystérectomie totale allèguent en sa faveur la suppression du pédicule, la fermeture hermétique de la séreuse abdominale, le danger moindre d'infection, l'impossibilité d'une hémorrhagie secondaire, la rapidité de la convalescence.

Les opérateurs qui préfèrent le Porro font valoir les raisons suivantes. Dans les cas absolument aseptiques, l'amputation de l'utérus avec pédicule intra ou rétro-péritonéal donne de très bons résultats, témoin les 24 succès que nous avons signalés plus haut (p. 512).

Quand l'utérus est infecté, son amputation avec pédicule externe fait courir à la femme le minimum de dangers, car on n'abandonne aucune ligature dans l'abdomen, tandis qu'il en reste toujours un certain nombre avec l'ablation totale. Enfin, l'opération de Porro est d'une exécution plus facile pour le praticien qui n'est pas rompu à la pratique de la chirurgie abdominale.

La question reste donc en suspens. Il est simplement permis de conclure que l'hystérectomie totale ne paraît pas préférable, pour les cas aseptiques, au Porro avec pédicule rétro-péritonéal, et que, pour les cas où il y a infection, l'avenir seul, en apportant de nouvelles observations, démontrera si elle est supérieure au Porro avec pédicule extra-péritonéal.

En résumé, l'ablation totale par l'abdomen après césarienne a sa principale indication dans la dystocie par fibromes utérins. Elle semble devoir être rejetée du traitement du cancer du col. Enfin, dans les viciations du bassin, il ne paraît pas indiqué, jusqu'à plus ample informé, de la substituer systématiquement à l'opération de Porro.

ARTICLE II

GASTRO-ÉLYTROTOMIE

La gastro ou laparo-élytrotomie, dont nous avons déjà parlé au point de vue historique, est une variante de l'opération césarienne qu'on peut qualifier avec Berlin de méthode extra-péritonéale. Elle consiste en effet à pénétrer dans l'utérus sans intéresser la séreuse non plus que la paroi utérine. Pour cela, après avoir incisé l'abdomen, on décolle le péritoine et on arrive au col de l'utérus par une boutonnière faite au vagin.

Imaginée par Ritgen et pratiquée sans succès par lui, puis par Baudelocque neveu, et finalement abandonnée, cette opération a été exécutée de nouveau, plus de quarante ans plus tard, en Amérique par Gaillard-Thomas qui croyait en être l'inventeur (1870). Il fut suivi dans cette voie par Skene, qui obtint deux succès, et par quelques autres opérateurs.

Une revue de Budin en 1877, la thèse de Masson en 1878, firent connaître en France la pratique des accoucheurs américains. Plus récemment (1887), Clarke, élève de Gaillard-Thomas, a étudié complètement la laparo-élytrotomie dans sa thèse et, la mettant en parallèle avec la césarienne conservatrice, a émis le vœu qu'elle prenne rang, comme celle-ci, parmi les opérations obstétricales.

Bien que cet espoir ne se soit pas réalisé, nous décrirons brièvement le manuel opératoire, suivant la technique américaine.

La gastro-élytrotomie, qui reconnaît les mêmes indications que la césarienne pour tous les cas de dystocie siégeant au-dessous du col, doit être exécutée pendant le travail, autant que possible au moment où la dilatation est complète. Elle comprend quatre temps.

Le *premier temps* consiste dans l'incision de la paroi abdominale qui est faite, à droite ou à gauche, parallèlement à l'arcade crurale, à 1 ou 2 centimètres au-dessus d'elle. Longue de 16 à 17 centimètres, elle s'étend de l'épine du pubis aux environs de l'épine iliaque antérieure et supérieure.

Dans le *deuxième temps* on décolle le péritoine de la fosse iliaque interne, en se dirigeant vers la partie supérieure du vagin au niveau de son union avec le col de l'utérus.

Le *troisième temps* est l'ouverture du vagin. Avec un ou deux doigts introduits dans ce canal, ou mieux avec le bec d'une sonde métallique, on en fait saillir dans la plaie la paroi latérale et on l'incise sur une étendue de deux travers de doigt. Cette incision doit être faite *au-dessus de l'uretère* « le plus près possible de l'insertion du vagin sur le col utérin ; si on ne dépasse pas 2 centimètres au-dessous de la jonction du vagin avec le col, on est sûr de ne pas blesser l'uretère (Polk) qui se trouve situé plus bas, en dehors de la zone opératoire dangereuse pour lui » (Clarke). On évite ainsi l'uretère et l'artère utérine.

Le *quatrième temps*, l'extraction du fœtus, comprend les actes suivants. On commence par agrandir la plaie vaginale à l'aide des deux index recourbés en crochet ; Garrigues conseille de donner à cette déchirure une direction oblique, parallèlement au détroit supérieur, et de l'étendre plutôt en arrière qu'en avant, pour éviter d'intéresser la vessie, accident qui s'est produit plusieurs fois. Puis on introduit la main dans le vagin pendant qu'un aide récline fortement l'utérus du côté opposé de façon à diriger le col vers l'opérateur. On pénètre dans l'utérus immédiatement si l'orifice est complètement dilaté, ou après avoir achevé la dilatation, et on fait la version si elle est possible ; sinon on applique le forceps. Après l'extraction de l'enfant, on pratique la délivrance.

On nettoie avec soin la plaie de la fosse iliaque ; on s'assure de l'intégrité de la vessie et du péritoine ; puis on établit un drainage abdomino-vaginal, et on referme l'abdomen en laissant une ouverture pour le passage du drain. On termine par un pansement antiseptique.

Telle est cette opération qui, si elle offre l'avantage de supprimer l'incision du péritoine et de l'utérus, expose à la lésion de l'uretère, de l'artère utérine, et surtout de la vessie, sans parler des dégâts possibles produits dans la fosse iliaque.

Sans doute les progrès de la technique ont réduit ces dangers à leur minimum, mais il n'est pas toujours possible de les éviter et des opérateurs comme Gaillard-Thomas et Skene ont blessé la vessie.

Clarke rapporte 11 observations de laparo-élytrotomie : 8 américaines, 2 anglaises et 1 française avec 5 succès pour la mère et 7 enfants vivants. Il est vrai qu'il ne retient de ce nombre que 5 opérations « faites par Gaillard-Thomas, Skene et Gillette dans de bonnes conditions et sans fautes opératoires graves » et que toutes ont été des succès.

Un peu après Clarke, W. Duncan Mac Kim's a réuni tous les cas connus et est arrivé au chiffre de 14 interventions avec 7 insuccès pour la mère et 6 enfants morts.

Depuis cette époque (1887) la littérature n'a, à notre connaissance, enregistré aucune observation nouvelle.

La gastro-élytrotomie disparaît donc de nouveau, malgré les efforts de ses partisans et il faut en voir surtout la raison dans la transformation de la césarienne classique dont les résultats sont devenus aussi satisfaisants que possible.

ARTICLE III

OPÉRATION CÉSARIENNE POST MORTEM ET CHEZ LES FEMMES AGONISANTES

Ainsi que nous l'avons vu, la première indication, et la seule pendant longtemps, de la section césarienne a été la mort de la femme enceinte. Lorsqu'une femme grosse de plus de six mois vient de succomber, cette opération pratiquée aussitôt après son décès a pour but de sauver l'enfant s'il est encore vivant ou supposé tel. Il n'y a évidemment lieu d'intervenir que si le fœtus est viable. Quant à savoir s'il est toujours vivant, la question est parfois délicate ; car si l'on a la certitude de sa vie tant qu'on entend les battements du cœur, si faibles soient-ils, on ne peut affirmer, quand on ne les perçoit plus, qu'il ne soit pas simplement en état de mort apparente et ne puisse être ranimé. Aussi est-on souvent intervenu dans le doute, alors que la mort récente de la femme faisait seule penser que l'enfant pût avoir encore un souffle de vie. C'est sans doute à cette raison qu'il faut attribuer le très grand nombre d'enfants qui ont été extraits morts du ventre de leur mère. La durée de la survie du fœtus varie le plus souvent avec le genre de mort de la femme ; elle n'en est pas moins fort difficile à apprécier. Nous n'avons d'ailleurs pas à nous en occuper ici, ce sujet ayant été traité à propos de la mort de la femme enceinte (voy. tome II, p. 570).

L'indication de la césarienne a été étendue aux cas où le médecin est appelé auprès d'une agonisante, le fœtus étant en danger de mort si l'on n'intervient au plus tôt.

Le manuel opératoire est celui de l'opération césarienne conservatrice. L'utérus et l'abdomen seront suturés avec le même soin, chez la femme à l'agonie et chez celle qu'on considère comme décédée, la mort de cette dernière pouvant n'être qu'apparente.

L'opération césarienne *post-mortem* a été longtemps admise sans conteste. Et pourtant les résultats en étaient déplorables. Sur 127 cas pris dans la statistique de Heymann qui date de 1832, 17 enfants seulement furent extraits vivants : 16 ne vécurent qu'un jour ou un peu plus ; 1 seul vivait encore au bout de trois ans ! Plus récemment, dans la statistique des accoucheurs italiens publiée en 1882 par Millot, on ne trouve sur 140 interventions que 10 enfants vivants dont 8 moururent dans les premiers jours et 2 seuls survécurent.

D'autre part, l'opération était passible de graves objections. Des femmes qu'on croyait mortes subirent la section césarienne et revinrent à la vie. Chez d'autres, auxquelles on se préparait à ouvrir le ventre, on constata que des parties fœtales apparaissaient à la vulve et l'accouchement put être terminé par cette voie. Dans un cas resté célèbre (1745), Rigaudeaux appelé auprès d'une femme jugée morte depuis deux heures, trouva le col dilaté et amena par la version un enfant qui vécut ; la mère elle-même put être ranimée.

Pour toutes ces raisons, l'idée de substituer l'accouchement artificiel à la césarienne devait naturellement venir à l'esprit. Claverie a établi dans sa thèse que c'est un médecin français oublié, Lebreton, qui, en 1828, réalisa le premier cette conception chez une femme morte, n'étant pas en travail. Il incisa le col utérin et put extraire un enfant vivant. Un peu plus tard, en 1834, Rizzoli proposa et mit à exécution la dilatation forcée du col et l'extraction du fœtus chez une femme qui venait de mourir.

La méthode de Rizzoli se répandit rapidement en Italie d'abord, puis dans les autres pays. Elle a été en France l'objet d'un intéressant mémoire de Thévenot.

Malgré les discussions assez vives qu'elle a soulevées, elle est actuellement généralement acceptée. C'est qu'en effet ses résultats sont infiniment supérieurs à ceux de la césarienne, comme le démontrent les chiffres suivants.

Claverie a réuni 24 cas où l'accouchement artificiel a été pratiqué après la mort : 14 enfants furent extraits vivants par le forceps ou la version ; 3 s'éteignirent aussitôt, mais 11 survécurent.

Chez des femmes agonisantes, la même intervention a été relevée 15 fois par Thévenot : 3 femmes guérirent, et 13 enfants vinrent au monde vivants ; 8 moururent au bout de quelques heures, et 5 s'élevèrent. Vitanza a publié 17 observations d'accouchements terminés dans les mêmes conditions : 12 femmes se rétablirent et 14 enfants naquirent en vie ; 6 succombèrent rapidement, mais 8 continuèrent à vivre.

L'accouchement artificiel a encore sur la césarienne l'avantage d'être plus facilement accepté des familles, d'être inoffensif quand il est bien conduit, de n'exposer la femme à aucune conséquence fâcheuse si elle revient à la vie. Il semble donc qu'il doive être substitué systématiquement à l'accouchement césarien chez les femmes mortes et surtout chez les moribondes.

Cependant l'opération césarienne *post-mortem* doit-elle être tout à fait abandonnée ? Un certain nombre de médecins ont continué à la pratiquer et le pronostic s'est amélioré. C'est ainsi que, d'après Winckel, sur 32 enfants extraits du ventre de femmes décédées, 11 ont survécu plus de quinze jours. D'autre part, la dilatation artificielle du col, lorsqu'il est fermé, résistant, est parfois très pénible et exige un laps de temps pendant lequel il est à craindre que l'enfant ne succombe.

Nous ne croyons donc pas devoir conclure d'une façon absolue en faveur de l'accouchement artificiel par les voies naturelles. Tout en le considérant comme indiqué en principe après la mort et chez les femmes agonisantes, nous faisons quelques réserves et nous admettons avec Mortagne que dans certains cas par exemple où « la mort a été subite, frappant une femme en pleine santé, la césarienne demeure préférable, le col ne se prêtant pas dans ces conditions à une dilatation suffisamment rapide. »

Si nous n'avons rien dit de la manière de procéder à l'accouchement artificiel *post-mortem*, c'est que la technique est celle de l'accouchement méthodiquement rapide, telle qu'elle a été décrite au traitement des hémorrhagies par insertion vicieuse du placenta (voy. T. III, p. 619 et suiv.).

ARTICLE IV

OPÉRATION CÉSARIENNE VAGINALE

Bibliographie chronologique. — DÜHRSSEN. Allgemeine deutsche Ærztezeitung, 1er avril 1895. — DÜHRSSEN. Berliner klinische Wochenschr., nos 13 et 14, 1896. — ACCONCI. Rivista di ost. gin. e ped., ottobre 1896. — DÜHRSSEN. Centr. für Gyn., 31 juillet 1897. — DÜHRSSEN. Ueber vaginalen Kaiserschnitt. Samml. klin. Vortr., N. F. Gyn., n° 84, décembre 1898, p. 1365. — FRITSCH. Centr. für Gyn., 1898, n° 1. — SCHAUTA, Centralbl. für Gyn., n° 29, 1898. — ACCONCI. Il taglio cesareo vaginale. Atti della Soc. ital. di ost. e gin., Roma, 1898, vol. V, et Monatschr. für Geb. und Gyn., Bd IX, H. 3, mars 1899, p. 323. — ACHILLE D'ALESSANDRO. Archivio ital. di gin., 31 octobre 1899, p. 433 (Bibliographie).

Nomenclature alphabétique des auteurs.

ACCONCI, 1896, 1898. A. D'ALESSANDRO, 1899. DÜHRSSEN, 1895, 1896, 1897, 1898. FRITSCH, 1898. SCHAUTA, 1898.

Une nouvelle méthode opératoire, désignée sous le nom d'opération césarienne vaginale, a été imaginée en avril 1895 par Dührssen, dans le but d'extraire l'enfant vivant par les voies naturelles dans des cas où il eût été indiqué de pratiquer la césarienne classique.

La priorité de l'invention revient à Dührssen, mais il n'a exécuté son opération que le 24 avril 1896. Or Acconci, de son côté, sans avoir connaissance du premier travail de Dührssen, a fait une opération identique le 4 juillet 1895; il a donc la priorité comme opérateur. Dans ces conditions, le moyen de mettre fin à toute revendication de priorité serait de donner à l'opération nouvelle, comme le propose A. d'Alessandro, le nom d'Acconci-Dührssen.

Manuel opératoire. — La technique est très simple et peut se résumer rapidement.

L'utérus est abaissé avec deux pinces fixées sur le col; les culs-de-sac vaginaux sont ouverts; le vagin est décollé, en avant, de la vessie, en arrière, du péritoine et de la cavité de Douglas. Puis, la face antérieure et la face postérieure de l'utérus libérées sont incisées de bas en haut depuis l'orifice externe jusqu'à l'orifice interne et même un peu plus haut s'il est nécessaire. Les membranes sont rompues et on procède à l'extraction du fœtus, soit avec la main, soit avec le forceps. Une injection sous-cutanée d'ergotine assure le retrait de la matrice. Après la délivrance, on tamponne la cavité utérine et on suture les incisions.

Quand la césarienne vaginale est faite pour le cas de cancer opérable du col, et c'est une de ses indications les plus fréquentes, la technique est un peu différente, car on doit pratiquer l'hystérectomie vaginale totale après la naissance de l'enfant. On commence habituellement par enlever la masse cancéreuse ; puis, après avoir ouvert circulairement le vagin et décollé la vessie, on incise les culs-de-sac péritonéaux vésico-utérin et recto-vaginal et on suture le péritoine aux parois antérieure et postérieure du vagin. L'utérus abaissé est alors incisé comme précédemment en avant et en arrière, ou simplement sur sa face antérieure, comme le conseille Schauta ; l'ouverture est ainsi suffisante. On extrait le fœtus et, après suture et ligature des ligaments larges, l'utérus est extirpé en totalité, avec le placenta.

Résultats. — L'opération césarienne vaginale a été pratiquée 16 fois depuis son origine. Ces 16 observations ont été rassemblées par d'Alessandro. Les opérateurs ont été Acconci, Dührssen (2 cas), Michelini, Pfannenstiel, Winter, Hegar, Mittermayer, Seiffart, Schauta, Spinelli, Olshausen, Thorn, Dœderlein (2 cas) et R. Braun von Fernwald. Il importe de faire remarquer que 12 fois l'intervention a eu lieu pour cancer opérable du col, avec 2 morts.

Du reste, sur les 16 interventions, 3 femmes sont mortes, ce qui donne une mortalité de 18,75 p. 100.

Quant aux enfants, 6 seulement ont survécu, ce qui s'explique par le fait qu'un certain nombre d'opérations ont eu lieu au 6e et au 7e mois.

Indications. — Voici les indications qu'attribue Dührssen à la césarienne vaginale :

Les cas de dystocie cervicale et du segment inférieur causée par le cancer, les fibromes, la rigidité, la sténose, la dilatation sacciforme partielle du segment inférieur ;

Les affections des poumons, du cœur et des reins qui mettent la mère dans un danger que peut seule conjurer l'évacuation rapide de l'utérus;

Les cas où la mère est dans un état grave et est visiblement perdue ; cette dernière indication est surtout en faveur de l'enfant ; d'Alessandro la complète en admettant l'opération chez les femmes agonisantes et *post mortem*.

Bien qu'il soit impossible de se prononcer encore sur la valeur de l'opération césarienne vaginale, qui n'a été faite qu'en Allemagne et en Italie, il est cependant évident qu'elle présente certains avantages qui plaident en sa faveur. Pour le cancer opérable du col, en particulier, les excellents résultats donnés par l'hystérectomie vaginale totale au début de la grossesse (voy. tome III, p. 428) ne peuvent que justifier la même intervention dans les derniers mois de la gestation et pendant le travail ; de fait, les 10 cas de guérison sur 12 cités plus haut en sont la preuve. Fritsch déclare qu'en pareil cas on doit renoncer à la césarienne, au Porro et à l'ablation abdominale totale pour recourir à la césarienne vaginale, suivie de l'hystérectomie totale par la même voie.

Quant aux autres cas indiqués par Dührssen comme justiciables de l'intervention vaginale, sans ouverture du péritoine, l'expérience seule pourra nous renseigner à cet égard et nous apprendre si cette intervention est préférable à l'opération césarienne.

P. B. — C. Maygrier.

CHAPITRE VII

DES EMBRYOTOMIES

Les embryotomies sont des opérations obstétricales qui, mutilant une ou plusieurs parties du fœtus, en réduisent les dimensions et facilitent ainsi son passage à travers les voies génitales.

Ces interventions sanglantes sont naturellement incompatibles avec la survie du produit de conception.

Les embryotomies sont de deux sortes : elles portent ou sur la tête ou sur le tronc ; de là l'embryotomie *céphalique* et l'embryotomie *rachidienne*, que nous étudierons séparément.

ARTICLE PREMIER

EMBRYOTOMIE CÉPHALIQUE

Bibliographie chronologique. — MESNARD. Le guide des accoucheurs, 2e éd., Paris, 1753. — LEVRET. Observations sur les causes et les accidents de plusieurs accouchements laborieux, avec des remarques, etc., Paris, 1762. — SMELLIE. Accouchements, 1766. — ASSALINI. Observationes praticæ de tutiori modo extrahendi fœtum jam mortuum supra vitiatam pelvim detentum, 1810, et Nuovi strumenti e loco uso ; discorso sul modo di estrarre il fœto morto e ritenuto al di supra di una pelvi angusta et di calliva forma. Milan, 1811. — BAUDELOCQUE. Traité d'accouchements, t. II, p. 234, 1815. — J.-P. MAYGRIER. Nouveaux éléments de la science et de l'art des accouchements. Paris, 1817. — NÆGELE (F.-C.). De jure vitæ et necis quod competit medico in partù. Heidelberg, in-4°, 1826. — SADLER. Varii perforationis modi descripti et enarrati. Heidelberg, Carlsruhe, 1826. — BAUDELOCQUE (A.). Nouveau moyen pour délivrer les femmes contrefaites et en travail, substitué à l'opération césarienne. Paris, 1829-1834. — KILIAN. Operat. Geb., Bonn, 1834 10 et Armamentarium Lucinæ, 1855. — DESORMEAUX et DUBOIS. Art. Embryotomie, Dict. en 30 vol., 1835. — DUGÈS. Dict. de méd. et de chir. prat., 1837 et Manuel d'Obst., 1840. — RAMBSBOTHAM. The principle and practice of Obst. Med. and Surgery. Londres, 1841. — FINIZIO. Cephalotribe. Ann. d'Obst., Paris, 1842. — VAN HUEVEL. Forceps-scie. Bruxelles, 1843. — CAZEAUX. Céphalotribe. Revue médicale. Paris, mai 1843 et Traité d'accouchements, 1867. — CHAILLY (H.). Traité d'accouchements, 1845 et 1878. — JACQUEMIER. Manuel d'acc., 1846, t. II. — KIWISCH. Beiträge, Würzburg, 1848. — MEIGS. Obstetrics, the science and the art. 3e édit., 1856. — GENOD (V.). Des droits à la vie de la mère et de l'enfant. Thèse de Strasbourg, 1857. — DUMAS. De l'embryotomie et de l'opération césarienne. Description d'un nouveau céphalotribe (de Valette). Paris, 1857. — BERTIN. De la version après la céphalotripsie, Th. Paris, 1859. — SIMPSON. Cranioclaste, Medical Times and Gazette, vol. I, 1860 et Clin. Obst. et Gyn., trad. de Chantreuil, Paris, 1874. — HUBERT (de Louvain). De la transforation et de la sphénotrésie 1860, 1868 et Cours d'accouchement, 1869. — C. BRAUN, 1862 in Rokitansky, Wiener Med. Presse, Cranioclaste, 1871. — PAJOT. Céphalotripsie répétée sans tractions. Archives de Méd., 1863. — LAUTH. De l'embryothlasie et en particulier de la céphalotripsie. Th. Strasbourg, 1863.— VAN AUBEL. Nouveau procédé de céphalotripsie. Bull. Ac. Médec. Belgique, n° 7, 1864. — LENOIR, SÉE et TARNIER. Atlas complémentaire des traités d'acc., Paris, 1866. —VERRIER. Parallèle entre le céphalotribe et le forceps-scie. Paris, 1866. — TRÉLAT, 1866 in Tarnier 1870, v. ci-dessous. — BRAXTON-HICKS. The cephalotribe, Brit. Med. j., 19 oct. 1867, p. 337. — GUYON. Céphalotripsie intra-crânienne, Gaz. des hôp., 1867 et in Kalindero. — KIDD. Observations on the construction of the cephalotribe. Dublin quat. J., 1867.— LOLLINI. Céphalotribe. Mémoire de Paris, 1869.— TARNIER. Art. Embryotomie du Nouveau dict. de méd. et chirurgie pratiques, 1870. — KALINDERO. Céphalotripsie intracrânienne. Th. Paris, 1870. — BARNES. Obst. Trans., 1870, et Opérat. obst., 1873, trad. de Cordes, 1875. — BAILLY. Nouveau céphalotribe. Bull. de thérapeutique, 1874. — FABBRI. Sull' Embryotomia, etc. Bologne, 1875 et Arch. de Toc., 1876. — GUÉNIOT. Art. Embryotomie, Dict. encycl. des sc. méd., 1875. — WASSEIGE. Opérat. obst., Bruxelles, 1877. — HUBERT (E.). Cours d'accouchement, 1878. — CUZZI. Sul cranioclaste. Studi e esperienze, 1878. — Sul forcipe Guyon. Torino, 1878. — MANGIAGALLI. Impressioni di un ostetrico in viaggio, Ann. di ostetricia p. 736, 1879. — BERGESIO. Cephalotribo e cranioclaste, Milan, 1880. — NÆGELE et GRENSER. Traité d'accouchements, 1880. — TIBONE et BERGESIO. Considerazioni ed esperimenti sui processi di cephalotripsia. Napoli, Roma, 1880. — CHIARA. Indicazioni della embriotomia. Milan, avril 1881, et la Tecnica dell'Embriotomia, vol. 2, n° 5 delle Collazione italiana di letture sulla Med., p. 176, 1882. — CHAUVENET (di Verona). Il cranioclaste di Braun e la embryotomia sul capo ultimo. Padoue, 1882. — NEGRI. Il cranioclaste di Braun, Milan, 1882. — PUGLIATI. Expulsione ed extrazione della testa fœtale dopo la craniotomia. Napoli, 1882. — NARICH. A propos d'une céphalotripsie sans broiement chez une femme à bassin oblique ovalaire, petite modification dans le cranioclaste, Paris, 1882. — TARNIER. Le Basiotribe. Académie de Méd., 11 déc. 1883; Leçons cliniques inédites, 1890. — SIMPSON (A.-R.). Basilysis. Edinburgh obstet. Society, 10 janvier 1883 et Brit. Med. J., 20 décembre 1884. — INVERARDI. Ventidue casi d'embriotomia, Torino, 1884. — TRUZZI. Sul basiotribo Tarnier, Studi ed esperienze, Milan, 1884. — AUVARD. La pince à os et le cranioclaste. Th. Paris, 1884. — BAR. Le Basiotribe Tarnier, Le Prog. méd., décembre 1884. Sur un point du manuel opératoire de la basiotripsie, Ann. de Gyn., 15 juillet 1885.—Embryotomie céphalique, Paris, 1889.—PUGLIATI. Il basiotribo di Tarnier, 1885.— PINARD. Le basiotribe Tarnier, Ann. de Gyn., janv. 1885.— BONNAIRE. Broiement de la tête fœtale. Th. Paris, 1884. — BONNAIRE. Art. Bassins rétrécis, in Traité de Tarnier et Budin, vol. III, 1898. — Réduction du volume des épaules dans l'accouchement dystocique. Presse médicale, 14 mars, n° 21, p. 125, 1900. — BONNEL. Céphalotripsie et céphalotribe de Pajot, Th. Paris, 1886. — RIBEMONT-DESSAIGNES. Manœuvre destinée à favoriser l'extraction du tronc du fœtus dans la basiotripsie. Ann. de Gyn., p. 81, août 1886, et Ann. de Gyn., novembre 1887, p. 343. — CROUZAT. Manœuvres et opérations à l'amphithéâtre, Paris, 1887. — LAURO. Céphalotripsia, Basiotripsia, Cranioclastia, Napoli, 1888. — DEMELIN. Basiotripsie. Guide pratique des sciences médicales, Paris, 1892, p. 221. — GIGON. Indications de la basiotripsie, Th. Paris, 1893. — PHENOMENOFF. Zur Frage über Embryotomie über die Durschneidung der Schlüsselbein. (Cléidotomia). Central. f. Gyn., n° 22, 1895.— MAYGRIER (C.). Basiotripsie, L'Osbtétrique, T. I, p. 17, 1896.— CHARLES (de Liège). Discussion sur la thérapeutique des rétrécissements du bassin. Soc. obst. de France, 1899. — BUDIN. Embryotomie céphalique, leçon clinique, 19 mai 1900 (inédite). CUZZI, GUZZONI et PESTALOZZA. Trattato di ostetricia e ginecologia, vol. II, p. 515, 1900.

Nomenclature alphabétique des auteurs.

ASSALINI, 1810-1811.
AUVARD, 1884.
BAILLY, 1874.
BAR, 1884, 1885, 1889.
BARNES, 1870, 1873, 1875.
BAUDELOCQUE, 1815.
BAUDELOCQUE (A.), 1829, 1834.
BERGESIO, 1880.
BERTIN, 1859.
BONNAIRE, 1885, 1898, 1900.
BONNEL, 1886.
BRAUN (C.), 1862, 1871.
BRAXTON-HICKS, 1867.
BUDIN, 1900.
CAZEAUX, 1843, 1867.
CHAILLY (H.), 1845, 1878.
CHARLES, 1899.
CHAUVENET, 1882.
CHIARA, 1881, 1882.
CROUZAT, 1887.
CUZZI, 1888.
CUZZI, GUZZONI, PESTALOZZA, 1900.
DEMELIN, 1892.
DESORMEAUX et P. DUBOIS, 1835
DUGÈS, 1837, 1840.
DUMAS, 1857.
FABBRI, 1875, 1876.
FINIZIO, 1842.
GENOD, 1857.
GIGON, 1893.
GUÉNIOT, 1875, 1886.
GUYON, 1867.
HUBERT (père), 1860, 1868-69.

HUBERT (E.), 1878.
INVERARDI, 1884.
JACQUEMIER, 1846.
KALINDERO, 1870.
KIDD, 1867.
KILIAN, 1834, 1840, 1855.
KIWISCH, 1848.
LAURO, 1888.
LAUTH, 1863.
LEVRET, 1762.
LOLLINI, 1869.
MANGIAGALLI, 1879.
MAYGRIER (J.-P.), 1817.
MAYGRIER (C.), 1896.
MEIGE, 1856.
MESNARD, 1753.
NÆGELE (F.-C.), 1826.
NÆGELE et GRENSER, 1880.
NARICH, 1882.
NEGRI, 1882.
PAJOT, 1863, 1886.
PHENOMENOFF, 1895.
PINARD, 1885.
PUGLIATI, 1882, 1885.
RAMSBOTHAM, 1841.
RIBEMONT-DESSAIGNES, 1886-87.
SADLER, 1826.
SIMPSON, 1860, 1874.
SIMPSON (A.-R.), 1883, 1884.
SMELLIE, 1766.
TARNIER, 1865, 1870, 1883, 1890.
TIBONE et BERGESIO, 1880.
TRÉLAT, 1866.
TRUZZI, 1884.
VAN HUEVEL, 1843.
VERRIER, 1866.
WASSEIGE, 1877.

L'embryotomie céphalique a pour but de diminuer le volume de la tête et principalement du crâne, dont elle attaque la voûte ou la base.

§ 1. — Historique.

Nous croyons utile de donner un résumé des procédés les plus importants qui ont été successivement proposés pour pratiquer l'embryotomie céphalique. Nous parlerons d'abord de ceux qui, en perforant la voûte, permettent sa réduction et son passage à travers la filière pelvienne; puis nous nous occuperons de ceux qui sont destinés à agir sur la base du crâne.

1° Instruments destinés à obtenir la perforation de la voûte, puis l'extraction de la tête. — Les procédés les plus anciens d'embryotomie céphalique s'adressaient pour ainsi dire exclusivement à la voûte du crâne, et les instruments primitifs furent des *perforateurs*. En ouvrant la cavité crânienne par un trou pratiqué à travers l'une des écailles osseuses qui la ferment en haut,

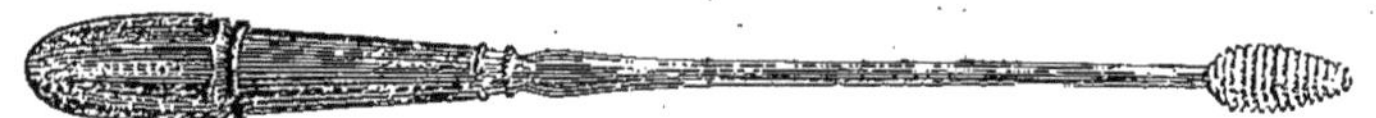

FIG. 192. — Perforateur de Lucas-Championnière.

en avant, en arrière et sur les côtés, on permet à la substance cérébrale de s'échapper au dehors, et on favorise ainsi la réduction des principaux diamètres de la tête et, spécialement, du bipariétal qui mesure, comme on sait, en moyenne 9 centimètres et 1/2 sur un fœtus à terme.

Sans remonter jusqu'aux origines de l'histoire obstétricale, l'arsenal d'autrefois comprend toute une série de perforateurs qu'on peut classer suivant leur forme en quatre groupes : les couteaux, les forets, les ciseaux et les trépans. Tels sont, par exemple, les perforateurs de Mauriceau, le terebellum de Dugès, de Lucas-Championnière (fig. 192), le trépan de Kilian, celui de Kiwisch, celui de Guyon (voir p. 550, fig. 210) ; les ciseaux de Smellie, de Greenhalgh (fig. 193), de Nægele et de Chailly Honoré.

Certains instruments réunissent des avantages multiples, comme, par exemple, le *perce-crâne* de Blot qui tient à la fois du foret et des ciseaux (fig. 194).

Le perce-crâne de Blot est essentiellement un perforateur dont l'extrémité pointue est aplatie en forme de lance. Il est constitué par deux lames qui restent exactement appliquées l'une sur l'autre tant qu'on n'exerce pas de pression sur un levier voisin du manche; chaque lame possède un bord mousse et un bord tranchant. A l'état de repos, les bords mousses recouvrent les bords tranchants. Quand on actionne le levier D, les deux lames du perforateur

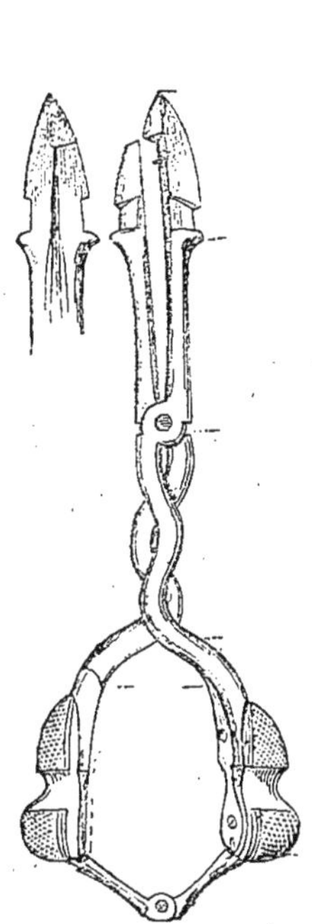

FIG. 193. — Perforateur-ciseaux de Greenhalgh.

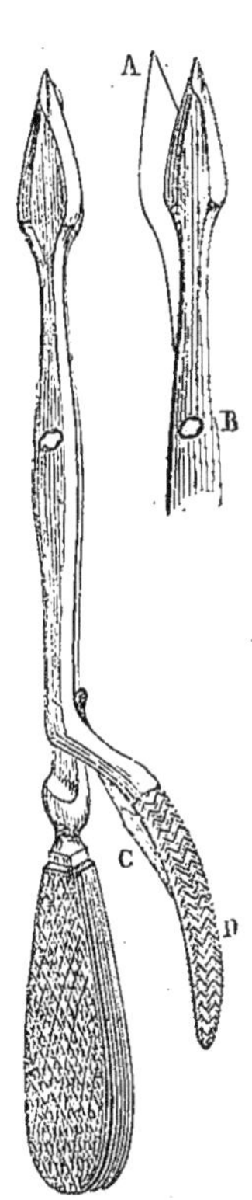

FIG. 194. — Perforateur de Blot.

A. Lance du perforateur se dédoublant en deux pièces, articulées en B, sous l'influence d'une pression exercée en D ; c'est un ressort qui ramène l'instrument ouvert à la position fermée.

se séparent (A) ; leurs bords tranchants sont libérés et peuvent attaquer les tissus environnants à la manière des ciseaux de Smellie.

Budin emploie de préférence l'instrument de Blot, au moyen duquel les différents temps de l'opération, traversée de la paroi osseuse, dilacération de la substance cérébrale et surtout agrandissement de l'orifice créé, s'exécutent avec toute l'aisance et la régularité désirables, grâce à la possibilité de transformer au moment voulu le foret en un perforateur-ciseaux tranchant par le bord externe de ses lames.

Mais il ne suffit pas de diminuer le volume de la tête : il faut surtout extraire le fœtus, et, pour cela, avoir une prise solide sur le crâne perforé. Les anciens accoucheurs n'y réussissaient qu'au prix de manœuvres pénibles avec leurs crochets aigus ou tranchants. Souvent, de pareils instruments, mal fixés sur la tête du fœtus, glissaient pendant les tractions, au grand détriment des parties maternelles. Certains modèles relativement récents du forceps Levret-Dubois-Pajot portent à l'extrémité des manches, d'un côté une pointe droite, et de l'autre un crochet aigu cachés par des olives qu'on peut dévisser. Malgré la grande simplicité de ces instruments, ils sont de plus en plus délaissés et remplacés par d'autres plus perfectionnés.

Afin d'extraire avec moins de dangers pour la mère la tête perforée, on a cherché à y prendre point d'appui au moyen de tiges de bois ou de métal, arrondies ou émoussées. De là les tire-tête comme celui de Danavia, qui se composait simplement d'une tige de bois dur au milieu de laquelle s'attachait un lien solide. On introduisait la tige longitudinalement dans

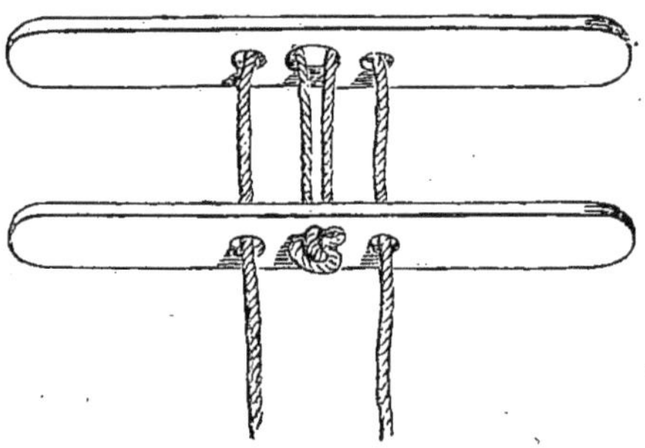

FIG. 195. — Tire-tête d'Hubert.

l'orifice créé sur la voûte, puis on la tournait dans l'intérieur du crâne, de manière que ses extrémités vinssent s'appuyer sur le pourtour osseux circonscrivant la perforation, et on tirait sur le lien. Des appareils du même genre ont été imaginés par J. Maygrier, par Hubert (fig. 195), etc. De nos jours, le Dr Chambrelent a fait construire un tire-tête en métal, ressemblant à une pince de homard, et fixé à des lacs sur lesquels on exerce des tractions.

Ces tire-tête n'offrent pas en général les mêmes avantages que la pince à os utilisée depuis longtemps aussi, après la perforation du crâne. La primitive pince à os de Mesnard, de Ramsbotham, de Meigs, etc., était destinée à saisir ou à morceler la voûte du crâne : nous verrons plus loin que, modifiée et devenue le cranioclaste, elle s'attaque aussi aux os de la base (voir p. 545).

Crochets tranchants ou pointus, tire-tête, pinces à os, etc., sont des instruments trop souvent défectueux. Après la seule perforation, l'application du forceps, quand la tête se présente la première, ou les tractions manuelles quand elle vient la dernière, sont encore les moyens les plus sûrs de terminer l'accouchement, à la condition pourtant que la réduction de l'ovoïde céphalique n'ait pas besoin d'être poussée très loin.

2° Instruments destinés à agir sur la base du crâne. — La base du crâne échappe à l'action des moyens que nous avons étudiés jusqu'ici. Or, ses diamètres les plus importants, c'est-à-dire le bizygomatique et le bimastoïdien, mesurent en moyenne 7 centimètres et demi ; de plus, ils sont irréductibles sans broiement du plancher osseux auquel ils appartiennent, et si nous supposons, par exemple, que le bassin offre à la tête une ouverture ayant moins de 75 millimètres, l'accouchement pourra être arrêté malgré l'effondrement de la voûte.

Pour résoudre cette difficulté, on a cherché, par différents moyens, à faire passer la base du crâne à travers les détroits pelviens rétrécis. 1° On broie cette base et on réduit ainsi ses diamètres avec un instrument appelé *céphalotribe;* 2° on fait usage de pinces qui permettent une prise très solide et qui orientent la base de telle manière qu'elle présente ses plus petites dimensions à l'ouverture quelle doit franchir : ces pinces ont reçu le nom de *cranioclaste;* 3° d'autres accoucheurs ont aussi recommandé divers procédés tout à fait différents pour obtenir la réduction des diamètres de la voûte et de la base ; 4° enfin un instrument a été imaginé qui semble combler tous les desiderata, car il permet à la fois le broiement de la base et des tractions solides sur le crâne, c'est le *basiotribe.*

Nous allons décrire successivement ces divers instruments.

A). Céphalotribe. — Le céphalotribe fut inventé par Baudelocque neveu en 1829. L'auteur conseillait le broiement de la tête avec son instrument sans perforation préalable ; il prétendait que, pendant l'extrême compression subie par l'ovoïde céphalique, la substance cérébrale s'écoule facilement par les ouvertures naturelles ; plus tard, cependant, Baudelocque neveu se montra moins exclusif sur ce point, et avec raison.

En effet, si l'on comprime la tête fœtale dans un sens, ses autres diamètres s'allongent notablement, et les organes maternels du voisinage peuvent en éprouver des atteintes dangereuses. Les expériences de Van Huevel ont démontré cet accroissement des diamètres perpendiculaires à celui qui répond aux cuillers du céphalotribe ; Hersent, de son côté, compara les résultats du broiement obtenus avec ou sans perforation, et il établit ces conclusions importantes, à savoir que, après perforation, « les diamètres céphaliques autres que le comprimé augmentent beaucoup moins que dans les céphalotripsies sans craniotomie », et d'autre part, que « le diamètre sur lequel agissent les branches de l'instrument subit un raccourcissement bien plus grand dans le premier cas que dans le second cas ».

Aujourd'hui, tout le monde est d'accord pour faire précéder le broiement de la perforation de la voûte.

Sans doute, avant Baudelocque neveu, on avait essayé de comprimer la tête du fœtus mort en serrant violemment les manches de certains forceps, comme celui d'Assalini par exemple (fig. 196). « Cet accoucheur, dont les idées théoriques ont été si souvent reprises par les auteurs qui se sont occupés de l'embryotomie céphalique, avait imaginé un forceps spécial constitué par deux branches parallèles à courbure pelvienne nulle, et dont la concavité céphalique était faible. L'extrémité des cuillers était munie d'un crochet ; celle des manches était réunie par une traverse articulée ; au tiers inférieur de l'instrument se trouvait une vis destinée à la compression. Dans la pensée de son inventeur, cet instrument ne devait être appliqué qu'après la perforation du crâne, et les cuillers devaient être introduites aux extrémités du diamètre antéro-postérieur du bassin ; grâce au mode d'articulation des deux manches, les cuillers pouvaient glisser de telle sorte que l'une s'abaissait tandis que l'autre s'élevait. Assalini recommandait, une fois le broiement exécuté, d'abaisser la branche postérieure, tandis qu'on laissait

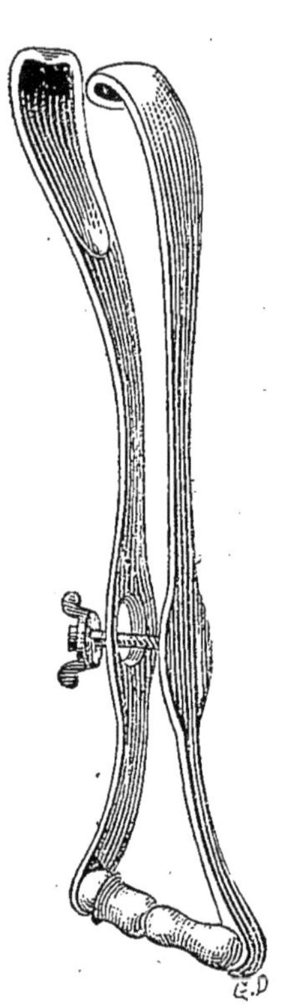

FIG. 196. — Forceps d'Assalini.

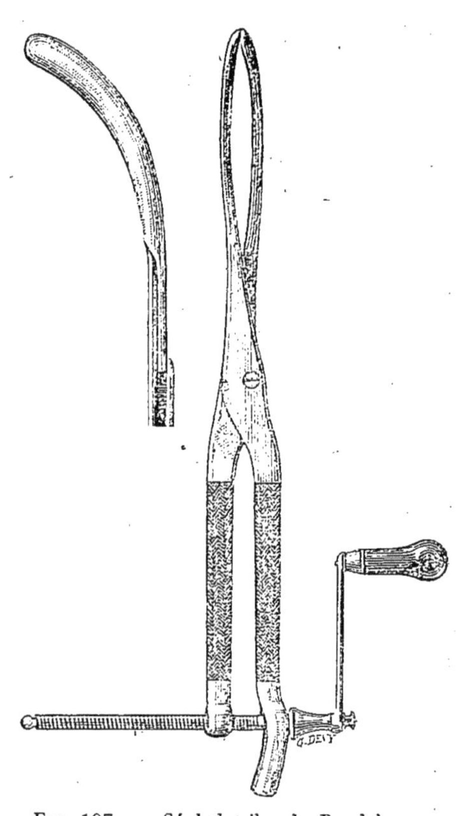

FIG. 197. — Céphalotribe de Baudelocque (modifié).

la branche antérieure se relever ; grâce à ce mouvement, la tête s'inclinait et le pariétal postérieur se trouvait beaucoup plus bas que le pariétal antérieur. La base du crâne se présentait de champ et les difficultés devaient se trouver écartées » (Bar). Assalini avait donc bien vu le double avantage qu'on cherche à obtenir avec le céphalotribe et avec le cranioclaste, c'est-à-dire le broiement d'une part et, d'autre part, l'inclinaison de la base du crâne. Malheureusement ses idées furent combattues, puis oubliées, jusqu'au jour où on commença à y revenir avec le céphalotribe.

L'instrument de Baudelocque était « un forceps de fort calibre dont les cuillers pleines, sans fenêtres, avaient 36 millimètres de large seulement, et une très grande épaisseur. La courbure des cuillers sur leur face était peu profonde et quand les deux branches étaient rapprochées, leur écartement maximum était de 40 millimètres; la courbure sur les bords était peu prononcée; l'articulation se faisait à peu près comme dans le forceps de Smellie. Les manches étaient épais, larges, chagrinés pour qu'ils ne glissassent pas dans les mains de l'opérateur; ils étaient taraudés à leur extrémité pour recevoir une vis que l'on faisait tourner à l'aide d'une manivelle. Cette vis permettait de rapprocher les manches avec une très grande force, sans que l'opérateur fût obligé de déployer aucun effort musculaire ». (Tarnier). La fig. 197 représente une modification du céphalotribe de Baudelocque, datant de 1836, et caractérisée par une courbure pelvienne des cuillers plus prononcée que dans le premier modèle.

Cazeaux reconnut bientôt au premier instrument de Baudelocque plusieurs inconvénients. « C'est ainsi, dit-il, que : 1° il rend la saisie de la tête difficile parce que, instrument droit, il ne peut s'accommoder à la courbure pelvienne; 2° il expose au glissement de la tête et à tous les accidents qui peuvent en résulter, parce que les cuillers, étant à peu près planes, s'écartent à la manière des lames d'une paire de ciseaux et n'emboîtent pas la tête comme le font les cuillers concaves du forceps ordinaire ; 3° enfin, il rend très souvent les tractions infructueuses alors même que la tête est bien saisie, parce que, vu l'absence de courbure des bords, il tire forcément dans la direction opposée à celle qu'affecte le plus souvent l'axe du détroit supérieur » (Cazeaux). Aussi le céphalotribe de Cazeaux porte-t-il une courbure pelvienne comparable à celle que Levret et Smellie ont donnée au forceps de Chamberlen, et, en outre, il offre au niveau de l'articulation un dispositif qui permet aux extrémités des cuillers d'être, suivant le désir de l'accoucheur, plus rapprochées l'une de l'autre que leur base avoisinant l'articulation. Cazeaux évitait d'incurver trop la face interne des cuillers afin de ne pas augmenter notablement le diamètre transversal de leur partie moyenne, l'instrument étant destiné à manœuvrer dans des bassins étroits.

La seconde modification de Cazeaux tendait au parallélisme des cuillers. Cet accoucheur avait senti, sans les analyser à fond, les désavantages d'un instrument croisé et en même temps muni de cuillers faiblement recourbées. Ce sont les mêmes inconvénients que pour le forceps ; ils ont déjà été décrits et figurés dans ce volume page 241 et figure 85 ; ils aboutissent en fin de compte au glissement et même au dérapement.

De l'instrument de Cazeaux au céphalotribe à branches parallèles il n'y avait qu'un pas : Lazarewitch, Valette, etc., firent construire des broyeurs de ce genre (fig. 198 et 199). Ils ont certainement l'avantage d'articuler aisément leurs branches ; « si on est obligé d'introduire la branche droite la première, aucune manœuvre de décroisement n'est nécessaire, et tous ceux qui ont fait quelque céphalotripsie un peu laborieuse dans le cours de laquelle on a dû user de cette manœuvre, savent avec quelle facilité les cuillers se déplacent pendant qu'on l'exécute et que, bien souvent, ce déplacement est tel qu'on est obligé de renoncer à terminer l'opération commencée : il faut retirer les branches et les introduire de nouveau » (Bar).

Néanmoins les céphalotribes à branches parallèles tombèrent vite en désuétude. C'est qu'ils sont passibles d'un reproche capital : la vis de broiement se trouve, en effet, entre l'extrémité des manches et celle des cuillers ; aussi le bras de levier de la puissance est-il beaucoup moins long que celui de

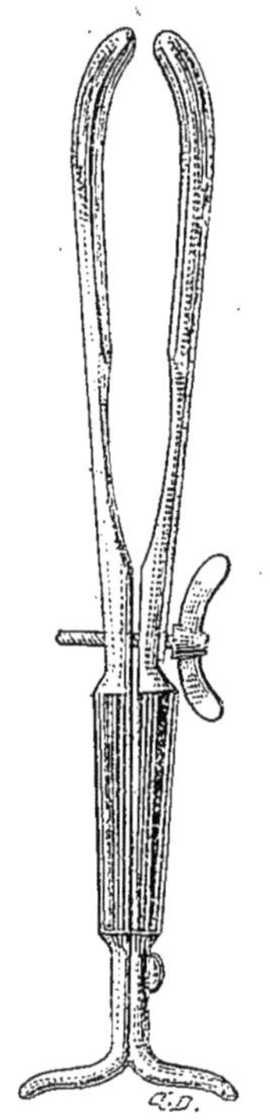

Fig. 198. — Céphalotribe de Lazarewitch.

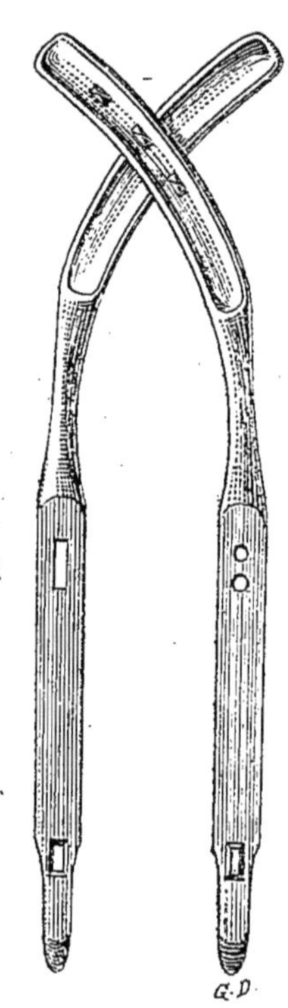

Fig. 199. — Céphalotribe de Lazarewitch.

la résistance, c'est-à-dire qu'il faut déployer une force considérable pour écraser la tête.

« On conçoit qu'on ait abandonné les instruments à branches parallèles pour adopter définitivement les céphalotribes à branches croisées malgré les inconvénients multiples qu'ils présentent. En effet, à côté du défaut que nous mentionnions tout à l'heure, il en est un autre qu'atténuent les instruments à branches parallèles et sur lequel tous les auteurs insistent avec juste raison. Quand les cuillers sont introduites et appliquées sur la tête fœtale, elles s'écartent à la manière d'un V dont les deux branches sont d'autant plus ouvertes que le diamètre saisi a des dimensions plus considérables. Si l'on songe que pour atteindre la base du crâne, quand l'enfant se présente par le sommet, il faut introduire les cuillers très profondément, on conçoit aisément que leurs extrémités seront très écartées du plan médian et risqueront de blesser la paroi utérine. Enfin, la tête ainsi saisie a une tendance à s'échapper de l'instrument pendant le broiement, tendance d'autant plus marquée que l'écartement des cuillers est plus grand et que les parties à broyer sont plus résistantes ; elle est encore favorisée par la disposition croisée des bran-

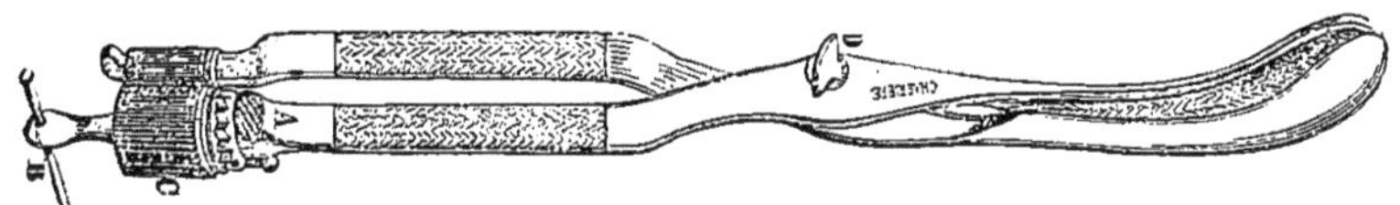

FIG. 200. — Céphalotribe de Chailly.

ches. La plupart des modifications qui ont été apportées au céphalotribe ont eu pour but de diminuer cet inconvénient » (Bar).

Poursuivant cette idée, Chailly recourbe en dedans l'extrémité des cuillers de manière que l'une rentre dans l'autre (fig. 200). D'ailleurs les manches du céphalotribe de Chailly portent une courroie C qui remplace la manivelle gênante de Baudelocque.

« Le céphalotribe de Depaul présente, à l'extrémité des cuillers, deux crochets légèrement saillants à la face interne, qui s'implantent dans la tête quand

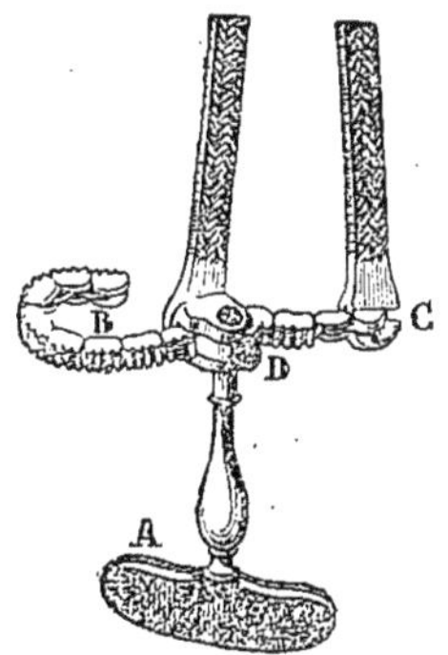

FIG. 201. — Chaîne du céphalotribe de Depaul.
A. Clé de la chaîne D rapprochant les branches.

l'instrument est serré. La manivelle destinée à rapprocher les cuillers y est remplacée par une chaîne articulée à la Vaucanson (D) disposée transversalement d'un manche à l'autre, que l'on met en mouvement à l'aide d'une clef à pignon (A) » (Tarnier). (Fig. 201.)

L'instrument de Pajot présente, à l'extrémité des cuillers, deux lames dentées qui, sous l'influence d'un mécanisme mû au voisinage de l'articulation, se rabattent sur la tête fœtale, et tendent à l'empêcher de glisser.

La plupart des modifications, qui viennent d'être indiquées, ont pour but d'empêcher autant que possible le céphalotribe de glisser sur la tête et de déraper. On a cherché à obtenir le même résultat en augmentant la surface de contact entre la partie fœtale et les cuillers, c'est-à-dire en élargissant ces dernières. « En donnant à leurs instruments des cuillers fort étroites, Baudelocque et ses successeurs pensaient que l'introduction des branches était rendue plus facile ; il n'en est rien. Leur épaisseur devient une gêne et on les glisse difficilement entre la tête et la paroi utérine ; une fois introduites, leur faible largeur ne leur permet pas de bien s'appliquer sur la tête fœtale et elles se déplacent avec tant de facilité que l'opération qui semblait le mieux commencée donne souvent un résultat nul. Tous les accoucheurs savent combien l'articulation est alors difficile, malgré le soin avec lequel la tête est fixée. Quand on commence le broiement, l'étroitesse des cuillers se joint à leur faible courbure céphalique pour favoriser le glissement de l'instrument en bas, en avant ou en arrière sur les plans inclinés que présente la tête fœtale. Les rugosités qu'on peut placer à la face interne des cuillers sont le plus souvent impuissantes à empêcher ce glissement.

« La forme excavée qu'on donne à la face interne des cuillers est certainement plus utile à cet égard, mais elle est elle-même insuffisante. Pour toutes ces raisons, on est peu à peu revenu aux cuillers plus larges et en même temps plus minces. On prit pour modèles les cuillers du forceps et on donna au céphalotribe des cuillers grandement fenêtrées, plus longues, plus rigides que celles du forceps, mais moins épaisses que celles des anciens céphalotribes, moins larges que celles de l'instrument de Levret, mais notablement plus larges que celles du céphalotribe de Baudelocque. On s'étudia à conserver à ces instruments une courbure céphalique qui fût généralement plus notable que celle des anciens céphalotribes, tout en étant assez faible pour ne pas augmenter dans de trop grandes proportions les dimensions transversales de l'instrument. C'est ainsi que furent conçus les céphalotribes de Bailly (fig. 202), de Breisky, etc. » (Bar).

Dans un modèle de broyeur inventé par Tarnier les cuillers, au lieu d'être pleines, sont percées de distance en distance de plusieurs trous ou fenêtres séparées par des barres transversales étendues d'un bord à l'autre de la cuiller ; ces saillies devaient s'incruster dans la tête fœtale afin de s'y assujettir plus fixement (fig. 203).

Avec la tendance de la tête à fuir devant un instrument dont les branches sont croisées, et à remonter plus ou moins au-dessus du détroit supérieur, on conçoit que des branches droites saisissent mal l'ovoïde céphalique. C'est l'inconvénient qui a été signalé pour le forceps droit, page 245, figure 90. Le céphalotribe, appliqué alors sur la demi-circonférence postérieure de la tête, glisse plus facilement encore que le forceps parce que sa force compressive (ou expulsive) est plus forte. C'est pourquoi, de bonne heure, Cazeaux dota le céphalotribe d'une courbure pelvienne afin de reporter la prise plus en avant.

« Presque tous les accoucheurs, dit Tarnier, recommandent aussi de porter fortement le manche du céphalotribe en arrière du côté du périnée, pour que les cuillers puissent se porter en haut et en avant, car on sait que lorsque le bassin est vicié, l'angle sacro-vertébral fait une saillie qui repousse la tête vers le pubis sur lequel elle appuie ; j'ai reconnu qu'il ne fallait pas exagérer ce précepte : j'ai même remarqué que lorsqu'il avait été très rigoureusement suivi, la voûte du crâne seule avait été écrasée. Je m'explique cet insuccès en pensant que, dans la plupart des cas de rétrécissement prononcé, le fœtus doit être pelotonné de telle sorte que la voûte du crâne répond à la

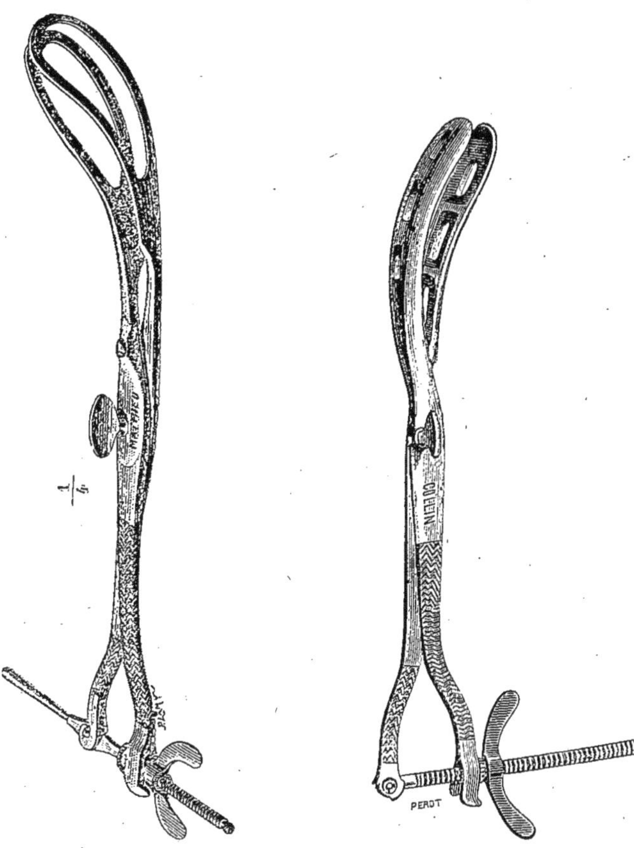

Fig. 202. — Céphalotribe de Bailly. Fig. 203. — Céphalotribe de Tarnier.

paroi abdominale antérieure, pendant que la base et le cou regardent en arrière, du côté de l'angle sacro-vertébral. » (Tarnier.)

« S'il est donc bon que le céphalotribe présente une courbure pelvienne, il n'est pas avantageux que celle-ci soit aussi accentuée que celle qu'on trouve dans la majorité des instruments. Pour éviter les inconvénients d'une courbure exagérée, on peut recourir à des céphalotribes à courbure périnéale qui sont en quelque sorte des instruments droits dont les cuillers, grâce à la courbure spéciale de l'instrument, peuvent être portées assez en avant pour exercer sur le crâne une prise utile. » (Bar.)

Tarnier imprima une courbure périnéale aux manches de son premier céphalotribe qu'il modifia encore en lui donnant les cuillers de l'instrument de Bailly (fig. 204). Il cherchait, avec cette incurvation des manches, à bien saisir non seulement la voûte du crâne, mais surtout la base, résultat possible lorsque les cuillers sont exactement dirigées suivant l'axe du détroit supérieur, et l'on sait que cette bonne direction des cuillers est facilement obtenue grâce à la courbure périnéale des manches.

Mais la double courbure des branches n'est pas sans nuire à la puissance de broiement.

En résumé, le céphalotribe est, somme toute, un bon broyeur, à la condition qu'il ne glisse pas. Mais, une fois la tête écrasée, il devient un agent d'extraction très imparfait. Les modifications nombreuses qui ont été indiquées ci-dessus, et qui toutes poursuivent le même but, montrent précisément par leur multiplicité qu'il n'a pas été atteint. Les accoucheurs qui se sont servis du céphalotribe savent combien l'extraction était laborieuse ; les plus habiles étaient

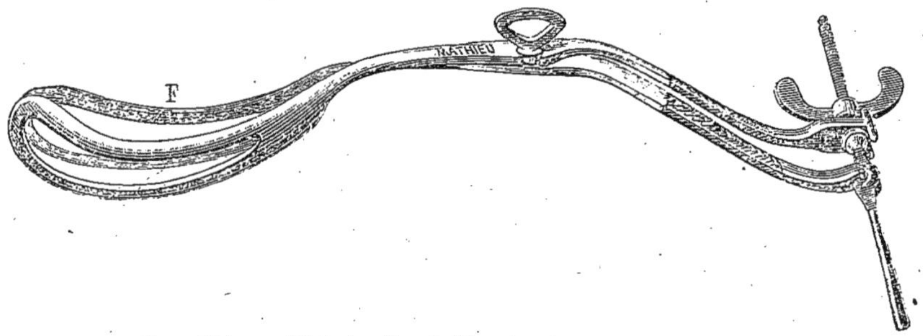

FIG. 204. — Céphalotribe de Tarnier à courbure périnéale.

presque toujours obligés de faire deux ou trois applications de l'instrument, et encore étaient-ils rien moins que certains de délivrer la parturiente. Paul Dubois, par exemple, après une séance de céphalotripsie plus ou moins prolongée, mais non suivie de succès quant à l'extraction, laissait la femme se reposer plusieurs heures et recommençait ensuite, quand la nature n'était pas venue d'elle-même en aide au chirurgien et à l'accouchée en déterminant l'expulsion spontanée du fœtus dont la tête réduite pouvait descendre dans l'excavation pelvienne.

Pajot érigea en méthode l'impuissance où se trouvait réduit l'accoucheur incapable d'amener le fœtus au dehors après avoir broyé la tête. C'est là *la céphalotripsie répétée sans tractions*, qui dénote par sa seule dénomination la puissance du céphalotribe comme broyeur, et sa faiblesse comme moyen d'extraction.

De son côté Tarnier, dans les présentations de l'extrémité céphalique, proposa d'extraire le fœtus par la version après avoir broyé le crâne, et il inspira à Berlin un travail intéressant sur ce sujet. Mais souvent au moment où l'on intervient par la céphalotripsie, l'utérus est fortement rétracté et, dans cette circonstance, la version est impossible. « En outre, elle serait impraticable au travers d'un rétrécissement qui aurait moins de 5 centimètres » (Tarnier), parce que la main ne pourrait le franchir surtout lorsqu'elle s'est refermée sur le membre inférieur qu'elle est allée chercher.

D'ailleurs, les manœuvres pénibles, répétées et de longue durée que nécessitait la céphalotripsie en faisaient une intervention redoutée des accoucheurs. Son pronostic était loin d'être bon. Tarnier cite, en effet, la proportion de 7 femmes mortes sur un total de 24 céphalotripsies.

Il fallait donc autre chose, et le cranioclaste devint l'adversaire du céphalotribe.

B). Cranioclaste. — Le cranioclaste a été inventé par Simpson, en 1860, et doté deux ans après par C. Braun d'une vis de broiement analogue à celle que portent, depuis Blot, tous les céphalotribes (fig. 205). « Il se compose de deux branches qui se croisent au niveau de l'articulation ; mais les cuillers y sont à peu près droites au lieu d'être courbées. L'une d'elles, que nous appellerons la cuiller mâle, est pleine et fort épaisse, tandis que l'autre, très résistante, est percée d'une fenêtre allongée dont l'ouverture reçoit la cuiller mâle quand l'instrument est fermé. Pour son application on procède de la manière suivante : la crâniotomie étant faite, on place la branche femelle entre la tête et le bassin, et l'on engage la branche mâle dans la perforation pour la pousser jusque dans l'intérieur du crâne ; après avoir articulé, on exerce sur les manches une pression assez forte pour broyer la partie saisie et disjoindre les os par quelques mouvements de torsion ; des applications successives faites sur différents points du pourtour du crâne sont presque toujours nécessaires. Pour l'extraction, tantôt on se contente de tractions directes, tantôt on imprime au cranioclaste quelques tours sur son axe pour enrouler sur les cuillers les parois de la tête rendue molle et flexible par l'écrasement. » (Tarnier.)

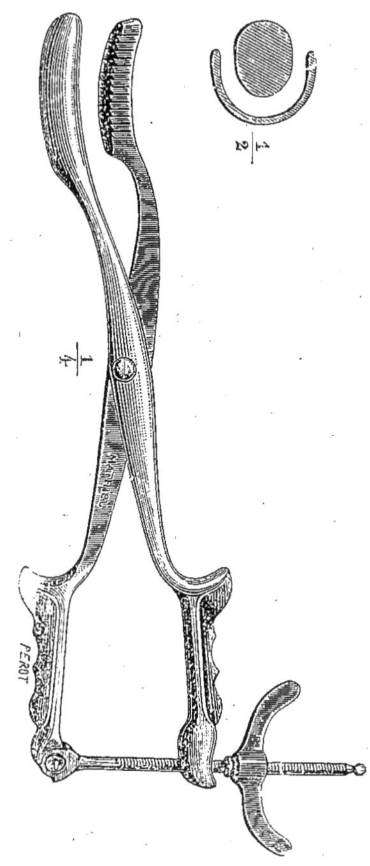

Fig. 205. — Cranioclaste de Carl Braun.

Dans l'histoire du cranioclaste, après les noms de Simpson et de Braun il convient de citer celui de Barnes (qui ajouta comme Braun une vis de broiement à la pince primitive, et qui en fit principalement un agent de morcellement), et surtout celui d'Auvard, qui s'efforça d'assurer la démolition de la base plus que ne l'avaient fait ses prédécesseurs. La branche femelle de l'instrument primitif d'Auvard « n'est autre que celle du cranioclaste ordinaire, sauf quelques modifications dans les courbures : le pivot est fixé sur elle, alors qu'il existe sur la branche mâle dans le cranioclaste ordinaire. La branche mâle se termine par un tire-fond. Les courbures de l'instrument sont calculées de telle sorte qu'il peut s'articuler en deux sens. Dans le premier cas, les deux mors se regardent par leur concavité, les extrémités seules se touchent.

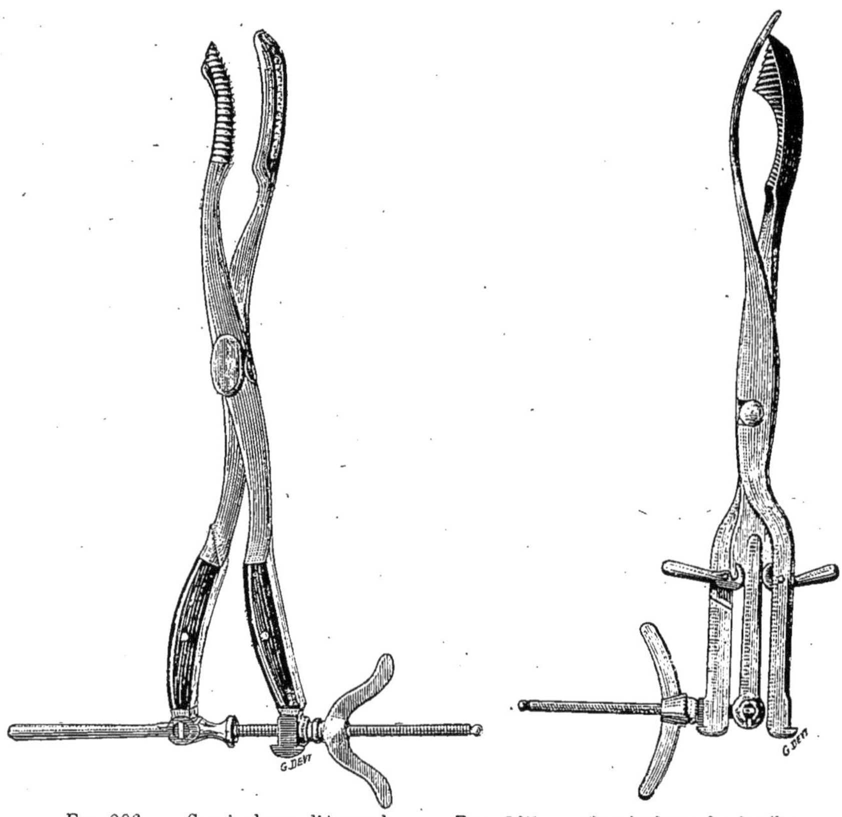

Fig. 206. — Cranioclaste d'Auvard.

Fig. 207. — Cranioclaste-basiotribe d'Auvard.

Dans le second (fig. 206), il y a emboîtement réciproque comme dans le cranioclaste ordinaire » (Auvard).

Récemment, Auvard a ajouté à sa pince une troisième branche ou cuiller ; mais nous retrouverons ce nouveau broyeur quand nous étudierons le basiotribe auprès duquel il a sa place (fig. 207).

A côté des accoucheurs qui viennent d'être nommés, un certain nombre d'auteurs, et particulièrement des Italiens, ont bien étudié le mode d'action du cranioclaste : ce sont principalement Fabbri, Mangiagalli, Cuzzi, Bergesio, Chiara, Negri, Pugliati, Lauro, etc.

La pince à os ne s'attaquait qu'à la voûte du crâne; elle est devenue le cranioclaste quand elle fut destinée à saisir la base. Le cranioclaste est sans doute un broyeur, mais il est à cet égard très inférieur au céphalotribe : celui-ci s'applique, en effet, à la périphérie, aux extrémités d'un même diamètre céphalique, tandis que les mors du cranioclaste n'en prennent qu'une fraction, puisque la branche mâle pénètre dans l'intérieur du crâne; de plus, ces mors sont étroits, et c'est là encore une mauvaise condition au point de vue du broiement. Aussi les auteurs conseillaient-ils, pour mener à bien l'extraction d'une tête à travers un bassin rétréci, de faire plusieurs applications de l'instrument de manière à démolir les os dans différents points.

Auvard a voulu faire mieux ; et voici son procédé : « Une perforation aussi large que possible étant faite à la voûte, on va par le toucher intra-crânien s'assurer de la position de la tête et se renseigner sur la situation du trou occipital. La situation de la tête étant ainsi précisée, on enlève à l'aide d'une injection intra-crânienne une partie de la substance cérébrale, et on procède à l'introduction de la branche mâle dans la direction supposée du trou occipital. Le tire-fond poussé dans ce sens entre, pour ainsi dire, spontanément dans cet orifice, dont les bords servent de guide à la pointe de l'instrument. On tâte avec la main si le mors est bien fixé, ce qui indique sa pénétration dans le trou occipital. On imprime enfin à la branche pour enfoncer le tire-fond un ou deux tours complets, pas davantage ; il est inutile d'aller plus loin. Confiant alors la branche appliquée à un aide, on introduit la branche femelle sur la face ; puis on articule en ayant soin que les mors se regardent par leur concavité, ce que l'on voit facilement à la forme du manche. La tête ainsi prise, on place la vis de pression, et on commence le broiement. » (Auvard.)

Il n'est pas toujours possible de pousser la branche mâle dans le trou occipital, parce que la situation de l'orifice créé sur la voûte par la perforation ne permet pas toujours d'arriver à ce résultat. Cette difficulté se rencontre surtout quand la tête n'est pas bien fléchie, car la perforation est alors faite près du bregma.

Grâce au tire-fond qui la termine, on peut aussi enfoncer la branche mâle ailleurs que dans le trou occipital, en un point quelconque de la base ; mais il est possible alors que le tire-fond traverse la paroi crânienne de part en part et vienne apparaître hors de la tête après avoir troué les téguments ; en pareil cas la paroi utérine risquerait d'être lésée.

En résumé, la pince d'Auvard est un broyeur plus puissant que le cranioclaste ordinaire ; mais elle est inférieure aux instruments à trois branches que nous étudierons plus loin.

Un des grands mérites du cranioclaste est de pouvoir changer la situation de la tête fœtale. C'est ce point particulier qu'ont surtout examiné les accoucheurs italiens.

La base du crâne peut être schématiquement comparée à un disque ovale dont l'épaisseur est, par définition, moins grande que ses autres dimensions ; la longueur de l'ovale est représentée par le diamètre antéro-postérieur occipito-frontal, et sa largeur par les deux diamètres les plus importants dans ce sens, le bimastoïdien et le bizygomatique, mesurant tous deux 7 centimètres 5, en moyenne. Si le disque qui représente la base du crâne descend d'aplomb sur un détroit supérieur plus petit que 7 centimètres 5, l'accouchement sera impossible; si, au contraire, il se présente de champ, ou *de biais*, il pourra franchir le rétrécissement, la voûte ayant été démolie au préalable et comme supprimée. De là, différentes manœuvres exécutées à l'aide du cranioclaste pour *incliner* la base du crâne au détroit supérieur et pour engager successivement et non simultanément les extrémités ou des diamètres transversaux ou du diamètre occipito-frontal.

Le meilleur procédé est celui qui a pour but d'abaisser la première l'extrémité frontale du diamètre antéro-postérieur. C'est le *procédé frontal*, indiqué par Barnes, et surtout bien étudié par Braun.

« Il consiste, la perforation étant faite, à repousser l'occiput avec la branche mâle de manière à défléchir et à produire une présentation du front; on applique alors le cranioclaste sur la région frontale. La prise est très différente suivant le degré de déflexion de la tête qu'il a été possible d'obtenir. Quand la déflexion est bien marquée, l'extrémité de la branche femelle arrive jusqu'à la bouche et même jusqu'au menton. Dans ce cas, la prise est aussi favorable que possible; la branche mâle appliquée sur la partie supérieure de l'apophyse basilaire et la selle turcique broie assez complètement la base du crâne. Toutefois, ce n'est là qu'une exception. Quand, au contraire, la déflexion est nulle ou très peu marquée, l'extrémité de la branche femelle n'arrive qu'à la racine du nez ou dans son voisinage » (Auvard), et le plan de la base est presque parallèle au détroit supérieur. C'est dire que si le diamètre promonto-pubien minimum est inférieur à 7 centimètres 5, la tête ne pourra pas passer même avec la voûte démolie, même sous l'action du cranioclaste.

Aussi la présentation de la face est-elle très favorable à l'application de cet instrument. D'une façon générale, le résultat sera bon toutes les fois que la branche mâle peut être introduite dans le crâne par une perforation effectuée entre le bregma et la racine du nez, la branche femelle pouvant remonter alors plus ou moins haut vers la bouche ou même jusqu'au menton.

C'est pourquoi on a cherché, dans les autres présentations de l'extrémité céphalique, à produire secondairement une présentation de la face, par des manœuvres de déflexion, soit en prenant point d'appui avec un ou deux doigts sur les bords de la perforation de manière à repousser l'occiput (Pugliati), soit en dirigeant dans le crâne l'extrémité de la branche mâle du cranioclaste vers l'occiput, et en le faisant remonter à l'aide de pressions exercées du côté de cet os (Braun), soit encore en plantant un petit crochet mousse dans un orbite après l'ablation de la voûte crânienne pour faire basculer la tête (Braxton-Hicks). Auvard a imaginé de passer un lacs à travers la base et la région sus-hyoïdienne pour tirer sur lui et amener ainsi le menton vers le bas; il proposait, pour conduire son lacs, un appareil ressemblant au transforateur d'Hubert, de Louvain (voir plus loin).

Le *procédé temporal* d'inclinaison a été préconisé par Fabbri, Cuzzi, etc. Dans une présentation du sommet, on applique le cranioclaste par la perforation faite à la voûte « sur le pariétal situé en arrière d'abord dans la direction de l'occiput, et on amène l'abaissement de l'astérion postérieur par un mouvement de bascule. On fixe ensuite l'instrument dans la direction du frontal, et par le même mouvement de bascule on abaisse à son tour le ptérion postérieur et la tubérosité malaire correspondante. Grâce à cette

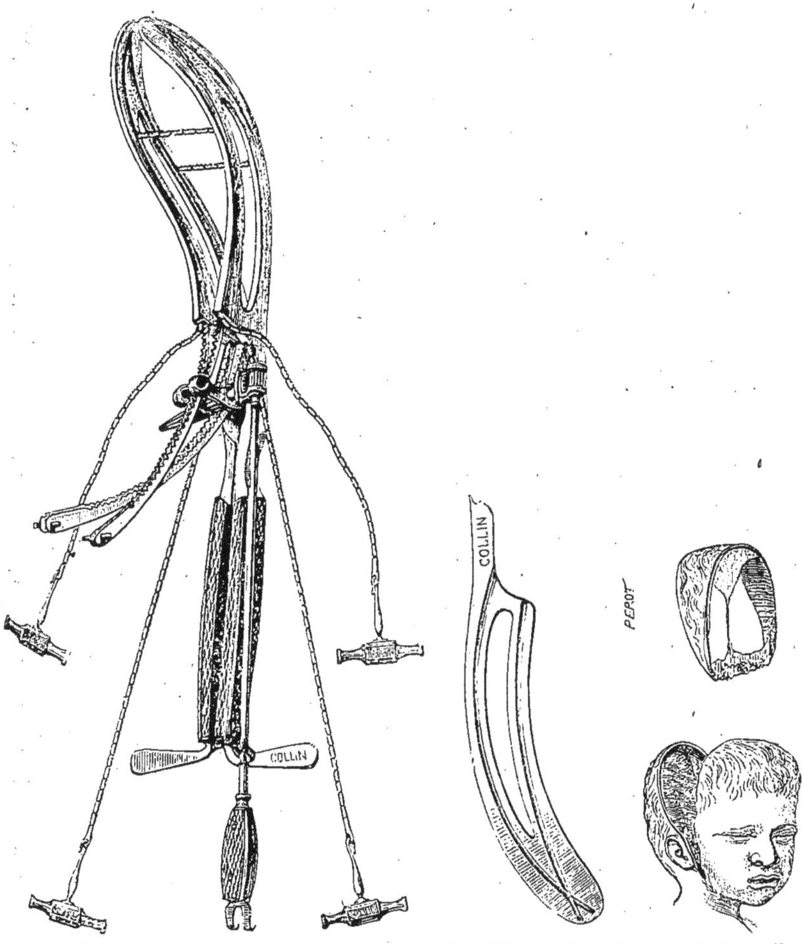

FIG. 208. — Forceps-scie à deux chaînes de Tarnier.

FIG. 209. — Face interne de la cuiller du forceps-scie de Tarnier et section de la tête.

manœuvre, les diamètres biastérique et bimalaire passent de biais dans le rétrécissement et tournent ainsi la difficulté. Dans d'autres cas beaucoup plus rares, Fabbri, au lieu d'amener l'extrémité postérieure du diamètre de la base, en abaisse l'extrémité antérieure par un mouvement de bascule contraire au précédent. Dans le premier cas, la base commençait par doubler le promontoire ; dans le second, c'est le pubis qu'elle double le premier » (Auvard).

Le *procédé occipital* de R. Barnes consiste à porter le cranioclaste aussi loin que possible sur l'occiput pour l'abaisser de manière à exagérer la flexion de la tête, et à engager la base par son extrémité occipitale. On réussit beaucoup moins bien avec lui qu'avec les autres.

C). DIVERS AUTRES PROCÉDÉS DE RÉDUCTION DE LA BASE ET D'EXTRACTION DE LA TÊTE FŒTALE. — Les manœuvres précédemment exposées, et qui ont pour but de tourner la difficulté sans la résoudre à proprement parler, ne sont pas toujours faciles à exécuter : elles échouent de temps en temps ; en tout cas, elles montrent bien que le cranioclaste est un broyeur insuffisant,

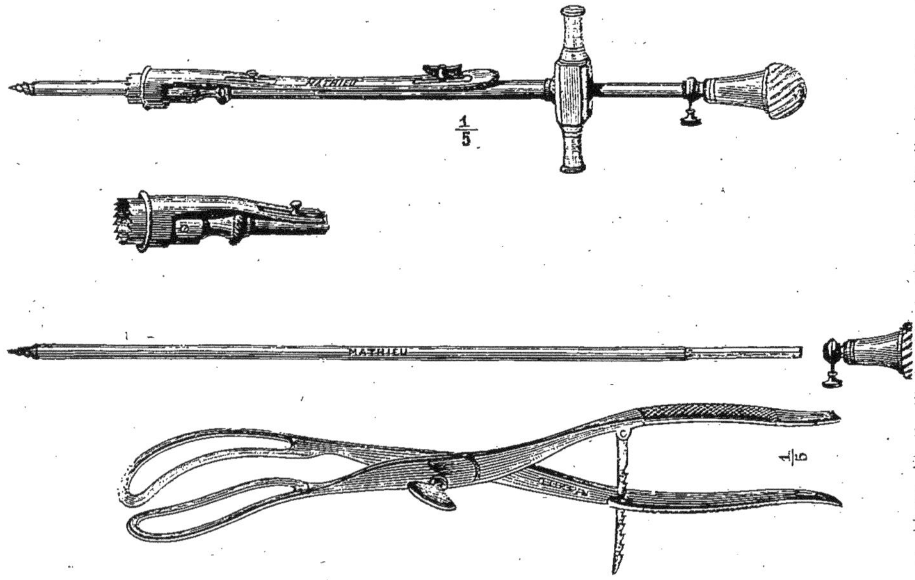

FIG. 210. — Trépans et forceps du Professeur Guyon.

puisqu'on a essayé de suppléer à la réduction de la base par des modifications dans son attitude.

En revanche, le cranioclaste donne une prise très solide sur les tissus serrés par ses mors, et leur emboîtement réciproque explique aisément le résultat. D'autres instruments ont été inventés pour obtenir à la fois et la réduction de la base du crâne et l'extraction du fœtus.

Le forceps-scie de Van Huevel, employé en Belgique et modifié en France par Tarnier, qui fit construire d'abord un instrument à une scie, puis un autre à deux scies, a pour but de couper l'ovoïde céphalique en tranches plus ou moins minces susceptibles d'être expulsées spontanément ou extraites sans difficulté. Le prix élevé de cet appareil, son mécanisme compliqué, son insuffisance manifeste comme moyen d'extraction, la difficulté qu'on a à mouvoir la scie à chaîne, la nécessité d'un aide exercé, etc., sont les raisons principales qui expliquent l'abandon du forceps-scie (fig. 208 et 209).

Le sphénoïde est la clé de voûte du plancher crânien : détruire le sphénoïde c'est affaiblir et peut-être affaisser le massif osseux. Guidé par ces notions, M. Guyon a fait construire un appareil composé de plusieurs pièces qui sont : un long tire-fond sorte de tire-bouchon, deux trépans dont les couronnes sont d'inégal diamètre, enfin un forceps à cuillers étroites dont les manches sont maintenus rapprochés par une crémaillère (fig. 210).

Voici comment on opère : « Le tire-fond est appliqué sur la voûte du crâne, et en lui imprimant quelques mouvements de rotation, la pointe pénètre dans les os où elle prend un point d'appui assez solide. Sur ce tire-fond dont la tige pend à l'extérieur, on engage le trépan le plus volumineux qui glisse sur lui comme une gaine sur une lame, et la couronne de l'instrument est ainsi conduite sur le cuir chevelu où elle est maintenue en place par le tire-fond. On imprime au trépan quelques tours et quand toute l'épaisseur des tissus est entamée, l'instrument (tire-fond et trépan) tombe en entraînant une large rondelle enlevée au cuir chevelu et aux os sous-jacents. Le tire-fond est alors dégagé du grand trépan. Cela fait, l'opérateur introduit la main droite entière dans le vagin et fait pénétrer l'indicateur dans l'ouverture faite au crâne. Ce doigt broie sans peine la pulpe cérébrale et doit explorer l'intérieur du crâne jusqu'à ce qu'il reconnaisse les apophyses clinoïdes. Ce point de repère trouvé, l'indicateur ne s'en écarte plus et reste en place. On saisit alors le tire-fond avec la main gauche et on le fait pénétrer à côté de la main droite, jusqu'à ce que son extrémité arrive à son tour sur les apophyses clinoïdes, où il est guidé par l'indicateur droit. Quelques tours imprimés à l'instrument font pénétrer son extrémité dans le corps du sphénoïde où il doit s'implanter solidement. A ce moment, on peut retirer la main droite, et l'on fait glisser sur la tige du tire-fond le petit trépan qui est conduit par elle sur le sphénoïde. Quelques tours font pénétrer la couronne dans l'os, et dès que celui-ci est traversé, on peut arracher le tire-fond et le trépan qui entraînent une rondelle osseuse. Le crâne, privé de son soutien central, a une grande tendance à s'affaisser, et pour terminer l'opération, on introduit le forceps à cuillers étroites » (Tarnier) sur les côtés du bassin, suivant les règles ordinaires. Quand il est articulé, on abaisse la crémaillère et la pression de la main sur les manches suffit pour écraser la tête.

Le procédé de M. Guyon a constitué un réel progrès pour l'époque où il fut imaginé. Mais il présente quelques inconvénients qui lui font aujourd'hui céder le pas à d'autres moyens. La trépanation de la base du crâne devient difficile pour peu que le trépan ne soit pas tout à fait perpendiculaire à la surface qu'il veut attaquer ; le corps du sphénoïde n'est pas toujours aisément accessible lorsque la perforation ne siège pas sur les parties moyennes de la voûte ; en outre, l'action du forceps compresseur n'est efficace pour effondrer la tête que si les cuillers sont placées exactement aux extrémités du diamètre bimastoïdien, c'est-à-dire de telle sorte qu'une faible épaisseur seulement du tissu osseux sépare ces cuillers de l'orifice de trépanation créé dans la base. Les prises occipito-frontales ou bizygomatiques seront souvent stériles même si l'on essaie de trépaner la base en plusieurs points.

Le *transforateur* d'Hubert, de Louvain (fig. 211), « se compose de deux pièces : d'un terebellum B ou tige d'acier très solide, montée sur une poignée transversale et surmontée d'une poire A parcourue d'un triple pas de vis et terminée par un poinçon ; d'une branche protectrice C assez semblable à une branche de forceps, mais n'offrant qu'une seule courbure sur le plat, et large de 32 millimètres. Elle présente une cuiller dont le bec, un peu renflé, est percé d'un trou évasé assez large pour recevoir sûrement et masquer la pointe du terebellum. Son manche D est creusé en gouttière pour recevoir la

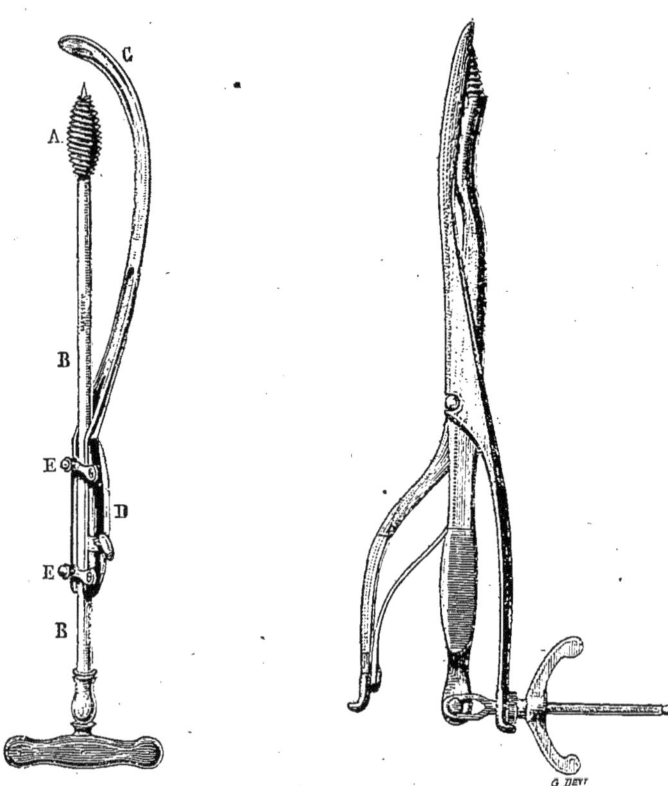

Fig. 211. — Transforateur d'Hubert (de Louvain).

Fig. 212. — Basilyste d'A. Simpson.

tige du perforateur ; sur un des bords de cette gouttière se trouvent deux clavettes mobiles sur pivot EE. Enfin, sur l'une des faces latérales de la gouttière est appliquée une petite vis à pression. Elle correspond à une rainure) du terebellum et sert à immobiliser les deux pièces de l'instrument quand on veut le transformer en pince à extraction. Pour transforer la base du crâne avec cet instrument, on perfore tout d'abord la voûte en se servant du terebellum ; quand l'olive de celui-ci a pénétré dans la cavité crânienne, elle lacère la matière cérébrale et avec l'extrémité du perforateur on explore la base.

Si l'opérateur reconnaît bien la gouttière basilaire ou le corps du sphénoïde, il y implante l'extrémité du terebellum. Au cas contraire, il laisse celui-ci libre dans la boîte crânienne. Saisissant alors la branche protectrice de la main droite, et la guidant de la main gauche restée dans les parties, l'accoucheur l'introduit du côté de la face ou de la tempe... et il articule ». (Hubert.)

Quoiqu'il soit destiné à perforer la tête de part en part, le transforateur ne risque pas de blesser les parties maternelles après avoir dégagé sa pointe des tissus fœtaux, à cause de sa branche protectrice. Mais ce protecteur ne peut le plus, souvent être introduit qu'au prix de manœuvres très laborieuses. De plus, « une seule transforation de la base ne donne à celle-ci qu'une médiocre souplesse, et pour qu'un bon résultat soit obtenu, il faut répéter plusieurs fois cette opération. Au point de vue de sa puissance comme démolisseur de la base, le transforateur d'Hubert est très inférieur au basilyste de Simpson » (Bar), que nous allons étudier maintenant.

Le premier *basilyste de Simpson* était composé d'une pièce qui rappelle dans ses grandes lignes « le perforateur de Blot, mais dont l'extrémité, au lieu d'être constituée par deux lames tranchantes sur l'un de leurs bords et qui se recouvrent l'une l'autre, a la forme de la pointe du terebellum ; au point où cesse le pas de vis se trouve un épaulement assez saillant. Quand on presse avec la main sur les deux manches, les deux moitiés du terebellum se séparent » (Bar).

Voici comment on opère avec cet instrument : « On y a d'abord recours pour pratiquer la perforation dans la voûte. L'opérateur passe ensuite son doigt à travers cet orifice afin de guider le perforateur vers quelque point de la base du crâne. On perfore celle-ci sans courir le risque de franchir la peau et encore moins de blesser la paroi utérine, car la pénétration trop profonde de l'instrument est empêchée par l'épaulement qui se trouve à la base de la partie conique du perforateur. On peut ainsi transforer la base en plusieurs points et le résultat est la séparation des parties osseuses qui la constituent. Chaque fois qu'il fait pénétrer le perforateur dans la base, l'opérateur peut rapprocher les manches et pousser à un plus haut point la séparation des os de la base ; quand celle-ci a été ainsi démolie, elle devient flasque et peut se mouler sur la paroi du pelvis. » (A. Simpson.)

Depuis, Simpson a modifié son basilyste primitif en le munissant d'une branche externe fenêtrée analogue à celle du cranioclaste (fig. 212).

Le basilyste, quoique puissant, offre cependant certains défauts sérieux. Quand son perforateur n'attaque pas perpendiculairement la base du crâne, il a les mêmes inconvénients que le trépan de Guyon (voir page 550).

« Quand la tête est bien fléchie, il n'est pas commode de faire pénétrer le perforateur dans la base du crâne qu'il attaque obliquement et sur laquelle il glisse volontiers ; si on est parvenu non sans difficultés à l'enfoncer, le perforateur s'implante dans les fosses cérébelleuses, l'apophyse basilaire et la paroi postérieure des rochers, et pendant qu'on procède à l'écartement des branches, on voit souvent la pointe s'échapper de la base, surtout si elle y a été enfoncée obliquement, et la réduction obtenue est faible. Si cet accident ne se produit pas, on ne brise que la partie postérieure de la base; le massif facial n'est pas atteint et garde toute sa solidité. Le basilyste donne alors un résultat médiocre qui n'est qu'un peu supérieur à celui qu'on obtient en pratiquant la cranioclasie après avoir enfoncé le perforateur dans la base. Cependant, le basilyste permet, grâce à la branche fenêtrée qui le complète, d'engager profondément la partie qui a été démolie, d'abaisser par suite le segment de la

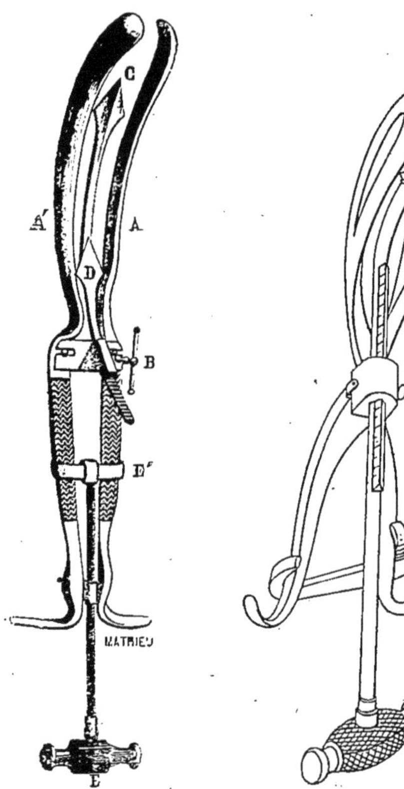

Fig. 213. — Céphalotribe de Valette.

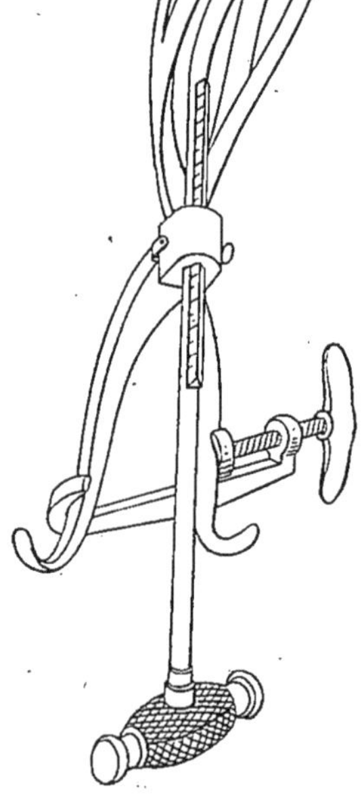
Fig. 214. — Céphalotribe de Lollini.

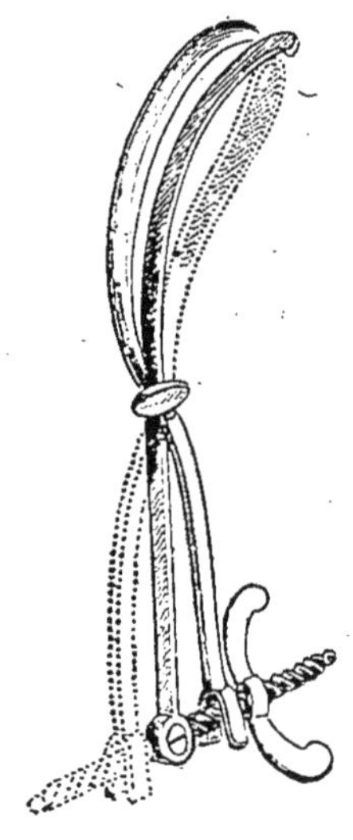
Fig. 215. — Céphalotribe de Van Aubel.

base qui a été respecté. Celui-ci devient alors accessible et on peut en faisan une seconde et s'il en était besoin, une troisième application de l'instrument, obtenir l'extraction de la tête. » (Bar.)

C). Basiotribe. — En résumé, tous les instruments qui précèdent ont une action incomplète. Les uns broient suffisamment la tête fœtale, mais ont de mauvais moyens d'extraction : tel le céphalotribe. Les autres, au contraire, ont l'avantage d'assurer une prise solide sur les tissus qu'ils saisissent, mais ils démolissent mal la base du crâne : tel le cranioclaste.

Le progrès devait consister à combiner les qualités et du céphalotribe et du cranioclaste : il était réservé à Tarnier de donner aux accoucheurs un instrument qui fût à la fois un excellent broyeur et un excellent tracteur.

Le *basiotribe* est, en effet, l'un et l'autre. Ses mérites ne lui viennent pas de ce qu'il est composé de trois branches (voir plus loin sa description) ; car, à ce point de vue, il a eu des précurseurs que nous allons citer sommairement.

« L'instrument imaginé par Finizio, en 1842, était un céphalotribe dont la branche droite portait sur sa face interne une sorte de trocart qu'on

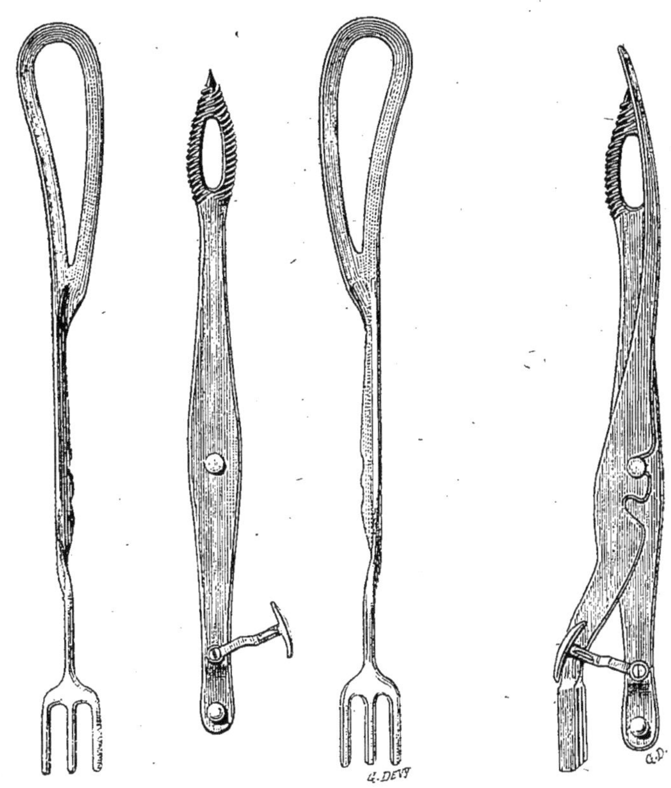

Fig. 216.— Basiotribe de Bar, les trois pièces séparées.

Fig. 217. — Deux pièces du basiotribe de Bar, articulées.

enfonçait dans la voûte du crâne quand les cuillers de l'instrument étaient appliquées sur la tête et avant de procéder au broiement » (Bar).

Non moins compliqué est le céphalotribe de Valette (fig. 213) dont la description se trouve dans la thèse de Dumas (1857). Pour opérer avec cet instrument, on place d'abord les cuillers sur la tête, puis on fait progresser la lance perforatrice, jusqu'à ce qu'elle ait traversé la voûte du crâne ; enfin on exécute le broiement.

Le céphalotribe des frères Lollini (fig. 214) est, lui aussi, muni d'un perforateur qu'on pousse dans le crâne après application des cuillers. L'idée originale de ces inventeurs est d'avoir voulu transforer non seulement la voûte, mais aussi la base, et d'exécuter ensuite le broiement sans retirer le perforateur.

Le danger réel de ces divers instruments est d'enfoncer une tige pointue dans les parties maternelles sans savoir exactement le trajet qu'elle va suivre car le guide fourni par les cuillers déjà articulées est loin d'être suffisamment sûr.

Le céphalotribe de Van Aubel (fig. 215) présente « trois branches dont la médiane est destinée à pénétrer dans la cavité crânienne; mais la branche médiane n'est pas ici un perforateur; aussi faut-il pour l'introduire pratiquer préalablement la perforation de la voûte du crâne avec un autre instrument. Celle-ci faite, on introduit la branche médiane dans la cavité crânienne, on la dirige vers le trou occipital où on doit l'enfoncer, et pour que ce temps puisse s'effectuer plus sûrement, l'inventeur a donné à cette branche une longueur plus grande que celle des cuillers. Cette tige étant bien maintenue en place, on applique une des branches externes et on fait le broiement. Pour achever l'opération, il faut retirer la branche déjà introduite; cela fait, on applique la deuxième cuiller. On a ainsi broyé successivement les deux moitiés de la tête sans qu'on ait songé à utiliser la prise qu'on avait sur la tête pour fixer celle-ci pendant l'application de la deuxième branche. La disposition des deux branches introduites serait du reste bien peu favorable dans ce but, car la branche interne fixée dans le trou occipital ne peut suffire pour donner à la tête une fixité suffisante » (Bar).

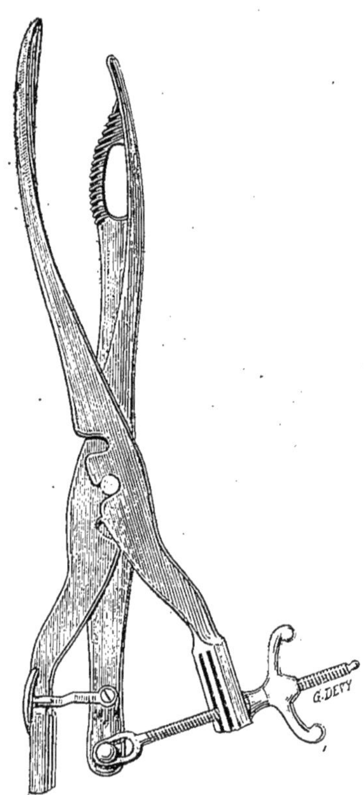

Fig. 218. — Le basiotribe de Bar, tout articulé.

Pour en finir avec les précurseurs du basiotribe, Tarnier, dans son article du Dictionnaire de Jaccoud et dans une leçon du 25 février 1890, en mentionne un muni d'une troisième branche que Trélat avait fait construire en 1866. On trouait la voûte du crâne avec un perforateur quelconque, puis on introduisait la branche mâle à l'intérieur du crâne; on appliquait ensuite une branche femelle avec laquelle on exécutait un premier broiement. Alors on retirait cette branche femelle, et on la remplaçait par une autre introduite du côté opposé, et on faisait un second broiement. En somme, les trois branches n'agissaient pas simultanément.

Le *basiotribe* (voir p. 563, fig. 221) que Tarnier présenta le 11 décembre 1883 à l'Académie de médecine « se compose de trois branches d'inégale longueur, étagées, et d'une vis d'écrasement ; sa largeur totale est de 41 centimètres. Quand il est articulé et serré, sa largeur, d'un côté à l'autre, est de 4 centimètres. Si on le mesure d'avant en arrière, on trouve 4 centimètres et

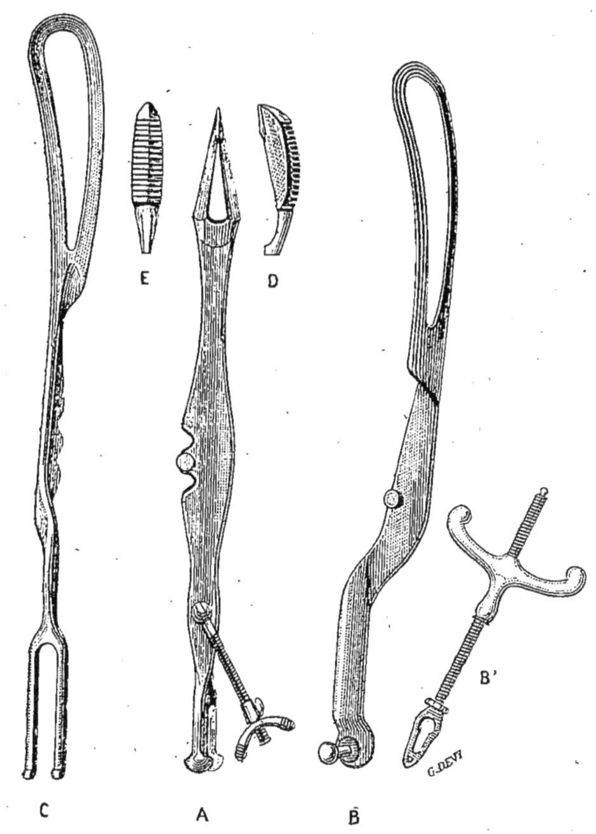

FIG. 219. — Dernier modèle du basiotribe de Tarnier.

A. Perforateur. — B. Cuiller gauche. — B'. Vis de broiement. — C. Cuiller droite. — D. Capuchon vu de profil. — E. Le même vu de face.

demi dans sa partie la plus large, près de l'extrémité des cuillers. Son poids total est de 1,200 grammes. La branche médiane, la plus courte, porte un perforateur quadrangulaire (fig. 221) que l'on fait pénétrer dans le crâne. Dès que l'extrémité de ce perforateur est entrée dans la cavité crânienne, on le pousse doucement jusqu'à ce que sa pointe soit arrêtée par la résistance de la base avec laquelle elle devra rester en contact jusqu'à la fin de l'opération.

« La branche gauche est ensuite appliquée comme s'il s'agissait du forceps et articulée avec la branche médiane. Branche médiane et branche gauche sont alors rapprochées par la vis d'écrasement et broient une moitié de la tête; un petit crochet maintient ces deux branches rapprochées pendant qu'on enlève la vis d'écrasement.

« La branche droite, la plus longue de toutes, est ensuite appliquée et articulée comme la branche droite d'un forceps et la vis d'écrasement, mise de nouveau en place, rapproche cette branche des deux premières. La tête est ainsi écrasée en deux broiements successifs, moitié par moitié : puis l'on procède à son extraction ». (Tarnier.)

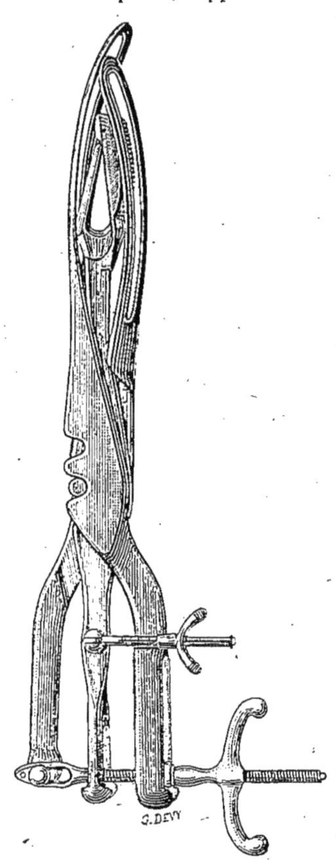

Fig. 220. — Le basiotribe de la figure 219, tout articulé et serré à fond.

La basiotribe de Tarnier fut étudié par Simpson, Müller, Bar, Truzzi, Pinard, Bonnaire, Pugliati, Lauro, etc. Truzzi proposa de transformer le perforateur en une branche interne de cranioclaste de manière que l'adaptation soit aussi parfaite que possible entre ce perforateur et la cuiller gauche; de la sorte, une fois le broiement terminé avec les trois parties réunies du basiotribe, on peut retirer la branche droite et extraire, comme avec un véritable cranioclaste à deux branches.

Bar a fait construire un basiotribe tel que le perforateur puisse, avec l'une quelconque des deux cuillers, jouer le rôle de cranioclaste, et que l'une des cuillers soit indifféremment introduite avant l'autre et, en même temps, devienne à volonté la plus longue ou la plus courte des deux. Pour atteindre ce double but, l'olive du perforateur fut augmentée de volume de manière que de chaque côté elle puisse par son large bord venir au contact avec la face interne des cuillers, comme la branche interne d'un cranioclaste se rapproche au maximum de la branche externe. D'autre part, grâce à l'existence d'encoches supplémentaires creusées sur les pièces principales du basiotribe, chacune des deux branches (qui sont exactement d'égale longueur quand on les considère désarticulées) peut devenir à volonté plus longue ou plus courte que l'autre suivant l'encoche employée pour l'articulation des pièces entre elles (fig. 216, 217 et 218).

Auvard transforma son cranioclaste en un vrai basiotribe en ajoutant une troisième branche qui s'articule avec les deux premières exactement comme dans l'instrument de Tarnier (V. fig. 207 page 546).

Enfin Tarnier adopta pour ses derniers modèles les modifications de Bar.

Il ajouta aussi à son perforateur lancéolé une sorte de capuchon métallique susceptible d'être fixé soit sur le bord droit, soit sur le bord gauche de la lance, afin de représenter exactement la branche interne du cranioclaste (fig. 219). Toutefois, dans une de ses dernières leçons, Tarnier disait avoir renoncé au capuchon et le remplacer simplement par un perforateur plus volumineux, comme celui de Bar.

A plusieurs reprises, Tarnier, Pinard et Budin ont consacré des leçons cliniques au basiotribe, les unes ont été publiées, les autres sont restées inédites.

§ 2. — Indications de l'Embryotomie céphalique.

Les indications de l'embryotomie céphalique sont les unes générales et les autres spéciales.

1° *Indications générales.*—L'embryotomie céphalique peut devenir indiquée lorsque la tête fœtale est trop grosse relativement à la filière pelvi-génitale.

Mais elle détermine des délabrements incompatibles avec la vie de l'enfant.

Aussi quand la tête est trop volumineuse faut-il immédiatement séparer les cas où le fœtus est mort de ceux où il est vivant.

Quand le fœtus est mort, il n'y a pas d'hésitation : l'embryotomie céphalique est indiquée toutes les fois que les voies génitales de la femme sont assez larges pour permettre sans danger les évolutions de l'instrument.

Si l'enfant est vivant, la question demande à être soigneusement étudiée : autrefois quand l'opération césarienne était considérée comme un arrêt de mort pour la parturiente, quand la symphyséotomie, presque complètement abandonnée, n'était plus exécutée que par de rares accoucheurs, la discussion ne portait guère que sur des points de détail : la tête était-elle trop volumineuse pour descendre telle quelle, on la mutilait après des tentatives de forceps ou de version. Par exception, quelques accoucheurs, guidés par des considérations d'ordre moral ou religieux, attendaient que la mort du produit de conception survînt spontanément. Mais c'était souvent au grand détriment de la mère et en général on agissait autrement. Surtout depuis l'invention du basiotribe, qui d'un coup rendit simple et sans danger pour la femme une intervention autrefois redoutable avec des instruments comme le céphalotribe ou le cranioclaste, on se déterminait vite. Le forceps restant impuissant, la version étant incapable de faire passer la tête dernière, on recourait séance tenante au broyeur. De fait, les manœuvres entreprises jusque-là avaient compromis gravement l'existence du fœtus, et le basiotribe ne faisait qu'achever la fatale besogne.

Aujourd'hui on pense et on agit autrement.

La section césarienne et la symphyséotomie, grâce à l'antisepsie, ont pris un pronostic beaucoup moins grave qu'autrefois, et le devoir du médecin est plus délicat à fixer. Sacrifier l'enfant à la mère était une formule simple quand les tentatives opératoires conservatrices de la vie du fœtus étaient presque aussi fatales pour la parturiente que l'embryotomie pour le produit de conception. A l'heure actuelle, la difficulté consiste à peser la gravité des risques que court la femme pendant l'accouchement césarien ou sigaultien, par rapport à la valeur du nouvel être. Si l'œuf est sain, bien développé, si les meilleures conditions sont remplies pour la symphyséotomie ou pour l'opération césarienne, on répugne à l'idée de supprimer volontairement une existence qui jusqu'à l'heure présente n'est nullement compromise. Si, au contraire, des contre-indications existent à la section utéro-abdominale ou pubienne, provenant soit de l'état général, soit de la longue durée du travail, de l'infection, etc. (voir indications et contre-indications de la symphyséotomie et de l'opération césarienne), l'embryotomie céphalique tend à reprendre ses droits, surtout si le fœtus est malformé (tel un hydrocéphale par exemple), ou s'il est déjà moribond, avec des battements du cœur depuis longtemps irréguliers, ou considérablement ralentis, ou bien lorsque le liquide amniotique est transformé en une purée épaisse, infecte et septique, etc.

Il est enfin un élément de discussion dont on doit tenir compte : c'est la volonté formelle de la parturiente qui se refuse absolument à courir quelque risque que ce soit dans l'intérêt de son enfant.

En 1899, à la Société obstétricale de France, cet important problème a été sérieusement examiné. Le professeur Charles, tout en étant partisan de la symphyséotomie et de l'opération césarienne, estime qu' « une femme vaut trois enfants ». Sans doute un débat de cette nature ne saurait être tranché par une formule mathématique ; mais il faut tenir compte de tous les avis exprimés en pareille matière, et, avant de prendre une décision grave, le médecin consciencieux s'efforcera d'acquérir une conviction d'après l'examen qu'il aura minutieusement fait et de l'état de la mère, et de l'état du produit, et aussi des circonstances particulières où il se trouve.

2° *Indications spéciales.* — Les indications spéciales viennent de la mère et du fœtus.

Dans le premier groupe, figurent en première ligne les rétrécissements du bassin. On a vu tome III, p. 112, 176, 206, 228, 269, etc., la conduite à tenir dans les diverses variétés et dans les différents degrés d'angustie pelvienne. Nous n'y reviendrons pas. De même, l'embryotomie céphalique a été étudiée à propos des tumeurs (cancers, fibromes, kystes de l'ovaire, etc.), p. 422, 440, 465 ; de la rigidité de l'orifice utérin, p. 411 ; de la rupture de la matrice, p. 496, et nous ne ferons pas de redites. Rappelons seulement certains cas où la perforation seule est indiquée, comme par exemple lorsque la tête d'un enfant mort déjà saisie par le forceps paraît trop grosse et menaçante soit pour le col, soit pour la vulve très œdématiée et exposée à des déchirures graves, ou encore à titre d'opération préliminaire pour accélérer la dilatation de l'orifice utérin, les membranes étant rompues et les battements du cœur ayant disparu sans conteste.

La perforation seule rend encore des services quand il s'agit d'une tête hydrocéphale ou d'un abdomen fœtal exagérément distendu par du liquide ascitique, etc.

La basiotripsie peut être indiquée dans beaucoup de cas de dystocie fœtale. Elle s'exécute soit sur la tête première en présentation du sommet, de la face ou du front, soit sur la tête dernière.

§ 3. — Conditions requises pour que l'embryotomie céphalique soit possible.

Le bassin doit être, bien entendu, assez peu rétréci pour permettre la manœuvre des instruments.

Les membranes de l'œuf doivent être rompues, comme pour une application de forceps.

Relativement à l'introduction du perforateur dans le crâne fœtal, et des cuillers du broyeur de chaque côté de lui, point n'est besoin sans doute d'une dilatation complète. Cependant, en règle très générale, l'extraction suit immédiatement la réduction, et il est nécessaire, sous peine de déchirures parfois graves, que l'orifice utérin soit assez large pour laisser passer le fœtus.

§ 4. — Manuel opératoire.

Nous décrirons successivement les procédés auxquels nous conseillons d'avoir recours : 1° pour permettre la réduction des diamètres de la voûte, 2° pour obtenir la réduction des diamètres de la base du crâne.

I. — **Embryotomie de la voûte du crâne. — Crâniotomie proprement dite. — Perforation.** — Comme dans toutes les opérations obstétricales, la description doit comprendre : 1° l'étude des préparatifs et 2° l'exposé du manuel opératoire proprement dit.

A). Préparatifs. — La femme est placée en position obstétricale ; la vessie et le rectum sont vides ; l'asepsie de toute la région génitale est assurée, l'anesthésie obtenue, etc. Le diagnostic est vérifié scrupuleusement.

Un aide spécial sera chargé de fixer la tête fœtale au moment voulu (voir plus loin). Pour cela, il la saisit à deux mains comme s'il voulait pratiquer le palper abdominal au niveau de l'hypogastre, et il la maintient solidement appuyée sur le pourtour du détroit supérieur en la saisissant par ses diamètres occipito-mentonniers ; au besoin, pour avoir plus de force, il monte sur un tabouret ou sur une chaise. Le rôle de cet aide est capital : s'il est bien rempli, la tâche de l'opérateur est singulièrement facilitée. Dans le cas contraire, la tête oscille, remonte sous la poussée de l'instrument qu'on a beaucoup de peine à manœuvrer, et on risque de faire des échappées dangereuses. Pour fixer la tête, on peut encore, suivant le conseil de Chailly, appliquer d'abord le forceps et pratiquer ensuite la perforation entre les branches de cet instrument. Gaulard a souvent employé cette méthode qui lui paraît avantageuse. L'importance de la fixation de la tête est telle que certains auteurs en font le premier temps de l'opération.

B). Opération proprement dite. — Supposons d'abord le cas le plus fréquent : il s'agit d'une présentation du sommet. La main gauche sert de guide ; l'index et le médius suffisent parfois pour atteindre la région de la voûte à perforer ; souvent on introduit les quatre derniers doigts dans le vagin, exceptionnellement toute la main.

Les doigts conducteurs vont s'appuyer par leurs extrémités sur la zone que va bientôt attaquer le perforateur. On peut traverser la voûte soit au niveau d'une suture ou d'une fontanelle, soit en plein tissu osseux. Dans le premier cas, la perforation se fait sans peine ; mais il est possible que l'orifice ainsi obtenu se ferme à cause du chevauchement facile des écailles qui constituent la voûte ; c'est pourquoi beaucoup d'accoucheurs préfèrent introduire le craniotome en plein pariétal, le plus souvent.

Le perforateur tenu de la main droite est glissé dans les voies génitales de manière que sa pointe soit cachée entre deux doigts conducteurs : cette précaution a pour effet d'éviter toute piqûre des parois vaginales. La pointe est ainsi portée jusqu'au contact avec le cuir chevelu. On recommande alors à l'aide principal de bien fixer la tête. On dirige l'instrument perpendiculairement à la surface sur laquelle il appuie : pour cela, il faut abaisser l'extrémité manuelle du manche, de sorte que l'axe longitudinal du perforateur se rapproche autant que possible de l'axe du détroit supérieur. On imprime alors au manche des mouvements de vrille ou de demi-rotation, en même temps qu'on appuie solidement la pointe contre la tête ; peu à peu, on sent que la lance pénètre, et bientôt elle disparaît tout entière dans la cavité du crâne ; du sang fœtal s'écoule noir qui provient des sinus de la dure-mère. On fait décrire à la lance des mouvements en tous sens afin de dilacérer la substance encéphalique, la faux du cerveau, la tente du cervelet et de faciliter ainsi l'issue de la matière cérébrale.

Si l'on s'est servi du perforateur appartenant au basiotribe, on le pousse alors immédiatement jusqu'à ce qu'il prenne contact avec la base du crâne ; on ne doit pas perforer cette base.

Dans le cas où l'on emploie l'instrument de Blot (p. 534 et fig. 194), dès que la substance cérébrale est dilacérée, on ramène la lance en bas pour la retirer de la cavité crânienne ; mais au moment où, pour en sortir, elle traverse l'orifice qu'elle vient de créer, on agit sur la poignée qui accompagne le manche de façon à faire jouer les lames coupantes : on agrandit ainsi l'ouverture de la voûte.

Examinons maintenant les présentations autres que celles du sommet.

Quand on opère sur la *face*, il est avantageux, pour arriver sûrement dans le crâne, de perforer le front ou, à son défaut, de pénétrer dans un orbite. La perforation de la voûte palatine par l'orifice buccal donne aussi de bons résultats, mais à la condition d'enfoncer la pointe de l'instrument bien perpendiculairement à la surface palatine (Crouzat). Ces os sont résistants et on peut éprouver de la peine à arriver dans la cavité encéphalique.

Sur la tête dernière, encore attenant au tronc, « la crâniotomie a cet avantage qu'on peut immobiliser la tête en tirant sur le tronc qui pend à l'extérieur. Le point d'élection de la perforation est l'occiput, au niveau de la suture fibro-cartilagineuse » (Crouzat). Si le point d'élection est inaccessible, on peut perforer sur le côté de la tête derrière l'oreille antérieure, ou encore par la bouche ou la région sus-hyoïdienne à travers l'apophyse basilaire de l'occipital. Mais ici on peut avoir beaucoup de peine à cause de la résistance des os.

Quand on veut pénétrer dans le crâne à travers la voûte palatine, il faut diriger la pointe du perforateur vers la fontanelle postérieure ou la pointe de l'écaille occipitale.

Quand la tête dernière est séparée du tronc, la perforation peut être rendue

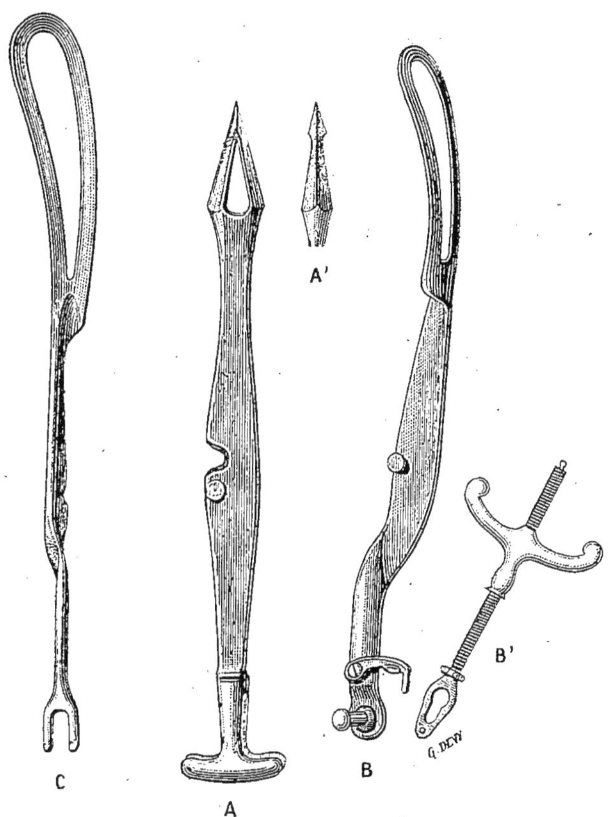

Fig. 221. — Modèle du basiotribe de Tarnier employé à la Clinique de la rue d'Assas.

A. Perforateur. — A'. Sa lance vue de profil. — B. Cuiller gauche. — B'. Vis de broiement. C. Cuiller droite.

difficile par la grande mobilité de l'ovoïde céphalique. L'essentiel est d'arriver à le fixer assez solidement ; on a avantage, quand on peut y réussir, à faire évoluer la tête de manière à présenter la voûte même, moins résistante, à l'action du perforateur.

II. — **Embryotomie de la base du crâne. — Basiotripsie.** — La basiotripsie est aujourd'hui le mode d'embryotomie céphalique le plus sûr et le plus pratique. Comme instrument, nous adoptons de préférence l'un des premiers modèles de Tarnier parce qu'il nous paraît le plus simple à manœuvrer

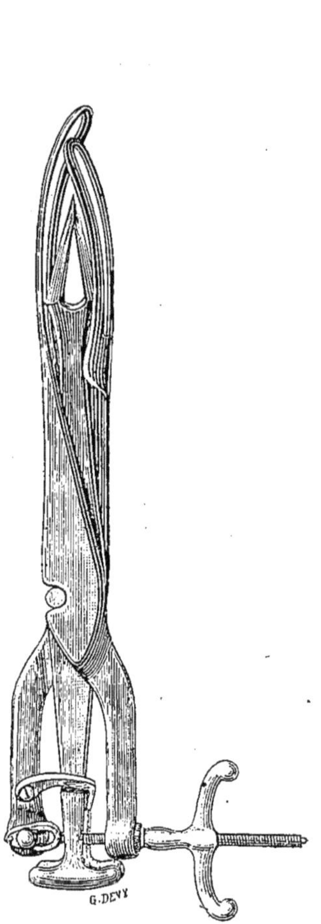

FIG. 222. — Le même tout articulé et serré à fond.

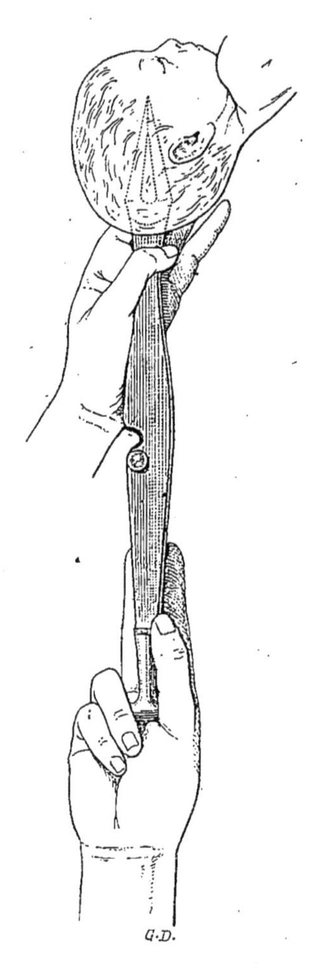

FIG. 223. — Basiotripsie. La perforation est faite.

(fig. 221 et 222); mais nous n'omettrons pas d'indiquer ensuite les variantes apportées à la manœuvre par les différents opérateurs, ou par les récentes modifications que l'instrument a subies.

Les précautions préliminaires sont les mêmes que pour la crâniotomie simple (voir p. 561).

La basiotripsie proprement dite comprend trois temps, de même que la version podalique par manœuvres internes, de même aussi que l'application du forceps. Ces trois temps, suivant la description qui en a été donnée par Budin et reproduite par Crouzat, sont : 1° la perforation ; 2° le broiement ; 3° l'extraction.

A) Premier temps. Perforation. — La perforation a été déjà décrite comme opération isolée (p. 561) ; nous n'y reviendrons pas. Ajoutons seulement que lorsqu'on s'est servi de l'instrument de Blot, dès qu'on l'a retiré, on le rem-

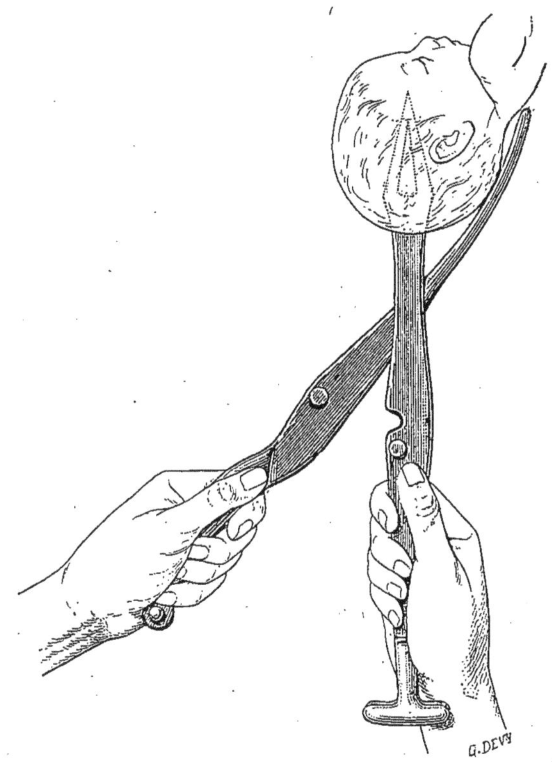

Fig. 224 — La branche gauche est introduite et va être articulée pour le petit broiement.

place par le perforateur du basiotribe (fig. 223), qu'on pousse jusqu'au contact avec la base du crâne (voir plus haut). On confie cette branche interne à un aide qui doit la maintenir immobile.

Le premier temps de l'opération est alors terminé.

B) Deuxième temps. Broiement. — Supposons, pour fixer les idées, que la tête se présente au détroit supérieur en O. I. G. T. Le deuxième temps se décompose en deux actes successifs : *a*) le petit broiement et *b*) le grand broiement.

a) *Petit broiement.* — La cuiller gauche, tenue de la main gauche comme la branche correspondante du forceps, est guidée par quatre doigts de la main droite introduits dans les voies génitales. Ces doigts de la main droite protègent soigneusement les bords de l'orifice utérin qui, ici plus encore que dans l'application du forceps, doit échapper à la saisie du basiotribe. On veille, dans le placement de la cuiller, à ce qu'elle ne soulève pas la tête fœtale. On procède donc avec douceur et prudence, et quand la branche a pénétré assez profondément, on l'articule avec le perforateur qui n'a pas bougé (fig. 224). La main suffit souvent pour pouvoir le fixer avec la branche gauche, qui

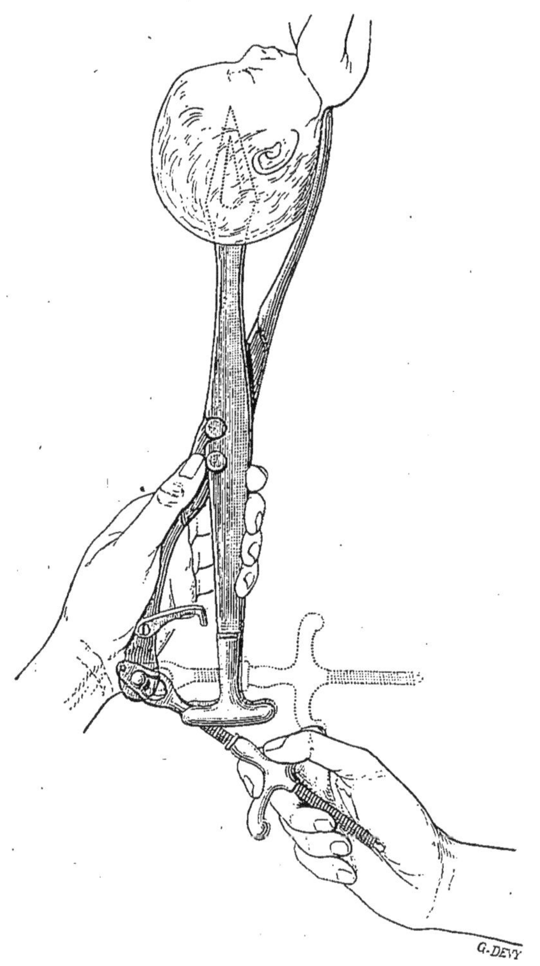

Fig. 225. — Petit broiement. La main gauche rapproche les deux branches ; si elle est insuffisante, la vis de broiement intervient.

porte à cet effet un petit crochet sur son manche (fig. 225 et 226). Le petit broiement n'est souvent qu'une simple fixation, moins qu'un broiement proprement dit, surtout dans la position O.I.G.T., que nous avons choisie comme exemple ; car ici c'est l'écaille de l'occipital qui est pincée entre les deux pièces introduites. L'aide les maintient immobiles.

Si la main ne pouvait exécuter complètement le rapprochement des branches, on placerait la vis de broiement et on en ferait usage comme il est indiqué sur les figures 225 et 226.

L'accoucheur doit absolument éviter de faire, à ce moment, des essais de traction ; il est essentiel que la pointe du perforateur reste en contact avec la base du crâne si l'on ne veut pas qu'il y ait des glissements nuisibles.

b) *Grand broiement.* — La branche droite, saisie de la main droite, est guidée par quatre doigts gauches qui protègent à leur tour le bord de l'orifice utérin. On pousse doucement cette branche de manière à ne pas déplacer la tête.

Quand la cuiller a pénétré suffisamment loin, l'articulation devient possible (fig. 227). On l'exécute sans violence; on attache alors la vis d'écrasement au manche de la branche gauche, et on commence le broiement (fig. 228).

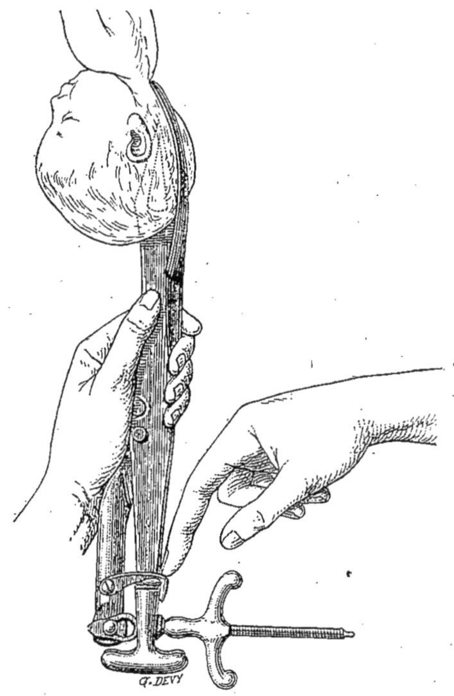

Fig. 226. — Petit broiement terminé, la main droite fixe les deux branches l'une à l'autre en abaissant le crochet destiné à cet effet.

On procède à ce temps de l'opération avec une grande lenteur afin de ne pas obturer l'orifice de perforation et de permettre ainsi à la substance cérébrale de s'écouler. Si l'on tourne la vis avec trop de vitesse, la tête se vide mal ; la pulpe encéphalique incompressible s'accumule dans la boîte osseuse qui ne subit pas toute la réduction qu'on peut souhaiter. Il faut que la vis d'écrasement arrive au bout de sa course.

C). Troisième temps. Extraction. — Les deux cuillers ont été, dans le cas le plus simple, placées aux extrémités du diamètre transverse du détroit supérieur. Aussi, quand elles sont rapprochées au maximum à la fin du broiement, elles étreignent une masse céphalique qui a pris la forme d'un disque; ce disque aplati transversalement présente ses grands diamètres dans le sens antéro-postérieur, c'est-à-dire justement en rapport avec le diamètre le plus étroit dans un bassin supposé rachitique.

L'extraction, dans cette attitude, est donc impossible.

Pour la réaliser, il faut faire exécuter à l'instrument une rotation d'un

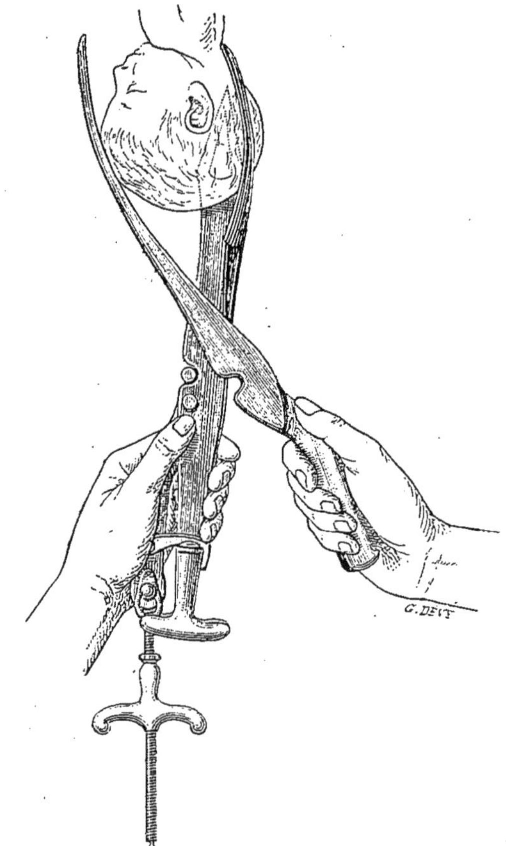

FIG. 227. — La branche droite est introduite et va être articulée pour le grand broiement.

quart de tour. C'est presque toujours facile. Cela fait, le disque céphalique présente ses grandes dimensions au grand diamètre du bassin, et ses plus petites au promonto-pubien. La descente va s'effectuer sans peine. Mais, au plancher périnéal, l'orifice vulvaire est disposé de telle sorte que son grand diamètre est dirigé suivant le plan médian, c'est-à-dire d'avant en arrière. Il convient donc, pour dégager le disque céphalique, de lui faire décrire un mouvement de restitution sous forme d'une rotation en sens inverse de celle qui a été effectuée au détroit supérieur. Le basiotribe a repris alors sa première attitude.

Quand la tête est dégagée, on la fait soutenir par l'aide ainsi que le basiotribe, et on dégage le tronc suivant les règles ordinaires.

Si le bassin est très étroit ou le fœtus volumineux, on a parfois de la peine à extraire le tronc; des tractions plus ou moins fortes abaissent les épaules. Jacquemier, au temps du céphalotribe et, plus récemment, Ribemont ont

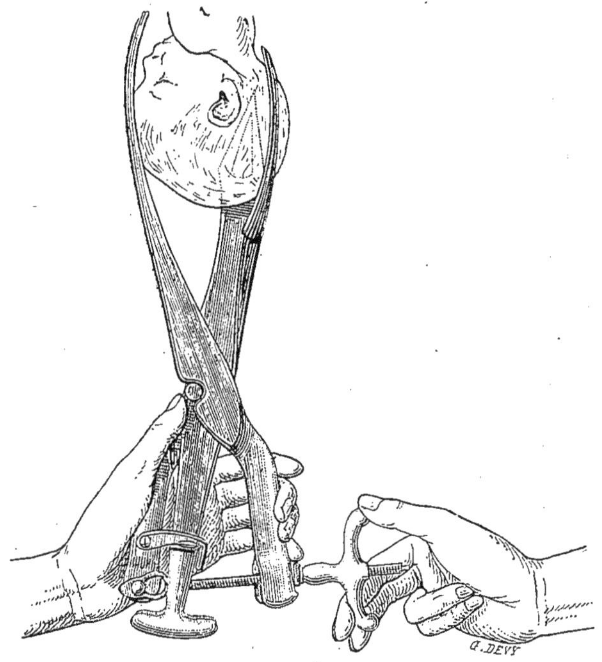

FIG. 228. — Grand broiement.

conseillé d'abaisser un bras ou même les deux, quitte à les fracturer, si c'était nécessaire, pour diminuer d'autant le volume du tronc.

Bonnaire a récemment préconisé une variante de la cléidotomie (Phænomenof) qu'il appelle *susacromiotomie.*

La basiotripsie, telle que nous venons de la décrire, s'applique non seulement aux positions occipito-iliaques gauches, mais encore aux occipito-iliaques droites, aux mento-iliaques gauches ou droites et à la tête dernière.

Quand la tête est dernière, le deuxième temps et surtout le grand broiement sont quelquefois très difficiles. En effet, l'excavation souvent rétrécie par elle-même est encombrée par le cou et la partie inférieure de la tête; le perforateur une fois placé avec la première cuiller gêne singulièrement l'introduction de la seconde. Aussi Maygrier a-t-il conseillé le moyen suivant: on perfore, et on exécute le petit broiement. La tête, une fois saisie par la pince ainsi faite et incapable de reprendre de la mobilité dans l'utérus, on sectionne le cou; on a ainsi beaucoup de facilité pour conduire la seconde cuiller et terminer l'opération.

Si la tête dernière et séparée du tronc, n'a pas pu être amenée au dehors par les manœuvres manuelles ordinaires (voir plus loin), la situation est sou-

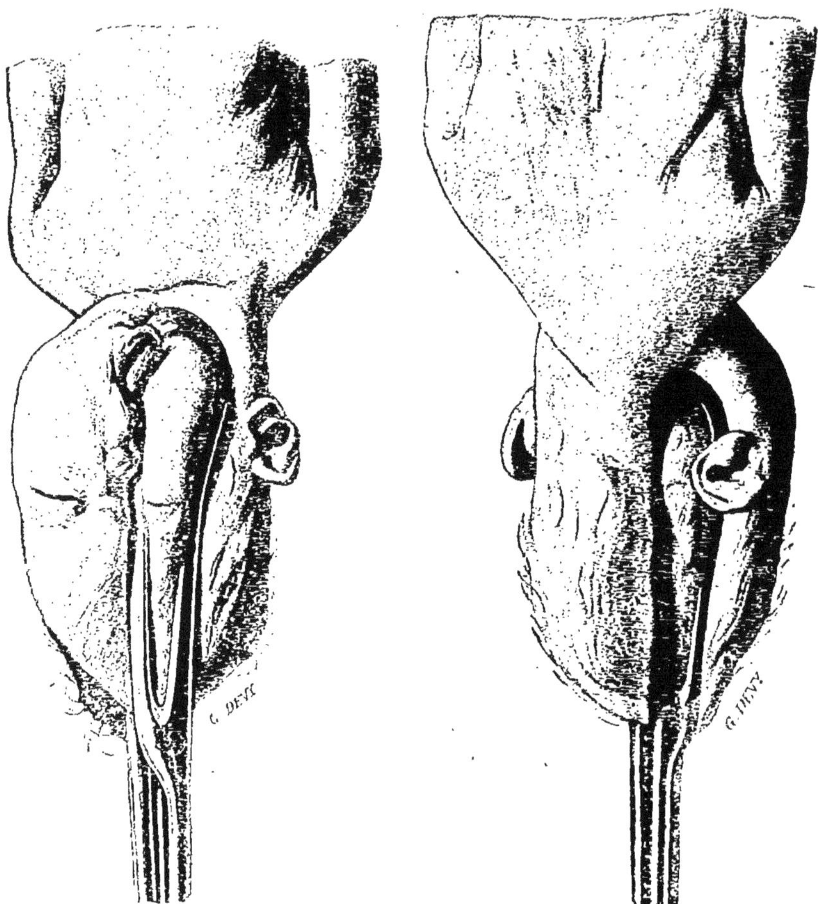

Fig. 229. — Tête broyée par le basiotribe. Saisie oblique. Face antéro-latérale.

Fig. 230. — Tête broyée par le basiotribe. Saisie oblique. Face postéro-latérale.

vent difficile : quand la réduction de l'ovoïde céphalique est indispensable, l'aide éprouve de sérieuses difficultés à le fixer devant le perforateur, ce qui rend l'opération très délicate.

Nous avons indiqué les procédés les plus simples de basiotripsie. Il convient maintenant de montrer les perfectionnements qui ont été apportés au manuel opératoire.

Bar et Bonnaire ont établi que la réduction de la tête est portée au maximum lorsque les cuillers sont appliquées aux extrémités d'un de ses diamètres obliques, l'une par exemple placée sur la région mastoïdienne gauche et l'autre sur la bosse frontale du côté opposé, (voy. fig. 229 et 230).

Pour arriver cliniquement à ce résultat on peut, sur une position occipito-iliaque gauche transversale par exemple, placer, après perforation, une cuiller à gauche et en arrière, et l'autre à droite et en avant comme dans une application oblique de forceps. Mais il est parfois difficile de faire décrire un tour de spire à la branche du basiotribe qui doit être ramenée en avant. Aussi Bar recommande-t-il l'artifice suivant : dans l'exemple choisi (O.I.G.T.), perforer comme d'habitude, puis placer la branche gauche en arrière et à gauche ; le petit broiement fait, on mobilise la tête tenue par les deux pièces de l'instrument qui sont placées ; on exécute un petit mouvement de rotation qui ramène la cuiller gauche juste à l'extrémité du diamètre transverse du détroit supérieur. L'aide maintient le tout immobile pendant que l'accoucheur conduit la cuiller droite à l'extrémité correspondante du diamètre transverse. L'articulation et le grand broiement deviennent alors aisés.

Avec le dernier modèle de Tarnier, on procède de la manière suivante, En premier lieu, on perfore comme d'habitude ; puis on retire le perforateur et on le coiffe de son capuchon. Cette armature est dirigée de telle sorte que sa convexité soit tournée vers l'occiput, à gauche de la femme pour une occipito-iliaque gauche. On sait que, dans cet instrument, les branches qui portent les cuillers sont construites de telle sorte qu'elles peuvent être indifféremment introduites première ou seconde, et qu'en outre elles sont susceptibles d'être à volonté ou plus longues ou plus courtes. La cuiller courte doit toujours, dans ce dernier modèle, être placée du côté de l'occiput afin de ne pas remonter le long du cou, ce qui aurait pour conséquence de la faire glisser. Sur une O.I.G.T. par conséquent, la cuiller gauche sera la plus courte. La cuiller droite plus longue donnera l'avantage d'agir le plus complètement possible sur la face, et d'obtenir ainsi un broiement plus parfait.

S'il s'agissait d'une position O.T.I.D., la convexité du capuchon serait tournée vers la droite de la femme, c'est-à-dire vers l'occiput ; la cuiller droite serait placée la première ; la plus courte, sur l'occiput, et conséquemment la branche gauche plus longue remonterait sur la face le plus haut possible vers le menton.

Enfin, dernier procédé : on peut encore diriger la convexité du capuchon non plus vers l'occiput, mais vers la face. Dans ce cas, si l'on introduit la première branche (courte) du côté de l'occiput, les deux pièces une fois articulées jouent incomplètement le rôle de cranioclaste, ce qui ne répond pas au but poursuivi par les auteurs qui, avec Truzzi, ont voulu donner au basiotribe tous les avantages de l'instrument de Simpson-Braun. Si, au contraire, on place la première la cuiller faciale (longue), le résultat cherché est obtenu ; mais alors le petit broiement a quelquefois pour effet de faire glisser le perforateur armé de son capuchon sur le plan de la base du crâne.

Le dernier modèle du basiotribe Tarnier permet encore d'extraire la tête avec deux branches seulement, quand la troisième a terminé le grand broiement; on s'en sert donc comme d'un cranioclaste. L'avantage de cette manœuvre est de restituer à la tête démolie toute la souplesse que lui fait perdre quelquefois la compression excessive subie dans la boîte crânienne par le reste de la substance cérébrale qui n'a pas pu en sortir. Il faut alors se rappeler exactement de quel côté on a dirigé la convexité du capuchon pour laisser en place la cuiller correspondante et retirer l'autre; sans quoi l'extraction ne pourra pas se faire, et l'instrument glissera.

Tout en reconnaissant la valeur de ces perfectionnements entre les mains d'opérateurs expérimentés, Budin, dans ses cours, conseille de préférence aux médecins le premier procédé que nous avons décrit. Il est très simple et peut être facilement employé par les praticiens. Si, l'instrument ayant été bien mis en place, on fait successivement le premier puis le second broiement sans exercer de tractions prématurées qui éloignent de la base du crâne la pointe du perforateur et les cuillers, on a dans le basiotribe un excellent instrument de broiement d'abord, d'extraction ensuite.

§ 5. — Pronostic.

La basiotripsie est-elle une opération grave pour la parturiente?

Les procédés antérieurs d'embryotomie céphalique donnaient presque tous des résultats qu'on trouverait aujourd'hui fort peu satisfaisants. Sans doute le pronostic varie avec le degré de rétrécissement pelvien, c'est-à-dire avec le caractère de simplicité ou, au contraire, de difficulté des manœuvres. Les opérations tentées préalablement apportent aussi leur contingent particulier, sans compter la longue durée du travail et l'infection possible. Le volume du fœtus a son intérêt, non pas tant pour la tête destinée à être broyée que pour le tronc qui donne parfois lieu à des manœuvres laborieuses.

Quant à l'opération en elle-même, elle expose à des lésions de la vulve, du vagin, du col, du segment inférieur, du rectum, de la vessie, etc., si le perforateur glisse sur la tête, ou encore si malencontreusement il s'attaque à une région quelconque de la paroi pelvienne.

Le broiement peut écraser le col si on n'a pas pris la précaution de le bien protéger.

Le cordon ombilical est quelquefois pincé par les mors du basiotribe : ordinairement cet incident n'a pas d'importance, mais il est pourtant susceptible de décoller le placenta et de favoriser par suite une hémorrhagie maternelle plus ou moins sérieuse.

Des esquilles osseuses font quelquefois hernie à travers le cuir chevelu et menacent les parois du canal génital.

Mais, malgré tous les accidents qui viennent d'être énumérés, la basiotripsie est une excellente opération que l'on considère comme sauvegardant la parturiente dans tous les cas où une complication intercurrente ou ayant pris naissance auparavant, mais en tout cas indépendante de l'acte opératoire lui-même, ne vient pas en compromettre le succès.

Il suffit de comparer les procédés antérieurs d'embryotomie céphalique avec la basiotripsie pour se convaincre immédiatement de sa supériorité. Une seule application de l'instrument suffit dans la totalité des cas, pourrait-on dire, tant pour réduire la tête que pour terminer l'extraction. Il y a loin de ce résultat aux essais multiples et laborieux qu'on faisait autrefois avec des instruments primitifs dont l'habileté des opérateurs n'arrivait pas à compenser l'infériorité.

ARTICLE II

EMBRYOTOMIE RACHIDIENNE

Bibliographie chronologique. — PEU. La pratique des accouchements, 1694. — SAVIARD. Obs. chir., Paris, in-12, p. 368, 1702. — SMELLIE. Traité de l'art des acc., Trad. de Préville, t. I, p. 370, Paris, 1754., — LEVRET. L'art des accouchements, Paris, 1766. — DENMAN. The London medical journal, vol. V, p. 64, 70 et 301, 309, 1785; Introduction à la pratique des acc., trad. Kluyskens, t. II, p. 300, 1802. — DOUGLAS. An explanation of the real process of spontaneous evolution of the fœtus, 1re édit., 1811. — ASDRUBA. Trattato generale d'Ostetricia teoretica e pratica, 3 vol., Rome, 1812. — DAVIS. Elements of operative Midwifery, in-4, London, 1825. — BAUDELOCQUE (A.). In Thèse de Boppe, 1833. — BOPPE. De la section du fœtus mort pendant le travail de l'acc. laborieux, suiv. de la description d'un instrument propre à l'opérer en un instant. Paris, Thèse n° 79, 1833. — DUBOIS (P.). Art. Embryotomie, Dict. en 30 vol., 1835. — MICHAELIS. Einige Fälle von Embryotomie aus eigener und fremder Praxis. Neue Zeitschrift f. Geburtsk., p. 50, 1838. — PAYAN. Quelques mots sur un cas d'acc. laborieux, présentation de l'épaule : procédé particulier d'embryotomie. Gaz. méd. de Paris, p. 521, 1840. — JACQUEMIER. Manuel d'acc., 1846, t. II ; Bull. de l'Acad. de méd., 1861, p. 157. — C. BRAUN. In Chiari, Braun et Spæth, Klinik für Geburtsk. und Gyn., t. I, p. 67, 1852 et p. 67, 1855. — J. SIMPSON. The obstetric. Memoirs and Contribut., Edinburgh, 1855. — HEYERDAHL. Verfahren zur Embryotomie. Schmidts Jahrbücher, p. 338, 1856. — KILIAN. Armamentarium Lucinæ, Bonn, 1856. — CONCATO. Ueber ein neues geburtshifliches Instrument. Wochenblatt der Zeitschrift. der K. K. Gesellschaft der Aerzte zu Wien, p. 209, 1857. — G. BRAUN. Ueber das technische Verfahren bei vernachlässigten Querlagen und über Decapitations Instrumente. Wiener Mediz. Woch., nos 46, 49, 1860. — SCANZONI. Ueber Decapitation und Decapitations Instrumente, Würzburger med. Zeitsch., p. 105, 1860. — P. DUBOIS, in J. Charrière, notice des Instruments de chirurgie, p. 124, Paris, 1862. — MATTEI. Mémoire sur de nouveaux instruments pour opérer l'embryotomie. Bull. de l'Acad. de méd., p. 845, 1863-64. — PAJOT. De la présent. de l'épaule dans les rétrécis. extrêmes du bassin et d'un nouveau procédé d'embryotomie. Arch. gén. de Méd., 1865. — Annales de Gynécologie, t. V, p. 359, 1876. — La détroncation avec le fouet, Gazette obstét. p. 345. nov. 1878. — LENOIR, SÉE et TARNIER. Atlas complémentaire de tous les Traités d'accouchements, p. 249, Paris, 1866. — RAMSBOTHAM fils. The principles and practice of obstetric. Medicin and Surgery, London, 1867. — JOULIN. Traité complet d'acc., Paris, 1867. — CHAILLY (H.). Ciseaux de Dubois, in Traité pratique de l'art des acc., 5e édit., p. 844, Paris, 1867. — HUBERT (de Louvain). Cours d'accouchements, t. II, p. 203, 1869. — TARNIER. Art. Embryotomie, in Nouveau Dict. de Méd. et de Chir. pratiques, 1870. — Embryotome. Ann. de Gyn., t. VII, p. 233, 1877. — Embryotome rachidien. Leçon de la Faculté de médecine, 7 juillet 1885. — KIDD. On decapitation as a mode of delivery in cases of schoulder presentation in which version cannot be safely effected. The Dublin quarterly journal, t. LI, p. 383, 1871. — RIZZOLI. De quelques nouveaux instruments pour la fœtotomie, in Clin. chir., traduction Andreini, Paris, p. 533, 1872.

— Barnes (R.). Leçons sur les opérat. obstét., trad. Cordes. p. 291. Paris, 1873. — Pinard. Contre-indications de la version dans la présentation de l'épaule. Thèse d'agrég., Paris, 1875. — Hubert (E.). Cours d'acc., Louvain, t. II, p. 255, 1878. — Fornari. Un nuovo embriotomo. Il Morgagni, p. 723, 1878. — L. Championnière. Instruments et procédés nouveaux pour l'embryotomie, perforation de la colonne vertébrale. Journal de Méd. et de Chir. pratiques, p. 498, 1879. — Lazarewitch. Traité d'acc., Kharkoff, 1879. — Wasseige. Des opérations obstétricales. Paris, 1881. — Schauta. Zur Lehre von der Decapitation. Wiener mediz. Wochens., p. 891, 1881. — Depierris. Essai sur l'embryotémie dans les présentations de tronc. Th. Paris, 1883. — Herrgott (F.-J.). Soranus d'Ephèse accoucheur. Ann. de Gyn., p. 46, avril 1885. — Doléris. Considérations sur les divers procédés d'embryotomie. Décollation à la ficelle. Ann. de Gyn., t. XXIII, p. 167, 1885. — Cordes. Un cas de décollation avec le crochet mousse armé de la ficelle. Ann. de Gyn., t. XXIII, p. 279, 1885. — Tabournel. Décollation à la ficelle. Th. Paris, 1885. — Lefour. De la constriction métallique appliquée à la rachitomie. Paris, 1886. — Frascani. Di un nuovo processo di decollazione fetale e d'un nuovò strumento per eseguirla. Ann. d. Ostetricia e Gin., p. 37, 1886. — Witkowski. Histoire de l'acc. chez tous les peuples. Paris, 1887. — Budin. De l'embryotomie. Progrès médical, 5 et 12 mai 1888. Leçons de Clinique obstétricale, Paris, 1889, p. 116. — Leçon inédite de 1900. — Potocki. De l'embryotomie. Th. Paris, 21 juillet 1888. — Demelin. De l'embryotomie rachidienne, in Guide pratique des sciences médicales, Paris, 1892, p. 242, et Archives de thérapeutique clinique, n° 3, mars 1899, p. 66. — Cuzzi, Guzzoni et Pestalozza. Trattato di Ostetricia e Ginecologia, vol. II, p. 662, 1900.

Nomenclature alphabétique des auteurs.

Asdrubali, 1812.
Barnes, 1873.
Baudelocque, 1833.
Boppe, 1833.
Braun (C.), 1852, 1855.
Braun (G.), 1860.
Budin, 1888, 1889, 1900.
Chailly, 1867.
Championnière, 1879.
Concato, 1857.
Cordes, 1885.
Cuzzi, Guzzoni et Pestalozza, 1900.
Davis, 1825.
Demelin, 1892, 1899.
Denman, 1785, 1802.
Depierris, 1883.
Doléris, 1885.
Douglas, 1811.
Dubois (P.), 1835, 1862.
Fornari, 1878.
Frascani, 1886.
Herrgott, 1882.
Heyerdahl, 1856.
Hubert, 1869.
Hubert (E.), 1878.
Jacquemier, 1846, 1861.
Joulin, 1867.
Kidd, 1871.
Kilian, 1856.
Lazarewitch, 1879.
Lefour, 1886.
Lenoir, Sée et Tarnier, 1866.
Levret, 1766.
Mattei, 1863.
Michaelis, 1838.
Pajot, 1865, 1876, 1878.
Payan, 1840.
Peu, 1694.
Pinard, 1875.
Potocki, 1888.
Ramsbotham, 1867.
Ribemont-Dessaignes, 1881, 1887.
Rizzoli, 1872.
Saviard, 1702.
Scanzoni, 1860.
Schauta, 1881.
Simpson (J.), 1855.
Smellie, 1754.
Tabournel, 1885.
Tarnier, 1870, 1877, 1885.
Thomas, 1879.
Wasseige, 1881.
Witkowski, 1887.

§ 1. — Définition.

L'embryotomie rachidienne est une opération obstétricale qui a pour but de sectionner la colonne vertébrale afin de faciliter la sortie du fœtus hors du canal pelvi-génital.

Nous laisserons de côté l'embryotomie rachidienne à ciel ouvert qui s'exécute soit dans certaines présentations de l'extrémité céphalique lorsque la tête est déjà dégagée, soit dans certaines présentations primitives ou secondaires de l'extrémité pelvienne, quand la tête reste dernière dans les voies génitales (voir Embryotomie céphalique, p. 569).

L'*embryotomie rachidienne*, ou, suivant une dénomination plus simple et couramment usitée, l'*embryotomie*, se pratique dans la profondeur des voies génitales.

§ 2. Indications de l'embryotomie rachidienne.

Cette opération répond à des cas très spéciaux où l'enfant se présente par l'épaule ou le tronc.

On sait que la version est l'opération de choix lorsque le fœtus se trouve transversalement placé. Ses dimensions, de la tête au siège, sont beaucoup trop considérables lorsqu'il est de volume et de consistance normale, pour lui permettre de descendre ainsi dans le bassin, même sans rétrécissement. Si la version est impossible, il reste comme unique ressource de réduire le volume du corps fœtal en le divisant pour pouvoir l'extraire.

Les contre-indications de la version podalique par manœuvres internes commandent donc l'embryotomie.

La condition première pour exécuter la version (voir t. IV, p. 335) c'est que la main de l'accoucheur puisse arriver jusqu'aux membres inférieurs de l'enfant. Si l'excavation pelvienne est encombrée par la partie fœtale profondément engagée, la voie ne sera pas libre, et les membres inférieurs seront hors de portée. En outre, si l'excavation permet l'accès de la main, l'utérus pourra s'opposer pour sa part à l'évolution que l'on cherche à faire faire au fœtus. La paroi de l'organe gestateur se rétracte, se moule comme un gant sur son contenu, quand le liquide amniotique s'est écoulé depuis longtemps.

Ainsi la version, si formellement indiquée dans les cas de présentation de l'épaule est, au contraire, irréalisable :

1° Quand l'épaule et la partie correspondante du tronc sont assez profondément et assez immuablement engagées pour empêcher l'introduction de la main ;

2° Quand l'utérus est étroitement appliqué, rétracté sur le corps fœtal.

Souvent, mais non toujours, ces deux conditions se réunissent pour donner lieu à ce qu'on appelle une présentation de l'épaule négligée ou mieux *irréductible*.

Quand elles sont réalisées, l'enfant a presque toujours succombé. Tant qu'il reste en vie, on doit essayer de l'extraire sans mutilation et de fait, tant qu'il reste en vie, la version, bien que parfois très difficile, est encore possible. Si, au contraire, elle est nettement contre-indiquée, l'accoucheur n'a plus de ménagements à garder vis-à-vis du fœtus qui n'a pas survécu à l'excessive rétraction de l'utérus.

§ 3. — Description des différents procédés d'embryotomie.

Les accoucheurs les plus anciens ont employé le morcellement pour extraire le fœtus en présentation de l'épaule irréductible. On commençait souvent par la brachiotomie que nous retrouverons plus loin. Ces opérations étaient alors mal réglées, nécessairement laborieuses et d'un pronostic très grave. Elles se sont améliorées peu à peu à mesure que la technique s'est perfectionnée.

On sait que, par exception, l'accouchement s'effectue spontanément dans la présentation de l'épaule, soit par *version spontanée* (Denman), soit par *évolution spontanée* (Douglas) (voy. tome I, p. 671).

Or il était logique d'imiter la nature et de favoriser ses tendances : de là les procédés de version forcée et d'évolution forcée dont on a fait usage, et que nous devons rappeler sommairement.

Lorsqu'on croyait que l'obstacle principal au changement de présentation venait de ce que l'épaule trop engagée s'arc-boutait derrière la symphyse pubienne, on s'efforçait de refouler le bras descendu dans le vagin, ou encore d'abaisser l'autre bras. On a aussi, pour amener l'extrémité podalique à la place de l'épaule au détroit supérieur, porté au fond de l'utérus des crochets mousses ou aigus, destinés à être appliqués sur le siège. On espérait ainsi *faciliter* la version. Ces manœuvres sont mauvaises et ne constituent pas à proprement parler la *version forcée*. Celle-ci comporte au préalable la mutilation du fœtus. On en diminue d'abord le volume soit en désarticulant le bras descendu dans le vagin (brachiotomie), soit, avec ou sans brachiotomie, en extrayant les uns après les autres les viscères thoraciques et abdominaux (éviscération ou exentération). On crée ainsi aux dépens du fœtus une voie à la main de l'accoucheur qui peut alors être poussée jusqu'aux membres inférieurs et les abaisser.

L. Championnière facilitait la version forcée, en perforant la tige rachidienne en un ou plusieurs points avec un terebellum (fig. 192) ; généralement on avait commencé par l'éviscération qui pourtant n'a pas été faite dans tous les cas de *spondylotomie*.

L'*évolution forcée* diffère de la version forcée en ce qu'elle laisse au détroit supérieur l'épaule qui se présentait, tandis que, dans la version forcée, par définition, l'épaule remonte et cède la place au siège qui descend. Sans doute quand l'évolution spontanée est très avancée (avec un fœtus petit ou ramolli et un bassin large) on peut parfois, à l'aide de quelques manœuvres simples de traction manuelle, favoriser les tendances naturelles et dégager ainsi l'extrémité inférieure du tronc. Mais l'évolution forcée proprement dite comprend, comme la version forcée, la mutilation préalable du corps fœtal. On fait la brachiotomie ou l'éviscération ou les deux à la fois, puis on porte au-dessus du corps fœtal un crochet que l'on arc-boute sur le tronc et avec lequel on exerce des tractions. Douglas, qui a bien formulé le mécanisme de l'évolution spontanée, a montré en même temps qu'il n'était pas indifférent de placer le crochet sur telle ou telle partie du tronc. En effet, si le médecin prend point d'appui sur les côtes supérieures, il pourra déployer une force herculéenne, mais il n'entraînera pas le tronc, à moins qu'il ne le sépare de la tête qui reste au-dessus du pubis. Il faut donc, dans ces cas, appliquer l'instrument sur le siège même du fœtus ; en agissant ainsi, on imite le mécanisme naturel. Telle est la description précise que Douglas a donnée de l'évolution forcée.

La brachiotomie a passionné les accoucheurs au début du XIXe siècle. Les uns considéraient cette opération comme indispensable dans tous les cas pour mener à bien la section du rachis ; les autres étaient radicalement opposés à la désarticulation du bras, parce que dans quelques circonstances

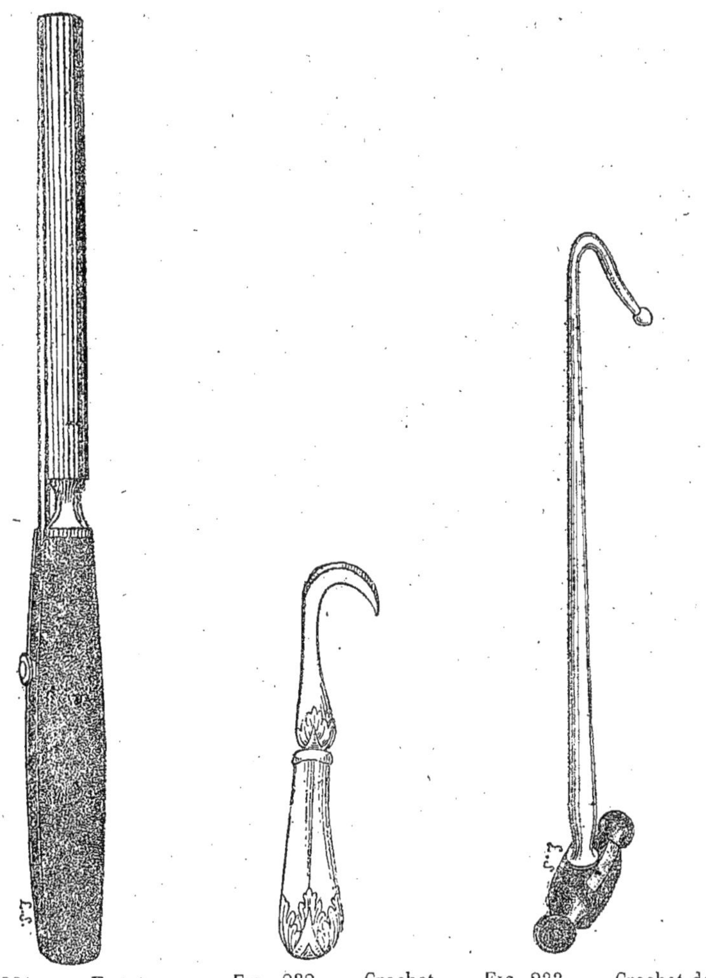

Fig. 231. — Fœtotome de Rizzoli. Fig. 232. — Crochet d'Ambroise Paré. Fig. 233. — Crochet de Braun.

malheureuses, on l'avait pratiquée sur des fœtus encore vivants et qui même avaient survécu. Aujourd'hui ces débats n'ont plus qu'un intérêt historique. Nous sommes, avec l'auscultation, mieux armés que nos prédécesseurs pour savoir si l'enfant est mort ou vivant, et de fait nous exécuton rarement la brachiotomie.

L'éviscération elle-même ne s'applique qu'à des circonstances très spéciales, et l'intervention courante, en face d'une présentation de l'épaule irréductible, est la division du tronc fœtal en deux parties complètement séparées.

Les procédés employés pour couper en deux le corps du fœtus sont fort nombreux ; il est simple, pour les classer, de considérer les instrnments dont on se sert pour les exécuter, suivant leur forme et surtout leur mode d'action. Parmi ces instruments, les uns (1) sont constitués par une simple lame métallique, droite, coudée ou courbée, tranchante, piquante ou contondante ; les autres (2) sont des agents de serscission ou de constriction ; enfin (3) dans un troisième groupe nous rangerons les appareils essentiellement composés de deux pièces mobiles l'une sur l'autre, articulées de différentes manières.

Premier groupe. — Parmi les embryotomes les plus simples, il faut citer, pour mémoire, le couteau ou fœtotome de Rizzoli (fig. 231), les différents perforateurs que nous avons déjà décrits (voir Embryotomie céphalique), le terebellum de L. Championnière (voir page 534), les crochets aigus ou tranchants de Paré (fig. 232), de Mauriceau, de Jacquemier, etc.

Parmi les crochets non coupants, il en est un qui mérite une mention spéciale : c'est celui de Braun. On ne saurait mieux en définir la forme qu'en le comparant à un tire-botte. Il se termine par une extrémité mousse (fig. 233). On le place sur le cou, et quand il a pris point d'appui sur les parties molles, on lui imprime des mouvements de rotation sur son axe longitudinal de manière à luxer d'abord les articulations vertébrales et à dilacérer ensuite les muscles et la peau. Mais on comprend que les efforts nécessaires pour manœuvrer le crochet sont quelquefois violents, et qu'ils ne retentissent pas seulement sur les tissus du fœtus, mais aussi, bien que médiatement, sur le segment inférieur de l'utérus déjà si fragile de par le fait de la prolongation du travail. De plus, si la luxation de la colonne vertébrale et la séparation des deux portions de cette colonne sont relativement aisées, la déchirure des parties molles présente parfois de grandes difficultés (Budin).

Sur le mannequin on peut, comme l'a montré Budin, exécuter rapidement l'opération de la façon suivante : avec le crochet de Braun on luxe la colonne vertébrale, puis avec les ciseaux de Dubois on pratique la section des parties molles. Sur la femme vivante, on ne fait donc courir de risques au segment inférieur que pendant la première partie de l'opération, mais c'est encore trop.

Les crochets tranchants de Ramsbotham, de Schultze, de Cuzzi-Tibone sont dangereux parce qu'ils sont coupants et passibles des mêmes reproches que l'instrument de Braun en ce qu'ils ne peuvent produire la section qu'au prix de tiraillements et de secousses.

Deuxième groupe. — Un procédé des plus ingénieux et dont l'idée primitive remonterait à Ph. Boyer, est celui de la serscission que Pajot a appliqué à l'embryotomie. Il consiste à faire passer une ficelle de fouet sur le cou du fœtus et à opérer la section des tissus par un rapide mouvement de va-et-vient de l'anse ainsi formée.

Dans ses cours, Pajot avait coutume de montrer expérimentalement qu'il suffisait de quelques secondes pour effectuer la décollation. En elle-même, cette méthode est simple ; il y a cependant quelques difficultés d'exécution pour la mise en place de la ficelle. Afin de l'introduire, Pajot se servait du crochet du forceps à l'extrémité duquel on adaptait une balle de plomb. Cette balle était fixée au bout de la ficelle ; quand elle avait été séparée du crochet, elle obéissait à la pesanteur, tombait dans le vagin et entraînait avec elle le fil

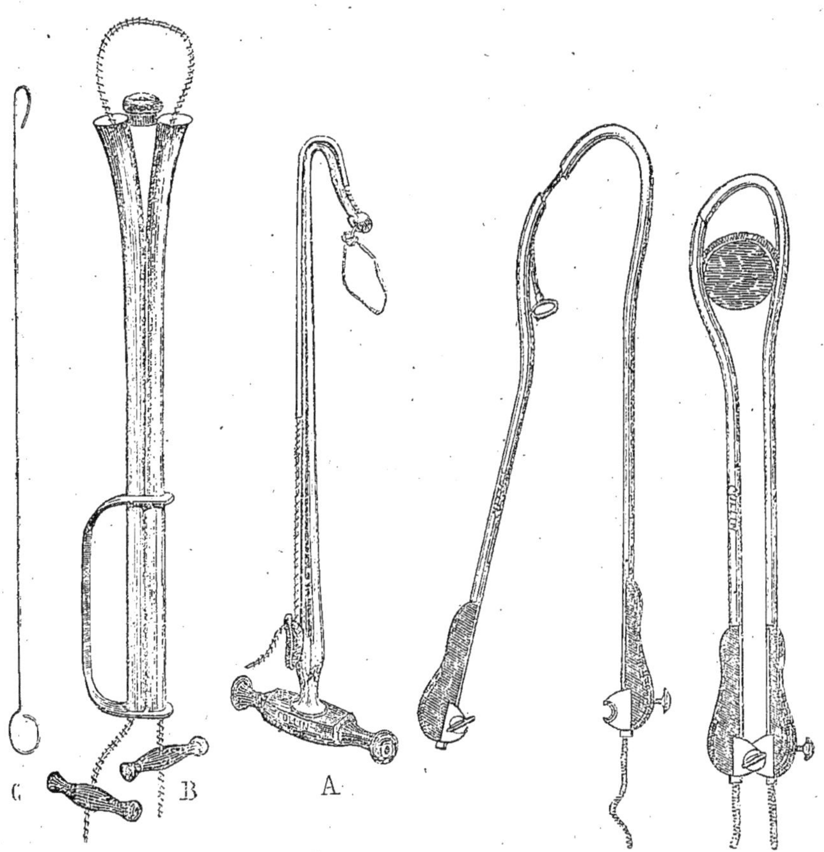

Fig. 234. — Ficelle-scie de P. Thomas avec A crochet porte-ficelle et B gaine protectrice pour le vagin.

Fig. 235. — Embryotome de Ribemont.

de fouet. Les deux chefs du fil étaient alors passés à l'intérieur d'un spéculum en bois ou traversaient le vagin dont les parois étaient écartées par deux manches de cuillers à soupe. On pouvait encore, pour essayer d'éviter les plaies vaginales, croiser les deux chefs (Heyerdahl) avant de commencer les mouvements de va-et-vient.

Le procédé de la balle de plomb est souvent malaisé à mettre en pratique. Il se peut, en effet, que la balle demeure retenue entre le fœtus et les parois utérines, et que la main qui va à sa rencontre ait grand'peine à la saisir.

G. Kidd, de Dublin, a décrit un moyen ingénieux pour introduire la ficelle autour du cou. Dans l'intérieur d'une sonde en gomme, il place un mandrin et il recourbe en crochet la sonde et le mandrin. Ce crochet est mis sur le cou de l'enfant ; sur le mandrin maintenu fixe, il suffit de faire glisser la sonde de bas en haut pour que son extrémité recourbée chemine de haut en bas dans le vagin et puisse être amenée à l'orifice vulvaire. On attache à la sonde la ficelle qu'il est dès lors fort aisé d'entraîner autour de l'enfant, d'abord par un mouvement en sens inverse de la sonde sur le mandrin, puis en attirant la sonde et le mandrin hors des organes génitaux.

Mais le fil de fouet si difficile à placer dans certains cas, offre encore deux inconvénients : il est susceptible de se rompre par usure, et s'il passe facilement au niveau des disques cartilagineux intervertébraux, il ne réussit pas toujours à diviser les os eux-mêmes.

Pour faire face au premier de ces desiderata, Pajot recommandait d'employer une longue ficelle, et, dans les mouvements de va-et-vient, de changer fréquemment la partie sectionnante.

Pierre Thomas, par un heureux perfectionnement, est arrivé à rendre la ficelle à la fois plus solide et plus coupante, en l'entourant d'un fil de fer très ténu enroulé en spirale. La ficelle ainsi modifiée a reçu le nom de *ficelle-scie*, sa résistance est telle qu'elle permet de scier des os d'adulte.

Pour la passer plus aisément, P. Thomas la fixe sur la convexité cannelée d'un crochet semblable à celui de C. Braun : il laisse pendre au-dessous de l'olive du crochet deux ou trois anses munies de grains de plomb et destinées à fournir une prise à l'index qui doit entraîner la ficelle. Les deux chefs de la ficelle-scie sont ensuite glissés dans deux cylindres creux accolés comme deux canons de fusil; l'extrémité supérieure de ces cylindres est mise en contact avec le fœtus et la protection du vagin est ainsi assurée (fig. 234).

M. Ribemont-Dessaignes, justement frappé des difficultés qu'on rencontrait à introduire le doigt dans l'anse de ficelle de l'appareil de Thomas, souvent relevée au-dessus de l'olive du crochet, et inquiet des dangers que font courir à la paroi utérine, pendant l'opération, les secousses transmises à travers le corps du fœtus, a été plus loin encore dans la voie du perfectionnement de la serscission. L'embryotome qu'il a fait construire (fig. 235) se compose de deux conducteurs cannelés et isolés, destinés à enserrer le cou du fœtus d'une anse presque complète ; ils sont réunis l'un à l'autre en deux points : par contact à leur extrémité profonde dans l'intérieur des organes génitaux, et par articulation dans la portion de l'instrument qui reste au dehors.

Le premier conducteur est d'abord introduit ; sa forme est celle d'un crochet mousse à très large ouverture et il offre une rainure dans laquelle glisse un ressort d'acier terminé à son extrémité profonde par un anneau mobile en tous sens : grâce à cette disposition, l'anneau ne peut échapper à la saisie de l'index et il est aisément amené à la vulve. Sur le ressort d'acier attiré au dehors est glissé le second conducteur qui vient ainsi s'emboîter avec le crochet placé au-dessus du fœtus.

Une armature relie solidement les deux conducteurs à l'autre extrémité et transforme l'instrument en un collier rigide qui entoure le cou de l'enfant.

La seconde tige conductrice est légèrement incurvée à sa partie supérieure de telle façon que, mise en place, elle constitue avec la première une portion

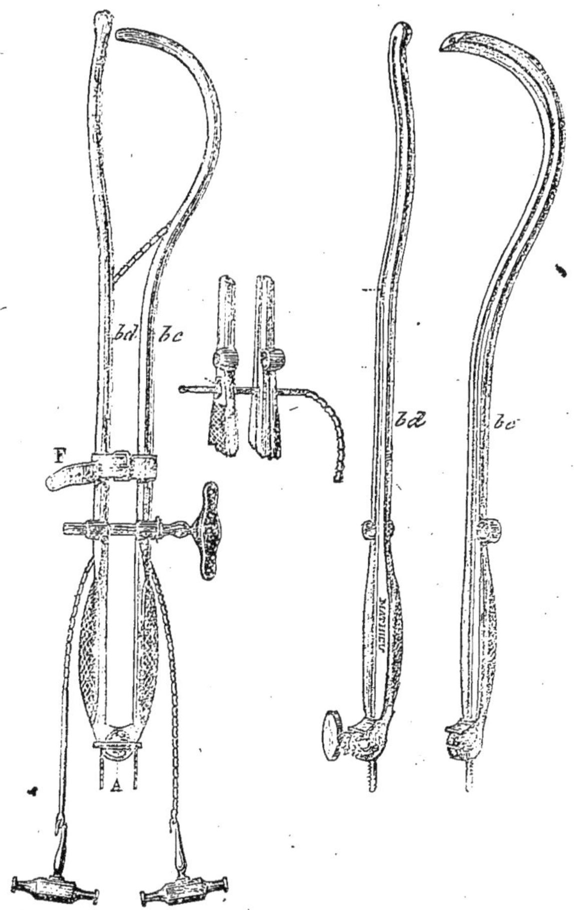

Fig. 236. — Ancien embryotome à chaîne de Tarnier.
bc, bd, protecteurs. F, articulation. A, vis de maintien.

rétrécie qui maintient le cou en place, et l'empêche d'être entraîné de haut en bas par les mouvements de va-et-vient imprimés à la ficelle-scie.

Le ressort d'acier permet en effet de faire passer une ficelle-scie de P. Thomas qui, pendant la section, ne peut léser les parties maternelles ni par pression directe, ni par propagation des secousses.

Au lieu de la ficelle de fouet, ou de la ficelle-scie, on a employé la scie à chaîne ordinaire. Pour la conduire, on s'est servi soit du forceps-scie de Van

Huevel ou de Tarnier (voir plus haut, p. 549), soit du crochet de Stanesco, ou de l'ancien embryotome de Tarnier (fig. 236).

A côté des instruments de serscission proprement dite, on peut ranger les embryotomes qui agissent par constriction à la manière des serre-nœuds : tels sont ceux qui ressemblent à l'écraseur de Chassaignac, ou encore l'in-

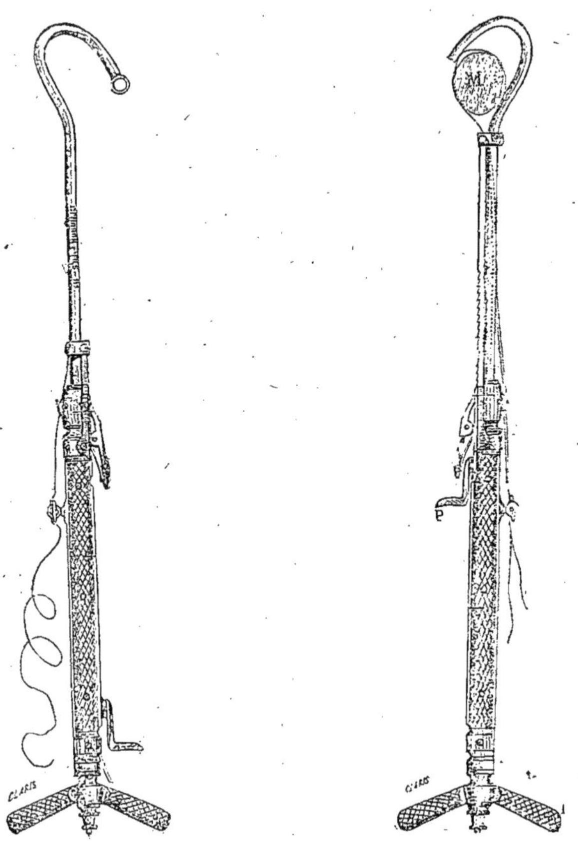

Fig. 237. — Embryotome de Lefour.

génieux embryotome de M. Lefour (fig. 237), où l'agent constricteur est un fil métallique comme dans les instruments de Barnes, de Cordes, etc.

La section des tissus fœtaux est facile soit avec une ficelle-scie, soit avec un fil métallique ; mais le tout est de pouvoir passer l'agent de serscission ou de constriction au-dessus du corps fœtal, et dans certaines circonstances, ce temps de l'opération est réellement difficile, parfois même impossible.

Troisième groupe. — Les *embryotomes essentiellement composés de deux pièces mobiles* l'une sur l'autre sont de deux sortes : ou bien les deux pièces glissent l'une sur l'autre comme dans les embryotomes guillotines; ou bien elles se joignent à la manière des lames d'une paire de ciseaux.

A. Embryotomes guillotines. — Cette variété d'instruments comprend le somatome de Baudelocque neveu (fig. 238), le décapitateur de Concato, l'anchenister de Scanzoni, le crochet à bascule de P. Dubois, l'embryotome guillotine

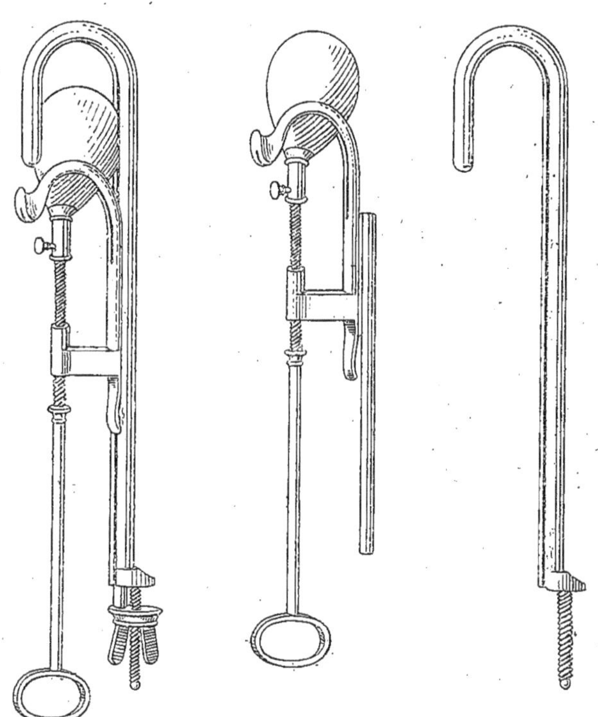

Fig. 238. — Embryotome guillotine de Baudelocque.

de Fornari, et enfin l'embryotome rachidien du professeur Tarnier (fig. 239). Ce dernier se compose principalement d'un crochet analogue comme forme à celui de Braun, et d'une lame tranchante triangulaire qui glisse dans une rainure le long de la tige du crochet ; arrivée au bout de sa course, la lame s'adapte

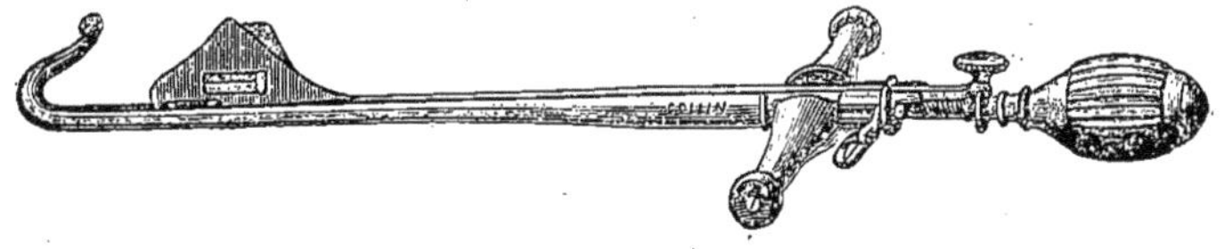

Fig. 239. — Embryotome guillotine de Tarnier.

exactement dans l'angle ouvert en bas du crochet. Les instruments antérieurs et analogues à celui de Tarnier avaient aussi pour but de sectionner le corps du fœtus entre une tige courbe et solide destinée à jouer le rôle de point d'appui et une lame tranchante ; mais ils n'avaient guère donné de bons résultats. C'est qu'il ne suffit pas, pour sectionner des tissus à la fois élastiques et résistants, d'appliquer sur eux, même avec force, une lame coupante ; il est surtout nécessaire d'imprimer à cette lame un mouvement qu'on pourrait dire tangentiel à la surface qu'on veut diviser. Le tranchant de l'embryotome de Tarnier, disposé en biseau, et assez semblable à un uréthrotome, remplit parfaitement cette dernière condition.

L'opération faite avec l'embryotome de Tarnier comprend trois temps.

Dans le premier, on met l'instrument en place ; le crochet séparé de la lame est introduit à plat et guidé sur la main à l'intérieur des voies génitales : il est glissé entre la symphyse pubienne et le fœtus. Son extrémité boutonnée est alors tournée en arrière, et par un mouvement d'abaissement, mouvement de haut en bas et d'avant en arrière imprimé à l'instrument, le cou se trouve serré dans la concavité du crochet. Ceci fait, et le crochet étant bien solidement assis au moyen de quelques tractions, on glisse dans la rainure la lame coupante à côté de laquelle se trouve une plaque protectrice mobile qui la dépasse un peu, jusqu'à ce que cette dernière soit en contact avec la partie à diviser. On fixe la lame coupante au moyen d'un verrou pour l'empêcher de rétrograder, et appuyant de haut en bas sur un bouton, on recule la gaine protectrice et on met à nu le tranchant.

Le second temps comprend la section : on fait progresser le couteau à travers les tissus enserrés et maintenus dans le crochet; on obtient ce résultat à l'aide d'une poignée olivaire placée à l'extrémité extérieure de l'instrument, poignée qui met une vis en mouvement. D'habitude, lorsqu'il s'agit d'une simple décollation et que le crochet est bien placé, une seule excursion de la lame poussée à fond suffit pour faire la division totale; reste-t-il quelques lambeaux à trancher, on recule un peu la lame, on place ces lambeaux dans la concavité du crochet, puis on manœuvre de nouveau le couteau. Tout étant sectionné, l'embryotome est facilement entraîné au dehors (Budin).

Le troisième temps comprend l'extraction du tronc et de la tête (voir plus bas).

B. Embryotomes-ciseaux. — Parmi les embryotomes composés de deux pièces qui se joignent à la manière des lames d'une paire de ciseaux, on peut citer l'endotome de Mattei, la pince décollatrice de Frascani (fig. 240), etc. Bien qu'aucune de ses branches ne soit tranchante, le cranioclaste a été adapté au même usage, non pas pour couper, mais pour broyer la partie fœtale enserrée entre ses mors.

Pour nous, l'instrument le plus simple, le moins coûteux, le plus facile à entretenir et à rendre aseptique, le plus sûr à tous égards, est celui qui est connu sous le nom de ciseaux de P. Dubois (fig. 241). « Modérément courbés sur leur plat, à lames épaisses et bien tranchantes », ils sont caractérisés par le contraste qui existe entre les dimensions de la partie coupante relativement courte et celles des bras de levier très longs à l'extrémité desquels les doigts exercent leur pression. Grâce à cette disposition, la force exercée par une seule main est considérable et arrive aisément à sectionner à petits coups la tige osseuse rachidienne (Budin).

Il existe des ciseaux de Dubois dont les lames sont droites ; nous préférons et nous conseillons les ciseaux à lames courbées sur le plat, et à manches droits

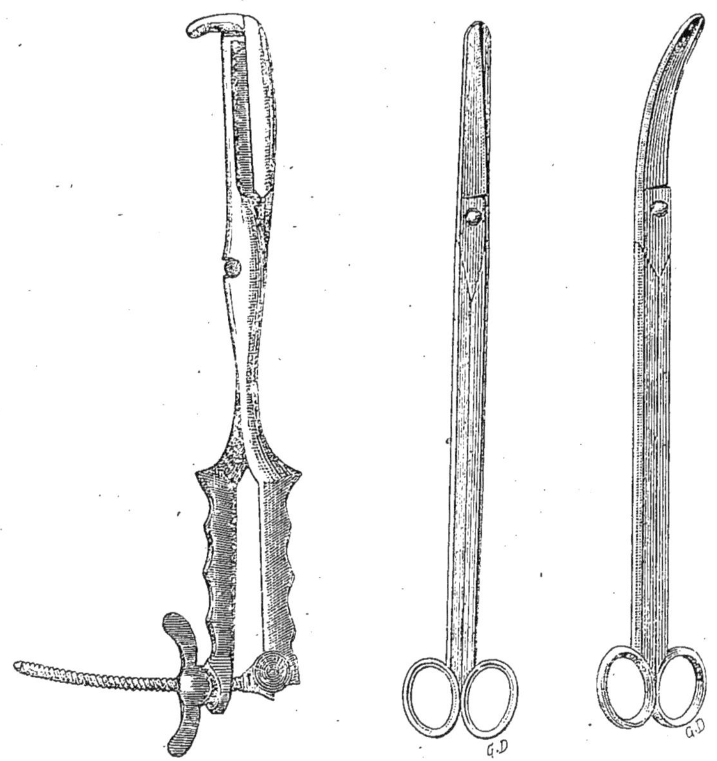

Fig. 240. — Pince décollatrice de Frascani.

Fig. 241. — Ciseaux de Dubois, droits et courbes.

depuis les anneaux jusqu'à l'articulation, sans aucune courbure ni amincissement qui viennent diminuer leur puissance.

§ 4. — Manuel opératoire de l'embryotomie rachidienne faite avec les ciseaux de P. Dubois.

La colonne vertébrale sera coupée soit au niveau du cou (décollation proprement dite), soit au niveau de la colonne dorsale ou même de la colonne lombaire.

Le cou doit être considéré comme le lieu d'élection pour pratiquer l'embryotomie ; il s'en faut cependant qu'il soit toujours possible de porter les instruments sur cette région favorable. Aussi doit-on avec Budin établir des distinctions entre les cas cliniques en présence desquels on peut se trouver.

Dans une première catégorie de faits, le cou est aisément accessible.

Dans une seconde, il ne peut être atteint qu'avec difficulté.

Dans une troisième enfin, la région cervicale échappe complètement aux instruments et à la main de l'opérateur.

A. **Le cou est aisément accessible.** — Dans le premier ordre de faits, lorsque la main introduite dans les organes génitaux ne rencontre aucune difficulté pour enserrer le cou du fœtus, on peut dire que la plupart des procédés réussissent. C'est le triomphe des instruments nouveaux ; mais, en pareil cas, l'embryotomie s'exécute aussi bien avec les anciens.

Avec les ciseaux de Dubois, l'opération comprend trois temps, qui sont :

1° L'introduction des ciseaux ;

2° La section des tissus fœtaux ;

3° L'extraction.

Premier temps. Introduction des ciseaux. — Dans le premier temps, on commence par rendre la région cervicale aussi accessible que possible soit au moyen de tractions exercées sur un bras descendu dans le vagin, soit en glissant au préalable un crochet mousse sur le cou pour l'attirer à la vulve, soit en combinant les deux moyens. Un aide tirera modérément sur un lacs attaché autour du poignet qu'on aura dégagé, et dirigera ses tractions dans le sens le plus favorable : c'est-à-dire que si la tête du fœtus est dans la fosse iliaque gauche, l'aide se mettra à gauche de l'opérateur, et tirera le bras procident vers la cuisse droite de la femme ; si la tête du fœtus est dans la fosse iliaque droite, l'aide se mettra à droite de l'opérateur et tirera sur le bras procident vers la cuisse gauche de la femme.

L'opérateur introduit sa main gauche dans le vagin pour servir de guide à l'instrument et de protecteur aux voies génitales. Cette main doit enserrer le cou à la façon d'un collier, l'index seul ou l'index et le médius d'un côté de la tige cervicale, le pouce de l'autre ; elle se place tantôt en avant du fœtus derrière la symphyse pubienne (et alors le pouce qui forme la demi-circonférence postérieure du collier est en arrière du cou) ; tantôt en arrière du fœtus au-devant du sacrum (et dans ce cas le pouce est en avant du cou).

Les ciseaux seront tenus de la main droite, ou du moins de la main la plus habile, quelle que soit la position du fœtus. Si on est droitier et que néanmoins on emploie la main gauche, on doit veiller à ne pas écarter les lames l'une de l'autre, mais à les rapprocher pour qu'elles coupent bien.

Le point important est de les diriger de manière qu'ils soient placés le mieux possible pour sectionner le cou. Il faut donc que le tranchant des lames arrive perpendiculairement à la direction du cou. En outre, il faut se rappeler l'inclinaison que subit la tête, qui, arc-boutée sur le détroit supérieur, s'incline vers l'épaule supérieure. La conséquence de cette inclinaison est que la colonne cervicale décrit une courbure à convexité dirigée en bas, c'est-à-dire que les espaces intervertébraux bâillent vers le bas. Or, pour que les ciseaux attaquent perpendiculairement la colonne cervicale, on devra diriger la courbure qu'ils portent sur leur plat, de manière que la convexité de cette courbure soit tournée du côté de la tête, et, par suite, la concavité du côté du tronc. Donc, si la tête est dans la fosse iliaque gauche, on tournera la convexité de la courbure à gauche ; on la tournera à droite, si la tête est à droite.

La bonne direction étant donnée aux ciseaux, il faut les introduire fermés, et les pousser dans le creux de la main conductrice dont ils ne doivent pas s'écarter. On les conduit ainsi jusqu'à ce que leur extrémité soit au contact avec le cou du fœtus.

Deuxième temps. Section des tissus fœtaux. — Le second temps comprend la section des tissus. Le tranchant de l'instrument étant surveillé par la main qui tient la région cervicale, on procède à l'incision des parties molles en ayant soin de n'attaquer ces dernières qu'à petits coups et de n'écarter que modérément l'extrémité des lames. On arrive sur la colonne vertébrale qui cède après un ou deux efforts et on achève de couper les parties molles plus profondément situées (Budin).

On peut aussi procéder de la manière suivante. On commence par couper la peau du cou sur une petite étendue. Quand cette fente cutanée est un peu plus large que les deux lames tranchantes des ciseaux réunies, on ferme l'instrument, on l'introduit ainsi dans la boutonnière faite aux téguments, et on se prépare à couper les parties profondes du cou en se servant de l'enveloppe cutanée comme d'une gaine protectrice : les ciseaux ne doivent pas sortir du cou tant que le rachis n'est pas coupé. On libère autant que possible le squelette cervical des muscles qui s'y insèrent en agissant de part et d'autre avec l'instrument fermé, employé comme une sonde cannelée, ou bien à l'aide de petites sections toujours opérées sous la peau. Quand la colonne vertébrale est suffisamment dénudée, on ouvre les ciseaux assez largement, mais toujours sous la peau, la main conductrice s'assurant que les extrémités des lames sont partout recouvertes de tissus fœtaux ; on prend le rachis tout entier entre les deux lames et on peut le sectionner en une seule fois. Il reste alors à diviser les téguments. Une lame est dégagée de l'intérieur du cou, étroitement surveillée par la main conductrice, et on termine ainsi la décollation (Demelin).

On a encore recommandé de dilacérer avec un crochet de Braun les parties molles restées intactes après la section du rachis. Le crochet est alors introduit de manière à comprendre le lambeau musculo-cutané dans sa concavité ; la main conductrice reste en place, embrassant l'extrémité du crochet pour protéger les parties maternelles ; puis progressivement, mais *sans secousse*, on imprime au manche des mouvements de rotation ou de tire-bouchon complets, peu à peu les tissus mous se déchirent et la tête se sépare du tronc. Nous ne conseillons point ce procédé par arrachement, il est moins dangereux de sectionner les parties molles avec les ciseaux.

Troisième temps. Extraction. — Il ne reste plus qu'à opérer, dans un troisième temps, l'extraction des deux portions séparées du fœtus ; il suffit de tirer sur le bras procident pour voir la partie supérieure du tronc descendre à la vulve. Le corps extrait, on introduit une main dans les voies génitales et on saisit la tête par le maxillaire inférieur pour l'entraîner à son tour au dehors.

Le cou est aisément accessible lorsque la tête est tout entière dans le segment inférieur ; elle est alors retenue par le pourtour du détroit supérieur; tandis que l'épaule est descendue profondément dans l'excavation, une partie du thorax, tout l'abdomen et les membres inférieurs sont encore au-dessus de l'anneau de Bandl alors que la tête est au-dessous de lui.

Le fond de l'utérus est visiblement incliné du côté droit ou du côté gauche, et on note dans la fosse iliaque opposée au sens de cette inclinaison une voussure produite par la tête fœtale qui soulève et distend la paroi correspondante du segment inférieur, menacée ainsi de rupture.

B. **Le cou ne peut être atteint qu'avec difficulté.** — Le cou est difficilement accessible quand l'épaule est moins profondément descendue que dans le cas précédent. Le segment inférieur est occupé par la présentation et une partie du thorax. La tête est restée *au-dessus* de l'anneau de Bandl, fortement infléchie sur le plan latéral du côté opposé à la présentation. Les dangers de rupture sont moins imminents, mais l'embryotomie est plus difficile. On peut avoir, en effet, beaucoup de peine à passer l'index et le pouce de la main conductrice autour du cou de l'enfant, à cause de la contraction permanente de l'utérus. On tire d'abord modérément, mais d'une manière soutenue sur le bras procident. Quand par hasard on peut arriver à saisir l'autre bras et à l'amener dans le vagin, on favorise singulièrement l'opération en abaissant l'attache du cou au tronc. D'autres fois il est avantageux de désarticuler le bras qui appartient à la présentation. Enfin, c'est dans des cas de ce genre que le crochet mousse glissé profondément au-dessus du fœtus rend de réels services. On procède ensuite à la section du rachis à l'union même des colonnes cervicale et dorsale, et on manœuvre avec les ciseaux de Dubois suivant les règles indiquées plus haut.

C. **Le cou n'est pas accessible.** — Dans un certain nombre de cas, le cou est complètement inaccessible : tantôt le thorax fœtal et la partie supérieure de l'abdomen remplissent l'excavation ; tantôt au contraire il n'y a pas trace d'engagement ; dans ce dernier cas le fœtus est contenu tout entier au-dessus de l'anneau de Bandl rétracté; le segment inférieur, complètement vide, pend, flasque comme un bout d'intestin au-dessous de cet anneau ; par le toucher, on arrive à bout de doigt sur une région quelconque du thorax ou du ventre.

1° *Excavation remplie.* — Quand l'excavation est remplie, on peut, après avoir fait l'ablation du bras procident, refouler la partie supérieure du tronc, appliquer un crochet sur le siège et amener la sortie du fœtus par un mécanisme qui imite la version spontanée : on produit ainsi la version forcée.

On peut aussi, le bras étant laissé intact, appliquer le crochet sur la partie inférieure du tronc, comme Douglas l'avait conseillé, et déterminer l'évolution forcée comparable à l'évolution spontanée. L'ouverture du thorax et de l'abdomen, ainsi que l'éviscération, favorisent cette évolution forcée.

On peut, enfin, sectionner en deux tout le tronc du fœtus, colonne vertébrale, côtes, sternum, etc. Cette opération est parfois longue et pénible, mais toujours possible avec les ciseaux de Dubois (Budin).

Il faut seulement, l'intervention étant décidée, procéder avec méthode et continuité. On sectionne d'abord la paroi thoracique, on pénètre dans l'intérieur de la poitrine ou de l'abdomen, on fait l'éviscération, on arrache, s'il est nécessaire, le cœur, les poumons et surtout, après avoir traversé le diaphragme, le foie qui est volumineux; on arrive alors sur la colonne vertébrale qu'on divise. On termine en achevant de couper le pourtour de la portion thoraco-abdominale.

2° *Excavation vide.* — Dans les cas où l'excavation est vide et que le fœtus entier est contenu au-dessus de l'anneau de Bandl rétracté, on peut essayer par des manœuvres mixtes de faire glisser le cou jusqu'au niveau de l'orifice utérin, pour introduire au-dessus un crochet qui s'appuiera sur la tige cervicale, et permettra sa section.

Si ces tentatives restent sans résultat, on est obligé d'attaquer le tronc lui même. En faisant immobiliser le plus possible l'utérus et son contenu, on peut tenter de passer un crochet au-dessus du fœtus, pour augmenter encore sa fixité et faciliter l'embryotomie; on aura plus de facilité pour ouvrir les cavités splanchniques, et pour introduire par la brèche ainsi faite, un crochet mousse qui s'arcboutera dans l'intérieur du corps soit sur la colonne vertébrale, soit sur toute autre partie; cela fait, on sectionne avec les ciseaux les régions accessibles, au besoin on pratique chemin faisant l'éviscération, et on arrive enfin à diviser le fœtus en deux tronçons.

On procède ensuite à leur extraction successive.

§ 5. — Pronostic.

L'embryotomie rachidienne est souvent d'un pronostic sérieux.

En effet, c'est toujours une opération tardive dans un utérus rétracté, quelquefois infecté et menacé de rupture.

Le volume du fœtus, son degré d'engagement, l'état du bassin, l'intensité de la rétraction utérine sont les conditions principales qui influent sur la gravité de l'intervention.

Les blessures des voies génitales sont possibles soit avec les instruments employés, soit avec les aiguilles osseuses succédant surtout à la section des côtes quand on a dû faire l'embryotomie sur le tronc. Mais en protégeant attentivement les parties maternelles avec la main conductrice, et d'autre part en prenant tout le temps nécessaire, on évitera les accidents, on évitera la rupture utérine qui succède si souvent à la présentation de l'épaule négligée.

P. B. et L. Demelin.

TREIZIÈME SECTION

DES INFECTIONS PUERPÉRALES

On peut observer chez la femme qui vient d'expulser son produit de conception un certain nombre de phénomènes pathologiques. Dans quelques cas, il s'agit d'une maladie contractée pendant la grossesse qui continue à évoluer pendant les suites de couches, mais le plus souvent les accidents se manifestent à l'occasion du traumatisme obstétrical.

Nous avons déjà étudié, dans le second volume, l'influence réciproque de certaines maladies sur les suites de couches, et des suites de couches sur ces mêmes affections. Mais à côté de cette pathologie générale du post-partum, il en existe une autre beaucoup plus importante à connaître qui dérive directement de l'accouchement ; nous voulons parler des accidents infectieux qui résultent de la contamination des plaies produites à l'occasion de ce phénomène physiologique.

Ces accidents sont multiples et peuvent être déterminés par de nombreux agents microbiens. Nous devrions donc étudier successivement les différentes infections d'origine puerpérale comme on décrit à part l'angine diphtérique, l'angine streptococcique, etc. Malheureusement à l'heure actuelle il est très difficile de différencier ces diverses infections au point de vue clinique.

De même que pendant la grossesse on peut voir les maladies maternelles retentir sur le fœtus, de même on peut observer cette relation pathologique entre la mère et l'enfant pendant les suites de couches. Les deux circulations sont séparées, il est vrai, après l'accouchement, mais le contact intime et répété du nouveau-né et de la mère peut devenir la cause d'accidents mutuellement contagieux. Les voies d'infection, du côté de la mère, sont les organes génitaux et les seins ; du côté de l'enfant, les portes d'entrée multiples sont fournies par la plaie ombilicale, la conjonctive, la peau, le tube digestif, l'appareil respiratoire, etc. L'importance de ces faits est considérable et l'on peut voir de véritables épidémies d'infection survenir chez des femmes et se manifester chez les unes par une fièvre légère, chez d'autres par une péritonite rapidement mortelle, chez d'autres encore par des abcès du sein, tandis qu'on observe chez les enfants des érysipèles, des ictères infectieux ou des ophtalmies. Les infections puerpérales ne sont donc pas particulières à la femme et elles peuvent s'attaquer au nouveau-né ; il y a longtemps, du reste, que Lorain et Tarnier l'envisageaient ainsi.

Nous décrirons d'abord les accidents qu'on observe chez les mères, puis nous passerons à l'étude des infections du nouveau-né.

CHAPITRE PREMIER

DES INFECTIONS PUERPÉRALES CHEZ LA MÈRE

Bibliographie chronologique. — HIPPOCRATE. De la nature de la femme, trad. Littré, t. VII, p. 325. — GALIEN. De medicina, lib. XIII, cap. 8, p. 74. — A. PARÉ. Livre de la génération, cap. 34, 1575. — SCHENK. Observ. méd., 1606. — LUSITANUS. Braxis histori, t. II, liv. III. cap. 19, 1640. — PUZOS. Premier mém. sur les dépôts laiteux, 1686. — MAURICEAU. Obs. sur la gross. et l'accouch. de la femme. Paris, 1694. — RULEAU. Traité de l'opér. césarienne. Paris, 1704. — PEU. Prat. des accouch., 1726. — POUTEAU. Mélanges de chirg., 1750. — LEVRET. Mém. Acad. roy. de chir., t. III, p. 230, 1757. — DE LA MOTTE. Traité des accouch., 1765. — YOUNG. Pract. Essays of the manag. of preg., 1773. — VAN DOEREVEN. Primis lineis de cognosc. mulier. morb., 1777. — LEAKE. Pract. obs. on the childbed fever, 1781. — DOULCET. Mém. sur la maladie des femmes en couches, 1783. — CLARKE. An essay on the epidemic disease of Lying-in-women, 1788. — DANYAU. Thèse de Paris, 1829. — TONNELÉ. Arch. de méd., t. XXII, 1re série, 1830. — BOIVIN et DUGÈS. Trait. prat. des maladies de l'utérus. Paris, 1833. — VELPEAU. Traité d'accouch., 1835, 2e édit. — EISENMANN. Fièvre traumatique et puerpérale, 1837. — JACQUEMIER. Manuel des accouch., t. II, p. 243, 1846. — CASTELNAU et DUCRET. Mém. Acad. de méd., t. XII, 1846. — KNEELAND. Amer. Journ. of med. sciences, 1846, p. 45. — WILLEMIN. Thèse de Paris, 1847. — GENSOUL. Union méd., p. 574, 1849. — VIDAL. Union méd., p. 562, 1849. — SIMPSON. Edinburgh mont. journ. of med. sciences, 16 avril 1851. — CHAVANNE. Th. Paris, 1851. — CHARRIER. Th. de Paris, 1855. — LORAIN. Thèse de Paris, 1855. — P. DUBOIS. BOUILLAUD. Bull. Acad. méd., t. XXIII, p. 336, 1857. — TARNIER. Th. de Paris, 1857. — J. GUÉRIN. Bull. Acad. de méd., p. 775, 1858. — GUÉRARD. Bull. Acad. méd., 23 fév. 1858. — MARCÉ. Traité de la folie des femmes enceintes. Paris, 1858. — TÉMOIN. Th. de Paris, 1859. — SEMMELWEISS. Die Aetiologie des Kindbettfiebers. Pest, 1861. — VIRCHOW. Arch. d'anat. pathol., p. 415, 1862. — GUÉNIOT. Th. de Paris, 1862. — TROUSSEAU. Clin. médicale. Paris, 1865. — PLAYFAIR. Brit. med. journ., nov. 1867. — VERNEUIL. Gaz. heb., p. 727, 1868. — COZE et FELTZ. Gaz. méd. de Strasbourg, p. 231, 1869. — MAYERHOFER. Monatsch. f. Geburts., p. 122, 1869. — FONTAINE. Th. de Paris, 1869. — HERVIEUX. Traité clin. des mal. puerpérales, 1870. — LUCAS-CHAMPIONNIÈRE. Th. Paris, 1870. — VIRCHOW. Beiträge zur Geb. u. Gyn., t. I, 1871. — KLEBS. Handb. der pathol. Anat., Berlin, 1872, p. 935. — SLAVIANSKY. Arch. f. Gyn., Bd. IV, p. 285, 1872. — WALDEYER. Arch. f. Gyn., Bd. III, p. 293, 1872. — QUINQUAUD. Th. de Paris, 1872. — CHARPENTIER. Th. Paris, 1872. — VAILLARD. Th. Paris, 1873. — BLAIN. Th. de Paris, 1873. — M. RAYNAUD. Soc. méd. des hôp., 1873. — DUBOUÉ. Ann. de Gyn., t. II, p. 286, 1874. — CHIARLEONI. Osserv. di termometria, etc. Turin, 1875. — KEHRER. Versuche über Entz. mit Fieber, etc. Heidelberg, 1875. — LANCEREAUX. Traité d'anat. path., Paris, 1875. — BRAXTON HICKS. Trans. obst. soc. of London, 1875. — STAES. Th. Paris, 1875. — PICAUD. Th. de Paris, 1875. — A. MARTIN. Zeit. f. Geb. und Gyn., Bd. VII, Hf. 1, 1876. — FIOUPPE. Thèse de Paris, 1876. — FRITSCH. Volkmann's Sammlung klin Vorträge, n° 107, 1876. — G. ANGER. Th. de Paris, 1876. — STOICESCO. Thèse de Paris 1876. — HUGH MILLER. Edinb. med. journ., nov. 1876. — FRERICHS. Traité des mal. du foie p. 275, 1877. — SCHÜCKING. Berl. klin. Wochen., p. 369, 1877. — SPIEGELBERG. Arch. f. Gyn., Bd. XII, 1877. — SCHEDE. Berl. klin. Wochen., p. 321, 1877. — MUNDE. Centr. f. Gyn., Bd. VI, 1878. — FEHLING. Archiv f. Gyn., Bd. XIII, 1878. — CORNIL. Journ. de l'anatomie, p. 402, 1879. — LUCAS-CHAMPIONNIÈRE. Journ. de méd. et de chir. prat., p. 48, 1879. — PASTEUR.

Bull. de l'Acad. de méd., n° 24, 1879. — DEPAUL. Bull. Acad. de méd., p. 316, 1879. — J. RENDU. Th. Paris, 1879. — KORSAKOW. Arch. f. Psychiatrie, Bd. XXI, p. 475, 1880. — MAYOR. Th. de Paris, 1880. — TROISIER. Th. agr., 1880. — PERRET. Th. agr., 1880. — DOLÉRIS. Th. Paris, 1880. — BREISKY. Zeit. f. Heilkunde, Bd. 1, S. 317, 1881. — SCHWARTZ. Th. d'ag. Halle, 1881. — FROMMEL. Zeitschr. f. Geb. und Gyn., Bd. VII, S. 305, 1882. — BRAUN. All. Wiener med. Zeit., Bd. XXVII, p. 221, 1882. — VERNEUIL. Rev. de méd., 1882, p. 641. — THIEDE. Zeitsch. f. Gyn., Bd. V, 1882, p. 87. — BRIEGER. Charité Annalen, Bd. VIII, 1883. — BURKHARD. Zeitsch. f. Geb. u. Gyn., Bd. IX, p. 268, 1883. — CHAUVEAU. Arch. de tocol., p. 52, 1883. — KÜSTNER. Zeitsch. f. klin. Med., Bd. V, p. 2, 1883. — TANSKY. Americ. Journ. of med. sc., 1883. — THOMAS. N.-Y. med. Journ., 15 déc. 1883. — MAYGRIER. Th. agr., 1883. — BAR. Th. ag., 1883. — BOURCY. Th. de Paris, 1883. — BAR. Congrès de Copenhague, 1884. — ARLOING. Arch. de tocol., 1884, p. 751. — SÆNGER. Central. f. Gyn., p. 231, 1884. — SCHRŒDER. Lehrb. der Geb., 8e édit., 1884. — BONNAIRE. Prog. méd., 1884, p. 290. — SIREDEY. Mal. puerpérales. Paris, 1884. — VINCENT. In thèse de CHABERT, Lyon, 1884. — BRUN. Th. agr., 1886. — KUMMEL. Centr. f. Chir., p. 289, 1886. — CREDÉ. Gesunde und kranke Wöchnerinnen. Leipzig. 1886. — LE FORT. Gaz. hôp., fév. 1886. — NŒGGERATH. Americ. journ. of Obst., t. XIX, mai 1886. — SCHULTZE. Deutsche med. Wochen., Bd. XII, p. 769, 1886. — TEILLAIS. Journ. de méd. de l'Ouest, t. XX, p. 158, 1886. — BARNES. Brit. med. journ., t. II, p. 1030, 1887. — CAMPBELL CLARK. Journ. of ment. Sciences, p. 169, juillet 1887. — FORSTER. Boston med. a. surg. Journ., t. VIII, 1887. — GÖNNER. Correspondenzblatt f. Schweizer Ærzte, p. 729, 1887. — MERMANN. Central. f. Gyn., Bd. XXXIV, 1887. — MŒBIUS. Münch. med. Wochens., p. 153, 1887. — HERPAIN Septicémie puerp., p. 51, 1888. — CHARPENTIER. Traité des accouch., 1888. — PILLIET. Nouv. Arch. d'obst., 1888. — FÜRBRINGER. Th. Wiesbaden, 1888. — HANSEN. Zeitsch. f. Geb. u. Gyn., Bd. XV, p. 60, 1888. — BREUCQ. Note sur l'historique des inj. intra-utérines. Bayonne, 1888. — BROUARDEL. Bull. Acad. de méd., 5 juin 1888. — WINTER. Zeitsch. f. Geb. und Gyn., Bd. XIV, H. 2, 1888. — STRAUS et SANCHEZ-TOLEDO. Nouv. Arch. d'obst. et de gyn., n° 6, 1889. — DASTRE et LOYE. C. R. de la Soc. de biol., 6 avril 1889. — DOLÉRIS. Arch. de tocol., p. 874, 1889. — BOUQUET. Th. de Paris, 1889. — WIDAL. Th. de Paris, 1889. — MONTI. Rendiconti Roy. Acad. dei Lincei, vol. V, fasc. 7, 1889. — REINL. Festschrifft f. Hegar. Stuttgart, 1889. — ZWEIFEL. Lehrbuch des Geb., 1889. — KLEINWÆCHTER. Ann. de gyn., p. 280. 1890. — STEFFECK. Zeitsch. f. Geb., Bd. XX, p. 376, 1890. — STAPFER. Union méd., 2 août 1890. — STRASSMANN. Zeitsch. f. Geb. u. Gyn., Bd. XIX, H. 1, 1890. — VARNIER. Rev. prat. d'obst., p. 25, 1890. — BOUILLY. Congrès de chir., p. 223, 1890. — EVANS. N.-Y. med. Rec., p. 407, 1890. — FEHLING. Die Phys. u. Path. des Wochens., Stuttgart, 1890. — BUDIN. Bull. Acad. méd., p. 149, 1890. — TUILANT. Thèse de Paris, 1891. — KELLY. Amer. Journ. of Obst., p. 1414, 1891. — LABADIE-LAGRAVE et GOUGET. Ann. de Gyn., p. 244, 1891. — BUMM. Archiv f. Gyn., Bd. XL, p. 398, 1891. — RECLUS. Sem. méd., p. 281, 1891. — FOCHIER. Lyon méd., 23 août 1891. — ROGER. C. R. Soc. biol., 1er juillet 1891. — BASTIDE. Th. de Paris, 1891. — CHANTEMESSE. Soc. méd. des hôp., 11 déc. 1891. — GIRODE. Arch. gén. de méd., t. XXVII, p. 30, 1891. — LEOPOLD. Arch. f. Gyn., Bd. XL, p. 439, 1891. — SPÖRLIN. Arch. f. Gyn., Bd. XL, p. 337, 1891. — BLANC. Nouv. arch. d'Obst. et de Gyn., Bd. 275, 1892. — DELBET. Traité des suppur. pelv., p. 152, 1892. — DEVIC. Prov. méd., n° 9, 1892. — DÖDERLEIN. Das Scheidensecret, Leipzig, 1892. — LESAGE. Soc. de biol., sept. 1892. — FERRAND. Sem. méd., p. 164, 1892. — LALLIER. Th. de Paris, 1892. — BUMM. Ann. de Gyn., juin 1892, p. 440. — VINAY. Arch. de tocol., n° 5, 1892. — RANCUREL. Th. Paris, 1892. — CHARRIER. Th. de Paris, 1892. — TISSIER. Ann. de la Soc. obst. de France, p. 223, 1892. — STRAUSS. Th. de Lyon, 1893. — ACHALME. Thèse de Paris, 1893. — FRANQUÉ. Zeitsch. f. Geb. u. Gyn., Bd. XXV, p. 276, 1893. — TOULOUSE. Gaz. hôp., n° 112, 1893. — BASSET. Th. de Paris, 1893. — WORCESTER. Boston med. a. surg. Journ., p. 590, 1893. — JDANOFF. Ann. méd. psych., p. 108, 1893. — MIRONOFF. Arch. de méd. expér., juillet 1893. — RAFFRAY et JAYLE. Bull. de la Soc. anat., p. 533, 1893. — BUDIN. Sem. méd., p. 310, 1893. — LALLEMAND. Thèse de Paris, 1893. — KOCHENBURGER. Zeitsch. f. Gyn., Bd. 26, S. 60, 1893. — O. MACÉ. Soc. obst. et gyn. de Paris, p. 267, 1894. — CZEMETCHKA. Prag. med. Wochen., 10 mai 1894. — GIMURTO. Thèse de Strasbourg, 1894. — KERMARSKY. Centr. f. Gyn., 22 sept. 1894. — BONNAIRE. Tribune méd., p. 506, 1894. — WALTHER. Münch. med. Wochens., Bd. 41, S. 22, 1894. — LEWERS. The clin. Journ., 14 fév. 1894. — CHAUFFARD. Sem. méd., p. 409, 1894. — VINAY. Traité mal. de la grossesse, 1894. — SWIECICKI. Therap. Monat., Bd. VIII, p. 61, 1894. — RIES. Central. f. Gyn., Bd. XVIII, p. 404 et 1006, 1894. — LAVERGNE. Rev. Obst. intern., 1er avril 1895, p. 74. — HOLMES. Journ. of Americ. med. assoc., t. II, p. 901, 1895. — MARMASSE. Thèse de Paris, 1895. — MARMOREK. Ann. Inst. Pasteur, juillet

1895. — EMANUEL. Zeitsch. f. Geb. u. Gyn., Bd. XXXII, p. 1, 1895. — GAULARD. Presse méd., p. 478, 1895. — VEIT. Zeitsch. f. Geb. u. Gyn., Bd. XXXII, p. 1, 1895. — WATZOLD. Zeitsch. f. klin. Med., 22 juin 1895. — FLANDRIN. Thèse de Paris, 1895. — WITKOWSKY. Zeitsch. f. Geb. u. Gyn., Bd. XXXII, p. 1, 1895. — ENGSTROM. Rép. univ. d'obst., p. 364, 1895. — CHARLES. Journ. d'accouch. de Liège, n° 25, 1895. — NOBLE. Répert. univ. d'obst., p. 32, 1895. — CHARRIN et ROGER. Bull. de la Soc. biol., 23 fév. 1895. — SWITALSKY. Vratch, n° 47, 1895. — STROGANOFF. Monats. f. Geb. u. Gyn., Bd. II, 1895. — TARNIER. France méd., 18 janv. 1895. — BOUILLY. In Thèse Wintrebert. — WINTREBERT. Thèse de Paris, 1895. — PICHEVIN. Ann. de Gyn., mai 1895. — WALTHARD. Arch. f. Gyn., Bd. XLIII, p. 201, 1895. — JOSUÉ. Gaz. méd. de Paris, n° 20, 1895. — CZEMETCHKA. Central. f. Gyn., p. 231, 1895. — DELBET. Presse méd., 22 févr. 1896. — DEMELIN. Soc. méd. de Toulouse, mai 1896. — DOLÉRIS. La pratique gynécologique, Paris, 1896. — MOURET. Arch. de tocol., janv. 1896. — PATÉ. Thèse de Paris, 1896. — KAHN. Centr. f. Gyn., 5 déc. 1896. — LEJARS. Presse méd., 1er janv. 1896. — PORAK. Soc. obst. et gyn. de Paris, juin 1896. — CH. LÉVI. Bull. Soc. anat., p. 103, 1896. — MAC KERRON. Brit. med. Journ., p. 1033, 1896. — DURET. Sem. gyn., 28 avril 1896. — GONSARTSCHIK. Presse méd., 8 fév. 1896. — DE GRANDMAISON. Méd. mod., 2 mai 1896. — HEINZELL. Clin. ophthal., janv. 1896. — HIRST. Americ. J. of Obst., p. 66, 1896. — BUMM. Zeitsch. f. Geb. u. Gyn., Bd. XXIII, H. 1, 1896. — PINARD et WALLICH. Traitement de l'inf. puerp., 1896. — KLEINKNECHT. Thèse de Strasbourg, 1896. — ROSSI-DORIA. Presse méd., 4 janv. 1896. — LACKIE. Edinb. journ. obst. Soc., p. 185, 1896. — LAFON. Thèse de Paris, 1896. — BOSQ. Presse méd. p. 287, 1896. — CHALEIX-VIVIE et AUDEBERT. Traitement de l'avortement incomplet. Bordeaux, 1896. — ROBERTS. Obstetric. Trans., v. XXXVII, p. 163, 1896. — ROMMELÆRE. Sem. méd., 8 janv. 1896. — VINAY. Lyon méd., p. 109, 1896. — TUFFIER. Soc. biol., 17 mai 1896. — VAQUEZ. Mém. Soc. biol., 6 juin 1896. — BAR et TISSIER. L'Obstétrique, p. 97 et 204, 1896. — DURANTE. Bull. Soc. obst. et gyn. de Paris, p. 205, 1896. — BERTHOD. L'Obstétrique, p. 374, 1896. — BLONDEL. La Gynécologie, 15 avril 1896. — WATZOLD. France médicale, 28 fév. 1896. — COLLIGNON. Union méd. du Nord-Est, p. 163, 1897. — GEBHARD. Zeitsch. f. Geb. u. Gyn., Bd. XXV, p. 276, 1897. — HOFMEIER. Samml. klin. Vorträge, n° 117, 1897. — IVANOW. Bull. méd., 5 janv. 1897. — CHALEIX-VIVIE. L'Obstétrique, p. 556, 1897. — COURMONT. Mém. Soc. biol., 13 mars 1897. — LABADIE-LAGRAVE et LEGUEU. Traité de gyn. méd. chir., Paris, 1897. — CULLINGWORTH. Sem. méd., p. 87, 1897. — ILL. Ann. of. gyn., octobre 1897. — CUMMINS. Brit. med., journ., janv. 1897. — DEMELIN. Journ. des praticiens, p. 630, 1897. — DOBBIN. John's Hopkins Hosp. Bull., fév. 1897. — SCHUHL. Presse méd., 21 août 1897. — DUBOUCHET. Ann. de gyn., p. 360, 1897. — NORRIS. Americ. journ. of obst., p. 523, 1897. — MONIN. Lyon méd., 12 déc. 1897. — CASAMAYOR. Rev. obst. internat., 21 mars 1897. — CHAMBRELENT. Soc. obst. de Bordeaux, p. 75, 1897. — REIN. Gaz. hebd., p. 911, 1897. — MAYGRIER. Soc. anat., 18 juin 1897. — REYNOLDS. Brit. med. Journ., 16 oct. 1897. — CHIRAT. Thèse de Lyon, 1897. — ROBINSON. Thèse de Paris, 1897. — SAVOR. Bericht Klin. Chrobak, p. 51, 1897. — TREFF. Thèse de Nancy, 1897. — PROCHOWNICK. Gaz. hebdomadaire, 4 fév. 1897. — LAMBINON. Journ. d'accouch. de Liège, 2 mai 1897. — LEGUEU. Journ. des praticiens, juin 1897. — FERRÉ. L'Obstétrique, p. 425, 1897. — MENGE et KRÖNIG. Bakter. des weiblichen Genitalkanals. Leipzig, 1897. — MAYGRIER, L'Obstétrique, 15 mai 1897. — HERRGOTT. Rev. méd. de l'Est, 15 juillet 1897. — FRITSCH. L'Obstétrique, p. 548, 1897. — KIME. Ann. of Gyn., nov. 1897. — LAW. Brit. med. Journ., 2 janv. 1897. — SCHUMACHER. Central. f. Gyn. p. 287, 1897. — RUBESKA. Arch. f. Gyn., Bd. LIV, p. 1, 1897. — TARNIER. Journ. des sages-femmes, 16 janv. 1897. — BIGOIN. Soc. obst. et gyn. de Bordeaux, 27 avril 1897. — THOISON. Thèse Paris, 1897. — VAN DE WELDE. Arch. de méd. expér., p. 837, 1897. — VARIOT. Journ. de clin. et thér. inf., 21 avril 1897. — VEILLON et ZUBER. Soc. biol., 5 mars 1897. — WALLICH. Ann. de gyn. et d'obst., t. XLVIII, p. 421, 1897. — DEMELIN. L'Obstétrique, p. 458, 1897. — BALLANTYNE. Edinb. med. Soc., 9 juin 1897. — BAUMGARTEN. Thèse de Paris, 1897. — EMANUEL. Zeitscht. f. Geb. u. Gyn., Bd. XXXVI, p. 383, 1897. — WEINSTEIN. Ann. de Gyn., p. 433, 1897. — WERBEKE. Thèse de Lille, 1897. — BLACKER. Trans. of the obst. Soc. of London, juin 1898. — DEMELIN, LEROY et DOMINICI. Bull. Soc. d'obst. de Paris, déc. 1898, p. 369. — HIBBARD et WHITE. The journ. of experim. med., 1898, vol. III, p. 639. — LYNDENTHAL. Monatsch. f. Geb., Bd. VII, p. 269, 1898. — LE MASSON. Thèse de Paris, 1898. — DOLÉRIS. L'Obstétrique, p. 43, 1898. — POZZI. Traité de gynécologie, 1898. — LAMBINON. Journ. d'accouch., de Liège, p. 418, 1898. — LONGYEAR. Americ. journ. of Obst., vol. XXXVI, p. 489, 1898. — BALLANCE. Brit. med. Assoc. 66e Congrès d'Edimbourg, 1898. — BAR et BOULLÉ. L'Obstétrique, 15 mai 1898. — CHARRIN. Défense naturelle de l'organisme. Paris, 1898. — MUNDE. Americ. journ. of Obst., juillet 1898. —

SILVIE. Thèse de Paris, 1898. — STRUENCKMAN. Bacter. des Puerperalfiebers, Berlin, 1898. — VINAY. L'Obstétrique, p. 82, 1898. — GOTTSCHALK. Samml. klin. Vorträge, p. 111, 1898. — HALLÉ. Thèse de Paris, 1898. — HARTMANN et VARNIER. In thèse de BROSSET, 1898, — EUSTACHE. Congrès de Marseille, octobre 1898. — WILLIAMS. Americ. journ. of Obst., août 1898. — CASELLI. Central. f. Bact., Bd. XXV, p. 5, 1899. — INGELRANS. Echo méd. du Nord, p. 558, 1899. — JAKOWSKI. Central. f. Bact., Bd. XXV, p. 10, 1899. — NANNICINI. La settimana medica, p. 373, 1899. — CUMSTOM. Americ. journ. of Obst., p. 433, 1899. — DOLÉRIS. Sem. méd., p. 289, 1899. — OLSHAUSEN und VEIT. Lehrb. der Geb., 1899 — PEISER. Arch. f. Gyn., vol. LVIII, S. 2, 1899. — PORAK. L'Obstétrique, p. 92, 1899. — PROCHOWNIK. Monats. f. Geb. u. Gyn., Bd. IX, p. 756, 1899. — PRYOR. Americ. journ. of obst., n° 3, 1899. — REBOUL. L'Obstétrique, p. 92, 1899. — VINAY. Bull. méd., n° 30, 1899. — LECACHEUR. Thèse de Paris, 1899. — MUNDE. Americ. Journ. of obst., p. 77, 1899. — LONGUET. Sem. gyn., 8 août 1899. — JOUANNIC. Thèse de Paris, 1899. — O. MACÉ. Ann. de la Soc. obst. de France, p. 290, 1899. — FRY. Americ. Journ. of obst., n° 3, 1899. — GOTTSTEIN et BLUMBERG. Berl. klin. Wochen., Bd. XXXIV, 1899. — DE GRANDMAISON. Méd. mod., 13 déc. 1899. — BRINDEAU et CHAVANE. Soc. d'obst. de Paris, mai 1899. — WARD. Obstetrics, déc. 1899. — CARRIÈRE. Echo méd. du Nord, 19 nov. 1899. — RONDINO. Arch. di ost. e ginec., janv. 1899. — KUEHNAU. Berl. klin. Wochen., n° 27, 1899. — TUFFIER. Presse méd., 29 juillet 1899. — VIMEBERG. Ann. of Gyn. a. Ped., juin 1899. — O. SCHMIDT. Allgem. med. Centr., p. 767, 1899. — BOISSARD. Journ. des praticiens, 8 juillet 1899. — RASTOUIL. Soc. d'obst. de Paris, nov. 1899. — BONAMY. Thèse de Paris, 1899. — WILLIAMS. Americ. journ. of obst., n° 3, 1899. — VARNIER. Obstétrique journalière, p. 328, Paris, 1900. — BEZANÇON et LABBÉ. Soc. de biol., janv. 1900. — DAGRON. Presse méd., n° 53, p. 4, 1900. — GHEORGHIU. Thèse de Paris, 1900. — BUDIN. Cliniques inédites, 1900. — DELBET. Bull. méd., p. 509, 1900. — GRANDIN. Americ. journ. of Obst., p. 453, 1900. — C. WOOD. Presse méd., 17 mars 1900. — FUNCK-BRENTANO. Rev. d'obst. et de péd., mars 1900. — BECKMANN. Zeitsch. f. Geb. u. Gyn., Bd. XLII, p. 423, 1900.

Nomenclature alphabétique des auteurs.

Du Bouchet, 1897.
Duboué, 1874.
Durante, 1896.
Duret, 1896.
Eisenmann, 1837.
Emanuel, 1895, 1897.
Engström, 1895.
Eustache, 1898.
Evans, 1890.
Fehling, 1878, 1890.
Ferrand, 1892.
Ferré, 1897.
Fiouppe, 1876.
Flandrin, 1896.
Fochier, 1891.
Fontaine, 1869.
Forster, 1887.
Frænkel, 1885.
Franque, 1893.
Frerichs, 1877.
Fritsch, 1876, 1897.
Frommel, 1882.
Fry, 1899.
Funck-Brentano, 1900.
Fürbringer, 1888.
Galien.
Gaulard, 1895.
Gebhard, 1897.
Gensoul, 1849.
Gheorghiu, 1900.
Gimurto, 1894.
Girode, 1891.
Gönner, 1887.
Gonsarstchik, 1896, 1899.
Gottschalk, 1893.
Gottstein et Blumberg, 1899.
Grandin, 1900.
Grandmaison (de), 1896, 1899.
Guéniot, 1862.
Guérard, 1898.
Guérin (J.), 1858.
Hallé, 1898.
Hansen, 1888.
Hartmann et Varnier, 1898.
Heinzell, 1896.
Herrgott, 1897.
Herpain, 1888.
Hervieux, 1870.
Hibbard et White, 1898.
Hippocrate, 400 av. J.-C.
Hirst, 1896, 1897.
Hofmeier, 1897.
Holmes, 1895.
Ingelrans, 1899.
Ivanow, 1897.
Jacquemier, 1846.
Jakowski, 1899.
Jdanoff, 1893.
Josué, 1895.
Jouannic, 1899.
Kahn, 1896.
Kehrer, 1875.
Kelly, 1891.
Kermarsky, 1894.
Kime, 1897.
Klebs, 1872.
Kleinknecht, 1896.
Kleinwæchter, 1890.
Kneeland, 1846.
Kochenburger, 1893.
Korsakow, 1880.
Kuehnau, 1899.
Kummel, 1886.
Küstner, 1883.
Labadie-Lagrave et Goujet, 1891.
Labadie-Lagrave et Legueu, 1897.
Lackie, 1896.
Lafon, 1896.
Lallemand, 1893.
Lallier, 1892.
Lambinon, 1897, 1898.
Lancereaux, 1875.
Lavergne, 1895.
Law, 1897.
Leake, 1781.
Lecacheur, 1899.
Le Fort, 1886.
Legueu, 1897.
Lejars, 1896.
Lemasson, 1898.
Leopold, 1891.
Lesage, 1892.
Lévi (Ch.), 1896.
Levret, 1757.
Lewers, 1894.
Longuet, 1899.
Longyear, 1896, 1898.
Lorain, 1855.
Lucas-Championnière, 1870, 1879.
Lusitanus, 1640.
Lyndenthal, 1898.
Macé (O.), 1894, 1899.
Mac Kerron, 1896.
Marcé, 1858.
Marmasse, 1895.
Marmorek, 1895.
Martin (A.), 1876.
Mauriceau, 1694.
Mayerhofer, 1869.
Maygrier, 1883, 1894, 1897.
Mayor, 1880.
Menge et Krönig, 1897.
Mermann, 1887.
Miller, 1876.
Mironoff, 1893.
Mœbius, 1887.
Monin, 1897.
Monti, 1889.
Mouret, 1896.
Munde, 1878, 1898, 1899.
Nannicini, 1899.
Neumann, 1896.
Noble, 1895.
Noeggerath, 1886.
Norris, 1897.
Olshausen, 1899.
Paré (A.), 1575.
Pasteur, 1879.
Paté, 1896.
Peiser, 1899.
Perret, 1880.
Peu, 1726.
Picaud, 1875.
Pichevin, 1895.
Pilliet, 1888.
Pinard et Wallich, 1896.
Playfair, 1867.
Porak, 1896, 1899.
Pouteau, 1750.
Pozzi, 1898.
Prochownik, 1899.
Pryor, 1899.
Puzos, 1686.
Quinquaud, 1872.
Raffray et Jayle, 1893.
Rancurel, 1892.
Rastouil, 1899.
Raymond, 1880.
Raynaud (M.), 1873.
Reboul, 1899.
Reclus, 1891.
Rein, 1897.
Reinl, 1889.
Rendu, 1879.
Reynold, 1897.
Ries, 1894.
Robert, 1896.
Robinson, 1897.
Roger, 1891, 1896.
Rommelaere, 1896.
Rondino, 1899.
Rossi-Doria, 1896.
Rubeska, 1897.
Ruleau, 1704.
Sænger, 1884.
Savor, 1897.
Schede, 1877.
Schenk, 1606.
Schmith, 1899.
Schrœder, 1884.
Schücking, 1877.
Schuhl, 1897.
Schultze, 1886.
Schumacher, 1897.
Schwartz, 1881.
Semmelweiss, 1861.
Silvie, 1898.
Simpson, 1851.
Siredey, 1884.
Slawianski, 1872.

SPIEGELBERG, 1877.
SPÖRLIN, 1891.
STAES, 1875.
STAPFER, 1890.
STEFFECK, 1890.
STOÏCESCO, 1876.
STRASSMANN, 1890.
STRAUSS, 1893.
STRAUS et SANCHEZ TOLEDO, 1889.
STROGANOFF, 1896.
STRUENKMANN, 1898.
SWIÉCICKI, 1894.
SWITALSKY, 1895.
TANSKY, 1883.
TARNIER, 1857, 1895, 1897.
TEILLAIS, 1886.
TÉMOIN, 1859.
THIEDE, 1882.
THIERRY, 1892.
THOISON, 1897.
THOMAS, 1883.
TISSIER, 1892.
TONNELÉ, 1830.
TOULOUSE, 1893.
TREFF, 1897.
TROISIER, 1880.
TROUSSEAU, 1865.
TUFFIER, 1896, 1899.
TUILANT, 1891.
VAILLARD, 1873.
VAN DŒREVEN, 1777.
VAN DE WELDE, 1897.
VAQUEZ, 1896.
VARIOT, 1897.
VARNIER, 1890, 1900.
VEILLON et ZUBER, 1897.
VEIT, 1895.
VELPEAU, 1835.
VERNEUIL, 1868, 1882.
VIDAL, 1849.
VIMEBERG, 1899.
VINAY, 1892, 1894, 1896, 1898, 1899.
VINCENT, 1884.
VIRCHOW, 1862, 1871.
WALDEYER, 1872.
WALLICH, 1897.
WALTHARD, 1895.
WALTHER, 1894.
WARD, 1899.
WATZOLD, 1895, 1896.
WEINSTEIN, 1897.
WERBEKE, 1897.
WIDAL, 1889.
WILLEMIN, 1847.
WILLIAMS, 1893, 1899.
WINTER, 1888.
WINTREBERT, 1895.
WITOKWSKY, 1895.
WOOD, 1900.
WORCESTER, 1893.
YOUNG, 1773.
ZWEIFEL, 1889.

Nous étudierons successivement l'historique, la pathogénie et l'étiologie, l'anatomie pathologique, la symptomatologie, le pronostic, le diagnostic et le traitement des infections d'origine génitale et surtout utérine, puis nous exposerons les infections de la mamelle.

ARTICLE PREMIER

HISTORIQUE

L'historique de l'infection puerpérale, qu'on a appelée encore septicémie des femmes en couches, devant être traité en grande partie à l'occasion de la pathogénie et du traitement, nous ne ferons que signaler les grandes étapes par lesquelles a passé l'étude de cette variété d'infection.

Les plus anciens auteurs, comme Hippocrate et Galien, connaissaient bien les accidents qui pouvaient survenir chez les accouchées. Hippocrate, par exemple, reconnaît qu'« à la suite de l'accouchement, le ventre se gonfle ainsi que les jambes ; il y a frisson ; la douleur se fait sentir dans le bas-ventre et aux lombes ; parfois même elle gagne les viscères et la malade est prise de défaillance ». A. Paré, Schenck, Lusitanus, etc., tout en complétant l'étude de ces complications, en font avec Hippocrate des accidents résultant de la rétention des lochies. Jusqu'alors ces faits étaient décrits isolément et il faut arriver au XVIIe siècle pour avoir une notion exacte de l'épidémicité de l'infection.

C'est Peu qui commença à décrire l'épidémie de l'Hôtel-Dieu, en 1664, puis De la Motte, qui en observa une autre très grave en Normandie.

A partir de ce moment on n'entend parler que d'épidémies de fièvre puerpérale. Pouteau à Lyon, Van Dœreven à Groningen, Leake à Londres, Young à Edimbourg, etc. relatent successivement les épidémies dont ils ont été témoins. Ce qui frappe dans les descriptions de ces épidémies, c'est le caractère un peu particulier que chacune d'elles présentait. Dans celle qu'a suivie Doulcet en 1782, il s'agissait presque uniquement de péritonites ; dans l'épidémie de Londres en 1789, décrite par Clarke, les symptômes observés étaient ceux de la fièvre typhoïde.

Comme la mortalité était très grande dans ces épidémies, les médecins s'efforcèrent d'en rechercher les causes. Pendant longtemps on en resta aux idées d'Hippocrate sur les rétentions lochiales, ou de Puzos avec sa métastase laiteuse. Puis vient la célèbre discussion de 1858, où les membres les plus autorisés de l'Académie de médecine cherchèrent à faire valoir leur opinion. Nous sommes alors en pleine période pathogénique de l'histoire de la maladie, et ces joutes oratoires entre essentialistes et localisateurs eurent au moins pour résultat d'attirer l'attention des savants sur cette grave complication de l'accouchement. La nature contagieuse de la maladie va se faire jour peu à peu.

C'est d'abord Kneeland, en 1846, qui parle nettement de la contagion des accidents puerpéraux ; puis Semmelweiss qui, deux ans plus tard, vient apporter la preuve de cette contagion. Enfin Tarnier, en 1857, sans connaître les recherches précédentes, montre que la fièvre des accouchées doit être considérée comme épidémique et contagieuse.

Il ne reste plus alors qu'à découvrir le germe pathogène. C'est ce que fait Pasteur en étudiant le streptocoque.

Nous entrons maintenant dans une nouvelle période de l'histoire de l'infection, c'est la période de prophylaxie et de traitement. Les travaux de Lister venaient de paraître et révolutionnaient le monde chirurgical, aussi les accoucheurs ne tardèrent-ils pas à employer ces procédés dont on disait si grand bien. Stadfeldt, Schrœder, Lucas-Championnière, Tarnier généralisent l'antisepsie à l'obstétrique et l'on voit bientôt ces violentes épidémies d'autrefois disparaître des Maternités. En même temps le traitement va entrer dans une voie toute nouvelle, et au lieu de se contenter de soigner les femmes infectées comme des pneumoniques ou des typhiques on va s'attaquer directement à la source de la maladie, c'est-à-dire à la plaie utérine. Les injections intra-utérines, qu'employaient déjà Recolin, Levret, Gensoul vont entrer dans la pratique courante. Puis, sous l'influence des recherches microbiologiques et anatomo-pathologiques nouvelles, on s'aperçut que ces injections n'étaient pas toujours suffisantes et qu'il fallait parfois intervenir d'une façon plus énergique. On pratique alors le nettoyage de la cavité utérine à l'aide de curettage ou de curage digital suivi de l'écouvillonnage. Ces procédés, excellents puisqu'ils agissent sur la plaie origine primitive de l'infection, ne sont cependant pas parfaits et l'idéal serait d'avoir un spécifique permettant de lutter contre chaque espèce microbienne. C'est dans ce but qu'on a cherché à trouver un sérum immunisateur contre le streptocoque. Malheureusement, les résultats qu'on a obtenus jusqu'à présent ne sont pas convaincants.

ARTICLE II

PATHOGÉNIE ET ÉTIOLOGIE

L'accouchement peut être comparé à une véritable opération chirurgicale. Le passage forcé d'un corps volumineux, comme un fœtus à terme, à travers les organes génitaux de la femme est en effet un véritable traumatisme, qui s'accompagne toujours de lésions plus ou moins profondes intéressant le col de l'utérus ou le canal vulvo-vaginal. Il existe, en outre, la large plaie placentaire avec ses sinus béants toute préparée pour servir de porte d'entrée aux microorganismes. Voilà pour l'opérée. Quant aux opérateurs et à leurs aides, médecin ou sage-femme, ils peuvent par leurs touchers plus ou moins fréquents introduire ces germes dans l'organisme à l'instar du chirurgien septique. Il n'est donc pas étonnant de voir certaines femmes récemment accouchées présenter toutes les complications qu'on peut observer à la suite des opérations chirurgicales. Les infections tantôt bénignes, tantôt graves revêtent des formes cliniques nombreuses suivant la variété ou la virulence du microorganisme, suivant la porte d'entrée de ce microbe et la qualité du terrain sur lequel il s'est développé.

La fièvre puerpérale étant connue de tout temps, on comprend que les anciens auteurs aient cherché à expliquer la cause de cette grave complication de l'accouchement.

On pensa d'abord, avec Hippocrate et Galien, que la fièvre des suites de couches était due à la rétention et à la décomposition des débris placentaires; les lochies ainsi putréfiées étaient retenues dans le sang et amenaient un empoisonnement. Puis vint la théorie de Puzos qui croyait à la *métastase laiteuse*. Les *laits répandus* eurent même pendant longtemps un véritable crédit. Ces idées régnaient depuis plusieurs siècles quand survint à l'Académie, en 1858, la grande discussion des *localisateurs* et des *essentialistes*. Pour les premiers, parmi lesquels étaient Bouillaud, Cruveilhier, Jacquemier, Velpeau, etc. la lésion anatomique était toute la maladie. Les femmes mouraient de, péritonites, de métrites, de phlegmons du bassin, etc., suivant la forme clinique observée. Les essentialistes étaient plus confus dans leurs explications. Cependant avec Dubois, Depaul, Trousseau, etc., ils pensaient que le sang était d'abord empoisonné par une *influence extérieure*, et que cette *typhisation* de l'organisme amenait à sa suite des manifestations morbides du côté de l'utérus, du péritoine, des articulations, etc. Cette dernière théorie, qui se rapproche un peu des idées actuelles, n'avait cependant amené aucune conclusion pratique.

Il faut arriver à Samuel Kneeland, en 1846, pour entendre parler de la contagion en termes précis. « La fièvre puerpérale, dit-il, se transmet de plusieurs manières. Ainsi, elle peut être inoculée directement par des liquides recueillis sur une femme vivante et malade, ou sur le cadavre d'une femme morte en couches. Les émanations qui se dégagent des malades et surtout l'air des salles d'hôpitaux où sont réunies plusieurs femmes atteintes de fièvre puerpérale propagent la maladie. Enfin elle est transportée par le médecin, par les habits, le linge, la literie, etc., qui ont été en contact avec une personne infectée. »

Presque à la même époque (1848), Ignace Semmelweiss établit nettement l'idée de contagion telle qu'on la comprend actuellement, et si ses contemporains avaient suivi ses conseils, la mortalité des femmes en couches n'aurait pas tardé à diminuer. Voici comment Semmelweiss arriva à découvrir la vérité. Il était assistant du professeur Klein, à Vienne, et il avait remarqué que la mortalité des accouchées était beaucoup plus élevée dans ce service où les femmes étaient assistées par les étudiants que dans les services voisins où les sages-femmes pratiquaient les accouchements. On avait beau changer les locaux ou les repeindre, les résultats étaient toujours aussi mauvais du côté des étudiants. Un accident imprévu vint lui ouvrir les yeux. Pendant une épidémie grave de septicémie puerpérale, un de ses amis, s'étant piqué en faisant l'autopsie d'une femme, mourut rapidement après avoir présenté des symptômes d'infection grave. A l'examen du cadavre de ce médecin, il retrouva les lésions habituelles de la septicémie puerpérale, en particulier des abcès multiples et des phlébites suppurées. Il en conclut que son ami avait contracté l'infection puerpérale et que cette affection était contagieuse par les cadavres. Il ordonna alors aux étudiants de ne plus faire d'autopsies et de se laver les mains dans une solution de chlorure de chaux avant de pratiquer le toucher. Immédiatement la mortalité tomba de 9 p. 100 à 3 p. 100. Encouragé par ce succès, il généralisa ses idées et arriva à poser les grands principes de la contagion puerpérale. Le danger ne résidait plus seulement dans le poison cadavérique, mais il s'étendait également à tous les corps organiques en putréfaction et aux lochies des femmes malades. Tout ce qui pouvait entrer en contact avec la parturiente, mains de l'accoucheur, instruments, linges, devait être désinfecté. Les statistiques devinrent encore plus brillantes à la suite de ces modifications ; aussi la plupart de ses collègues le jalousèrent et il fut obligé de quitter Vienne. Les travaux de Semmelweiss n'étaient cependant pas complètement passés inaperçus et quelques accoucheurs, parmi lesquels il faut citer surtout Skoda Michaëlis et Simpson, faisaient leur possible pour les vulgariser. En France, on ne connaissait pas ces travaux; aussi lorsque Tarnier, en 1857, ayant remarqué que la mortalité dans les Maternités était beaucoup plus forte qu'en ville, arriva à conclure que la fièvre puerpérale était épidémique et contagieuse, beaucoup de médecins convaincus de cette vérité se mirent au travail.

Barnes à Londres, Credé à Leipzig, Spæth et Braun à Vienne, enfin Trébuchet, Malgaigne et Le Fort vinrent montrer à leur tour la grande mortalité des accouchées dans les hôpitaux.

Dix ans après sa thèse, Tarnier entrait comme chef de service à la Maternité. Il commença par isoler les infectées et bientôt la mortalité tomba de

9,3 p. 100 à 2,32 p. 100. La preuve était donc faite et peu à peu tout le monde admit la contagion de la fièvre puerpérale. Il restait à trouver l'agent de la contagion.

Mayrhofer, Waldeyer, Hugh Miller, en examinant des lochies au microscope, y trouvent des microorganismes divers; Coze et Feltz, de Strasbourg, en 1869, décrivent dans le sang des accouchées malades des microbes en couples et en chaînettes sans les étudier plus longuement. Enfin Pasteur, en 1879, arrive à cultiver le streptocoque.

Infections à streptocoques. — C'est sur un nouveau-né mort d'infection ombilicale, que ce savant vit pour la première fois le micrococcus en points doubles qu'il retrouva ensuite dans les lochies des femmes malades. Il put cultiver et isoler ce microbe, et le 18 mars 1879 il communiqua un certain nombre d'observations, dans lesquelles il avait pu obtenir des cultures de cet organisme qui prenait souvent la *disposition en chaînettes.* L'année suivante, son élève Doléris passait sa thèse sur ce sujet et contribuait ainsi à vulgariser les idées du maître. Malheureusement, la science bactériologique était à son début et l'auteur ne pouvait savoir que le microcoque en points doubles et le streptocoque en chaînettes n'était qu'un seul et même microorganisme. Il décrit ainsi trois variétés microbiennes : 1° le micrococque en points doubles ; 2° le microbe en longs chapelets de grains ; 3° le bacille septique en fins et en longs bâtonnets. Chaque variété, du reste, donnait naissance à des formes cliniques spéciales. Cette multiplicité des microbes ne tarda pas à être battue en brèche. Déjà Chauveau et Arloing avaient conclu des nombreuses expériences sur les animaux que le microbe en chaînettes ou streptocoque était le seul agent de la septicémie puerpérale. Puis parut la thèse de Widal qui fait époque dans l'histoire de cette maladie. Pour lui, c'est ce microorganisme, qu'il identifie au streptocoque de l'érysipèle, qui est le spécifique de l'infection des accouchées. « Il suffit, en effet, à lui seul à produire les formes cliniques diverses, et les lésions anatomiques les plus variées de l'infection puerpérale à porte d'entrée utérine. C'est la modification dans la virulence du microbe pathogène qui est la cause qui détermine pour une grande part les variétés des formes d'une même maladie. » C'est le seul microbe, d'accord ainsi avec Bumm, qui parvienne à traverser la paroi utérine. Il peut alors se propager par les lymphatiques et les veines de l'organe pour aller se disséminer dans les différents viscères si l'infection est grave. Les recherches ultérieures ont prouvé que les idées de Widal n'étaient que relatives et l'on revient actuellement aux théories polymicrobiennes de l'infection, quoique le streptocoque en soit l'agent le plus important.

Ces notions pathogéniques nouvelles amènent tout un changement dans la façon d'envisager la fièvre puerpérale. Dans les ouvrages classiques on s'en tient toujours aux descriptions de Siredey qui étudiait comme formes différentes la phlébite, la lympho-péritonite, l'endométrite, etc. Actuellement ces variétés cliniques ont bien vieilli et le plus souvent il est difficile de les reconnaître pendant la vie de la malade; nous attachons moins d'importance aux lésions anatomiques qu'à la genèse de ces accidents et en particulier à la variété et à la virulence du microorganisme.

Quand le *streptocoque* est déposé dans le canal vaginal d'une femme qui vient d'accoucher, il peut, comme l'a bien montré Widal, produire toutes les formes cliniques de l'infection, sauf la fétidité des lochies qui dans le cas de streptococcie est due à une infection associée ou à certaines espèces anaérobies.

Mais, comme nous l'avons déjà fait entrevoir, ce streptocoque n'est pas le seul agent de la fièvre puerpérale et nous allons examiner successivement les différents microorganismes qui ont été signalés.

Infections à staphylocoques. — Le staphylocoque peut produire des infections chez les femmes enceintes, comme l'ont prouvé Bar et Rénon, qui ont observé un cas d'ictère grave dû à ces microorganismes. Après l'accouchement, ces microbes se localisent plutôt dans le sein où ils provoquent l'apparition de galactophorites. Ils attaquent également le nouveau-né chez lequel ils vont produire des abcès multiples, du pemphigus, des lymphangites périvaccinales, du purpura, etc. Peuvent-ils devenir la source d'infection génitale? La question, très discutée, semble cependant être résolue. Brieger, Döderlein, Williams, Bar, Strünckmann, Bonnaire, en ont signalé des cas absolument nets. Krönig a montré que cette infection se localisait le plus souvent aux plaies vulvo-périnéales; elle peut cependant envahir l'utérus et par son intermédiaire devenir généralisée puisque Strünckmann a publié un cas dans lequel les staphylocoques ont été trouvés dans tous les organes. Bar a également observé une femme atteinte de staphylococcie utérine qui présenta de la pleurésie suppurée due au même microorganisme.

Infections à coli-bacilles. — Fraenke, puis Brieger, sont les premiers qui paraissent avoir signalé ce microbe comme cause d'infection puerpérale, puis viennent les cas de Widal, Franqué, Krönig, Marmorek, Williams, Bar, Durante, etc. Ces infections coli-bacillaires, rarement généralisées, se produisent plus facilement quand il reste des débris dans l'utérus. Leur principal caractère est de s'accompagner de fétidité des lochies. Certains cas se sont terminés par la mort avec généralisation de l'infection. (Observations d'Eisenhart, Rendu, Krönig, etc.).

On a voulu faire jouer un rôle aux coli-bacilles dans la production de la physométrie. Il arrive quelquefois, lorsque les membranes se rompent prématurément chez une femme ayant un fœtus mort et macéré, qu'il se produise des gaz fétides qui distendent la paroi utérine. Le fœtus se putréfie avec la plus grande rapidité, son tissu cellulaire se gonfle et il peut devenir monstrueux en peu de temps. Cette production de gaz est due à une fermentation microbienne. A quel agent faut-il la rattacher? Gebhard, en 1896, a publié six observations dans lesquelles il a trouvé le coli-bacille, mais Schnell ayant cultivé ce microbe dans du liquide amniotique ne vit pas se développer de gaz. C'est alors qu'on décrivit un certain nombre d'espèces anaérobies qui jouent un grand rôle dans la production de ces gaz. Cette question n'est pas encore résolue, comme nous le verrons plus loin. Il n'en est pas de même des infections urinaires qui peuvent s'observer dans les suites de couches et qui sont presque toujours à coli-bacille. Ces infections sont très fréquentes et d'après Bar elles existeraient dans le 1/15 des accouchements. Elles consistent en cystite et en pyélo-néphrite qui passent du reste souvent inaperçues. Enfin rappelons que ce microbe est l'agent qui produit les infections intestinales du nouveau-né, et certains cas d'ictère grave chez la femme enceinte.

Infections anaérobies. — Si l'on examine des lochies de certaines femmes infectées, il n'est pas rare d'y voir après coloration sur lamelles, plusieurs espèces microbiennes, et cependant quand on ensemence sur milieux aérobies on ne voit pas se développer tous les microbes rencontrés sur les préparations. C'est que certains de ces agents infectieux sont anaérobies, ce que l'on prouve en les cultivant à l'abri de l'air. Ces espèces anaérobies, étudiées depuis peu dans leurs rapports avec la puerpéralité, semblent cependant jouer un rôle important. Nous avons déjà vu que Pasteur et Doléris accordaient au vibrion septique un rôle spécial dans la symptomatologie de l'infection. C'était d'après eux le microbe des formes suraiguës. Tarnier le considère comme l'agent de l'infection putride, quoiqu'il semble n'avoir pas été trouvé bien souvent par les autres auteurs. Depuis quelques années cette question des anaérobies a été étudiée de plus près, surtout au point de vue de certaines formes gazeuses de septicémie. Ces formes gazeuses, qui débutent quelquefois pendant le travail, en provoquant la physométrie, sont caractérisées par la production de gaz dans les différents viscères (foie, reins, rate, etc.). Ce développement gazeux est dû à des embolies septiques provenant de l'utérus. L'examen bactériologique de ces cas n'a pas donné des résultats concordants. Les uns avec Gebhard incriminent le coli-bacille, d'autres avec Nuttal, Dobbin, Bar, Krönig y voient une infection anaérobique.

La question est encore à l'étude ; mais cependant nous devons citer les observations très nettes de Nuttal, Dobbin, Lyndenthal, Demei, Krönig et Menge qui ont pu cultiver des espèces strictement anaérobies chez des femmes mortes d'infection gazeuse. Malheureusement ces espèces sont mal décrites. Hallé, dans sa thèse, en employant le procédé de culture Veillon-Zuber, a pu isoler et étiqueter certaines variétés nouvelles ou déjà connues. Ce sont le *B. funduliformis*, le *B. nebulosus*, le *streptococcus tenuis*, etc. L'un de nous dans un cas de septicémie post-abortive a trouvé à l'état pur le *B. perfringens* décrit par Veillon. Rapprochons de ces faits celui qu'a présenté Bar à la Société d'obstétrique de Paris dans lequel il s'agissait d'une hépatite gazeuse observée chez une éclamptique.

Infections à gonocoques. — Ces infections, fortement discutées en France, sont admises par la plupart des auteurs allemands. C'est Nœggerath qui le premier émit l'opinion que la gonorrhée pouvait devenir une cause d'infection dans les suites de couches. A sa suite Sänger vint confirmer ces idées en y ajoutant des recherches bactériologiques. Ayant examiné à ce point de vue un certain nombre de femmes enceintes, il trouva le gonocoque dans 27 p. 100 des cas, surtout dans l'urèthre et le col utérin; il pense que bien des accidents puerpéraux sont dus à ce microorganisme. Bumm et Krönig en poursuivant ces travaux ont montré que le microbe de Neisser se développait surtout dans l'endomètre et qu'il n'envahissait que rarement les parties profondes de l'utérus. On a cependant signalé des cas d'infection gonococcique grave. Wertheim a vu de la paramétrite et de la péritonite puerpérale dues à cet agent.

Hallé et Rendu ont publié une observation de septicémie à gonocoques compliquée d'endocardite avec examen bactériologique à l'appui. Cumston, dans un récent travail, pense que cette cause d'infection est beaucoup plus fréquente qu'on ne le croit.

Il n'est pourtant pas rare à l'hôpital de voir des femmes accoucher en pleine blennorrhagie aiguë sans pour cela observer dans la suite d'accidents puerpéraux. Peut-être faut-il attribuer l'innocuité de ces cas aux injections antiseptiques que l'on donne aux femmes avant l'accouchement.

Le gonocoque intéresse vivement l'accoucheur à un autre point de vue. On sait, en effet, que les ophtalmies précoces des nouveau-nés sont dues à ce microorganisme, et que cet accident tend à disparaître de plus en plus depuis qu'on emploie le traitement prophylactique au nitrate d'argent préconisé par Credé.

Infections à pneumocoques. — Ce microbe a été trouvé dans les lochies de femmes infectées. Cette variété d'infections paraît assez rare. Citons cependant les cas de Bar, Herrgott, Vinay, Czemetchka, Bumm, etc. Le nouveau-né peut être également atteint en s'inoculant au passage. On observe alors des conjonctivites dites secondaires beaucoup moins graves que l'ophtalmie gonococcique, et surtout des pleuro-pneumonies suppurées qui entraînent rapidement la mort de l'enfant.

Infection diphtéritique.— Nous voulons parler ici de l'infection diphtéritique vraie à bacille de Lœffler et non de la diphtérie vulvo-vaginale des anciens auteurs qui est due généralement au streptocoque. Cette variété d'infection est très rare. Elle a été observée par Bumm et Williams. Elle cède au sérum de Behring-Roux.

Il existe, enfin, quelques observations d'infections exceptionnelles; nous ne ferons que les énumérer. Ce sont les infections à *bacilles typhiques* (Kühnau); à *proteus vulgaris* (Doléris, Bar et Rénon) ; à *bacille du charbon* (Demelin, Dominici et Leroy) ; à *bacille tétanique* (Heyse, Legry, Rubeska).

Infections associées. — Nous venons d'énumérer les différents microorganismes qui pouvaient produire l'infection puerpérale; mais en clinique les choses sont beaucoup moins simples et le plus souvent, quand on examine les lochies des femmes infectées, on rencontre plusieurs microbes qui, agissant simultanément ou successivement, créent des infections associées ou mixtes. L'expérimentation a montré l'importance de ces infections mixtes qui jouent un grand rôle dans l'exaltation de la virulence.

Monti, ayant injecté du prodigiosus dans l'oreille d'un lapin et du streptocoque dans l'autre oreille, a vu l'animal mourir en quelques heures, tandis que les deux microbes injectés isolément ne produisaient que des lésions locales. Les toxines agissent dans le même sens, et Roger et Achalme ont pu ainsi exalter fortement la virulence du streptocoque en introduisant dans l'organisme d'animaux des cultures filtrées de proteus. Enfin Bezançon et Widal ont montré que si l'on injecte, à un lapin déjà atteint de coli-bacillose, du streptocoque, l'animal meurt rapidement aussi bien d'infection à coli-bacille que de streptococcie. Les deux infections se sont exaltées mutuellement.

Ces faits expliquent certains cas de mort rapide dans les suites de couches quand il y a infection mixte : ils montrent, en outre, l'importance de l'antisepsie en obstétrique. Il faut, en effet, non seulement éviter le streptocoque, mais empêcher la pénétration de tout autre microbe qui pourrait aggraver singulièrement une infection primitivement bénigne.

Maintenant que nous connaissons les différents microorganismes trouvés dans la fièvre puerpérale, nous devons rechercher d'où proviennent ces agents infectieux. Dans la plupart des cas, le microbe est apporté dans le vagin ou l'utérus par le médecin ou la sage-femme ; c'est ce qu'on appelle l'hétéro-infection. Dans d'autres cas, beaucoup plus rares il est vrai, la femme contient le microbe dans son organisme et c'est à l'occasion du traumatisme obstétrical qu'il devient virulent : il s'agit alors d'une auto-infection.

§ 1. — Hétéro-infection.

Cette source d'infection est, comme nous l'avons dit, de beaucoup la plus fréquente. Il suffit de comparer les statistiques antérieures et postérieures à l'antisepsie pour voir combien sont relativement rares les cas d'infection depuis qu'on se lave les mains et qu'on emploie des instruments aseptiques. C'est, en effet, le toucher vaginal pratiqué avec des doigts sales qui est le principal facteur d'infection puerpérale, car la peau des mains contient, dans les couches épidermiques superficielles, dans les canaux glandulaires et surtout au niveau des gouttières unguéales un grand nombre de microorganismes. Ces staphylocoques et streptocoques, peu dangereux ordinairement, peuvent devenir très virulents s'ils sont ensemencés dans le vagin d'une femme en travail. Les doigts de l'accoucheur deviennent encore bien plus dangereux quand ils ont touché auparavant des objets septiques. Il est, en effet, extrêmement difficile, dans ces cas, de se désinfecter les mains, comme l'ont prouvé les recherches de ces dernières années. On devra donc faire son possible pour ne pas toucher des liquides septiques quand on est exposé à pratiquer des accouchements. Tous les liquides purulents sont dangereux, qu'ils proviennent d'un abcès, d'un panaris, d'une ophtalmie, d'un cancer ulcéré, etc. Budin a observé deux cas d'infection mortelle causés par une sage-femme et par un interne ayant fait l'une un accouchement, l'autre une délivrance artificielle avec un panaris trop récemment cicatrisé ; la sage-femme avait, en outre, conservé les vêtements qu'elle portait pendant que son doigt suppurait. Les lochies des infectées sont surtout dangereuses puisqu'elles contiennent de nombreux streptocoques très virulents. C'est par les lochies que se produisaient autrefois ces épidémies si meurtrières, le doigt de l'accoucheur ou celui de la sage-femme allant ensemencer le microorganisme de vagin en vagin. Il suffit d'examiner une goutte de lochies infectées au microscope pour se persuader du nombre considérable de streptocoques qu'on peut ainsi propager par le toucher. On comprend alors ces épidémies qu'on observe dans la clientèle des médecins et des sages-femmes qui ne pratiquent pas l'antisepsie. En 1885, Le Fort a rapporté une épidémie semblable qu'il avait suivie en Sologne.

Les suppurations diverses et les lochies ne sont pas seules dangereuses. Les cadavres, qui sont si rapidement envahis par les microbes, peuvent également infecter les mains. Dans cet ordre d'idées, les cadavres non injectés sont beaucoup plus dangereux; aussi les étudiants qui font des autopsies sont-ils encore plus redoutables pour les femmes en couches que ceux qui dissèquent.

Le fait d'avoir été en contact avec certains malades peut devenir également une cause d'infections puerpérales. C'est surtout pour l'érysipèle que la contagion est à craindre. Ces dangers étaient, du reste, connus avant la découverte du microbe : Eisenmann faisait de l'infection puerpérale un érysipèle interne; Maurice Raynaud comparait également avec beaucoup de justesse l'endométrite puerpérale à un érysipèle de la muqueuse utérine. Enfin dans ces derniers temps, avec preuves anatomiques à l'appui, Widal et Bumm ont démontré que ces deux maladies étaient dues au même agent infectieux. C'est ce qui explique ces épidémies portant à la fois sur les mères et sur les enfants, qui produisent par exemple une péritonite chez la mère et un érysipèle chez le nourrisson.

On voit donc, d'après ce qui précède, combien il est important de se désinfecter les mains avant de pratiquer le toucher vaginal. D'après les recherches récentes (Kümmel, Furbringer, Kelly, etc.), on devra surtout s'attacher à pratiquer la désinfection mécanique. Le brossage prolongé à l'eau chaude et au savon paraît être le meilleur moyen que nous possédions actuellement, surtout si l'on termine ce savonnage par un séjour prolongé dans une solution de sublimé. Si le médecin dans sa pratique est forcé de faire une opération septique, comme l'ouverture d'un abcès par exemple, il fera bien de se servir de gants de caoutchouc. En tout cas, immédiatement après avoir pratiqué l'opération il devra se désinfecter très soigneusement les mains, car ce sont surtout les produits desséchés qui sont les plus tenaces et, par conséquent, les plus dangereux.

Ces préceptes sont bien connus, du reste, des chirurgiens, et Terrier, en particulier, insiste vivement pour qu'on arrive à opérer à part les malades septiques et aseptiques. Il demande des salles et un personnel différents pour chacune de ces deux variétés; c'est ce qui existe dans les maternités de Paris qui possèdent un service d'isolement pour les malades infectées.

Il ne suffit pas d'avoir les mains propres pour pratiquer le toucher, car on peut s'inoculer les doigts au passage, au contact des organes génitaux externes. D'où la règle importante de ne jamais examiner une femme en travail avant d'avoir désinfecté soigneusement les régions ano-vulvaires.

Tous les instruments qui pénètrent dans le vagin peuvent devenir, au même titre que les mains, des agents d'infection. Les canules vaginales ou utérines, le forceps, le basiotribe, etc., sont susceptibles de produire des cas ou même des épidémies de septicémie puerpérale. Ces objets seront d'autant plus dangereux qu'ils pénétreront plus loin dans les organes génitaux et qu'ils se rapprocheront de la plaie placentaire. L'injection intra-utérine et la délivrance artificielle deviennent ainsi des opérations graves si elles ne sont pas faites aseptiquement.

Les liquides employés pendant l'accouchement doivent être aseptiques ou antiseptiques, ce qui suppose la désinfection soignée par l'ébullition du récipient et du tube de caoutchouc qui vont servir à l'injection. L'accouchement étant fini, la femme peut encore s'infecter si les règles antiseptiques ne sont pas observées. Il faudra n'employer que des bassins et des linges propres et recouvrir la vulve avec du coton stérilisé pour empêcher les organes génitaux de se souiller pendant les mouvements faits par l'accouchée.

La chambre dans laquelle se passeront les suites de couches peut devenir une source d'infection, si elle a été habitée auparavant par une malade atteinte de suppurations quelconques. Aussi il sera plus prudent de supprimer les tentures, les papiers et les tapis.

Les vêtements des personnes qui approchent l'accouchée devront être propres et autant que possible en étoffe pouvant être lavée. On a vu, en effet, des robes professionnelles de sages-femmes ou de garde-malades devenir de véritables agents d'épidémies. Les vêtements sont surtout dangereux quand le médecin est obligé d'aller voir des malades atteints de maladies contagieuses. La scarlatine et la grippe sont particulièrement redoutables à ce point de vue, car les femmes en couches contractent facilement ces affections; certains auteurs prétendent même qu'elles peuvent dégénérer en fièvre puerpérale. Enfin, disons en terminant que quelques maladies en apparence bénignes peuvent devenir la cause d'infections graves. Parmi celles-ci, citons, l'ozène et surtout les angines à streptocoques qui, dans une maternité, peuvent être suivies de véritables petites épidémies si l'on ne prend pas soin d'isoler les malades dès le début. (Cas de Pfannenstiel, Budin, Chavane et Planchon).

D'après ce que nous venons de dire, on voit que dans la plupart des cas, l'infection puerpérale est due à un contage direct, le doigt de l'accoucheur ou les instruments ayant introduit les agents microbiens dans les organes génitaux.

La contagion par l'air, telle que l'envisageait Tarnier dans sa thèse, est au contraire exceptionnelle. Certaines observations publiées par Guérard, Guéniot, etc., tendraient cependant à faire croire que certaines odeurs fétides, ce que Guéniot appelle le méphitisme de l'air, pourraient devenir une cause d'infection puerpérale. Il est possible que l'inspiratiou d'un air vicié prédispose à l'infection, d'autant plus que Bouchard a démontré l'influence des gaz délétères sur la vaso-dilatation.

L'hétéro-infection est donc de beaucoup la variété la plus fréquente, mais il existe cependant des cas dans lesquels on ne peut incriminer ni l'accoucheur, ni la sage-femme, les microbes provenant de l'organisme maternel lui-même.

§ 2. — Auto-infection.

L'auto-infection peut s'expliquer de différentes manières. Une femme, ayant eu, par exemple, des accidents septiques juxta-utérins (salpingites, pelvi-péritonites) avant la grossesse, peut, à l'occasion de l'accouchement, présenter des accidents aigus d'infection dus aux microorganismes devenus plus virulents. Il ne s'agit pas là d'une véritable auto-infection, mais plutôt d'une récidive d'une infection déjà ancienne, c'est ce que Doléris appelle les infections inévitables. D'autres fois, au contraire, tous les organes pelviens sont normaux et ce sont les saprophytes habituels du vagin qui, devenus pathogènes, vont pouvoir produire des accidents plus ou moins graves. C'est là la véritable auto-infection. Nous allons étudier successivement ces différentes particularités.

A. — **Le contage existe dans le corps de l'utérus lui-même.** — Il existe quelques cas, très rares du reste, dans lesquels la muqueuse utérine contient des microorganismes pendant la grossesse. Ces microbes qui, le plus souvent, existaient avant la fécondation, produisent des altérations de la caduque décrites sous le nom d'endométrite déciduale. Cette endométrite, étudiée depuis longtemps par Veit, Schrœder, Jacquemier, Donat au point de vue macroscopique, n'est guère connue au point de vue bactériologique.

Cependant, Neumann, dans deux cas d'endométrite gravidique, a trouvé le gonocoque dans la caduque épaissie. Plus récemment, Emanuel a pu colorer le même microbe dans la muqueuse utérine d'une femme venant de faire un avortement.

Comme autre cause d'infection intra-utérine, signalons encore les fibromes sous-muqueux et les cancers du corps qui peuvent, en se putréfiant, produire des accidents dans les suites de couches.

B. — **Le contage pénètre dans le corps indemne.** — La cavité utérine de la femme enceinte ne contient pas de germes à l'état normal, comme nous le verrons plus loin. Dans certains cas cependant, des microbes siégeant dans des organes voisins peuvent envahir secondairement les parois de la matrice. Dans d'autres, au contraire, l'infection est générale et c'est par l'intermédiaire du torrent circulatoire qu'il se produit une localisation microbienne dans l'utérus. La pneumonie, la scarlatine, l'érysipèle, le choléra, etc., survenant chez des femmes enceintes ou pendant les suites de couches, peuvent ainsi produire des complications génitales. C'est surtout dans la grippe que ces accidents sont à redouter. En effet, cette affection s'accompagne souvent d'infections secondaires à staphylocoques, pneumocoques, streptocoques, colibacilles, etc. qui en envahissant l'économie peuvent se localiser dans l'utérus. C'est une des raisons qui fait que la grippe est souvent grave pendant les suites de couches (Bar et Boullé). Certains foyers infectieux localisés deviennent parfois le point de départ d'une infection utérine. Les microbes peuvent alors suivre la voie sanguine pour envahir l'utérus où ils acquièrent une virulence nouvelle (Doléris). C'est également l'avis de Chantemesse qui s'exprime de la façon suivante : « Certaines femmes, qui ont des microbes dans le sang pour une raison quelconque, souvent un érysipèle antérieur, souvent une poussée de furoncles, sont prises, au bout de trois ou quatre jours après l'accouchement, d'accidents infectieux très graves. En pareil cas, l'ouverture des sinus utérins a ensemencé l'utérus et dès lors s'est formé dans la cavité utérine un foyer où le microbe se développe à l'aise. A l'abri de l'oxygène, moins exposé à la phagocytose, il exalte sa virulence et de nouveau vient produire une seconde infection sanguine, bien plus grave que la première, parce que, désormais, le microbe qui circule dans le sang a accru sa masse et sa virulence. »

Les inflammations péri-utérines anciennes peuvent, par un autre mécanisme, produire l'infection de la cavité utérine pendant la grossesse ou les suites de couches. Qu'il s'agisse de salpingites, de phlegmons du ligament large, d'appendicite, toutes les conditions sont les mêmes. Il existe un foyer septique juxta-utérin souvent relié par des adhérences qui, contenant des vaisseaux sanguins et lymphatiques, servent ainsi de voie de pénétration aux microorganismes. Sous l'influence de la grossesse, l'utérus en se développant tiraille et irrite le foyer septique, si bien que des lésions anciennes, qui sommeillaient jusqu'alors, acquièrent une nouvelle intensité. Les microorganismes redevenus virulents se développent facilement dans des tissus rendus plus aqueux par le fait même de la grossesse, et en suivant les adhérences, provoquent l'infection utérine. On observe alors l'avortement, l'accouchement prématuré, la mort du fœtus ou quelquefois une septicémie maternelle.

Certaines poches purulentes situées près de l'utérus, mais n'ayant aucun lien de réunion avec cet organe, peuvent cependant causer une infection utérine par un autre mécanisme. On sait en effet que certains microbes, le colibacille par exemple, sont capables de traverser l'intestin sans qu'il existe de solution de continuité des parois. Il suffit que, comme dans le cas de hernie étranglée, l'intestin soit comprimé et congestionné. C'est ce qui arrive dans certains cas d'appendicite : les microbes envahissant la grande cavité péritonéale et de là pénétrant dans l'utérus. Mais il s'agit ici d'une infection utérine consécutive à une infection généralisée. Tel est le cas de Chantemesse et Legry, dans lequel une rétroversion de l'utérus gravide ayant amené une compression du rectum, il s'en est suivi une infection utérine à coli-bacille.

Cette infection d'origine intestinale se fait parfois par un mécanisme différent. On peut observer à la suite d'accouchements laborieux des déchirures ou des fistules de la cloison recto-vaginale. Dans ces cas, si la suture primitive n'a pas pris, les gaz et les matières fécales pénètrent dans le vagin, d'où contamination de la plaie utérine. Ces modes d'infections sont rares aujourd'hui qu'on ne laisse plus les femmes pousser si longtemps.

Quant aux lésions annexielles, elles ne produisent que rarement d'infection utérine au moment de l'accouchement. Mégret, Veit, Blanc, etc. ont montré qu'elles s'aggravaient plutôt à l'occasion du travail. On observe alors une poussée inflammatoire périutérine et la formation rapide d'un abcès.

La suppuration du système urinaire peut devenir également la source d'une infection puerpérale. Supposons, par exemple, une femme enceinte atteinte de pyélonéphrite ou de cystite; les urines, en s'écoulant au niveau de la vulve, vont ainsi pouvoir contaminer le vagin et par suite l'utérus. Il est même possible que l'infection se fasse directement par les anastomoses qui existent entre les vaisseaux sanguins et lymphatiques de la vessie, de l'uretère et de l'utérus. Le plus souvent ces infections urinaires sont à coli-bacille.

Toutes les voies d'infections que nous venons d'énumérer sont assez rares et peuvent passer pour anormales; il s'agit plutôt alors d'un accident de réinfection que d'une véritable auto-infection. Tout autre est la question de savoir si une femme absolument saine, n'ayant pas été examinée, peut être atteinte de fièvre puerpérale. On comprend combien cette constatation a d'importance au point de vue pratique et c'est pour la résoudre que depuis plusieurs années déjà, de nombreux auteurs ont étudié la flore microbienne des organes génitaux. En effet, si le vagin contient des microbes virulents à l'état normal, l'auto-infection devient possible.

Les premières recherches de ce genre ont été faites par Kehrer, qui en inoculant des sécrétions vaginales à des animaux a vu se produire des petits abcès avec formation de gaz. Gönner et Bumm, après examen microscopique, concluent à l'absence des germes dans le vagin des femmes enceintes. Steffeck et Winter un peu plus tard décrivent un très grand nombre d'espèces microbiennes différentes parmi lesquelles on trouve des streptocoques et des staphylocoques. C'est alors que Döderlein publia son travail reposant sur l'examen de 195 femmes enceintes. Il divise les sécrétions vaginales en normales et pathologiques. Les premières (55 p. 100 des cas) se présentent sous la forme de liquide blanchâtre, aqueux, de consistance de lait caillé, formant un enduit sur la muqueuse du vagin. Ces sécrétions sont nettement acides et contiennent un bacille à l'exclusion de toute autre espèce microbienne. Ce microbe, qu'il appelle « bacille vaginal », est la cause de l'acidité de la cavité vaginale. Les sécrétions pathologiques (45 p. 100 des cas), beaucoup plus abondantes, ont une couleur jaunâtre ou verdâtre. Elles sont moins acides ou même alcalines. Au microscope, on retrouve le bacille vaginal en moindre abondance et d'autres microorganismes parmi lesquels un bacille gros et court, des cocci et, dans 8 cas sur 195, le streptocoque pyogène. Cette pauvreté en microbes pathogènes était due, d'après Döderlein, aux produits acides engendrés par le « bacille vaginal ». Quand l'acidité était insuffisante, les autres microorganismes pouvaient se développer et donnaient naissance à la sécrétion pathologique. L'auteur concluait de ses travaux que le vagin ne contenant que rarement des germes pathogènes, il valait mieux, pour éviter la contamination de ce conduit, supprimer les injections vaginales pendant et après l'accouchement.

Ces recherches de Döderlein étaient bientôt confirmées par Williams, Burkhard et Stroganoff; aussi la question semblait jugée quand deux ans après parurent les travaux de Krönig qui rouvrirent le débat. Cet auteur, ayant pris les précautions nécessaires pour ne pas infecter ses instruments au niveau de la vulve pendant la prise des mucosités, ne trouve jamais de streptocoque, de staphylocoque ou de coli-bacille dans le canal vaginal des femmes enceintes. Il en conclut que l'auto-infection par ces microorganismes est impossible. D'où vient donc cette stérilité d'une cavité qui cependant est forcément souillée (coït, lavages, touchers, etc.). Il faudrait admettre que les microbes sont détruits sur place. C'est pour répondre à cette question que Krönig étudia la propriété bactéricide des sécrétions vaginales.

En introduisant des cultures de streptocoques, staphylocoques, etc. dans le vagin des femmes enceintes, il a vu ces microbes disparaître dans un temps variant de onze à vingt heures et cela aussi bien dans les sécrétions normales que pathologiques. Ce n'est donc pas au bacille vaginal qu'était due la stérilisation du vagin. Cette propriété bactéricide des sécrétions vaginales s'exerce tout particulièrement pour le streptocoque qui est tué le plus vite. Walthard, reprenant ces recherches, les a étendues aux suites de couches. Il divise au point de vue bactériologique les organes génitaux de la femme en deux zones. Une zone supérieure qui comprend la partie supérieure du col, le corps de l'utérus la trompe, et qui est stérile ; l'autre située au dessous de celle-ci et qui est richement peuplée de microbes. Ces microbes (streptocoques, staphylocoques, coli-bacilles, gonocoques) complètement dépourvus de virulence, sont comparables aux saprophytes qui habitent les autres cavités naturelles (bouche, nez, intestins, etc.). Ils ne deviennent virulents que dans certains cas spéciaux d'infériorité de terrain. La stérilisation dans l'utérus est due au bouchon muqueux et aux nombreux leucocytes qu'il contient. Si l'on vient, en effet, à examiner ce bouchon muqueux, on voit qu'on peut le diviser en trois zones : l'une, inférieure, qui est remplie de microbes et de leucocytes ; l'autre, moyenne, où l'on trouve des leucocytes sans microbes ; enfin, la troisième, supérieure, qui ne contient plus ni microbes, ni leucocytes. L'auteur conclut qu'il ne faut pas donner d'injections vaginales aux femmes en couches, sauf quand l'exploration de l'accoucheur doit dépasser le col ou quand l'organisme de la femme a été affaibli par une complication quelconque.

Ces expériences de Walthard et de Krönig, reprises tout dernièrement par Williams, n'ont pas donné les mêmes résultats entre les mains de cet auteur. En effet, en se servant d'une pipette spéciale permettant de recueillir les liquides directement dans le vagin sans la souiller au niveau des organes génitaux externes, il a vu que ce canal ne contenait jamais ni streptocoques, ni staphylocoques. Aussi Williams nie-t-il l'auto-infection.

Ces recherches, qui paraissent se contredire, ont cependant au point de vue pratique une grande analogie. En effet, s'il faut tant de précautions pour recueillir aseptiquement les mucosités vaginales, on comprend que pendant l'accouchement, même en ne pratiquant que de rares touchers, il est presque impossible de ne pas refouler dans le vagin les microorganismes qui existent toujours au niveau de la vulve. On doit donc considérer que la cavité vaginale contient des microorganismes à l'état normal comme les autres cavités naturelles. Ces microbes, qui n'existent qu'à l'état de saprophytes, peuvent cependant dans quelques cas déterminés devenir pathogènes. Ceci est au moins vrai pour les anaérobies, car Krönig et Hallé ont trouvé dans le vagin de la femme enceinte normale des microbes anaérobies stricts qui, injectés aux animaux, produisaient des abcès fétides et de la gangrène.

Comme les propriétés bactéricides du vagin ne sont pas absolues, et ceci nous est démontré par les expériences récentes de Caselli, nous croyons que, jusqu'à nouvel ordre, il est plus prudent de faire des injections vaginales pendant l'accouchement. Dans tous les cas, il est de la plus haute importance de ne pas introduire de germes nouveaux dans les organes génitaux de la femme, d'où la règle formelle de ne pratiquer le toucher qu'avec des doigts aseptiques. Cette crainte de faire pénétrer avec le doigt des microorganismes dans un vagin primitivement stérile a poussé certains accoucheurs à ne donner d'injections vaginales ni pendant le travail ni pendant les suites de couches. C'est en Allemagne qu'est né ce mouvement qui paraissait tout d'abord révolutionnaire. Leopold, Bumm, Mermann, etc., qui ont les premiers employé cette nouvelle méthode, en ont obtenu de très bons résultats. Certains accoucheurs ont même été plus loin. Leopold et Spælin, pour ne pas pratiquer le toucher vaginal, décrivirent toute une série de manœuvres externes permettant de reconnaître les différentes phases du travail. Krönig et Ries préconisent même le toucher rectal pour ne pas introduire avec le doigt des microorganismes dans le vagin. Enfin Strassmann chercha à remplacer les opérations obstétricales (forceps, version podalique) par des interventions externes spéciales.

Cette pratique n'a pas été suivie en France, car le toucher est indispensable pour suivre les différentes périodes du travail et pour reconnaître les anomalies et les complications qui peuvent se produire. Malgré ces précautions, ces auteurs ont une morbidité assez élevée (statistique de Zweifel, 25 p. 100), ce qui prouve que l'auto-infection, quoique rare, existe bien. On a observé du reste un cas de mort par streptococcie chez une femme n'ayant jamais été examinée (cas de Hofmeier).

Si l'auto-infection est rare chez les femmes présentant des organes génitaux sains, elle peut se produire plus facilement lorsque le canal vagino-utérin présente des lésions. Le cancer du col qui, comme l'a bien montré Bar, devient parfois la source d'une endométrite gravidique, peut à plus forte raison amener l'infection utérine dans les suites de couches. Il en est de même des suppurations périvaginales (bartholinites, etc.); quant à la vaginite des femmes enceintes, elle ne paraît pas, malgré l'opinion de certains auteurs (Nœgerath, Sænger, etc.), se compliquer très fréquemment d'endométrite puerpérale. Il n'est pas rare en effet de voir ces femmes accoucher sans accident.

Il nous reste maintenant à mentionner une dernière cause d'infection puerpérale; nous voulons parler des opérations que l'accoucheur est parfois obligé de pratiquer pendant la grossesse ou l'accouchement. La laparotomie suivie de l'ablation de tumeurs ou d'opération césarienne, la symphyséotomie, sont des interventions qui restent encore graves, malgré les progrès de l'antisepsie; mais il s'agit d'une véritable infection chirurgicale, quoiqu'elle puisse envahir l'utérus secondairement.

Nous venons d'énumérer les différentes voies par lesquelles les microorganismes pénètrent dans les organes génitaux de la nouvelle accouchée. Cette recherche est souvent très difficile. On peut, en effet, confondre et prendre pour origine d'une infection utérine une lésion juxta-utérine, qui n'est que secondaire à la première. D'autant plus qu'on est toujours tenté, en présence d'une fièvre puerpérale, de chercher une excuse à cette infection. Dans certains cas cependant, on trouve d'une façon certaine le point de départ de l'auto-infection.

Que les microbes soient apportés par la personne qui a fait l'accouchement ou qu'ils proviennent de la femme elle-même, une fois en contact avec la plaie utérine, ils vont provoquer, suivant leur nombre, leur nature et leur virulence, des formes cliniques différentes. Les unes, très légères, ne donneront naissance qu'à des symptômes bénins et fugaces; les autres, très graves, s'accompagneront de signes généraux très marqués. Les différents phénomènes sont dus quelquefois à l'action directe du microorganisme, mais le plus souvent ils sont causés par les toxines qu'ils fabriquent. Dans un premier degré, la présence du microbe est suivie d'une réaction leucocytaire locale qui protège les couches profondes du tissu utérin. Ces leucocytes agissent en englobant les microbes, mais surtout en neutralisant l'effet de leur toxine, soit dans le corps même du leucocyte, soit à distance grâce à la sécrétion propre de ces cellules. Dans un degré plus prononcé, la réaction leucocytaire est insuffisante, les microbes trop nombreux ou trop virulents traversent la barrière de défense et pénètrent l'économie. Ils peuvent ainsi, en suivant la voie lymphatique ou veineuse, produire des lésions profondes ou à distance, voire même une infection généralisée. C'est surtout le streptocoque qui possède la propriété de pénétrer dans les tissus et d'envahir les vaisseaux. Les autres microbes ont plutôt tendance à rester sur place et à n'agir que par leurs toxines. On peut cependant observer des cas d'infection générale à staphylocoque, à coli-bacille, à gonocoque (Rendu et Hallé).

On ne doit pas s'étonner que des microorganismes déposés dans le vagin des femmes récemment accouchées puissent produire des accidents graves. Ces femmes sont, en effet, un bon terrain pour le développement des agents infectieux. La fatigue, qui accompagne le traumatisme obstétrical, agit d'abord en affaiblissant le système nerveux. De plus, les recherches modernes ont montré que la grossesse modifiait profondément l'organisme de la mère. Sans vouloir insister sur les lésions hépatiques et rénales, que certains auteurs ont décrites chez les femmes enceintes normales, ni sur l'anémie gravidique qui, d'après les recherches de Fehling et Reinl, aurait été bien exagérée, nous devons retenir cependant que la grossesse s'accompagne d'un ralentissement de la nutrition. Labadie-Lagrave et Boix ont démontré que la fonction uropoiétique du foie était diminuée. Charrin, dans une série d'expériences récentes, a montré que les sels minéraux, et en particulier le fer, diminuaient pendant la grossesse. L'hyperglycémie, l'abaissement du coefficient d'oxydation, autres indices de ralentissement de la nutrition, tous ces phénomènes ajoutés, expliquent pourquoi la femme qui vient d'accoucher est un terrain de moindre résistance. Si nous songeons, en outre, à la largeur de la plaie placentaire et aux nombreux sinus qui mettent, pour ainsi dire, le système veineux directement en contact avec la cavité utérine, si nous pensons que le sang qui s'écoule dans le vagin en neutralisant l'acidité naturelle de ce conduit permet aux streptocoques de se développer, nous voyons que la nouvelle accouchée peut devenir une proie facile à l'infection.

Son organisme possède heureusement des moyens de défense. L'écoulement lochial fait l'office de drain en entraînant les impuretés au dehors. Les cellules épithéliales du vagin et du col agissent également en jouant le rôle de phagocytes. Mais c'est surtout par le nombreux appel de leucocytes, qui se produit au niveau de la plaie placentaire et des sinus veineux, que se fait la défense naturelle. La leucocytose est, du reste, la règle pendant la grossesse ; c'est ce qu'ont prouvé les recherches de Nasse, Malassy, Rieder, etc. Cette leucocytose augmente encore pendant le travail et les suites de couches (Hitbard et White, Nannicini, etc.).

Les deux termes du problème : microbes et terrain, étant ainsi connus, que va-t-il se passer ? C'est ce que la clinique nous montre. On observe alors des symptômes différents qui varient suivant un certain nombre de circonstances. Parmi celles-ci, nous devons d'abord citer la virulence du microorganisme. Nous avons déjà vu que des saprophytes vivant jusqu'alors sans produire aucune manifestation pouvaient, sans cause apparente, devenir la source d'accidents graves ; on comprend, à plus forte raison, que des microbes pathogènes de virulence faible puissent acquérir chez certaines femmes une nocuité extrême. C'est ce qu'on rencontre surtout dans les services hospitaliers à l'occasion de petites épidémies de fièvre puerpérale. On peut observer, en effet, des cas semblables à ceux de Krönig et Bar dans lesquels les lochies prises dans l'utérus même ont montré l'existence de streptocoques à l'état pur et cependant l'organisme de la femme ne réagit pas, c'est à peine si la température atteint 38° et tout rentre bientôt dans l'ordre. D'autres femmes ont un peu de fièvre avec quelques plaques diphtéroïdes au niveau des déchirures vulvo-vaginales, puis au bout de deux ou trois jours la température revient à la normale. D'autres présentent des accidents plus sérieux d'endométrite avec une températur e de 40°. D'autres enfin, atteintes plus gravement, ont un fièvre violente le soir même ou le lendemain de l'accouchement, il n'existe aucune lésion appréciable au niveau de l'utérus et cependant la femme meurt rapidement de septicémie. Tous ces cas si différents au point de vue clinique ont été produits par le même streptocoque qui, chez certaines femmes, acquiert une virulence extrême. Ces faits expliquent ces épidémies si meurtrières de jadis où l'on ensemençait successivement une série de vagins avec le doigt souillé de streptocoques. Ils expliquent également « pourquoi la virulence s'accroît dans les services hospitaliers » (Budin).

La voie suivie par le microorganisme a également son importance.

On pensait autrefois que les plaies multiples produites pendant l'accouchement sur toute la hauteur des organes génitaux pouvaient devenir une source d'infection. Ces vues sont exactes, mais il est admis aujourd'hui, depuis les travaux de Widal, de Bumm, etc., que la voie utérine est de beaucoup la plus fréquente.

Quand l'infection reste localisée aux plaies vulvo-vaginales, la maladie est généralement bénigne. Il n'existe qu'une seule observation probante d'infection grave à point de départ vulvo-vaginal. Il s'agit d'une femme autopsiée par Krönig dont la cavité utérine était absolument stérile, et chez laquelle une déchirure de la grande lèvre avait amené une infection mortelle. On pouvait suivre sur les coupes la voie de pénétration des microbes dans le tissu cellulaire voisin.

C'est généralement par la muqueuse utérine, et surtout par la plaie placentaire, que va se faire la pénétration de l'agent infectieux. Une fois déposés à la surface de la caduque, les streptocoques vont sécréter des toxines qui, résorbées par la paroi utérine, donneront naissance aux différents symptômes de l'affection (frisson, fièvre, signes d'intoxication, etc.). Si la zone de défense leucocytaire est insuffisante, les microbes vont pénétrer dans l'organisme de la femme.

Ils peuvent suivre alors la voie veineuse ou la voie lymphatique. La voie lymphatique paraît la plus fréquente puisque sur 12 utérus infectés examinés par Widal, 11 fois il s'agissait d'infection lymphatique. Bumm croit que l'infection veineuse est ausi fréquente que l'autre. Cependant Krönig a trouvé la thrombo-phlébite dans la plupart de ses observations.

Il nous reste à parler de l'invasion tubaire par les microorganismes. La muqueuse de la trompe peut-elle s'infecter par propagation ? Il est très difficile de l'affirmer, car il est possible que cette infection se fasse par voie lymphatique ou par voie sanguine ; on a observé, en effet, des cas de salpingite suppurée chez des femmes mortes d'infection puerpérale présentant des abcès dans d'autres organes.

Ces différentes voies d'infections sont intéressantes à connaître au point de vue clinique. On décrit même des formes diverses suivant le trajet suivi par les microorganismes. Quand ils pénètrent par les lymphatiques, ils envahissent rapidement toute l'épaisseur du muscle utérin et, comme les lymphatiques de ce muscle communiquent largement avec les lymphatiques du péritoine, on observe assez souvent la péritonite. Si l'infection se propage dans le tissu cellulaire péri-utérin, il se produira des phlegmons du ligament large. Dans le cas d'infection veineuse, on assistera au développement de phlébites utérines. De ces veines thrombosées pourront se détacher des débris septiques qui se développeront secondairement dans les différents organes. Ces idées nous paraissent bien théoriques aujourd'hui et il est probable que l'infection est souvent à la fois veineuse et lymphatique. On doit ajouter moins d'importance aux lésions anatomiques et en accorder de plus en plus à la genèse des accidents. Les formes cliniques dépendent surtout de la variété du microorganisme et de sa virulence ainsi que du terrain sur lequel il s'est développé.

Ce terrain ne réagit pas de la même façon dans tous les cas. Plus la réaction locale sera intense et moins la maladie sera grave. « Les plus claires analogies rapprochent les adénophlegmons du membre supérieur et de l'aisselle des formes lymphangitiques de l'infection puerpérale. La lésion dominante de celles-ci est une inflammation diffuse et intense des lymphatiques intra-utérins, péri-utérins et sous-péritonéaux ; à ces lésions principales s'ajoutent, ainsi que le montre l'autopsie, des lésions connexes de péritonite, de phlegmon du ligament large, de salpingite suppurée. Le tableau clinique est celui d'une infection lymphatique profonde, plus ou moins envahissante, et, en réalité, ces formes d'infections puerpérales ne sont, anatomiquement et cliniquement, que des lymphangites septiques, génitales, profondes, de tous points assimilables aux lymphangites septiques des autres réseaux. Dans les lymphangites puerpérales du bassin, comme dans les lymphangites d'origine digitale de l'aisselle, ce sont les formes adénophlegmoneuses suppurées qui reconnaissent le pronostic le moins grave : elles déterminent, en effet, des lésions locales intenses, mais épargnent relativement le reste de l'organisme. Dans les différentes formes de l'infection lymphatique, l'intensité du processus réactionnel local impose à l'évolution morbide une issue rapide et un dénouement hâtif, et ce que l'infection gagne sur place en effets locaux elle le perd au loin en effets généraux ; ce qu'elle gagne en concentration, elle le perd en étendue, et l'on peut légitimement accorder à ces violentes inflammations lymphatiques locales la signification critique d'une lésion protectrice de l'organisme. Par là se vérifie cette loi de pathologie générale, formulée par Bouchard, d'après laquelle, dans les infections, l'atteinte générale secondaire de l'organisme est d'autant moins grave que la réaction locale primitive a été plus intense. » (Chauffard.) Ces formes graves, sans lésions locales marquées, peuvent se produire avec des microbes même peu virulents. S'il s'agit, en effet, d'un organisme affaibli avant l'accouchement (hémorrhagie, éclampsie), un streptocoque de virulence atténuée, qui n'aurait produit chez une autre femme qu'une lésion locale très légère, engendrera sur ce mauvais terrain une infection généralisée. Ici comme dans les autres infections, il faut donc tenir grand compte de ces deux facteurs importants : le terrain et le microbe. Ce microbe n'est, du reste, pas toujours le même et si en pratique le streptocoque est l'agent ordinaire de l'infection puerpérale, il n'en est pas moins vrai qu'on peut observer des accidents puerpéraux à la suite d'infections à microbes divers.

L'organisme réagit différemment suivant ces espèces et souvent en clinique il est possible de reconnaître une infection streptococcique d'une infection à coli-bacille ou anaérobique. Nous verrons, à propos des formes, que cette distinction n'est pas toujours aisée. Il faudrait, en effet, de nombreuses observations dans lesquelles l'examen bactériologique ait été fait pour pouvoir décrire les signes propres à chaque espèce microbienne. De plus, comme nous l'avons vu, il y a souvent infection associée, ce qui rend la question très difficile. Espérons cependant qu'avec les progrès de la bactériologie et de la sérothérapie, il sera bientôt possible de diagnostiquer et de combattre les différentes infections puerpérales.

§ 3. — Causes prédisposantes.

Il nous reste maintenant à énumérer les différentes conditions qui peuvent faciliter l'éclosion de la fièvre puerpérale. En première ligne il faut citer toutes les causes pouvant débiliter l'organisme de l'accouchée : la fatigue résultant du travail prolongé (bassin rétréci, présentations vicieuses) ; les traumatismes obstétricaux (forceps, version, embryotomie, etc.) ; l'affaiblissement consécutif aux hémorrhagies (placenta prævia, hémorrhagie rétroplacentaire, etc.) l'albuminurie, l'éclampsie, les maladies du cœur, etc. A ces causes d'ordre général il faut ajouter un certain nombre d'anomalies d'ordre obstétrical qui peuvent rendre l'infection plus facile.

Les anciens accoucheurs avaient déjà remarqué que la rupture prématurée des membranes s'accompagnait souvent de suites de couches pathologiques. Avec nos connaissances actuelles, ce fait n'est pas pour nous surprendre. En effet, le liquide amniotique est un excellent milieu de culture et, pour peu que le vagin contienne quelques germes pathogènes, ces microbes vont pouvoir se développer et envahir la cavité ovulaire ouverte.

L'infection peut alors se produire avant l'accouchement et menacer non seulement la mère, mais l'enfant qui aspire ou avale ce liquide septique. Demelin et Létienne ont fait des recherches sur ce point. Sur 4,416 observations, la rupture prématurée des membranes a eu lieu dans 12 p. 100 des cas.

Elle s'est produite avant l'accouchement dans une proportion de :

Pour 1 heure à 12 heures	22 p. 100
— 12 à 24 heures	29 —
— 24 à 48 heures	30 —
— 2 à 5 jours	13 —
— plus de 5 jours	4 —

Sur les 500 ruptures prématurées observées par eux, il y a eu 20 fois de la fétidité du liquide amniotique. Sur les 20 femmes, 8 ont eu des suites de couches pathologiques. Et cependant ces malades accouchées dans un hôpital ont été soigneusement désinfectées après l'accouchement. On voit donc que la rupture prématurée des membranes prédispose à la putréfaction du liquide amniotique et, par conséquent, à l'infection puerpérale, car il est prouvé expérimentalement que la putréfaction des lochies favorise le développement des autres microorganismes (streptocoques, staphylocoques, etc.). Cette rupture prématurée des membranes est surtout à redouter dans les cas de fœtus morts et macérés.

Nous devons faire rentrer dans cette même catégorie de faits les cas dans lesquels des produits organiques, situés dans l'utérus et pouvant se putréfier sont en contact avec la cavité vaginale. Quand après une hémorrhagie provenant du décollement placentaire (hémorrhagie rétro-placentaire, placenta prævia), il est resté des caillots entre l'œuf et l'utérus, ces derniers sont capables en se putréfiant de produire des infections graves. Cette complication est surtout à redouter dans les cas de placenta prævia, car les sinus qui deviennent béants à la suite du décollement placentaire sont très près de l'orifice du col et s'infectent par conséquent plus facilement.

Après l'accouchement, on observe les mêmes phénomènes quand il y a rétention de débris dans la cavité utérine. La gravité est la même, qu'il s'agisse d'avortement ou d'accouchement à terme. Les morceaux de cotylédons, les caillots, les lambeaux de membranes, qui séjournent dans l'utérus après la délivrance, peuvent ainsi servir de point de départ d'infection grave si l'on n'intervient pas à temps par un curage suivi d'un écouvillonnage.

Pour terminer cette série de causes prédisposantes, nous citerons les solutions de continuité qui peuvent se produire sur toute la hauteur du conduit utéro-vaginal. Les déchirures de l'utérus sont évidemment les plus graves d'autant plus qu'elles s'accompagnent souvent d'hémorrhagies abondantes. Quant aux lésions périnéales, qui par leur contact avec l'extérieur peuvent facilement s'infecter, on devra les réparer le mieux possible pour éviter cette porte d'entrée aux microorganismes.

§ 4. — Fréquence.

La fréquence des infections des suites de couches est très difficile à établir, du moins pour les périodes antérieures à ces dernières années. On s'aperçoit, en effet, en lisant les statistiques qu'on ne s'occupe que des cas mortels ou graves sans parler des cas légers qui sont cependant les plus fréquents. Aussi Budin a montré qu'à côté des tableaux représentant la *mortalité* il fallait en établir d'autres où l'on aurait en vue la *morbidité*, en indiquant sur quel signe on se fondait pour définir cette morbidité. On se guide généralement sur la température. « Toute femme ayant eu plus de 38°, n'eût-elle eu que 38°,1 (sauf dans les heures qui suivent l'accouchement), est considérée comme ayant été malade. » En s'y prenant de cette façon, voici quelle a été la fréquence des accidents fébriles des accouchées dans les services successivement dirigés par Budin : *Charité*, 1891-1894, 10,7 p. 100 ; *Maternité*, 1895, 2e semestre, 12,8 p. 100 ; *Maternité*, 1896, 10,6 ; *Maternité*, 1897, 10,6 ; *Clinique d'accouchements Tarnier*, 1898, 8,93, et 1899, 12 p. 100.

ARTICLE III

ANATOMIE PATHOLOGIQUE

A l'autopsie de femmes mortes de fièvre puerpérale, on peut trouver des lésions très différentes, comme cela s'observe dans les cas d'infections d'ordre chirurgical. Ces lésions diverses dépendent d'une foule de facteurs parmi les quels il faut surtout citer la durée de la maladie et la virulence du microbe. Si l'affection a suivi une marche suraiguë, l'examen macroscopique ne donnera que peu de renseignements, et c'est seulement à l'aide du microscope qu'on trouvera des embolies microbiennes dans les différents viscères. D'autres fois les lésions seront localisées à l'utérus et aux organes pelviens et l'on pourra étudier très nettement les altérations produites par l'infection. Enfin, dans une troisième variété de cas, les manifestations locales seront relativement peu importantes auprès des lésions à distance qui se sont faites par l'intermédiaire du torrent circulatoire. On trouvera alors les altérations viscérales variables qui peuvent s'observer dans toutes les autres formes d'infections microbiennes. Après avoir décrit les lésions qui siègent au niveau des organes pelviens, nous exposerons celles qui peuvent exister dans les autres appareils de l'économie et nous terminerons en disant quelques mots de la forme septicémique et de la forme gazeuse.

§ 1. — Vulve et vagin.

On peut n'observer rien d'anormal à l'inspection des organes génitaux externes, surtout quand il s'agit de multipares. Chez les primipares, au contraire, il est fréquent de constater un certain nombre d'altérations qui se sont produites au niveau des plaies vulvo-vaginales. Ces plaies, contemporaines de l'accouchement, ont un mauvais aspect. Elles sont grisâtres, recouvertes d'une fausse membrane très friable qui s'enlève facilement sous un jet de liquide. Quelquefois la fausse membrane noirâtre, d'odeur fétide, est produite par du sphacèle des couches superficielles de la plaie. Ces lésions, décrites par les Allemands sous le nom d'*ulcérations puerpérales*, s'accompagnent souvent d'œdème plus ou moins marqué. L'œdème est généralement localisé au bord de la plaie, mais il peut s'étendre assez loin autour de la vulve ; il forme alors ce que Virchow a appelé *érysipèle malin interne*. La fausse membrane est parfois semblable comme aspect à la fausse membrane de la diphtérie, ce qui l'a fait décrire sous le nom de *diphtérie puerpérale*. C'est un mauvais terme, du reste, car elle est produite généralement par le streptocoque. Dans quelques cas très rares cependant, on a pu y déceler le bacille de Lœffler (Bumm, Williams, etc.).

L'infection vulvo-vaginale est ordinairement un accident purement local, contemporain ou secondaire de l'infection utérine. Il est rare, en effet, que ces lésions puissent produire à elles seules la mort de la femme. Le seul cas bien net de mort par infection vulvaire est dû à Krönig. Il s'agissait d'une primipare morte le sixième jour de ses suites de couches, et ayant présenté de l'œdème douloureux de la jambe gauche. A l'autopsie on trouva l'utérus sain, ne contenant aucun germe, ni au niveau du col, ni au niveau de l'aire placentaire. Il existait une déchirure de la grande lèvre gauche par laquelle s'était produite l'infection. En effet, cette plaie était remplie de streptocoques et l'on pouvait suivre facilement ces microorganismes dans le tissu cellulaire sous-cutané de la vulve et de la cuisse gauche. Ce cas absolument probant doit être bien rare en pratique et la grande majorité des infections graves peut être considérée comme étant d'origine utérine. Ces lésions vulvo-vaginales sont généralement superficielles et l'on n'observe que bien rarement aujourd'hui ces délabrements étendus qui produisaient autrefois des pertes de substance amenant à leur suite des fistules vésico ou recto-vaginales. Jacquemier décrit ainsi cette vaginite gangréneuse : « A la suite du séjour prolongé de la tête derrière le périnée, d'accouchements laborieux terminés spontanément ou à l'aide du forceps, du céphalotribe, des crochets, la contusion et la compression peuvent être portées beaucoup plus loin et affaiblir singulièrement la vitalité des tissus ; cette disposition à la mortification est due quelquefois à l'œdème des parties externes. Au bout de quelques jours, des escarres se forment dans le conduit vulvo-utérin. A la vulve et sur le périnée, où l'on peut suivre leur développement, on voit apparaître une tache d'un rouge-brun obscur, douloureuse, qui s'agrandit, suinte, s'excorie, et bientôt sa partie centrale présente une escarre qui s'étend plus ou moins loin et plus ou moins profondément; d'autres fois ce sont des déchirures, des excoriations, des ulcérations qui, au lieu de se réduire, s'étendent, deviennent douloureuses et prennent un aspect sale, plombé, brunâtre et dont le fond repose sur un tissu comme lardacé ; le mouvement fébrile est très prononcé et il s'établit une suppuration ichoreuse d'une grande fétidité. Dans le vagin, sur le col, l'inflammation gangréneuse s'établit de la même manière... Tantôt l'inflammation gangréneuse s'étend au loin ; si elle est bornée aux parties externes, la plus grande partie de la vulve est envahie et la suppuration s'étend dans l'épaisseur du périnée ; dans le vagin elle dépasse la paroi de ce canal, s'étend au bas-fond de la vessie, au canal de l'urèthre, qui sont les plus exposés à la compression pendant le travail, et beaucoup plus rarement jusqu'au rectum ; le doigt explorateur porté dans le vagin se trouve dans une espèce de cloaque d'où s'exhale une odeur infecte, et lorsqu'on le retire il est couvert d'une bouillie putride ; l'urine s'écoule par le vagin, et si la femme guérit, elle reste affectée de fistules uréthro-vaginales ou vésico-vaginales, affections généralement incurables, la dernière du moins. »

De telles lésions sont rares aujourd'hui, et cependant il faut en rapprocher certaines déchirures vulvo-vaginales qui, après avoir été infectées, se cicatrisent en situation vicieuse. On voit alors se produire, quelques mois après la délivrance, des atrésies ou des oblitérations du vagin qui peuvent amener à leur suite des accidents d'hématométrie ou de dystocie lors d'accouchements ultérieurs. Citons parmi ces cas les observations de Braun, Kochenburger, Ward, Boissard, etc.

§ 2. — Col de l'utérus.

Les lésions du col sont comparables à celles que nous venons de décrire. Les déchirures qui se produisent lors du passage du fœtus ont mauvais aspect.

Elles sont généralement recouvertes de fausses membranes grisâtres ou de débris putrilagineux noirâtres. Quelquefois les lésions sont plus profondes et l'on voit survenir de la gangrène qui porte le plus souvent sur la lèvre antérieure, plus exposée aux traumatismes pendant l'accouchement.

§ 3. — Corps de l'utérus.

Si l'on examine un utérus de femme morte d'infection puerpérale, on est frappé tout d'abord de l'exagération de son volume qui ne correspond pas au temps qui s'est écoulé depuis l'accouchement. De plus, l'organe est mou, flasque, gardant l'impression des viscères voisins. Le col, largement ouvert, est généralement perméable au niveau de l'orifice interne et l'on peut y faire pénétrer plusieurs doigts.

Les lésions de l'utérus puerpéral ont été étudiées depuis longtemps. Danyau, Tonnelé, Willemin, Virchow, etc. les décrivent sous le nom de métrites puerpérales, puis à mesure qu'on connut mieux la pathogénie de la fièvre des accouchées, on chercha à simplifier cette anatomie pathologique. On sait actuellement que l'infection débute au niveau de la caduque, qu'elle peut s'y localiser et partir de là pour envahir toute l'économie. Il s'agit donc, primitivement au moins, d'une endométrite et c'est sous ce nom que l'affection est décrite par la plupart des auteurs modernes.

Endométrite puerpérale. — Quand on examine un utérus d'une femme morte en couches d'une affection autre que celle que nous étudions, on voit que la face interne peut se diviser en deux zones : l'une, qui était en rapport avec les membranes, est régulière, d'une couleur rosée ; on y aperçoit de petites rugosités formées par la caduque. L'autre, qui donnait attache au placenta, est saillante, irrégulière, creusée de sillons et de dépressions ; on y trouve une caduque plus épaisse contenant quelques caillots fibrineux. En raclant la surface de la zone placentaire on voit des orifices vasculaires volumineux oblitérés par des caillots d'un rouge foncé.

Si la femme est morte d'infection puerpérale, on peut observer des modifications importantes. Ces altérations sont suffisamment variables pour qu'Hervieux ait pu décrire cinq formes d'endométrite. Dans certains cas la cavité utérine est tapissée de fausses membranes grisâtres ou noirâtres, c'est *l'endométrite diphtérique* ou mieux pseudo-diphtérique, car l'agent microbien n'est pas le bacille de Lœffler. Dans d'autres cas, l'utérus contient une *bouillie puriforme* dans laquelle nagent des débris de caduque.

Quelquefois ces débris sont très volumineux. Ils forment alors des masses irrégulières plus ou moins adhérentes à la surface placentaire. En les décollant avec les doigts on ramène des morceaux gros comme une noisette ou comme une noix, de couleur gris sale et parsemés de taches noirâtres. Ces débris de consistance ferme donnent l'impression d'un cotylédon. Ils sont formés par de la caduque épaissie et par de la fibrine en voie de putréfaction. Au point de vue pratique fces aits sont importants à connaître, car on pourrait, dit Budin, incriminer une délivrance incomplète alors qu'il ne s'agit que de débris de caduque hypertrophiée. Si la délivrance a été mal faite, on trouve alors des morceaux de membranes ou de cotylédons putréfiés qui indiquent qu'il y a eu rétention partielle de l'arrière-faix. Quand on a raclé la face interne de l'utérus, on observe quelquefois un écoulement purulent au niveau des sinus utérins si l'on vient à serrer le muscle entre deux doigts. Enfin, dans quelques cas plus rares, on peut voir des taches d'un jaune verdâtre au niveau desquelles l'utérus est particulièrement friable. C'est la *forme gangréneuse* de Danyau et Hervieux.

Si nous examinons maintenant la face externe ou péritonéale de l organe, nous pourrons y trouver des différences très marquées suivant les cas. Quelquefois la séreuse est lisse, blanchâtre et ne présente rien d'anormal, d'autres fois au contraire elle est rougeâtre, vascularisée et dépolie par places. On peut également y rencontrer des fausses membranes fibrineuses qui siègent surtout à la face postérieure, au niveau du cul-de-sac de Douglas. Il s'agit alors de pelvi-péritonites dont nous parlerons plus loin.

En examinant de plus près la face externe de l'organe, on y remarque parfois des petits cordons assez nombreux sur lesquels ont insisté particulièrement Lucas-Championnière et Siredey. C'est la lymphangite utérine décrite ainsi par ce dernier auteur. « On aperçoit à la surface de l'utérus des cordons blancs, jaunâtres, noueux avec des interruptions irrégulièrement disséminées, surtout manifestes à la face postérieure et sur les bords au niveau des ligaments larges. Ce sont les vaisseaux lymphatiques enflammés. Rien de plus variable que leur volume. Ici les traînées lymphatiques ont à peine le diamètre d'un fil à coudre. Là, elles atteignent le volume de stylet de trousse, et en d'autres points, sur leur trajet, se continuant ou non avec elles, on remarque des ampoules formant comme des abcès d'une grosseur qui peut varier depuis le volume d'un grain de chènevis à celui d'une fève. » On a voulu faire jouer un grand rôle à cette lymphangite utérine dans la classification des formes cliniques de l'infection. On l'opposait à la phlébite qui produisait également des symptômes spéciaux. Actuellement on donne beaucoup moins d'importance à cette division basée sur l'anatomie pathologique, car même à l'autopsie il est souvent difficile de reconnaître si l'infection est d'origine lymphatique ou d'origine veineuse. Ce n'est pas tant du reste la voie de pénétration du microbe qui importe, mais son degré de virulence et l'état de résistance du terrain

Si l'on vient à pratiquer des coupes de l'organe, on est frappé de la mollesse de ses parois. Le muscle utérin est parfois si friable qu'on peut le traverser avec le doigt. On comprend combien le curettage peut devenir dangereux dans ces cas et l'on s'explique la facilité avec laquelle la curette produira des perforations. La surface de la coupe est ordinairement congestionnée; on y voit des taches d'un rouge noirâtre qui sont formées par les sinus thrombosés. Dans quelques cas on observe de petits orifices circulaires laissant sourdre du liquide grisâtre à la pression. Ces orifices représentent la coupe des vaisseaux lymphatiques distendus et remplis de pus. Le couteau peut ouvrir des cavités plus volumineuses contenant un liquide crémeux d'un rouge foncé. Il s'agit alors de phlébites suppurées.

Quant au muscle lui-même, il paraît souvent dégénéré, mais il est rare qu'il suppure pour former ces abcès utérins auxquels les anciens auteurs attachaient une grande importance.

Nous devons dire un mot d'une variété particulière d'altération musculaire que les Allemands décrivent sous le nom de *métrite disséquante*. Cette lésion, due à une virulence particulière du microbe qui provoque la thrombose d'un grand nombre de vaisseaux, est caractérisée par le sphacèle d'une portion ou de la totalité de l'utérus. La portion nécrosée se détache au bout d'un certain temps et est expulsée par le vagin. Pschewosky, Walter, Slavianski, Beckmann, etc., ont publié des faits semblables. Dans le cas de Schmidt, la femme élimina son utérus entier vingt-quatre jours après l'accouchement.

Les lésions microscopiques étudiées par Virchow, Cornil, Siredey, etc. ont

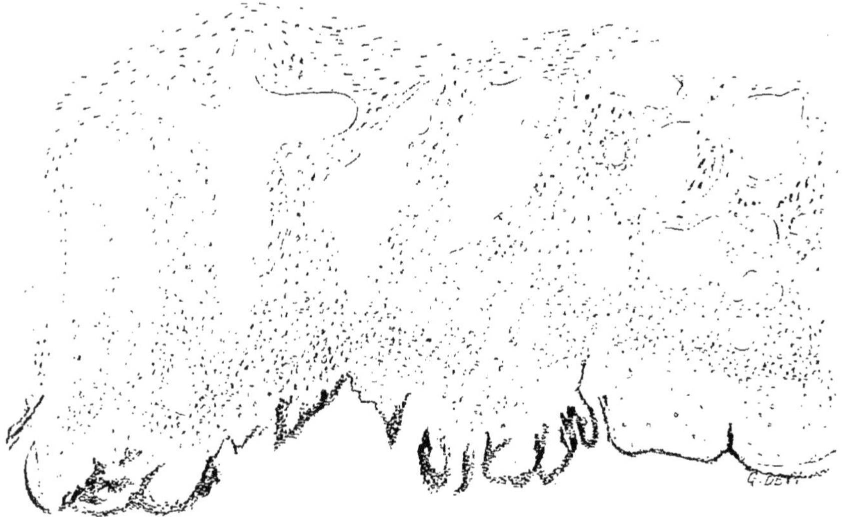

FIG. 242. — Coupe d'utérus atteint d'endométrite puerpérale (d'après Bumm). Les streptocoques sont colorés en bleu. Au-dessus se voit la couche nécrosée, bordée à sa partie supérieure par la zone de réaction leucocytaire.

été élucidées dans ces dernières années à la suite des découvertes microbiologiques. Elles portent sur la caduque, les vaisseaux sanguins et lymphatiques et le muscle utérin.

Les altérations de la muqueuse ont été bien décrites par Widal et Bumm. D'après ce dernier auteur, elles seraient différentes suivant que l'endométrite est localisée ou généralisée.

A. — *Endométrite septique localisée.* — Si l'on examine des coupes d'utérus infecté, on constate que la couche la plus superficielle de la muqueuse est semée de streptocoques qui affectent la disposition en chaînette; ces microbes forment une fine bordure fortement colorée (voy. fig. 242). Au-dessous de cette couche on trouve la muqueuse nécrosée en voie de dégénérescence vitreuse trouble ; les noyaux se colorent très mal. Plus profondément il existe une zone d'infiltration cellulaire formée de nombreuses cellules embryonnaires prenant fortement les réactifs. Cette zone, qui est continue, suit tous les replis de la face interne de l'utérus. Son épaisseur variable peut aller jusqu'à 6 millimètres. Elle est dépourvue de microbes et elle agit en véritable

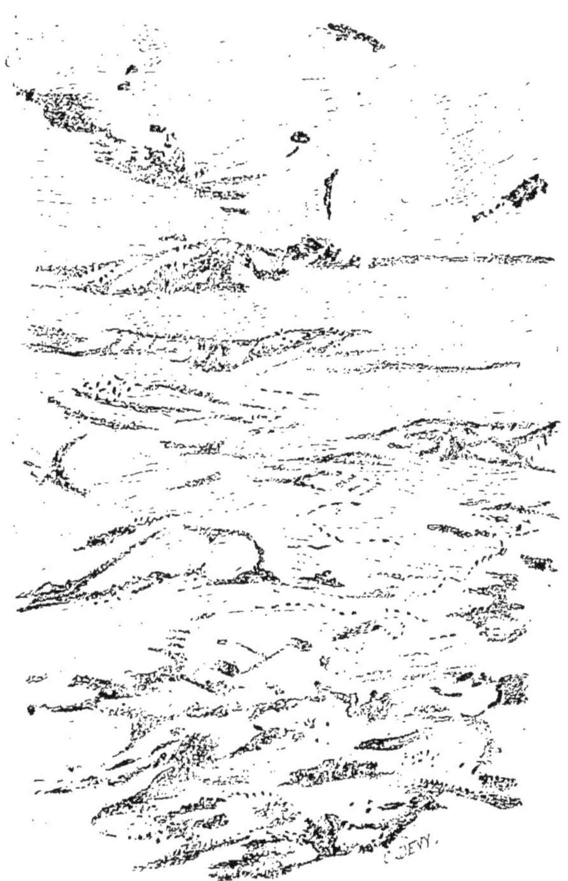

FIG. 243. — Coupe d'utérus atteint d'endométrite puerpérale généralisée (d'après Bumm). Les streptocoques ont pénétré dans les vaisseaux lymphatiques de la couche musculeuse.

barrière pour empêcher ces derniers de pénétrer dans les couches profondes.

B. — *Endométrite septique généralisée.* — La face interne de la muqueuse est toujours semée de streptocoques, et l'on y trouve également la dégénérescence nécrotique ; mais ici la zone de réaction est peu marquée. Elle peut même manquer complètement. Les microbes n'étant plus arrêtés par la barrière leucocytaire pénètrent dans les espaces lymphatiques et envahissent ainsi toute l'épaisseur du muscle utérin (voir fig. 243). Au niveau de la surface placentaire les lésions sont encore plus marquées, et l'on peut, à l'aide des coupes en série, suivre les streptocoques dans les vaisseaux lymphatiques jusqu'au péritoine. Quelquefois les microbes pénètrent dans le tissu musculaire avoisinant les fentes lymphatiques et l'on voit s'y accumuler les cellules rondes formant zone de réaction. Quand la mort arrive tardivement, on peut observer la liquéfaction des portions envahies et la production de petits abcès.

Les streptocoques, au lieu de pénétrer par le système lymphatique, peuvent se développer dans le système veineux. On voit alors le thrombus contenir des microorganismes. Ces microorganismes, d'après Bumm, seraient d'abord situés au centre du caillot, puis ils atteindraient la paroi veineuse en rayonnant vers la périphérie. Pour Widal ils seraient d'abord placés au contact de l'endoveine. Quoi qu'il en soit, la veine elle-même est bientôt envahie par les microorganismes et il se produit à la fois une endo et une périphlébite qui peut aller vers la suppuration.

Nous venons de décrire successivement ces deux formes d'infection généralisée, infection lymphatique et infection veineuse. Elles existent quelquefois à l'état pur, mais le plus souvent elles sont associées et il est bien difficile d'affirmer, même après examen microscopique, quelle a été la voie suivie par les microorganismes pour pénétrer dans l'économie.

Les lésions musculaires, étudiées par Leopold et Cornil, sont surtout des altérations dégénératives granulo-graisseuses. Les fibres se colorent difficilement ; elles sont granuleuses et en les traitant par l'acide osmique on les trouve gorgées de graisse. Il est, du reste, difficile de juger ce qui appartient à l'infection de ce qui se passe normalement dans le phénomène de la régression utérine. Dans certains cas, il se produit une prolifération du tissu conjonctif qui entoure les artères et les vaisseaux musculaires. Ce tissu scléreux en se rétractant peut amener dans la suite une *atrophie* parfois très marquée de l'organe. C'est ce que certains auteurs ont décrit sous le nom de *superinvolution utérine*. La matrice peut être ramenée ainsi à la grosseur d'une petite noix (cas de Frommel, Kleinwætcher, Porak, etc.).

§ 4. — Annexes de l'utérus.

L'*ovaire et la trompe* peuvent être atteints dans l'infection puerpérale. Ces lésions se produisent quelquefois par propagation directe de la muqueuse utérine à la muqueuse tubaire ; mais le plus souvent il s'agit d'une infection d'origine lymphatique ou sanguine. Enfin, ces organes sont parfois englobés dans des fausses membranes de pelvi-péritonite.

La *salpingite* puerpérale se reconnaît à l'exagération du volume de la trompe qui est sinueuse et bosselée ; elle tombe par son propre poids dans le cul-de-sac de Douglas. Sa surface est d'un rouge vif, mais sa couleur peut être masquée par des fausses membranes fibrineuses. En appuyant sur la trompe près du pavillon, on fait sourdre parfois quelques gouttes de pus au niveau de l'orifice tubaire. Si l'on vient à ouvrir le conduit, on trouve sa muqueuse très congestionnée, baignant dans un liquide séro-purulent, quelquefois franchement purulent. Ces abcès de la trompe peuvent atteindre un volume considérable.

L'*ovaire* participe souvent aux lésions de la trompe. Il est généralement vascularisé et augmenté de volume. A la coupe sa substance est rouge et friable. On peut même y observer de petits abcès lymphangitiques bien décrits par Lucas-Championnière. Enfin, dans quelques cas plus graves, l'ovaire est réduit à l'état de coque purulente. C'est la *putrescence* de l'ovaire de Klob.

Nous ne reprendrons pas toutes les discussions auxquelles le *phlegmon du ligament large* a donné naissance.

Confondue tout d'abord avec la pelvi-péritonite, cette affection est devenue actuellement une lésion qu'il faut décrire à part. On la considère depuis les travaux de Guéneau de Mussy, Hervieux, Championnière, Siredey, comme l'aboutissant d'une lymphangite utérine. Elle peut cependant succéder à une phlébite suppurée ou à la rupture d'une salpingite dans le ligament large.

Il se produit d'abord un épaississement gélatineux du tissu conjonctif du ligament large; puis le liquide infiltré devient grisâtre pour former du pus. Il ne s'agit pas là d'un abcès localisé, mais d'un véritable phlegmon diffus. Au bout d'un certain temps le pus se collecte et forme une poche plus ou moins volumineuse. Cette poche se développe surtout dans la partie inférieure du ligament large au niveau de la gaîne hypogastrique. Elle est bien plus rare dans la gaine de l'utéro-ovarienne (Delbet).

Dans les cas mortels publiés par Delbet et Raffray, la poche purulente volumineuse était traversée par des travées formées par les vaisseaux artériels et veineux. Le pus une fois collecté peut se propager dans le tissu cellulaire voisin. Il tend à décoller le péritoine de la fosse iliaque pour venir faire saillie sous l'arcade de Fallope aux environs de l'épine iliaque antéro-supérieure. Plus rarement il sort du bassin pour envahir la fesse en fusant par l'échancrure sciatique. Si la lésion est bilatérale, le col utérin peut être entouré par un véritable anneau purulent. Enfin dans certains cas toute l'excavation est sillonnée par des nappes de pus; c'est la *cellulite pelvienne diffuse* de Pozzi. On a même vu des observations dans lesquelles il s'était produit des fusées purulentes qui remontaient en arrière du péritoine, le long des uretères, pour gagner le tissu cellulaire périnéphrétique.

§ 5. — Péritoine.

L'inflammation du péritoine est ordinairement d'origine lymphatique. On sait en effet que les lymphatiques de la muqueuse utérine communiquent largement avec ceux du muscle et du péritoine. Les streptocoques peuvent ainsi envahir facilement la séreuse. Quand les femmes ont succombé à la péritonite puerpérale, les lésions sont plus marquées au niveau des organes pelviens. La pelvi-péritonite peut exister seule ou se compliquer de péritonite généralisée.

A l'ouverture de la cavité abdominale, on trouve les intestins congestionnés et distendus par les gaz. La séreuse a perdu son aspect brillant. Elle est recouverte d'un enduit visqueux qui agglutine les anses intestinales. La cavité abdominale contient du liquide en quantité qui varie de la contenance d'une cuillerée à café à celle de plusieurs litres. Il peut être séreux ou séro-purulent, rappelant l'aspect du lait. D'autres fois il est franchement purulent. On trouve également des fausses membranes fibrineuses qui flottent dans le liquide ou sont accolées aux viscères. Leur maximum d'épaisseur se rencontre à la face postérieure de l'utérus et autour des annexes qui sont quelquefois englobées dans des masses blanchâtres. Les intestins peuvent aussi être envahis par ces fausses membranes. Il se produit quelquefois de véritables loges entre les anses intestinales qui aboutissent à des abcès péritonéaux enkystés.

Quand la péritonite est généralisée, on trouve du pus jusqu'au niveau du diaphragme. Les fausses membranes se déposent souvent dans ces cas autour de la rate.

§ 6. — Appareil circulatoire.

Cœur. — Les lésions du cœur sont très variables suivant la forme clinique de l'infection. On ne constate souvent rien d'anormal, surtout quand la maladie a peu duré. Si l'évolution a été lente, on pourra observer des altérations du myocarde qui sont communes à toutes les maladies infectieuses.

L'endocarde est souvent touché et dans ces cas il se produit une endocardite qui prend facilement la forme ulcéreuse ou végétante. Elle siège surtout sur la valvule mitrale au niveau de sa face ventriculaire.

Le péricarde est atteint moins fréquemment; on peut cependant rencontrer les différentes formes de péricardite sèche ou suppurée.

Artères. — Quand l'infection devient généralisée et que les microbes ont passé dans le sang, ils peuvent en se déposant sur les parois artérielles produire des foyers d'artérite localisée ; ces lésions se font surtout au niveau des petites artères et des capillaires pour former des petits abcès dits métastatiques. Quand il existe de l'endocardite végétante, des fragments de végétations sont parfois lancés dans les différentes artères et l'on assiste à la production d'embolies qui peuvent s'arrêter dans les différents organes. On a vu ainsi des embolies de l'artère rénale (Brindeau et Chavane), de l'artère mésaraïque (Maygrier), ou des grosses artères du cerveau. Ces embolies septiques sont la preuve que le sang doit contenir à un moment donné des microorganismes et cependant, lorsque l'on prend du sang dans la veine d'une infectée pour l'ensemencer, on n'obtient des cultures positives que dans des cas exceptionnels.

Veines. — Nous avons vu précédemment quelles étaient les lésions qui pouvaient se produire au niveau des veines utérines. Le microorganisme se déposant sur la face interne du sinus y amène la formation d'un caillot adhérent. Ce caillot peut se limiter à un petit segment du vaisseau, mais il peut également se prolonger dans les veines voisines. Le caillot secondaire envahira les veines iliaques internes, iliaques externes et crurales pour déterminer la *phlegmatia alba dolens*. Cette propagation du caillot primitivement utérin puis secondairement fémoral, déjà entrevue par Virchow, a été prouvée nettement par Widal. Cet auteur ayant pratiqué des coupes de veines atteintes de phlébite a pu retrouver le streptocoque au niveau du caillot primitif, tandis que le caillot secondaire en était totalement dépourvu. La coagulation du sang est favorisée du reste par la lenteur de la circulation au niveau des veines du membre inférieur et par les varices dont sont souvent atteintes ces veines.

La phlébite puerpérale ne se produit pas toujours par ce mécanisme, car on peut observer des phlegmatia à distance sans qu'on puisse admettre la propagation du caillot utérin. Les microbes charriés par le sang sont susceptibles de se déposer sur la face interne d'une veine périphérique pour y provoquer un thrombus. Dans ces cas, comme l'ont montré Lancereaux et Klebs, le caillot se forme dans le fond des nids valvulaires. On s'explique ainsi les observations de phlébites humérale, cérébrale, ophtalmique, etc. qui ont été signalées dans le cours de l'infection puerpérale. L'évolution de ces phlébites est la même que celle des veines utérines. Elles peuvent suppurer, se désagréger ou passer à l'état fibreux. Elles sont dues le plus souvent au streptocoque, mais d'autres microorganismes sont capables de les déterminer. Parmi ceux-ci il faut citer le gonocoque (Mendel) et le coli-bacille (Jakowski, Durante).

§ 7. — Appareil respiratoire.

Les lésions pleurales sont suffisamment fréquentes dans la fièvre puerpérale pour qu'on ait pu décrire une forme pleurale de l'infection (Maygrier). Elle coïncide souvent avec la péritonite, ce qui n'est pas étonnant quand on songe aux communications lymphatiques qui existent entre les séreuses. On peut y rencontrer du reste toutes les formes anatomiques de la pleurésie, depuis la pleurésie sèche jusqu'à la pleurésie purulente.

Les poumons présentent des lésions variables suivant la forme et la durée de l'infection. Ils sont quelquefois simplement congestionnés à la base comme dans le cours des fièvres graves, mais l'altération la plus fréquente consiste en embolies de nature variable. Quand un caillot se détache soit d'une veine utérine, soit d'une veine fémorale thrombosée, il peut oblitérer un gros tronc de l'artère pulmonaire et produire la mort subite. Mais l'embolus peut être beaucoup moins volumineux, et donner naissance à des infarctus septiques qui évolueront quelquefois jusqu'à la suppuration. Ces infarctus siègent surtout à la base du poumon ; ils sont situés sous la plèvre et deviennent souvent le point de départ de pleurésies. Enfin lorsqu'il s'agit seulement d'embolies microbiennes on pourra assister au développement de foyers multiples de broncho-pneumonie.

§ 8. — Appareil digestif.

Les lésions *intestinales* sont rares, sauf dans les infections coli-bacillaires où l'on peut rencontrer de la congestion ou même des hémorrhagies.

Le *foie* est presque toujours altéré. On y trouve toutes les lésions du foie infectieux sur lesquelles nous n'insisterons pas; il n'est pas rare d'y voir des abcès miliaires.

Généralement la *rate* est augmentée de volume et ramollie, elle est souvent entourée de fausses membranes fibrineuses. On peut y observer des abcès produits par des embolies microbiennes.

§ 9. — Appareil urinaire.

Les lésions sont différentes suivant qu'elles ont été produites par une infection ascendante ou par une infection d'origine sanguine. Quand il y a eu infection ascendante d'origine coli-bacillaire, on trouve toutes les altérations de la cystite et de la pyélo-néphrite; nous n'y insisterons pas. L'infection d'origine sanguine produit des lésions qui sont dues aux toxines qui circulent dans le torrent circulatoire et qui ont tendance à s'éliminer surtout par le foie et les reins. Elle peuvent être produites également par des embolies microbiennes. Ces lésions, étudiées surtout par Mayor et Cornil, consistent en altérations des tubes du rein portant surtout sur l'épithélium des tubes contournés. Les cellules prennent mal les réactifs et sont atteintes de tuméfaction trouble ou de dégénérescence granulo-graisseuse.

§ 10. — Système nerveux.

Les lésions du système nerveux sont assez rares. Elles peuvent siéger au niveau des méninges en formant des plaques inflammatoires ou des abcès localisés. Quant aux abcès du cerveau, ils sont dus généralement à des embolies microbiennes partant de la sylvienne. Toutes ces lésions sont identiques à celles que l'on rencontre dans les autres infections. Nous ne nous y arrêterons pas.

§ 11. — Forme septicémique pure.

Certaines femmes meurent quelques jours après l'accouchement sans qu'à l'autopsie on puisse trouver de lésions appréciables. Il s'agit alors de septicémie pure, les microbes trop nombreux ou trop virulents ayant amené la mort sans avoir eu le temps de produire des lésions sérieuses. Si l'on ensemence les différents viscères, on y démontre la présence de l'agent infectieux. Cette généralisation du microorganisme est encore plus nette si l'on pratique des coupes microscopiques. On voit alors les organes absolument farcis de microbes. Cette forme dure peu de temps et les malades meurent généralement rapidement. Quelquefois cependant la mort n'est survenue qu'au 6e jour (Fritsch), au 10e jour (Tarnier), au 15e jour (Widal).

§ 12. — Forme gazeuse.

Nous avons vu que dans certains cas d'œuf ouvert avec enfant mort, il pouvait se produire de la putréfaction intra-utérine, qui était due le plus souvent à des infections anaérobiques. Cette putréfaction s'observe également dans les suites de couches. Si elle se localise à l'utérus la malade guérit rapidement, mais si l'infection pénètre dans les sinus utérins, et de là dans la circulation générale, les microbes qui conservent leur propriété spéciale de produire des gaz vont causer des altérations particulières qui intriguaient vivement les anciens auteurs. Quand on fait l'autopsie des femmes mortes de septicémie gazeuse on trouve les différents viscères distendus par les gaz; tous les organes crépitent sous le doigt. Il peut aussi se produire de l'emphysème sous-cutané, si bien que le cadavre devient parfois énorme. Ces cas sont bien connus aujourd'hui et l'on tend à admettre la nature anaérobique des microorganismes qui les produisent.

ARTICLE IV

SYMPTOMATOLOGIE

Avant de décrire les différents symptômes cliniques que peut présenter la malade atteinte d'infection puerpérale, rappelons brièvement ce qui se passe normalement dans les suites de couches.

Aussitôt après l'accouchement survient un frisson plus ou moins violent, frisson physiologique, purement nerveux et n'ayant aucun caractère alarmant; puis, à part quelques tranchées qu'on observe surtout chez les multipares, tout rentre bientôt dans l'ordre, la femme sentant même un bien-être spécial.

Si l'on prend la température aussitôt après l'accouchement, on voit qu'elle oscille entre 37° et 37°,5. Quelquefois cependant le thermomètre monte un peu plus haut et peut atteindre 38° et 38°,5. Cette élévation de température appelée *fièvre de travail* serait due, d'après la plupart des auteurs, à la fatigue résultant des efforts de l'accouchement. On l'observe surtout en effet à la suite d'un travail laborieux. D'après Vinay, il faudrait y voir un léger degré d'infection. Dans les jours qui suivent, la température ne doit pas dépasser 37°,5, aussi est-il de règle de considérer comme pathologique tout puerpérium pendant lequel le thermomètre a atteint 38°. Cette maxime n'admet donc pas la *fièvre de lait* des anciens accoucheurs. Il se produit bien une légère élévation de température vers le troisième jour au moment de la montée laiteuse, mais cette élévation, qui porte sur quelques dixièmes de degré, ne doit pas dépasser 37°,9.

Le pouls suit généralement la température. Parfois fréquent au moment de l'accouchement, il tombe rapidement pour descendre même au-dessous de la normale. C'est du moins ce qu'admettent la plupart des auteurs depuis les travaux de Blot. Plus tard, il augmente un peu de fréquence au moment de la montée laiteuse. Ces remarques ne s'appliquent pas aux femmes qui ont perdu beaucoup de sang au moment de l'accouchement, car le pouls dans ces cas est très rapide.

Les caractères des lochies normales sont également importants à connaître. Elles sont formées par un écoulement franchement sanguin dans les premiers jours, puis par de la sérosité sanguinolente, enfin par un liquide jaunâtre peu coloré. Au bout de dix à quinze jours tout est terminé. Leur odeur est faible, légèrement vireuse, rappelant celle du sperme ou du liquide amniotique. Elle peut être plus prononcée quand le coton servant de garniture est resté trop longtemps à la vulve, mais elle ne doit jamais être fétide. Tous les autres caractères des lochies signalés par les anciens auteurs comme normaux : lochies purulentes, noirâtres, marc de café, putrides, etc., sont pathologiques.

Si l'on vient à palper l'utérus pendant les suites de couches, on voit qu'il n'est pas douloureux et qu'il diminue progressivement de volume. Au bout de douze à quinze jours, il est rentré dans l'excavation, mais il n'aura terminé son involution qu'au bout de six ou huit semaines.

Si des accidents surviennent, les formes cliniques sont très variables et peuvent être multipliées à l'infini ; il suffit de lire les anciens auteurs pour s'en rendre compte. On les classait surtout d'après les lésions trouvées à l'autopsie ; on décrivait ainsi la métrite, la lymphangite, la phlébite, la péritonite, la forme pleurale, la forme cérébrale, etc.

Actuellement, ces divisions ne servent qu'à embrouiller la description de la maladie, d'autant plus que les formes que nous observons aujourd'hui ne correspondent pas toujours à celles d'autrefois.

Cette modification dans l'aspect clinique de l'infection puerpérale est due aux précautions antiseptiques que l'on prend au moment de l'accouchement et des suites de couches. Pour s'en rendre compte, il suffit de jeter un coup d'œil sur les anciennes statistiques pour voir que la péritonite et l'infection purulente étaient très fréquentes, tandis que la phlegmatia alba dolens était relativement rare. Aujourd'hui c'est tout le contraire et l'on observe plutôt ces formes localisées sans grande manifestation générale auxquelles Labadie-Lagrave a donné le nom « de formes atténuées ».

Il se produit ici la même chose qu'en chirurgie, où les grands accidents d'infection ont fait place aux suppurations localisées. Tous ces changements, qui ont suivi l'ère antiseptique, s'expliquent par une atténuation de la virulence microbienne.

Autrefois, le streptocoque étant transporté de femme en femme atteignait une virulence considérable ; on voyait alors survenir ces épidémies meurtrières qui présentaient parfois des caractères communs, les malades mourant presque toutes de péritonite par exemple. Nous savons aujourd'hui, par les expériences récentes de Besançon et Labbé, que les microbes acquièrent parfois cette propriété de se localiser dans le même organe ; ainsi un streptocoque pris sur un animal mort de polyarthrite suppurée aura une grande tendance à se porter sur les articulations, si l'on vient à inoculer d'autres animaux avec ce même microbe

L'asepsie et l'antisepsie, en empêchant ce passage en série d'un microbe qui devenait ainsi ultra virulent, a fait disparaître presque complètement ces formes graves d'autrefois. Il ne faudrait cependant pas croire que l'infection puerpérale actuelle est toujours bénigne ; elle est profondément modifiée dans sa marche générale, mais elle peut encore amener la mort, surtout quand il s'agit de petites épidémies hospitalières rappelant de loin ce qui se passait autrefois, ou quand les femmes ont été débilitées par une complication de l'accouchement (hémorrhagie, éclampsie, etc.).

Comment classerons-nous nos formes cliniques ? L'idéal serait de pouvoir étudier à part les symptômes propres à chaque variété d'infection.

On décrirait ainsi des infections à streptocoques, à coli-bacilles, à staphylocoques, etc. La distinction est possible dans certains cas et nous verrons, à l'occasion du diagnostic, que quelques signes sont particuliers à telle ou telle variété microbienne ; mais en général, comme il s'agit d'infection associée ou de virulence très variable, cette description suivant chaque microbe devient impraticable.

Nous baserons notre étude symptomatologique sur la pathogénie de l'infection. Comme cette infection débute au niveau de la muqueuse utérine, et que ce sont les toxines résorbées en ce point qui vont produire les différents symptômes, nous prendrons l'endométrite comme type clinique ordinaire. Mais les microbes logés dans la caduque ne s'en tiennent pas toujours là. Ils peuvent traverser la paroi utérine pour envahir les organes voisins. Quand l'invasion microbienne se fait par voie lymphatique, on observera une péritonite si l'agent infectieux se dirige vers le péritoine, ou des phlegmons péri-utérins s'il pénètre dans le tissu cellulaire du ligament large.

Lorsque les microbes suivent la voie veineuse, ils pourront gagner la circulation sanguine en formant des embolies septiques. Ces embolies microbiennes, en s'arrêtant dans les différents organes, donneront naissance à des symptômes différents suivant l'organe atteint. La caractéristique de cette forme d'infection sera d'évoluer par poussées successives, chaque poussée de fièvre correspondant à une nouvelle invasion microbienne dans le torrent circulatoire. Il s'agit alors d'une véritable septicémie intermittente. Si les microbes ont tendance à former du pus, on verra se produire des abcès dans les organes atteints, c'est la pyohémie des anciens auteurs.

Nous allons donc décrire d'abord la forme la plus fréquente de l'infection, qui est le point de départ des autres variétés cliniques : l'*endométrite pure-*

pérale; puis nous exposerons ses complications à propagation lymphatique: péritonite, phlegmons péri-utérins. Nous étudierons ensuite les infections à propagation sanguine, septicémie, pyohémie, complications viscérales diverses, etc. Enfin, nous terminerons en disant un mot de certaines formes cliniques particulières: la forme atténuée, la forme larvée, la septicémie suraiguë.

§1. — Endométrite puerpérale.

La date du début des accidents est très variable. Le plus souvent, c'est du troisième au quatrième jour que commencent les symptômes; d'autres fois, la période d'incubation est plus longue et dure sept à huit jours. Il est rare que la fièvre apparaisse plus tôt, c'est-à-dire du premier au troisième jour; il s'agit alors de véritables septicémies, la réaction leucocytaire n'ayant pas eu le temps de se produire en formant barrière pour arrêter les microorganismes.

Le plus souvent les accidents débutent en pleine santé. L'accouchée se sentait bien jusqu'alors quand elle est prise brusquement d'un frisson plus ou moins violent.

Ce *frisson*, comparable à celui des fièvres intermittentes, se compose de trois stades. Il débute par un tremblement qui occupe d'abord les mâchoires pour se généraliser à tout le corps; puis survient le stade de chaleur pendant lequel la malade cherche à se découvrir pour se soustraire à cette sensation chaude et sèche; enfin l'accès se termine par une sudation plus ou moins abondante. L'aspect de la femme pendant le frisson est différent suivant la période; sa face est pâle, parfois cyanosée au début; puis elle devient rouge, vultueuse à la fin. En même temps elle se plaint de céphalées, de douleurs dans les membres, etc. Ces frissons peuvent se répéter dans le cours de la maladie. La température prise au moment de l'accès s'élève à 39° ou 40°; le pouls est à 120.

Ce début brusque avec grand frisson n'existe pas toujours. Quelquefois on observe de petits frissons répétés, un peu de malaise et de céphalalgie; puis on voit le thermomètre s'élever progressivement à 37°,5, 38°, 38°,5. Au bout de deux ou trois jours de cette fièvre légère, qui passerait inaperçue si l'on ne prenait pas régulièrement la température, la courbe s'élève brusquement à 40° à la suite d'un frisson violent.

La *fièvre* une fois installée suit une marche très variable suivant la gravité du cas et le traitement employé. La courbe thermique est, en effet, très irrégulière dans la fièvre puerpérale et ne peut se comparer aux courbes de pneumonie ou de fièvre typhoïde qui ont des caractères spéciaux. Nous avons vu qu'elle montait quelquefois à 39°, à 40° presque verticalement ou, au contraire, qu'elle s'élevait progressivement jusqu'à ce niveau. Elle peut alors se maintenir aux environs de 40° avec des oscillations d'un degré, la température étant ordinairement plus élevée le soir que le matin. Dans d'autres cas les oscillations beaucoup plus marquées atteignent jusqu'à 2 et 3 degrés. Il n'est pas rare de voir la courbe s'abaisser aux environs de 38° pendant un ou deux jours, puis remonter brusquement à 39° ou 40°. Cette élévation rapide indique qu'il y a absorption brusque de toxines ou de microbes au niveau de la muqueuse utérine. C'est ce qui arrive souvent, du reste, quand on pratique une injection intra-utérine ou un écouvillonnage, car on ouvre momentanément dans ces cas des portes d'entrée aux microorganismes. Cette poussée fébrile dure peu et quand le nettoyage a été bien fait, la température revient rapidement à la normale. La chute de la température se fait d'une façon lente et la courbe redescend peu à peu jusqu'à 37° ; elle peut être brusque, surtout à la suite du nettoyage de la cavité utérine. Dans les cas mortels elle se maintient aux environs de 40°, sauf dans certaines infections à coli-bacille dans lesquelles le thermomètre s'élève peu.

L'examen du *pouls* est des plus importants. Il suit généralement la température dans sa marche et s'élève à 90, 100, 120 pulsations suivant la hauteur de la courbe thermique. Il présente son maximum de fréquence au moment des frissons. Dans certains cas il y a dissociation entre la température et le pouls, ce dernier étant très rapide par rapport à la hauteur de la température. On observe par exemple une température de 38° avec 120 pulsations. Indépendamment des autres causes pouvant amener une fréquence du pouls (hémorrhagie, nervosité), cette constatation présente une signification assez importante ; elle indique généralement une infection sérieuse. On doit donc examiner le pouls dans les suites de couches avec autant de soin qu'on prend la température. Quelquefois la fréquence du pouls est le signe qui précède tous les autres accidents, même l'élévation de la température ; aussi Leopold, Fehling et Ferré (de Pau) insistent-ils avec raison sur la valeur de ce symptôme clinique.

Élévation de la température et fréquence du pouls, voilà donc les deux principaux signes qui indiquent la pénétration des toxines au niveau de l'utérus ; mais ils ne sont pas les seuls et le plus souvent ils s'accompagnent de phénomènes généraux plus ou moins marqués suivant la virulence du microbe. Les plus importants sont fournis par l'examen du système nerveux. La céphalalgie est presque constante et s'exaspère au moment des frissons ; elle prend quelquefois les caractères de la névralgie faciale. La malade se plaint de courbature générale, de malaises plus ou moins localisés. En même temps survient de l'agitation, la femme parle avec volubilité, et cependant elle ne se trouve pas malade et s'étonne qu'on veuille lui donner des soins spéciaux. Dans d'autres cas plus rares il existe de l'apathie, le système nerveux étant comme sidéré. Dans le même ordre d'idées, nous devons signaler la dyspnée toxique qui est de règle. Les respirations sont accélérées, les ailes du nez battent à chaque inspiration, et l'on ne trouve rien à l'auscultation pour expliquer cette fréquence.

Il n'est pas rare de voir tous ces phénomènes disparaître en même temps que descend la température, puis recommencer au bout de quelques jours à la suite d'un nouveau frisson. Le facies de la malade est souvent caractéristique ; il peut n'être que très peu modifié dans les cas bénins, mais ordinairement il est profondément altéré surtout au moment des frissons. Le teint est grisâtre, bistré, les yeux sont brillants et légèrement excavés, quelquefois il existe du subictère.

Le tube digestif est peu atteint. Les malades digèrent généralement bien, elles vomissent rarement, ce qui permet de les alimenter. On observe parfois de la diarrhée, surtout quand il s'agit d'infection à coli-bacille. La langue, humide et rosée au début, devient sèche et rôtie quand la femme est atteinte depuis longtemps. Les urines ont le caractère des urines fébriles. Elles sont peu abondantes, chargées en couleur et contiennent de l'albumine. Les phénomènes douloureux sont peu marqués. Il existe quelques douleurs qui siègent dans la partie inférieure de l'abdomen et dans les aines, mais les malades s'en plaignent modérément. Ces douleurs sont plus prononcées pendant les mouvements. Enfin signalons un symptôme dont les anciens auteurs faisaient un élément important de pronostic, nous voulons parler de la diminution plus ou moins grande de la sécrétion lactée qui est en rapport avec l'élévation de la température.

Quand une femme en couches présente de la fièvre, il faut examiner avec soin ses organes génitaux. Cet examen devra être méthodique et aussi complet qu'un examen gynécologique.

La première chose à faire est de regarder le coton placé au niveau des organes génitaux pour se rendre compte des *caractères des lochies*. Nous avons vu qu'à l'état normal elles devaient être rouges ou rosées et ne pas avoir d'odeur fétide. Quand la femme est infectée il se produit le plus souvent des modifications portant sur la couleur, l'odeur, et la quantité de cet écoulement.

Elles deviennent grisâtres, brunâtres et rappellent la couleur chocolat ; d'autres fois elles sont noirâtres et contiennent des débris pulvérulents, ce qui les fait ressembler à du marc de café.

En même temps qu'elles changent de coloration, les lochies deviennent fétides. Cette fétidité, parfois peu marquée, peut être absolument infecte ; elle rappelle alors l'odeur du cadavre en décomposition. C'est la « gravis odor puerperi » des anciens auteurs. Ce symptôme a la plus grande valeur clinique et doit toujours être recherché. Il peut cependant manquer, même dans les cas les plus graves d'infections. On sait, en effet, que le streptocoque ne produit de lochies fétides que lorsqu'il est associé à d'autres microorganismes (colibacille, anaérobies, etc.). L'écoulement lochial est parfois très peu abondant et les anciens accoucheurs faisaient jouer un grand rôle à cette suppression des lochies. Parfois, au contraire, il est très notable et formé de sang noir putréfié ; il existe alors une rétention de cotylédon, et l'hémorrhagie ne cessera que lorsque la cavité utérine sera délivrée de son contenu.

Si l'on vient à *palper* l'utérus, on constate que son volume ne correspond pas au temps qui s'est écoulé depuis l'accouchement. Son involution est en effet retardée, de plus il est mou, pâteux et douloureux à la pression. Cette douleur se produit surtout quand on presse au niveau de ses bords latéraux.

Après s'être rendu compte de l'état du corps utérin par le palper, on doit passer à l'examen direct par le *toucher*. Cette *exploration utérine* est préconisée par Budin dans tous les cas douteux d'infection. On commencera par regarder les organes génitaux externes en écartant les petites lèvres. Dans certains cas ce simple examen donnera des renseignements importants. On pourra y observer ce qu'on décrivait sous le nom de diphtérie puerpérale. Les déchirures qui se sont produites au niveau de la fourchette ou des petites lèvres, sont alors recouvertes d'un enduit blanchâtre formant fausse membrane. Cette fausse membrane fibrineuse est due le plus souvent au streptocoque. Si l'on débarrasse ces plaies des couennes qui les recouvrent on aperçoit la surface de la déchirure qui est grisâtre, de mauvaise nature et difficile à déterger. Le bord de la plaie est rougeâtre et œdémateux. Cette infection vulvo-vaginale existe rarement à l'état isolé et le plus souvent il y a coïncidence d'endométrite. Ajoutons que si l'accoucheur a été obligé de pratiquer le périnéorrhaphie les sutures n'ont pas pris.

L'examen des organes génitaux externes étant ainsi fait, il faut introduire le doigt dans le vagin pour explorer la cavité utérine. Cette exploration des plus importantes doit être décrite en détail. On commencera par sonder la malade puis on fera un lavage soigneux de la vulve et du vagin. Le doigt ayant été préalablement vaseliné pénètre alors à la recherche du col utérin. A l'état normal le col se referme très vite et, dès le troisième jour après l'accouchement, on éprouve de la difficulté à franchir l'orifice interne. Quand l'utérus est infecté, au contraire, et surtout quand il reste des débris dans sa cavité, on pénètre facilement, même lorsqu'il s'est écoulé huit ou dix jours de suites de couches. Ce signe, sur lequel insiste beaucoup Budin, présente une importance clinique incontestable et toutes les fois que l'accoucheur pourra introduire avec facilité un ou deux doigts dans l'orifice interne après le troisième jour des suites de couches il devra penser soit à une rétention ovulaire, soit à une infection intra-utérine. Pour que l'examen soit complet, les doigts mis dans l'utérus devront explorer soigneusement sa cavité pendant que l'autre main placée sur l'abdomen fixe l'organe. On trouvera alors, au niveau de l'insertion placentaire, des débris irréguliers parfois très volumineux, qui sont formés par de la caduque hypertrophiée. En ramenant le doigt hors des organes génitaux on peut également constater que ces débris sont fétides. Il ne faudra pas hésiter alors à endormir la malade pour nettoyer complètement la cavité utérine. Dans d'autres cas l'exploration utérine ne donnera rien; on trouvera la surface lisse, mais au moment où l'on introduit le doigt dans l'orifice interne on voit s'écouler une certaine quantité de liquide puriforme et fétide. Il s'agissait d'une antéflexion forcée ayant amené une rétention des lochies dans la cavité de la matrice. Le toucher intra-utérin est encore plus important dans les cas de rétention partielle du placenta, il permet alors de faire un diagnostic ferme et de dicter rapidement la conduite à tenir.

Pour compléter l'examen on pourra, après avoir placé la femme en travers du lit, examiner soigneusement avec une valve les parois vaginales et le col utérin. On les trouvera parfois recouverts de fausses membranes identiques aux couennes vulvaires, surtout s'il existe des déchirures au niveau de ces organes. Le col étant ainsi à découvert on devra, si l'on est outillé pour cela, prélever du liquide lochial dans l'intérieur de la cavité utérine avec une pipette stérilisée. L'examen microbiologique de ce liquide est indispensable quand on a l'intention de traiter l'infection par le sérum antistreptococcique.

La marche de l'endométrite puerpérale est essentiellement variable suivant la virulence du microbe et le traitement employé. Elle peut ne durer que quelques jours au bout desquels on voit la température revenir à la normale; elle peut au contraire se prolonger pendant plusieurs semaines. Il n'est pas rare alors de voir se produire plusieurs poussées successives dans l'intervalle desquelles on pourrait croire la malade complètement guérie. Quand l'infection dure longtemps, les phénomènes généraux augmentent d'intensité. Le facies s'altère, le teint devient plombé et grisâtre, les respirations augmentent de fréquence; en même temps surviennent des phénomènes nerveux, de l'apathie cérébrale, de l'excitation, du délire, les malades refusant les soins qu'on veut leur donner. La langue est sèche, comme rôtie, la soif vive, la peau rugueuse et brûlante, les urines rares. Les malades peuvent guérir même dans ces cas très graves.

L'incontinence des matières, ainsi que la présence du délire, indiquent ue le système nerveux est profondément troublé. La situation est alors presque désespérée (Budin).

Les lochies présentent parfois une fétidité telle que tous les autres symptômes paraissent effacés par celui-ci. La plupart des auteurs décrivent cette forme à part sous le nom d'*endométrite putride*. Pour Tarnier, elle serait due au vibrion septique; pour d'autres accoucheurs, il faudrait y voir l'action des saprophytes du vagin. Nous avons vu, dans le chapitre Pathogénie, quel rôle il fallait faire jouer au coli-bacille et aux espèces anaérobies dans la production de la fétidité lochiale.

Dans cette forme les lochies dégagent une odeur putride absolument infecte. Il s'écoule par le vagin un liquide brunâtre très irritant, qui amène la production d'œdème et d'ulcérations au niveau de la vulve et du périnée. L'état général est très grave; la température atteint 40° ou 41°; il survient des frissons répétés, de la diarrhée noirâtre très fétide; la peau est brûlante, le pouls extrêmement fréquent et la malade meurt dans l'algidité.

A côté de ces faits très graves nous devons en signaler d'autres dans lesquels les phénomènes généraux sont moins marqués. Les lochies sont très fétides, mais la température est peu élevée; cette fétidité disparaît, du reste, très rapidement à la suite d'un nettoyage de la cavité utérine et tout rentre dans l'ordre par la suite.

Nous avons vu que l'endométrite puerpérale pouvait se compliquer d'un certain nombre de lésions différentes, suivant que le microbe se propageait par les lymphatiques ou par les veines. Dans la première variété de cas, nous devons citer la péritonite et les phlegmons juxta-utérins.

§ 2. — Péritonite.

Cette forme clinique de l'infection puerpérale, très commune autrefois et considérée avec raison comme une des plus graves, tend à devenir de plus en plus rare depuis la période antiseptique. On l'observe encore de temps en temps, mais elle paraît avoir perdu son caractère aigu pour ressembler plutôt aux péritonites à faibles réactions qui suivent certaines interventions pratiquées sur les organes pelviens de la femme. C'est généralement à la suite d'infections primitivement utérines qu'on la voit survenir. Dans ces cas, les streptocoques ayant détruit la barrière leucocytaire pénètrent dans les lymphatiques qui sont si nombreux dans l'utérus. Comme les lymphatiques de la muqueuse communiquent largement avec ceux de la musculeuse et de la séreuse, cette dernière est rapidement atteinte. On l'observe aussi quand il y a salpingite aiguë, la trompe distendue par le pus laissant écouler ce liquide par l'extrémité abdominale du pavillon ; ce sont des faits rares. Enfin son époque d'apparition est parfois si rapide qu'elle éclate brusquement sans qu'on puisse rien observer du côté de l'utérus.

Son début est variable suivant son mode de production. Comme elle est le plus souvent secondaire, elle est généralement précédée d'une période assez courte pendant laquelle on a pu noter de l'élévation de la température et des lochies fétides; d'autres fois elle surprend la femme brusquement en pleine santé. Les symptômes apparaissent du deuxième au sixième jour des suites de couches. Il se produit d'abord un *frisson* violent durant un quart d'heure, une demi-heure, une heure même, pendant lequel la malade est agitée d'un tremblement général avec sensation de froid intense. A ce moment la température monte à 40° ou 41°, le pouls très rapide bat aux environs de 120. Bientôt apparaît un nouveau signe important : la *douleur*. Cette douleur très intense siège dans l'abdomen ; elle débute d'abord dans le bas-ventre et les fosses iliaques, puis elle envahit peu à peu toute la cavité abdominale. Elle est exagérée par tous les mouvements de la malade, la pression la plus légère lui arrachant des cris. Elle ne reste pas longtemps avec ces caractères d'acuité, et au bout de deux ou trois jours elle s'amende peu à peu pour devenir presque nulle quoique l'état général continue à s'aggraver.

Peu de temps après l'apparition de la douleur surviennent les *vomissements* qui manquent rarement. Précédés de nausées et de hoquet, ils sont constitués d'abord par des vomissements alimentaires, puis ils changent de caractère. Ils deviennent bientôt muqueux, puis bilieux, puis franchement verts, d'un vert épinard. Douloureux au début, ils se produisent ensuite sans aucun effort par une véritable régurgitation. La quantité de liquide ainsi expulsée peut être très abondante, les malades vomissant d'une façon presque continue. Ils cessent au bout de quelques jours, même dans les cas mortels, en même temps que disparaît la douleur abdominale. La langue, d'abord blanchâtre et humide, devient bientôt rouge et lisse, mais elle reste humide jusqu'à la dernière période où elle prend les caractères de la langue typhique. La constipation est la règle, du moins au début, mais il n'est pas rare de voir s'établir une diarrhée fétide très abondante due à une infection secondaire coli-bacillaire. Dans les cas graves, l'évacuation peut se faire à l'insu des malades.

A l'examen du ventre, on constate qu'il est ballonné, mais ce ballonnement est modéré et beaucoup moins marqué que dans les autres variétés de péritonite. Localisé d'abord à la région sous-ombilicale, il s'étend peu à peu à tout l'abdomen. Dans les jours qui précèdent la mort, le tympanisme prend quelquefois des dimensions exagérées, surtout quand il existe de la diarrhée fétide, mais ce ballonnement secondaire est provoqué probablement par le coli-bacille, qui vient ajouter son action gazogène à celle du streptocoque.

Au palper, le ventre est douloureux à la pression, et cette douleur très superficielle arrache souvent des cris aux malades. Elle occupe particulièrement la région utérine, au niveau de l'insertion des ligaments larges, mais elle peut s'étendre à tout l'abdomen. Au bout de trois ou quatre jours l'exploration devient plus facile, car les phénomènes douloureux s'amendent peu à peu pour disparaître presque complètement.

Si l'on pratique le toucher, on trouve un col mou, largement ouvert au travers, duquel on peut pénétrer dans l'utérus pour ramener des débris fétides. Cet examen est du reste douloureux, surtout lorsque le doigt appuie dans le cul-de-sac postérieur. Dans quelques cas l'utérus est moins mobile qu'à l'état normal et la recherche de cette mobilité provoque de la douleur. Dans les péritonites suraiguës, survenant le lendemain de l'accouchement, le toucher intra-utérin ne donne aucun renseignement, l'infection s'étant faite trop rapidement pour amener des modifications utérines.

Dans le cours de la péritonite, la température est généralement élevée. Elle se maintient au-dessus de 39°, aux environs de 40° et 41°, sauf dans les derniers jours où elle peut descendre au-dessous de la normale, les malades mourant dans l'hypothermie. Le pouls est toujours très rapide, dépassant 120 pulsations. Plein et résistant au début, il devient bientôt petit et dépressible ; il augmente de fréquence de plus en plus, atteint 130 ou 140 pulsations et lorsque la température tombe, vers la fin de la maladie, il s'élève encore pour devenir incomptable. Les signes généraux sont très marqués dans cette forme clinique et la malade prend bientôt un aspect caractéristique. Les traits s'altèrent rapidement, le nez s'effile, les yeux s'excavent, les extrémités se refroidissent et l'on voit s'installer tout le cortège saisissant qui accompagne les grands traumatismes abdominaux.

L'accumulation des toxines dans le sang et le ballonnement du ventre sont la cause d'une gêne respiratoire très marquée. Les respirations deviennent fréquentes et courtes : elles peuvent se répéter quarante ou soixante fois par minute. Cette dyspnée toxique est souvent exagérée par la coexistence de complications pleuro-pulmonaires (pleurésies, congestions pulmonaires, embolies septiques), etc.

Malgré cet état grave, les troubles cérébraux sont peu accusés. L'intelligence est nette et au bout de quelques jours, quand la douleur abdominale s'est amoindrie, les malades se trouvent mieux et parlent de leur guérison alors que leur état s'est plutôt aggravé. A la période ultime on voit cependant survenir un délire calme ; la prostration est profonde, la voix s'éteint et la mort survient dans le coma avec refroidissement cholériforme.

Marche. Durée. Terminaison. — La péritonite puerpérale évolue quelquefois de façon différente. Quand elle survient rapidement le lendemain de l'accouchement, elle peut affecter une marche suraiguë et enlever la malade en quelques jours ; c'est la *forme foudroyante* d'Hervieux. Ces cas sont rares actuellement. Le plus souvent elle dure sept ou huit jours et l'on assiste au tableau clinique que nous venons de décrire. Quand la maladie se termine par la mort, les phénomènes douloureux et les vomissements disparaissent, tandis que l'état général s'aggrave, le pouls s'accélère de plus en plus et la femme succombe dans l'hypothermie. Quelquefois la marche de l'affection est entrecoupée d'accalmies, on croit la malade guérie, puis tous les symptômes réapparaissent plus violents et la mort survient malgré tout.

La péritonite peut guérir cependant, surtout quand elle reste localisée au petit bassin ; on voit alors les symptômes s'améliorer peu à peu, puis on assiste à la production d'une tumeur dure, remplissant la partie inférieure de la cavité abdominale, formée par des adhérences qui immobilisent l'utérus, les annexes et l'intestin. Si l'on pratique le toucher, on sent que l'utérus est bloqué dans l'excavation par cette masse ferme et douloureuse. Cette pelvi-péritonite peut se terminer par résolution au bout de longs mois, elle peut au contraire suppurer et se vider dans les organes voisins, le plus souvent dans le vagin ou dans le rectum. On doit admettre la possibilité de cette pelvi-péritonite pure, sans lésions salpingiennes, quoique certains auteurs et en particulier Pozzi pensent que les pelvi-péritonites ne sont que des kystes purulents tubaires qui, d'abord libres, ont été soudés par un travail ultérieur aux parois pelviennes.

A côté de ces péritonites telles que les décrivent les classiques, nous devons signaler certaines formes beaucoup moins bruyantes et qui ne sont quelquefois reconnues qu'à l'autopsie. Il n'est pas rare de voir des femmes accouchées depuis plusieurs jours, présentant de la fièvre et des lochies fétides, chez lesquelles on pose le diagnostic d'infection puerpérale. La douleur abdominale est nulle ou presque nulle, le ballonnement très peu marqué, au moins au début, il n'existe ni hoquet, ni vomissement, puis le facies s'altère, les yeux se creusent, le nez se pince, le pouls devient très rapide. A mesure que le pouls s'accélère la température s'abaisse de plus en plus pour tomber au-dessous de la normale, le ventre se ballonne, si bien qu'on se trouve en présence des principaux signes de l'obstruction intestinale. Ces formes ressemblent beaucoup aux péritonites post-opératoires et malgré la pauvreté des signes locaux, on peut voir, à l'autopsie, la cavité péritonéale remplie de pus.

§ 3. — Phlegmons péri-utérins.

Ces phlegmons, qui se développent dans le tissu cellulaire péri-utérin, portent encore le nom de *paramétrite*. Fortement discutés autrefois, ils sont admis actuellement par tous les auteurs. Le début de cette complication du post-partum s'annonce par un frisson violent s'accompagnant d'élévation de température. Le thermomètre marque 39° ou 40° ; le pouls est aux environs de 100 pulsations. On constate en même temps tous les signes d'une infection utérine : utérus gros et douloureux à la pression, lochies purulentes et fétides. Au bout de quelques jours survient une douleur qui siège dans le bas-ventre et s'irradie dans le haut de la cuisse. Cette douleur s'exagère par les mouvements du tronc et des membres inférieurs. Les signes généraux sont en rapport avec l'élévation de température ; il existe de la céphalalgie, de l'inappétence, de la constipation, de l'insomnie, quelquefois du délire.

Si l'on examine la malade par le palper, on constate qu'il existe dans la fosse iliaque un empâtement dur et douloureux qui pénètre dans le petit bassin. Au toucher, on trouve le col utérin mou et entr'ouvert, le corps volumineux est dévié en latéro-version. Cette latéro-version est due à la présence d'une masse dans le cul-de-sac latéral droit ou gauche, masse qui est très douloureuse à la pression, fortement adhérente à la paroi pelvienne et faisant corps avec l'utérus. Il existe parfois un prolongement en forme de croissant qui entoure le col. Par le palper et le toucher combinés, on constate que la tumeur remonte dans le petit bassin vers le détroit supérieur.

Dans les jours qui suivent on voit les phénomènes douloureux augmenter; la température se maintient aux environs de 39°, en même temps que surviennent des petits frissons vespéraux.

Tous ces signes indiquent que le phlegmon est en voie de suppuration. En effet, la tumeur devient plus dure et plus volumineuse. Elle envahit la fosse iliaque et le tissu cellulaire sous-aponévrotique en décollant le péritoine. Il se produit au-dessus du ligament de Fallope un œdème dur qui constitue le *plastron*. La tumeur se ramollit au bout de plusieurs jours et, si l'on n'intervient pas, la poche peut s'ouvrir soit en dehors au niveau de la paroi abdominale, soit dans les viscères voisins (vagin, rectum, vessie).

Le phlegmon ne suppure pas toujours et il peut se terminer par résolution au bout de plusieurs mois. Mais souvent l'abcès se collecte et, si l'on n'intervient pas, on peut voir les malades mourir d'infection avant l'ouverture spontanée. Dans quelques cas, heureusement rares, il se produit un véritable phlegmon diffus qui envahit rapidement tout le bassin; l'utérus est alors entouré de toutes parts par l'inflammation; si l'on pratique le toucher, on sent le col utérin au centre de l'excavation, et tout autour une tumeur remplissant le petit bassin et adhérente aux parois pelviennes.

Il peut y avoir, dans ces cas graves, des décollements considérables. Le vagin, le rectum, la vessie sont parfois isolés des organes voisins par la suppuration. Le tissu cellulaire se sphacèle et l'on peut assister à la production d'hémorrhagies mortelles par ulcérations des gros vaisseaux. Cette cellulite diffuse offre une marche tellement envahissante qu'on l'a vue gagner en longeant les uretères jusqu'au tissu cellulaire périrénal.

§ 4. — Salpingo-ovarites.

Nous ne nous occuperons ici que des salpingo-ovarites aiguës que l'on observe pendant les suites de couches. Les symptômes généraux, qui ressemblent beaucoup à ceux du phlegmon du ligament large, peuvent se résumer en ces deux mots : douleurs pelviennes et fièvre. Au toucher, l'on constate dans le cul-de-sac postérieur une tumeur allongée, très douloureuse, qui envahit le cul-de-sac latéral droit ou gauche. Ces salpingites se terminent par résolution ou suppuration. Quand elles suppurent elles peuvent atteindre un volume considérable et se vider dans les organes voisins. Ajoutons cependant qu'il n'est pas rare de voir s'installer pendant les suites de couches des salpingites latentes, qui ne s'accompagnent de symptômes fonctionnels que plusieurs mois après l'accouchement. Ces salpingites font partie des lésions à distance qui sont si fréquentes à la suite des infections puerpérales légères.

§ 5. — Forme phlébitique. Septicémie intermittente. Pyohémie.

Cette forme clinique, très fréquente autrefois, est devenue de plus en plus rare depuis l'antisepsie. Elle est produite ordinairement par la phlébite utérine. Nous avons vu, à propos de l'anatomie pathologique, que le caillot septique qui oblitérait les sinus pouvait évoluer de différentes façons. Quand il se dévelope sur place à l'état d'affection isolée, il n'influence l'économie que grâce aux toxines sécrétées par les microbes contenus dans son intérieur, mais quand il se désagrège, il agit à distance en lançant dans la circulation des débris septiques qui peuvent se localiser dans les différents organes.

Les anciens auteurs, pensant que c'était du pus qui pénétrait dans le sang, en faisaient une pyohémie, mais actuellement nous savons que si les caillots peuvent suppurer, ce n'est pas tant le pus qui agit, mais les microbes qui y sont contenus. Ces embolies septiques forment la caractéristique de cette variété clinique. L'embolus présente des caractères très variables. Il peut être constitué par un débris de caillot volumineux qui ira obturer un gros tronc de l'artère pulmonaire ; dans d'autres cas, il s'agira d'une petite parcelle qui se logera dans une division fine du même vaisseau. Enfin, lorsque le thrombus se désagrège en une poussière très fine, les microbes sont lancés à l'état libre ou contenus dans les globules blancs ; ces agents infectieux vont pouvoir traverser le filtre pulmonaire pour envahir la grande circulation et il se produira des foyers septiques dans les différents organes. Les infarctus ainsi formés ne suppureront pas forcément, mais ils deviendront de nouveaux centres infectieux qui évolueront pour eux-mêmes de façon à masquer quelquefois la lésion primitive.

Cette infection sanguine se fait généralement par poussées successives, et à chaque poussée il se produit un frisson avec élévation de température. La courbe thermique présente ainsi une série de grandes oscillations qui forment la caractéristique de cette variété clinique.

Le frisson, qui marque le début de la maladie, survient ordinairement assez tard, vers le neuvième ou le dixième jour des suites de couches. Jusqu'alors la femme paraissait bien portante, mais cependant si le médecin avait été attentif, il aurait noté quelques symptômes indiquant une infection de la muqueuse utérine. En effet, la température a oscillé entre 37°,5 et 37°,9, le pouls a été fréquent, les lochies légèrement fétides, mais comme l'accouchée ne se plaignait de rien, tous ces petits signes ont passé inaperçus. C'est donc au milieu d'une santé relativement bonne que survient un frisson violent très intense, s'accompagnant de tremblement généralisé. Après une durée d'un quart d'heure ou d'une demi-heure pendant laquelle la malade est transie par le froid, survient un stade de chaleur suivi d'un stade de sueur. La température prise à ce moment atteint 40° et 41°. Le pouls est à 120 ou 130 pulsations: Le frisson étant terminé, la température s'abaisse entre 37° et 38°; l'état général semble satisfaisant, la malade ne souffre plus. A l'examen de l'abdomen on constate qu'il n'est pas ballonné. L'utérus volumineux, mal revenu sur lui-même, n'est cependant pas douloureux, sauf peut-être au niveau des bords latéraux. Les lochies sont noirâtres et fétides ; le toucher intra-utérin montre que le col est perméable et que la cavité de l'organe contient des débris de caduque putréfiés.

La température, qui après le frisson était revenue presque normale, remonte peu à peu aux environs de 39° avec légère ascension vespérale. Au bout de deux ou trois jours survient un nouveau frisson, aussi violent que le premier, pendant lequel le thermomètre remonte à 40° ou 41°. Ce frisson est suivi des mêmes oscillations de température jusqu'à ce qu'une nouvelle poussée fébrile se reproduise. Les séries de frissons s'effectuent d'une façon irrégulière. On peut en observer plusieurs soit dans la même journée, soit à des distances de deux ou trois jours. Dans les premiers temps de la maladie, l'état général reste satisfaisant dans l'intervalle des accès et l'on pourrait croire la femme guérie, mais la fièvre en se reproduisant vient prouver la ténacité de l'infection. Du reste, les choses ne tardent pas à se modifier. Le facies s'altère, le teint devient pâle et d'un jaune blafard, les yeux sont brillants et excavés, la langue est sèche, la soif vive, et l'on voit se dessiner peu à peu tous les caractères d'une infection profonde. Les urines sont albumineuses, la rate et le foie sont douloureux et hypertrophiés. Il n'est pas rare d'observer de la diarrhée fétide. C'est à cette époque que l'on peut constater les localisations viscérales dont nous parlerons plus loin.

Les phénomènes nerveux, qui accompagnent cette variété clinique, sont variables suivant le degré de l'infection et l'état de résistance du sujet. Ils sont quelquefois si marqués qu'ils dominent la scène. Siredey les a décrits sous le nom de *forme typhoïde*. Ils peuvent alors présenter le caractère adynamique ou ataxique. Dans le premier cas, le plus fréquent du reste, les malades sont dans la stupeur. Le délire est calme, la physionomie exprime l'abattement, la dépression du système nerveux est profonde. S'il s'agit de la forme adynamique le délire devient violent, l'accouchée s'agite continuellement, elle pousse des cris inarticulés, elle veut se lever et l'on a toutes les peines du monde à la maintenir dans son lit. Avec de tels symptômes l'état général s'aggrave de plus en plus, la température se maintient très élevée, le pouls est très fréquent et les malades finissent par mourir dans le coma.

Cette forme phlébitique dure longtemps; il n'est pas rare de la voir dépasser cinq ou six semaines. Elle est généralement grave et se termine ordinairement par la mort. Quand les femmes guérissent, elles ont une convalescence très longue. Alors même que l'affection semble terminée, tout danger n'a pas disparu et l'on voit quelques-unes de ces malades mourir brusquement de myocardite un certain temps après la cessation de la fièvre.

Nous avons dit que, dans le cours de l'infection, il pouvait se produire des embolies microbiennes qui, une fois lancées dans la circulation, étaient capables de causer des complications multiples. Ces lésions secondaires ont été observées dans tous les organes et elles amènent à leur suite des symptômes nouveaux qui viennent s'ajouter à ceux que nous avons décrits. Nous ne pouvons étudier toutes les localisations septiques qu'on a signalées dans les cas d'infection puerpérale, nous ne ferons que citer les principales.

Les microorganismes partis des veines utérines rencontrent bientôt l'endocarde sur lequel ils peuvent se fixer pour produire une inflammation de cette membrane. Ce sont le plus souvent les streptocoques qui agissent ainsi, mais d'autres microbes et en particulier le pneumocoque, le gonocoque (Rendu), le staphylocoque, le coli-bacille peuvent la déterminer. Cette *endocardite* affecte l'allure infectieuse. Elle est plus fréquente chez les femmes qui ont déjà présenté des poussées d'endocardite ancienne. Elle s'annonce par une exagération dans l'état fébrile, la température atteint 41°, le pouls est à 120 ou 130 pulsations. En même temps survient de la dyspnée et de la douleur précordiale qui invitent le médecin à examiner le cœur. On entend alors des souffles organiques dont le siège et le caractère sont différents suivant l'orifice atteint. Ces bruits anormaux sont remarquables par leur mobilité; un jour ils siègent à la pointe, les autres jours à la base, ce qui s'explique par la rapidité avec laquelle se produisent les végétations ou les ulcérations des valvules. L'état général, qui était déjà grave, devient de plus en plus mauvais, la malade prend l'aspect typhoïde, le pouls est extrêmement rapide, et la mort ne tarde pas à survenir. Ce dénouement fatal est quelquefois accéléré par des complications dues à des embolies parties des végétations de l'endocarde. Dans quelques cas très rares, la maladie se termine par la guérison. L'endocardite infectieuse passe quelquefois inaperçue au milieu des phénomènes graves qui précédaient sa production, elle devient alors une trouvaille d'autopsie.

La *péricardite* puerpérale n'est pas observée fréquemment ; elle peut accompagner la péritonite et la pleurésie. Elle affecte la forme séreuse avec fausses membranes, ou la forme suppurée. Nous n'insisterons pas sur les symptômes auxquels elle donne naissance, d'autant plus qu'elle est rarement reconnue pendant la vie.

Quand l'infection a été profonde et prolongée, il n'est pas exceptionnel de voir survenir des altérations du myocarde comme dans toutes autres maladies infectieuses. C'est surtout aux modifications du pouls, qui est faible et irrégulier, qu'on reconnaît cette *myocardite ;* elle peut devenir une cause de *mort subite* pendant la convalescence.

§ 6. — Localisations pulmonaires.

Les complications pulmonaires de l'infection d'origine phlébitique sont des plus fréquentes, ce qui s'explique facilement, étant donnés les rapports du système veineux avec la circulation pulmonaire.

Les embolies parties des veines utérines ou périutérines arrivant dans le cœur droit sont immédiatement lancées dans le poumon où elles vont produire des accidents variables suivant le volume du caillot déplacé. Quand le caillot est volumineux, il peut obturer les troncs d'origine de l'artère pulmonaire et la femme mourra subitement en quelques secondes. Cette *mort subite* s'observe au moment où la femme se lève pour la premère fois et elle peut être le seul symptôme d'une infection qui avait passé inaperçue. A l'autopsie on trouve alors, en cherchant soigneusement dans le système veineux dépendant de l'utérus, une veine dont la paroi interne est dépolie. C'est là qu'était logé le caillot meurtrier. Dans d'autres cas, il existait une phlegmatia alba dolens du membre inférieur et l'accident devient plus facilement explicable.

Quand l'embolie est moins volumineuse, et qu'elle n'obture qu'une branche de l'artère pulmonaire, l'hématose peut se faire en partie par l'autre poumon; aussi la mort est-elle moins rapide que dans les cas précédents. Les femmes sont prises brusquement d'un accés de dyspnée très violent, elles étouffent, demandent de l'air, la face est cyanosée, le pouls est très agité et irrégulier et le dénouement fatal ne tarde pas à se produire.

Il existe enfin une autre variété d'embolies qui ne se termine pas forcément par la mort et qui cependant présente une importance clinique de premier ordre; nous voulons parler des embolies septiques qui proviennent de la désagrégation des caillots utérins; ces débris de thromboses peuvent être très petits, ils sont même parfois microscopiques et formés presque exclusivement de microbes. Une fois qu'ils ont pénétré dans la circulation pulmonaire, ils s'arrêtent dans les petites artères terminales en produisant des infarctus septiques. C'est par un frisson et une élévation de température que s'annonce cette nouvelle complication. Le thermomètre atteint 39° et 40°, puis l'on voit survenir un point de côté plus ou moins violent. Il existe en outre de la dyspnée et quelquefois de la toux. Les crachats ne sont pas toujours caractéristiques; ils sont d'abord striés de sang, puis franchement sanglants. Ils diffèrent des crachats rouillés de la pneumonie franche et ressemblent plutôt à ceux de l'apoplexie pulmonaire. A l'examen des poumons, on trouve des signes dont le principal caractère est d'être très mobiles et très fugaces. La percussion donne peu de renseignements, on peut cependant trouver de la submatité en différents points du thorax. A l'auscultation on entend à l'inspiration des bouffées de râles sous-crépitants fins; en outre on constate parfois du souffle localisé à de petites portions du poumon. Ces râles sous-crépitants et ce souffle sont du reste très mobiles et se déplacent facilement du jour au lendemain; cependant ils ont une tendance à se localiser à la base.

L'évolution de ces infarctus est variable. Ils peuvent se résorber complètement ou passer à l'état fibreux. Dans quelques cas ils aboutissent à la suppuration et l'on voit ces abcès s'ouvrir dans la plèvre en formant un pyopneumothorax, ou bien être rejetés sous forme de vomique.

Les embolies septiques passent quelquefois inaperçues, surtout dans les formes d'infection grave. Elles ne se manifestent dans ces cas que par une exagération de la dyspnée et de la fièvre, et si l'on ne prend pas soin d'ausculter les malades elles deviennent une trouvaille d'autopsie.

On peut observer la pleurésie qui se produit par un double mécanisme. Le plus souvent elle est secondaire à des embolies pulmonaires sous-pleurales; on l'observe quelquefois à la suite de la péritonite généralisée. Cette complication était très fréquente autrefois, et se produisait généralement sous forme d'épidémie. White les appelait pleurésies laiteuses et Charrier, en 1854, en publia de nombreuses observations qu'il avait recueillies à la Maternité. Ce qu'on doit retenir de leur histoire, c'est leur marche insidieuse; elles passent alors absolument inaperçues si l'on n'a pas soin d'ausculter régulièrement les malades. Quelquefois cependant la dyspnée et le point de côté mettent sur la voie du diagnostic. L'épanchement se forme avec une grande rapidité ; il est séro-fibrineux ou purulent et peut occuper les deux cavités pleurales. Le pronostic de ces pleurésies infectieuses est très grave, surtout quand elles s'accompagnent de péritonite. Elles ne se terminent pas toujours par la mort. Bar en a observé un cas remarquable dont la guérison paraît avoir été due à des injections intra-veineuses de sérum artificiel.

§ 7. — Localisations dans l'appareil digestif.

Tube digestif. — Les complications du tube digestif sont assez rares. Les troubles gastriques sont ceux de toutes les infections ; ils sont constitués par de l'inappétence, quelques vomissements, des modifications du côté de la langue, etc., mais il n'est pas rare de voir des infectées conserver leur appétit, ce qui du reste est d'un très bon pronostic. L'intestin est atteint plus fréquemment. A la constipation du début succède une diarrhée abondante, fétide, qui d'après certains auteurs serait due à des embolies de coli-bacilles dans la muqueuse intestinale. Dans les cas graves on observe souvent de l'incontinence des matières.

Parotides. — Les parotidites se rencontrent dans les formes graves de la maladie. Elles se terminent généralement par suppuration. Le gonflement se produit très rapidement et occupe successivement les deux régions parotidiennes. Dans un cas observé par l'un de nous, à la Charité, la malade est morte le quatrième jour des suites de couches avant que la suppuration n'ait eu le temps de s'établir. Les vaisseaux des glandes étaient farcis de streptocoques.

Foie. — La glande hépatique est très souvent altérée dans les grandes infections, puisqu'elle est avec le rein le principal destructeur des poisons contenus dans le sang. Dans la fièvre puerpérale, les lésions trouvées à l'autopsie sont constantes, et cependant il est rare d'observer pendant la vie des symptômes spéciaux attirant l'attention sur le foie. Dans quelques cas cependant l'organe est gros et douloureux à la pression, il existe du subictère qui tranche peu sur la teinte terreuse que l'on rencontre ordinairement dans cette maladie. L'*ictère* franc est encore moins fréquent ; il coïncide généralement avec la présence d'une péritonite généralisée. Hervieux, Cornil, Frerichs, Girode en ont publié plusieurs observations. Dans les deux cas suivis par Girode il s'agissait, dans l'un, d'une infection à staphylocoques et, dans l'autre, d'une infection à streptocoques. Cette complication paraît grave, puisque sur 13 faits recueillis par Le Masson, 3 fois seulement il y a eu guérison des malades.

§ 8. — Localisations dans l'appareil urinaire.

Vessie. — La compression qu'a subie la vessie pendant l'accouchement la rend un lieu de moindre résistance pour les microorganismes ; aussi, quand on ne prend pas les précautions antiseptiques voulues, on peut voir survenir de la cystite, surtout lorsqu'on est obligé de pratiquer le cathétérisme. La rétention d'urine, si fréquente après l'accouchement, est encore une cause prédisposant aux infections. La *cystite* est due à la pénétration des microorganismes par le canal de l'urèthre ; à ce niveau, en effet, il existe à l'état normal un grand nombre de microbes qui, en remontant le long du canal, peuvent infecter la vessie. Cette infection est le plus souvent à coli-bacille ; Bumm cependant y a trouvé le staphylocoque.

Signalons enfin comme cause de cette complication les perforations de la vessie qui ont pu être provoquées par un opérateur maladroit et le sphacèle de la paroi vésico-vaginale qu'on observe quelquefois à la suite d'accouchements laborieux.

La cystite post-puerpérale a été bien étudiée par Reblaub et Boissard ; comme les signes cliniques ne diffèrent pas de ceux qui accompagent la cystite des femmes enceintes, nous y renvoyons le lecteur (voir vol. II, p. 154).

Reins. — Nous avons vu, dans le chapitre consacré à l'anatomie pathologique, que les reins pouvaient être altérés par différents mécanismes pendant les suites de couches. Dans une première catégorie de faits, il s'agit d'infections ascendantes à coli-bacilles parties de la vessie qui remontent à travers l'uretère jusqu'au rein ; dans d'autres cas, il s'agit d'infections d'origine sanguine, le microorganisme étant transporté par les vaisseaux sanguins du rein ; nous sommes en présence d'embolies septiques qui proviennent de l'utérus infecté. Ces embolies peuvent être volumineuses quand elles sont fournies par des débris d'endocardite végétante. On observe alors l'obstruction d'une ou plusieurs branches de l'artère rénale, ce qui peut amener une anurie presque complète. Tel fut le cas présenté par Brindeau et Chavane à la Société d'obstétrique de Paris ; mais le plus souvent il s'agit d'embolies microbiennes qui s'arrêteront dans les capillaires du rein. On pourra alors, comme l'a vu Cornil, trouver des streptocoques dans l'urine. Ces embolies septiques amènent quelquefois la production de petits abcès miliaires dans le rein.

Les altérations microbiennes ne sont pas les plus fréquentes, et le plus souvent, il s'agit de lésions épithéliales produites par l'action des toxines sur les éléments nobles du rein. Ces altérations sont constatables en clinique par l'*albuminurie*. La quantité de d'albumine est du reste variable et comme dans toutes les maladies infectieuses, elle est proportionnelle à la gravité de la maladie.

Les néphrites infectieuses du post-partum s'observent généralement dans la première semaine qui suit l'apparition de la fièvre. Dans quelques cas cependant, l'albuminurie peut être tardive et se manifester plus ou moins longtemps après l'accouchement, comme dans le cas de Charpentier où elle se montra six semaines après la délivrance.

Quant à savoir si la néphrite puerpérale peut passer à l'état chronique, il est difficile de l'affirmer; cependant Vinay pense que lorsque le rein a été déjà modifié pendant la grossesse, cette poussée inflammatoire nouvelle peut déterminer l'apparition d'une maladie de Bright.

L'infection d'origine ascendante succède ordinairement à la cystite post-puerpérale. Dans d'autres cas elle existait déjà pendant la grossesse à l'état latent et c'est à l'occasion de l'accouchement qu'il se produit une nouvelle poussée. Cette infection se caractérise par une *pyélo-néphrite* qui a été étudiée particulièrement dans ces derniers temps. On sait, depuis les travaux de Reblaub, Vinay, Bar, Weill, etc., l'importance que joue la compression de l'uretère dans la pathogénie de cette affection. L'utérus gravide en comprimant l'organe sur les parois pelviennes amène une stagnation de l'urine qui favorise l'infection.

La pyélonéphrite gravidique s'annonce par un frisson violent avec 40° de température. En même temps survient de la douleur lombaire, qui est exaspérée par la pression. Les urines sont uniformément troubles et présentent l'aspect des urines rénales. Le rein est douloureux et augmenté de volume. Le plus souvent la cause de compression ayant disparu avec l'accouchement, la maladie ne tarde pas à céder. Dans le cas de Bar cependant, on fut obligé de pratiquer la néphrectomie.

§ 9. — Localisations du côté du système nerveux.

Cerveau et moelle. — Les centres nerveux sont susceptibles d'être atteints de différentes façons dans l'infection puerpérale. On peut y observer des embolies parties d'une végétation d'endocardite qui vont oblitérer une ou plusieurs artères cérébrales en provoquant des paralysies, ou des embolies septiques qui détermineront des méningites, des thromboses des sinus ou des abcès du cerveau. Les symptômes qui en résulteront seront variables suivant la nature et le siège des lésions produites.

Les embolies, qui succèdent à l'endocardite puerpérale, se logent généralement dans la sylvienne gauche. On voit alors survenir une *hémiplégie droite* plus ou moins complète avec *aphasie*. La paralysie est parfois plus localisée et l'on observe alors soit de l'aphasie, soit de la monoplégie brachiale. Il n'est pas rare de voir l'aphasie reparaître à l'occasion d'un accouchement ultérieur (Carre).

Les lésions infectieuses sont plus difficiles à reconnaître en clinique. Il s'agit le plus souvent de méningites ou de phlébites des sinus qui passent inaperçues au milieu des phénomènes graves qui accompagnent la fièvre puerpérale. Dans certains cas cependant, le diagnostic peut être fait. Les signes nerveux prennent alors une importance de premier ordre. Le délire est violent, il se produit des petites attaques convulsives, puis à cette période d'agitation succèdent bientôt de la torpeur et du coma. La température est très élevée, le pouls incomptable, des eschares sacrées apparaissent et la femme meurt rapidement. Cette forme méningitique est très grave et dans 5 cas observés par Quinquaud, la terminaison a été fatale.

Les abcès métastatiques s'accompagnent de symptômes localisés suivant la topographie de la lésion; Témoin, Charpentier et Lafon ont cité plusieurs observations semblables. Certaines formes peuvent produire tous les signes de la méningite cérébro-spinale. Dans un cas observé par nous à la clinique Tarnier, le cortège symptomatique était complet, y compris le signe de Kernig. La ponction lombaire, pratiquée avant la mort, nous permit de recueillir un liquide dans lequel fourmillaient les streptocoques.

On peut observer également de la *paraplégie* par localisation des microbes dans la moelle et ses enveloppes, mais cette complication est due le plus souvent à des lésions des nerfs du plexus sacré. Il s'agit alors d'une névrite causée par la propagation d'un foyer inflammatoire péri-utérin, remontant ainsi par les racines sacrées jusqu'à la moelle épinière. D'après Leyden et Pilliet cette paraplégie débute par de violentes douleurs dans les membres inférieurs, puis les troubles de motilité apparaissent sous forme de paralysie flasque sans exagération des réflexes. L'atrophie musculaire est fréquente et, quand la malade guérit, ce n'est qu'au prix d'une longue convalescence.

Nerfs périphériques.— Nous avons déjà étudié, à propos de la pathologie de la grossesse, les névrites qu'on pouvait observer pendant la gestation (voy. tome II, page 172). Il nous reste à dire un mot de celles qui se produisent dans les suites de couches. Nous laissons de côté les névrites par compression, qui sont dues au froissement du tronc du plexus sacré pendant le passage de la tête dans l'excavation, pour nous occuper seulement des lésions nerveuses provoquées par la fièvre puerpérale. Ces névrites infectieuses, signalées d'abord par Moebius en 1887, sont devenues le sujet de travaux importants parmi lesquels nous citerons celui de Tuilant. Cet auteur les divise en névrites généralisées et localisées.

Dans la première variété de cas, les douleurs occupent successivement différents points du corps sauf la face, puis les troubles moteurs surviennent qui, en se généralisant, rendent bientôt la malade impotente. Les réflexes sont abolis ou diminués, puis on voit survenir une atrophie musculaire plus ou moins marquée. Dans certains cas, ces phénomènes se compliquent de troubles intellectuels qui prennent le caractère de psychoses. C'est la psychose polynévritique de Devic et Strauss.

La forme localisée est beaucoup plus fréquente ; elle affecte deux types : le type supérieur et le type inférieur. Dans le type supérieur les nerfs atteints sont les branches terminales du médian et du cubital. Il existe sur le trajet de ces nerfs de la douleur s'accompagnant de parésie des muscles correspondants. La sensibilité au contact et à la chaleur est diminuée, les réflexes sont abolis et on constate souvent la réaction de dégénérescence. L'atrophie musculaire est de règle. Le type inférieur est caractérisé par les mêmes phénomènes qui peuvent atteindre les deux membres ; le plus souvent cependant l'affection est unilatérale. On la voit même se localiser à un segment du membre et, dans ce cas, c'est généralement le nerf sciatique poplité externe qui est atteint, comme dans les paralysies traumatiques. Ces névrites infectieuses ont une marche très lente ; elles guérissent ordinairement au bout d'un temps qui varie de plusieurs mois à deux ans.

Organes des sens. — *Œil.* — Les complications oculaires sont très rares dans l'infection puerpérale. Elles peuvent être de plusieurs ordres. On observe parfois des abcès métastatiques, qui amènent rapidement la fonte purulente de l'œil. Cette *panophtalmie* se localise le plus souvent à l'œil gauche. Il survient de la douleur, du gonflement de la région oculaire, puis la suppuration s'établit rapidement. C'est une forme grave d'infection puisque, d'après Bastide, on observe la mort trois fois sur quatre.

L'*embolie de l'artère centrale* de la rétine suite d'endocardite est très rare ; elle est suivie d'amaurose subite. Enfin, dans certaines formes bénignes de fièvre puerpérale, on peut observer de l'*iritis* et de l'*irido-choroïdite*. Gimurto sur 10 observations a noté 4 hémorrhagies rétiniennes, 3 rétinites septiques et 3 panophtalmies.

Oreille. — Les relations de l'infection puerpérale avec l'organe de l'ouïe sont très peu connues ; on a cependant signalé des *otites moyennes* suppurées et des *thromboses du sinus latéral* se compliquant de mastoïdites. Dans un cas, observé par Ballance, la malade guérit après résection du segment veineux thrombosé.

Troubles psychiques. — Nous venons de dire que, dans les formes graves de l'infection puerpérale, on pouvait voir survenir des troubles délirants qui affectaient soit la forme ataxique, soit la forme adynamique. De tels troubles sont communs à toutes les maladies fébriles, mais on peut observer chez l'accouchée des psychoses qui, grâce à leurs caractères spéciaux, ont été décrites sous le nom de *manie puerpérale*. Elle a été fortement discutée quant à sa pathogénie : certains auteurs veulent y voir une manifestation de l'auto-intoxication gravidique, d'autres en font un résultat du traumatisme obstétrical, agissant sur un terrain névropathique spécial. Depuis quelques années, une opinion nouvelle cherche à s'imposer, et l'on veut rattacher la plupart de ces psychoses du post-partum à l'infection puerpérale. C'est Campbell Clark, qui eut le premier cette idée, puis sa théorie fut adoptée successivement par Hansen, Korsakow, Lallier, Jdanoff, Bar, Toulouse, etc. Les symptômes cliniques de ces troubles cérébraux, présentent un grand nombre de variétés. Marcé les faisait rentrer dans deux formes : la forme *maniaque* et la forme *mélancolique*.

Le type le plus fréquemment rencontré est celui qu'on décrit sous le nom de *confusion mentale hallucinatoire* aiguë. On observe d'abord un délire violent, s'accompagnant d'hallucinations; les malades voient des personnes ou des animaux qui cherchent à leur nuire, elles s'agitent continuellement en proférant des paroles sans suite. Quelquefois le délire se systématise et l'on voit se manifester des idées de persécution ou de grandeur. Au bout d'un certain temps, la scène change et le calme survient. Les femmes tombent alors dans une prostration profonde ; elles ne s'occupent de rien, il faut les faire manger et boire ; si on leur parle, elles répondent à peine et semblent plongées dans un état continuel de rêverie. Cette période de stupeur peut être entrecoupée d'accès de fureur qui sont susceptibles de devenir dangereux pour l'entourage de la malade.

La durée de ces troubles est variable ; on peut les voir céder au bout de huit à dix jours, mais ils se prolongent parfois au delà de 4 ou 6 mois. La guérison survient dans les trois quarts des cas ; dans les autres, la manie passe à l'état chronique. Il n'est pas rare d'observer des récidives lors des grossesses ultérieures. Quelle que soit la pathogénie de ces accidents, il est certain qu'on les rencontre particulièrement chez les femmes qui ont des antécédents fortement chargés au point de vue névropathique.

§ 10. — Localisations articulaires.

Nous avons vu, à propos de la pathologie de la grossesse, ce qu'il fallait entendre par rhumatisme puerpéral (voyez t. II, p. 270). On peut observer les mêmes manifestations dans les suites de couches. Il s'agira alors, soit d'une récidive de rhumatisme articulaire aigu, soit d'une localisation articulaire de la blennorrhagie, soit d'une arthrite infectieuse due à la fièvre puerpérale. Nous ne nous occuperons que de cette dernière variété de cas. La nature infectieuse des arthropathies du post-partum a été démontrée par un certain nombre d'auteurs, parmi lesquels il faut citer Quinquaud, Bourcy, Siredey, Vinay, etc.

Les symptômes articulaires s'annoncent de différentes façons. Le plus souvent, la malade avait déjà des signes d'infection utérine, quand on voit survenir des douleurs dans une ou plusieurs articulations. On observe alors toutes les formes qu'on a décrites dans le *pseudo-rhumatisme infectieux*. Tout peut se borner à quelques douleurs articulaires qui disparaissent rapidement ; mais le plus souvent l'affection, qui au début avait envahi plusieurs articulations, se localise à une seule, ordinairement le genou. La région douloureuse augmente de volume, on constate la présence de liquide dans la synoviale, puis, au bout de quelque temps, les phénomènes finissent par disparaître en laissant à leur suite une raideur plus ou moins marquée.

Les articulations le plus souvent atteintes sont le genou, le poignet, l'épaule, la tibio-tarsienne, la symphyse sacro-iliaque, etc.

Les gaines synoviales péri-articulaires sont fréquemment prises en même temps que l'articulation, ce qui explique la lenteur avec laquelle les malades reprennent leurs mouvements.

A côté de ces formes relativement bénignes, nous devons citer la forme suppurée qui est heureusement rare aujourd'hui depuis l'antisepsie. On voit alors une ou plusieurs articulations augmenter de volume et devenir douloureuses. La peau rougit et devient luisante, puis au bout d'un certain temps, le pus se collecte et sort au dehors.

Parmi les articulations le plus souvent atteintes par la suppuration, il faut citer : le genou, la sterno-claviculaire, les épaules, les coudes, les symphyses sacro-iliaques et pubiennes, les articulations métatarso-phalangiennes, etc. Budin a vu, en 1879, alors qu'il était chef de clinique, une femme chez laquelle il survint une soudure osseuse des articulations métatarso-phalangiennes des deux gros orteils ; la marche en était notablement gênée.

Ces abcès métastatiques intra-articulaires sont très graves et sont l'indice d'une infection profonde qui se termine généralement par la mort.

§ 11. — Localisations musculaires.

Muscles. — Les complications musculaires de la fièvre puerpérale sont rares.

Les anciens auteurs ont cependant publié quelques cas de *psoïtis* consécutives à des phlegmons péri-utérins. Wood vient d'en rapporter une nouvelle observation.

Watzold a décrit, sous le nom de *polymyosite puerpérale*, deux observations dans lesquelles les malades furent atteintes de manifestations multiples du côté des muscles. On sentait, en différents points, des cordons durs et sensibles au niveau des masses musculaires. Les mouvements actifs et passifs étaient douloureux. Au microscope, on trouva une myosite parenchymateuse et interstitielle ; dans un cas, il s'agissait d'infection streptococcique. Cette complication est grave, surtout quand elle intéresse les muscles de la déglutition et de la respiration ; les malades peuvent ainsi mourir par inanition ou par asphyxie.

Signalons enfin les dégénérescences secondaires des muscles qu'on peut observer à la suite des lésions nerveuses que nous venons d'énumérer, et surtout celles qui compliquent si souvent la phlegmatia alba dolens.

§ 12. — Localisations sous-cutanées et cutanées.

Tissu cellulaire sous-cutané. — Il y a longtemps que les auteurs avaient signalé les suppurations multiples dans le cours de la fièvre puerpérale. Ils en faisaient même un phénomène critique, car leur apparition était souvent l'indice d'une guérison prochaine. Castelnau et Ducret, en 1846, insistent déjà sur ces faits; puis Charrier, Blain et Staes les comparent aux crises diarrhéiques, sudorales, urinaires et autres qui surviennent souvent au moment du déclin dans les maladies infectieuses. Ces foyers purulents, dits métastatiques, peuvent siéger partout, mais ils occupent spécialement les régions exposées aux frottements et aux traumatismes. Ils sont fréquents à la fesse, aux bras, aux membres inférieurs, aux seins, etc. Ils se produisent également au niveau des points où l'on a fait des injections médicamenteuses (piqûres de caféine, de sérum, etc.).

Leur caractère principal est de se former très rapidement, sans grandes douleurs, et de contenir parfois des quantités énormes de pus. Ce fait, de les voir survenir au déclin de la maladie, a permis à Fochier de croire qu'ils avaient une influence sur la marche de l'affection, et lui a servi à exposer son système de traitement par les *abcès* dits *de fixation*. Mais il s'en faut que l'apparition de ces abcès multiples soit toujours d'un pronostic favorable, car il n'est pas rare de voir les malades mourir dans l'hecticité par infection chronique.

Peau. — On peut observer, dans le cours de l'infection puerpérale, comme dans toutes les autres maladies infectieuses, des manifestations cutanées qui sont constituées le plus souvent par des érythèmes toxiques. Ces éruptions, assez rares aujourd'hui, étaient fréquentes dans les anciennes épidémies, où elles étaient décrites sous le nom de scarlatine puerpérale. Nous avons vu à propos de la pathologie de la grossesse (voy. tome II, p. 18) ce qu'il fallait entendre par scarlatine puerpérale. Niée par certains auteurs, en particulier par B. Hicks et Farre, lors de la célèbre discussion qui eut lieu à la Société obstétricale de Londres, en 1875, elle fut cependant admise par la plupart des accoucheurs. Il est hors de doute, actuellement, que la femme qui vient d'accoucher semble prédisposée à contracter cette fièvre éruptive, mais cependant il faut avouer que la plupart des éruptions scarlatiniformes des suites de couches sont des érythèmes infectieux ou médicamenteux. Il faut rapprocher ces manifestations cutanées de celles qui ont été décrites par Verneuil, Picaud et Trembley à la suite des septicémies d'ordre chirurgical.

Les *érythèmes infectieux* des suites de couches peuvent présenter plusieurs variétés cliniques. Il s'agit le plus souvent d'éruptions scarlatiniformes que Guéniot décrivait sous le nom de scarlatinoïdes. Cette éruption est susceptible de prendre tous les caractères de l'érythème de la scarlatine ; elle ne s'accompagne cependant pas d'angine. Elle apparaît du 3e au 6e jour après la délivrance, alors que la femme avait déjà de la fièvre et des lochies fétides. On voit alors sur le tronc, l'abdomen et les cuisses, de larges plaques rouges qui occupent de grands espaces sans intervalles de peau saine. Sur le fond rouge apparaissent des petits points plus foncés. L'érythème se généralise très vite, mais il reste plus marqué dans la zone péri-génitale. Il est fugace et récidive fréquemment. Lucas-Championnière l'a vu se reproduire 7 fois consécutives. Il est rare qu'il se forme de la desquamation.

On peut observer d'autres variétés d'érythème. La *réoséole rubéolique* ressemble beaucoup à l'éruption de la rougeole ; elle est constituée par de petites taches irrégulières de la largeur d'une tête d'épingle à celle d'une grosse lentille. Ces taches sont quelquefois confluentes, mais elles respectent généralement la face. Dans d'autres cas, il s'agit *d'érythème polymorphe* et l'on peut voir évoluer en même temps, chez les mêmes malades, des papules, des vésicules et des bulles plus ou moins volumineuses. Signalons également les *sudamina* qui se rencontrent fréquemment quand la température est restée élevée pendant longtemps. Enfin, dans quelques cas graves de fièvre puerpérale, on a observé du *purpura* qui siège surtout au niveau des membres inférieurs.

Les érythèmes que nous venons de décrire sont communs à toutes les maladies infectieuses ; il n'en est pas de même de l'érysipèle qui, comme nous le savons, est une manifestation du streptocoque et qui, en ayant comme point de départ des plaies vulvo-vaginales, peut envahir toutes les régions avoisinantes. Cette complication s'observe rarement chez la mère ; elle atteint plutôt le nouveau-né.

La *gangrène* était assez fréquente autrefois et affectait souvent la forme épidémique, cette variété d'infection est rare aujourd'hui. Elle a été bien décrite par Boivin et Dugès, Jacquemier, Chavanne, Vaillard, etc. Siégeant le plus souvent au niveau des organes génitaux externes, elle peut envahir le vagin, le col et même le corps de l'utérus. Nous en avons déjà parlé au chapitre Anatomie pathologique et nous n'y reviendrons pas; ajoutons cependant qu'on peut l'observer en d'autres régions, en particulier au sacrum, aux fesses, aux grands trochanters, aux membres inférieurs, etc.

Blacker tout dernièrement a publié deux cas de *décubitus acutus* compliquant la fièvre puerpérale. Ces gangrènes évoluent d'une façon classique en passant successivement par les trois phases d'escharification, d'élimination et de cicatrisation. Elles donnent parfois naissance à des cicatrices vicieuses (rétrécissement du vagin, oblitération de la vulve, etc.).

Nous venons de voir que la fièvre puerpérale pouvait manifester son action dans tous les organes et y produire des foyers de suppuration. Dans quelques cas, il y a pour ainsi dire appel des microorganismes dans certains points de l'économie. Telle femme ayant eu, par exemple, une salpingite ou une appendicite et paraissant guérie pourra, à l'occasion de suites de couches légèrement pathologiques, subir une récidive de cette affection. C'est ce que Verneuil appelait le *microbisme latent*. Budin a insisté particulièrement sur ces faits et signalé une observation dans laquelle un grand nombre de petits noyaux, vestiges d'anciennes piqûres de morphine, se mirent à suppurer dans les suites de couches. Il en est de même des collections liquides existant avant l'accouchement. Une pleurésie séro-fibrineuse, par exemple, peut devenir purulente à l'occasion d'une légère infection puerpérale. On a cité des cas de suppuration encore plus curieux. Budin, Mouret, Gottschalk ont publié un certain nombre d'observations de kystes de l'ovaire qui, à l'occasion d'une infection puerpérale, se sont mis à suppurer en produisant des accidents septicémiques graves. Il s'agissait, dans le fait de Gottschalk, d'une infection à coli-bacille consécutive à la torsion du pédicule.

§ 13. — Forme septicémique.

Il existe des cas dans lesquels le streptocoque, soit à cause de sa virulence, soit par suite d'une prédisposition de terrain, pénètre immédiatement dans les sinus utérins et de là dans le torrent circulatoire. L'organisme est pour ainsi dire sidéré par les toxines microbiennes, et la femme ne tarde pas à mourir sans qu'on puisse trouver à l'autopsie des lésions suffisantes pour expliquer la mort. Si l'on ensemence les différents organes, on voit qu'ils sont remplis de streptocoques. Il se produit ici ce qu'on observe quand on injecte des doses massives de streptocoques virulents dans le sang d'un lapin; l'animal meurt avec les signes d'un empoisonnement violent. De tels faits ne sont pas absolument rares; ils ont été bien mis en lumière par les travaux de Tarnier, Brouardel, Fritsch, Perret, Widal, etc. On les observe particulièrement en temps d'épidémie, alors que le streptocoque a pu exalter sa virulence par des passages successifs sur d'autres femmes. Le caractère principal de cette forme d'infection est de débuter de très bonne heure. Elle survient en effet de quelques heures à trente-six heures après l'accouchement. On voit alors le thermomètre s'élever à 40° ou 41°, en même temps que le pouls s'accélère; puis, l'état général s'aggrave très rapidement, les extrémités se refroidissent, le facies devient terreux, la respiration de plus en plus fréquente et les malades meurent dans le collapsus. A l'examen local on ne trouve rien; le ventre n'est ni douloureux, ni ballonné, les lochies sont normales et cependant, si l'on fait une préparation sur lamelle de ce liquide, on le trouve rempli de diplocoques et de petites chaînettes.

Quelquefois la marche est moins rapide, et Fritsch et Widal ont signalé des cas dans lesquels les femmes sont mortes du 6e au 15e jour après l'accouchement. On comprend combien ces formes septicémiques sont graves, car le microbe étant passé dans la circulation générale, il est impossible d'agir sur lui, du moins avec les moyens de traitement que nous possédons actuellement. La terminaison fatale est la règle.

Quand la septicémie est due à des anaérobies, les embolies microbiennes vont aller former dans les différents viscères des petits foyers gazeux. Ces lésions ne sont reconnues le plus souvent qu'à l'autopsie. Cependant, dans un cas observé par Bar où il s'agissait d'une infectée présentant des phénomènes de compression cérébrale localisée, on fit la trépanation au lieu voulu. Le cerveau paraissait congestionné, mais l'on n'apercevait nulle part de foyer de suppuration. Un trocart fut alors enfoncé dans la substance cérébrale et l'on vit l'organe s'affaisser en même temps qu'on entendait un bruit de gaz qui s'échappaient par le trocart. Il s'agissait évidemment là d'une localisation cérébrale d'espèce anaérobique; malheureusement l'autopsie ne put être faite.

§ 14. — Formes atténuées.

Sous l'influence de l'antisepsie, on ne rencontre plus de nos jours ces épidémies graves qui affectaient si souvent une forme clinique spéciale que les auteurs rattachaient au génie épidémique. De plus, les cas isolés que nous observons encore n'offrent pas en général le tableau symptomatique si violent d'autrefois. Ils sont *atténués* pour ainsi dire, suivant l'expression exacte de Rendu et de Labadie-Lagrave.

Ces formes légères, qui depuis l'antisepsie sont les plus fréquentes, doivent être bien connues des médecins, car elles passeraient inaperçues si l'on ne prenait pas régulièrement la température plusieurs fois par jour. Dans ces cas, tout peut se réduire à une légère élévation thermométrique atteignant 38° ou 38°,5, un peu de céphalalgie et quelques sentiments de malaise, ce qui n'empêche pas de voir survenir une semaine plus tard une phlegmatia alba dolens, signe d'infection péri-utérine. Dans d'autres circonstances les manifestations se sont bornées à cette légère élévation de température et quelques mois plus tard les femmes sont atteintes de métrite et de salpingite qui reconnaissent comme point de départ cette infection légère du post-partum.

Ces formes légères sont donc caractérisées par une élévation de température peu considérable s'accompagnant de céphalée et de petits frissons; l'abdomen n'est pas douloureux; les lochies sont plus abondantes qu'à l'état normal, un peu odorantes et grisâtres, puis au bout de quelques jours tout rentre dans l'ordre, surtout si l'on a désinfecté l'utérus à l'aide d'injections intra-utérines.

Dans d'autres cas, tout semble rester local. La température est peu modifiée ou aux environs de 37°,9, mais les lochies sont noirâtres, odorantes, parce qu'il est resté des débris de membranes ou des caillots qui se putréfient. On lave la cavité utérine, les lochies redeviennent normales et la femme guérit sans autres accidents.

Quelquefois l'infection se manifeste par des pertes sanguines abondantes durant longtemps. On doit encore considérer comme formes légères ces cas dans lesquels la température atteint 39° ou 40° une seule fois sans qu'il y ait d'autres manifestations. Le thermomètre redescend aux environs de 37° le lendemain.

Phlegmatia alba dolens. — Parmi les formes atténuées de la fièvre puerpérale, la phlébite des membres inférieurs est une des plus importantes. Elle survient, le plus souvent, d'une façon imprévue, alors que les suites de couches paraissaient régulières ou presque régulières. Elle était parfaitement connue des anciens auteurs et Mauriceau, Puzos, Levret, sans localiser la maladie dans les veines, savaient bien qu'elle pouvait se terminer par la mort subite. C'est relativement près de nous qu'on acquit la notion exacte de sa nature et il faut arriver à Virchow et Cruveilhier pour savoir qu'il s'agit d'une phlébite. Cette phlébite est la conséquence de la propagation d'une phébite utérine à la veine iliaque interne, le caillot s'étendant de là aux veines fémorales ou saphènes. Il s'agit donc d'une thrombose infectieuse, ainsi que l'a bien montré Widal. Des expériences plus récentes, entreprises par Jakowski, sont venues montrer que les toxines microbiennes pouvaient à elles seules produire la coagulation dans les veines après altération de la paroi vasculaire. Les veines des membres inférieurs sont prédisposées d'ailleurs à devenir le siège de thromboses. Elles sont souvent atteintes de varices, ce qui les rend moins élastiques et moins contractiles; de plus, elles sont loin du cœur, ce qui tend encore à ralentir la circulation. On sait en outre que le sang de la femme enceinte contient plus de fibrine qu'à l'état normal. Enfin l'hyperleucocytose, qui existe pendant la grossesse et la puerpuéralité, agit peut-être dans le même sens pour favoriser la coagulation du sang, car le globule blanc contient un ferment, la thrombase, qui est l'agent producteur de ce phénomène.

La phlegmatia est un accident tardif de la puerpéralité; en effet elle se montre du huitième au quinzième jour après l'accouchement. On peut même l'observer plus tard, au vingtième ou vingt-cinquième jour des suites de couches, comme Charpentier en a cité des exemples. C'est une complication que l'on rencontre à la suite de toutes les formes cliniques de l'infection. Elle est cependant beaucoup plus fréquente dans les formes bénignes; dans certains cas même elle devient la seule manifestation apparente de la maladie. C'est ce qu'on décrivait autrefois sous le nom de phlébite primitive; nous savons actuellement ce qu'il faut penser de ces soi-disant phlébites primitives, et comme elles sont toujours secondaires à des accidents infectieux utérins, il est presque toujours possible de trouver la trace de cette infection légère. La température s'est élevée pendant quelques jours entre 37°,5 et 37°,9, les lochies ont été légèrement fétides, et de couleur noirâtre, quoique l'état général de l'accouchée ait été excellent. C'est alors, vers le douzième jour des suites de couches, que l'on observe des symptômes anormaux du côté des membres inférieurs.

La *douleur* est généralement le premier phénomène accusé. Elle débute par le pli de l'aine, puis elle s'étend bientôt à tout le membre inférieur. Son siège de prédilection se trouve au niveau du mollet et de la cuisse. Elle est variable comme intensité; réduite quelquefois à une simple sensation d'engourdissement et de pesanteur, elle peut devenir très vive au point d'arracher des cris. Les phénomènes douloureux s'accentuent avec les mouvements provoqués, ce qui oblige la malade à immobiliser le membre inférieur dans une position où les veines ne seront pas tiraillées, c'est-à-dire dans la demi-flexion avec rotation en dehors.

Si l'on examine le membre atteint, on voit qu'il est le siège d'un *œdème* plus ou moins marqué. Cet œdème suit généralement l'apparition de la douleur, mais dans quelques cas, cependant, il peut la précéder. Il débute à la racine du membre pour s'étendre à toute la jambe; parfois c'est au niveau des malléoles qu'il se montre en premier lieu. L'enflure augmente de plus en plus et la maladie arrive bientôt à la période d'état. On voit alors le membre inférieur déformé et augmenté de volume. Les saillies musculaires normales n'existent plus, et la jambe et la cuisse se continuent sans délimitation, pour former un gros cylindre. Le volume du membre peut devenir considérable.

L'œdème présente quelques particularités; il est blanc nacré, la peau est lisse et brillante ; on y voit quelquefois circuler des veinosités bleuâtres. Dans quelques cas on observe de la rougeur sur le trajet de la veine malade. Si l'on vient à déprimer l'œdème avec le doigt, on s'aperçoit que le godet s'y fait mal.

La palpation du membre est douloureuse et cette douleur siège sur le trajet de la veine. Si l'on veut la provoquer, il faut palper doucement avec la pulpe des doigts la région du triangle de Scarpa. On sent alors, en produisant des petits mouvements de va-et-vient, un cordon dur et douloureux sur lequel on trouve quelquefois des renflements noueux. Ce cordon caractéristique, qui indique que la veine est thrombosée, peut exister sur tout le trajet de la fémorale. D'autres fois c'est la veine saphène interne ou externe qu'il faudra explorer pour voir si elles ne sont pas atteintes par l'inflammation. La phlébite de la saphène externe se sent surtout au niveau du mollet. Signalons, également comme rareté, la phlébite de la veine sous-cutanée abdominale.

Les *mouvements* du membre sont très gênés et douloureux ; il existe une impotence fonctionnelle suffisamment marquée pour empêcher la malade de soulever le talon au-dessus du plan du lit. Il se produit en outre des variations dans la *sensibilité* du membre. Il y a généralement diminution dans la sensibilité au contact, à la température et à la douleur. Cependant, quand l'œdème est énorme, cette proposition est renversée et il existe plutôt de l'hyperesthésie. Ces troubles de sensibilité ont été signalés depuis longtemps par Budin (1869).

L'état général de la malade est habituellement bon, du moins au début ; le plus souvent cependant, au moment de la production de la phlébite, il se fait une élévation de température qui peut atteindre 39°, puis, quelques jours après, on voit survenir une nouvelle poussée de fièvre s'accompagnant de point de côté, de toux et de crachats légèrement sanglants. Il s'est produit une légère embolie pulmonaire qu'on peut reconnaître à l'auscultation par la présence de bouffées de râles sous-crépitants. Au bout de quelque temps la malade pâlit et présente l'aspect des personnes qui ont été soumises à une infection prolongée.

La marche de l'affection est assez lente ; elle dure ordinairement trois semaines ou un mois. Pendant ce temps, la température peut rester normale ou au contraire se maintenir assez longtemps aux environs de 38°. L'œdème et l'impotence fonctionnelle disparaissent lentement. Il se produit parfois des poussées successives de douleurs et de fièvre indiquant une récidive de l'infection. On doit alors se méfier de ces cas et compter à partir de la nouvelle poussée inflammatoire pour décider du moment où l'on fera lever la malade.

Il existe un certain nombre de formes cliniques sur lesquelles on a insisté, surtout dans ces derniers temps. On a décrit une *forme latente* dans laquelle les phénomènes sont très peu marqués ; tous les signes passent inaperçus et cependant la femme meurt subitement au moment où elle se lève pour la première fois. Cette forme latente, signalée par de Brun, résulte le plus souvent d'une phlébite des veines utérines.

Dans la *forme inflammatoire*, tous les symptômes sont exagérés, la fièvre est intense, la douleur très aiguë, l'œdème rapidement envahissant.

Signalons enfin la *phlébite double* qui n'est pas extrêmement rare. Cette variété, bien étudiée par Charpentier, s'installe généralement en deux poussées successives. Il existe d'abord une phlébite unilatérale, puis au moment où la guérison semble survenir, le second membre se prend à son tour. D'autres fois la seconde phlébite survient alors que la première est en pleine voie d'évolution : on voit alors l'œdème envahir la région hypogastrique du côté gauche, puis gagner la racine du membre droit pour s'étendre à toute la longueur de ce membre.

La phlegmatia alba dolens peut passer à l'état chronique. Il se produit alors un véritable éléphantiasis de la jambe.

Parmi les complications qui sont capables de survenir, nous devons citer d'abord celles qui se font sur place. On peut observer de la lymphangite, de l'érysipèle, du sphacèle de la peau, des phlegmons de la gaine des vaisseaux, etc. Letulle a signalé des cas d'hydarthrose à la suite de phlegmatia alba dolens. N'oublions pas enfin les atrophies musculaires et les rétractions tendineuses, qui s'observent assez souvent quand les malades ont été immobilisées pendant trop longtemps. Il peut se produire alors des pieds bots étudiés par Verneuil sous le nom de pieds bots phlébitiques.

Les lésions à distance sont heureusement assez rares, car elles sont très graves. Ce sont les embolies de divers ordres dont nous avons parlé précédemment. Leur rareté s'explique par ce fait qu'on force les malades à rester au lit pendant longtemps pour éviter le déplacement des caillots.

Le pronostic de la phlegmatia doit donc être réservé puisqu'on peut toujours craindre une embolie, mais il ne faut pas exagérer la gravité de cette forme d'infection atténuée. Rappelons cependant qu'elle exige une immobilité prolongée et qu'elle amène souvent à sa suite une impotence fonctionnelle plus ou moins durable.

Nous n'avons étudié avec intention que la phlegmatia alba dolens en laissant de côté la *phlébite variqueuse*. Cette variété de phlébite dont la pathogénie est absolument différente peut s'observer également pendant la grossesse. Elle a été décrite (voy. tome II, p. 107) à propos de la pathologie des femmes enceintes.

§ 15. — Forme larvée.

L'infection puerpérale s'accompagne parfois de symptômes tellement insolites qu'on la confond facilement avec d'autres maladies. C'est la forme larvée de Labadie-Lagrave. Elle revêt alors des caractères qui lui donnent l'aspect d'une fièvre intermittente, d'un rhumatisme articulaire aigu, de la grippe, de la fièvre typhoïde, etc. Charpentier, Hervieux, ont publié des cas dans lesquels les signes cliniques observés étaient ceux d'une néphrite aiguë; Basset cite une observation analogue ; d'autres fois les malades ont un faciès typhique tellement prononcé qu'on est obligé de pratiquer le séro-diagnostic pour établir sûrement par élimination la nature de la maladie. Hâtons-nous de dire cependant que cette difficulté de diagnostic n'est généralement que relative et qu'en examinant soigneusement les organes génitaux, on trouvera quelques symptômes qui feront reconnaître l'origine puerpérale de l'infection. Ce sera le volume exagéré de l'utérus, une légère fétidité des lochies, la possibilité de pénétrer dans l'orifice interne avec le doigt, etc., signes qui ont leur importance comme nous le verrons plus loin.

ARTICLE V

MARCHE. — DURÉE.

En présence d'une affection dont les formes cliniques sont si nombreuses, on comprend que la marche soit absolument variable et qu'il soit impossible d'en préciser la durée.

Elle peut affecter une marche suraïgue, quand il s'agit de ces formes septicémiques qui tuent si rapidement les malades. De tels cas sont rares aujourd'hui, mais on les observe encore, surtout à l'occasion de petites épidémies qui se développent parfois dans les Maternités. Ces épidémies sont exceptionnelles il est vrai, cependant on ne peut nier leur existence, surtout dans les services qui sont dépourvus de salles d'isolement. On voit alors se produire, à la suite de quelques cas bénins d'infection, une forme plus grave qui peut emporter la malade en quelques heures.

A côté de ces formes suraiguës, il faut placer les cas qui évoluent rapidement, soit vers la guérison, soit vers la mort. Ce sont ces formes légères qui durent quelques jours et qui guérissent à la suite de simples injections intra-utérines, puis d'autres qui paraissent très graves au début et qui changent vite de caractère après un nettoyage de la cavité utérine. Quant aux malades qui meurent au bout de quelques jours, il s'agit alors de septicémies graves sans grandes réactions locales ou d'infections ayant gagné la cavité péritonéale.

Les cas que nous observons le plus souvent aujourd'hui durent en moyenne six à huit jours; la fièvre apparaît du troisième au quatrième jour après l'accouchement, puis à la suite d'un traitement bien dirigé, on voit les accidents s'amender peu à peu et la température revenir à la normale; la malade est complètement rétablie du douzième au quinzième jour des suites de couches.

Signalons encore l'infection à marche lente beaucoup moins fréquente de nos jours. Il s'agit alors de ces variétés de septicémie à formes intermittentes qui envahissent successivement plusieurs organes. La maladie évolue en plusieurs temps, et il se produit une poussée de fièvre à chaque invasion microbienne, la courbe de température présentant une série de grandes oscillations qui correspondent aux localisations viscérales. Il n'est pas rare de voir ces formes durer six semaines à deux mois et s'accompagner de la production d'abcès dans les différents organes.

Parmi les variétés d'infection à marche lente, citons enfin la phlegmatia alba dolens, qui, lorsqu'elle ne se complique pas d'embolie mortelle, immobilise les malades pendant un mois ou un mois et demi.

ARTICLE VI

PRONOSTIC

Au nombre des maladies dont le pronostic varie essentiellement suivant le traitement employé, il faut placer en première ligne la fièvre puerpérale. Il suffit, en effet, de comparer les statistiques d'autrefois avec celles d'aujourd'hui pour voir combien, avec une asepsie ou une antisepsie bien comprises, on peut non seulement réduire dans de grandes proportions les cas de fièvre puerpérale, mais encore amoindrir considérablement leur gravité. Il existe cependant encore des formes malignes d'infection ; aussi quand on se trouve en présence d'une accouchée atteinte de fièvre, faut-il réserver un pronostic qui peut varier suivant un grand nombre de circonstances. Étudions successivement les causes qui modifient la gravité de cette affection.

La date du début offre une certaine importance et tous les auteurs s'accordent à dire que plus le jour d'apparition de la fièvre s'éloigne de l'accouchement, plus on a de chance d'observer une forme bénigne. Cette conception est parfaitement exacte et les cas qui débutent vingt-quatre ou trente-six heures après la délivrance sont généralement des septicémies à marche rapide et à terminaison redoutable.

La forme clinique revêtue par la maladie est encore une cause qui peut modifier le pronostic. Les septicémies, les péritonites doivent être considérées comme graves ; les endométrites, les phlegmons du ligament large sont au contraire des formes qui guérissent. Et cependant on ne doit pas se fier à la bénignité apparente de quelques formes atténuées de l'infection puerpérale.

Certaines femmes ayant eu des suites de couches à peine troublées par une légère élévation de température peuvent mourir subitement huit ou dix jours après l'accouchement : il s'est produit une embolie qui est partie des veines utérines. Ces morts subites dans l'état puerpéral sont heureusement rares, mais ce qui se rencontre plus fréquemment, ce sont des accidents à échéance plus ou moins tardive qui sont capables d'altérer profondément les *fonctions génitales* de la femme. Combien voit-on de malades atteintes de métrites du col et du corps qui doivent cette affection à des suites de couches pathologiques? Et ce ne sont pas toujours les formes les plus aiguës d'infection puerpérale qui causent ces complications tardives. Bien des salpingites, ovarites, rétroversions douloureuses proviennent également d'un accouchement antérieur. L'importance de ces faits est encore plus grande qu'elle ne paraît, car il n'est pas rare de rencontrer des femmes ayant accouché à terme ou avant terme ne plus jamais avoir d'enfants parce qu'à l'occasion de cette première grossesse il s'est produit des accidents septiques qui ont oblitéré les deux trompes. Alors même qu'elles deviennent enceintes, on peut encore observer des altérations de la caduque qui amènent à leur suite un certain nombre de complications (avortements, hydrorrhée, placenta prævia, etc.). On voit donc que l'infection puerpérale, même très légère, peut avoir des conséquences très importantes au point de vue de l'avenir génital des femmes.

Le pronostic varie encore suivant d'autres causes qu'il faut bien connaître. Citons d'abord l'influence des diverses espèces microbiennes. Le streptocoque est, nous le savons, le principal agent de l'infection ; comme il peut produire à lui seul toutes les variétés bénignes ou graves, il faut admettre que ces degrés divers dans la gravité sont dus à des états de virulence différents.

Les infections à coli-bacille sont en général assez graves, mais elles existent rarement à l'état pur.

Quand il s'agit de staphylocoques, la maladie se localise le plus souvent au niveau des plaies génitales externes. Si le microbe pénètre dans le sang, la gravité devient au contraire exceptionnelle.

Le gonocoque produit rarement la mort dans les suites de couches, car les cas de péritonites ou d'endocardites dus à ce microorganisme sont rares ; mais s'il n'est pas redoutable pour la vie de la femme, il amène souvent au contraire des lésions salpingiennes très tenaces qui deviennent une cause de stérilité.

Les infections anaérobiques sont encore peu connues ; elles ne paraissent pas bien sérieuses en général, car il suffit le plus souvent de nettoyer la cavité utérine pour voir les accidents disparaître. Mais lorsque le microbe pénètre dans l'économie, il produit une septicémie gazeuse qui se termine par la mort. Du reste, il est impossible de juger la gravité des infections anaérobiques en général puisqu'il en existe des espèces absolument différentes. Les unes sont très peu virulentes, d'autres, comme le B. perfringens, tuent le lapin en vingt-quatre heures.

D'après ce que nous venons de dire, on voit qu'il est assez difficile actuellement d'établir le pronostic d'un cas de fièvre puerpérale par le simple examen bactériologique ; la seule chose qu'on puisse affirmer, c'est que les infections mixtes sont généralement plus dangereuses que les autres.

Si cette question d'espèces microbiennes donne peu de résultats pour juger la gravité d'une fièvre puerpérale, il n'en est pas de même de la question de *terrain*. Nous savons en effet que l'affection sera d'autant plus sérieuse que l'état général de l'accouchée sera moins satisfaisant.

Aussi, les femmes qui ont été surmenées par un travail prolongé, celles qui ont subi des interventions longues et pénibles, sont plus sujettes que d'autres à contracter une infection grave. Il en est de même des malades qui ont eu des hémorrhagies abondantes pendant la grossesse et pendant le travail. Citons encore les albuminuriques, les éclamptiques, les cardiaques, etc., qui sont des terrains moins résistants. A côté de ces femmes, qui sont prédisposées à l'infection par leur état général, nous devons dire un mot de celles qui, par une anomalie de l'accouchement, sont devenues plus facilement vulnérables. La rupture prématurée des membranes, la mort du fœtus, les rétentions placentaires ou membraneuses, sont généralement des conditions favorables pour voir une infection grave se développer.

Certaines complications du travail agissent dans le même sens, surtout quand elles sont suivies d'opérations pratiquées sans précautions antiseptiques : délivrance artificielle, tamponnement, embryotomie, symphyséotomie, opération césarienne, etc. ; enfin les fibromes sous-muqueux de l'utérus peuvent se putréfier, les kystes de l'ovaire peuvent suppurer, ce qui aggravera le pronostic de la maladie.

Nous venons de voir qu'un certain nombre de conditions permettaient, dans une certaine mesure, de juger la gravité d'un cas de fièvre puerpérale. C'est ainsi qu'une femme étant restée longtemps en travail, qui est prise le lendemain de son accouchement d'un frisson et d'une fièvre atteignant 40°, aura toutes les chances pour avoir une forme sérieuse d'infection.

Cette impression défavorable pourra du reste se modifier dans le cours de la maladie et il existe certains symptômes sur lesquels on peut tabler pour établir son pronostic. L'examen du pouls et de la température est des plus importants. Quand le thermomètre se maintient pendant longtemps aux environs de 40°, il s'agit généralement d'une forme grave, surtout si la température ne cède pas au traitement intra-utérin. Le pouls donne des renseignements également probants. Un pouls, qui reste à 120 pulsations alors même que la température descend, indique une persistance de l'infection. La dyspnée profonde, le facies grippé et terreux, le délire, le refroidissement des extrémités, l'albuminurie, l'incontinence des matières fécales, sont d'un fâcheux pronostic. Au contraire, lorsque l'on voit la température s'abaisser en même temps que le pouls, lorsque l'état général reste satisfaisant, il y a tout lieu d'espérer que la maladie sera bénigne.

Si l'on veut se rendre compte du pronostic général de l'infection puerpérale, il faut examiner les différentes statistiques pour voir quelle est la mortalité de cette maladie. Ces statistiques sont fort variables suivant les époques et suivant les auteurs. Nous rapportons ici le tableau de la Maternité qui démontre nettement combien certaines années étaient funestes pour les accouchées avant l'ère antiseptique (voy. fig. 244).

Actuellement, l'état sanitaire des services d'accouchement est beaucoup plus satisfaisant, mais quand on consulte la statistique des différents services hospitaliers, il est bien difficile de les comparer entre elles. Il y a tant de conditions qui peuvent faire varier la morbidité et la mortalité ! Budin a montré qu'il fallait considérer plusieurs catégories de causes de mort. Dans une première division doit rentrer la mortalité totale quelle que soit la cause de la mort; dans la seconde, on doit recueillir les cas mortels par infection;

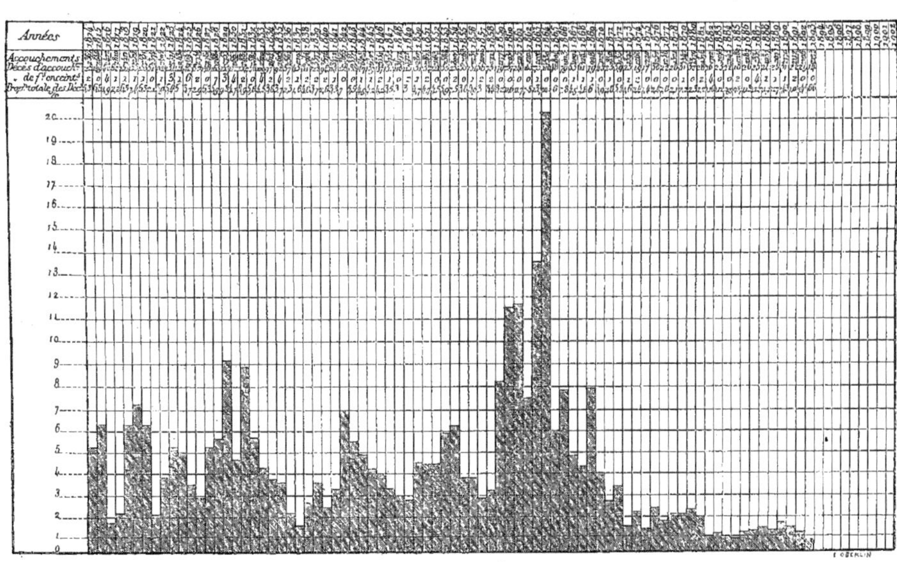

Fig. 244. — Tableau de la mortalité à la Maternité de Paris (Tarnier).

enfin, la troisième doit être réservée aux cas de mort par infection contractée dans le service. Voici quels ont été les résultats obtenus par Budin, de 1891 à 1897.

	MORTALITÉ TOTALE	MORTALITÉ PAR INFECTION	MORT. PAR INF. CONTRACTÉE DANS LE SERVICE
Charité (9 oct. 1891 à 25 déc. 1894)	0.8 p. 100	0.08 p. 100	0.0 p. 100
Maternité (1895, 2e semestre)	0.9 —	0.46 —	0.27 —
— (1896)	1.56 —	0.39 —	0.15 —
— (1897)	1.4 —	0.27 —	0.07 —

La fièvre puerpérale n'est pas seulement une affection sérieuse pour la mère, elle peut amener chez l'enfant un certain nombre de complications plus ou moins graves. Nous les étudierons plus loin.

ARTICLE VII

DIAGNOSTIC

L'examen de l'accouchée, pendant les suites de couches, doit être fait avec les plus grands soins pour ne laisser passer aucun symptôme indiquant qu'il y a infection utérine. La température sera prise matin et soir, on comptera les pulsations de la radiale, et l'on suivra avec la plus grande attention les modifications qui se produisent du côté de l'utérus. Dès que le thermomètre sera au-dessus de la normale, on devra immédiatement penser à la possibilité d'une infection puerpérale et examiner méthodiquement les organes génitaux. Nous avons indiqué plus haut comment cet examen devait être pratiqué. On passera en revue les caractères des lochies, l'état de l'utérus et de ses annexes, l'aspect des plaies vulvo-périnéales, etc. Alors même que tout semblerait normal de ce côté, si la température continue à s'élever il ne faudra pas hésiter à pratiquer le toucher intra-utérin. Celui-là seul permettra de se rendre compte de l'état d'involution de la matrice. Si l'orifice interne est perméable, méfiez-vous, il doit rester dans la cavité utérine soit un cotylédon ou des membranes, soit de la caduque qui s'est hypertrophiée sous l'influence de l'infection (Budin). Un toucher plus profond vous renseignera à ce sujet.

En retirant le doigt des organes génitaux, il faudra le rapprocher de ses narines pour voir si le contenu de l'utérus n'est pas fétide. En effet, les lochies qui sont retenues par le pansement vulvaire peuvent ne présenter aucune odeur alors qu'il existe des débris fétides dans l'utérus. Ceci s'explique quand l'organe est en antéflexion exagérée, le liquide ne pouvant s'écouler hors de la matrice. Si tout semble normal et qu'on ne trouve pas par ailleurs la cause de la fièvre on devra, toutes les fois qu'on le pourra, prendre des lochies directement dans la cavité utérine à l'aide d'une valve et d'une pipette. La présence de microorganismes et surtout du streptocoque indiquera qu'il existe réellement une infection utérine.

Cet examen bactériologique est toujours utile; aussi quand on aura un laboratoire à sa disposition, on fera bien de le pratiquer dans tous les cas d'infection puerpérale.

Sous le prétexte que toute fièvre survenant dans les suites de couches a bien des chances pour être d'origine utérine, il ne faudrait pas cependant faire des injections intra-utérines ou un curettage à la moindre élévation de température. L'accoucheur doit, en effet, passer en revue tous les organes de l'accouchée pour voir s'il n'est pas possible de trouver la cause de la fièvre en dehors des organes génitaux.

La première chose à faire est d'examiner soigneusement les seins; on pourra y constater de la rougeur diffuse partant de l'aréole et gagnant l'aisselle : il s'agira alors d'une lymphangite qui s'accompagne généralement d'une élévation rapide de température atteignant 39° ou 40°.

Dans d'autres cas on ne trouvera rien d'anormal à l'inspection et cependant, si l'on exprime le sein, on verra sortir du pus des canaux galactophores; cette galactophorite expliquera l'élévation de température qui reviendra rapidement à la normale après qu'on aura vidé le sein du pus qu'il contenait.

Après s'être rendu compte que la fièvre ne provenait pas d'une affection des seins, il faudra examiner le tube digestif pour voir s'il ne s'agit pas de stercorémie. La rétention des matières fécales peut s'accompagner, en effet, d'élévation de température, et comme la constipation est la règle pendant la grossesse et les suites de couches, on comprend que cette fièvre d'origine stercorale soit assez fréquente. C'est Budin qui, dans une leçon clinique faite à la Charité en 1892, a bien montré l'importance de ces faits en pratique. Il avait déjà, en 1883, attiré sur ce point l'attention du professeur Bouchard et de son collègue Maygrier. Depuis, un certain nombre d'auteurs en ont publié des exemples. Citons parmi ceux-ci : [illegible], Le Guern, Herrgott, Collignon, Demelin, Dubrisay, Oui, Ingelrans, [illegible], Brindeau. En lisant les observations on voit que ces accidents surviennent souvent chez des femmes qui étaient constipées pendant leur grossesse ; [illegible] il n'est pas rare de ne rien rencontrer d'anormal dans le fonctionnement [illegible] avant l'accouchement.

C'est du premier au quinzième jour [illegible] que débutent les phénomènes pathologiques. Ils consi[illegible] inappétence, insomnies, douleurs dans l'abdomen, etc. En [illegible] température qui, jusqu'alors, était normale, s'élève peu à peu ; d'autres fois elle atteint brusquement 40° à la suite de frissons violents. Si l'on examine la malade, on trouve la langue sale, l'haleine fétide, les traits tirés; l'abdomen est volumineux, distendu par des gaz. Au palper, le ventre est douloureux, surtout sur le trajet du gros intestin ; l'utérus et ses annexes ne sont pas plus sensibles qu'à la normale. Si l'on donne un purgatif ou des lavements, on assiste alors à une véritable débâcle de matières noires et fétides ayant séjourné longtemps dans l'intestin. La quantité de matières ainsi expulsées peut être extraordinaire; la malade en remplit 4, 5 ou 6 bassins. Dans certains cas signalés par Oui et d'autres auteurs, l'administration des lavements et purgatifs est suivie d'une poussée de fièvre. Cette nouvelle élévation de température est due à la dilution des matières fécales par le liquide introduit. Même dans ces cas un peu anormaux, tout ne tarde pas à rentrer dans l'ordre. On s'explique facilement la pathogénie de la stercorémie, car on sait depuis les travaux de Bouchard, que la résorption des produits intestinaux, peut amener l'élévation de la température. Les expériences récentes de Carrière viennent prouver encore la réalité de ces faits.

Les affections du sein et la stercorémie sont les complications du post-partum le plus souvent confondues avec l'infection puerpérale ; mais à côté de ces faits nous devons signaler toutes les autres causes de fièvre qui peuvent survenir pendant les suites de couches. L'examen soigneux de la malade permettra d'éviter l'erreur. Dans certains cas, cependant, telle complication due à l'infection puerpérale pourra masquer tous les autres symptômes et faire croire à une maladie intercurrente. On confondra, par exemple, une broncho-pneumonie septique d'origine utérine avec une pneumonie franche. L'erreur inverse est susceptible d'être commise et l'on sera tenté de rattacher à l'infection une maladie survenant pendant les suites de couches. Le diagnostic peut devenir très difficile dans ces cas, surtout quand il s'agit de formes frustes d'infection.

Nous avons vu que la malaria était capable de se réveiller pendant les suites de couches et de faire croire à la septicémie. Duboué, Spiegelberg, Budin, etc., en citent des observations probantes ; mais dans la malaria l'intermittence des accès, les antécédents d'impaludisme, l'action des sels de quinine permettent d'éliminer l'infection puerpérale.

La fièvre typhoïde peut être confondue avec la septicémie des accouchées ; la difficulté du diagnostic était très grande autrefois quand la forme dite typhoïde de l'infection était fréquente. Actuellement ces cas sont beaucoup plus rares; du reste, le séro-diagnostic viendra trancher la difficulté.

La tuberculose aiguë survenant dans les suites de couches peut faire penser à l'infection puerpérale ; Rastouil vient d'en publier une observation où le diagnostic était particulièrement difficile.

Signalons enfin, comme cause d'erreur, la grippe qui, dans certaines épidémies, s'attaque volontiers aux accouchées. Vinay, Labadie-Lagrave, Strassmann, Bar et Boullé, etc., ont montré combien cette maladie pouvait devenir grave pendant les suites de couches. On ne la confondra guère avec l'infection puerpérale, car les phénomènes pulmonaires, le coryza, la courbature, sont des signes bien spéciaux à cette affection. Dans certaines formes anormales, on pourrait cependant croire à de l'infection puerpérale, mais l'examen de l'utérus permettra de s'assurer de l'intégrité de l'organe. N'oublions pas de signaler que la grippe peut devenir une cause de fièvre puerpérale, car on sait combien les infections secondaires à streptocoques et à staphylocoques sont fréquentes dans cette maladie. Il est logique d'admettre, avec Bar, qu'elle facilite une localisation streptococcique dans l'utérus.

Le diagnostic d'infection puerpérale étant posé, on doit, autant que possible, rechercher la nature du microbe qui l'a provoquée. Quand on a un laboratoire à sa disposition rien ne sera plus facile que d'examiner le contenu de l'utérus au point de vue bactériologique, mais en général le praticien ne dispose pas de ces moyens. L'idéal serait de pouvoir reconnaître la variété microbienne aux symptômes qu'elle produit, malheureusement cette distinction est impossible à établir, généralement parlant. Certains microbes ont cependant une allure clinique un peu spéciale qui permet de les caractériser dans quelques cas. Le streptocoque à l'état pur ne donne pas d'odeur aux lochies ; il s'accompagne facilement de couennes blanches assez épaisses, se reproduisant rapidement.

Le coli-bacille est un des agents de la fétidité lochiale ; c'est généralement lui qui produit ces diarrhées noires et fétides, le ballonnement du ventre et l'abaissement de température.

Voici, d'après Menge et Krönig, quels seraient les signes spéciaux des infections anaérobiques : « Les phénomènes locaux consistent d'abord en modifications de l'écoulement lochial. Dans presque tous les cas il y a odeur fétide des lochies. Cette odeur incommode beaucoup les malades. Leur couleur est brunâtre, leur abondance est exagérée. Les microbes sont bien moins fugaces que dans les streptococcies et au bout de sept à huit jours, souvent il n'en existe plus dans les lochies. L'odeur disparaît en même temps. Le nombre des bactéries est généralement très abondant, la forme en bâtonnets prédomine sur les cocci. Ils gardent presque tous le Gram. Les plaies vagino-périnéales sont ordinairement infectées. La surface des plaies est grisâtre. Au périnée et au niveau des petites lèvres, il existe souvent de l'œdème. Les signes généraux comparés à ceux qui accompagnent la streptococcie sont peu importants. Souvent l'état général reste bon. » A ces caractères il faut ajouter la production de gaz, car la septicémie gazeuse est généralement d'origine anaérobique.

ARTICLE VIII

TRAITEMENT

Les infections puerpérales étant dues à la pénétration dans l'organisme de la femme de microbes pathogènes, le premier soin du médecin, qui assiste une accouchée, doit être d'empêcher ces microbes d'entrer et de se développer dans ses organes génitaux. Si pour une cause ou pour une autre l'infection est déjà déclarée, il devra la traiter par tel ou tel procédé, selon la forme suivie par la maladie. Nous allons dire quelques mots du traitement prophylactique, puis nous étudierons plus longuement le traitement curatif.

§ 1. — Traitement prophylactique.

Nous avons vu dans le chapitre Pathogénie, que les accoucheurs actuels étaient divisés en deux camps opposés. Les uns, avec la majorité des auteurs français, pensent que la cavité vaginale contient des germes qui peuvent devenir pathogènes, et qu'il faut la désinfecter pendant le travail et les suites de couches. Les autres considèrent le vagin normal comme vierge de bactéries pathogènes, grâce à la propriété bactéricide de cet organe; il devient donc inutile d'employer les injections antiseptiques pendant l'accouchement et le post-partum puisque le vagin est stérile. Ces lavages vaginaux seraient même dangereux en permettant l'introduction avec la canule des bactéries qui séjournent à l'entrée du vagin. De plus, les antiseptiques, en affaiblissant la propriété bactéricide de cette cavité, deviendraient plus nuisibles qu'utiles. La méthode antiseptique devrait être réservée, d'après ces auteurs, aux accouchements dystociques (version, forceps, délivrance artificielle, etc.).

Les premiers sont partisans de l'antisepsie; les autres, de la méthode aseptique. Comme ces deux procédés ont des règles communes visant l'asepsie de l'accoucheur et de ses aides, nous décrirons d'abord la méthode antiseptique, puis nous dirons un mot de l'autre méthode.

I. **Antisepsie en obstétrique.** — Les antiseptiques sont actuellement très nombreux et malgré leur nombre on ne possède pas encore l'antiseptique parfait, qui soit à la fois indifférent pour les tissus et très actif pour les microorganismes. Nous ne ferons qu'énumérer les plus employés.

Acide phénique. — L'acide phénique a rendu et rend encore de grands services; son action est cependant loin d'être aussi considérable qu'on l'avait cru tout d'abord. Son odeur forte est désagréable à certaines malades et bien souvent, dans la pratique des sages-femmes, il ne donne que l'illusion de l'antisepsie; elles en jettent quelques gouttes dans l'eau dont elles vont se servir et, comme l'odeur est pénétrante, elles se figurent que cela est suffisant. Pour que les sages-femmes aient facilement à leur disposition la quantité d'acide phénique qui leur est nécessaire, on doit leur délivrer des solutions très concentrées; ces solutions-mères, dans l'alcool ou la glycérine, sont caustiques et toxiques: il faut donc prendre des précautions en les maniant. Quelques erreurs mortelles ont été signalées en Belgique; cependant, bien qu'on en ait fait usage à Paris de 1882 à 1890 chez les sages-femmes agréées de l'Assistance publique, il n'est parvenu à notre connaissance, aucun accident digne d'être noté (Budin).

« Au point de vue de son emploi en obstétrique, le principal inconvénient présenté par l'acide phénique, dit Bar, provient certainement de l'irritation locale causée par ce corps. Pour peu qu'on emploie des injections un peu fortes à 2 p. 100, pour peu que les solutions employées le soient en grande abondance, et cela est absolument nécessaire quand il s'agit de pratiquer des lavages utérins, vaginaux ou vulvaires, on voit souvent apparaître, au niveau des grandes et des petites lèvres, un érythème très pénible et parfois même des plaques de gangrène qui obligent l'accoucheur à renoncer à l'emploi de l'acide phénique. Ajoutons enfin que son action sur la peau est assez irritante pour que les sages-femmes éprouvent quelque peine à y avoir recours spontanément. »

« Un fait qui est admis par tous et surabondamment démontré, écrit de son côté Brun, c'est la susceptibilité toute spéciale que présentent les enfants, et la gravité qu'acquièrent rapidement chez eux les accidents. Lucas Championnière dit avoir vu périr dans le collapsus, avec des urines noires, des enfants auxquels des nourrices imprudentes avaient appliqué une compresse d'huile phéniquée sur les fesses et sur les jambes. Rouge, de Lausanne, a eu l'occasion de voir un enfant de cinq mois qui succomba à une intoxication phéniquée provenant d'un pansement enveloppant la partie supérieure des bras et fait d'une compresse simple imbibée d'une solution à 2,5 p. 100. Dans un cas publié par Dreyfous, les symptômes d'empoisonnement s'étaient développés rapidement et avaient pris de suite un caractère menaçant après l'application d'une simple bandelette de gaze phéniquée sur une plaie de circoncision. »

On emploie l'acide phénique à deux doses différentes : la solution forte et la solution faible. La solution forte est à 50 p. 1000. Elle sert particulièrement à désinfecter les instruments.

Pour les toilettes externes et les injections, on emploiera la solution faible à 25 p. 1000.

Voici comment on peut formuler cet antiseptique :

1° Solution forte.

Acide phénique cristallisé.............	50 grammes
Alcool...............................	100 »
Eau distillée..........................	850 »

2° Solution faible.

Acide phénique cristallisé.............	25 grammes
Alcool...............................	100 »
Eau distillée..........................	875 »

Comme cette façon de prescrire est coûteuse et que les solutions sont difficiles à transporter, il vaut mieux employer la préparation suivante :

Acide phénique cristallisé..............	300 grammes
Alcool................................	600 »

En mélangeant quatre cuillerées à soupe dans un litre d'eau, on obtient ainsi une solution sensiblement égale à la solution faible.

Nous avons déjà dit que l'acide phénique pouvait donner naissance à des accidents.

Les symptômes de l'empoisonnement par l'acide phénique ont été décrits particulièrement par Blusson, Bar, Brun et Tarnier.

« Dans les cas légers, dit Tarnier, il se produit un état comparable à l'ivresse alcoolique peu prononcée : tête lourde, céphalalgie frontale assez pénible ; les malades se plaignent en outre d'inappétence, de dégoût pour les aliments ; ils ont des nausées, parfois même ils vomissent. Les urines deviennent presque toujours foncées et noirâtres... Il est très important de prêter une grande attention à la coloration des urines. Une urine noire indique une imprégnation de l'organisme par l'acide phénique ; toutefois, elle ne préjuge en rien de la gravité de l'intoxication parce qu'on l'observe aussi bien dans les cas légers que dans les cas graves. Néanmoins, quand vous la constaterez, vous suspendrez immédiatement l'emploi de l'acide phénique ; sans quoi vous vous exposeriez à voir éclater les accidents de l'intoxication grave. »

Dans les cas sérieux, les phénomènes généraux prennent le premier plan. Ils consistent particulièrement en accidents nerveux ; on voit survenir de l'engourdissement, puis du collapsus. Le facies décoloré se recouvre d'une sueur froide. La température s'abaisse à 35° ou 34°, le pouls devient filiforme, les extrémités se refroidissent et la malade meurt dans le coma. On voit quelquefois apparaître des convulsions, des paralysies et de la congestion pulmonaire.

Sublimé. — Le sublimé a été conseillé, en 1881, par Tarnier au Congrès international de Londres. Depuis, son usage s'est rapidement répandu, car il donne d'excellents résultats ; grâce à lui, la mortalité s'est encore abaissée dans les Maternités, et tout le monde a présents à l'esprit les chiffres qui ont été donnés par Tarnier dans la leçon qui ouvrit son cours à la Faculté de médecine. Avec le sublimé, et nous ne saurions trop insister sur ce point, on observe aussi une diminution considérable de la morbidité. Beaucoup d'auteurs ont publié des statistiques absolument convaincantes.

Mais on fait à l'emploi du sublimé une grosse objection. A certaines doses, dit-on, il est toxique, et il peut déterminer l'empoisonnement des malades ; il peut même, des erreurs étant commises, être une source d'accidents pour l'entourage des femmes en couches.

Évidemment quelques malades paraissent très susceptibles à l'action de ce médicament ; mais, en réalité, les intoxications ne sont pas fréquentes. Budin a, pour sa part, employé presque exclusivement le sublimé depuis 1882, aussi bien dans son service d'hôpital que dans sa pratique de la ville : c'est à peine si, à de longs intervalles, il a noté un peu de gingivite ou d'érythème, et cependant, au début, il ne faisait usage que de solutions à 1 pour 1000.

On ne peut nier cependant que certains cas de mort aient été dus à l'empoisonnement par cet antiseptique, mais quand on lit les observations de près on voit que le plus souvent il est possible de les expliquer. Dans certains cas, par exemple, on a employé des doses trop fortes ; dans d'autres on a pratiqué des irrigations continues avec des solutions de sublimé, faisant ainsi passer 50 ou 60 litres de cet antiseptique dans la cavité utérine. Dans d'autres cas encore l'intoxication a été due à une absorption trop abondante de ce médicament par suite de rétentions placentaires ou de larges déchirures du périnée. Enfin ajoutons que certaines observations, publiées sous le nom d'empoisonnement par le sublimé, ne sont que des cas de fièvre puerpérale s'accompagnant de symptômes communs à ces deux états pathologiques. Restent alors les susceptibilités particulières chez certaines femmes exsangues ou albuminuriques; il suffit d'être prévenu, et l'on en sera quitte pour changer d'antiseptique. Si l'on était absolument obligé de se servir de sublimé, on ferait suivre l'injection antiseptique d'une irrigation à l'eau bouillie. Du reste, convaincue des qualités de ce médicament, la Commission de l'Académie chargée de choisir un antiseptique pour les sages-femmes a proposé le sublimé, qui a été accepté par la presque unanimité des membres de cette assemblée. Le médicament doit être prescrit de la façon suivante :

Sublimé corrosif....................	25 centigrammes
Acide tartrique....................	1 gramme
Solution alcoolisée de carmin d'indigo sec à 5 p. 100	1 goutte

Et sur chaque paquet, qui portera l'étiquette rouge exigée par la loi, on devra lire :

SUBLIMÉ, 25 CENTIGRAMMES
Pour un litre d'eau.
TOXIQUE

Les paquets de sublimé, conseillés et utilisés par Budin depuis 1884, se conservent très longtemps et sont très faciles à transporter. On peut encore employer la liqueur de Van Swieten coupée au quart qui, d'après Tarnier, serait moins dangereuse que la solution acide.

Cet antiseptique est encore incorporé à la vaseline qui doit servir à pratiquer le toucher et à graisser les instruments.

La formule est celle-ci :

Vaseline pure..........................	30 grammes
Sublimé corrosif..........................	0 gr. 03

L'Académie recommande aux sages-femmes de la prescrire de la façon suivante :

Vaseline au sublimé à 1 p. 1000.... 30 grammes.

Les accidents d'intoxication produits par les sels de mercure ont été divisés par Tarnier en accidents légers et en accidents graves.

1° *Accidents légers.* — Cette forme d'intoxication est la plus fréquente ; elle est comparable aux accidents qui résultent d'un traitement antisyphilitique intensif. Il peut y avoir des troubles intestinaux consistant en coliques et diarrhée et de la gingivite lorsqu'il existe antérieurement quelques lésions buccales. On observe surtout des érythèmes qui siègent particulièrement au niveau des organes génitaux et à la face interne des cuisses. Cet érythème s'accompagne quelquefois de petites vésicules transparentes comme dans la miliaire. Il existe généralement des démangeaisons au niveau des plaques érythémateuses. « Dans quelques cas rares, dit Tarnier, on rencontre une forme particulière d'éruption mercurielle qui se généralise plus ou moins, comme dans les intoxications graves, et qui ressemble aux éruptions cutanées causées par l'administration interne du mercure. L'éruption débute par la vulve, la face supéro-interne des cuisses et des régions inguinales. Elle est formée par des taches rouges, lenticulaires, à contours nets, ne faisant pas ordinairement saillie, quelquefois, au contraire, formant un léger relief appréciable au doigt et visible quand on regarde à jour frisant. Au moment où l'éruption apparaît, la malade ressent une sécheresse brûlante de la peau, et un prurit extrêmement pénible qui l'oblige à se gratter. L'érythème se généralise en suivant, dans tous les cas, un ordre presque constant; il envahit d'abord l'hypogastre, les faces internes et antérieures des cuisses ; puis monte sur la poitrine et descend jusqu'à la partie interne des jambes; c'est beaucoup plus tard que l'éruption se fait sur les membres supérieurs, ainsi qu'à la face externe des jambes. Le plus souvent le visage, les mains et les pieds restent indemnes. »

2° *Intoxications graves.* — Aux accidents que nous venons de signaler viennent se joindre des troubles digestifs. Les vomissements peuvent s'observer, mais ils sont beaucoup plus rares que la diarrhée. Cette diarrhée est, en effet, la manifestation la plus ordinaire de l'intoxication mercurielle. Les garde-robes sont fréquentes et très abondantes, du moins au début. Puis on voit survenir du ténesme et une sensation de brûlure au niveau de l'anus et du rectum. Les selles changent de caractère ; elles deviennent muqueuses, filantes, visqueuses, à odeur repoussante. Elles sont souvent striées de sang. Le ventre est ballonné et douloureux sur le trajet du gros intestin. La stomatite accompagne généralement ces troubles digestifs. Les gencives sont saignantes et ramollies, l'haleine est très fétide et, dans certains cas, il se produit du sphacèle de la muqueuse buccale. Ces lésions peuvent devenir une gêne pour l'alimentation des malades. Quand l'empoisonnement est suraigu, la mort survient parfois avant l'apparition de la stomatite.

Les urines sont rares, sanguinolentes et contiennent de l'albumine. Au microscope on y trouve des cylindres hyalins et épithéliaux.

Les signes généraux sont graves : le pouls s'accélère à 100 ou 120 pulsations, en même temps la température a plutôt tendance à descendre au-dessous de la normale. Les phénomènes nerveux sont accentués et, dans certains cas, ils peuvent prendre le caractère typhique. Quand la maladie se termine par la mort, on voit survenir de l'abaissement de la température, du refroidissement des extrémités, de l'anurie, et la femme meurt dans le collapsus.

Biiodure de mercure. — Cette substance, légèrement inférieure au sublimé comme puissance microbicide, est cependant un excellent antiseptique. Pinard l'emploie à la dose de 0 gr. 25 par litre. La formule est la suivante :

Biiodure de mercure......................	0 gr. 50
Iodure de potassium......................	1 gr.
Eau......................................	1 litre.

Ce premier litre doit être versé dans un autre litre d'eau bouillie chaude au moment d'en faire usage. Cet antiseptique a l'inconvénient d'être moins facilement transportable puisqu'il n'est soluble qu'en présence de l'iodure de potassium.

Sulfate de cuivre. — Employé d'abord par Winckel et Charpentier, puis recommandé à nouveau par Tarnier qui s'en servait à la dose de 5 p. 1000, le sulfate de cuivre est un bon antiseptique, mais il a l'inconvénient d'altérer la peau et de coaguler le sang. On pourrait s'en servir à la campagne si l'on manquait d'autre antiseptique, car on le trouve partout.

Iode. — Cette substance a été fortement vantée par Tarnier et quelques-uns de ses élèves. Comme elle n'est pas soluble dans l'eau simple, on doit la prescrire sous la forme suivante :

Iode............................	3 grammes.
Iodure de potassium................	6 grammes.
Eau..............................	1000 grammes.

A 3 p. 1000 c'est un très bon antiseptique. Il est cependant un peu irritant ; il a l'inconvénient de coûter assez cher et d'être difficilement transportable.

Permanganate de potasse. — Cet antiseptique peut être employé en injections chez certaines femmes particulièrement sensibles au sublimé. Il faut alors se servir de la solution à 0,25 ou 0,50 p. 1000. Pour le lavage des mains il faudra prendre la solution forte à 10 p. 1000, et les décolorer ensuite dans une solution de bisulfite de soude à 10 p. 100. C'est un bon désodorisant.

Hypochlorite de chaux. — Employé depuis très longtemps comme désinfectant, puisque Semmelweiss y avait déjà recours, ce médicament est considéré par les bactériologistes comme étant un des meilleurs antiseptiques. Il a le désagrément d'avoir une odeur irritante, mais il n'est pas toxique aux doses où il est employé. Cet antiseptique est particulièrement indiqué dans les cas de putréfaction intra-utérine. Bonnaire, qui sur les indications de Roux s'en sert journellement, s'en est toujours bien trouvé. Le procédé le plus pratique consiste à prescrire la liqueur de Labarraque. Il suffit d'en verser deux cuillerées à soupe dans un litre d'eau pour avoir une solution antiseptique très énergique et non dangereuse.

Aniodol. — Préconisée dernièrement par Pinard, cette substance serait particulièrement efficace dans le cas de lochies fétides. A 1p. 4000 la solution est microbicide. Cet antiseptique aurait l'avantage de ne pas être toxique.

A. — Antisepsie avant l'accouchement. — Nous avons vu dans le tome I, à l'occasion de l'hygiène de la femme enceinte, qu'on devait prescrire l'usage des bains et des toilettes externes répétées. Doit-on aller plus loin et conseiller les injections vaginales ? Nous croyons qu'elles sont inutiles dans la *grossesse normale* puisque le vagin se défend lui-même contre les microorganismes ; si l'on en est partisan, on emploiera l'eau bouillie simple. Si, au contraire, il existe de la vaginite ou toute autre affection pathologique du canal vaginal (végétations, ulcérations, etc.), il faudra prescrire l'emploi d'injections de sublimé à 1 p. 4000, de permanganate de potasse à 1 p. 1000, deux fois par jour. Nous avons vu par ailleurs, dans le cours de l'ouvrage, comment il fallait traiter les autres affections génitales pouvant devenir une cause d'infection pendant l'accouchement (végétations vulvaires, bartholinite, cancer du col utérin, etc.), nous n'y insisterons donc pas. Ajoutons cependant que Doléris conseille de traiter les métrites du col pendant la grossesse : dans un cas il a même pratiqué l'opération de Schrœder et la malade est accouchée à terme normalement.

B. — Antisepsie pendant le travail. — Les précautions qu'on doit prendre pendant l'accouchement peuvent être résumées en deux mots : propreté absolue de l'entourage de l'accouchée ; asepsie complète de tout objet devant entrer en contact avec ses organes génitaux externes ou internes. Nous allons examiner successivement l'antisepsie relative au médecin et à ses aides, puis celle qui a rapport à l'accouchée.

Médecin, aides. — Les vêtements du médecin et de ses aides doivent être propres et autant que possible recouverts d'une blouse en toile pouvant être lavée. Ils doivent s'abstenir de visiter les malades atteintes de certaines affections particulièrement dangereuses pour les femmes en couches (voir chapitre Étiologie). La pratique des autopsies et de la médecine opératoire doit être absolument interdite dans les jours qui précèdent l'accouchement.

Nettoyage des mains. — Le doigt de l'accoucheur étant le principal agent de contamination de la femme enceinte, on comprend qu'il faut attacher une grande importance à l'asepsie des mains du médecin ou de la sage-femme qui devra pratiquer l'accouchement Ce nettoyage des mains, si simple en apparence, est pourtant très difficile à accomplir bactériologiquement parlant. En effet l'épiderme contient un grand nombre de microorganismes, qui pénètrent dans les canaux excréteurs des glandes sudoripares ; de plus, certains plis de la peau et en particulier les replis unguéaux sont très difficiles à nettoyer même avec des brosses dures. On a beaucoup écrit sur cette question, et comme les auteurs ne sont pas actuellement d'accord, nous ne ferons que résumer ce qu'on a publié à ce sujet.

Forster, d'Amsterdam, l'un des premiers a essayé la puissance des différents antiseptiques sur les microbes de la peau. Il conclut qu'après s'être brossé les mains avec de l'eau et du savon, il faut les tremper dans une solution de sublimé à 2 pour 1000. Kümmel ayant repris ces expériences sur des mains non infectées et sur des mains préalablement souillées par du pus, voit que la stérilisation est beaucoup plus difficile à obtenir si l'on opère sur des mains infectées. Il faudrait, d'après lui, se brosser et se savonner dans de l'eau très chaude pendant cinq minutes, puis se laver pendant deux autres minutes soit dans l'eau chlorée dédoublée, soit dans l'eau phéniquée à 5 p. 100. Le sublimé au millième serait moins actif. Les expériences précédentes avaient été trop légèrement conduites, aussi Fürbringer, en prenant des précautions plus grandes pour éviter les causes d'erreur, arrive-t-il à des résultats opposés. Cet auteur, au lieu de tremper simplement les mains désinfectées dans la gélose nutritive, ensemença les produits de raclage des replis sous-unguéaux. Il vit alors que les mains soi-disant aseptiques contenaient de nombreux microorganismes. C'est que les mains sont recouvertes de matière sébacée provenant des glandes et que cette matière grasse empêche l'action de l'antiseptique. En se brossant énergiquement dans l'eau chaude savonneuse, puis en se lavant dans l'alcool pour dissoudre la graisse, on arrive à mettre l'épiderme directement en contact avec l'antiseptique. Fürbringer conseille donc de se nettoyer les ongles à sec, de se savonner et brosser les mains dans l'eau très chaude pendant une minute, puis de se laver pendant une minute successivement dans l'alcool et le sublimé à 2 p. 1000. On arriverait ainsi à une asepsie absolue.

D'après Kelly, cette asepsie ne serait pas exacte bactériologiquement parlant et si les produits de raclage ne cultivent pas, c'est que le sublimé empêche simplement les microbes de pousser. En neutralisant l'antiseptique avec le sulfhydrate d'ammoniaque, il voit alors les microbes reprendre leur propriété de se développer. Le permanganate de potasse aurait une action plus certaine pour cet auteur.

Citons enfin deux travaux récents qui montrent combien les chirurgiens sont peu d'accord sur cette question. Gottstein et Blumberg, après avoir employé le procédé de désinfection de Fürbringer, n'arrivent à l'asepsie complète que dans le quart des cas et encore cette asepsie dure-t-elle très peu de temps, l'écoulement de la sueur ramenant à la surface les microbes qui sont contenus dans le canal excréteur des glandes. Widal et Delbet viennent de publier le résultat de leur expérimentation et voici quelle est la conclusion de leurs recherches. Ils conseillent de soumettre les mains au traitement suivant : 1° se laver dans de l'eau très chaude avec une brosse et du savon ; n'employer qu'une petite quantité d'eau pour avoir une solution concentrée de savon, puis rincer dans un courant d'eau chaude ; 2° recommencer le brossage dans de l'alcool à 90° jusqu'à ce que la peau soit complètement débarrassée de ses matières grasses ; 3° laver dans une solution de sublimé au millième. Les mains ainsi nettoyées ne contiennent plus de germes, même lorsqu'elles ont été trempées auparavant dans des cultures de microbes aérobies et anaérobies. Ces conclusions sont donc en contradiction avec les précédentes.

Ce qui paraît résulter de ces nombreuses recherches, c'est que les mains sont très difficiles à désinfecter, surtout quand elles ont touché des matières septiques. On devra donc faire son possible pour éviter tout contact dangereux dans les vingt-quatre ou trente-six heures qui précéderont l'accouchement.

En cas de nécessité absolue il faudra se désinfecter soigneusement les mains aussitôt après avoir pratiqué une intervention septique ou mieux employer des gants de caoutchouc. Cette crainte de ne pouvoir se rendre les mains complètement aseptiques a poussé Döderlein à imiter certains chirurgiens et à se servir des gants dans tout accouchement septique ou aseptique. La pratique ne s'est pas généralisée, car le toucher devient très difficile à travers le tissu qui recouvre les doigts.

Nous conseillons, pour le lavage des mains, le brossage et le savonnage prolongés dans de l'eau bouillie chaude, suivis d'un brossage des ongles dans l'alcool à 90°. On terminera par un lavage dans la solution de sublimé à 1 p. 1000.

La désinfection au permanganate de potasse est également bonne pourvu qu'elle soit suivie d'un lavage au bisulfite de soude ; pour plus de sûreté on pourra finir par une immersion dans la solution de sublimé.

Enfin pendant toute la durée de l'accouchement, on fera bien d'avoir à sa portée une cuvette remplie de solution de sublimé ; les mains y seront trempées à chaque instant et l'on évitera ainsi les souillures secondaires (Budin).

Antisepsie des instruments. — L'antisepsie des instruments est des plus faciles. Tous les objets en métal seront stérilisés à l'étuve sèche à 180°, ou plus simplement portés à l'ébullition dans une solution de borate de soude ou de sel marin. En cas d'urgence on peut les flamber à l'alcool dans un récipient métallique. Tous les autres instruments ou objets de pansements (canule, bock à injections, fils, compresses, etc.) seront stérilisés à l'autoclave, ou par ébullition dans de l'eau minéralisée. Les récipients (cuvettes, bassins, etc.) seront flambés à l'alcool.

Chambre de l'accouchée. — On doit autant que possible choisir une chambre claire et bien aérée. S'il existe des tapis et des tentures, on fera mieux de les supprimer un certain temps avant l'accouchement pour éviter la production des poussières toujours septiques. On veillera à ce que la chambre soit éloignée des cabinets d'aisances. Pendant toute la durée des suites de couches, il faudra remplacer le balayage par un nettoyage à l'aide d'un linge mouillé. L'air sera renouvelé en ouvrant les fenêtres de la chambre voisine.

On devra se renseigner enfin pour savoir si la chambre n'a pas été habitée par une personne atteinte de maladie contagieuse. Les autres renseignements concernant l'hygiène ont été donnés dans le premier volume.

Accouchée. — Dès le début du travail la femme doit prendre un lavement pour vider son intestin, afin de n'être pas contaminée par les matières fécales au moment de l'accouchement. Puis on procédera à la toilette de la vulve. Les poils seront ébarbés pour empêcher les caillots d'y adhérer pendant les suites de couches ; ensuite on savonnera soigneusement la vulve, les aines, le mont de Vénus et le périnée avec de l'eau bouillie chaude. Toutes ces régions étant bien dégraissées, on les lavera abondamment avec la solution de sublimé à 1 p. 4000. On donnera ensuite une injection vaginale chaude à l'eau bouillie suivie d'une seconde avec du sublimé à 1 p. 4000. L'injection sera renouvelée toutes les quatre heures. Dans l'intervalle de ces lavages la vulve devra être recouverte par un pansement au coton hydrophile stérilisé.

Les touchers seront pratiqués aussi rarement que possible, le doigt ayant été lubréfié avec de la vaseline au sublimé.

Au moment de la sortie de l'enfant, l'accoucheur fera en sorte de ne pas se souiller les doigts au contact des matières fécales qui sont souvent expulsées. Aussitôt après l'accouchement, on nettoiera soigneusement les organes génitaux externes avec la solution de sublimé à 1 p. 4000, puis on donnera une injection vaginale avec le même liquide.

Cette manœuvre sera répétée après la délivrance, puis on terminera le pansement en plaçant devant la vulve une bande de coton hydrophile stérilisé. Dans le cas où il se serait produit des déchirures du périnée, on devra les réparer immédiatement, soit par la suture, soit à l'aide de serre-fines si la lésion est superficielle (voy. tome III, p. 383). Enfin, certains auteurs vont même plus loin et conseillent de suturer toutes les déchirures du col qui sont si fréquentes après l'accouchement. Cette conduite, qui a été préconisée par Fritsch, est certainement exagérée.

Nous avons dit que nous n'étions pas partisan des injections intra-utérines après la délivrance dans les cas normaux. C'était cependant la pratique de Tarnier, qui conseillait de laver la cavité utérine après la délivrance avec une solution de permanganate de potasse à 0,50 p. 1000 ou d'iode à 3 p. 1000.

Nous croyons qu'elles sont inutiles puisque la cavité utérine est stérile à l'état normal; elles sont susceptibles de devenir dangereuses car on peut refouler dans l'utérus les microorganismes qui sont contenus dans le vagin.

Dans les cas de délivrance incomplète on suivra la ligne de conduite qui a été indiquée à propos de la rétention du placenta ou des membranes.

C. — Antisepsie pendant les suites des couches. — Les gardes ou infirmières, qui sont chargées de soigner les accouchées pendant leurs suites de couches, doivent prendre les mêmes précautions que pendant l'accouchement. Les instruments, les objets de pansement, les mains seront aseptisés de la même façon. Les soins spéciaux, quand on emploie la méthode antiseptique, consisteront à administrer des injections vaginales deux fois par jour. Ces injections, précédées d'une toilette au sublimé, seront faites avec la solution de sublimé à 1 p. 4000 ou un autre antiseptique (iode, permanganate, acide phénique, etc...). A chaque fois que la femme urinera où ira à la garde-robe, on lavera soigneusement les organes génitaux externes avec la solution du sublimé. Dans l'intervalle des toilettes, la vulve sera recouverte d'une bande de coton hydrophile stérilisé.

D. — Antisepsie pendant les opérations obstétricales. — Les opérations les plus fréquentes de l'obstétrique sont pratiquées par la voie vaginale. Comme la main ou les instruments devront pénétrer dans l'utérus après avoir traversé la vulve et le vagin, l'antisepsie devient ici absolument indispensable.

Après avoir soigneusement désinfecté les organes génitaux externes et la région périnéale, et avoir vidé la vessie, on pratiquera l'antisepsie du vagin comme si l'on voulait faire une opération gynécologique. En effet, Steffeck a démontré que les injections ne suffisaient pas pour désinfecter le vagin et qu'il fallait le frotter et le déplisser pour que l'antiseptique pénètre dans tous les replis muqueux. On commence donc par savonner la cavité vaginale à l'aide d'un tampon de coton placé entre deux doigts et de l'eau bouillie chaude, puis on fait une injection vaginale antiseptique pendant que les doigts vaginaux prtaiquent un véritable massage de l'organe pour bien imbiber la muqueuse.

Toutes ces manœuvres devront être faites la femme étant mise en travers du lit. Quand la vulve et le vagin seront bien aseptiques, on placera sous le siège et sur l'abdomen de la parturiente de grandes compresses stérilisées ou bouillies pour ne pas se salir les mains pendant l'opération.

L'accoucheur aura à sa portée une cuvette remplie de liquide antiseptique pour se rincer les mains de temps en temps ; la délivrance étant faite on administrera une injection intra-utérine antiseptique.

S'il s'agit d'une opération nécessitant l'incision de la peau ou l'ouverture du péritoine (symphyséotomie, césarienne, etc.) on prendra les mêmes précautions que précédemment, en y ajoutant celles qu'on doit observer dans toute opération chirurgicale. La peau de la malade sera brossée à l'eau chaude et au savon, puis nettoyée à l'alcool et au sublimé. Cette désinfection sera soignée particulièrement au niveau de l'ombilic. Il va sans dire que les poils du pubis et des grandes lèvres devront être rasés.

II. — **Asepsie en obstétrique.** — Nous avons vu que, d'après les recherches de Döderlein, Walthard, Krönig, Williams, etc., le vagin de la femme enceinte ne contenait pas de germes pathogènes à l'état normal ; aussi un certain nombre d'accoucheurs, parmi lesquels il faut citer Leopold, Mermann, Bumm, Fehling, etc., ne font d'injections vaginales ni pendant le travail, ni dans les suites de couches. Dans le même ordre d'idées ils ne pratiquent pas le toucher vaginal et se contentent d'examiner la femme par le palper. Nous croyons que, quand tout est normal, il vaut mieux ne pas donner d'injections vaginales pendant les suites de couches, surtout si l'on n'est pas très sûr de la garde qu'on emploie ; mais nous sommes partisan des injections vaginales pendant le travail, car il est admis que certains saprophytes du vagin peuvent devenir virulents sous l'influence du traumatisme obstétrical.

Voici en quelques mots en quoi consiste la méthode aseptique qu'on pourra toujours employer quand on a été obligé de toucher des matières dangereuses (pus, lochies infectées, pièces anatomiques, etc.).

La présentation et la position du fœtus étant connues par le palper et tout ayant été jugé normal, on pratique des lavages des organes génitaux externes à l'eau bouillie et au sublimé, comme nous l'avons décrit précédemment ; puis on attend patiemment que la femme commence à pousser. On surveille pendant tout le temps les bruits du cœur du fœtus et l'on termine l'accouchement sans qu'on ait eu besoin d'introduire les doigts dans le vagin. Quand on juge que le placenta est descendu sur le plancher périnéal, ce que l'on reconnaît à la hauteur du fond de l'utérus, on pratique la délivrance mixte par traction et par expression.

On nettoie alors les organes génitaux externes avec la solution antiseptique et l'on recouvre la vulve d'un pansement au coton hydrophile.

Si pendant le travail une complication se produisait (procidence du cordon, inertie utérine, etc.), il faudrait alors, avant d'avoir recours à l'intervention, suivre la méthode antiseptique que nous avons décrite précédemment.

Les soins donnés pendant les suites de couches seront très simples.

Il suffira de laver les organes génitaux plusieurs fois par jour avec de l'eau bouillie chaude, ou une solution antiseptique ; on n'aurait recours aux injections vaginales que si l'écoulement lochial devenait odorant.

Nous venons d'exposer les deux méthodes antiseptiques et aseptiques qui comptent chacune beaucoup de partisans. Tandis qu'à l'étranger, et surtout en Allemagne, on paraît faire plutôt de l'asepsie, en France on est resté fidèle à la méthode antiseptique dans la plupart des services hospitaliers, au moins pendant le travail de l'accouchement. Il est, du reste, extrêmement difficile de se faire une idée exacte de la supériorité de l'un ou l'autre procédé, car les statistiques ne sont pas comparables entre elles, certaines maternités donnant de bien meilleurs résultats que d'autres sous la direction d'accoucheurs différents. Cela dépend de bien des facteurs (service d'isolement, personnel, enseignement des élèves, etc.). Cependant si l'on s'en tenait aux statistiques de Fehling et de Krönig, qui ont été établies dans les mêmes conditions, l'asepsie donnerait de meilleurs résultats que l'antisepsie.

Si l'on peut hésiter entre les deux méthodes quand tout se passe normalement, il n'en est plus de même s'il se produit la moindre complication qui nécessite une intervention. Dans ces cas on devra laver soigneusement le vagin avec des solutions antiseptiques avant d'opérer.

III. — **Méthode mixte.** — Beaucoup d'accoucheurs français pratiquent cette méthode, en employant l'antisepsie vaginale pendant le travail et en s'abstenant d'injections dans les suites de couches. On détruit ainsi les microbes qui existaient dans le vagin au moment de l'accouchement et ceux qu'on a pu introduire par le toucher. Dans le post-partum on se contente des lavages externes, surtout si l'on n'est pas absolument sûr de son personnel. Si les lochies devenaient fétides on aurait recours aux injections vaginales.

§ 2. — Traitement curatif.

Quand la femme est atteinte d'infection puerpérale, les microorganismes pénètrent d'abord dans la muqueuse, et les toxines qu'ils sécrètent produisent par leur passage dans l'économie les différents symptômes observés. Si l'on n'agit pas immédiatement en cherchant à détruire ces agents septiques, ils pourront envahir les veines et les lymphatiques utérins en causant une infection plus grave. On voit donc qu'il est de la plus haute importance que le diagnostic soit posé très tôt, pour que par un traitement actif on débarrasse rapidement l'utérus des microorganismes qu'il contient. Comme la fièvre puerpérale est produite par diverses espèces microbiennes, l'idéal serait d'avoir un sérum spécifique pour chaque microbe et de l'employer après avoir examiné le contenu de la cavité utérine au point de vue bactériologique. Malheureusement la sérothérapie de l'infection puerpérale n'a pas encore donné de résultats probants. Nous commencerons par étudier le traitement local de l'utérus infecté, puis nous terminerons par le traitement général.

Traitement local. — Nous possédons différents procédés plus ou moins énergiques de désinfection ; ces procédés, qui commençent à l'injection utérine pour aller jusqu'à l'hystérectomie, auront chacun leur indication spéciale. Nous les passerons successivement en revue, mais auparavant nous dirons un mot de la conduite à tenir quand l'infection se produit avant l'accouchement.

A. — Infection pendant la grossesse ou l'accouchement. — La femme peut s'infecter pendant la grossesse. C'est ce qui s'observe particulièrement dans les cas de rupture prématurée des membranes. Le liquide amniotique se putréfie, en même temps que la température s'élève.

On doit alors, si la femme n'entre pas spontanément en travail, provoquer l'accouchement le plus vite possible. On se servira des procédés les plus rapides, comme l'écarteur Tarnier, ou la dilatation manuelle. Si le travail se déclare spontanément, on pourra faire de grands lavages dans la cavité ovulaire en attendant la dilatation complète ; puis on terminera l'accouchement, dès qu'on pourra.

La délivrance étant faite, il faudra désinfecter soigneusement la cavité utérine. On commencera par faire passer plusieurs litres de liquide antiseptique (sublimé à 1 p. 4000, eau iodée, eau oxygénée, etc.) dans la cavité utérine; puis on pratiquera immédiatement l'écouvillonnage à la glycérine créosotée (voir plus loin). Cet écouvillonnage préventif, préconisé par Budin, donne les meilleurs résultats.

Il est quelquefois impossible de délivrer la femme par les voies naturelles quand il s'agit de physométrie avec fœtus emphysémateux géant. Il faudra alors pratiquer l'opération de Porro (Herrgott).

B. — Infection après l'accouchement. — Cette infection se présente, comme nous le savons, sous des formes essentiellement variables ; mais elles sont toutes justiciables d'un traitement local, du moins au début. Ce mode de traitement dépendra de l'état de la cavité utérine ; aussi, avant de choisir tel ou tel procédé, il faudra examiner les organes génitaux avec le plus grand soin.

Dans un premier degré, la femme présente une température peu élevée, qui oscille entre 38° et 39° ; les lochies sont fétides, et le toucher intra-utérin a montré que la cavité de la matrice ne contenait aucun débris. Il s'agit très probablement d'une forme légère qui cédera aux lavages intra-utérins.

Injections intra-utérines. — Les anciens auteurs ne faisaient pas d'injections intra-utérines, et les lavages de matrice dont ils parlent signifiaient injections vaginales. C'est Ruleau, en 1704, qui, le premier, pratiqua cette opération pour obvier à la fétidité des lochies. Recolin et Levret employèrent également ces injections dans certains cas d'avortement avec putréfaction du placenta, mais leur exemple ne fut pas suivi. Jacquemier en parle sans enthousiasme dans son Manuel d'accouchements. Un peu plus tard, Gensoul et Hervez vantent leur emploi dans la fièvre puerpérale ; mais, malgré la thèse de Fontaine faite dans le service d'Hervieux, leur pratique ne se généralisa pas. Il faut arriver au travail de Joanny Rendu pour les voir adoptées par la plupart des accoucheurs. Il restait cependant des dissidents qui craignaient leurs complications ; on voyait, en effet, survenir de temps en temps des accidents à la suite de ces injections. C'est que les canules dont on se servait étaient à simple courant et ne permettaient pas le retour du liquide ; aussi quand Budin présenta sa sonde en forme de fer à cheval, en 1884, vit-on ces accidents disparaître, et les médecins purent les employer sans crainte.

Il restait à régler les indications. Dans les premiers temps, devant les succès obtenus on pratiquait les injections dans tous les cas d'infection et on s'en tenait là ; puis, quand les accoucheurs se mirent à employer le curettage ou l'écouvillonnage, on dut limiter leur action. Tarnier pensait qu'il fallait laver l'utérus de toute femme ayant au moins 38° de température dans les cinq premiers jours qui suivent l'accouchement : « Si la température, dit-il, tombe définitivement après une première injection intra-utérine, on ne la renouvelle pas ; mais si le thermomètre remonte, on fait une seconde, puis une troisième injection, et ainsi de suite en se guidant toujours sur les renseignements fournis par la température qui, mieux que tout autre signe, indique la persistance de l'infection. Dans les cas très graves, les injections seront renouvelées tous les jours et même on en pratiquera quotidiennement deux ou trois ; on peut arriver ainsi à un nombre considérable d'injections. Il n'est pas rare, par conséquent, de faire 10 ou 12 injections dans le cours d'une fièvre puerpérale ; on en donne quelquefois beaucoup plus. » Nous pensons que si, au bout de vingt-quatre heures, la température ne s'abaisse pas, il faut pratiquer sans hésiter le toucher intra-utérin. Si l'on trouve des débris dans la cavité utérine, les injections ne suffisant plus, on fera le curage suivi de l'écouvillonnage.

Manuel opératoire. — Il faut avoir à sa disposition un injecteur à douche de deux litres, de l'eau bouillie froide et chaude, un bassin, une cuvette contenant une solution antiseptique et des tampons, un antiseptique pour mettre dans l'injecteur et une canule spéciale. Le choix de la canule est de la plus grande importance. En effet, l'instrument doit permettre l'écoulement en retour du liquide, et il doit avoir un débit suffisant pour laver énergiquement la face interne de l'utérus. La sonde la plus pratique à ce point de vue est celle de Budin que Bar a présentée au Congrès de Copenhague en 1884.

« On peut se figurer, dit Budin, qu'une partie de la paroi d'une sonde ordinaire a été refoulée vers l'intérieur, vers la cavité centrale et qu'il en résulte une dépression profonde sur toute la longueur. Une coupe perpendiculaire à la surface ne donnerait pas, comme pour la sonde ordinaire, la figure d'un cercle mais celle d'un fer à cheval.

« Le liquide, après avoir pénétré dans la cavité utérine, pourrait sortir de la cavité de cet organe en suivant la dépression profonde qui existe le long de la sonde et qui est formée par la courbure interne, par la courbure la plus petite du fer à cheval. De la sorte, si pendant l'injection l'utérus venait à se contracter, bien que son orifice interne fût exactement appliqué sur la sonde, il persisterait toujours, même au niveau de l'anneau musculaire qui étreindrait l'instrument, une ouverture qui permettrait la sortie du liquide.

« Certaines précautions doivent être prises dans la construction de la sonde. (voy. fig. 245). En C se trouve l'orifice d'entrée du liquide ; on adapte sur cette partie un tube de caoutchouc communiquant avec le vase qui contient l'injection ; l'autre extrémité de la sonde, extrémité fermée, doit être très arrondie ; près d'elle existent deux ou trois ouvertures assez larges (A) par lesquelles le liquide pénètre aisément dans l'utérus ; en *g* se trouve la dépression dont nous avons parlé. »

Sur une coupe perpendiculaire à la surface on voit le canal d'entrée du liquide, canal qui a la forme d'un fer à cheval et, en *g*, le sillon le long duquel le liquide peut sortir. La surface de sortie *g* doit être égale à la surface d'entrée. Si les parois utérines, qui se contractent, s'appliquent sur la sonde ces deux surfaces restent toujours à peu près égales et il n'y a ni rétention du liquide dans la cavité utérine, ni distension des parois de cet organe.

« On a donc ainsi une sonde qui n'est pas à double courant, mais qui assure le reflux facile et complet de l'injection.

« Des détritus et des caillots peuvent être entraînés, tandis qu'avec la sonde à double courant, ils doivent suivre tout un long canal qu'ils obstruent. Avec la sonde à fer à cheval, même quand l'utérus est fortement contracté sur elle, ils n'ont qu'un orifice annulaire à franchir, ce qui leur permet de passer très aisément.

« Les deux extrémités du fer à cheval sont arrondies, de telle sorte que la

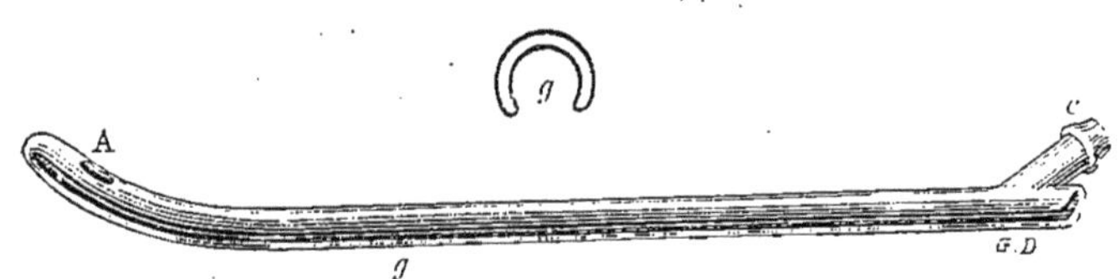

Fig. 245. — Sonde intra-utérine de Budin.

muqueuse fragile de l'utérus, après l'accouchement, ne saurait être lésée. Ces deux extrémités ne doivent être ni trop éloignées, ni trop rapprochées l'une de l'autre, Si elles étaient trop éloignées, l'ouverture du fer à cheval serait évasée et les tissus de l'utérus pouvant pénétrer dans la dépression diminueraient l'étendue de la surface d'écoulement; si elles étaient trop rapprochées, il en résulterait une sorte de canal; les caillots une fois engagés dans son intérieur devraient le suivre et ils s'en dégageraient difficilement.

« Les deux bords arrondis de la sonde en fer à cheval ne devront donc être ni trop rapprochés ni trop éloignés. La courbe intérieure du fer à cheval, après avoir reproduit un demi-cercle, se continue un certain temps en ligne droite à ses deux extrémités, et l'intérieur du fer à cheval ne se trouve n'avoir nulle part une dimension transversale plus grande que celle de son ouverture; de la sorte, on a une dépression suffisamment profonde, mais qui ne saurait retenir ni les détritus, ni les caillots.

« Quant à la pression exercée par le courant de l'injection dans l'intérieur de la cavité utérine, elle variera suivant la hauteur à laquelle on mettra le vase qui contient le liquide : plus le vase sera élevé, plus le courant sera fort, plus la pression sera grande dans l'intérieur de l'utérus; en abaissant le vase, on diminuera la force du courant et la pression.

« Pour essayer la sonde construite d'après ces indications nous avons fait l'expérience suivante : nous avons pris une poire en caoutchouc à parois épaisses; l'orifice qu'elle présente ayant été obturé, nous avons, sur un des points de la paroi, pratiqué avec un bistouri une incision cruciale. A l'aide d'un petit entonnoir, une certaine quantité de sciure de bois a été introduite à l'intérieur de la poire; puis nous avons placé la sonde et fait passer un courant d'eau ; bien que la sciure de bois devienne, quand elle est mouillée, très adhérente aux parois, elle a été très facilement entraînée par le courant qui n'a pas été interrompu un seul instant ; sept à huit cents grammes de liquide n'avaient pas traversé la poire que l'eau sortait absolument limpide. »

Parmi les autres sondes à double courant nous citerons celles de Pajot, de Collin et d'Olivier qui sont fondées sur les mêmes principes que celle de Budin et celle de Doléris qui a la forme de pincettes (voy. fig. 246). Elle a l'avantage de pouvoir dilater le col, et par conséquent d'assurer le retour du liquide, mais elle ne lave pas suffisamment. En effet, les orifices de passage du liquide sont petits et l'ouverture dilatée du col peut être large ; or, ainsi que l'a dit Auvard, il faut joindre le frottement à l'irrigation si on veut obtenir une propreté complète : cela n'a pas toujours lieu avec la sonde de Doléris

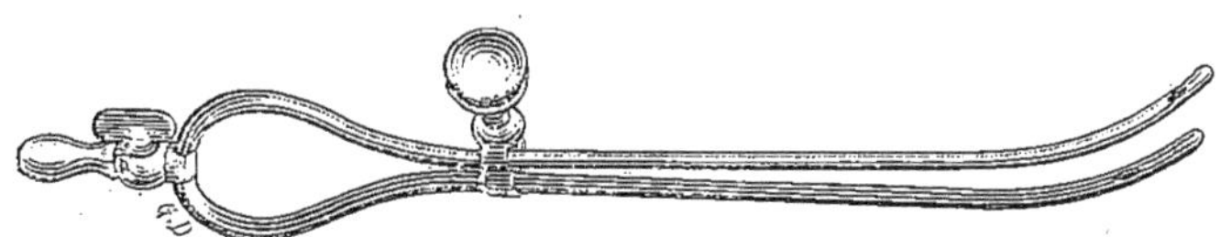

FIG. 246. — Sonde intra-utérine de Doléris.

qui peut être utile en gynécologie. La sonde en verre de Tarnier, recouverte de sa gaine mobile, peut encore être employée, mais son calibre est parfois trop volumineux pour pénétrer dans l'utérus quand on opère huit ou dix jours après l'accouchement.

Le liquide dont on se sert variera suivant les cas. En général on emploiera la solution de sublimé à 1 p. 4000. Si les lochies sont très fétides, le permanganate à 1 p. 1000, la liqueur de Labarraque à 30 p. 1000, ou l'eau oxygénée pourront rendre des services. Quand on se trouve en présence d'une albuminurique et si on craint l'action toxique du sublimé, on fait suivre l'injection antiseptique d'un lavage à l'eau bouillie simple ou à l'eau naphtolée.

Tout étant ainsi préparé, on laissera la femme dans son lit, le siège étant placé sur un bassin. En cas de difficulté pour trouver l'orifice interne du col, il vaudra mieux mettre la malade en travers du lit, les jambes reposant sur deux chaises. Après avoir pratiqué le cathétérisme vésical et lavé soigneusement les organes génitaux externes, on commencera par faire une injection vaginale avec une canule ordinaire, puis deux doigts de la main droite, préalablement enduits de vaseline antiseptique, sont introduits dans le vagin à la recherche du col. On trouve bientôt l'orifice externe, puis l'orifice interne, mou, perméable, à travers lequel il va falloir pénétrer.

Les doigts réunis en gouttière glissent jusqu'à l'orifice interne et c'est sur ces deux doigts qu'on va introduire la sonde. Dans quelle direction faut-il faire pénétrer l'instrument ? Rappelons-nous la situation dans laquelle se trouve l'utérus dans les jours qui suivent l'accouchement. Le fond de l'organe bascule en avant, tandis que le segment inférieur mou se laisse infléchir, si bien que, sur une coupe antéro-postérieure de l'organe, l'axe de la cavité utérine se présente sous la forme d'une ligne brisée à angle ouvert en avant (voy. fig. 247). Si l'on n'a pas cette disposition à l'esprit et qu'on cherche à pénétrer en suivant la direction première, on voit qu'on butera sur la paroi postérieure de la cavité cervicale (en A) et qu'en insistant on perforera l'organe. Ceci étant dit, pour être sûr de bien guider l'instrument jusqu'au fond de l'utérus, il faudra réduire l'antéflexion soit avec la main placée sur l'abdomen, soit avec les doigts vaginaux qui repousseront le corps en haut (voy. fig. 248). Nous avons dit que nous placions les deux doigts vaginaux dans le col jus-

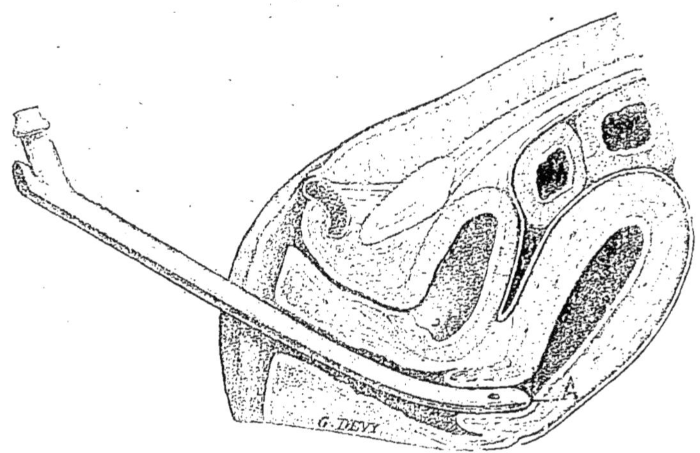

FIG. 247. — Premier temps de l'opération. Le bec de la sonde appuie en A ; si l'on pousse le pavillon dans cette direction on perfore l'utérus.

qu'au niveau de l'orifice interne, il va falloir maintenant faire glisser la sonde dans la cavité utérine. Il suffira pour cela, l'instrument ayant été purgé d'air, de l'introduire dans le vagin jusqu'à ce que le bec soit au contact de l'extrémité des doigts, *on abaisse ensuite le pavillon* à mesure qu'on appuie légèrement pour la faire pénétrer (voy. fig. 249).

L'introduction de la sonde doit être pratiquée sans violence et le simple fait d'abaisser le pavillon suffit généralement à faire pénétrer l'instrument jusqu'au fond. Quand la sonde est placée dans l'utérus, on laisse s'écouler le liquide, tandis que la main qui est mise sur l'abdomen jugera de l'état de contraction de l'organe. Il ne faut pas lever trop haut l'injecteur pour éviter une pression trop forte ; 30 ou 40 centimètres de pression suffisent. On voit alors le liquide ressortir par la vulve d'abord rouge puis rosé, enfin tout à fait clair.

Il ne faut pas s'étonner si, pendant la durée de l'injection, l'écoulement au dehors est parfois intermittent. En effet, on s'aperçoit avec la main placée sur l'abdomen que l'arrêt de l'écoulement coïncide avec une contraction utérine. L'utérus en se rétractant s'applique sur les yeux de la sonde qui donnent passage au liquide. Nous verrons plus tard que la rétention de l'injection n'est pas à craindre avec la sonde de Budin ; lorsque la matrice se contracte, on voit le liquide former un jet plus rapide parce qu'il est chassé avec plus de force de la cavité de l'organe. Quand le liquide est sur le point de tarir on retire doucement la sonde, et l'on termine l'opération par une toilette externe antiseptique.

La quantité de liquide à employer doit varier suivant les cas. Quand il s'agit d'une infection légère, deux litres suffisent; si l'infection est plus grave et s'accompagne de fétidité très prononcée des lochies, on laissera passer

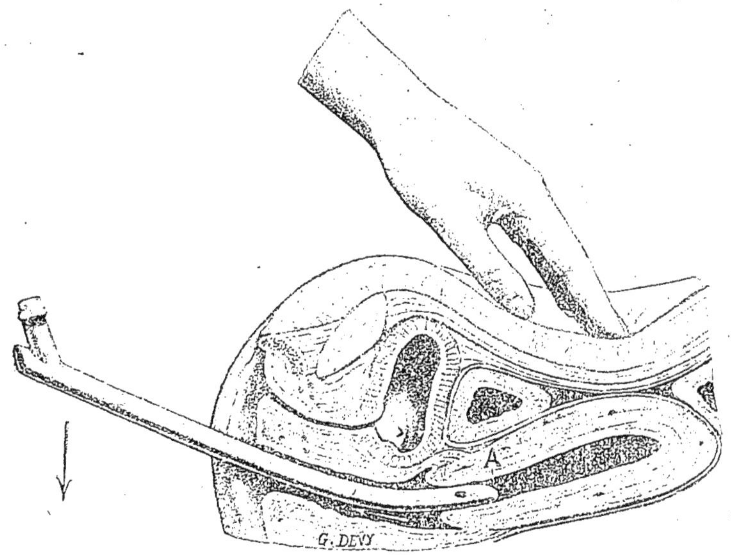

Fig. 248. — Deuxième temps. La main abdominale a réduit l'antéflexion utérine. — Le pavillon de la sonde va être abaissé dans le sens de la flèche.

4 à 6 litres en versant successivement dans l'injecteur la solution préparée à l'avance. Le nombre d'injections à donner dépend aussi de la gravité du cas. Une seule suffit quelquefois, mais le plus souvent on est obligé de les répéter deux ou trois fois dans les vingt-quatre heures et pendant plusieurs jours consécutifs. On se basera pour se faire une opinion sur l'état de la température et sur les caractères des lochies. Elles sont généralement continuées tant que le thermomètre se maintiendra au-dessus de 38° et tant que les lochies seront fétides. Il se produit en même temps un phénomène clinique très important. A mesure que la fièvre tombe on voit l'utérus se refermer, si bien que lorsque les injections sont inutiles il devient très difficile de pénétrer dans l'orifice interne du col.

Cette petite intervention est généralement très simple à effectuer, et ce n'est que dans des cas très rares qu'on rencontre des difficultés. Certaines femmes pusillanimes peuvent, par des mouvements de défense, gêner l'accoucheur, surtout s'il existe des petites plaies vulvaires, car l'introduction des doigts est alors douloureuse. Dans ces cas il ne faut pas hésiter à placer la femme en travers du lit; disons du reste, une fois pour toutes, qu'au moindre obstacle rencontré pour introduire la canule, il faut mettre la malade dans cette position. L'orifice du col est quelquefois difficile à atteindre quand il existe une antéversion très exagérée de l'utérus ; il suffit de réduire l'antéversion pour que le col se rapproche du centre de l'excavation et devienne accessible.

On éprouve parfois une certaine peine à pénétrer au niveau de l'ori-

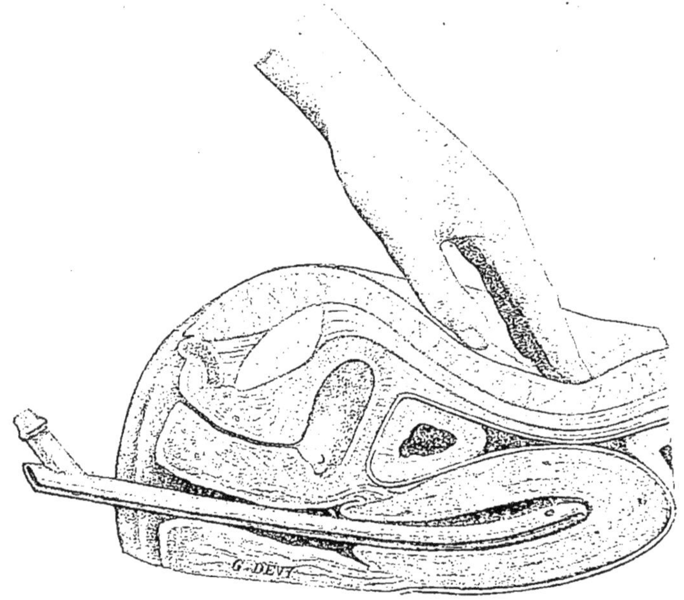

FIG. 249. — Troisième temps. La sonde a pénétré dans l'utérus.

fice interne. Cette difficulté peut tenir à différentes causes. La plus fréquente est l'antéflexion de l'utérus, et nous avons vu comment il fallait s'y prendre pour y remédier. Il suffit d'abaisser fortement le pavillon de la sonde en même temps que la main d'un aide placée sur l'abdomen réduit le fond de l'organe. Dans les cas d'antéversion exagérée on est quelquefois obligé d'abaisser tellement l'extrémité de la sonde qu'elle vient butter dans le fond du bassin placé sous la femme. Il faut alors soulever le siège de la malade ou la placer en travers du lit.

Une autre difficulté à franchir le col peut être due à la rétraction de l'orifice interne. Cette rétraction est rare quand l'utérus est infecté ; elle peut cependant s'observer dans les cas d'avortement ou après administration d'ergot de seigle. On essaiera d'abord de dilater l'orifice avec l'index, puis on introduira une sonde de petit calibre. Si l'index ne peut pénétrer, il faudra se servir des bougies de Hégar. Dans les cas de rétraction spasmodique par contraction de l'orifice interne, il suffira d'attendre quelques instants et l'on verra bientôt l'anneau musculaire se relâcher.

Accidents. — Les accidents qu'on peut observer à la suite des injections intra-utérines sont très rares, surtout depuis qu'on emploie les sondes à double courant. Ils peuvent survenir soit immédiatement, soit un certain temps après l'injection.

A. — Accidents immédiats. — 1° *Hémorrhagies.* — Il se produit souvent un léger écoulement sanguin au début de l'injection. Ce sang provient de ce que le bec de la sonde a déplacé un caillot ou excorié superficiellement la muqueuse utérine. L'hémorrhagie peut cependant être plus sérieuse, quand il reste par exemple un cotylédon retenu dans la cavité utérine, ou quand on vient de pratiquer un curettage ou un écouvillonnage.

Il suffit, dans ces cas, d'employer une solution très chaude pour voir l'hémorrhagie s'arrêter; si l'hémorrhagie continue, on tamponnera la cavité utérine à la gaze iodoformée.

Il va sans dire que s'il y avait rétention d'un cotylédon, il faudrait avant tout aller le décoller et l'extraire avec les doigts.

2° *Phénomènes nerveux, syncope, mort subite.* — On peut observer pendant les injections intra-utérines un certain nombre d'accidents nerveux graves qui peuvent aller jusqu'à la mort subite. Voici comment Tarnier décrit ces accidents.

« Pendant qu'on pratique l'injection, et souvent dès le début de celle-ci, la malade éprouve un malaise général, ressent dans le ventre une douleur plus ou moins vive qui lui fait quelquefois pousser un cri; il lui semble parfois que du liquide lui pénètre dans le corps. Puis les traits se contractent, le visage pâlit et se recouvre d'une sueur froide ; chez d'autres, au contraire, la face se congestionne, devient violacée, gonflée, la vue se trouble, les yeux saillants s'ouvrent largement, la respiration s'embarrasse, de gros râles se font entendre.

« Le pouls est faible et souvent même imperceptible. A peine la malade a-t-elle le temps et la force d'accuser l'angoisse qu'elle éprouve et la gêne qu'elle ressent dans la région précordiale, de signaler des éblouissements et du vertige, qu'aussitôt elle perd connaissance, et que son corps tout entier est secoué par des convulsions sans analogie d'ailleurs avec celles de l'éclampsie. Dans quelques cas, l'état est tellement grave que la mort semble imminente et que la malade paraît à l'agonie.

« Si on suspend l'injection dès le début des accidents, on voit au bout d'un certain temps l'embarras de la respiration diminuer, puis disparaître, la cyanose de la face se dissiper à son tour, les convulsions et l'agitation cesser. Le retour à l'état normal peut être complet au bout de quelques minutes, d'un quart d'heure ou d'une demi-heure, mais il n'est pas rare que la perte de connaissance dure plusieurs heures. D'autres fois, les symptômes sont encore plus graves : alors la perte de connaissance fait place au coma et la femme finit par succomber ; il peut même arriver que la mort survienne en quelques instants, presque subitement, par conséquent. En définitive, ces accidents peuvent se terminer de trois façons différentes : par la guérison, la mort rapide, la mort subite. »

On a cherché à expliquer ces accidents de différentes façons : certains auteurs veulent y voir un phénomène d'inhibition comparable à d'autres réflexes qui amènent l'arrêt du cœur (excitation du pneumogastrique, frayeur, etc.). Cette explication est valable au moins dans quelques cas, car on peut voir survenir des phénomènes nerveux analogues à la suite de cathétérisme utérin pendant l'état de vacuité.

D'autres auteurs ont pensé qu'il s'agissait d'un réflexe dû à la pénétration du liquide dans le péritoine à travers les trompes. Il résulte des expériences entreprises par Vidal (de Cassis), Guérin, Fontaine, etc., que cette pénétration est posible quand on lie le col sur la canule pour empêcher la sortie du liquide ; elle se fait cependant avec les plus grandes difficultés. Tarnier et Tissier ayant repris ces expériences n'ont jamais pu faire passer le liquide dans le péritoine, mais ils ont vu que la solution injectée pénétrait très facilement dans les sinus utérins quand on liait le col autour de la sonde. Or, que se passe-t-il en clinique ? Quand on se sert d'une canule ordinaire, il peut survenir une contraction spasmodique de l'orifice interne qui enserre l'instrument et empêche le liquide de sortir. L'utérus se distend alors et la pression interne devenant considérable, la solution peut pénétrer soit dans les trompes, ce qui est exceptionnel, soit plutôt dans les sinus utérins. On voit alors qu'une grande quantité de liquide peut être absorbée en peu de temps. Si l'antiseptique employé est très toxique, il s'ensuivra des symptômes d'intoxication.

Tarnier a montré que les antiseptiques pouvaient à ce propos être divisés en deux groupes : les uns qui produisaient des thromboses et amenaient la mort subite, les autres étaient suivis simplement de signes d'empoisonnement lent. Dans la première catégorie, catégorie dangereuse, il faut citer l'acide phénique, le sulfate de cuivre, le perchlorure de fer ; dans l'autre rentrent le sublimé, l'iode, le biiodure de mercure, le permanganate de potasse. Il résulte donc des recherches de Tarnier que les phénomènes de mort subite ou de mort rapide à la suite des injections intra-utérines sont le plus souvent dus à une intoxication rapide.

Dans certains cas cependant il faut admettre un autre mécanisme, car on a publié des observations absolument nettes de mort subite par pénétration d'air dans les veines. Il s'agissait, dans presque tous ces faits, d'injections pratiquées à l'aide de seringues ou d'irrigateurs. A l'autopsie on trouve le cœur droit et tout le système veineux distendu par l'air. Ces faits peuvent se rapprocher des cas de morts observés à la suite de la provocation de l'accouchement par la méthode de Kiwish. On doit tirer de ces observations la conclusion pratique de ne jamais se servir de seringue ou d'irrigateur pour faire une injection intra-utérine, et d'avoir bien soin de purger d'air sa canule avant de l'introduire dans le vagin.

3° *Douleur.* — Il n'est pas rare d'observer, pendant l'écoulement du liquide, des douleurs abdominales violentes qui s'irradient dans les lombes et les cuisses ; ces douleurs sont dues à la révolte de l'utérus qui se contracte sur le liquide. Elles s'accompagnent quelquefois de vomissements et de menaces de syncope. Il suffit d'arrêter le jet de liquide et de retirer la canule, pour les voir cesser aussitôt.

4° *Frisson, fièvre.* — Le frisson est un accident très fréquent à la suite des injections utérines ; il peut survenir un quart d'heure, une demi-heure, une heure même après l'injection. Il est quelquefois très marqué et s'accompagne souvent d'élévation de température atteignant jusqu'à 40°.

Cet accident est dû à la résorption de toxines mises en mouvement au moment de l'injection. Pour d'autres auteurs, il faudrait admettre une inoculation de la muqueuse utérine par le bec de la sonde qui se serait souillé en passant dans le vagin. Aussi Döderlein conseille-t-il de se servir d'une valve et d'abaisser le col à la vulve pour être sûr de ne pas infecter sa canule au passage. Quoi qu'il en soit, cette élévation de température ne dure pas et ce léger accident ne doit pas être considéré comme une véritable complication des injections intra-utérines.

5° *Perforation de l'utérus.* — Cet accident est heureusement très rare ; il se produit presque toujours à la face postérieure de l'utérus, à l'union du col et du corps ; il peut être facilité par le ramollissement du tissu malade de la matrice et il est généralement la conséquence de l'antéflexion de cet organe. Nous avons vu comment il fallait diriger la sonde pour éviter cette perforation. Cette complication est extrêmement grave, d'autant que le plus souvent le liquide pénètre dans la cavité péritonéale. Tel est le cas que Jassinski a rapporté dans sa thèse.

B. — Accidents tardifs. — Ceux-ci sont beaucoup moins importants ; ils consistent en phénomènes d'intoxication dus à la résorption du liquide antiseptique employé. On observera des signes variables suivant la nature de l'antiseptique et suivant la dose de la solution. Nous en avons dit un mot à l'occasion de différents antiseptiques.

D'après ce que nous venons de dire, nous voyons que, si on emploie une bonne sonde à double courant et une solution antiseptique normalement titrée, les injections intra-utérines peuvent être considérées comme bénignes. Tarnier dit qu'il a fait pratiquer plus de 20,000 injections intra-utérines et qu'il n'a observé que très peu de complications. Budin, qui les emploie journellement, n'a eu l'occasion de noter que deux accidents ; il s'agissait de deux cas de perforation commise par deux étudiants maladroits. Quant aux phénomènes d'intoxication, ils sont exceptionnels et cependant cet accoucheur se sert presque uniquement de sublimé.

Irrigations continues. — Indiquées pour la première fois par Schücking, en 1877, elles furent bientôt employées en Allemagne par Thiede, Schrœder et Breisky. Pinard et Varnier, en 1885, essayèrent de les vulgariser en France. Pour pratiquer ces injections, on place deux matelas repliés sur eux-mêmes de façon à laisser un léger intervalle libre au milieu du lit. Le siège de la malade correspond à cette fente. On recouvre les deux bords de la fente de toile imperméable que l'on fait tomber dans un récipient placé sous le lit. Le liquide qui sort du vagin peut ainsi s'écouler sans mouiller la femme. La solution à injecter est contenue dans un réservoir d'une capacité de dix à quinze litres. On accroche ce réservoir à 40 centimètres au-dessus du plan du lit. La sonde étant introduite dans l'utérus et fixée aux cuisses de la malade on peut régler le cours du liquide à l'aide d'un robinet dont est muni le tube de caoutchouc fixé à la sonde. Le liquide doit s'écouler d'une façon continue. Pinard recommande une solution de biiodure de mercure à 1 p. 4000 à la température de 35 à 40°. Cette méthode, peu employée du reste, a le défaut de ne pas laver suffisamment, car le liquide en coulant si lentement ne frotte pas sur les parois utérines. De plus, elle est fatigante pour les femmes. Elle peut enfin être dangereuse puisqu'on a observé des cas de perforation utérine à leur suite (Flandrin).

Drainage. — A côté des injections intra-utérines, nous devons placer le drainage qui joue à peu près le même rôle en débarrassant l'utérus des produits toxiques qu'il contient. C'est Fritsch et Shede qui publièrent les premiers les résultats obtenus par ce procédé. Ils se servaient, comme Langenbuch, de tubes de caoutchouc qui restaient à demeure ; on pouvait ainsi laver l'utérus plusieurs fois dans la journée sans avoir besoin d'introduire la sonde. Un peu plus tard, Veit pensant que les tubes de caoutchouc en s'infléchissant, amenaient un drainage imparfait, eut l'idée d'employer des tubes de verre ; mais, malgré cette modification, cette méthode ne se vulgarisa guère. On se sert plus volontiers aujourd'hui du drainage capillaire à l'aide de mèches iodoformées. Il ne faut pas confondre ce drainage avec le tamponnement utérin que certains auteurs ont également préconisé dans la fièvre puerpérale. Tous les modes de drainage ont l'inconvénient de permettre aux microorganismes contenus dans le vagin de remonter dans l'utérus. Ils ne sont guère employés que comme complément du curettage ou de l'écouvillonnage.

Tamponnement intra-utérin. — Certains accoucheurs, voulant imiter les chirurgiens qui s'efforcent de tamponner les plaies profondes et anfractueuses, ont proposé de traiter l'utérus infecté par le tamponnement. Ce procédé présente l'inconvénient d'empêcher l'écoulement des liquides septiques, et l'on s'en rend facilement compte à l'odeur fétide qui imprègne la gaze que l'on retire de la cavité utérine. Ce tamponnement doit être réservé aux cas dans lesquels, après un curettage ou un écouvillonnage, il se produit une hémorrhagie. On l'emploiera aussi dans certaines variétés de rupture utérine sous-péritonéale.

Le tampon sera constitué par des lanières de gaze stérilisée dans lesquelles seront incorporées des substances médicamenteuses. On se servira généralement de gaze iodoformée. Certains accoucheurs préfèrent la gaze au salol, au lysol, au formol, à l'alcool, etc.

Nettoyage de la cavité utérine. — Quand, après avoir examiné une accouchée présentant des signes d'infection, on trouve l'utérus largement ouvert et contenant des débris de caduque, il ne faut pas hésiter et pratiquer immédiatement le nettoyage de sa cavité. Ce nettoyage s'impose dans d'autres conditions. Si, malgré les injections intra-utérines, la température se maintient aux environs de 39°, cela indique que les lavages utérins ne sont pas suffisants et qu'il faut agir plus énergiquement. La persistance de la fétidité lochiale, malgré les injections intra-utérines, peut être considérée comme une autre indication du nettoyage utérin. Enfin dans les cas de rétention placentaire, qu'il s'agisse d'accouchement à terme ou d'avortement, l'hésitation n'est pas permise, et nous avons vu qu'on devait débarrasser l'utérus de son contenu le plus rapidement possible.

Ce nettoyage peut être fait de deux façons : 1° à l'aide d'instruments métalliques, c'est le curettage ; 2° à l'aide des doigts, c'est le curage digital qu'on fait suivre généralement de l'écouvillonnage.

1° Curettage. — L'opération de Récamier resta longtemps entre les mains des chirurgiens avant d'être introduite en obstétrique. Les premiers auteurs qui l'ont conseillée, Martin, Scanzoni, Fehling, l'employaient seulement dans les cas de rétention placentaire ; puis à la suite des travaux de Veit, Leopold, Munde, etc., cette pratique se généralisa aux femmes atteintes de septicémie sans rétention. En France, Doléris et Charpentier ne tardèrent pas à imiter ces accoucheurs, et il est actuellement bien peu de médecins qui n'admettent son utilité, au moins dans certains cas d'infection.

Manuel opératoire. — L'instrumentation du curettage est très simple. On doit se procurer deux valves de Sims, deux pinces à griffes pour abaisser le col, une pince à pansement, une sonde de Budin, des écouvillons, et des curettes. Les auteurs ne sont pas d'accord sur le choix des curettes. Les uns préfèrent la curette mousse, les autres la curette tranchante. Quant au modèle à prendre, cela n'offre pas une grande importance pourvu que l'instrument soit suffisamment volumineux. On pourra choisir la curette de Simon, de Sims, d'Auvard, etc... Si l'on opère peu de temps après un accouchement à terme, on devra employer une curette dont le diamètre se rapproche de celui d'une cuiller à dessert ; on opère beaucoup plus rapidement et sans grand danger de perforer l'utérus.

Avant de commencer l'opération on prendra les précautions d'usage : savonnage de la vulve et du vagin, cathétérisme vésical, injection vaginale au sublimé, la femme étant placée en travers du lit. Puis on placera des champs opératoires sur l'abdomen, sous le siège et sur chaque cuisse de la malade. Le chloroforme n'est pas absolument nécessaire ; nous préférons cependant l'employer, car nous ne sommes point partisan du curettage aveugle sans introduction des doigts dans l'utérus. Or, ce toucher profond est parfois douloureux.

La femme étant mise en position obstétricale, on place une ou deux valves de façon à découvrir le col ; on saisit ensuite la lèvre antérieure pour l'attirer à la vulve. On irrigue largement la cavité utérine à l'aide de la sonde à double courant, puis on introduit un ou deux doigts dans la matrice pour juger de sa direction et de l'état de sa face interne. Si la dilatation du col n'était pas suffisante, comme cela se rencontre particulièrement après l'avortement, on dilatera avec les doigts ou à l'aide des bougies de Hégar. Le col étant rendu perméable, on introduit la curette jusqu'au fond de l'organe et l'on gratte successivement la face antérieure, la face postérieure, les faces latérales et les angles de façon à ne laisser aucun point inexploré. On retire de temps en temps l'instrument pour se débarrasser des débris que l'on entraîne et l'on continue l'opération en partant toujours du fond de l'organe.

Au début on sent qu'on frotte une paroi friable ; puis bientôt la résistance est plus grande, car la curette se trouve au contact de la paroi musculaire. Mais qu'on fasse bien attention ! Il ne faut pas continuer à gratter jusqu'à ce qu'on entende le cri utérin, sous peine de provoquer des accidents graves. En effet, l'utérus puerpéral n'est pas comparable à celui d'une femme atteinte d'endométrite chronique ; il est extrêmement mou et friable, et d'autant moins résistant qu'il est plus profondément infecté. Budin insiste beaucoup sur ce point, et du reste, à propos d'une discussion qu'il soutint avec Charpentier à la Société obstétricale de Paris, la plupart des accoucheurs présents furent de son avis.

Quand on a passé en revue toutes les parois de la matrice avec la curette, on fait une injection intra-utérine au sublimé ; puis on introduit plusieurs écouvillons suivant la méthode que nous indiquerons plus loin. On termine l'opération en tamponnant légèrement l'utérus et le vagin avec de la gaze iodoformée. Les soins consécutifs étant les mêmes qu'à l'occasion du curage digital, nous n'en parlerons pas ici.

Accidents dus au curettage. — 1° *Hémorrhagie.* — On a accusé le curettage de provoquer des hémorrhagies. Ce reproche ne doit pas être exagéré, car si la curette ouvre des orifices vasculaires, elle agit également comme excitant du muscle utérin et la contraction ne tarde pas à se produire. Certains utérus infectés étant comme paralysés réagissent mal, et l'on peut observer dans ces cas un écoulement sanguin assez important. Il est, du reste, facile d'arrêter cette hémorrhagie. L'injection intra-utérine chaude et le tamponnement arriveront toujours à la tarir.

2° *Perforations de l'utérus.* — C'est l'accident le plus fréquent et le plus grave du curettage dans les suites de couches. Il s'explique facilement quand on se rend compte des particularités anatomiques que présente l'utérus post-puerpéral infecté. Cet utérus est mou, et d'autant plus mou que la grossesse est près du terme. De plus, à la suite de l'infection il se produit des modifications dans la nutrition de l'organe, qui font que le muscle devient très friable et très mince. Scanzoni, Cornil et Riess ont bien décrit ces lésions qui sont quelquefois si prononcées, que, sur le cadavre, on est souvent en peine pour juger si la perforation a été spontanée ou si elle a été produite par la curette (obs. de Bacon, Hertzog, etc.). Les déviations utérines et, en particulier, l'antéflexion qui est si fréquente, peuvent faciliter ces fausses routes, la curette passant à travers la paroi postérieure du col au niveau de l'angle de flexion. Cette complication du curettage a été observée entre les mains des chirurgiens les plus expérimentés, ce qui prouve bien le danger véritable de cette opération ; aussi Budin, qui a très rarement recours au curettage, ne l'emploie-t-il que dans des cas extrêmement rares de rétention cotylédonnaire avec adhérence intime; et encore, quand il s'y décide, ce n'est que guidé sur le doigt qui pourra juger des progrès opérés par l'instrument. Si, après un curettage, on s'aperçoit que l'utérus a été perforé, on a donné le conseil de pratiquer la laparotomie immédiatement et de faire l'hystérectomie. Cette opération a réussi un certain nombre de fois (Grandin).

3° *Réinfection.* — Il n'est pas rare d'observer, à la suite du curettage, un frisson intense s'accompagnant d'élévation de température. Cette complication, qui se voit également à la suite d'une simple injection intra-utérine, est certainement due à une absorption massive de toxines, qui s'est faite au niveau des nombreuses voies vasculaires ouvertes par la curette. Certains auteurs prétendent même qu'il y a pénétration de microbes dans le torrent circulatoire. C'est possible, mais il faut avouer que cette absorption est peu importante car la température ne tarde pas à s'abaisser au-dessous du point où elle se trouvait avant l'opération.

4° *Curettage incomplet.* — On a dit que la curette était un instrument aveugle et que, même entre les mains d'opérateurs très habiles, elle était quelquefois impuissante à vider complètement l'utérus. Ces faits sont absolument exacts. Quand il existe de la rétention placentaire, qu'il s'agisse d'accouchement à terme ou d'avortement, la curette peut glisser sur un cotylédon adhérent et l'on croit avoir tout enlevé alors qu'il reste encore un débris volumineux dans l'utérus. Dans ces cas la température ne s'abaisse pas, les lochies continuent à être fétides et l'on voit sortir spontanément, quelques jours après l'opération, le morceau de cotylédon. On a même vu des femmes mourir d'infection malgré le curettage, et à l'autopsie on trouvait un débris placentaire volumineux adhérent à la paroi utérine. Des faits semblables ont été publiés tout récemment encore par Mish, Burke, etc. Aussi, recommandons-nous avant et après chaque curettage, le toucher intra-utérin à l'aide duquel on se rendra facilement compte de la régularité de la face interne de l'organe.

Le curettage étant une opération dangereuse et quelquefois incomplète, il vaut mieux employer le curage digital suivi d'écouvillonnage, qui réussit dans presque tous les cas. Si l'on se trouvait en présence d'adhérences particulières de débris placentaires, on pourrait alors se servir de la curette dirigée avec le doigt jusqu'au niveau du cotylédon adhérent.

Curage digital. Écouvillonnage. — Tout étant préparé comme précédemment, on endort la malade, car si l'anesthésie n'était pas toujours nécessaire pour pratiquer le curettage, elle devient ici indispensable pour obtenir un relâchement total de la paroi abdominale. Quand l'anesthésie est complète, on commence par irriguer la cavité vaginale avec une solution antiseptique, puis la main gauche étant placée sur l'abdomen, on abaisse fortement le fond de l'utérus pour rendre l'organe accessible aux doigts vaginaux. Ce sont en effet les deux doigts de la main droite qui vont explorer et nettoyer la cavité de la matrice infectée. On commence par gratter la paroi antérieure en s'aidant de la pulpe des doigts et des ongles, puis on continue par la face postérieure, le fond et les angles de l'utérus de façon à passer en revue toute la face interne. Dans cette exploration on rencontre généralement une zone irrégulière, mamelonnée, friable, présentant quelquefois de véritables prolongements polypoïdes. Cette portion correspond à la surface d'insertion placentaire. C'est surtout à ce niveau qu'il faut gratter, tandis que l'autre main, placée sur l'abdomen, soutient la paroi utérine. On décolle alors des morceaux irréguliers, gros quelquefois comme une petite noix, qui sont formés par la caduque hypertrophiée. Quand la face interne de l'utérus est devenue nette et lisse, on lave sa cavité pour faire sortir les petits débris décollés qui pourraient rester.

L'introduction de deux doigts est généralement très facile à obtenir quand il s'agit d'une femme à terme, quelques jours après l'accouchement. Mais cela devient plus délicat quand on se trouve en présence d'une malade infectée à la suite d'un avortement. Dans ces cas il faudra dilater le col avec les doigts ou avec des bougies de Hégar, avant de pratiquer le curage.

Il arrive parfois que les morceaux de caduque hypertrophiée ou de débris placentaires sont suffisamment volumineux pour qu'on éprouve de la difficulté à les extraire après les avoir décollés. Ils forment alors de véritables corps étrangers très mobiles qui fuient au-devant des doigts. On est tenté, dans ces cas, de se servir de pinces. Or les pinces sont extrêmement dangereuses et l'on a signalé de nombreuses observations de perforations utérines à la suite de leur emploi. Budin a imaginé un procédé très pratique qui permet d'extraire ces débris ou les cotylédons. Il suffit de placer deux doigts dans le cul-de-sac postérieur, tandis que l'autre main mise sur l'abdomen comprime fortement l'utérus d'avant en arrière; l'organe étant ainsi exprimé entre les mains, la pression intérieure se transmet de haut en bas vers le col, et le corps étranger intra-utérin se trouve être expulsé comme le noyau d'une cerise entre les doigts. A l'aide de cette expression abdomino-vaginale on pourra, surtout dans l'avortement, obtenir l'évacuation de l'utérus sans avoir besoin d'employer des pinces qui sont des instruments si dangereux.

Le curage digital étant terminé, si l'on pratique le toucher intra-utérin, on s'aperçoit qu'il existe encore, en différents points, des petits filaments adhérents qu'il est impossible d'arracher avec les doigts; l'écouvillon va nous en débarrasser en donnant « le coup de balai final ». Cet instrument, qui a été imaginé par Doléris, a la forme d'une petite brosse allongée comparable à celles qui servent à rincer les bouteilles. D'abord fabriqués en crin, ils avaient l'inconvénient de se ramollir trop facilement, aussi Budin se sert-il d'écouvillons en côtes de plumes qui sont beaucoup plus résistants. Après les avoir stérilisés et trempés dans une solution froide de sublimé, on commence par leur donner une courbure spéciale, qui s'adapte mieux à la forme de la cavité utérine. Il suffit pour cela de les plier légèrement vers leur milieu. Il est avantageux également de courber à angle droit l'extrémité opposée à la brosse, afin de rendre son maniement plus facile (voy. fig. 250). Pour introduire ces petites brosses, on les conduit dans le col sur les deux doigts servant de guide, puis on les fait pénétrer dans le corps de la matrice et, par des mouvements de va-et-vient et de rotation, on frotte successivement toutes les faces de la cavité utérine (voy. tome IV, p. 120). Ce brossage est très effectif, car lorsqu'on retire l'écouvillon on voit qu'il est recouvert de débris membraneux et de petits lambeaux de caduque. On recommence plusieurs fois cette opération en changeant d'écouvillon, puis on en passe un dernier trempé dans la glycérine créosotée au cinquième. Comme la créosote est caustique, on fera bien, pendant qu'on manœuvre l'écouvillon, de donner une injection vaginale qui protégera le vagin et limitera l'action du médicament à l'utérus. L'écouvillonnage étant terminé, on fait une

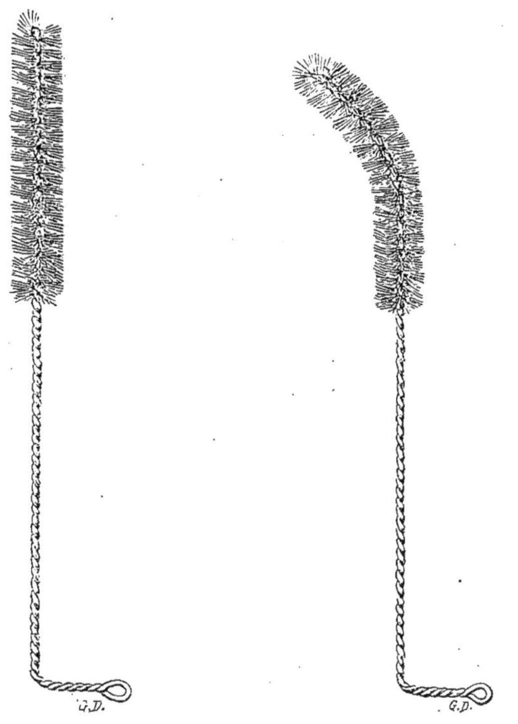

Fig. 250. — Écouvillons en côtes de plumes. La figure de droite représente l'écouvillon prêt à servir.

dernière injection vaginale, puis on place un tamponnement de gaze iodoformée dans l'utérus, et un autre dans le vagin. Le curage digital ainsi pratiqué et suivi d'écouvillonnage est une excellente opération, les observations de Budin et Charrin rapportées dans la thèse de Georghiu en fournissent la preuve. Elle ne présente aucun danger. Les seuls accidents qu'on puisse observer à sa suite sont des hémorrhagies légères qui cèdent aux injections chaudes ou au tamponnement, et un frisson suivi d'une ascension thermique, comme nous l'avons dit à propos du curettage.

Les soins consécutifs sont très simples. On laissera en place les tampons de gaze pendant douze à dix-huit heures ; puis si, après les avoir retirés, on constate de la fétidité des lochies, on fera deux ou trois injections intra-utérines dans la journée. Le plus souvent à la suite de cette opération la température s'abaisse, le pouls se ralentit, les lochies redeviennent normales et la malade ne tarde pas à guérir. Si l'amélioration ne se produit pas, on devra recommencer le curage et l'écouvillonnage qui probablement avaient été incomplets; et l'on est souvent assez heureux pour voir les accidents céder à cette seconde intervention.

Hystérectomie. — C'est Schultze, d'Iéna, qui, en 1886, pratiqua le premier l'hystérectomie pour un cas de rétention placentaire s'accompagnant d'infection. Depuis, un certain nombre d'auteurs ont eu recours à l'ablation de l'utérus soit par la voie abdominale, soit par la voie vaginale des femmes atteintes de septicémie. Parmi ceux-ci il faut citer Rosemburg, Bouilly, Pryor, Holmes, Longuet et Quénu, Hartmann et Varnier, Tuffier, etc. Wintrebert, Longuet, Bonamy et Prochownick dans des travaux récents ont mis cette question au point.

Indications. — Nous avons vu que certains accoucheurs proposaient d'enlever l'utérus après l'opération césarienne, ou dans certains cas soit de rupture soit de perforation de l'organe, quand il existe des signes d'infection. Mais si ces points de traitement sont à peu près admis par tout le monde, il n'en est pas de même quand il s'agit de fièvre puerpérale banale. Est-il logique en effet de pratiquer cette opération grave sur une femme déjà très malade, quand on n'est pas sûr que l'infection n'est pas généralisée ? Il existe cependant des cas où le salut des malades semble avoir été dû à l'hystérectomie; il s'agissait presque toujours d'utérus profondément infectés remplis d'abcès lymphatiques. Il est bien difficile de préciser l'indication de cette grave opération chez les accouchées infectées; on admet généralement, qu'elle peut être proposée, quand, à la suite d'un ou deux curettages bien faits, on ne voit ni la fièvre s'abaisser, ni les signes d'infection s'atténuer. Holmes y ajoute les deux indications suivantes : la péritonite et la cellulite pelvienne. Rappelons enfin qu'elle doit être pratiquée dans les cas de rétentions placentaires (voyez tome IV, p. 110 et 122) quand il est impossible d'extraire l'arrière-faix par les voies naturelles, ce qui est très rare du reste.

Quant au choix du procédé opératoire, les auteurs ne sont pas d'accord, les uns préférant la voie abdominale à la voie vaginale et vice-versa. Nous croyons que, d'une façon générale, l'hystérectomie vaginale convient mieux aux infections provenant d'avortement et l'hystérectomie abdominale aux septicémies consécutives à l'accouchement à terme. Si l'on opère par le vagin, on doit se rappeler que l'utérus puerpéral infecté est très mou et très friable, ce qui rend sa délimitation très difficile au moment de la pose des pinces. La statistique des hystérectomies pour septicémie puerpérale n'est pas aussi sombre qu'on pourrait le croire, puisque sur 31 observations recueillies par Bonamy il y eut 20 guérisons.

Abcès dits de fixation. — C'est Fochier, de Lyon, qui est le promoteur de ce nouveau mode de traitement. Voici comment s'exprime cet auteur.

« Il y des cas de fièvre puerpérale, qui sont l'exception sans être absolument rares, dans lesquels on voit une infection généralisée, sans lésion importante appréciable, subir une amélioration soudaine en même temps que se manifestent les signes d'une suppuration localisée, par exemple, un phlegmon du sein ou de la fosse iliaque ou du tissu cellulaire sous-cutané, ou bien une mono-arthrite, une péritonite localisée tardive, une salpingo-ovarite. L'abcès ou les abcès qui se forment alors méritent le nom d'abcès de fixation. Ils sont parfois des abcès critiques, au sens ancien du mot, mais ils s'en distinguent le plus souvent et constituent à eux seuls une affection grave. Ils sont cependant le salut d'une façon bien manifeste, s'ils sont traités chirurgicalement en cas de marche aiguë, et si on les laisse évoluer en cas de développement chronique ou subaigu.

« A côté de ces faits, il en est d'autres où l'on voit non seulement des inflammations viscérales se révéler, puis rétrocéder rapidement sans qu'il y ait amélioration de l'état général, mais où l'on voit aussi des phlegmons diffus sous-cutanés affecter la même mobilité.

« C'est en comparant ces deux types, le premier où l'amélioration coïncide avec une localisation suppurée, le second où la mobilité des fluxions est au contraire d'un fâcheux pronostic, que je suis arrivé à me poser, comme indication thérapeutique, la nécessité de provoquer des abcès faciles à traiter dans les formes graves d'infection puerpérale. »

Fochier se servait d'abord de sulfate de quinine, puis de nitrate d'argent; mais il a abandonné ces différents médicaments pour s'arrêter à l'essence de térébenthine. Il suffit de faire deux ou trois injections d'un centimètre cube d'essence dans le tissu cellulaire sous-cutané en différents points du corps.

Il se produit d'abord un gonflement douloureux au niveau des piqûres, puis la tuméfaction devient fluctuation pour former un abcès volumineux.

Si l'injection n'est suivie d'aucune réaction, c'est que le pronostic est très grave et la mort ne tarde pas à survenir. Depuis Fochier, un certain nombre d'auteurs ont employé cette méthode. Thierry cite 13 observations avec 12 guérisons ; Ferrand, Switalsky, Robinson, Swiécicki ont obtenu plusieurs succès. De nouvelles recherches sont nécessaires pour se faire une opinion sur ce mode de traitement.

C. — Plaies vulvo-vaginales. — Nous avons vu que les plaies, qui se produisaient sur toute la hauteur du canal vulvo-vaginal, pouvaient s'infecter dans les suites de couches. Le plus souvent cette infection coïncide avec une infection utérine, mais elle existe parfois à l'état isolé. Dans tous les cas il ne faut pas négliger ces ulcérations et on doit les traiter avec autant de soin que la plaie placentaire.

On commencera par les déterger des fausses membranes qui les recouvrent à l'aide de coton hydrophile trempé dans le sublimé et monté sur une pince ; puis on les touchera avec de la teinture d'iode, de la glycérine créosotée ou du jus de citron.

Les plaies vaginales seront pansées en se servant des valves de Sims et l'on fera suivre la cautérisation d'un tamponnement à la gaze iodoformée. S'il s'est produit une déchirure du périnée qui a été réunie, comme la suture ne tiendra pas, on fera sauter les fils pour mieux soigner la plaie. On pourra, du reste, pratiquer la périnéorrhaphie secondaire dix ou quinze jours après l'accouchement, dès que les ulcérations auront pris un bel aspect bourgeonnant.

D. — Phlegmons juxta-utérins. — Pendant la période de formation de l'abcès, on emploiera les injections chaudes et les pansements abdominaux humides. Dès que la poche purulente sera constituée, on pourra l'ouvrir pour permettre au pus de s'écouler. La voie de l'incision sera différente suivant le point où l'abcès tendra à se faire jour : s'il bombe dans le cul-de-sac postérieur, on incisera transversalement la muqueuse vaginale à ce niveau, puis on ponctionnera la poche, on agrandira l'ouverture en écartant, par exemple, les mors d'une pince, et l'on placera un drain pour assurer l'écoulement du pus. Si le phlegmon tend à s'ouvrir du côté de la paroi abdominale, au niveau de la fosse iliaque, on fera une incision de 8 à 10 centimètres, au-dessus et parallèlement au ligament de Poupart ; puis le péritoine étant décollé comme pour la ligature de l'iliaque externe, on arrivera directement sur la poche qu'on ponctionnera et qu'on drainera. Certains chirurgiens préfèrent, comme Lawson Tait, ouvrir l'abcès par la voie transpéritonéale ; cette méthode est certainement beaucoup plus dangereuse que la précédente.

E. — Péritonite. — Le traitement de la péritonite puerpérale ne diffère pas de celui qu'on applique dans les autres variétés de péritonite aiguë. Le traitement médical (glace sur le ventre, calomel, opium) donne de bien médiocres résultats ; aussi les chirurgiens ont-ils cherché si, par une intervention hardie, il n'était pas possible d'abaisser la mortalité de cette grave complication. C'est Bouilly qui, en 1886, fit la première laparotomie pour un cas de ce genre. Il eut l'occasion d'opérer 5 autres malades et sur ces 6 cas il eut 2 guérisons. Raymond, Evans, Worcester, Grandin imitèrent la conduite de ce chirurgien et sur ces 18 opérations on a obtenu 8 succès. Ces résultats sont excellents, étant donnée la gravité de la péritonite ; mais on peut se demander si dans tous ces cas, il s'agissait bien de péritonite généralisée.

L'opération consistera à pratiquer la laparotomie et à laver la cavité péritonéale à l'eau bouillie légèrement salée. Certains chirurgiens préfèrent essuyer les anses intestinales avec des compresses stérilisées. On terminera en plaçant un drain entouré de gaze dans le cul-de-sac de Douglas, drain dont l'extrémité devra ressortir par l'angle inférieur de la plaie. Pryor a préconisé un autre procédé, qui consiste à inciser le cul-de-sac postérieur et à bourrer la cavité de Douglas avec de la gaze iodoformée. Il assure ainsi l'écoulement des liquides en même temps qu'il fait pénétrer de l'iode dans l'organisme, ce qu'on reconnaît facilement à l'examen des urines. Enfin d'autres chirurgiens comme Price, Lapthorn Smith, etc. disent qu'il faut extraire les annexes, voire même l'utérus, dans les cas très graves.

Le traitement de la péritonite localisée se confond avec celui des phlegmons péri-utérins.

F. — Phlegmatia alba dolens. — Le danger de la phlébite consistant dans la possibilité d'embolies, on doit faire en sorte d'assurer l'immobilité du membre inférieur malade. La jambe et la cuisse seront entourées d'ouate, enveloppées de taffetas gommé et placées dans une gouttière métallique. Le talon sera mis dans une position surélevée par rapport au genou. On pourra employer les révulsifs légers comme le chlorhydrate d'ammoniaque en solution saturée. Sous l'influence de l'immobilisation, les douleurs ne tardent pas à disparaître. Le repos au lit sera exigé pendant trente ou quarante jours au moins après le début de la phlébite. S'il se produit plusieurs poussées successives, on devra compter à partir de la dernière élévation de température. Quand tout danger d'embolie aura disparu, on commencera à masser et à mobiliser le membre pour éviter l'atrophie musculaire et les raideurs articulaires. Dagron conseille même de commencer l'immobilisation quelques jours après la disparition des phénomènes généraux (fièvre, fréquence du pouls, etc.).

Traitement général. — Le traitement de la fièvre puerpérale est avant tout un traitement local ; mais il ne faut pas pour cela négliger l'état général de la malade, l'on doit s'efforcer de la mettre en état de lutte contre l'infection.

Alimentation. — Cette question de l'alimentation est très importante. Il faut, en effet, nourrir les malades sans fatiguer leur tube digestif. On conseillera particulièrement les aliments liquides ou demi-solides : lait, bouillon, potages, jus de viande, œufs, crèmes, etc. Les repas seront légers et souvent répétés.

Toniques. — Le meilleur des toniques à employer est l'alcool ; on le prescrira sous la forme de grogs, de potions de Todd, de vin de Champagne. Il ne faut pas craindre de l'administrer à dose assez haute. Siredey, Runge, Budin, etc., recommandent fortement son emploi. A côté de ce tonique nous citerons la caféine, le sulfate de quinine, la strychnine, qui devront être ordonnés sous forme d'injection hypodermique, pour ne pas fatiguer l'estomac de la malade. L'ancien traitement, qui consistait à employer le sulfate de quinine à haute dose, est généralement abandonné. Signalons enfin pour mémoire les expériences instituées par Hofbauer sur la leucocytose artificielle provoquée par l'administration de la nucléine à la dose de 5 à 10 grammes ; ce médicament a paru lui donner quelques succès.

Bains froids. — La balnéation froide, qui donne de bons résultats dans toutes les maladies hyperthermiques, trouve son indication dans certaines formes de fièvre puerpérale. Employés au traitement de cette affection par Playfair, G. Thomas et Tansky, les bains froids ont été fortement préconisés dans ces dernières années par Vincent (de Lyon) et O. Macé. Dès que la température atteint 39° et se maintient élevée malgré le traitement local, on peut faire usage de ce mode de traitement, qui a l'avantage d'abaisser la température, de soutenir le système nerveux et d'augmenter la diurèse. Dans les cas légers on se contentera d'enveloppements froids ou de frictions vinaigrées. S'il s'agit de cas graves, on plongera la malade dans une baignoire contenant de l'eau que l'on refroidit progressivement jusqu'à 20°. Ces bains seront renouvelés toutes les trois heures jusqu'à ce que la température de la femme soit descendue au-dessous de 38°,5.

Les seules contre-indications aux bains froids sont, d'après O. Macé, la péritonite, la phlegmatia alba dolens et la myocardite.

Sérothérapie. — Devant les succès obtenus par la sérothérapie, il n'est pas étonnant que les expérimentateurs aient cherché à trouver un sérum *immunisant* contre le streptocoque. Lingelsheim et Roger en 1891, Mironoff en 1893, avaient déjà cherché à immuniser des animaux contre le streptocoque et avaient réussi en partie. Mais c'est surtout depuis les travaux de Charrin et de Roger d'un côté et ceux de Marmorek de l'autre, que ce mode de traitement de la fièvre puerpérale est entré en vigueur. Voici comment ces expérimentateurs sont arrivés à produire leur sérum immunisant; Charrin et Roger injectent « tous les quinze jours, ou, ce qui est préférable, tous les huit jours, une dose d'un liquide préparé de la façon suivante : une culture de streptocoques dans le bouillon de huit à dix jours est évaporée au bain-marie. Réduite au sixième du volume primitif, elle est chauffée à l'autoclave à 115 degrés; on introduit chaque fois 50 centimètres cubes du liquide ainsi obtenu, soit 300 centimètres cubes de la culture. Quand l'animal a reçu huit à dix injections, on peut considérer la vaccination comme achevée et, huit ou quinze jours plus tard, on pratique une saignée; puis, pour empêcher les propriétés thérapeutiques de s'affaiblir, on continue à faire, une fois par semaine, une nouvelle injection de culture stérilisée. Dans ces conditions, le sérum se maintient fort efficace si on a le soin de ne pratiquer des saignées trop fréquentes; les prises de sang doivent être espacées de deux mois environ; sinon l'action favorable diminue ou disparaît ».

Le procédé de Marmorek repose sur un tout autre ordre d'idées. On sait qu'il est très difficile de conserver la virulence du streptocoque dans les cultures, les produits solubles excrétés par le microbe venant empêcher son développement. Marmorek est parvenu en se servant d'un milieu spécial, le bouillon sérumisé, à permettre au streptocoque de se multiplier tout en gardant sa virulence. Il s'agissait alors de rendre ce microbe ultra-virulent. Pour ce faire, cet expérimentateur se servit d'une culture de streptocoques de virulence moyenne qu'il injecta à un lapin.

« Le sang du cœur d'un premier lapin tué par injection dans les veines est ensemencé dans le mélange de sérum humain et de bouillon, et, après quarante-huit heures de séjour à l'étuve, la culture est inoculée sous la peau d'un second lapin, qui périt en dix-huit heures bien qu'il n'ait reçu qu'un demi-centimètre cube. Une nouvelle culture faite avec le sang de lapin n° 2 tue un lapin n° 3 en douze heures, à la dose d'un centimètre cube. Passant ainsi successivement dans le corps des lapins et dans le bouillon-sérum, le virus est devenu, en deux mois, d'une activité si grande, qu'un microbe unique, pour ainsi dire, introduit sous la peau d'un lapin, suffit à le faire périr. En effet, diluons une de ces cultures si meurtrières, elle tuera encore les animaux à la dose de un cent milliardième de centimètre cube. »

Une fois en possession de ce streptocoque hypervirulent, Marmorek injecte une petite quantité de cette culture à un cheval, qui présente bientôt une réaction très violente, de l'œdème, de la fièvre, etc., puis tous les symptômes disparaissent et l'animal revient à la santé. On recommence à injecter une dose plus forte et ainsi de suite jusqu'à ce que le cheval puisse supporter une quantité de culture capable de le tuer si on l'avait injecté primitivement. L'animal est alors immunisé, il est pour ainsi dire *Mithridaté*. Le sérum de cheval ainsi traité a la propriété de conférer l'immunité à l'animal auquel on l'injecte.

Un lapin immunisé de cette façon ne succombera pas, même si on lui inocule un streptocoque très virulent. Mais, d'après les expériences de Marmorek, ce sérum posséderait également une action curative sur des animaux primitivement infectés. Cette action serait d'autant plus active que l'injection a été faite plus tôt.

Dès que les travaux simultanés de Charrin et Roger et ceux de Marmorek furent connus, on essaya de les expérimenter chez l'homme. Ces essais portèrent sur trois genres d'affections différentes dues aux streptocoques : l'érysipèle, certaines broncho-pneumonies et la fièvre puerpérale. Nous nous occuperons uniquement des résultats donnés par le sérum antistreptococcique dans les cas d'infection puerpérale. Le sérum de Charrin et Roger n'a été expérimenté que par quelques auteurs. Roger a obtenu deux guérisons. Sur les cas publiés par Bar et Tissier trois se sont terminés par la mort. La malade de Josué a guéri.

Le sérum de Marmorek au contraire a été employé un très grand nombre de fois et plusieurs travaux importants ont paru sur cette méthode de traitement. Je dois citer parmi ceux-ci les publications de Gaulard, de Bar et Tissier, de Charpentier, de Vinay, de Mac Kerron, de Savor, de Williams, etc.

Ajoutons que cette importante question a été discutée dans de nombreuses sociétés savantes parmi lesquelles nous citerons la Société obstétricale de France, en 1896, le Congrès de Moscou, en 1897, la Société de gynécologie américaine, en 1898. En lisant ces différents travaux, on voit que l'accord est loin d'être fait entre les auteurs. Cependant, d'une façon générale, on peut dire que l'opinion est plutôt défavorable. Voyons en effet ce que donnent les statistiques. Le sérum de Marmorek a été employé dans un but prophylactique et dans un but curatif.

Il résulte des faits rapportés par Wallich que sur 383 femmes injectées préventivement 56 eurent des accidents infectieux ; il est juste d'ajouter que ces femmes étaient choisies parmi celles qui étaient plus susceptibles d'infection (rupture prématurée des membranes, toucher répété avant l'entrée dans le service, etc.). Malgré tout, ces résultats ne sont pas favorables.

Recherchons maintenant quelle est la valeur du sérum au point de vue curatif. Si nous examinons les statistiques très complètes publiées par Williams, Fry et Pryor, nous voyons que sur 352 cas traités par le sérum antistreptococcique on a observé 73 décès, ce qui donne une mortalité de 20,74 pour 100. Mais en lisant les différentes observations, on s'aperçoit que beaucoup d'entre elles sont dépourvues de recherches bactériologiques, ce qui leur enlève toute valeur. Si l'on fait porter la statistique sur les seuls faits dans lesquels le streptocoque a été trouvé, on recueille seulement 101 cas avec 33 morts, soit 32,69 pour 100 de mortalité. Cette mortalité nous semble très élevée, surtout si l'on admet les idées de Krönig qui pense que, sur 100 femmes atteintes de streptococcie et non soignées, il n'en meurt que 4. Malheureusement cette statistique prise en bloc ne donne pas de résultats certains, car il faudrait tenir compte de bien des causes d'erreurs. Nous venons de voir qu'un grand nombre de cas avaient été traités sans examen bactériologique préalable, ce qui leur ôte toute valeur soit dans un sens, soit dans un autre. De plus, parmi les malades atteintes de streptococcie qui ont été injectées au sérum, la plupart étaient profondément infectées et soignées déjà depuis plusieurs jours.

Il existe cependant un certain nombre d'observations, qui auraient dû être très favorables à l'expérimentation du sérum antistreptococcique et qui n'ont donné aucun résultat. Certaines septicémies présentant par exemple 40° de température et chez lesquelles l'examen bactériologique avait démontré l'existence du streptocoque ont été injectées d'une façon précoce ; elles n'ont paru être modifiées en rien par cet agent thérapeutique.

A quoi peut tenir cette différence entre la clinique et l'expérimentation ? 1° Il est possible que dans les infections associées, qui sont si fréquentes dans la fièvre puerpérale, il se produise ce qu'on observe pour la diphtérie et que le sérum agisse différemment dans ces cas. 2° La puissance de ce sérum est peut-être insuffisante pour lutter contre un streptocoque trop virulent, d'autant plus que le pouvoir immunisant de cet agent n'est pas toujours le même. 3° D'autres auteurs pensent, avec Courmont et Van de Velde, qu'il existe plusieurs espèces de streptocoque et que le sérum de Marmorek, qui provient de l'inoculation d'un streptocoque pris dans une fausse membrane d'angine, ne confère pas l'immunité contre d'autres espèces streptococciques. C'est pour obvier à cette objection que Van de Velde a créé un *sérum polyvalent* qui serait actif contre plusieurs catégories de streptocoques.

Enfin il est possible, comme le pense Vinay, que « le sérum du cheval, devenu réfractaire à la streptococcie du lapin, ne soit pas capable d'arrêter ou de guérir, si l'on veut, une infection à streptocoques développée chez l'homme». Nous devons nous arrêter plus longtemps sur une dernière raison donnée par Marmorek pour expliquer les insuccès de la sérothérapie actuelle. Nous voulons parler de l'influence du traitement local. Marmorek pense que le traitement local nuit à la sérothérapie. La plupart des accoucheurs sont d'un avis opposé. Dans deux observations de Bar, on avait suspendu pendant deux jours tout traitement utérin ; mais les lochies sont devenues si fétides, les couennes si envahissantes, que le traitement local a dû être repris. Budin, Charpentier, Gaulard ont vivement protesté contre ces théories de Marmorek ; ils trouvent dangereux d'abandonner un traitement qui est, en somme, excellent et qui a fait ses preuves, pour essayer une méthode dont les succès sont encore rien moins que prouvés.

Nous sommes donc absolument opposés aux idées de Williams et Pryor qui disent que le nettoyage intra-utérin doit être complètement abandonné dans l'infection streptococcique pure.

Nous venons de voir que les propriétés thérapeutiques de sérum anti-streptococcique n'étaient pas prouvées. Nous devons nous demander maintenant si son emploi n'est pas dangereux. La plupart des auteurs admettent, avec Weinstein, qu'il est absolument inoffensif. On a cependant observé des complications pouvant lui être attribuées. Williams accuse le sérum d'avoir provoqué des vomissements, des rash et des douleurs articulaires. Bar et Tissier ont noté également des accidents qu'ils ont décrits de la façon suivante :

« 1° Les injections ont quelquefois été douloureuses, mais cela paraît surtout en rapport avec la nature de l'animal qui a fourni le sérum ; c'est ainsi que les injections de sérums provenant du mouton, de l'âne, paraissent plus douloureuses que celles pratiquées avec du sérum de cheval. Je dois dire que les progrès faits par Marmorek dans la préparation de son sérum font que les injections sont aujourd'hui fort peu douloureuses.

2° Il nous est arrivé souvent de noter après l'injection un état de malaise particulier des malades : le visage prenait une expression maussade ; le facies était plus grippé ; quelquefois nous avons vu survenir après l'injection un frisson prolongé. Cet état de malaise disparaissait assez vite ; quelquefois, cependant, il se prolongeait vingt-quatre heures.

3° Nous avons encore remarqué après les injections de sérum une élévation de température d'un demi ou d'un degré. Cette élévation de température dans quelques cas ne durait que quelques heures ; mais quelquefois aussi elle se continuait un, deux et trois jours, alors que l'état local semblait s'améliorer. Mais il est fort difficile de dire ce qui pouvait être attribué au sérum ou bien à la maladie elle-même.

4° Les injections de sérum sont capables de donner lieu à des abcès. Dans deux cas, ces abcès ont été étendus ; ils sont survenus très tardivement (dans un cas dix-neuf jours après les injections de sérum). Ils ont été accompagnés de phénomènes fébriles intenses. Dans les deux cas le pus contenait du streptocoque.

5° Nous avons observé tardivement, de trois jours à dix-neuf jours après les injections de sérum, des érythèmes, de l'urticaire, des douleurs articulaires, et dans un cas même il y eut épanchement de liquide séreux dans une articulation. Ces accidents, en somme légers, sont certainement attribuables au sérum ; car nous ne les voyons guère, sinon jamais, survenir dans la convalescence de nos infections puerpérales. Ces poussées d'érythème, d'urticaire, étaient accompagnées d'élévation de température parfois très grande. »

Enfin Gaulard accuse le sérum d'avoir provoqué la mort d'une de ses malades.

Il nous reste maintenant à indiquer le mode opératoire de ces injections. Les précautions antiseptiques les plus grandes doivent être prises : on fera bouillir seringue et aiguille ; on lavera la peau à l'alcool et au sublimé, etc.

On fera la piqûre soit à la paroi abdominale, soit à la face externe de la cuisse, soit à la région lombaire. L'aiguille sera enfoncée dans le tissu cellulaire sous-cutané. Quant à la quantité de sérum à injecter, elle est variable suivant la gravité du cas. Elle varie entre 10 et 50 centimètres cubes. On l'a même employée à la dose massive de 100 ou 150 centimètres cubes dans les vingt-quatre heures.

Injections sous-cutanées et intra-veineuses d'eau salée. — Depuis les travaux physiologiques de Schwartz, Dastre et Loye, Vaquez, etc., les injections d'eau salée dans l'organisme sont employées couramment. Elles furent préconisées tout d'abord pour lutter contre l'anémie post-hémorrhagique et nous avons vu (voyez tome III, p. 656) combien elles rendaient service dans les hémorrhagies obstétricales. Puis, à la suite des communications de Lejars, Delbet, Duret, Tuffier, on généralisa leur emploi aux septicémies chirurgicales.

Parmi les auteurs qui les ont recommandées dans la fièvre puerpérale, nous devons citer Duret, Bosq, Bar, Paté, etc.

On a observé, à leur suite, des guérisons inattendues. Dans le cas cité par Bar, par exemple, la malade était dans le coma depuis plusieurs heures et c'est grâce à des injections intra-veineuses d'eau salée qu'il a pu la faire renaître. Le mode d'action de ces injections est encore mal expliqué. Elles paraissent agir en diluant les toxines, en activant la diurèse et en stimulant le système nerveux.

Le manuel opératoire est le même que celui qui a été décrit dans le tome III. On injectera une dose massive de 1,000 à 1,200 grammes à la fois. Le plus souvent la voie sous-cutanée est suffisante. On n'emploiera donc la voie veineuse que lorsqu'on sera obligé d'agir très vite. En somme, ce procédé est un excellent moyen de relever l'organisme et de lui permettre de lutter contre l'infection. Il devra toujours être prescrit dans les cas graves.

En résumé, le point important dans le traitement de l'infection puerpérale est de faire son diagnostic de bonne heure pour pouvoir agir immédiatement. Dans les cas légers les injections intra-utérines antiseptiques seront suffisantes. Si, au contraire, à la suite de ces lavages, la température ne s'abaisse pas ; si surtout par le toucher intra-utérin on constate que la cavité de la matrice contient des débris, il ne faut pas hésiter à pratiquer immédiatement le nettoyage de l'utérus par le curage digital suivi de l'écouvillonnage. Enfin dans les cas où ce traitement répété deux fois n'a pas donné de résultats, on pourra se poser la question de l'extirpation de l'utérus.

Espérons que nous posséderons plus tard des sérums actifs pour chaque espèce microbienne. La conduite à tenir sera alors toute tracée : on devra examiner bactériologiquement chaque cas particulier et, suivant le microbe trouvé, on emploiera le sérum immunisant qui lui convient.

ARTICLE IX

INFECTIONS DE LA MAMELLE

Bibliographie chronologique. — CHASSAIGNAC. Mémoire sur le traitement chirurgical des abcès du sein. Gaz. méd. de Paris, p. 40, 57, 609, 1855. — NÉLATON. Traité de pathol. chir., t. 4, p. 23, 1857. — VELPEAU. Traité des mal. du sein, p. 12, 1858. — WINCKEL. Die Pathol. und Therap. der Wochen., 1869. — BOLLINGER. Arch. f. experim. Pathol., 1873. — GOSSELIN. Gaz. des hôp., 14 sept. 1877. — BANG. Deutsch. Zeitschr. f. Thiermed., Bd. I, S. 356, Bd. XI, S. 249, 1884. — DEISS. Thèse d'Heidelberg, 1884. — ESCHERICH. Fortschritte der Medicin, Bd. VIII, 1885. — KITT. Deutsch. Zeitschr. f. Thiermed., Bd. XII, ch. I, 1886. — CHAMBRELENT et MOUSSOUS. Comp.-rendus Acad. des sciences, t. XCVII, n° 21, 1885. — BUMM. Archiv f. Gyn., Bd. XXVII, 1886. — LONGARO. Inaug. Dissertation, Munich, 1886. — MICHEL, Inaug. Dissert., Munich, 1886. — BUMM. Samml. klin. Vortr., n° 282, 1887. — E. MERRITT. Thèse de Paris, 1887. — NOCARD et MOLLEREAU. Annales de l'Institut Pasteur, p. 109, 1887. — BUDIN. Leçons de clinique obstétricale, p. 439, 1888. — HIRCHBERGER. Inaug. Dissert., Munich, 1889. — BŒCKEL. Bull. acad. méd., 30 avril 1889. — ARBEL. Thèse Paris, 1890. — KARLINSKI. Prager med. Wochen., Bd. XV, S. 227, 1890. — MONNIER. Thèse Paris, 1891. — LUCET. De la mammite aiguë chez la vache, Paris, 1891. — FOKKER. Fortschritte der Med., 1891. — RINGEL. Thèse Munich, 1892. — GALLESTRE. Thèse de Rostock, 1892. — HONNINGMANN. Thèse de Breslau, 1893. — DAMOURETTE. Thèse de Paris, 1893. — BOISSARD. Sem. méd., 11 octobre, 1893. — GENOUD. Thèse de Lyon, 1894. — O. MACÉ. Bull. Soc. obst. et gyn. de Paris, p. 98, 1894. — BRINDEAU. Union méd., p. 98, 1896. — KOSTLIN. Arch. f. Gyn., Bd. LIII, p. 201, 1897. — DELBET. Traité de chir. de Duplay, t. V, p. 786, 1898. — GHEORGHIU. L'Obstétrique, p. 228, 1898. — GLANTENAY. Journ. des Praticiens, p. 204, 1899. — COMMANDEUR et THÉVENOT. Lyon méd., p. 107, 1899. — ROGER et GARNIER. Presse méd., 22 juillet 1899. — RUBESKA. Arch. f. Gyn., Bd. LVIII, p. 177, 1899. — BROUHA. L'Obstétrique, p. 51, 1900.

Nomenclature alphabétique des auteurs.

Les glandes mammaires sont exposées à des infections de degré variable pendant toute la durée de la lactation, mais c'est surtout au début de l'allaitement qu'on observe ces complications. Constituées le plus souvent par de simples ulcérations du mamelon, elles peuvent devenir plus importantes et envahir soit les lymphatiques de la peau et des glandes, soit les canaux galactophores. Après avoir étudié l'étiologie et la pathogénie, nous décrirons successivement trois ordres de lésions : les crevasses du mamelon, la lymphangite et la galactophorite, puis la complication qui leur est commune, les abcès du sein ; nous terminerons en exposant sommairement le traitement des infections de la mamelle.

§ 1. — Étiologie et pathogénie.

Les causes des infections du sein peuvent être prédisposantes ou déterminantes. Parmi les premières, il faut citer la *primiparité*. Les débuts de l'allaitement sont en effet beaucoup plus difficiles chez les femmes qui n'ont jamais donné le sein ; le mamelon est moins bien formé, l'épiderme est plus sensible, d'où facilité plus grande des traumatismes. La *forme du mamelon* a également son importance. Quand le bout du sein est peu saillant, et surtout quand il est ombiliqué, les gerçures y deviennent plus fréquentes. Les femmes qui ont peu de lait sont plus susceptibles que d'autres d'avoir des accidents, car on est obligé de laisser l'enfant au sein plus longtemps ; l'épiderme se macère et s'exfolie et les excoriations qui en résultent deviennent une porte d'entrée pour les agents pathogènes.

La véritable cause déterminante des infections du sein est due aux microorganismes qui provoquent des lésions différentes suivant leur siège. D'où proviennent ces microbes ? Le plus souvent, du dehors ; quelquefois cependant ils existent à l'état de saprophytes dans les canaux galactophores et c'est à l'occasion de l'allaitement qu'ils deviennent pathogènes.

Parmi les causes d'hétéro-infections les plus communes, nous devons citer la malpropreté des mains de l'accouchée et des personnes qui la soignent. Les femmes portent souvent leurs mains au niveau de leurs organes génitaux souillés par les lochies et viennent ensuite contaminer les mamelons au moment de la tétée ; il en est de même des gardes qui, après avoir fait la toilette de la mère, mettent l'enfant au sein sans se laver les mains. Les nouveau-nés peuvent également infecter leur mère. On sait, en effet, que la bouche des enfants contient à l'état normal de nombreux microorganismes qui y vivent à l'état de saprophytes. Parmi ceux-ci, il en est qui peuvent devenir pyogènes comme le staphylocoque, le streptocoque, le pneumocoque, etc. Ces causes d'infections sont encore plus fréquentes lorsqu'il existe des lésions buccales : plaques ptérygoïdiennes, muguet, parotidites, etc. Les microbes passent ainsi directement de la bouche de l'enfant dans les canaux galactophores de la mère. Mais à côté de ces causes directes, nous devons citer toutes les autres suppurations qu'on peut observer chez les nouveau-nés. Budin et ses élèves ont signalé des cas de galactophorite et de lymphangite de la nourrice à la suite de coryza, de conjonctivite, de panaris, d'ecthyma, d'érysipèle du nourrisson.

L'infection des seins est donc due le plus souvent à une contamination d'origine extérieure. Ces glandes peuvent cependant suppurer en dehors de l'allaitement. Il y a des cas rares, du reste, de galactophorite, d'abcès du sein chez des femmes qui n'ont jamais donné le sein. Il faut donc que la glande mammaire ou ses conduits excréteurs contiennent des micro-organismes à l'état normal. C'est ce qu'ont cherché à résoudre un certain nombre d'expérimentateurs.

Les recherches ont porté tout d'abord sur des femmes fébricitantes. Longard et Michel ayant examiné du lait de femmes infectées, y trouvèrent des staphylocoques. Emma Merritt découvrit le même microbe dans le lait de nourrices ayant des crevasses du mamelon. D'autres auteurs expérimentèrent sur les animaux. C'est d'abord Chambrelent et Moussous qui prouvent que les bactéridies charbonneuses injectées dans le sang passent dans le lait, puis Rossi-Doria qui renouvelle l'expérience avec le staphylocoque. Enfin Karlinski montre que non seulement les microbes peuvent franchir la glande mammaire, mais qu'ils sont capables d'infecter les petits qui tétaient ce lait contaminé. Ces faits vont à l'encontre de la loi de Wyssokowitsch qui admet que les glandes sont un filtre parfait pour les microorganismes. Empressons-nous d'ajouter cependant que ces expérimentateurs ont produit de véritables septicémies et que les agents pathogènes contenus dans le sang déterminent des lésions de l'épithélium mammaire qui favorisent singulièrement le passage de ces microbes.

D'autres auteurs ont fait porter leurs recherches sur les glandes mammaires des nourrices saines, et tous sont venus démontrer la présence de staphylocoques dans le lait au moment de sa sortie du sein. Cohn et Neumann sur 41 examens de lait ont trouvé 38 fois des microorganismes. Honnigmann, Palleske, Charrin, etc., arrivent sensiblement au même résultat. Köstlin ayant examiné le colostrum des femmes enceintes, le lait des nourrices et le liquide qui s'écoule par le mamelon des nouveau-nés, y trouve de nombreux staphylocoques.

Ces microbes sont contenus dans les replis épidermiques, les glandes et les canaux galactophores qui viennent s'ouvrir au niveau des mamelons. Ils ne paraissent pas remonter bien loin dans l'appareil excréteur de la glande, car Genoud, ayant pris des dispositions particulières pour désinfecter les bouts de seins, a constaté qu'après un certain temps le lait qui sortait des mamelles était indemne de staphylocoques.

Ces recherches sont d'accord avec la clinique. En effet, les rétentions de lait ne produisent pas d'abcès s'il n'y a pas introduction de germe. Budin a vu une femme chez laquelle on avait pratiqué l'ablation totale des seins hypertrophiés, et, malgré l'isolement de certains lobules glandulaires qui étaient restés à la périphérie et qui n'étaient plus en communication avec les canaux excréteurs, il n'observa pas de production d'abcès.

Les infections de la mamelle sont presque toujours dues aux staphylocoques dorés et blancs. Dans quelques cas très rares (obs. de Gheorghiu, Brindeau, Chavane, etc.), il s'agissait de streptocoques. Enfin, nous verrons plus loin que Roger et Garnier ont soigné une femme atteinte de mammite gangréneuse dans le pus de laquelle ils ont trouvé un microorganisme spécial.

§ 2. — Crevasses.

Les crevasses où gerçures des mamelons sont très fréquentes puisque Winckel les a trouvées 72 fois sur 150 femmes qui allaitaient.

Elles paraissent plus fréquentes chez les primipares et chez les nourrices dont les bouts des seins sont peu saillants ou ombiliqués. Elles sont dues à la macération de l'épiderme, qui résulte des succions répétées, et de l'humidité qu'occasionne le séjour prolongé du lait qui s'écoule du mamelon. L'acide lactique provenant de la décomposition du lait par les bactéries de la peau joue également un rôle important. L'épiderme une fois desquamé, il se produit une érosion, qui met à nu la couche de Malpighi. La voie est alors ouverte à l'infection, et le contact irritant du lait qui s'écoule, joint aux traumatismes qu'apporte la succion de l'enfant, fait que ces petites plaies n'ont pas de tendance à guérir spontanément.

Le siège de ces lésions ne varie guère. On les observe soit à la surface du mamelon où elles affectent la forme d'excoriations ou d'ulcérations, soit au niveau de l'aréole où elles prennent plutôt l'aspect de fissures.

Elles débutent souvent par une ecchymose qui se recouvre d'une petite croûte noirâtre, puis lorsque l'épiderme se détache, on constate l'existence d'une plaie grisâtre. Au bout de six à huit jours, la surface de l'ulcération se déterge et la cicatrisation se fait peu à peu de la périphérie vers le centre. Quand la gerçure siège au niveau de l'aréole elle prend le plus souvent la forme d'un croissant qui contourne la base du mamelon.

Cette fissure devient parfois très profonde et l'on a vu des femmes perdre le bout de sein qui était comme sectionné à sa base.

Les crevasses du mamelon sont extrêmement douloureuses, et la violence de la douleur est telle que les femmes redoutent avec anxiété l'heure de la tétée.

Ce sont surtout les mouvements de mâchonnements que l'enfant produit pour prendre le sein qui sont les plus pénibles. Du reste, il suffit d'introduire son doigt dans la bouche du nouveau-né pour voir avec quelle force le bout du sein peut être comprimé. La tétée a encore pour résultat d'ouvrir les crevasses et de les faire saigner, aussi ne s'étonnera-t-on pas si les enfants vomissent du sang ou en rendent dans leurs matières.

La marche de ces petites plaies vers la guérison est assez lente, car elles s'infectent facilement au moment des tétées. Quoiqu'elles soient souvent multiples et bilatérales, elles guérissent rapidement dès qu'on suspend l'allaitement. Comme complication rare des crevasses du sein, citons le muguet qui, dans quelques cas, a pu être transmis de la bouche du nouveau-né au mamelon.

§ 3. — Galactophorite.

C'est Chassaignac qui vit, le premier, du pus s'écouler par les canaux galactophores. Cette observation était passée entièrement inaperçue au point que

Budin, en 1887, demandant à quatre chirurgiens des hôpitaux, professeurs ou agrégés de la Faculté, s'ils avaient observé, dans leur pratique, des femmes rendre du pus par le mamelon, tous lui répondirent par la négative.

C'est Budin, en effet, qui, après Chassaignac, démontra l'existence de cette particularité d'infection mammaire et lui consacra le traitement par l'expression digitale. Depuis, un certain nombre de travaux entrepris par Budin et ses élèves firent connaître cette affection et prouvèrent l'importance qu'elle présente dans la pathogénie des abcès du sein. Citons parmi ceux-ci les thèses de Cataliotti, d'Arbel et de Damourette; les articles de Boissard, Maygrier, Gheorghiu, Glantenay, Commandeur et Thévenot, etc.

Le début de la galactophorite est généralement insidieux et les symptômes sont parfois si peu marqués que c'est par hasard qu'on découvre l'issue du pus par le mamelon. C'est ordinairement du cinquième au douzième jour que se montrent les premiers signes. Il se produit d'abord dans le sein, une douleur dont les caractères sont très variables. Habituellement modérée, elle peut acquérir une acuité très vive, surtout à l'occasion des mouvements de succion du nouveau-né. En même temps survient une élévation de température, qui s'accompagne quelquefois de frissons, de céphalalgie et de signes généraux peu importants. Le thermomètre monte à 37°,8, 38°, 38°,5, quelquefois, 39°, rarement au-dessus. Quand la température atteint 40°, c'est qu'il existe en même temps de la lymphangite.

En examinant le sein on voit qu'il est volumineux et tendu. La glande a conservé sa forme normale, excepté dans certains cas où l'on peut voir une ou plusieurs saillies qui sont constituées par les lobules atteints par l'infection. La peau ne présente rien de particulier, sauf quand il y a coexistence de lymphangite. A la palpation le sein est douloureux, surtout au niveau des points enflammés. Si l'on vient à faire sourdre le lait en appuyant sur la glande, on voit alors se produire le signe pathognomonique de l'affection, c'est-à-dire la sortie du pus par le mamelon. Lorsque le pus est en quantité suffisante, il suffit d'exprimer la mamelle à pleine main pour le faire sourdre; mais quand il est peu abondant, il faut chercher en différents points pour trouver quel est le canal galactophore qui est atteint. On doit alors explorer les lobules mammaires les uns après les autres, puis en appuyant avec le pouce et l'index d'avant en arrière on refoule le liquide du côté du mamelon. Le pus s'écoule alors en même temps que le lait.

Il est quelquefois assez difficile de différencier ce liquide de la graisse qui nage dans le lait. Budin donne les signes suivants : 1° le pus est d'un jaune moins éclatant, plus grisâtre et plus verdâtre; 2° sa consistance est plus grande et plus homogène; 3° si l'on recueille le liquide sur de l'ouate, le lait pénètre plus vite et à la fois plus profondément et plus largement; le pus y reste plus superficiellement, comme en relief; 4° le lait, à mesure qu'il sort, coule entraîné par sa fluidité; le pus s'accumule d'abord à l'orifice du conduit, puis, seulement lorsque sa masse est suffisante, tombe entraîné par son poids.

La quantité de pus qu'on peut ainsi faire sortir est très variable. Quelquefois c'est à peine si l'on en obtient quelques gouttes; d'autres fois on en extrait soit une cuillerée à café, soit une ou deux cuillerées à soupe. Dans le cas cité par Gheorghiu, on a pu en remplir un verre à expérience.

La marche de la galactophorite dépend essentiellement du traitement. Si l'expression du sein est faite régulièrement, la guérison survient au bout de quelques jours. Si, au contraire, on ne la pratique pas, ou si on ne vide pas complètement le sein du pus qu'il contient, on pourra observer des poussées successives qui amèneront finalement la production d'un abcès. Dans le cas, unique jusqu'ici, cité par Demelin, l'affection a duré plus d'un mois; mais il est probable que l'expression n'avait pas été faite à fond et qu'il restait encore quelques gouttes de pus dans la profondeur du lobule malade.

Le diagnostic de l'affection que nous venons de décrire est des plus faciles puisqu'il suffit de constater la présence du pus dans le lait pour l'établir. Quelquefois cependant les signes douloureux sont si peu marqués que c'est par hasard qu'on la reconnaît; il faut donc surveiller avec soin les glandes mammaires dans les premières semaines de l'allaitement et, à la moindre douleur accusée par la femme, faire l'expression du sein pour voir s'il ne contient pas de pus.

Le pronostic est très bénin si le traitement a été institué à temps; on peut ainsi enrayer la production d'abcès. Au contraire, si l'affection est abandonnée à elle-même, la suppuration envahit le tissu cellulaire périlobulaire et l'abcès est constitué. L'expression a une grosse importance à un autre point de vue : Mme Henry, Budin, Damourette, Legry, etc., ont montré, en effet, quelles conséquences fâcheuses pouvaient résulter pour les nouveau-nés qui tétaient le pus. C'est une des causes les plus fréquentes d'infection du nourrisson, comme nous le verrons plus loin.

§ 4. — Lymphangite.

La lymphangite du sein succède généralement aux crevasses du mamelon. Elle peut cependant exister sans qu'on puisse trouver de lésion appréciable au niveau du bout de sein. L'affection débute par une douleur cuisante dans la région mammaire. En même temps la température s'élève brusquement à 39° ou 40° et le pouls devient très fréquent. Si l'on examine le sein on peut constater la présence de traînées rouges qui siègent le plus souvent à la région externe de la glande. La peau est chaude et douloureuse à ce niveau. Le creux de l'aisselle est sensible à la pression et l'on y trouve quelques ganglions engorgés et douloureux.

Quand la lymphangite est profonde on ne constate pas de rougeur au niveau de la peau, mais en palpant la glande on détermine de la douleur et on peut sentir quelques petits cordons douloureux qui convergent vers l'aisselle. Il existe souvent de l'œdème de la région; les ganglions axillaires sont hypertrophiés et sensibles à la pression.

Cette complication est généralement fugace et à la suite de pansements humides, on la voit disparaître rapidement. Elle peut cependant amener la production d'abcès; dans quelques cas il existe simultanément de la galactophorite.

§ 5. — Abcès du sein.

Sans nous arrêter aux idées d'Aristote et de Pline sur la théorie du poil avalé, il nous faut arriver à J.-L. Petit pour avoir une division exacte des abcès du sein. Cet auteur pense, en effet, que le pus peut siéger soit dans le tissu cellulaire, soit dans la glande elle-même. Velpeau puis Chassaignac en reprenant cette théorie en montrent tout le bien fondé.

Quant à l'origine exacte de ces abcès, on peut, depuis les travaux de Chassaignac, Duplay, Budin, Bumm, Delbet, etc., leur reconnaître trois voies de production : la voie lymphatique, la voie canaliculaire et la voie sanguine.

Les abcès lymphatiques paraissent être assez rares, ils succèdent en général à l'infection des crevasses du mamelon. Les abcès canaliculaires sont au contraire de beaucoup les plus fréquents. Sous l'influence des causes que nous avons énumérées, le canal galactophore s'infecte et il se produit une suppuration intra-canaliculaire ou galactophorite. Si la galactophorite n'est pas soignée, le conduit excréteur s'engorge et finit par s'obstruer ; l'abcès s'enkyste, détruit la paroi glandulaire et le pus se fait jour à l'extérieur.

Les infections d'origine sanguine sont beaucoup plus rares ; elles s'observent à la suite de l'infection puerpérale, et il s'agit alors de véritables abcès métastatiques.

Nous adopterons la division de Delbet et nous décrirons successivement les abcès du mamelon et de l'aréole, les abcès sous-cutanés et les abcès glandulaires. Nous ne parlerons pas du phlegmon rétro-mammaire de Chassaignac, exceptionnel pendant l'allaitement et qui dépend surtout d'une affection thoracique.

I. — Abcès du mamelon et de l'aréole. — Il s'agit de petits abcès localisés, généralement peu douloureux, qui sont comparables aux abcès tubéreux de l'aisselle. Ils siègent dans les glandes sudoripares ou sébacées de l'aréole ou du mamelon. On peut les observer également dans les petites glandes accessoires qui vont s'ouvrir au niveau des tubercules de Montgomery. Constitués au début par des petites nodosités douloureuses, ils se ramollissent bientôt pour donner issue à du pus épais et jaunâtre.

II. — Abcès sous-cutanés. — Ces abcès ont été décrits par Chassaignac sous le nom de phlegmons angioleucitiques. Ils sont consécutifs à la lymphangite cutanée ou profonde et ne diffèrent en rien des abcès lymphatiques des autres régions. Ils se forment quelquefois en séries en suivant les trajets lymphatiques.

Les phlegmons débutent par de la rougeur et de la douleur au niveau de la peau, puis en un ou plusieurs points la rougeur augmente d'intensité et il se produit des nodosités qui se ramollissent et suppurent. Il est rare que ces abcès prennent une marche envahissante. On a cependant signalé des phlegmons diffus à longues fusées purulentes décollant les tissus sur le pourtour de la région.

III. — Abcès glandulaires. — Ce sont les plus fréquents. Si l'on consulte les statistiques, on voit que pour Winckel on les observerait dans 6 p. 100 des cas. Deiss donne la proportion moins forte de 3,6 p. 100. Ajoutons que depuis qu'on emploie la méthode d'expression dans les cas de galactophorite, ces abcès deviennent exceptionnels.

Ils débutent dans les premières semaines qui suivent l'accouchement (4 premières semaines pour Velpeau, 3e et 4e semaines pour Winckel, 2 premières semaines pour Kœhler). Les deux seins sont atteints indifféremment ; souvent même l'affection est bilatérale. Sur 559 cas recueillis par Delbet, 97 fois on l'observa simultanément dans les deux glandes.

Cette variété d'abcès du sein débute toujours par une galactophorite, et c'est par une véritable infection ascendante que va se produire l'envahissement de la glande. Le mécanisme de cette infection est tout à fait comparable à ce qui se passe au niveau des autres glandes, foie, rein, parotide, etc., qui peuvent s'infecter par leur canal excréteur. On observe, du reste, des faits semblables en médecine vétérinaire, et Nocard, Mollereau, Lucet, etc., ont décrit des épidémies de mammites chez les vaches laitières dues à différents micro-organismes et dont le point de départ est évidemment d'origine canaliculaire.

La malade était donc atteinte de galactophorite quand, au bout de quelques jours, soit que l'expression n'ait pas été pratiquée, soit qu'elle ait été faite d'une façon incomplète, on voit survenir de nouveaux signes. Le sein augmente de volume en même temps qu'il devient plus douloureux. Au palper, on sent une masse plus ou moins grosse, rénitente, douloureuse à la pression. La température s'élève à 38°,5 ou 39°. Dans les jours qui suivent, la suppuration s'établit, ce qui occasionne de petits frissons et des élancements dans le sein.

Si l'on examine la mamelle, on est d'abord frappé par la façon dont la femme s'y prend pour éviter tout mouvement et toute pression au niveau de la région malade; elle soutient son sein entre les deux mains et sa physionomie indique la crainte, tant la glande est douloureuse.

Pour obtenir la sensation de fluctuation, on peut procéder de différentes manières. Le plus simple est de saisir la glande à pleine main pour faire saillir la poche; puis au niveau où la peau paraît le plus tendue on recherche la fluctuation avec les deux index. Il existe un autre procédé qui est très pratique, surtout quand l'abcès est assez profond. Il consiste à appliquer la mamelle contre le thorax avec la paume de la main gauche; puis avec l'index de la main droite on déprime les tissus en différents points. Il arrive un moment où l'on sent que le doigt refoule du liquide en même temps qu'il pénètre dans un orifice à bords résistants. C'est en ce point que le pus tend à se faire jour et qu'il faudra inciser. La quantité de pus contenu dans ces abcès est en général considérable; elle surprend toujours le médecin et l'on extrait quelquefois un plein verre de liquide alors qu'on ne croyait en retirer qu'une cuillerée à soupe au plus.

Quand l'abcès est ouvert, il n'est pas rare qu'il s'en produise d'autres et cette marche récidivante est un des caractères fréquents de l'infection mammaire. On a pu voir successivement de quinze à vingt abcès dans le même sein. D'après Nélaton on serait prévenu qu'il va se former un nouveau foyer quand il se mélange du sang au pus du premier abcès. Ces suppurations multiples amènent à leur suite de nombreuses fistules qui peuvent durer très longtemps.

Certains abcès ont une marche envahissante; il se produit alors des décollements étendus. Dans d'autres cas, le pus se fait jour dans le tissu cellulaire sous-mammaire en formant une poche en bouton de chemise.

Il reste parfois, à la suite des abcès glandulaires, de petits noyaux indurés de mammite chronique qui peuvent persister pendant des mois après la cessation de l'écoulement purulent. Dans d'autres cas, les cicatrices résultant de l'ouverture des abcès produisent des rétractions du mamelon qui empêchent l'allaitement lors d'une grossesse ultérieure.

Disons enfin un mot d'une variété spéciale de phlegmons mammaires, qui a été étudiée surtout chez les animaux : la *mammite gangréneuse*.

Roger et Garnier en ont publié un cas. Il s'agissait d'une femme qui contracta la scarlatine dans ses suites de couches. A l'occasion de cette affection survinrent des ulcérations de la peau du sein gauche par lesquelles s'écoula du liquide fétide; puis il se produisit des eschares qui entraînèrent au dehors le tissu glandulaire mortifié. L'examen bactériologique du pus démontra l'existence d'un microcoque spécial.

§ 6. — Traitement des infections du sein.

Les différentes complications de l'allaitement, que nous venons d'énumérer, peuvent être évitées en partie si l'on prend les précautions nécessaires pour ne pas infecter les mamelons.

Il faudra d'abord essayer d'empêcher la production des crevases. Pour cela on traitera les mamelons dans les derniers temps de la grossesse de façon à les débarrasser de la matière sébacée qui les recouvre, et à durcir l'épiderme pour qu'il soit moins sensible aux traumatismes. Le procédé le plus employé consiste à bien laver les bouts de sein avec de l'eau chaude et du savon, puis à les frotter, deux fois par jour, avec un petit linge de toile trempé dans de l'eau de Cologne ou une solution d'alcool. Sous cette influence, l'épiderme des mamelons durcit et devient plus résistant.

Si les bouts de sein sont ombiliqués, on essaiera de les faire sortir de leur loge en les saisissant, plusieurs fois par jour, entre le pouce et l'index.

Après l'accouchement, l'enfant est mis au sein dans les vingt-quatre ou trente-six heures qui suivent la délivrance. A partir de ce moment il va falloir prendre les précautions les plus grandes pour ne pas infecter les canaux galactophores. On ne devra donc toucher aux mamelons qu'après s'être savonné les mains et les avoir trempées dans la solution faible de sublimé. Avant et après chaque tétée la mère se lavera les seins avec un tampon de coton imbibé d'eau bouillie simple ou légèrement antiseptique. Il faudra ensuite placer un pansement propre qui isolera les mamelons des contacts extérieurs. Les compresses stérilisées sèches ont l'inconvénient de coller aux bouts de sein, ce qui peut amener l'arrachement de lambeaux épidermiques. Il vaut mieux employer un pansement légèrement humide. Le plus simple est de faire bouillir des compresses fines dans de l'eau boriquée saturée. On les laisse égoutter et on les conserve dans une boîte en fer-blanc préalablement flambée. Après chaque tétée, l'accouchée placera sur chaque sein une de ces compresses qui devra dépasser légèrement l'aréole, puis elle la recouvrira d'un petit morceau de taffetas gommé.

Il arrive parfois, surtout chez les primipares, que, malgré ces précautions, il se produise des gerçures du mamelon. Ces petites plaies très douloureuses ont aussi l'inconvénient de servir de porte d'entrée aux microbes. Il faut donc les traiter avec soin. On a vanté un grand nombre de topiques contre les crevasses; nous citerons seulement les plus employés. Lepage se sert d'un mélange à parties égales de glycérine et de liqueur de Van Swieten; Marfan recommande la solution suivante :

Eau de roses	40	grammes.
Glycérine	20	—
Borate de soude	8	—
Teinture de benjoin	12	—

Maygrier emploie, dans son service, l'orthoforme pulvérisé ou en solution alcoolique saturée. Un procédé, qui nous a donné de bons résultats, consiste à frotter fortement le mamelon avec un tampon imbibé d'éther pour bien le dégraisser, puis à toucher légèrement les crevasses avec de la teinture d'iode (Brindeau). Ce pansement ne doit être renouvelé qu'en cas de persistance de la gerçure. Il est parfois douloureux, mais on peut obvier à cet inconvénient en cocaïnisant le bout de sein avant de laver à l'éther. Dans l'intervalle des tétées on saupoudrera les crevasses avec du bicarbonate de soude. Cet alcalin neutralise l'acide lactique qui se produit vite quand le lait séjourne dans le pansement.

Si les fissures sont profondes, on espacera les tétées et l'on pourra employer avantageusement les bouts de sein artificiels ou les téterelles (bout de sein de Bailly, téterelles d'Auvard et de Budin) qui traumatisent moins le mamelon que la succion directe. Cette succion est, du reste, dangereuse à un autre point de vue, car la bouche du nouveau-né contient des microbes à l'état normal; aussi, il sera bon de nettoyer cette cavité avec un petit tampon trempé dans de l'eau bicarbonatée. Si l'enfant présente la moindre lésion de la muqueuse buccale (muguet, plaques ptérygoïdiennes, etc.), le bout de sein artificiel devient indispensable.

Cette précaution sera également bonne en cas d'ophtalmie ou de coryza suppuré.

Le traitement de la lymphangite consistera en pulvérisations d'eau boriquée et en applications de pansements humides également boriqués, pansements qui devront être compressifs en ayant soin de bien relever le sein malade. Bonnaire conseille le cataplasme glacé composé d'un mélange de petits morceaux de glace et de farine de lin, que l'on renferme dans une vessie de caoutchouc. Sous l'influence de ce traitement, la rougeur du sein disparaît, la température s'abaisse, et au bout de quelques jours tout rentre dans l'ordre.

Quand il s'agit de galactophorite, il faudra avant toute chose vider le sein du pus qu'il contient.

Budin pratique l'expression de la façon suivante :

« Le pouce et l'index sont appliqués sur le sein à une certaine distance du mamelon, près de la circonférence de l'aréole. On appuie d'abord d'avant en arrière, de la surface vers les parties profondes; puis, tout en continuant à presser, on rapproche les doigts jusqu'à la base du mamelon, et ce dernier est lui-même comprimé d'arrière en avant. De la sorte, les substances contenues dans la partie ampullaire des canaux galactophores sont refoulées par la pression vers la partie rétrécie, qui chemine dans l'épaisseur du mamelon et aboutit à l'extérieur; on réussit ainsi à les amener au dehors.

« S'il n'y a qu'une petite quantité de pus, on le voit sortir sous la forme de filaments grisâtres, s'échappant par l'extrémité du canal galactophore : il forme comme un petit ver plus ou moins isolé au milieu du liquide séreux qui s'écoule par les conduits voisins; une fois l'orifice du canal désobstrué, pour ainsi dire, la matière purulente est exprimée un peu plus facilement. »

On retirera aussi quelque avantage, en agissant directement par des pressions sur les noyaux indurés situés plus profondément, et on amènera ainsi le pus qui s'y trouve vers les parties superficielles, dans les sinus des conduits lactés d'où on l'expulsera par la manœuvre que nous venons de décrire.

S'il est nécessaire, on fera l'expression et l'évacuation matin et soir pendant deux ou trois jours, c'est-à-dire jusqu'à ce qu'il ne sorte plus de pus. C'est ce qui arrive généralement après trois ou quatre séances.

Après l'opération, on lavera soigneusement le mamelon avec de l'eau boriquée; on fera au besoin une pulvérisation boriquée d'un quart d'heure; puis on appliquera des compresses boriquées et un bandage compressif qui relèvera le sein.

La mère doit cesser momentanément de nourrir avec le sein malade, comme nous le verrons plus loin.

Le seul reproche qu'on puisse faire à ce traitement est d'être un peu douloureux. Dans certains cas on sera obligé de faire respirer quelques bouffées de chloroforme à la malade.

Legroux dans le même but avait conseillé l'usage d'une ventouse à pompe qui aspire le pus en même temps que le lait. Ce moyen n'est plus mis en pratique.

Faut-il employer l'expression quand il existe à la fois lymphangite et galactophorite? Budin, au début, craignait que cette manœuvre n'aggravât la lymphangite, mais de nombreuses observations recueillies par ses élèves lui ont montré que, même dans ces cas, l'expression rend les plus grands services.

Pendant tout le temps que dure la galactophorite, il faut retirer l'enfant du sein, pour lui éviter les infections qui pourraient résulter de l'ingestion du pus.

Si un abcès est constitué, on attendra que la fluctuation soit bien nette ; puis on ouvrira la collection pour permettre au pus de s'écouler, au lieu de suivre la conduite de Gosselin, qui par crainte d'érysipèle laissait l'abcès s'ouvrir spontanément. Faut-il ouvrir largement l'abcès ou faire simplement une ponction au bistouri? Chassaignac conseillait l'ouverture étroite. D'autres préfèrent l'incision large ; ils font remarquer que la sortie du pus peut ainsi s'accomplir mieux, que, la guérison survenue, une section qui paraissait très longue ne donne lieu qu'à une courte cicatrisation.

Après l'incision on exprime soigneusement la glande pour faire sortir tout le pus et on lave avec une solution de sublimé. On place ensuite un gros drain qui doit pénétrer aussi profondément que possible et on assure sa sortie en fixant sur son extrémité externe une épingle anglaise ou un fil. On termine le pansement en recouvrant le sein de couches épaisses d'ouate hydrophile qu'on maintient avec des bandes de tarlatane enroulées autour de la poitrine.

Quand l'abcès est volumineux et se vide mal, on pourra employer le procédé de Marmaduke-Sheild, qui consiste à faire une contre-ouverture dans le sillon thoraco-mammaire. Signalons enfin l'évidement méthodique du sein qu'a conseillé Bœckel dans les cas d'abcès multiples avec fistules.

CHAPITRE II

DES INFECTIONS CHEZ LE NOUVEAU-NÉ

Bibliographie chronologique. — Billard. Arch. gén. de méd., p. 150, 1824. — Baron. Thèse de Paris, 1841. — Mignot. Traité mal. du 1er âge, 1842. — Bricheteau. Bull. de la Soc. thérap., 1846, p. 215. — Notta. Mém. Acad. de méd., 1855. — Lorain. Th. de Paris, 1855. — Tarnier. Th. de Paris, 1857. — Rivaud-Landrau. Gaz. méd. Lyon, p. 140. 1857. — Bouchut. Mal. des nouveau-nés, Paris, 1862. — Bergeron. Th. Paris, 1866. — King. On the ligation of the umbilical cord, Washington, 1867. — Hervieux. Gaz. hôp., p. 73, 1868. — Monti. Jahrb. f. Kinderh., 1869, p. 315. — Pollak. Wiener med. Presse, n° 18, 1871. — Quinquaud. Th. Paris, 1872. — Parrot. Arch. de phys. norm. et path., p. 512, 1873. — Ahlfeld. Arch. f. Gyn., p. 35, 1873. — Charrin. Th. de Paris, 1873. — Besnier et Homolle. Soc. méd. des hôp., p. 234, 1874. — Geiza-Faludi. Pester med. chir. Presse, n° 44, 1876. — Zeroni. Das Pleuritis-Exsudat, 1876. — Rœser. Th. de Paris, 1876. — Bartels. Deutsch. Arch. f. klin. Med., Bd. IV, p. 263, 1876. — Porak. Th. de Paris, 1878. — Pasteur. Bull. Acad. de méd., 18 mars 1879. — Winckel. Deutsch. med. Wochens., p. 24, 1879. — Depaul. Art. Nouveau-né, Dict. encycl. sc. méd., 1879. — Baginsky. Prat. Beit. und Kinder, Tubingen, 1880. — Olshausen. Centr. f. Gyn., n° 2, p. 33, 1881. — Wagner. Volkmann's Samlung klin. Wort., n° 197, 1881. — Kroner. Centr. f. prat. Augen., p. 134, 1882. — Chamberlent. Th. Bordeaux, 1882. — Bar. Th. agrég., 1883. — Maygrier. Th. agrég., 1883. — Krause. Arch. f. Gyn., Bd. XXV, p. 109, 1884. — Wecks. Arch. of Ophtal., vol. XV, 1886. — Chantemesse et Widal. Soc. de biol., p. 320,

1886. — ROULLAND. Ann. de gyn., fév. 1888. — BAR. Notes d'obstétrique, Paris 1889, p. 99. — NETTER. Soc. de biol., 20 avril 1889. — D'ESPINE et PICQT. Man. mal. enf., p. 780, 1889. — VILCOQ. Rev. mal. enf., 1889. — NEUMANN. Arch. f. Kinderh., Bd. 12, p. 54, 1890. — GIGLIO. Centr. f. Gyn., n° 46, 1890. — ACHALME. Th. de Paris, 1891. — SÉGUIN. Th. de Paris, 1891. — LUYT. Th. de Paris, 1891. — VALUDE. Ann. d'ocul., p. 96, 1891. — COBILOVICI. Th. de Paris, 1893. — RUNGE. Die Krankeiten des ersten Lebenstage, Stuttgart, 1893. — Mme HENRY. Ann. de gyn., p. 205, 1893. — LESAGE et DEMELIN. Bull. Acad. méd., 1893. — GÆRTNER. Arch. f. Gyn., Bd. 14, p. 272, 1893. — DAMOURETTE. Th. de Paris, 1893. — ETTLINGER. Thèse de Paris, 1893. — LEMAIRE. Thèse de Paris, 1893. — LEGRY et DUBRISAY. Presse méd., 28 avril 1894. — MACÉ (O.). C. R. de la Soc. obst. et gyn. de Paris, p. 68, 1894. — MARFAN. Rev. prat. d'obst. et de péd., avril 1894. — OUI. Rev. prat. d'obst. et de pédiatrie, mars 1894. — ORLOWSKI. Thèse de Paris, 1884. — PÉRON. Gaz. méd. de Paris, p. 194, 1894. — BRINDEAU. C R. de la Soc. obst. et gyn. de Paris, p. 204, 1894. — TARNIER. Gaz. méd. de Paris, 3 mars 1894. — DEMELIN et LÉTIENNE. Méd. mod., 30 juin 1894. — KOSSEL. Zeitsch. f. Hyg., Bd. XVI, p. 1, 1894. — HÉNOCH. Leç. clin. mal. enfance; trad. franc., 1895. — BAR et RENON. Bull. Soc. de biol., 18 mai 1895. — GROSZ. Central. f. Gyn., p. 1351, 1895. — DEMELIN. Journ. des praticiens, 18 sept. 1895. — BLUM. Centr. f. Bakt., Bd. XXV, n° 4, 1895. — CHARTRES. Th. de Bordeaux, 1896. — GRIFFON. Presse méd., 1896. — CHARRIN. Soc. biol., 25 janv. 1896. — LAMBERT. N. Y. med. News, p. 557, 1896. — MONNIER (U.). Sem. méd., p. 37, 1896. — OHM. Thèse de Berlin, 1896. — MORAX. Thèse de Paris, 1896. — AUSSET. Bull. méd. du Nord, 26 juin 1896. — PEAUDECERF. Th. de Paris, 1896. — OHM. Th. de Berlin, 1896. — HERMARY. Thèse de Paris, 1897. — DEMELIN. Traité mal. de l'enf. de Grancher, t. II, p. 128. — LENOBLE. Th. de Paris, 1897. — PAQUY. Trait. mal. de l'enf. de Grancher, t. III, p. 30, 1897. — BUDIN. Femmes en couches et nouveau-nés, p. 225, 1897. — FISCHL Traité mal. de l'enf. de Grancher, tome I, p. 454, 1897. — RENAULT. Traité mal. de l'enf. de Grancher, t. I, p. 418. — BARON. Thèse de Paris, 1898. — MERCIER. Bull. Soc. obst. de Paris. 13 juillet 1898. — BUDIN. L'Obstétrique, 15 mars 1898. — LESAGE et DEMELIN. Rev. de méd., janv. 1898. — LEGENDRE. Presse méd., 16 déc. 1899. — ALLAR. Th. de Paris, 1899. — LEHMANN. Thèse de Paris, 1899. — PAPAPANAGIOTOU. Arch. de méd. des enf., août 1899. — PORAK. Soc. d'obst. de Paris, mai 1899. — BRINDEAU. Bull. Soc. d'obst. de Paris, 16 nov. 1899. — BOISSARD. L'Obstétrique, 15 mai 1899. — BONNAIRE. Bull. Soc. d'obst. de Paris, 6 juillet 1899. — CHEVÉ. Th. de Paris, 1899. — DICKINSON. Americ. Journ. of Obst., juillet 1899. — WALLICH et WIDAL. C. R. Soc. de biol., 5 mars 1899. — BRINDEAU. L'Obstétrique, 15 janv. 1900. — MACÉ (O.). L'Obstétrique, 15 janv. 1900. — AUDION. Thèse de Paris, 1900. — CHAVANE et PLANCHON. Soc. d'obst. de Paris, fév. 1900. — DEMELIN. Revues et Mém. d'obst., Paris, 1900. — DURANTE. In thèse Audion, 1900.

Nomenclature alphabétique des auteurs.

Macé (O.), 1894, 1900.
Marfan, 1894.
Maygrier, 1883.
Mercier, 1898.
Meynet, 1857.
Mignot, 1842.
Monnier (U.), 1896.
Monti, 1869.
Morax, 1896.
Netter, 1889.
Neumann, 1890.
Notta, 1855.
Ohm, 1896.
Olshausen, 1881.
Orlowski, 1894.
Oui, 1894.
Papapanagiotou, 1899.
Paquy, 1897.
Parrot, 1873.
Pasteur, 1879
Peaudecerf, 1896.
Péron, 1894.
Pollak, 1871.
Porak, 1878, 1899.
Quinquaud, 1872.
Renault, 1897.
Rivaud-Landrau, 1857.
Rœser, 1876.
Roulland, 1888.
Runge, 1893.
Schræder, 1885.
Séguin, 1891.
Tarnier, 1857, 1894.
Thiercelin, 1893.
Valude, 1891.
Vilcocq, 1889.
Wallich et Widal, 1899.
Wecks, 1886.
Winckel, 1879.
Zéroni, 1876.

L'enfant qui vient de naître est exposé à des infections multiples si l'on ne prend pas les soins nécessaires pour les éviter. Brusquement séparé de sa mère, son organisme est obligé de lutter contre toutes les causes d'infection qui le menacent.

§ 1. — Étiologie et Pathogénie des infections.

La résistance du nouveau-né sera d'autant plus grande que l'accouchement se sera fait près du terme. C'est ce qui explique la vulnérabilité des prématurés pour toutes les maladies infectieuses.

Avant qu'on ne connût la pathogénie des infections puerpérales, les auteurs avaient bien remarqué que la mortalité infantile était beaucoup plus élevée en temps d'épidémie maternelle. Bouchut, par exemple, avait montré la fréquence de la péritonite des nouveau-nés lorsque les mères étaient malades. Lorain, dans ses travaux remarquables, avait décrit la fièvre puerpérale infantile avec ses nombreuses manifestations (péritonite, érysipèle, pleurésie, phlébite ombilicale, etc.). Un peu plus tard, Tarnier insista sur la possibilité de la contagion de l'infection de l'enfant par la mère et inversement. Pasteur vint enfin prouver que le streptocoque est l'agent habituel qui produit à la fois les infections maternelles et infantiles. Depuis ces travaux la question a pris une singulière extension et l'on peut expliquer aujourd'hui, grâce aux recherches bactériologiques, certains cas de mort rapide chez les nouveau-nés, à l'autopsie desquels on ne trouve pas de lésions macroscopiques suffisantes pour avoir causé le dénouement fatal.

Les microorganismes qui ont été décrits comme pouvant se développer chez le nouveau-né sont nombreux. En première ligne il faut citer le *streptocoque*, le *staphylocoque* et *le coli-bacille*. Le streptocoque produit surtout les érysipèles, les infections ombilicales, broncho-pulmonaires, pleurales, péritonéales, etc. Les staphylocoques sont les agents ordinaires des suppurations multiples et des infections cutanées si fréquentes chez le nouveau-né. Quant au coli-bacille, hôte habituel de l'intestin, il est la cause la plus commune de la gastro-entérite.

A côté de ces microbes, nous devons en citer d'autres, qui peuvent produire des accidents plus ou moins graves : le *gonocoque*, agent habituel de l'ophtalmie purulente, le *pneumocoque*, le *pyocyanique* (Neumann, Kossel, Blum, etc.), l'*entérocoque* (Thiercelin), le *bacille de Babès*, le *bacille du tétanos*, le *muguet* (Charrin, Brindeau), etc.

Les infections des nouveau-nés sont essentiellement multiples, mais comme l'organisme de ces jeunes sujets réagit mal sous l'influence des toxines, les symptômes observés sont souvent très peu marqués, et les enfants meurent sans qu'on ait pu faire un diagnostic positif.

Il est intéressant d'étudier les différentes causes capables de produire ces infections. Elles doivent se diviser en deux groupes, suivant que la contagion s'est faite avant ou après l'accouchement.

A. Infections intra-utérines. — Le fœtus peut s'infecter dans la cavité utérine et venir au monde contenant déjà des microbes pathogènes dans son organisme. La pénétration de ces agents microbiens se fait alors soit par voie *sanguine*, soit par voie *amniotique*.

Quand l'infection est d'origine sanguine, elle se produit par l'intermédiaire du placenta, le microbe se trouvant primitivement dans le sang maternel ; c'est la véritable infection *congénitale*. Cette variété d'infection, établie depuis longtemps pour certaines maladies (variole, syphilis, vaccine, etc.), est nettement prouvée actuellement, grâce aux expériences de Chambrelent, Straus, Netter, Ausset, etc. Ces auteurs ont démontré, en effet, que les microbes pouvaient traverser le filtre placentaire surtout dans les cas d'infection maternelle généralisée, alors que les microbes ont pénétré dans le sang en grand nombre. Les faits ont été établis pour les différentes espèces microbiennes (streptocoques, coli-bacilles, pneumocoques, bacilles typhiques, bacilles tuberculeux, etc.). Quand l'infection maternelle a gagné le fœtus, celui-ci peut mourir et être retenu un certain temps dans la cavité utérine ; il peut également succomber pendant le travail ou dans les jours qui suivent l'accouchement. Enfin, dans les cas bénins, la survie est possible. Les manifestations fœtales de l'infection sont, du reste, très variables. Il se produit quelquefois des lésions localisées (pleurésies, méningites, abcès, etc.). D'autres fois l'autopsie est macroscopiquement négative et cependant tous les organes sont farcis de microorganismes ; il s'agit alors d'une véritable septicémie.

Les infections congénitales sont prouvées pour un certain nombre de microorganismes. Parmi ceux qui ont été rencontrés le plus souvent nous citerons : le pneumocoque (Netter), le bacille typhique (Chantemesse et Widal, Giglio), le streptocoque (Wallich, Bonnaire), le bacille tuberculeux (Ausset, Bar), etc.

L'infection *amniotique* est certainement plus fréquente que l'infection sanguine. On comprend comment elle se produit, le fœtus nageant dans le liquide amniotique septique. La contamination se fait alors soit par la bouche, soit par le nez, les conjonctives, la peau, le rectum, etc.

Pour que ce liquide, qui normalement est aseptique, devienne septique, il faut que les membranes soient rompues. Les cas d'infection amniotique avec membranes intactes sont, en effet, extrêmement rares, et nous ne savons pas si, dans les observations qui ont été publiées comme telles, il ne s'agissait pas d'infections secondaires à des infections d'origine sanguine. On peut donc encore considérer, actuellement du moins, les membranes de l'œuf comme une barrière infranchissable pour les microbes qui sont contenus dans le vagin. Mais si les membranes se rompent prématurément, le liquide amniotique, excellent milieu de culture, peut devenir septique et contaminer le fœtus avant sa naissance. De tels faits sont fréquents et les observations publiées par Demelin, Legry et Dubrisay, Baron, Schumann, etc. en font foi. Demelin et Létienne, dans un travail sur ce sujet, ont montré que sur 513 ruptures prématurées des membranes, il y avait eu 20 fois fétidité du liquide amniotique. Sur ces 20 cas, la morbidité pour les enfants a été de 25 p. 100 et la mortalité de 20 p. 100. On voit donc l'importance pratique de ces faits, et lorsque chez une femme, dont l'œuf est ouvert, il survient de la fièvre ou de la fétidité du liquide amniotique, on doit terminer l'accouchement pour éviter l'infection fœtale.

A côté de ces cas, nous devons citer ceux dans lesquels l'enfant se contamine au passage pendant qu'il franchit le canal vaginal. C'est ce qu'on observe chez les femmes atteintes de vaginite blennorrhagique, le gonocoque pouvant, par son contact avec les muqueuses conjonctivales ou nasales, produire des ophtalmies et des coryzas plus ou moins graves

B. Infections extra-utérines. — L'enfant, une fois né, se trouve exposé aux infections multiples dont les voies principales sont : la plaie ombilicale, les conjonctives, la peau, le tube digestif, les voies respiratoires, etc. Les contacts répétés qu'exigent les soins du nouveau-né (bains, pansements du cordon, allaitement, etc.) font que ces petits êtres s'infectent facilement, si l'accouchée et son entourage ne prennent pas les soins de propreté nécessaires. L'infection devient bien plus facile, si la mère présente des foyers septiques (galactophorite, lochies anormales, etc.).

C'est ce qui explique la grande mortalité infantile qu'on observe parfois dans les Maternités à l'occasion de petites épidémies de fièvre puerpérale. Quelquefois même l'épidémie est grave seulement chez les nouveau-nés, tandis que les mères ne présentent que des accidents légers (lochies fétides, faible élévation de température, infection des seins, etc.). Tels sont les faits rapportés à la Société d'Obstétrique de Paris par Chavane et Planchon.

Signalons enfin, comme cause de propagation d'infection, les couveuses mal désinfectées, dans lesquelles on place les prématurés.

Les formes cliniques des infections du nouveau-né sont très variables suivant la cause et la localisation de la maladie ; nous décrirons les principales.

§ 2. — Infections du tube digestif.

Les infections du tube digestif sont des plus fréquentes chez le nouveau-né. Nous n'avons pas l'intention de nous arrêter sur les gastro-entérites qui résultent d'une mauvaise alimentation ; nous ne parlerons que des infections qui s'observent dans les premiers jours de la naissance, et qui sont consécutives à la pénétration des germes septiques dans la bouche de l'enfant. Les causes principales de cette contamination sont : la rupture prématurée des membranes, la lymphangite et la galactophorite de la mère, l'introduction d'un objet sale dans la bouche, etc.

Bouche. — La muqueuse buccale peut présenter des ulcérations qui ont été décrites sous des noms différents : aphtes de Valleix, aphtes de Bednar, plaques ptérygoïdiennes de Parrot, stomatite diphtéroïde, etc.

Au point de vue clinique, ces lésions se présentent sous la forme de taches grisâtres, arrondies ou ovalaires, à bord régulier. Si l'on frotte ces petites plaques, on voit que la muqueuse est ulcérée, et qu'il existe à ce niveau une mince fausse membrane diphtéroïde. Leur siège est assez spécial. Le plus souvent au nombre de deux, elles sont situées symétriquement sur le bord ptérygoïdien de la voûte palatine. C'est ce siège particulier qui leur a fait donner leur nom. On peut également les rencontrer sur la ligne médiane de la voûte palatine, au point où il existe si souvent des kystes épidermiques de Guyon, ou bien au niveau du frein des lèvres. On les trouve plus rarement sur les autres points de la muqueuse buccale. Ces ulcérations sont généralement bénignes et guérissent rapidement. Elles sont presque toujours dues au streptocoque ; c'est ce qui fait qu'elles ont pu devenir le point de départ d'érysipèle.

Dans un cas que nous avons observé, il s'est produit du sphacèle du bord du maxillaire inférieur avec chute d'un follicule dentaire.

A côté de cette inflammation de la muqueuse buccale, nous devons citer les infections qui peuvent se rencontrer au niveau des glandes salivaires. Il se produit là une infection ascendante par l'intermédiaire des canaux excréteurs, Ces infections, quoique rares, ont été observées par Budin, Legry, Brindeau, pour la parotide et par Budin pour la glande sous-maxillaire. Elles consistent en un gonflement douloureux de la glande qui d'abord dur devient bientôt rénitent. Si l'on appuie sur la région atteinte, en même temps qu'on fait ouvrir la bouche de l'enfant, on voit sourdre du pus par l'orifice du canal excréteur. Au bout de quelques jours, le canal s'obstruant, la poche s'enkyste, et l'on est obligé de l'ouvrir au bistouri.

Pharynx. Abcès rétro-pharyngiens. — Ces abcès résultent quelquefois de l'ingestion de pus avalé en même temps que le lait. Ils se reconnaissent à la dysphagie spéciale, due à la gêne qu'apporte l'abcès dans le fonctionnement du voile du palais. L'enfant prend le sein, mais ne pouvant avaler, il rejette le lait par la bouche et par le nez. Si l'on vient alors à examiner la gorge, on constate au fond du pharynx une tuméfaction siégeant en arrière et légèrement sur le côté. Au toucher on reconnaît la présence d'une tumeur élastique, empâtée, donnant la sensation d'une collection liquide. L'état général est grave, la température atteint 39° ou 40°, et l'enfant meurt si l'on n'intervient pas. Ajoutons que cette affection passe souvent inaperçue.

Estomac. Intestin. — Le fœtus, qui a avalé du liquide amniotique putréfié, peut présenter un certain nombre de troubles du côté du tube digestif.

On observe quelquefois des vomissements de mucosités verdâtres et noirâtres à odeur fétide ; ces vomissements s'accompagnent souvent d'évacuation de méconium également fétide. Au bout de quelques jours l'odeur des selles disparaît et tout rentre dans l'ordre. Mais dans des cas plus sérieux on voit les troubles digestifs continuer, il survient de la diarrhée, de la fièvre et les enfants peuvent mourir rapidement.

Lorsque les nouveau-nés ont tété du pus provenant de la galactophorite de la mère, on constate parfois tous les signes d'une véritable infection intestinale, dont la gravité varie avec la quantité du pus absorbé et la virulence du micro-organisme contenu dans le pus.

Dans un premier degré, on voit la courbe de poids diminuer rapidement, l'enfant perdant 50 ou 100 grammes par jour, puis les selles deviennent fréquentes et liquides, parfois fétides. Cette chute de poids dure quelques jours, puis tout rentre dans l'ordre et l'enfant guérit.

Dans d'autres cas, l'infection est plus profonde et l'on voit survenir des phénomènes très graves. La perte de poids est considérable, pouvant atteindre 100 à 125 grammes par jour, la diarrhée est abondante, fétide, la température s'élève à 39 ou 40 degrés. En même temps le facies du nouveau-né s'altère considérablement : le teint devient pâle et bistré, les yeux sont excavés, la physionomie indique la souffrance, la bouche est sèche, les cris sont brefs et continus. L'amaigrissement est rapide, les pariétaux chevauchent, les fontanelles s'excavent et la mort survient rapidement. On peut cependant observer la guérison, même dans les cas qui paraissent les plus sérieux.

Foie. — Les altérations du foie sont très fréquentes dans l'infection du nouveau-né, mais ces lésions ne donnent généralement pas lieu à des symptômes spéciaux. Quelquefois cependant il se produit de *l'ictère* qui peut, par son intensité, masquer tous les autres symptômes. Cet ictère, qu'on ne doit pas confondre avec l'ictère idiopathique des nouveau-nés, est un véritable ictère infectieux qui affecte quelquefois une marche épidémique. On l'observe principalement à la suite d'infection ombilicale ou de gastro-entérite.

L'ictère infectieux peut présenter des degrés très différents comme intensité et comme gravité ; c'est ce qui explique la multiplicité des noms sous lesquels on l'a décrit. Dans une première variété de cas, l'ictère est franc et s'installe de bonne heure, dès le troisième ou le quatrième jour après la naissance. La teinte jaune envahit rapidement la peau et les muqueuses. Il s'agit d'un ictère par infection et non par rétention, car les matières ne sont pas décolorées ; il existe au contraire de la diarrhée verte qui est alcaline ou neutre.

En même temps l'état général se modifie ; l'enfant repousse le sein, il est somnolent, puis sa courbe de poids s'abaisse rapidement. La température s'écarte peu de la normale, quoique, dans certains cas, elle puisse atteindre 38°,5 à 39°. L'ictère dure généralement 8 à 10 jours pendant lesquels la teinte change de couleur pour passer au jaune verdâtre. Cette affection est grave, puisque la mort survient dans la moitié des cas environ. D'après Demelin et Lesage, l'apparition de l'acidité des selles serait un signe de très bon pronostic.

Nous devons rapprocher de cet ictère franc une autre variété d'infection contagieuse et épidémique qui s'observe parfois dans les maternités. Cette infection est caractérisée par une couleur bronzée des téguments s'accompagnant généralement d'hématurie.

Décrite pour la première fois par Pollak, elle a été étudiée ensuite par Charrin (de Lyon) qui lui donna le nom de *maladie bronzée hématique* des nouveau-nés. Parrot s'en occupe également, mais il en fait surtout une affection d'origine rénale, c'est la *tubulhématie rénale*. Ces publications étaient passées sous silence lorsque Winckel, en 1879, observa une épidémie semblable à la maternité de Dresde ; croyant avoir affaire à une maladie nouvelle, il la décrit sous le nom de *cyanose ictérique apyrétique avec hémoglobinurie*. Malgré les travaux de ses devanciers, les Allemands la nommèrent maladie de Winckel. Parmi les auteurs qui se sont occupés de cette affection, nous devons citer encore Bar, qui en a observé un cas très net, puis Lesage et Demelin qui ont traité la question dans son ensemble.

La pathogénie de cette singulière maladie est très obscure ; Lesage et Demelin en font une infection ascendante à coli-bacille. Nous avons pu suivre plusieurs épidémies de maladie bronzée soit au service des débiles de la maternité, soit à la clinique Tarnier. Dans un cas seulement, l'examen du sang pratiqué pendant la vie a été positif, et la culture a donné des staphylocoques. Le foie de ce même enfant était farci des mêmes microorganismes. Dans les autres cas, le sang ne contenait aucun microbe. De nouvelles recherches nous paraissent donc nécessaires pour élucider cette question.

Les symptômes de la maladie bronzée sont caractéristiques. On voit survenir d'abord des accès de cyanose qui se compliquent bientôt d'ictère. Le mélange de ces deux teintes produit une couleur bronzée particulière, qui rappelle celle de certains bronzes japonais. Dans l'intervalle des accès de cyanose, la couleur jaune s'accentue, puis à l'occasion d'un nouvel accès, l'enfant redevient presque noir.

Les urines sont fortement teintées par le sang. Ne contenant parfois que du sang pur, elles prennent d'autres fois l'aspect du vin de madère. Il s'agit presque toujours d'une véritable hématurie, car on trouve des globules rouges au microscope.

La température s'élève peu, quoique dans certains cas on ait noté de la fièvre.

Les troubles digestifs sont assez marqués ; l'enfant expulse des garde-robes liquides, d'un jaune verdâtre, quelquefois même complètement vertes.

La gravité de l'affection est grande, surtout quand elle s'attaque aux prématurés, et la mort survient dans la plupart des cas. Quand la terminaison est fatale, la teinte bronzée s'exagère, la température s'abaisse et les enfants succombent dans le collapsus. Si la maladie marche vers la guérison, les urines pâlissent de plus en plus, les garde-robes redeviennent normales, et la couleur bronzée s'atténue. Les accès de cyanose disparaissant, la teinte ictérique seule persiste, puis au bout de quelques jours, la couleur jaune fait place à une pâleur de cire. Ce n'est que plusieurs semaines après que l'enfant reprend une teinte normale.

Cette variété d'ictère infectieux est nettement contagieuse et s'observe principalement dans les maternités ou les hôpitaux de nourrissons.

§ 3. — Infections du péritoine.

La péritonite du nouveau-né est assez fréquente. Elle résulte généralement d'une infection à streptocoques d'origine ombilicale. Elle se manifeste, à l'autopsie, par un gonflement des anses intestinales qui sont congestionnées. La cavité péritonéale contient une certaine quantité de liquide dont les caractères sont variables. Il peut être séreux, séro-sanguinolent ou séro-purulent; dans ce liquide nagent des fausses membranes fibrineuses qui se localisent particulièrement autour de la rate.

Les symptômes débutent dans les premiers jours qui suivent la naissance, parfois même ils existent aussitôt après l'accouchement; mais ces péritonites fœtales, très rares du reste, sont généralement dues à une infection intra-amniotique. L'enfant est pris de vomissements et de diarrhée, il refuse le sein, puis très rapidement le facies s'altère : les yeux s'excavent, le nez se pince, les extrémités se refroidissent. En examinant le nouveau-né on constate du ballonnement du ventre ; l'abdomen est très douloureux, sonore dans toute son étendue, sauf au niveau des parties déclives. Quand le canal vagino-péritonéal est encore perméable, le liquide peut fuser dans le scrotum. Cette hydrocèle sert d'index à l'épanchement (Barthez). La température très élevée atteint généralement 40 à 41°.

La péritonite du nouveau-né se termine généralement par la mort qui survient du quatrième au cinquième jour. « La septicémie n'est pas toujours limitée au péritoine, et dans cette forme plus que dans toute autre, on voit surgir des complications qui témoignent d'une généralisation hâtive et profonde : ictère (Lorain), érysipèle ou phlegmon ombilical, hémorrhagies, arthrites suppurées, pleurésie et péricardite purulente, gangrènes multiples, etc. » (Comby).

§ 4. — Infections de l'appareil respiratoire.

Coryza. — Les fosses nasales s'infectent facilement chez le nouveau-né. On observe assez souvent un écoulement muqueux ou muco-purulent qui sort par les orifices antérieurs des fosses nasales. L'enfant ne peut respirer par le nez, aussi la succion est-elle devenue difficile et la courbe de poids ls'abaisse-t-elle, la quantité de lait absorbée n'étant pas suffisante. Ce coryza est surtout fréquent à la suite de la rupture prématurée des membranes lorsque le liquide amniotique est septique.

Ordinairement l'écoulement dure peu et la guérison survient rapidement. Quelquefois, cependant, on peut observer à sa suite certaines complications : la broncho-pneumonie, la suppuration des sinus ethmoïdaux, l'otite moyenne, etc.

Rappelons, en passant, que ce coryza infectieux est différent du coryza syphilitique qui est dû à une lésion spécifique de la muqueuse pituitaire.

Le traitement consistera à assurer l'antisepsie des fosses nasales. On pourra employer l'huile mentholée à 1 p. 50, dont on introduira une ou deux gouttes dans chaque narine, ou les lavages du nez avec de l'eau boriquée ou de la solution de permanganate de potasse à 1 p. 4.000. Nous avons employé dans le service des débiles de Budin, à la Maternité, un tube ayant la forme d'un crochet qu'on introduit par la bouche derrière le voile du palais ; le liquide ave ainsi les fosses nasales d'arrière en avant.

Broncho-pneumonie. — Cette variété d'infection est une des plus fréquentes chez le nouveau-né. Elle peut s'observer immédiatement après la naissance, surtout quand l'enfant a fait des mouvements inspiratoires dans la cavité utérine. En effet, lorsque le liquide amniotique contient des germes pathogènes, ces aspirations anticipées ont pour but de faire pénétrer les produits septiques jusqu'au niveau des petites bronches. Mais le plus souvent l'affection débute dans les jours qui suivent la naissance. On voit alors apparaître de la toux et de la dyspnée. La toux sèche et fréquente se produit principalement lorsqu'on remue l'enfant. La dyspnée est très variable comme intensité. Quand elle est marquée, les mouvements respiratoires atteignent une fréquence de 60 à 80 par minute. Il existe, en outre, du tirage soussternal.

La température est ordinairement au-dessus de la normale, et le thermomètre peut monter jusqu'à 39° ou 40°. Il ne faudrait pas croire cependant que la broncho-pneumonie s'accompagne toujours de ces signes très nets. Elle suit quelquefois une allure torpide : la toux est nulle, la température est normale et cependant l'état général de l'enfant est grave. Le facies est pâle, les yeux sont excavés, la succion est difficile, et la mort survient à la suite d'un ou de plusieurs accès de cyanose.

A l'auscultation on entend généralement des foyers soufflants avec adjonction de râles sous-crépitants très fins. Ces foyers siègent surtout à la base et au niveau des bords postérieurs du poumon, mais on peut les entendre également au sommet. Ils se déplacent facilement et envahissent rapidement les deux côtés du thorax. A leur niveau on constate souvent de la submatité.

La broncho-pneumonie des nouveau-nés est grave et se termine ordinairement par la mort. Quand les foyers sont localisés et peu nombreux, on peut assister à la guérison.

Le traitement consiste en applications de révulsifs sur le thorax (cataplasmes sinapisés, compresses très chaudes, etc.). Si la température est élevée, on aura recours aux bains refroidis progressivement jusqu'à 30° ou 28°. Il faudra alimenter le nouveau-né et, s'il ne peut téter, on lui fera boire le lait de sa mère après l'avoir recueilli dans un verre; on y ajoutera quelques gouttes d'alcool (10 à 15 gouttes dans les vingt-quatre heures).

Pleurésie. — Compliquant assez souvent la broncho-pneumonie, elle peut cependant exister à l'état isolé. Baron, Mignot, Hervieux, Macé, etc., ont trouvé, en effet, des cas de pleurésies sans lésions appréciables du tissu pulmonaire.

Il s'agit alors d'une manifestation de la septicémie dont le point de départ est presque toujours la plaie ombilicale.

La pleurésie qu'on rencontre chez le nouveau-né est très variable comme intensité. Elle peut consister en quelques adhérences localisées en certains points du poumon. Elle peut également s'accompagner d'épanchement séreux ou franchement purulent. Quand il y a purulence, « le liquide, dit Macé, a son siège de prédilection entre la plèvre et le péricarde : c'est là où il est le plus abondant et où l'on rencontre les fausses membranes en plus grande accumulation. Le pus jaunâtre, verdâtre, crémeux dans quelques cas, séro-purulent dans d'autres, renferme, en général, des fausses membranes qui sont soit libres et flottantes, comme nuageuses, dans la masse liquide ».

La pleurésie passe souvent inaperçue chez le nouveau-né, car, à part les phénomènes généraux qui sont ceux d'une infection générale, les phénomènes locaux sont peu marqués. Dans certains cas, cependant, on a pu faire le diagnostic. Quand on examine l'enfant nu, on remarque quelquefois une voussure d'un côté du thorax ; les espaces intercostaux sont saillants (Bricheteau, Sevestre). Il existe, en outre, du tirage sous-sternal avec immobilisation de la moitié du thorax qui correspond à l'épanchement. A la percussion on constate de la submatité du côté malade. L'auscultation donne des signes variables suivant l'abondance de l'épanchement. On peut rencontrer de la disparition du murmure vésiculaire, des frottements, du souffle, etc.

Le pronostic de la pleurésie est très grave chez le nouveau-né ; aussi quand elle est reconnue et qu'il existe un épanchement notable, ne doit-on pas hésiter à intervenir. Baginski, Geiza Faludi, Lœb, d'Espine, etc., ont conseillé de pratiquer la ponction dans le cinquième ou sixième espace intercostal. Actuellement avec Wagner, Zéroni, Bartels, Comby, Péron, etc., on préfère recourir à l'empyème. Cette opération doit être faite au niveau du cinquième ou du sixième espace intercostal. Si l'écoulement se fait mal, à cause de l'étroitesse des espaces intercostaux chez le nouveau-né, on pourra réséquer un fragment de côte (Macé).

§ 5. — Infections de la peau.

Abcès multiples. — Déjà signalés par Hervieux, ces abcès multiples ont été particulièrement étudiés par Budin, Roulland, Vilcoq, Couder, Karlinski, Bumm, Damourette, Demelin, etc. On les observe surtout à la suite de la galactophorite de la mère, le pus ayant été déposé au contact de la peau du nouveau-né. Toutes les autres causes d'infection directe des téguments peuvent les produire. Leur principal caractère clinique réside dans leur multiplicité. On voit survenir en un point quelconque de la peau (cou, fesses, menton, membres, etc.), de petites nodosités dont le volume varie depuis la grosseur d'un pois à celle d'un petit œuf. Bientôt les téguments rougissent à ce niveau ; puis le pus se collecte. Si l'on vient à ouvrir l'abcès, il s'écoule du liquide purulent, ayant parfois de l'odeur. L'infection se fait généralement en plusieurs poussées, si bien qu'on peut ainsi ouvrir successivement 10, 15, 30 de ces petits abcès. L'état général reste assez bon, et les nouveau-nés guérissent ordinairement bien.

A côté de ces abcès bénins superficiels nous devons dire un mot de certains abcès multiples plus profonds, qui paraissent résulter d'une septicémie à staphylocoques. Dans ces cas les abcès siègent plus profondément, dans le tissu cellulaire qui entoure les masses musculaires. Leur évolution est celle des abcès froids et, du reste, quand on les incise on voit qu'ils contiennent une substance blanchâtre, caséeuse, ressemblant beaucoup à de la matière tuberculeuse. Il ne s'agit cependant pas d'une infection à bacille de Koch, car on y trouve uniquement le staphylocoque blanc. Ces abcès multiples profonds sont graves, car ils sont l'indice d'une septicémie d'origine digestive, l'enfant ayant tété du pus. Dans un cas que nous avons observé à la Maternité nous avons ouvert successivement 45 abcès chez le même sujet ; il finit, du reste, par succomber et, à l'autopsie, nous avons découvert un volumineux abcès d'apparence caséeuse qui entourait l'œsophage thoracique. A côté de ces suppurations multiples, nous devons citer certains abcès plus profonds qui se produisent dans différents organes : foie, rein, os, articulations, glande mammaire, etc. Ce sont des manifestations de la septicémie.

Le traitement consiste à inciser les collections dès qu'elles sont formées. On fera sortir le pus, qui est souvent très épais, en appuyant fortement sur les parois de la poche. Si l'abcès se vide mal, on placera un petit drain dans la plaie. Budin, dans ces cas, après avoir incisé et complètement évacué l'abcès, lave au sublimé et recouvre d'une couche de collodion élastique des hôpitaux ; il empêche la propagation de l'infection à de nouvelles régions cutanées ou à d'autres personnes.

Disons, en terminant, que l'examen bactériologique du pus démontre, dans la grande majorité des cas, la présence de staphylocoques.

Peau. — Les infections cutanées du nouveau-né sont très fréquentes. Elles sont presque toujours dues aux staphylocoques. Nous n'insisterons pas sur les *érythèmes polymorphes* qu'on observe assez souvent et qui ont les mêmes caractères que ceux que nous avons décrits à propos des infections maternelles.

Nous dirons seulement un mot de quelques suppurations sous-épidermiques, parmi lesquelles nous citerons l'*ecthyma*. Cette affection, qui a été surtout étudiée par Butmann, est presque toujours précédée de phénomènes généraux (fièvre, vomissements, diarrhée, etc.), puis on voit survenir des petites taches rouges, qui se recouvrent bientôt de papulo-pustules ou de bulles pemphigoïdes. Ces bulles se rompent, et l'on aperçoit alors des ulcérations à bords nets et taillés à pics, ulcérations entourées d'un liséré violacé. La maladie est grave, d'autant plus qu'elle s'observe particulièrement chez les enfants nés avant terme ou cachectiques. Les lésions siègent le plus fréquemment à la tête, au cou, à l'abdomen, etc.

Nous rapprocherons de l'ecthyma les petites suppurations sous-épidermiques qui se rencontrent autour des ongles. Ces *tournioles*, dues aux staphylocoques, peuvent devenir le point de départ d'infections plus sérieuses si elles sont négligées. Brindeau en a cité plusieurs exemples.

Le *pemphigus* des nouveau-nés a été particulièrement étudié par Hervieux, Besnier, Ahlfeld, Henoch, Rœser, etc Cette affection, qu'on ne doit pas confondre avec le pemphigus syphilitique, est contagieuse et quelquefois épidémique. Hervieux en a observé, à la Maternité, une épidémie qui a atteint 150 enfants.

« Cliniquement, dit E. Besnier, le pemphigus contagieux des nouveau-nés se caractérise par le développement, avec ou sans fièvre, et peu de jours après la naissance, sur des enfants bien portants et vigoureux aussi bien que sur des petits malades, de bulles qui peuvent être solitaires ou très nombreuses, isolées les unes des autres, précédées, entourées ou s'entourant secondairement de rougeur érythémateuse, pouvant avoir leur siège sur tous les points du tégument cutané, y compris le cuir chevelu, mais ne semblant jamais affecter la paume des mains ni la plante des pieds, non plus que les muqueuses ordinairement. Le volume moyen des bulles est celui d'une moitié de gros pois ou de noisette ; leur contenu est transparent, grisâtre ou citrin plus communément ; elles évoluent par poussées comme le pemphigus vulgaire ou les varicelles multiples. L'évolution, la rupture et la dessiccation des bulles sont tout à fait comparables à celles des varicelles intenses. Exceptionnellement, l'éruption est assez considérable en elle-même pour devenir une cause de mort ; le pronostic général est basé surtout sur l'état de l'enfant, au moment où il est atteint par l'affection. La durée totale de la maladie peut varier d'un septénaire à trois ou quatre et peut-être plus. »

§ 6. — Infections ombilicales.

Nous avons vu que la plaie ombilicale était une des causes les plus fréquentes d'infection chez le nouveau-né. Ces faits sont du reste connus depuis longtemps, et les travaux de Martin (de Lyon), Billard, Lorain, Bergeron, qui sont antérieurs à l'antisepsie, le démontrent pleinement. Mais la nature infectieuse et contagieuse de ces accidents ne fut prouvée qu'à la suite des découvertes pastoriennes, et de nombreuses publications, parmi lesquelles nous citerons celles de Runge, Baginski, Cobilovici, Achalme, Dickinson, Audion, etc., sont venues montrer l'importance de ces infections dans la morbidité des premières semaines de la vie.

On comprend en effet que la chute du cordon puisse faciliter singulièrement les phénomènes septiques si l'on ne prend pas tous les soins d'asepsie désirables pour les empêcher. La contamination se fait soit immédiatement après la naissance au moment de la section du cordon (ciseaux et fils sales, pansements ou mains septiques, etc.), soit dans les jours qui suivent l'accouchement. Les microorganismes pénètrent alors par les vaisseaux artériels, veineux ou lymphatiques du cordon, ou par la petite plaie qui se produit au niveau du sillon d'élimination. Enfin lorsque le cordon est tombé, si la cicatrisation du moignon ombilical n'est pas complète, l'infection peut encore survenir, surtout si la veine ombilicale est encore largement perméable, comme l'ont trouvé Durante et Audion dans une de leurs observations. Nous ne discuterons pas ici les différentes voies par lesquelles peuvent pénétrer les microorganismes. Pour certains auteurs, il s'agirait presque toujours d'artérites, pour d'autres de phlébites, d'autres enfin voudraient y voir une lymphangite profonde. Il est probable que ces diverses variétés d'infection s'observent avec une fréquence inégale.

Quoi qu'il en soit, les infections ombilicales donnent naissance à des formes cliniques fort variables comme localisations et comme gravité.

Les unes sont généralisées et les enfants meurent rapidement de septicémie; les autres s'attaquent à un ou plusieurs organes et l'on voit survenir des broncho-pneumonies, péritonites, méningites, abcès multiples, hémorrhagies, etc.; d'autres enfin se localisent à la région ombilicale. Nous ne parlerons que de cette dernière catégorie de cas, et nous suivrons la division admise par Audion dans sa thèse.

1° Infection du cordon. — Quand le cordon, au lieu de se dessécher, subit la gangrène humide, on voit survenir des phénomènes nouveaux. Le cordon reste mou, grisâtre, quelquefois verdâtre; il exhale une odeur fétide. Sa chute est retardée et l'on voit des enfants conserver leur cordon adhérent pendant huit, dix jours et même plus. Cette putréfaction n'est ordinairement pas très grave par elle-même; mais elle peut se compliquer de lymphangite, de fongus, ou d'autres infections dont nous parlerons plus loin. La gangrène humide du cordon était très fréquente autrefois quand on employait les corps gras, les pansements au cérat, par exemple. Quelques auteurs la rencontrent souvent encore actuellement, puisque la statistique de Grosz, qui date de 1899, contient 57 cas de putréfaction du cordon pour 100 naissances.

2° Infection du tissu conjonctif de la plaie ombilicale. — Lorsque le cordon s'est détaché, la plaie qui en résulte est généralement toute petite, car l'épidermisation se produit en même temps que l'organe se dessèche. Quelquefois cette plaie met plus longtemps à se cicatriser, et l'on voit survenir une petite ulcération qui suppure. C'est ce que certains auteurs allemands, et en particulier Baginski, ont décrit sous le nom de blennorrhée de l'ombilic.

Si l'on écarte la peau du bourrelet ombilical, on aperçoit alors au fond de l'entonnoir, une petite plaie qui suinte et saigne facilement. Le pus qui s'écoule est parfois odorant; de plus, il est irritant car la peau fine qui entoure l'ombilic est souvent rouge et luisante, voire même exulcérée. Cette petite anomalie est généralement sans gravité. Elle peut cependant devenir le point de départ d'infections plus sérieuses.

On peut rattacher à ces faits les végétations qu'on observe au niveau de l'ombilic. Dans un premier degré, il s'agit tout simplement de bourgeons charnus qui se développent le plus souvent sur l'extrémité d'une des artères. Ces bourgeons charnus ou *granulomes* laissent suinter du pus, qui s'écoule en quantité plus ou moins grande au niveau de la cupule ombilicale. Quand ils sont volumineux, on les aperçoit qui font saillie au dehors. Quand ils sont petits, ou quand l'ombilic est très rétréci, il faut écarter les bords du bourrelet cutané pour les voir.

Ces bourgeons charnus sont parfois d'un volume considérable, ils portent alors le nom de *fongus*. Ils constituent de petites masses sphériques qui saignent facilement et laissent suinter du pus. Si l'affection n'est pas soignée, elle peut épuiser l'enfant par infection chronique. Traitée antiseptiquement elle guérit généralement assez vite.

Il ne faut pas confondre ces granulomes ou fongus de l'ombilic, avec certaines productions adénomateuses bien étudiées par Lannelongue et Villar, qui sont dues à la persistance de vestiges du conduit vitellin.

Le traitement de ces petites végétations est très simple. On touchera légèrement les bourgeons charnus avec de la teinture d'iode ou le crayon de nitrate d'argent, puis on pansera avec une poudre antiseptique (salol, sous-nitrate de bismuth, alun, etc.).

3° Infections de la peau, du tissu cellulaire et des lymphatiques péri-ombilicaux. — Parmi ces complications, la plus fréquente est l'*érysipèle*. Son début est insidieux et passe souvent inaperçu. C'est en déshabillant l'enfant qu'on remarque qu'il porte une plaque rouge dans la région péri-ombilicale. Cette plaque a bien les caractères de la plaque érysipélateuse, quoiqu'elle soit moins saillante, à bourrelet moins bien limité. Il n'est pas rare que la rougeur du début soit si fugace qu'elle passe inaperçue ; aussi comme l'affection est essentiellement ambulatoire, on peut ne constater la première tache qu'en un point assez éloigné de l'ombilic. Trousseau avait remarqué, du reste, que l'érysipèle des nouveau-nés débutait fréquemment par les organes génitaux. Une fois installées, les plaques se déplacent rapidement et envahissent successivement l'abdomen, le thorax, les cuisses, la face, etc. L'état général ne tarde pas à s'aggraver, la température s'élève et l'enfant meurt ordinairement du cinquième au septième jour. Les cas de guérisons sont rares, car, comme l'a montré Achalme, la réaction leucocytaire est très faible dans les cas d'érysipèle des nouveau-nés.

Il se produit quelquefois des abcès lymphangitiques sur le trajet des plaques, abcès qui sont dus également au streptocoque. Enfin, on voit survenir, dans certains cas, des phlyctènes brunâtres qui contiennent du sang noir. C'est le sphacèle qui se prépare, et la mort ne tarde pas à survenir.

Nous venons de décrire l'érysipèle à point de départ ombilical, mais il va sans dire que toutes les solutions de continuité, qu'on observe chez les nouneau-nés, peuvent servir de porte d'entrée au streptocoque. Citons, parmi celles-ci, les plaies obstétricales (forceps, lacs, etc.), les plaques ptérygoïdiennes, les tournioles, et en général toutes les affections cutanées qui s'accompagnent de desquamations épidermiques.

L'*ulcère* de l'ombilic, qui était commun autrefois, du temps de Bergeron et Meynet, est extrêmement rare aujourd'hui. Il consistait en une gangrène de la région péri-ombilicale : « On voyait alors survenir à la région ombilicale une rougeur de plus en plus foncée, disparaissant sous le doigt et formant une couche autour de l'ombilic ; en même temps une tuméfaction énorme et assez circonscrite : le bourrelet cutané, qui entoure la base du cordon, s'ulcérait consécutivement ; ses bords se renversaient en dehors ; l'ulcération gagnait en profondeur et en étendue. Sa surface se recouvrait d'une fausse membrane d'un blanc grisâtre, pultacée. Le plus souvent elle sécrétait une sanie purulente épaisse et fétide. A mesure que l'ulcère étendait ses ravages, le cercle rouge s'agrandissait et prenait une teinte lie de vin. La tuméfaction, de plus en plus volumineuse, était dure, rénitente ; dans un grand nombre de cas, l'auréole rouge était bordée d'un cercle de pustules plus ou moins confluentes, d'un blanc sale, de forme arrondie et contenant une sérosité trouble et purulente. Au-dessous, le derme présentait une petite ulcération ronde et déprimée à son centre. Quelquefois le cercle rouge érysipélateux était surmonté d'une énorme phlyctène remplie d'une sérosité sanguinolente. Les phlyctènes, en se rompant, laissaient à nu le derme qui ne tardait pas à être envahi par l'ulcération. »

L'*omphalite phlegmoneuse* est une complication assez rare actuellement. Elle a été étudiée particulièrement par Baginski. Quand elle existe, on voit d'abord se former une rougeur de la peau au niveau de la base du cordon, en même temps que les tissus s'indurent et se soulèvent. L'ombilic a la forme d'un cône au sommet duquel se trouve le cordon ou la plaie ombilicale. L'affection se termine quelquefois par résolution, mais le plus souvent il se produit de la suppuration et de la gangrène.

4° Infection des vaisseaux ombilicaux. — La phlébite et l'artérite ombilicale, dont la fréquence est très discutée par les auteurs, ont été étudiées particulièrement par Runge, Ohm, Lambert, Audion, etc. Dans ces cas, comme les microbes pénètrent directement dans la circulation sanguine, les symptômes observés sont ceux de la septicémie. Ajoutons cependant que, dans cette variété d'infection, les hémorrhagies et l'ictère sont des complications fréquentes.

A côté de cette septicémie aiguë d'origine ombilicale, nous devons dire un mot des septicémies tardives qui, d'après Durante et Audion, pourraient survenir alors que la cicatrisation de l'ombilic paraît complète. Dans ces cas, il y a toujours eu infection légère de la plaie ombilicale dans les premiers jours ; mais ces phénomènes ont complètement disparu quand apparaissent les accidents septicémiques qui atteignent plus particulièrement le foie, les poumons et le cœur.

§ 7. — Infections du système nerveux.

Les lésions du système nerveux sont assez fréquentes dans les infections des nouveau-nés. Elles consistent en *méningites, abcès du cerveau, phlébites des sinus*, etc. Toutes ces complications se manifestent en clinique par des convulsions plus ou moins marquées.

Dans une épidémie streptococcique que nous avons observée à la Clinique Tarnier, nous avons rencontré plusieurs fois des plaques de méningite au niveau du cerveau ou de la moelle. Dans un cas il existait un abcès volumineux du ventricule latéral. Enfin, chez d'autres enfants, qui avaient présenté des convulsions pendant leur vie, nous n'avons trouvé rien de spécial à l'autopsie, et cependant l'ensemencement du liquide céphalo-rachidien démontrait la présence de nombreuses colonies de streptocoques. Demelin a signalé, du reste, des cas semblables. On fait jouer actuellement un grand rôle à ces infections dans la production de la maladie de Little.

Tétanos. — Cette complication s'observe généralement dans les deux jours qui suivent la chute du cordon. En réunissant différentes statistiques, Renault arrive aux résultats suivants :

2	fois le tétanos a débuté	le jour même de la chute	
1	—	1 jour après la chute	
3	—	2 jours	—
1	—	3 —	—
3	—	4 —	—
8	—	5 —	—
6	—	6 —	—
8	—	7 —	—
1	—	8 —	—
2	—	9 —	—

Le microbe paraît donc pénétrer dans l'organisme au niveau de la plaie ombilicale.

Runge en a observé un cas à la suite de la circoncision.

Le bacille de Nicolaïer est probablement la cause du tétanos du nouveau-né puisque Baginski, Escherich et d'autres auteurs ont reproduit cette maladie en inoculant le pus ombilical à des lapins.

Les symptômes sont assez caractéristiques ; l'enfant refuse le sein et paraît souffrir, puis bientôt survient la contracture. Les muscles masséters sont durs et tendus ; les extenseurs du cou et du tronc sont contractés si bien que l'enfant est placé en opisthotonos. De temps en temps il se produit des convulsions qui atteignent principalement les muscles de la face et des membres. La température est généralement assez élevée, quoique Monti ait signalé des tétanos apyrétiques. L'affection dure peu et se termine par la mort. A côté du tétanos vrai, il faut signaler des cas de contracture dus à d'autres causes (infections à streptocoques, hémorrhagies méningées) qu'on a décrits sous le nom d'états tétanoïdes (Parrot, Legendre, etc.).

La pathogénie et le pronostic de ces affections sont tout à fait différents.

§ 8. — Infection de l'appareil oculaire. Ophtalmies.

L'ophtalmie des nouveau-nés, qui tend à devenir heureusement de plus en plus rare, était un des accidents les plus redoutés des accoucheurs avant qu'on n'en connaisse le traitement prophylactique.

Les statistiques montrent, en effet, que la plupart des cas de cécité chez l'adulte proviennent de lésions dues à des ophtalmies de la première enfance.

Étiologie. — Nous devons diviser les conjonctivites des nouveau-nés en deux catégories : les conjonctivites primitives et les conjonctivites secondaires. Les premières, de beaucoup les plus graves, apparaissent le lendemain ou le surlendemain de l'accouchement. Les autres, tardives, se montrent du huitième au douzième jour après la naissance. La pathogénie de ces deux sortes d'affections est différente.

1° *Conjonctivite primitive.* — Il y avait longtemps que les cliniciens avaient remarqué que l'ophtalmie purulente du nouveau-né s'observait particulièrement lorsque les mères présentaient de la leucorrhée pendant la grossesse. Mais il fallut arriver à la découverte du gonocoque par Neisser pour que la preuve fût faite.

En effet, Bumm, Credé, Krause, Kroner ayant recherché ce microorganisme dans les sécrétions vaginales de la mère et conjonctivales de l'enfant, y découvrirent le gonocoque et montrèrent ainsi l'origine blennorrhagique de l'affection. L'enfant s'infecte donc au passage pendant que la tête séjourne dans le vagin.

2° *Conjonctivite secondaire.* — A côté de cette conjonctivite précoce gonococcique, il existe une autre variété de cas plus tardifs, étudiés particulièrement par Morax. Cet auteur, ayant examiné le pus des ophtalmies secondaires au point de vue bactériologique, y a trouvé plusieurs fois le bacille de Wecks et le pneumocoque. Chartres, ayant repris la question, a pu déceler en outre le streptocoque, le staphylocoque, et le bacille de Lœffler. Les causes d'infection dans ces cas sont postérieures à l'accouchement. Elles sont dues aux contacts malpropres (eau du bain, affection du sein chez la mère, doigts souillés par les lochies, etc.) auxquels sont exposés les nourrissons.

Symptômes. — 1° *Ophtalmie primitive.* — Le début de l'affection peut être précoce, si précoce que certains auteurs (Séguin, Rivaud-Landrau, Lehmann, etc.) ont pu décrire une *ophtalmie congénitale*. Ces cas s'observent principalement quand les membranes se sont rompues spontanément.

Le plus souvent l'affection apparaît le deuxième ou le troisième jour après l'accouchement. Elle s'annonce par le gonflement des paupières d'un des yeux de l'enfant. Si l'on écarte la fente palpébrale, on voit s'écouler ou jaillir un *liquide séreux jaune citrin*. En même temps, on aperçoit les conjonctives oculaires et palpébrales qui sont rouges et œdématiées. Si l'œil n'est pas soigné, la maladie suit une marche rapide. Le gonflement augmente de plus en plus, tandis que l'écoulement change de caractère pour devenir purulent. Le pus s'accumule parfois dans la cavité conjonctivale par suite d'un spasme du muscle orbiculaire et lorsqu'on vient à entr'ouvrir par force la fente palpébrale, on voit sortir un véritable jet purulent. La muqueuse conjonctivale devient d'un rouge vif, elle s'œdématie de plus en plus, et si l'affection n'est pas soignée, la cornée est envahie par l'inflammation. La membrane commence par se troubler, puis il se produit une ulcération, qui gagne de proche en proche pour former une perforation. Quand la cornée est perforée, il se forme le plus souvent une hernie de l'iris, et la vision de l'enfant sera fortement compromise plus tard. Enfin, dans des cas plus malheureux encore, on assiste à la fonte purulente de l'œil.

La marche de l'affection est assez rapide, surtout si l'on n'intervient pas dès le début par un traitement énergique. En quelques jours l'œil peut être perdu. On observe quelquefois des cas particulièrement malins dans lesquels, malgré le traitement, les conjonctives se couvrent de fausses membranes. Le chémosis est intense et les cornées ne tardent pas à se troubler. De tels faits sont heureusement rares.

L'affection reste rarement unilatérale. et au bout de quelques jours, l'autre œil se contamine, surtout si l'on ne prend pas la précaution d'isoler l'œil malade avec un pansement occlusif.

La durée de la suppuration est assez longue et il faut bien compter quinze jours à trois semaines pour que les yeux soient complètement guéris.

2° *Ophtalmie secondaire.* — Cette variété est beaucoup moins grave que la précédente. Elle débute du huitième au douzième jour après l'accouchement par une sécrétion conjonctivale peu marquée. Les yeux sont collés au réveil, puis peu à peu l'écoulement augmente et l'on voit survenir tous les phénomènes que nous avons décrits plus haut à un degré moindre. Quand elle n'est pas traitée, cette conjonctivite s'accompagne des complications cornéennes que nous avons signalées.

Traitement. — Le traitement peut être prophylactique et curatif.

A. Traitement prophylactique. — Si l'ophtalmie des nouveau-nés tend à devenir de plus en plus rare dans les maternités, on peut dire que l'honneur en revient à Credé. En effet, cet auteur ayant eu l'idée d'instiller dans les yeux de l'enfant, aussitôt après la naissance, quelques gouttes de solution de nitrate d'argent à 2 p. 100, vit à la suite de cette méthode la fréquence de l'ophtalmie tomber de 10 p. 100 à 0,45 p. 100. « Mais si la solution à 2 p. 100 est absolument efficace, dit Budin, elle détermine parfois un gonflement considérable des paupières, et dans les jours qui suivent, une suppuration si abondante que nous avons vu des confrères croire à l'existence d'une conjonctivite purulente qu'ils voulaient soigner par de nouvelles cautérisations. Cet état des paupières inquiète les parents, si bien que beaucoup de médecins hésitent à recourir à ce procédé dans la pratique civile, de là l'apparition de véritables ophtalmies qui sont loin d'être rares en dehors des hôpitaux ». Aussi certains accoucheurs ont conseillé d'autres antiseptiques. Olshausen recommande l'eau phéniquée à 1 p. 100, Schrœder le sublimé à 1 p. 1000, Valude la poudre d'iodoforme, Pinard le jus de citron ou l'acide citrique à 5 p. 100. Budin emploie, depuis 1891, la solution de nitrate d'argent à 1 p. 150, qui est très efficace puisque, à la fin de l'année 1894, sur 2,004 enfants il n'avait observé, à la Charité, que deux ophtalmies primitives. Dans l'un de ces cas, il s'agissait d'un enfant débile ; dans l'autre, l'aide sage-femme de service avait oublié de mettre la solution prophylactique dans les yeux de l'enfant. Depuis 1895, ces excellents résultats ont toujours été obtenus à la Maternité et à la clinique Tarnier où Budin a eu recours à la même méthode. La solution de nitrate d'argent à 1 p. 150 n'offre pas les inconvénients de la solution à 1 p. 50, car c'est à peine si quelquefois on observe un peu d'œdème des paupières le lendemain de la naissance.

B. Traitement curatif. — En présence d'une ophtalmie des nouveau-nés, il faut agir immédiatement par un traitement énergique qui seul pourra mettre à l'abri des complications cornéennes. Ce traitement consiste en lavages et cautérisations. Les lavages seront pratiqués toutes les heures avec une solution légèrement antiseptique. Les plus employées sont le permanganate de potasse à 1 p. 4 ou 5000, l'eau boriquée à 4 p. 100, ou simplement l'eau bouillie. On a beaucoup vanté certains appareils qui permettaient de laver les culs-de-sac conjonctivaux, mais ces écarteurs-laveurs sont très dangereux pour la cornée s'ils sont maniés par des personnes inexpérimentées. Il vaut mieux employer une simple sonde en caoutchouc mou ou en gomme que l'on adapte à l'extrémité d'une douche vaginale, on peut ainsi en pinçant le tube de caoutchouc et en élevant peu le vase modérer le jet du liquide.

Les cautérisations seront faites avec la solution forte de nitrate d'argent à 1 p. 50 ou 1 p. 30 dans les cas graves. On retournera les paupières et l'on passera à leur surface un pinceau trempé dans la solution. On fera bien de neutraliser l'excès du liquide caustique avec un autre pinceau imbibé d'une solution de sel marin. Ces cautérisations seront répétées 2 fois par jour jusqu'à ce que l'écoulement ait sensiblement diminué. On emploiera alors la solution faible à 1 p. 100 ou 1 p. 150, dont on laissera tomber quelques gouttes dans l'œil malade. Pendant tout le temps que durera la maladie il faudra continuer les lavages fréquents. Les cautérisations ne devront pas être supprimées trop tôt, car sans cela l'écoulement peut s'éterniser pendant des semaines.

Dans l'intervalle des lavages, l'œil malade sera recouvert d'un pansement pour tâcher d'éviter l'extension de l'infection à l'œil sain. On s'efforcera également d'éviter toute complication du côté des seins de la mère ou de la nourrice.

Dans quelques cas rares, l'ophtalmie est caractérisée non par une sécrétion séreuse ou purulente abondante, mais par la formation de fausses membranes qui infiltrent les tissus ; l'emploi du jus de citron est particulièrement efficace dans ces circonstances.

§ 9. — Infection de l'appareil auditif. Otites.

Les infections de l'appareil auditif peuvent se faire par des mécanismes différents. Les microbes (généralement des streptocoques) pénètrent soit par le conduit auditif externe, soit par la trompe d'Eustache. Les otites peuvent donc s'observer à la suite du coryza chez le nouveau-né.

L'otite externe se reconnaît à l'écoulement purulent, quelquefois fétide, qui se produit au niveau du conduit auditif.

L'otite moyenne est beaucoup plus difficile à diagnostiquer. Elle s'accompagne d'élévation de température et de phénomènes méningitiques très marqués, aussi elle se termine souvent par la mort. Le traitement consiste en injections chaudes dans l'oreille. On emploiera également les instillations d'huile mentholée. Si l'otite moyenne a été reconnue, on ponctionnera la membrane du tympan.

§ 10. — Infection générale. Septicémie.

Il peut se produire, chez le nouveau-né comme chez la femme, une infection générale qui amène une mort rapide sans qu'à l'autopsie on trouve des lésions bien nettes. Si l'on vient alors à cultiver les différents organes, on voit qu'ils contiennent des microorganismes, le plus souvent le streptocoque.

Cette septicémie acquiert parfois une marche foudroyante et l'on voit des nouveau-nés qui, quelques heures après la naissance, sont pris de cyanose et de convulsions. L'examen bactériologique, pratiqué aussitôt après la mort, démontre l'existence d'une infection qui aurait passé inaperçue sans cet examen.

Le plus souvent, cependant, la marche est moins rapide et l'on observe un certain nombre de symptômes qui permettent de reconnaître la septicémie. Parmi ceux-ci il faut placer en première ligne la *perte de poids*.

On sait combien il importe de peser régulièrement les nouveau-nés qui doivent augmenter en moyenne de 25 à 30 grammes par jour. Quand l'enfant est infecté, sa courbe, au lieu de s'élever progressivement, s'abaisse assez rapidement, si bien que certains d'entre eux peuvent perdre 100 à 150 grammes en un ou deux jours. C'est donc la balance qui, dans certains cas, donnera l'éveil et permettra de reconnaître l'infection. Budin a cependant montré, depuis 1888, qu'il y avait des exceptions à cette règle et que l'enfant bien qu'infecté, même très gravement, pouvait continuer à augmenter de poids si son tube digestif fonctionnait très bien.

La *fièvre est généralement observée* : le thermomètre s'élève à 38°, 38°,5, parfois 39° ou 40°. Cependant il n'est pas rare de voir des nouveau-nés mourir rapidement d'infection sans présenter d'élévation de température.

Les *troubles digestifs* sont marqués. Les enfants refusent le sein ; ils sont pris de vomissements et de diarrhée.

Les *hémorrhagies* sont un signe d'infection d'une certaine valeur. Nous n'avons pas en vue les hémorrhagies du début, mais les hémorrhagies tardives qu'on observe à partir du sixième jour après l'accouchement. Elles se produisent soit au niveau du tube digestif (hématémèse, melæna), soit au niveau de l'ombilic, soit au niveau de la peau (purpura). Il y a longtemps que les auteurs ont cherché à rattacher les hémorrhagies des nouveau-nés à l'infection. Klebs, Eppinger, Neumann, Gartner décrivirent un microorganisme qui aurait la propriété de produire des hémorrhagies. Mais on admet actuellement que la plupart des agents pathogènes sont susceptibles de produire ce résultat. En effet, Luyt, Bar et Rénon, Monnier, Charrin, etc. ont observé des hémorrhagies à la suite d'infections à streptocoques, à staphylocoques, à pneumocoques, etc.

Les *éruptions* sont également assez fréquentes. Elles sont constituées par des érythèmes polymorphes dont nous avons déjà parlé.

L'état général s'aggrave rapidement. Le facies devient terreux, les yeux s'excavent, l'enfant pousse des cris plaintifs et la mort survient dans le collapsus.

§ II. — Traitement des Infections du nouveau-né.

Le traitement des infections du nouveau-né doit être prophylactique et curatif.

I. **Traitement prophylactique.** — On prendra toutes les mesures nécessaires non seulement pendant l'accouchement, mais aussi après la délivrance.

A. Pendant l'Accouchement. — On doit faire son possible pour ne pas infecter la mère, et nous avons vu quelles précautions étaient indispensables pour cela. Si les membranes se sont rompues prématurément et si l'on voit survenir des signes d'infection (liquide fétide, élévation de température, etc.), il faut hâter autant que possible la sortie du fœtus.

B. Après l'Accouchement. — L'enfant étant né, on commencera par lui débarrasser le pharynx des substances qu'il a avalées, et au besoin, surtout si le liquide amniotique est fétide, on aspirera, grâce à l'insufflateur, les mucosités qui ont pénétré dans les voies aériennes. Le premier soin de l'accoucheur sera ensuite de laver les yeux avec de l'eau boriquée ou de l'eau simplement bouillie. Puis on laissera tomber dans chaque œil une ou deux gouttes de la solution de nitrate d'argent à 1 p. 150.

Les yeux étant ainsi nettoyés et l'enfant ayant été lavé à l'eau bouillie, on s'occupera du pansement du cordon. On a beaucoup écrit sur les différents procédés de ligature et de pansement de la tige funiculaire. Nous avons vu (voyez tome I, p. 731) quelles étaient les précautions qu'il fallait prendre pour éviter l'hémorrhagie; mais, dans ces dernières années, on a cherché principalement à trouver un système de pansement permettant de se mettre à l'abri des infections ombilicales. Certains auteurs se sont ingéniés à inventer des instruments capables d'assurer l'hémostase et d'amener une chute rapide du cordon. King est le premier auteur qui ait eu l'idée d'un écraseur pour le cordon; puis Bar et Mercier conseillèrent de laisser une pince à demeure qui tombe en même temps que le cordon. Enfin Porak et Audion construisirent un omphalotribe qui, grâce à une pression considérable, réduit le volume de l'organe à celui d'une feuille de papier. Budin ne croit pas nécessaire de recourir à ces différents procédés qui peuvent présenter des inconvénients. Ce qui importe surtout, c'est que le milieu dans lequel se trouve l'enfant ne soit pas infecté; de plus le pansement ombilical doit être fait avec les soins antiseptiques les plus grands. On se sert généralement de coton hydrophile aseptique ou boriqué.

Faut-il donner des bains aux nouveau-nés ? Certains accoucheurs préfèrent attendre la chute du cordon pour éviter le ramollissement de l'organe. D'autres ne craignent pas les bains pourvu que l'eau soit bouillie.

Il est évident que l'enfant doit être tenu avec la plus grande propreté et qu'à la moindre trace de foyer septique du côté de la mère il faudra éviter toute contagion. Ces précautions doivent être prises principalement quand il existe des complications du côté des seins. Nous avons vu que la galactophorite était une des grandes sources d'infection du nouveau-né.

En présence d'une affection septique se déclarant chez un nourrisson, il faudra l'isoler des autres enfants et des accouchées pour éviter le développement des petites épidémies que l'on observe encore dans les services hospitaliers.

II. **Traitement curatif.** — Nous avons vu, dans le courant de cet article, quelle conduite il fallait tenir suivant chaque forme d'infection. Le traitement général ne sera pas oublié : on tâchera de soutenir l'organisme de l'enfant en le faisant boire régulièrement. S'il repousse le sein, on le nourrira au verre ; s'il n'a pas la force de téter, on aura recours à la gaveuse. Les bains, les frictions seront très utiles pour stimuler le système nerveux. On ordonnera l'alcool dans le même but (8 ou 10 gouttes par jour). Les injections de sérum artificiel sont encore un bon moyen de relever l'état général (10 à 20 centimètres cubes par jour en une fois).

Quant au sérum antistreptococcique, nous répéterons ici ce que nous avons dit à propos de l'infection maternelle. On a cité quelques observations de guérison, mais ces trop rares succès ne constituent pas une preuve suffisante.

TABLE DES MATIÈRES

DU QUATRIÈME VOLUME

NEUVIÈME SECTION *(suite)*.

DYSTOCIE

DIXIÈME SECTION

DIFFICULTÉS ET ACCIDENTS DE LA DÉLIVRANCE

ONZIÈME SECTION

PRINCIPAUX MÉDICAMENTS EMPLOYÉS EN OBSTÉTRIQUE

DOUZIÈME SECTION

DES OPÉRATIONS OBSTÉTRICALES

TREIZIÈME SECTION

DES INFECTIONS PUERPÉRALES

TABLE ALPHABÉTIQUE

DU QUATRIÈME VOLUME

(DYSTOCIE FŒTALE. ACCIDENTS DE LA DÉLIVRANCE. OPÉRATIONS. INFECTIONS PUERPÉRALES.)

A

B

C

D

E

F

G

H

I

J

L

M

N

O

P

R

S

T

U

V

FIN

IMPRIMERIE A.-G. LEMALE, HAVRE

IMPRIMERIE A.-G. LEMALE, HAVRE

www.ingramcontent.com/pod-product-compliance
Ingram Content Group UK Ltd.
Pitfield, Milton Keynes, MK11 3LW, UK
UKHW021837190726
13855UKWH00001B/22

9 782013 053273